Métodos Gráficos em Cardiologia
Guia Essencial na Prática Clínica

MÉTODOS GRÁFICOS EM CARDIOLOGIA
GUIA ESSENCIAL NA PRÁTICA CLÍNICA

Editor da Série

Roberto Kalil Filho

Professor Titular da Disciplina de Cardiologia do Departamento de Cardiopneumologia da Faculdade de Medicina da Universidade de São Paulo (FMUSP).
Diretor Geral do Centro de Cardiologia do Hospital Sírio-Libanês.
Diretor da Divisão de Cardiologia Clínica do Instituto do Coração (InCor) do Hospital das Clínicas da FMUSP.
Chefe do Departamento de Cardiopneumologia da FMUSP.
Presidente do Conselho Diretor do InCor-HCFMUSP.

Editores do Volume

William Azem Chalela

Cesar José Gruppi

InCor HCFMUSP
Ciência e Humanismo

Atheneu
Rio de Janeiro • São Paulo
2024

EDITORA ATHENEU	São Paulo —	Rua Mariana Paula, 123, 13º andar Conjuntos 133 e 134 Tel.: (11) 2858-8750 E-mail: atheneu@atheneu.com.br
	Rio de Janeiro —	Rua Bambina, 74 Tel.: (21) 3094-1295 E-mail: atheneu@atheneu.com.br

Produção editorial: Efe Pê Editoração Ltda.

Capa: Paulo Verardo

Produção gráfica: Equipe Atheneu

Especificações gráficas: *papel offset 75 g, papel cartão 250 g, lombada quadrada, reserva de verniz*

O conteúdo dos capítulos é de responsabilidade dos autores.

CIP-BRASIL. CATALOGAÇÃO NA PUBLICAÇÃO
SINDICATO NACIONAL DOS EDITORES DE LIVROS, RJ

M552

Métodos gráficos em cardiologia : guia essencial na prática clínica / editores do volume William Azem Chalela, Cesar José Gruppi ; editor da série Roberto Kalil Filho. - 1. ed. -Rio de Janeiro : Atheneu, 2024.
(Incor de cardiologia)

Inclui bibliografia e índice
ISBN 978-65-5586-703-9

1. Cardiologia. 2. Estatística - Cartas, diagramas, etc. 3. Estatística médica. I. Chalela, William Azem. II. Rupi, Cesar José. III. Kalil Filho, Roberto. IV. Série.

24-89259 CDD: 616.12021
CDU: 616.12::311

Meri Gleice Rodrigues de Souza - Bibliotecária - CRB-7/6439

09/04/2024 12/04/2024

GRANJA LAR, GRUPPI CJ, KALIL FILHO R.
Métodos Gráficos em Cardiologia - Guia Essencial na Prática Clínica. Série Incor de Cardiologia

Sobre os Editores do Volume

William Azem Chalela

Diretor do Serviço de Eletrocardiologia do Instituto do Coração (InCor) do Hospital das Clínicas da Faculdade de Medicina Universidade de São Paulo (HCFMUSP). Professor Médico-Colaborador da FMUSP. Membro efetivo do Conselho Consultivo do Departamento de Ergometria, Exercício, Reabilitação Cardiovascular e Cardiologia Nuclear da Sociedade Brasileira de Cardiologia (SBC). Supervisor do Serviço de Ergometria da Sociedade Beneficente de Senhoras do Hospital Sírio-Libanês. Doutor em Ciência pela FMUSP.

Cesar José Gruppi

Doutor em Medicina pela Faculdade de Medicina da Universidade de São Paulo (FMUSP). Médico Chefe do Setor de Monitorização Ambulatorial do Eletrocardiograma do Serviço de Eletrocardiologia do Instituto do Coração (InCor) do Hospital das Clínicas da Faculdade de Medicina da Universidade de São Paulo (HCFMUSP). Ex-Professor Colaborador do Departamento de Cardiopneumologia da FMUSP.

Sobre os Colaboradores

Adailson Siqueira

Médico Assistente da Divisão de Cardiologia Pediátrica e Cardiopatia Congênita no Adulto do Instituto do Coração (InCor) do Hospital das Clínicas da Faculdade de Medicina da Universidade de São Paulo (HCFMUSP). Título de Especialista em Cardiologia Pediátrica pela Sociedade Brasileira de Cardiologia/Sociedade Brasileira de Pediatria (SBC/SBP). Título de Especialista em Ecocardiografia pela SBC.

Amanda Gonzales Rodrigues

Cardiologista pela Sociedade Brasileira de Cardiologia (SBC). Doutora em Ciência pela Faculdade de Medicina da Universidade de São Paulo (FMUSP). Médica da Unidade de Cardiologia do Exercício do Hospital Sírio-Libanês.

Andréa Marinho Falcão

Médica Assistente do Serviço de Medicina Nuclear e Imagem Molecular do Instituto do Coração (InCor) do Hospital das Clínicas da Faculdade de Medicina da Universidade de São Paulo (HCFMUSP). Doutora em Ciências pela FMUSP. Comissão Organizadora – Curso de Especialização em Métodos Gráficos em Cardiologia do InCor – HCFMUSP.

Beatriz Moreira Ayub Ferreira Soares

Doutora em Medicina pela Faculdade de Medicina da Universidade de São Paulo (FMUSP). Médica Assistente do Serviço de Ergometria do Instituto do Coração (InCor) do Hospital das Clínicas (HC) da FMUSP.

Bianca Santoro

Cardiologista Pediátrica especializada em Arritmia Clínica e Ecocardiografista Pediátrica e Fetal. Médica Assistente do Setor de Ecocardiografia Congênita do Instituto do Coração (InCor) do Hospital das Clínicas da Faculdade de Medicina da Universidade de São Paulo (HCFMUSP). Médica da Equipe de Cárdio-Onco do Instituto de Oncologia Pediátrica/Grupo de Apoio ao Adolescente e à Criança com Câncer da Universidade Federal de São Paulo (GRAACC – UNIFESP).

Caio Vitalo Spaggiari

Doutor em Cardiologia pela Universidade de São Paulo (USP). Pós-Graduado pela Harvard Medical School: Postgraduate Medical Education – GCSRT. Assistente do Ambulatório de Estimulação Cardíaca Artificial do Instituto do Coração (InCor) do Hospital das Clínicas da Faculdade de Medicina da Universidade de São Paulo (HCFMUSP).

Charles Mady

Médico pela Faculdade de Medicina da Universidade de São Paulo (FMUSP). Mestre em Cardiologia pela FMUSP. Doutor em Cardiologia pela FMUSP. Professor Livre-Docente e Professor Sênior pelo Departamento de Cardiopneumologia da FMUSP.

Cinthya Ibrahim Guirao

Médica Assistente da Unidade de Estimulação Cardíaca Artificial do Instituto do Coração (InCor) do Hospital das Clínicas da Faculdade de Medicina da Universidade de São Paulo (HCFMUSP). Cardiologista Proficiente em Arritmia e Habilitada em Estimulação Cardíaca.

Denise Tessariol Hachul

Especialista em Cardiologia pela Sociedade Brasileira de Cardiologia (SBC). Doutora em Ciências pela Faculdade de Medicina da Universidade de São Paulo (FMUSP). Médica Assistente da Unidade Clínica de Arritmias, Responsável pelo Ambulatório de Síncope e Laboratório de Avaliação Autonômica do Instituto do Coração (InCor) do Hospital das Clínicas (HC) da FMUSP. Responsável pelo Laboratório de Avaliação Autonômica do Hospital Sírio-Libanês. Orientadora da Pós-Graduação e Professora Colaboradora do Departamento de Cardiopneumologia da FMUSP.

Estela Azeka

Professora Doutora da Faculdade de Medicina da Universidade de São Paulo (FMUSP). Médica Assistente do Instituto do Coração (InCor) da FMUSP.

Fabiana Padilla Hodas

Médica Assistente do Setor de Reabilitação Cardiovascular e Fisiologia do Exercício do Instituto do Coração (InCor) do Hospital das Clínicas da Faculdade de Medicina da Universidade de São Paulo (HCFMUSP). Especialista em Métodos Gráficos no InCor – HCFMUSP. Especialista em Cardiologia Clínica do Adulto no InCor – HCFMUSP.

Fabio Fernandes

Professor Livre-Docente de Cardiologia pela Faculdade de Medicina da Universidade de São Paulo (FMUSP). Diretor do Grupo Miocardiopatias do Instituto do Coração (InCor) do Hospital das Clínicas (HC) da FMUSP.

Félix José Alvarez Ramires

Professor Livre-Docente pela Faculdade de Medicina da Universidade de São Paulo (FMUSP). Coordenador do Laboratório de Pesquisa em Miocardiopatias do Instituto do Coração (InCor) do Hospital das Clínicas (HC) da FMUSP. Coordenador da Cardiologia do Hospital Samaritano Paulista.

Fernanda M. Consolim-Colombo

Professora Livre-Docente de Cardiologia pela Faculdade de Medicina da Universidade de São Paulo (FMUSP). Médica Assistente da Unidade de Hipertensão do Instituto do Coração (InCor) do Hospital das Clínicas (HC) da FMUSP. Coordenadora de Pesquisa do Setor de Hipertensão Arterial do Instituto Dante Pazzanese de Cardiologia (IDPC).

Flavio Tarasoutchi

Professor Livre-Docente pela Faculdade de Medicina da Universidade de São Paulo (FMUSP). Diretor da Unidade Clínica de Valvopatias do Instituto do Coração (InCor) do Hospital das Clínicas (HC) da FMUSP.

Francisco Carlos Costa Darrieux

Doutor em Cardiologia pela Faculdade de Medicina da Universidade de São Paulo (FMUSP). Responsável pelo Ambulatório Didático de Arritmias Cardíacas do Instituto do Coração (InCor) do Hospital das Clínicas (HC) da FMUSP. Arritmologista Certificado pela SOBRAC – SBC. Membro da SOCESP/SBC/ESC/ERHA.

Guilherme Dagostin de Carvalho

Médico Assistente da Seção Médica de Eletrofisiologia e Estimulação Cardíaca Artificial do Instituto Dante Pazzanese de Cardiologia (IDPC). Mestre em Cardiologia pela Universidade de São Paulo (USP)/IDPC. Proficiência em Arritmia Clínica pela Sociedade Brasileira de Arritmias Cardíacas (SOBRAC). Especialista em Arritmia Clínica pelo Instituto do Coração (InCor) do Hospital das Clínicas da Faculdade de Medicina da Universidade de São Paulo (HCFMUSP). Especialista em Métodos Gráficos pelo InCor – HCFMUSP. Título de Especialista em Cardiologia pela Sociedade Brasileira de Cardiologia (SBC). Cardiologista pelo IDPC.

Heno Ferreira Lopes

Professor Livre-Docente de Cardiologia pela Faculdade de Medicina da Universidade de São Paulo (FMUSP). Médico Assistente na Unidade de Hipertensão do Instituto do Coração (InCor) do Hospital das Clínicas da Faculdade de Medicina da Universidade de São Paulo (HCFMUSP). Coordenador do Serviço de MAPA InCor – HCFMUSP.

Henrique Trombini Pinesi

Médico Cardiologista e Clínico Geral pela Universidade de São Paulo (USP). Especialista em Aterosclerose pelo Instituto do Coração (InCor) do Hospital das Clínicas da Faculdade de Medicina da Universidade de São Paulo (HCFMUSP). Médico Pesquisador da Unidade Clínica de Aterosclerose do InCor – HCFMUSP. Instrutor de Suporte Avançado de Vida pela American Heart Association.

José Carlos Nicolau

Professor da Faculdade de Medicina da Universidade de São Paulo (FMUSP). Diretor da Unidade de Coronariopatia Aguda do Instituto do Coração (InCor) do Hospital das Clínicas da Faculdade de Medicina da Universidade de São Paulo (HCFMUSP).

Leonardo Antunes Mesquita

Residência em Cardiologia no Hospital Felício Rocha de Belo Horizonte-MG. Título de Especialista em Cardiologia pela Sociedade Brasileira de Cardiologia (SBC). Fellow em Arritmia Clínica pelo Instituto do Coração (InCor) do Hospital das Clínicas do Faculdade de Medicina da Universidade de São Paulo (HCFMUSP).

Leonardo Filipe Benedeti Marinucci

Médico pela Faculdade de Medicina da Universidade de São Paulo (FMUSP). Especialista em Cardiologia pelo Instituto do Coração (InCor) do Hospital das Clínicas (HC) da FMUSP. Médico do Departamento de Eletrocardiologia do InCor – HCFMUSP.

Lívia Ozzetti Azouri

Médica Assistente do Serviço de Métodos Gráficos do Instituto do Coração (InCor) do Hospital das Clínicas da Faculdade de Medicina da Universidade de São Paulo (HCFMUSP).

Lucas Colombo Godoy

Cardiologista pelo Instituto do Coração (InCor) do Hospital das Clínicas da Faculdade de Medicina da Universidade de São Paulo (HCFMUSP). PhD Candidate no Institute of Health Policy, Management and Evaluation, Dalla Lana School of Public Health, University of Toronto, Canada. Cardiology Clinical Research Fellowship no Peter Munk Cardiac Centre, University Health Network, Toronto, Canadá.

Luciana Sacilotto

Doutora em Ciências pelo Instituto do Coração (InCor) do Hospital das Clínicas da Faculdade de Medicina da Universidade de São Paulo (HCFMUSP). Médica Assistente do Ambulatório de Arritmias do InCor – HCFMUSP.

Luciano Moreira Baracioli

Médico Assistente da Unidade Clínica de Coronariopatia Aguda do Instituto do Coração (InCor) do Hospital das Clínicas da Faculdade de Medicina da Universidade de São Paulo (HCFMUSP). Médico Coordenador da Cardiologia Crítica Sírio-Libanês. Doutor em Cardiologia pela FMUSP.

Luhanda Leonora Cardoso Monti Sousa

Cardiologista e Felowship em Coronariopatias Crônicas pelo Instituto do Coração (InCor) do Hospital das Clínicas da Faculdade de Medicina da Universidade de São Paulo (HCFMUSP). Médica na Unidade Clínica de Coronária Aguda (UCCA) do InCor – HCFMUSP. Colaboradora e Pesquisadora da Unidade de Coronariopatias Crônicas do InCor – HCFMUSP.

Luiz Antônio Machado Cesar

Professor Associado de Cardiologia do Departamento de Cardiopneumologia da Faculdade de Medicina da Universidade de São Paulo (FMUSP). Professor Livre-Docente pela FMUSP. Diretor da Unidade Clínica de Coronariopatia Crônica do Instituto do Coração (InCor) do Hospital das Clínicas (HC) da FMUSP.

Marcel José Andrade da Costa

Cardiologista pelo Instituto do Coração (InCor) do Hospital das Clínicas da Faculdade de Medicina da Universidade de São Paulo (HCFMUSP). Especialista em Eletrocardiologia pelo InCor – HCFMUSP. Médico Assistente da Universidade de Reabilitação Cardiovascular e Fisiologia do Exercício do InCor – HCFMUSP. Titular da Sociedade Brasileira de Cardiologia (SBC).

Maria Janieire de Nazaré Nunes Alves

Médica Cardiologista, Responsável pela Centro de Avaliação Cardio-Metabólica, Centro de Pesquisa, da Comissão Científica do Instituto do Coração (InCor) do Hospital das Clínicas da Faculdade de Medicina da Universidade de São Paulo (HCFMUSP). Professora do Programa de Pós-Graduação em Cardiologia do Departamento de Cardiopneumologia da FMUSP.

Martina Battistini Pinheiro

Especialista em Cardiologia pela Sociedade Brasileira de Cardiologia (SBC). Especialista em Arritmia Clínica pela Sociedade Brasileira de Arritmias Cardíacas (SOBRAC). Médica do Tilt Test e do Holter do Hospital Beneficência Portuguesa de São Paulo. Médica da UTI Cardiológica de Hospital Sírio-Libanês. Médica do Setor de Laudos em Cardiologia do Hospital Samaritano.

Márya Pagotti

Residência em Cardiologia pelo Instituto Dante Pazzanese de Cardiologia (IDPC). Especialista em Arritmia Clínica no Instituto do Coração (InCor) do Hospital das Clínicas da Faculdade de Medicina da Universidade de São Paulo (HCFMUSP).

Matheus Rebelo Abate

Médico pela Universidade Professor Edson Antônio Velano (UNIFENAS). Residência em Clínica Médica pela Santa Casa de Poços de Caldas. Cardiologista pelo Instituto do Coração (InCor) do Hospital das Clínicas da Faculdade de Medicina da Universidade de São Paulo (HCFMUSP). Título de Especialista pela Sociedade Brasileira de Cardiologia (SBC). Especialista em Arritmia Clínica pelo InCor.

Mauricio Scanavacca

Professor Livre-Docente pelo Hospital das Clínicas da Faculdade de Medicina da Universidade de São Paulo (HCFMUSP). Diretor da Unidade Clínica de Arritmia do Instituto do Coração (InCor).

Mirela Esmanhotto Facin

Cardiologista pela Sociedade Brasileira de Cardiologia (SBC). Especialista em Arritmologia Clínica pela SBC. Médica Assistente do Setor de Eletrocardiografia de Repouso do Instituto do Coração (InCor) do Hospital das Clínicas da Faculdade de Medicina da Universidade de São Paulo (HCFMUSP).

Nana Miura

Doutora em Cardiologia pela Faculdade de Medicina da Universidade de São Paulo (FMUSP). Diretora da Unidade Clínica de Cardiologia Pediátrica e Cardiopatias Congênitas do Adulto do Instituto do Coração (InCor) do Hospital das Clínicas (HC) da FMUSP.

Natali Schiavo Giannetti

Clínica Médica pela Escola Paulista de Medicina (EPM) da Universidade Federal de São Paulo (UNIFESP). Cardiologista pelo Instituto do Coração (InCor) do Hospital das Clínicas da Faculdade de Medicina da Universidade de São Paulo (HCFMUSP). Cardiologista pelo Instituto do Coração (InCor) do HCFMUSP e Sociedade Brasileira de Cardiologia (SBC). Médica do HCFMUSP. Médica Assistente do InCor – HCFMUSP. Médica Coordenadora e Instrutora de Cursos da American Heart Association (AHA) e do Time de Resposta Rápida (TRR) do InCor.

Nemer Luis Pichara

Médico Cardiologista Titulado pela Sociedade Brasileira de Cardiologia (SBC). Médico Assistente do Serviço de Eletrocardiologia de Estresse e Dinâmica do Instituto do Coração (InCor) do Hospital das Clínicas da Faculdade de Medicina da Universidade de São Paulo (HCFMUSP).

Paola Pretti Nunes Ferreira Falcochio

Médica Assistente do Setor de Holter do Instituto do Coração (InCor) do Hospital das Clínicas da Faculdade de Medicina da Universidade de São Paulo (HCFMUSP). Título de Especialista em Cardiologia pela Sociedade Brasileira de Cardiologia (SBC). Especialista em Métodos Gráficos pelo InCor – HCFMUSP. Especialista em Arritmologia Clínica pelo InCor – HCFMUSP.

Patricia Alves de Oliveira

Médica Assistente da Unidade de Reabilitação Cardiovascular e Fisiologia do Exercício do Instituto do Coração (InCor) do Hospital das Clínicas da Faculdade de Medicina da Universidade de São Paulo (HCFMUSP) e da Unidade de Cardiologia do Exercício do Hospital Sírio-Libanês.

Remo Holanda de Mendonça Furtado

Doutor em Ciências pela Faculdade de Medicina da Universidade de São Paulo (FMUSP). Pos-doctoral Research Fellow pela Harvard Medical School. Diretor de Pesquisa do Brazilian Clinical Research Institute. Médico Assistente da Unidade Coronária e Professor Colaborador do Instituto do Coração (InCor) do Hospital das Clínicas (HC) da FMUSP.

Rodrigo Imada

Médico Assistente do Serviço de Ergometria do Instituto do Coração (InCor) do Hospital das Clínicas da Faculdade de Medicina da Universidade de São Paulo (HCFMUSP). Médico Assistente do Serviço de Estresse Cardiovascular para Cintilografia Miocárdica do Incor – HCFMUSP. Médico Assistente do Serviço de Ergometria do Hospital Sírio-Libanês.

Rodrigo Melo Kulchetscki

Especialista em Arritmia Clínica, Eletrofisiologia Invasiva e Estimulação Cardíaca Artificial pelo Instituto do Coração (InCor) do Hospital das Clínicas da Faculdade de Medicina da Universidade de São Paulo (HCFMUSP). Coordenador do Serviço de Holter – Hospital Vila Nova Star-SP.

Sâmia Barbar

Médica Assistente da Unidade de Cardiologia Pediátrica e Cardiopatia Congênita no Adulto do Instituto do Coração (InCor) do Hospital das Clínicas da Faculdade de Medicina da Universidade de São Paulo (HCFMUSP).

Sara Rodrigues

Doutoranda em Cardiologia pela Faculdade de Medicina da Universidade de São Paulo (FMUSP). Pennington Biomedical Research Center – Lousiana-EUA. Mestre em Ciências – Fisiopatologia Experimental pela FMUSP. Especialista Física pela Universidade de Campinas (UNICAMP).

Sávia Christina Pereira Bueno

Doutora em Ciências (Programa de Cirurgia Torácica e Cardiovascular) do Hospital das Clínicas da Faculdade de Medicina da Universidade de São Paulo (HCFMUSP). Médica Assistente da Divisão de Cardiologia Clínica na Unidade Clínica de Arritmias do Instituto do Coração (InCor) do HCFMUSP. Membro da Sociedade Brasileiras de Arritmias Cardíacas (SOBRAC). Membro da Sociedade Brasileira de Cardiologia (SBC). Especialista do Departamento de Estimulação Cardíaca da Sociedade Brasileira Cirurgia Cardiovascular (SBCCV).

Sergio Timerman

Fellow: ACC, AHA, ACP, ERC, ESC. Professor Assistente e Doutor em Cardiologia da Faculdade de Medicina da Universidade de São Paulo (FMUSP). Diretor Chancela do Instituto do Coração (InCor). Diretor do Centro de Parada Cardíaca, Time de Resposta Rápida e Ciência da Ressuscitação do InCor da FMUSP. Co-Chair CLARE. Coordenador CCE e RCP da Sociedade Brasileira de Cardiologia (SBC). Diretor do Departamento de Ressuscitação da Associação Brasileira de Medicina de Emergência (ABRAMEDE).

Silvana Angelina D'Orio Nishioka

Doutora em Cardiologia pela Faculdade de Medicina da Universidade de São Paulo (FMUSP). Responsável pelo Ambulatório de Estimulação Cardíaca do Instituto do Coração (InCor) do Hospital das Clínicas (HC) da FMUSP.

Sílvio Alves Barbosa

Médico Assistente do Serviço de Holter do Instituto do Coração (InCor) do Hospital das Clínicas da Faculdade de Medicina da Universidade de São Paulo (HCFMUSP).

Sissy Lara Melo

Médica Assistente do Grupo de Arritmias do Instituto do Coração (InCor) do Hospital das Clínicas da Faculdade de Medicina da Universidade de São Paulo (HCFMUSP). Doutora em Cardiologia pela FMUSP. Título de Eletrofisiologista Invasiva pela Sociedade Brasileiras de Arritmias Cardíacas (SOBRAC).

So Pei Yeu

Médico Cardiologista pelo Instituto do Coração (InCor) do Hospital das Clínicas da Faculdade de Medicina da Universidade de São Paulo (HCFMUSP). Preceptor da Residência Médica em Cardiologia pelo InCor – HCFMUSP. Médico Assistente da Unidade de Reabilitação Cardiovascular e Fisiologia do Exercício do InCor – FMUSP.

Tan Chen Wu

Medica Assistente do Setor de Arritmia e Síncope/Tilt Test do Instituto do Coração (InCor) do Hospital das Clínicas da Faculdade de Medicina da Universidade de São Paulo (HCFMUSP). Doutora em Cardiologia pela FMUSP.

Dedicatórias

À minha esposa Maria Inês,

Companheira de todas as horas, que me inspira com seu amor, apoio incondicional e sabedoria. Você é a luz que ilumina meus dias e a força que me impulsiona a seguir em frente. Este livro é dedicado a você, em agradecimento por tudo que compartilhamos e por ser a razão maior da minha felicidade.

Aos meus queridos filhos Pedro e João Vitor,

Vocês são a alegria dos meus dias e a razão do meu orgulho. Este livro dedico a vocês, pois são minha inspiração para alcançar meus sonhos e a motivação para ser sempre o melhor que posso. Que estas palavras sejam testemunho do meu amor incondicional por vocês e do quanto são importantes em minha vida.

"amo vocês muito além das palavras".

William Azem Chalela

À minha mulher Maria, aos meus filhos Leonardo e Bruno e neto João Guilherme que de todo coração abriram mão do tempo que teriam comigo, reconhecendo que os meus estudos sobre métodos gráficos contribuiriam para a saúde de muitos outros corações.

Cesar J. Gruppi

Prefácio

"...a Eletrocardiografia se desenvolveu na escola mexicana. No Brasil teve um grande impulso e João Tranchesi difundiu-a em nosso meio, criando uma escola." Sempre dizia ao analisar um ECG: "...interprete-o, associe-o ao exame do paciente e você terá o diagnóstico...".

Ramires JAF, 2024

Desde a 2ª Clínica Médica no HC, a Eletrocardiografia tomou um grande impulso como método diagnóstico. Nessa época, João Tranchesi reuniu uma equipe com Oswaldo Spiritus, Ajsik Rofeld, Hildebrando Tochio e outros. Introduziu a Vetorcardiografia, isto é, o ECG vetorial no nosso meio. A partir daí, desenvolveu o ensino da Eletrocardiografia Vetorial, tornando mais fácil a compreensão do ECG e suas diferentes alterações nas cardiopatias. Em seguida, publicou seu livro *Eletrocardiograma* que se tornou um clássico do método e vendido em toda a América Latina, tendo grande sucesso de venda no Brasil. Nessa oportunidade, recebeu o apoio estratégico-científico de dois jovens que desempenharam papel importante na nossa Cardiologia, Paulo J. Moffa seu discípulo direto e Max Grimberg que, preferindo a clínica, tornou-se Diretor da Unidade Clínica de Valvopatias.

Em 1977, no InCor, dirigiu o Serviço de Métodos Gráficos, incluindo Ecocardiografia, Ergometria, ECG, Vetorcardiografia, Holter e Fonomecanocardiografia, sendo este último abandonado com o advento da Ecocardiografia. Contudo, infelizmente, Tranchesi teve morte prematura, e o Dr. Ermelindo Del Nero Jr., também Prof. Associado da FMUSP, assumiu a Direção do Serviço. Alguns anos depois, com a aposentadoria de Del Nero, assume o herdeiro de Tranchesi na Eletrocardiografia, o Dr. Paulo Jorge Moffa, iniciando uma nova fase da Eletrocardiografia. Fato interessante, era ver a discussão de Moffa com Eduardo Sossa a respeito da gênese e localização de foco arritimogênico em paciente que seria submetido a estudo eletrofisiológico e eventual ablação. Nessa discussão, se observava a importância da interpretação espacial e vetorcardiográfica do ECG, levando a identificações eletrofisiológicas nem sempre imagináveis a partir do ECG. A última edição do livro *Eletrocardiograma*, de João Tranchesi, foi editado pelo seu pupilo predileto Paulo J. Moffa, dando prosseguimento às ideias e conceitos emanados por ambos ao longo de suas experiências e pesquisas.

Com a aposentadoria de Moffa, houve sucessão de diretores e entre eles o Dr. Cesar J. Gruppi e o atual Dr. William A. Chalela, integrando o trabalho da Eletrocardiologia com a Medicina Nuclear. Ressaltando-se o grupo que trabalha com afinco no Serviço de Eletrocardiologia, os doutores Cesar J. Gruppi, Andréa M. Falcão, Beatriz Ayub Soares, Rodrigo Imada, Lívia O. Azouri, Nemer L. Pichara, Leonardo F. B. Marinucci, Sílvio A. Barbosa e Paola Falcochio, produzem um trabalho de alta qualidade profissional e buscam constantemente inovações científicas. Não esquecendo, também, a grande contribuição feita até recentemente pelo Dr. Augusto H. Uchida, hoje no Hospital Albert Einstein.

Dessa maneira, um dos métodos mais simples da Cardiologia continua mostrando sua importância para o exercício da profissão médica. Após um século, persiste como importante contribuição na prática clínica na emergência, no consultório ou em Terapia Intensiva. Sem dúvida, todos que tiverem a oportunidade de ler este livro conhecerão as novas informações da área e poderão aplicá-las na prática clínica diária.

Jose Antonio Franchini Ramires
Professor Titular de Cardiologia
Instituto do Coração (InCor)
Universidade de São Paulo

Apresentação

É com grande satisfação que apresento este livro de métodos diagnósticos em Cardiologia.

A Cardiologia é uma das especialidades médicas mais fascinantes e em constante evolução. Com um impacto significativo na saúde da população global, as doenças cardiovasculares permanecem como uma das principais causas de morbidade e mortalidade em todo o mundo. É neste cenário que a busca por métodos diagnósticos eficientes, precisos e acessíveis se torna uma missão de suma importância para médicos, pesquisadores e profissionais de saúde.

O objetivo deste livro, *Métodos Gráficos em Cardiologia – Guia Essencial na Prática Clínica*, é proporcionar aos leitores uma visão abrangente e atualizada das diversas técnicas e abordagens empregadas no diagnóstico das doenças cardiovasculares, com a contribuição de especialistas com ampla experiência em diagnóstico e tratamento dessas doenças. Destinado a estudantes, médicos, enfermeiros, técnicos e demais profissionais de saúde interessados em aprofundar seus conhecimentos na área, esta obra busca ser um guia completo e prático para a compreensão e aplicação dos métodos diagnósticos em Cardiologia.

Ao longo dos capítulos, abordaremos uma ampla gama de ferramentas, desde técnicas consagradas, como o Eletrocardiograma (ECG), o Teste Ergométrico, o Teste Cardiopulmonar de exercício, a Monitorização Prolongada do ECG (Holter), a Monitorização Ambulatorial da Pressão Arterial (MAPA), o Teste de inclinação até inovações recentes aplicadas à Cardiologia. Além disso, discutiremos as indicações, as contraindicações, as vantagens e as limitações de cada método, auxiliando o leitor na escolha dos melhores métodos para seu paciente, contribuindo efetivamente para tomada da decisão na prática diária.

É importante destacar que os avanços tecnológicos na medicina não são apenas uma oportunidade de melhorar a qualidade e a eficácia dos diagnósticos, mas também uma responsabilidade ética dos profissionais de saúde em se atualizar e aplicar essas inovações de maneira responsável e segura. Nesse sentido, este livro visa não apenas informar, mas também estimular a reflexão sobre as implicações éticas, sociais e econômicas das tecnologias emergentes na Cardiologia.

Esperamos que este livro seja uma ferramenta valiosa para todos aqueles que se dedicam à Cardiologia e à saúde cardiovascular, servindo como uma fonte confiável e atualizada de informação e orientação.

Por fim, gostaria de agradecer aos autores por seu empenho e dedicação na elaboração deste livro, e aos leitores por escolherem esta obra como fonte de referência em sua prática clínica.

William Azem Chalela
Diretor do Serviço de Eletrocardiologia
InCor – HCFMUSP

Sumário

SEÇÃO 3. CARDIOMIOPATIAS E INSUFICIÊNCIA CARDÍACA

SEÇÃO 4. ASSINTOMÁTICOS E ATLETAS

Material Complementar

Eletrocardiograma

Rodrigo Imada
William Azem Chalela

Monitorização prolongada do eletrocardiograma: Holter, monitor de eventos e outros métodos

Cesar José Gruppi
Sílvio Alves Barbosa
Rodrigo Melo Kulchetscki

Técnicas de medidas da pressão arterial

Heno Ferreira Lopes
Fernanda M. Consolim-Colombo

Teste ergométrico

William Azem Chalela
Rodrigo Imada
Andréa Marinho Falcão

Teste cardiopulmonar de exercício (ergoespirométrico)

Patricia Alves de Oliveira

Teste de inclinação (*tilt test*)

Tan Chen Wu

Autoavaliação

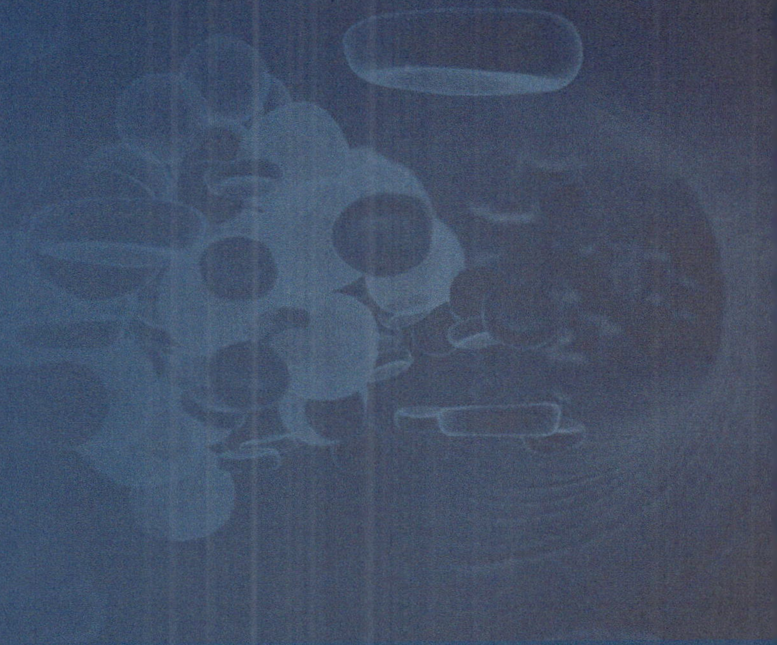

seção 1

Doença Arterial: Coronariana Aguda e Crônica

CAPÍTULO 1

ECG na Doença Coronariana Aguda

▪ Lucas Colombo Godoy ▪ Beatriz Moreira Ayub Ferreira Soares
▪ Remo Holanda de Mendonça Furtado ▪ Luciano Moreira Baracioli
▪ José Carlos Nicolau

Introdução

Ao longo da última década, a doença cardiovascular consolidou-se como a causa mais prevalente de óbito, sendo responsável por cerca de um terço da mortalidade mundial. Assim como em diversos outros países, no Brasil, entre as doenças cardiovasculares, a doença arterial coronária (fundamentalmente, coronariopatia aguda – CA) é a mais prevalente. Para facilitar o entendimento e guiar a abordagem terapêutica, é comumente classificada entre CA sem supradesnível do segmento ST (CA-SSST) e CA com supradesnível do segmento ST (CA-CSST), as quais serão discutidas no presente capítulo.

O infarto agudo do miocárdio (IAM) pode se apresentar com ou sem supradesnível do segmento ST, sendo atualmente classificado em cinco tipos distintos. Os critérios atuais de IAM e a "classificação universal de IAM" estão sumarizados nos Quadros 1.1 e 1.2. Neste capítulo, serão abordados apenas os IAM do tipo 1 (espontâneos).

Quadro 1.1 Definição universal de infarto do miocárdio

Critérios para infarto agudo do miocárdio (tipo 1)

O termo infarto agudo do miocárdio (IAM) deve ser usado quando houver evidência de injúria miocárdica aguda em um cenário clínico consistente com isquemia miocárdica, com detecção de ascensão ou queda dos valores de troponina cardíaca com pelo menos um valor acima do 99º percentil do limite superior de normalidade (LSN). Ao menos um dos itens seguintes também deve estar presente:

- Sintomas de isquemia miocárdica.
- Novas alterações isquêmicas no ECG.
- Desenvolvimento de ondas Q patológicas no ECG.
- Evidência em imagem de perda nova de miocárdio viável ou nova anormalidade segmentar de contração de parede miocárdica, em um padrão consistente com etiologia isquêmica.
- Identificação de um trombo intracoronário por angiografia ou autópsia.

Critérios para infarto do miocárdio prévio (ou silencioso)

Qualquer um dos seguintes critérios é suficiente para o diagnóstico de infarto antigo ou silencioso:

- Ondas Q patológicas, com ou sem sintomas, na ausência de causas não isquêmicas.
- Exame de imagem demonstrando alteração segmentar do ventrículo, na ausência de causas não isquêmicas.
- Achados patológicos de um infarto prévio.

Fonte: Adaptado de Thygesen K, Alpert JS, Jaffe AS, Chaitman BR, Bax JJ, Morrow DA et al. Fourth Universal Definition of Myocardial Infarction. Eur Heart J. 2019;40(3):237-69.

Quadro 1.2. Classificação universal do infarto do miocárdio

Tipo 1 – Infarto espontâneo do miocárdio

- Causado por doença coronária aterotrombótica e normalmente precipitado por ruptura ou erosão de placa aterosclerótica.

Tipo 2 – Infarto miocárdico secundário a desequilíbrio isquêmico

- Injúria miocárdica isquêmica no contexto de desequilíbrio entre a oferta de oxigênio e a demanda. Por definição, ruptura aguda de placa aterotrombótica não é causa de infarto tipo 2. *Exemplos:* disfunção endotelial, espasmo coronário, dissecção coronária não aterosclerótica, embolia coronária, taquiarritmias ou bradiarritmias, anemia, insuficiência respiratória, hipotensão e hipertensão com ou sem hipertrofia ventricular esquerda.

Tipo 3 – Morte devido a infarto miocárdico quando os valores dos marcadores de necrose miocárdica não estavam disponíveis

Morte cardíaca com sintomas sugestivos de isquemia, acompanhada de alterações isquêmicas presumivelmente novas no ECG ou fibrilação ventricular, porém sem biomarcadores disponíveis, porque não puderam ser colhidos, porque a morte ocorreu antes que houvesse sua elevação ou porque o infarto foi detectado apenas na autópsia.

Tipo 4a – Infarto relacionado à intervenção coronariana percutânea (ICP)

É arbitrariamente definido como elevação de troponina maior que cinco vezes o 99º percentil do LSN em pacientes com valores basais normais (< 99º percentil do LSN) ou aumento dos valores de troponina > 20% se os valores de base estavam alterados e estavam estabilizados ou em queda (ainda assim, o valor absoluto da troponina pós-ICP deve ser de, pelo menos, cinco vezes o LSN). Adicionalmente, (i) nova alteração isquêmica no ECG ou (ii) desenvolvimento de novas ondas Q patológicas ou (iii) imagem demonstrando perda nova de miocárdio viável ou nova alteração segmentar do ventrículo consistente com isquemia ou (iv) achados angiográficos consistentes com uma complicação pós-procedimento com redução do fluxo coronário, como dissecção coronária, oclusão de grande artéria epicárdica ou oclusão/trombo de um ramo menor, perturbação de fluxo colateral ou embolização distal são necessários (ao menos um).

Tipo 4b –Trombose de *stent*

Detectado por angiografia ou autópsia, usando o mesmo critério do infarto tipo 1.

Tipo 4c – Reestenose

Reestenose intra-*stent* ou reestenose após angioplastia com balão em artéria relacionada ao infarto (definido da mesma maneira que o infarto tipo 1), sem nenhuma outra causa para infarto demonstrável à angiografia.

Tipo 5 – Infarto miocárdico associado à cirurgia de revascularização miocárdica (CRM)

É arbitrariamente definido como elevação de marcador cardíaco maior que dez vezes o 99º percentil do LSN em pacientes com valores basais normais (< 99º percentil do LSN) ou aumento dos valores de troponina > 20% se os valores de base estavam alterados e estavam estabilizados ou em queda (ainda assim, o valor absoluto da troponina pós-CRM deve ser de, pelo menos, dez vezes o LSN). Adicionalmente, (i) novas ondas Q patológicas ou (ii) documentação angiográfica de nova oclusão de enxerto ou de coronária nativa ou (iii) evidência de imagem com perda nova de miocárdio viável ou nova alteração segmentar do ventrículo consistente com isquemia são necessários (ao menos um).

Fonte: Adaptado de Thygesen K, Alpert JS, Jaffe AS, Chaitman BR, Bax JJ, Morrow DA et al. Fourth Universal Definition of Myocardial Infarction. Eur Heart J. 2019;40(3):237-69.

Etiologia e fisiopatologia

As CA são a fase final da progressão da doença aterosclerótica nas artérias coronárias, das quais geralmente ocorre oclusão ou suboclusão. A aterosclerose, por sua vez, constitui doença sistêmica multifatorial, de base inflamatória, que se desenvolve sobretudo na camada íntima vascular. São fatores de risco tradicionais para a aterogênese, bem como desencadeadores de lesão endotelial, o diabetes, a hipertensão arterial sistêmica, a dislipidemia e o tabagismo, entre outros. Uma vez na presença de lesão endotelial, dá-se início ao processo de migração e ativação de células inflamatórias, como monócitos e linfócitos, para a região da íntima vascular, atraídas por diversos sinais químicos e mecânicos. Esse processo inflamatório leva à formação da placa aterosclerótica, sendo seu centro (ou núcleo) constituído majoritariamente por células espumosas (derivadas dos macrófagos) e partículas lipídicas. Ao redor do núcleo, a secreção de elementos de matriz extracelular pelas células musculares lisas leva à formação da "capa fibrosa" da placa.

O desencadeamento da CA geralmente ocorre por ruptura da capa fibrosa da placa aterosclerótica, com consequente exposição do núcleo lipídico aos elementos do sistema de coagulação sanguíneos, o que leva à formação do trombo, que acaba por ocluir (ou subocluir) a luz vascular. Na CA-CSST, ocorre mais comumente oclusão aguda e duradoura da luz vascular, com a formação de trombo rico em fibrina. Na CA-SSST, a fase plaquetária da trombose (hemostasia primária) predomina, sendo responsável pela formação de um "trombo branco", instável, com pouca fibrina, que geralmente não leva à oclusão da luz do vaso. Menos comumente (cerca de 30% dos casos), a CA pode ser desencadeada pelo processo de erosão superficial, que são erosões no endotélio da placa, expondo ao sangue uma camada íntima rica em células musculares lisas e proteoglicanos, sem haver, entretanto, exposição do núcleo lipídico. Outros mecanismos, como vasospasmo de coronária epicárdica (espontâneo ou provocado, por exemplo, pelo consumo de cocaína), disfunção microvascular e desbalanço entre oferta e consumo de oxigênio por aumento de consumo de oxigênio pelo miocárdio (isquemia secundária, causada por taquicardia, hipertrofia miocárdica, hipotensão etc.), podem ser responsáveis pela CA.

Quadro Clínico

De maneira geral, em paciente que se apresenta ao setor de emergências com queixa de dor entre a cicatriz umbilical e a mandíbula, especialmente em localização torácica e de intensidade suficiente a ponto de levá-lo ao pronto-socorro, a CA deve fazer parte do diagnóstico diferencial.

As características dos sintomas álgicos na CA são extremamente variáveis, sendo mais comum dor de forte intensidade, de caráter opressivo, localizada no precórdio ou no retroesterno, com irradiação até o cotovelo em ambos os membros superiores ou no membro superior esquerdo, frequentemente acompanhada de náuseas e vômitos. A duração é variável, geralmente maior que 20 minutos. É importante salientar que quanto mais idoso o paciente, maior a probabilidade de não referir dor, mas algum tipo de "equivalente isquêmico", como dispneia ou cansaço súbitos. Os sintomas podem apresentar melhora com o uso de nitrato, embora isso não seja patognomônico. Quando o paciente refere CA prévia, a dor atual (caso relacionada a novo episódio de CA) costuma ser semelhante à anterior.

Apesar de serem geralmente inespecíficos para o diagnóstico de CA, os achados ao exame físico podem contribuir, fornecendo dados prognósticos, por meio da procura ativa de possíveis complicações, como insuficiência cardíaca e complicações mecânicas, ou direcionar o examinador para possíveis diagnósticos diferenciais (p. ex., pericardite, dor osteomuscular, pneumotórax). Deve-se estar atento à presença de alterações em sinais vitais (pressão arterial, frequência cardíaca, oximetria periférica), sinais de congestão esquerda (crepitações à ausculta pulmonar) ou direita (estase jugular, hepatomegalia, refluxo hepatojugular), alterações à ausculta cardíaca (surgimento de terceira ou quarta bulhas, abafamento de bulhas, surgimento de novos sopros, sugestivos de insuficiência mitral ou comunicação interventricular), assimetria de pulso e/ou pressão entre os membros (para diagnóstico diferencial com dissecção de aorta), sinais gerais de má perfusão (hipotensão, extremidades frias e pegajosas, alterações do sensório), bem como a sinais sugestivos de déficits neurológicos focais.

Diagnóstico

A Figura 1.1 resume o fluxograma geral que se deve ter em mente para classificação e diagnóstico da CA.

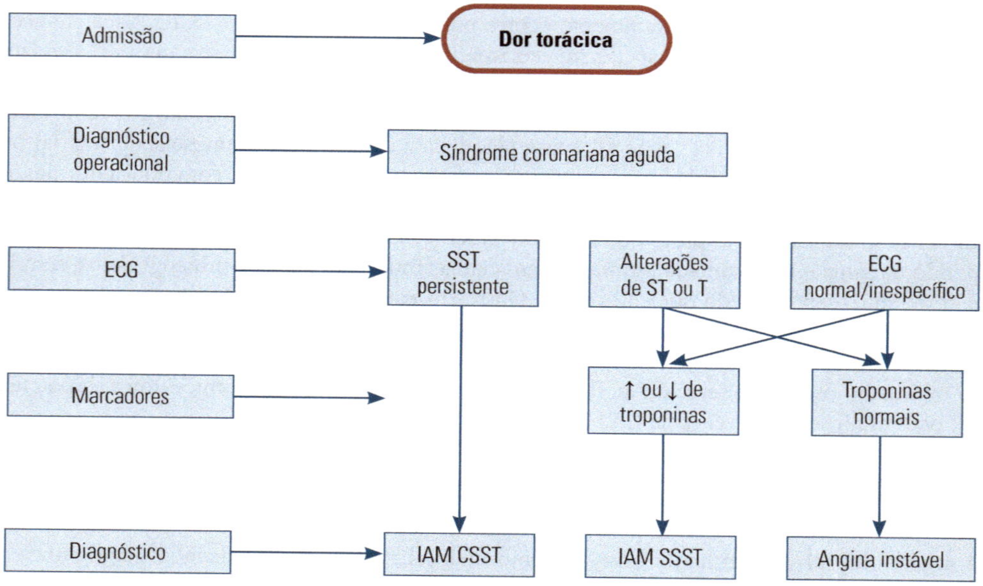

Figura 1.1. Classificação das síndromes coronárias agudas.

ECG: eletrocardiograma; SST: supradesnível do segmento ST; IAM CSST: infarto agudo do miocárdio com SST; IAM SSST: infarto agudo do miocárdio sem SST.

Fonte: Adaptada de Hamm CW *et al.*, 2011.

Deve-se, inicialmente, proceder à avaliação do sintoma clínico apresentado pelo paciente, conforme descrito no item anterior, juntamente a um interrogatório sobre possíveis fatores de risco para doença aterosclerótica ou fatores desencadeantes para CA.

Os principais fatores de risco a serem avaliados são: antecedente pessoal de doença coronária; sexo masculino; idade maior que 45 anos em homens e 55 anos em mulheres; diabetes *melittus*; tabagismo; hipertensão arterial sistêmica; dislipidemia; histórico familiar de CA antes dos 55 anos de idade em parentes masculinos (primeiro grau) e antes dos 65 anos de idade em parentes femininos (primeiro grau); doença renal crônica; presença de aterosclerose manifesta em outros órgãos (p. ex., doença arterial periférica e acidente vascular encefálico); obesidade e sedentarismo. Como fatores desencadeantes, forte estresse emocional ou exercício extenuante devem ser considerados.

Após a anamnese e o exame físico, o próximo passo é a realização do **eletrocardiograma** (ECG), exame complementar de baixo custo, que está largamente disponível nos setores de emergência e que, embora já seja bastante antigo como ferramenta de avaliação, é de realização bastante simples, sendo, ainda atualmente, o grande divisor de condutas no atendimento a pacientes com CA. Maiores informações sobre o método em si serão fornecidas mais adiante neste capítulo.

Conforme apresentado na Figura 1.1, esse exame faz o diagnóstico diferencial entre CA-CSST e CA-SSST. Como será visto, essa divisão é fundamental no atendimento à CA, uma vez que a conduta terapêutica a ser adotada em cada caso pode ser bastante diferente. O ECG também pode auxiliar no diagnóstico diferencial de outras doenças que se manifestam com dor torácica e não são secundárias à isquemia coronária, como pericardite aguda. Devido a seu papel central nesse contexto, recomenda-se que, em pacientes com forte suspeita de CA, o ECG seja realizado e interpretado no setor de emergência no tempo máximo de 10 minutos a partir da chegada do paciente.

Reconhecimento de supradesnível do segmento ST ≥ 1 mm em derivações contíguas (medido no ponto J e em relação à linha de base do ECG), bloqueio de ramo novo e, em V2 ou V3, elevação do segmento ST ≥ 2,5 mm em homens < 40 anos, ≥ 2,0 mm em homens ≥ 40 anos ou ≥ 1,5 mm em mulheres, na presença de quadro clínico compatível, fazem o diagnóstico de CA-CSST.

Na CA-SSST, podem-se detectar outros sinais de isquemia miocárdica com implicações diagnósticas e prognósticas, como alterações de onda T (apiculamento, simetria, inversão ≥ 1 mm em duas ou mais derivações contíguas, na presença de onda R maior que ondas S) ou do segmento ST (retificação ou infradesnível ≥ 0,5 mm em duas ou mais derivações contíguas). Outras alterações, como bloqueio de ramo prévio ou sobrecarga ventricular, também podem causar algumas dessas alterações e devem ser consideradas quando se avalia um ECG por suspeita de CA. A presença de ECG anteriores comparativos frequentemente auxilia na valorização (ou não) das alterações observadas.

Deve-se destacar que a presença de ECG completamente normal, entretanto, não descarta a ocorrência de CA-SST. Nesses casos, após realizar história clínica, exame físico e ECG, se ainda continuar em dúvida sobre a ocorrência ou não de CA (principalmente nos casos de quadro clínico muito sugestivo de CA), o médico deve manter o paciente por um período de observação clínica dentro da unidade de emergência, com reavaliação dos sintomas clínicos, do ECG e de marcadores séricos de necrose miocárdica em períodos de tempo determinados. Essa observação sistemática é comumente denominada "protocolo de dor torácica", que deve ser adaptado às características de cada serviço. Após o término do período de observação clínica, na persistência de dúvida diagnóstica, pode-se optar pela realização de um teste não invasivo (ergometria, cintilografia de perfusão miocárdica com repouso e estresse, ecocardiograma de estresse) para avaliação de isquemia miocárdica. Alternativamente, alguns serviços optam, em pacientes selecionados, pela realização de angiotomografia de artérias coronárias.

Os marcadores de necrose miocárdica (MNM) também são fundamentais para diagnóstico, classificação e prognóstico da CA. Os MNM são substâncias liberadas pelo miócito cardíaco quando em sofrimento isquêmico, podendo ser dosados no sangue periférico. Alguns exemplos são: troponinas (I ou T), creatinoquinase (CK), subunidade MB da CK (CK-MB) e mioglobina. Entre todos os MNM, as troponinas apresentam maior acurácia para diagnóstico da CA e, atualmente, são os marcadores diagnósticos de escolha. Devem ser solicitadas imediatamente após a chegada ao pronto-socorro e, caso estejam normais, devem ser avaliadas após três horas a seis horas, sobretudo na CA-SSST. Valores isolados acima do percentil 99 para o método usado e a população aplicada devem ser considerados alterados. São significativas variações maiores que 20% ou 30% entre as dosagens seriadas.

De acordo com os dados obtidos pelas dosagens dos MNM, a CA-SSST é dividida em angina instável (quando não há positivação dos MNM) e infarto do miocárdio sem supradesnível de ST (quando os marcadores estão positivos). No caso da CA-CSST, não se deve aguardar o resultado das dosagens dos MNM para prosseguir com o atendimento. A presença de sintoma clínico característico e de supradesnível no ECG são suficientes para o diagnóstico e devem levar ao início imediato dos procedimentos de reperfusão miocárdica (fibrinolítico ou angioplastia primária). Os MNM nos pacientes com CA-CSST são úteis para estimar a extensão do infarto, o prognóstico, o diagnóstico de reperfusão coronária à beira do leito e o diagnóstico de reinfarto.

Diversas outras condições clínicas também podem aumentar o nível sérico das troponinas: arritmias cardíacas, choques de qualquer etiologia, miocardites, drogas cardiotóxicas, doença renal crônica ou aguda, insuficiência cardíaca, doença neurológica grave (hemorragia subaracnóidea, por exemplo), entre outras. Assim, dosagens positivas de MNM não devem ser interpretadas isoladamente, mas em conjunto com o contexto clínico e, se necessário, com dosagens seriadas.

Outros exames complementares, como dosagem de eletrólitos, glicemia, creatinina, hemograma, coagulograma e perfil lipídico, radiografia de tórax e ecocardiograma, devem ser realizados rotineiramente em pacientes com CA.

Estratificação de risco

Uma vez feito o diagnóstico de CA, deve-se proceder à estratificação de risco de mortalidade e complicações. Existem, hoje, vários escores disponíveis para essa classificação. É importante frisar que, na CA-SSST, a estratificação de risco tem papel fundamental para auxiliar a decisão clínica quanto ao melhor momento e ao melhor método para realizar a estratificação coronária (ou seja, se deverá ser utilizado um teste não invasivo ou invasivo e se ele deverá ser feito de maneira urgente ou se é possível esperar de algumas horas a poucos dias para sua realização em ambiente hospitalar). Pacientes com CA-CSST, em geral, são considerados de alto risco para eventos, embora exista ainda muita heterogeneidade nesse grupo.

Classificações clínicas na chegada do paciente ao hospital mostram clara correlação entre a gravidade da disfunção cardíaca avaliada clinicamente e o prognóstico, tanto no curto prazo quanto no longo prazo. A classificação de Killip-Kimball, descrita em 1967, leva em consideração achados de exame físico, enquanto a classificação de Forrester, descrita em 1977, considera parâmetros hemodinâmicos (pressão capilar pulmonar e índice cardíaco). A classificação de Forrester modificada classifica hemodinamicamente o paciente, levando em conta, também, sintomas clínicos.

Nos últimos anos, foram desenvolvidos e validados, a partir de modelos de regressão derivados de grandes bancos de dados, escores de estratificação de risco para eventos isquêmicos, sendo mais utilizados o TIMI (Thrombolysis in Myocardial Infarction) e o GRACE. Por outro lado, sangramento é um efeito colateral importante de diversas terapias utilizadas na CA e diversos escores foram propostos especificamente para estratificar o risco dessa complicação (Quadros 1.3, 1.4 e 1.5; Figuras 1.2 e 1.3).

Quadro 1.3. Classificação de Killip

Parâmetros	Classe	Risco de óbito (%)
Sem sinais de insuficiência cardíaca	I	2-3
Insuficiência cardíaca discreta (estertores nas bases e presença de terceira bulha)	II	8-10
Edema agudo de pulmão	III	20-25
Choque cardiogênico	IV	45-70

Fonte: Killip T, Kimball JT. Treatment of myocardial infarction in a coronary care unit. A two year experience with 250 patients. Am. J Cardiol. 1967;20(4):457-64.

Quadro 1.4. Classificação de Forrester modificada

Parâmetros	Classe	Sobrevida após fibrinolítico (%)
Perfusão periférica normal e congestão pulmonar	I	95,6
Perfusão periférica normal e congestão pulmonar presente com ausência de dispneia	IIa	83,3
Perfusão periférica normal e presença de congestão pulmonar com dispneia	IIb	60
Perfusão periférica diminuída sem congestão pulmonar	III	54,6
Perfusão periférica diminuída e presença de congestão pulmonar	IV	34,8

Fonte: Nicolau JC, Serrano CV, Garzon SA, Ramires JA. Prognosis of acute myocardial infarction at thrombolytic era: medical evaluation is still valuable. Eur J Heart Fail. 2001; 3(5):569-76.

Quadro 1.5. Escore de risco de sangramento em 30 dias

Sexo	Masculino			Feminino		
	0			+8		
Idade (anos)	< 50	≥ 50 e < 60	≥ 60 e < 70	≥ 70 e < 80	≥ 80	
	0	+3	+6	+9	+12	
Creatinina (mg/dL)	< 1,0	1,0 a 1,19	1,2 a 1,39	1,4 a 1,59	1,6 a 1,79	≥2,0
	0	+2	+3	+5	+8	+10
Leucócitos (mil/mm³)	< 10	≥ 10 e < 12	≥ 12 e < 14	≥ 14 e < 16	≥ 16 e < 18	≥ 20
	0	+3	+3	+6	+8	+10
Anemia*	Não			Sim		
	0			+6		
Apresentação da CA	IAM CSST		IAM SSST		Angina Instável	
	+6		+2		0	
Medicações antitrombóticas	Heparina + inibidor de glicoproteína IIb IIIa			Bivalirrudina		
	0			–5		
Total: ________						

* Anemia definida como Hb < 13 g/dL (homens) ou < 12 g/dL (mulheres).

Risco de sangramento	
< 10 pontos	Baixo risco
10-14 pontos	Risco moderado
15-19 pontos	Alto risco
≥ 20 pontos	Muito alto risco

Fonte: Mehran R, 2010.

Estratificação de risco

Idade > 65 anos	1
≥ 3 fatores de risco	1
Lesão coronariana ≥ 50%	1
Uso de AAS < 7 dias	1
2 crise de angina < 24 horas	1
Desvio de ST ≥ 0,5 mm	1
↑ marcador de necrose	1
Total	**7**

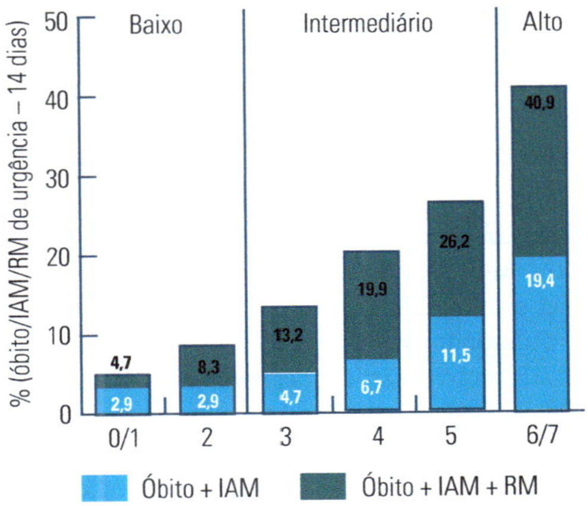

Figura 1.2. Escore de risco TIMI para CA-SSST.
IAM: infarto agudo do miocárdio; RM: revascularização miocárdica.
Fonte: Adaptada de Antman EM, 2000; Nicolau JC, 2014.

Fatores	Pontuação
Idade entre 65-74 anos	3
Idade ≥ 75 anos	3
DM ou HAS ou angina	1
PAS < 100 mmHg	3
FC > 100 bpm	2
Killip II a IV	2
Peso < 67 kg	1
Supradesnível ST na parede anterior ou BRE	1
Início de tratamento > 4 h	1
Escore total	0 a 14

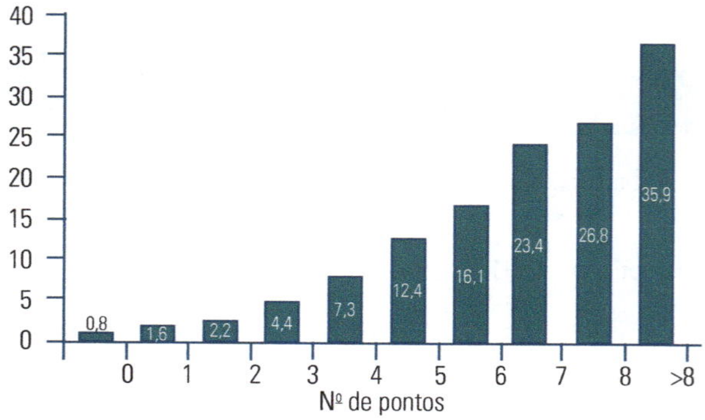

Figura 1.3. Escore de risco TIMI para CA-SSST. À direita, mortalidade em 30 dias de pacientes com CA-CSST, de acordo com o escore TIMI.

DM: diabetes *mellitus*; HAS: hipertensão arterial sistêmica; BRE: bloqueio de ramo esquerdo.

Fonte: Adaptada de Morrow DA, 2000.

Tratamento da CA-CSST

O tratamento das CA-CSST apresentou evolução bastante significativa nas últimas décadas. Nos anos 1960, antes do advento das unidades coronárias, a mortalidade por IAM se situava ao redor de 30%. Com o surgimento dessas unidades, a mortalidade caiu para cerca de 15%-20%, basicamente em razão do melhor controle de arritmias potencialmente fatais. Nova diminuição nos percentuais de óbitos ocorreu a partir da década de 1980, devido à utilização de fibrinolíticos, de ácido acetilsalicílico e, sequencialmente, de intervenções coronárias percutâneas primárias. Previamente às terapêuticas de recanalização atualmente aplicadas em humanos, já existia a demonstração experimental de que a necrose se propaga como uma frente de onda do sub-endocárdio para o sub-epicárdio, de tal modo que, quanto maior o tempo entre a oclusão (início dos sintomas) e a recanalização, maior a quantidade de necrose e, consequentemente, menores os benefícios ("tempo é músculo"). Portanto, a terapia de recanalização, quando indicada, deve ser iniciada o mais rapidamente possível.

Na década de 1990, com a inibição sistemática do sistema renina-angiotensina-aldosterona, sobretudo em pacientes com disfunção sistólica ventricular, prevenindo o remodelamento miocárdico, nova redução da mortalidade foi observada. Atualmente, a mortalidade atribuída à CA-CSST é menor do que 10% em bons centros de atendimento.

Medidas gerais

Recomendam-se imediato repouso no leito, monitoração oximétrica e monitoração eletrocardiográfica contínuas e acesso venoso. A administração de oxigênio, apesar de amplamente praticada em todo o mundo, não dispõe de evidências definitivas de benefício na redução da morbimortalidade, a menos que haja hipoxemia, com saturação de oxigênio menor que 90%, como nos casos de edema pulmonar agudo, grave disfunção ventricular ou instabilidade hemodinâmica. Recentemente, foi publicado o estudo *Determination of the Role of Oxygen in Suspected Acute Myocardial Infarction* (DETO2X-AMI), que randomizou, de maneira não cega, pacientes com suspeita de CA e saturação de oxigênio maior de 90% para receber ou não O_2 suplementar em máscara (6 L/min). Um total de 6 629 pacientes foi incluído e o tempo médio de uso de oxigênio foi de, aproximadamente, 12 horas. Não houve diferença no desfecho primário do estudo (mortalidade por qualquer causa em um ano).

A analgesia para o controle da dor no paciente com CA é parte fundamental do tratamento. Opções de analgésicos são morfina (que deve ser utilizada com cuidado, em razão de publicações recentes terem sugerido interação medicamentosa entre morfina e antiplaquetários, especialmente o clopidogrel) e nitratos, os quais são contraindicados na presença de infarto de ventrículo direito, PA sistólica inferior a 100 mmHg e uso recente (24h a 48h) de inibidores de fosfodiesterase-5 (como sildenafil e tadalafil). Benzodiazepínicos podem ser utilizados para controle da ansiedade.

Antiplaquetários

O ácido acetilsalicílico (AAS) age bloqueando de maneira irreversível a ação da ciclo-oxigenase e reduzindo, assim, a produção de tromboxano A2, um potente ativador plaquetário. Deve ser usado rotineiramente no tratamento das CA devido às sólidas evidências científicas que comprovam sua eficácia e sua segurança, bem como sua excelente relação custo-efetividade. No estudo *Second International Study of Infarct Survival* (ISIS 2), foram incluídos cerca de 17 mil pacientes com suspeita de CA-CSST, tendo-se demonstrado redução de 23% na mortalidade aos 35 dias, com a utilização do AAS isoladamente, e de 42%, quando utilizado em associação à estreptoquinase. Contraindicações ao AAS são reação alérgica ao medicamento, discrasias sanguíneas, hepatopatia grave e sangramento gastrintestinal ativo.

O AAS deve ser utilizado em associação a um bloqueador do P2Y12, receptor de ADP. Nos pacientes com CA-CSST em até 24h de evolução tratados com fibrinolítico ou sem terapêuticas de reperfusão, os estudos *Clopidogrel and Metoprolol in Myocardial Infarction Trial* (COMMIT) e *Clopidogrel as Adjunctive Reperfusion Therapy* (CLARITY) demonstraram significativo benefício adicional do clopidogrel, em comparação com placebo, aos pacientes em uso de AAS. Em razão das diversas limitações do clopidogrel (demora no início da ação, interação com outros medicamentos, grande variabilidade de resposta, entre outros), dois novos bloqueadores de ADP foram desenvolvidos e testados em pacientes com CA, inclusive CA-CSST reperfundidos por angioplastia primária. No *Trial to Assess Improvement in Therapeutic Outcomes by Optimizing Platelet Inhibition with Prasugrel–Thrombolysis in Myocardial Infarction* (TRITON), o prasugrel demonstrou redução do desfecho composto de reinfarto, acidente vascular cerebral (AVC) e morte cardiovascular em relação ao clopidogrel, às custas de maior aumento na incidência de sangramento, mas com benefício líquido favorável ao prasugrel. No subgrupo de pacientes com AVC ou ataque isquêmico transitório (AIT) prévios, o benefício líquido foi desfavorável, de modo que o prasugrel é contraindicado nesses pacientes.

Já o ticagrelor, no *Study of Platelet Inhibition and Patient Outcomes* (PLATO), também reduziu o desfecho composto de reinfarto, AVC e morte cardiovascular em relação ao clopidogrel. É importante salientar que o ticagrelor foi significativamente superior ao clopidogrel no desfecho secundário de óbito cardiovascular. Do ponto de vista de segurança, sangramento maior teve incidência similar entre os grupos ticagrelor e clopidogrel, apesar de ter sido observado aumento de sangramento não relacionado à cirurgia de revascularização do miocárdio com o primeiro. O medicamento pode causar dispneia, que, na maioria dos casos, é de leve intensidade, tem caráter transitório e benigno, sem qualquer relação com comprometimento da função cardiopulmonar. Particularmente, em pacientes tratados com fibrinólise, o estudo *Ticagrelor in Patients With ST Elevation Myocardial Infarction Treated With Pharmacological Thrombolysis* (TREAT) demonstrou que o ticagrelor não foi inferior ao clopidogrel em relação à incidência de sangramentos maiores em 30 dias, sendo a incidência de desfechos trombóticos em 1 ano também comparável com ambas as medicações.

A dupla antiagregação plaquetária (AAS + bloqueador de ADP) deve ser mantida por, pelo menos, um ano em pacientes após CA, sendo o AAS mantido indefinidamente. Em pacientes com alto risco isquêmico e risco de sangramento aceitável, existem evidências de que estender o uso do bloqueador de ADP por mais de um ano também ofereça vantagens.

Na sala de hemodinâmica e em casos selecionados (alta carga trombótica, intervenção coronária percutânea complicada), pode ser associado de forma intravenosa um inibidor da glicoproteína IIb/IIIa (p. ex., abciximab e tirofiban).

Terapia de reperfusão coronária: fibrinolíticos e intervenção coronária percutânea

Na CA-CSST, é importante recordar que a artéria coronária acometida geralmente apresenta obstrução completa ao fluxo sanguíneo, sendo uma emergência médica o reestabelecimento desse fluxo . A reperfusão coronária imediata pode ser feita por dois métodos: farmacológico, com uso de fibrinolíticos endovenosos, e mecânico, por meio da intervenção coronária percutânea (ICP) primária, com implante de *stent*.

Admite-se que a ICP primária seja o método de recanalização de escolha na CA-CSST e que deva ser realizada, idealmente, em até 90 minutos após a chegada do paciente ao hospital. Uma metanálise de 23 ensaios clínicos comparou a terapêutica fibrinolítica *versus* a ICP primária em 7 739 pacientes com CA-CSST, demonstrando superioridade da ICP primária em relação a mortalidade, reinfarto e AVC a curto e longo prazos.

Diretriz nacional e diretrizes internacionais enfatizam que pacientes com CA-CSST que se apresentam em hospitais que não dispõem de ICP primária (a maioria dos casos, em termos globais) e que não podem ser transferidos para outro centro com tempo total de transferência menor que 120 minutos (preferencialmente, menor que 90 minutos) devem ser tratados com terapia fibrinolítica idealmente em até 30 minutos após a chegada ao hospital (porta-agulha), exceto se essa terapia for contraindicada.

Os fibrinolíticos estabeleceram-se na década de 1980 como medicamentos de enorme impacto dentro da Cardiologia, a partir da publicação dos estudos *Gruppo Italiano Per Lo Studio Della Sopravvivenza Nell'infarto Miocardico* (GISSI-1) e ISIS-2, que demonstraram, de forma randomizada, prospectiva e duplo-cega, redução de mortalidade de aproximadamente 25% com o uso da estreptoquinase. Quanto mais precocemente os fibrinolíticos são administrados, maior é sua eficácia. O efeito colateral mais temido com o uso dessa classe de medicação é o sangramento. Para redução desse risco, devem ser observados os critérios de contraindicação absolutos para aplicação dos fibrinolíticos (Quadro 1.6). Os três trombolíticos disponíveis atualmente no Brasil são a estreptoquinase, a alteplase e a tenecteplase.

Quadro 1.6. Contraindicações absolutas e contraindicações relativas ao fibrinolítico

Contraindicações absolutas	Contraindicações relativas
• Qualquer sangramento intracraniano prévio • AVC isquêmico nos últimos três meses • Dano ou neoplasia do sistema nervoso central • Trauma significante na cabeça ou no rosto nos últimos três meses • Sangramento ativo ou diátese hemorrágica (exceto menstruação) • Qualquer lesão vascular cerebral conhecida (malformação arteriovenosa) • Dissecção aguda de aorta • Discrasia sanguínea	• História de AVC isquêmico > 3 meses ou doenças intracranianas não listadas nas contraindicações absolutas • Gravidez • Uso atual de antagonistas da vitamina K: quanto maior o INR, maior o risco de sangramento • Sangramento interno recente < 2-4 semanas • Ressuscitação cardiopulmonar traumática e prolongada ou cirurgia de grande porte < 3 semanas • Hipertensão arterial não controlada (pressão arterial sistólica > 180 mmHg ou diastólica > 110 mmHg) • Punções não compressíveis • Histórico de hipertensão arterial crônica importante e não controlada • Exposição prévia à estreptoquinase (somente para estreptoquinase) • Úlcera péptica ativa

Fonte: Piegas LS, 2015.

Anticoagulantes

Para manter a patência da artéria culpada, a anticoagulação parenteral deve ser associada rotineiramente ao fibrinolítico e à dupla antiagregação plaquetária. O estudo *Enoxaparin and Thrombolysis Reperfusion for Acute Myocardial Infarction Treatment* (EXTRACT) comparou a heparina de baixo peso molecular (HBPM) – enoxaparina subcutânea – à heparina não fracionada (HNF) endovenosa em mais de 25 mil pacientes com CA-CSST tratados com fibrinolíticos, demonstrando significativa redução de desfechos trombóticos a favor da HBPM, independentemente do fibrinolítico utilizado. Houve aumento significativo na incidência de sangramento, mas o benefício líquido foi significativamente favorável à HBPM. A enoxaparina deve ter sua dose ajustada em indivíduos com idade ≥ 75 anos ou com *clearance* de creatinina < 30 mL/min, a fim de reduzir o risco de sangramento.

O estudo *Organization to Assess Strategies in Acute Ischemic Syndromes* (OASIS 6) testou o fondaparinux também na CA-CSST e demonstrou sua superioridade em relação a placebo e sua similaridade em relação à HNF, com bom perfil de segurança. Vale ressaltar que ele não foi comparado à HBPM nessa população e que houve aumento de trombose de cateter nos indivíduos que foram submetidos a cinecoronariografia, sendo o medicamento contraindicado em pacientes submetidos à ICP primária. Por último, o estudo *Acute Myocardial Infarction Treated with Primary Angioplasty and Intravenous Enoxaparin or Unfractionated Heparin to Lower Ischemic and Bleeding Events at Short- and Long-term Follow-up* (ATOLL) não mostrou superioridade da enoxaparina endovenosa em relação à HNF no contexto da ICP primária, o que ainda é controverso.

Controle de lipídios e prevenção do remodelamento ventricular

As estatinas são medicações hipolipemiantes que devem ser utilizadas em todos os indivíduos com CA-CSST, independentemente do valor inicial do LDL-c, desde que não apresentem contraindicação à utilização, ajustando-se a dose no sentido de manter o LDL-c < 70 mg/dL, < 50 mg/dL ou, ainda, em valor 50% inferior ao basal, a depender da diretriz que se toma como referência. Caso não se atinja a meta com estatina isolada, podem-se acrescentar ezetimiba e, em casos selecionados, um inibidor da PCSK9, proteína responsável por degradar receptores de LDL hepáticos. Essas duas medicações foram estudadas em pacientes pós-infarto nos ensaios randomizados *Improved Reduction of Outcomes: Vytorin Efficacy International Trial* (IMPROVE-IT) e *Evaluation of Cardiovascular Outcomes After an Acute Coronary Syndrome During Treatment With Alirocumab* (ODYSSEY Outcomes).

Em relação à prevenção do remodelamento ventricular, o estudo *Survival and Ventricular Enlargement* (SAVE) demonstrou redução de mortalidade e de internação por insuficiência cardíaca com o uso do captopril, um inibidor da enzima conversora da angiotensina (IECA), em relação ao placebo, em pacientes com CA-CSST assintomáticos com fração de ejeção do VE inferior a 40%. Posteriormente, o estudo *Valsartan in Acute Myocardial Infarction* (VALIANT) mostrou que o bloqueador de angiotensina-2 valsartana é similar ao captopril nessa população, sendo uma alternativa efetiva, sobretudo em pacientes intolerantes aos IECA (que são recomendados inicialmente, em função de seu custo).

Os betabloqueadores, além do efeito protetor contra isquemia, reinfarto e arritmias, também têm benefício claramente demonstrado no tratamento da insuficiência cardíaca. O estudo COMMIT, que testou metoprolol endovenoso seguido do mesmo medicamento via oral (100 mg, 2×/dia) *versus* placebo, mostrou, entretanto, mortalidade similar entre os grupos no curto prazo após CA-CSST. Apesar de o metoprolol diminuir de forma significativa arritmias graves, ele aumentou na mesma proporção a incidência de choque cardiogênico, o que negou seu efeito benéfico em relação à mortalidade. Isso mostra que o betabloqueio deve ser feito gradual e cautelosamente, especialmente naqueles indivíduos com maior risco de choque cardiogênico (Killip 2 ou mais, PA sistólica <

120 mmHg, FC > 110 bpm, idade > 70 anos ou tempo de recanalização maior do que 6h). No longo prazo, o betabloqueador tem grande impacto em redução de mortalidade, sobretudo nos indivíduos com fração de ejeção do ventrículo esquerdo (FEVE) reduzida.

Por fim, o bloqueio da aldosterona é parte fundamental no tratamento de pacientes com CA-CSST e disfunção ventricular esquerda, conforme demonstrado pelo estudo *Eplerenone Post–Acute Myocardial Infarction Heart Failure Efficacy and Survival Study* (EPHESUS). Subanálise do estudo principal demonstra benefício já nos primeiros 30 dias de evolução, devendo o bloqueio da aldosterona ser instituído o mais precocemente possível em pacientes com CA-CSST e fração de ejeção < 35%.

Tratamento da CA-SSST

As duas principais diferenças no manejo da CA-SSST, em relação à CA-CSST são:

- Não devem ser utilizados fibrinolíticos no manejo dos pacientes com CA-SSST.
- A ICP de emergência deve ser realizada apenas em casos selecionados.

Após o diagnóstico ter sido estabelecido, torna-se fundamental a realização de uma avaliação de risco (eventos isquêmicos e sangramento) para definir qual é a melhor conduta a ser adotada.

Medidas gerais

As mesmas medidas gerais descritas no tópico de CA-CSST são válidas para a CA-SSST. Especificamente em relação ao uso de morfina como analgésico em pacientes com CA-SSST, uma subanálise recente do estudo *Early Glycoprotein IIb/IIIa Inhibition in Patients With Non–ST-Segment Elevation Acute Coronary Syndrome* (EARLY ACS) demonstrou que, quando utilizada concomitantemente com clopidogrel, morfina esteve associada a maior risco de eventos isquêmicos em 96h. Esse efeito é possivelmente causado pela interação entre essas duas medicações, como comentado anteriormente.

Antiplaquetários

Da mesma maneira que na CA-CSST, também se recomenda de maneira rotineira o uso de terapia antiplaquetária dupla na CA-SSST. As evidências de benefício do uso do AAS na CA-SSST provêm de estudos dos anos 1980 que, de maneira geral, evidenciaram redução de cerca de 50% em morte ou reinfarto nessa população.

Em relação aos inibidores do ADP, o clopidogrel foi testado na CA-SSST no estudo *Clopidogrel in Unstable Angina to Prevent Recurrent Events* (CURE), que randomizou 12 562 pacientes para clopidogrel *versus* placebo em pacientes em uso de AAS e anticoagulantes. Esse estudo demonstrou redução de 20% no desfecho composto de morte cardiovascular, (re)infarto ou AVC (às custas de (re)infarto), favorecendo o grupo clopidogrel já nos primeiros dias da randomização. Em relação a novos antiplaquetários, os estudos TRITON e PLATO (já referidos anteriormente) testaram o prasugrel e o ticagrelor, respectivamente, e demonstraram que ambos são superiores ao clopidogrel e devem ser utilizados preferencialmente, quando disponíveis. É importante salientar que o prasugrel só tem indicação em pacientes submetidos a ICP que não apresentem AVC ou AIT prévios.

Escolha do método de estratificação

De forma geral, a estratificação invasiva se mostra mais efetiva do que a conservadora em pacientes com risco moderado ou alto para eventos isquêmicos. Entretanto, alguns pontos merecem ser ressaltados.

A presença de um ou mais dos critérios a seguir indica realização imediata de cinecoronariografia, com o objetivo de revascularização coronária precoce:

- Instabilidade hemodinâmica ou choque cardiogênico.
- Angina persistente ou recorrente, apesar de terapia medicamentosa otimizada.
- Instabilidade elétrica, com arritmias ventriculares sustentadas.
- Insuficiência mitral nova ou em piora, assim como nova comunicação intraventricular.

Pacientes sem as características anteriores devem ser avaliados por meio de escores de risco para eventos isquêmicos (TIMI, GRACE) e hemorrágicos (ACUITY, CRUSADE). Pacientes com escore TIMI baixo (TIMI < 3) podem ser submetidos à estratificação não invasiva, principalmente se de alto risco para estudo hemodinâmico (p. ex., disfunção renal importante, que possa ser agravada com contraste iodado), enquanto pacientes com escores alto (TIMI ≥ 5) e intermediário (TIMI = 3 ou 4) devem ser submetidos à estratificação invasiva (cinecoronariografia), idealmente dentro das primeiras 24h da apresentação clínica, embora o tempo ideal ainda seja incerto. Em metanálise publicada em 2017, foram reunidos os dados de oito ensaios clínicos que avaliaram estratificação invasiva precoce (até 24h) *versus* tardia (entre 12h e 108h). Em um seguimento médio de 180 dias, não foi observada redução da mortalidade com a estratégia precoce. Entretanto, em pacientes com critérios de alto risco (elevação de MNM, diabéticos, escore GRACE > 140 ou idade > 75 anos), foi observada redução da mortalidade no grupo estratificado precocemente. Resultado similar também foi encontrado no ensaio clínico dinamarquês *Very Early vs Deferred Invasive evaluation using Computerized Tomography* (VERDICT), publicado após a realização dessa metanálise. Em nosso serviço, pacientes com CA-SSST estáveis de risco intermediário ou alto são estratificados invasivamente no primeiro dia útil após internação, desde que não apresentem risco proibitivo para essa conduta.

Anticoagulantes

Recomenda-se iniciar terapia anticoagulante para todos os pacientes com CA-SSST logo após o diagnóstico. As opções terapêuticas disponíveis no Brasil são a HNF, as HBPM e o fondaparinux.

A HNF é a terapia anticoagulante mais tradicional em pacientes com CA-SSST. Metanálise publicada em 2006 mostrou redução de 33% em morte ou infarto comparando HNF associada a AAS com AAS apenas. Possíveis desvantagens em relação aos outros anticoagulantes são a necessidade de infusão intravenosa contínua, bem como a necessidade de monitorização do tempo de tromboplastina parcial ativada para ajuste da anticoagulação, o que, frequentemente, é bastante difícil, principalmente nas primeiras horas do início da terapia.

As HBPM, como a enoxaparina e a dalteparina, possuem a vantagem de serem aplicadas por via subcutânea e não necessitarem de monitorização da anticoagulação. As HBPM foram testadas contra HNF em pacientes com CA-SSST em diversos estudos. De modo geral, em termos de eficácia, a dalteparina se mostrou similar à HNF, enquanto a enoxaparina apresentou superioridade em relação à HNF. Em termos de segurança, as HBPM levam a maiores incidências de sangramento.

O fondaparinux foi estudado no *trial* OASIS 5, que randomizou 20 mil pacientes com CA-SSST para receberem fondaparinux ou enoxaparina. Esse estudo demonstrou a não inferioridade do fondaparinux em relação à enoxaparina na avaliação do desfecho primário (morte, infarto e isquemia refratária em nove dias), sendo observada redução de sangramentos maiores e de mortalidade em 30 dias e 180 dias com o uso de fondaparinux (meta secundária), principalmente às custas de pacientes > 65 anos. É importante salientar que a enoxaparina foi utilizada em dose fixa de 1 mg/kg, de 12/12 horas, independentemente de idade ou função renal. Adicionalmente, foi observado um aumento significativo na incidência de trombose de cateter nos pacientes do grupo fondaparinux submetidos a ICP. Esse efeito foi reduzido após a administração concomitante de HNF em *bolus*.

Controle de lipídios e prevenção do remodelamento ventricular

Poucas são as evidências obtidas especificamente na população de pacientes com CA-SSST em relação ao uso de estatinas, de inibidores do sistema renina-angiotensina-aldosterona e de betabloqueadores. Em geral, essas medicações são utilizadas de maneira similar à CA-CSST (cf. tópico anterior). Um estudo observacional de nosso grupo sugere que pacientes com CA-SSST tratados com betabloqueador nas primeiras 24h do evento agudo apresentam redução da mortalidade hospitalar e de longo prazo, comparados a pacientes similares não tratados com betabloqueadores.

Eletrocardiograma

O eletrocardiograma de repouso é um exame de suma importância no diagnóstico e no manejo de pacientes com síndromes coronarianas agudas ou crônicas. Os achados eletrocardiográficos vão depender de quatro fatores principais

- Duração do processo isquêmico.
- Extensão do acometimento (transmural ou subendocárdico).
- Topografia (anterior, inferior, lateral, posterior ou ventrículo direito).
- Presença de outras anormalidades (infarto prévio, bloqueio de ramo esquerdo, marca-passo artificial).

Em condições normais, o segmento ST é isoelétrico, porque quase todas as células miocárdicas saudáveis apresentam o mesmo potencial durante a fase de *plateau* do potencial de ação ventricular. A manifestação mais precoce da isquemia miocárdica é a presença de ondas T superagudas, seguidas de alterações do segmento ST e, posteriormente, da perda de parede muscular, com desenvolvimento de ondas Q.

Estudos demonstram que o ECG inicial pode ser normal em até 18% dos pacientes com IAM e que, em 25% dos casos, as alterações são inespecíficas ou não diagnósticas. Quando acontece uma obstrução da artéria coronária, ocorrem alterações eletrocardiográficas que permitem uma correlação com a gravidade das alterações anatomopatológicas. Essas alterações são divididas em três estágios.

Isquemia

A isquemia aparece devido a um desequilíbrio entre a oferta de oxigênio ao miocárdio e seu consumo. Dependendo de sua duração, podem ocorrer diferentes achados anatomopatológicos e eletrocardiográficos.

A primeira manifestação observada ocorre na fase superaguda da isquemia, quando a duração é inferior a dois minutos. A onda T fica com forma simétrica, estreita e pontiaguda. O vetor médio da onda T vai apresentar uma direção oposta à da superfície da região isquêmica e, portanto, as derivações orientadas para a superfície da área isquêmica registram ondas T negativas, enquanto as derivações com orientação oposta apresentam ondas T positivas. Essas alterações da onda T ocorrem devido a um desequilíbrio na fase da repolarização, na qual as forças de repolarização das áreas normais predominam sobre as acometidas, pois ocorre um atraso da repolarização da área isquêmica. Em alguns casos, pode-se ver uma onda T chamada hiperaguda, cujo vetor vai apresentar a mesma direção da região isquêmica, devido a um desequilíbrio entre os canais de entrada de sódio e saída de potássio (Figuras 1.4 e 1.5).

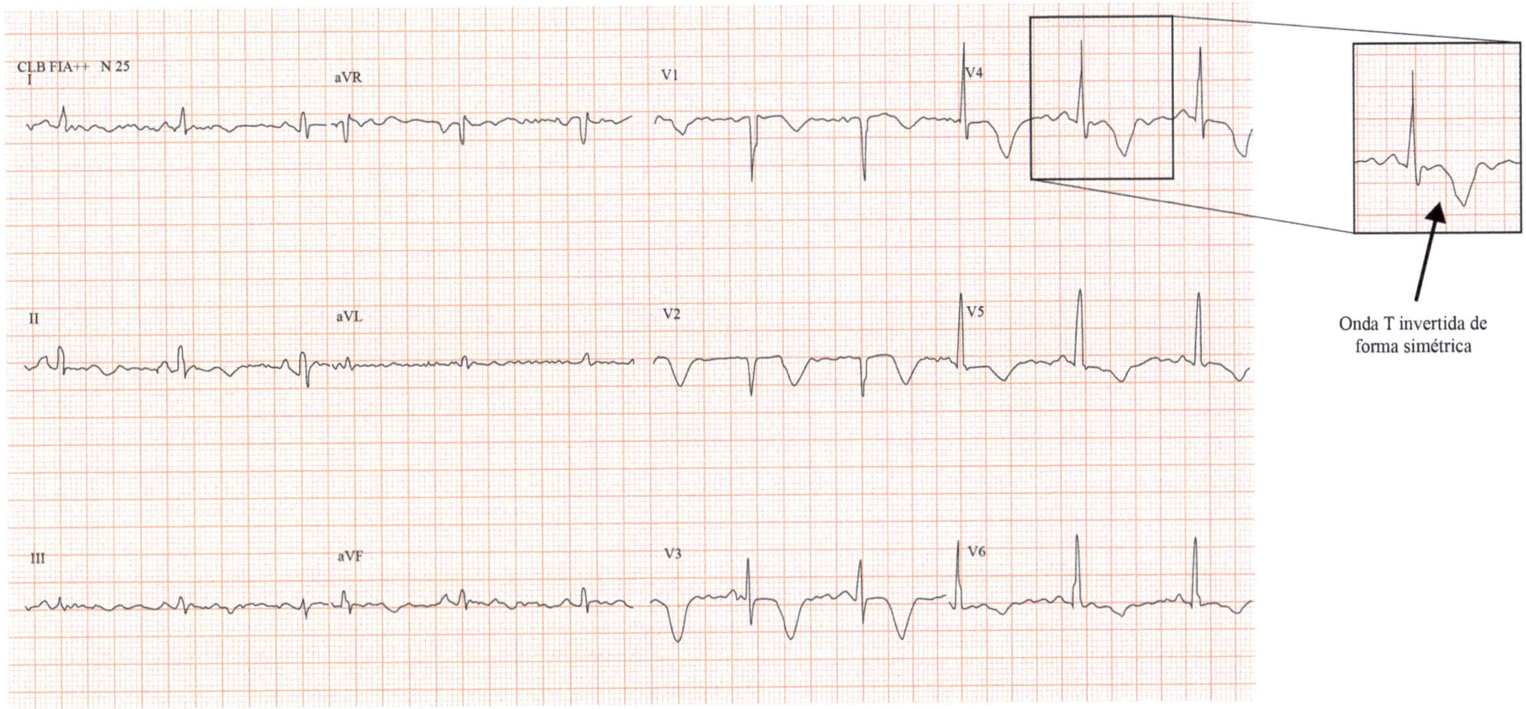

Figura 1.4. Eletrocardiograma mostrando isquemia aguda com inversão de onda T simétrica de V1-V6.

Fonte: Adaptada de Lapa E. Como diferenciar se uma onda T invertida é de origem isquêmica ou não? [Internet]. 2015 [Acesso em: 17 mar. 2023]. CardioPapers, 2015. Disponível em: https://cardiopapers.com.br/como-diferenciar-se-uma-onda-t-invertida-e-de-origem-isquemica-ou-nao/.

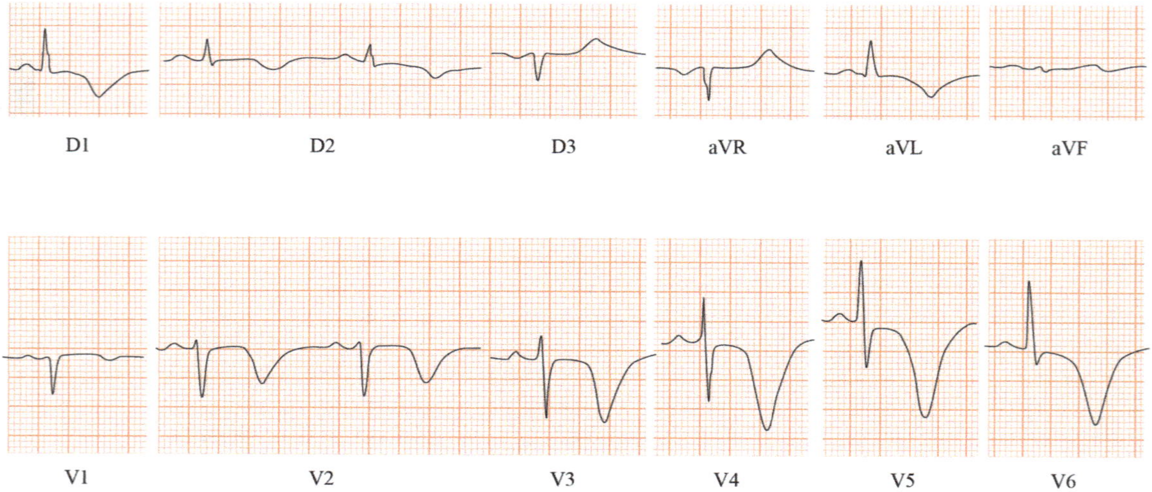

Figura 1.5. Eletrocardiograma mostrando isquemia aguda com inversão de onda T simétrica de DI, DII, DII, aVF, aVL e V2-V6.

Fonte: Acervo pessoal.

Lesão

Quando a duração da isquemia é prolongada, ela evolui para lesão manifestada pelo desnível do segmento ST no ECG. A lesão leva a um aumento da permeabilidade da membrana celular, com perda de sódio, potássio e cálcio. Ocorre diminuição do potássio intracelular e altera-se a polarização da membrana na fase de repouso da célula (repolarização incompleta), com redução do potencial da membrana em repouso. A área lesada fica mais negativa que a área sadia, levando a uma diferença de potencial, um gradiente de voltagem que, no ECG de superfície, é representado pelos desvios de segmento ST, chamados "corrente de lesão".

Na lesão subepicárdica, observamos, ao ECG, um supradesnivelamento do segmento ST nas derivações orientadas para a superfície epicárdica e um infradesnivelamento nas derivações orientadas para a superfície endocárdica (Figuras 1.6 e 1.7). Por outro lado, quando a lesão é subendocárdica, observamos o contrário: infradesnivelamento das derivações orientadas para a superfície epicárdica sem lesão e supradesnivelamento desse segmento nas derivações orientadas para a superfície endocárdica lesada, pois o desnível do segmento ST sempre se dirige para a superfície da lesão (Figuras 1.8 e 1.9).

A magnitude das alterações do segmento ST e a presença de supradesnivelamento em várias derivações usualmente indicam isquemia muito grave. Por outro lado, o pronto desaparecimento após terapia trombolítica ou angioplastia indicam reperfusão com sucesso.

Outro recurso que pode ajudar a avaliar a presença de isquemia severa no ECG de repouso é a ocorrência de um fenômeno chamado bloqueio de lesão durante a corrente de lesão, que é caracterizado por uma distorção da porção final do QRS com elevação do ponto J acima da metade da onda R em derivações com configuração qR ou desaparecimento da onda S em derivações com configuração Rs. A porção final do complexo QRS representa a ativação das fibras de Purkinje e sua distorção ocorre quando a isquemia é de grande magnitude.

Estudos mostraram aumento da mortalidade e do tamanho do infarto agudo do miocárdio nos pacientes que apresentavam esse padrão em duas derivações contíguas (Figuras 1.10 e 1.11).

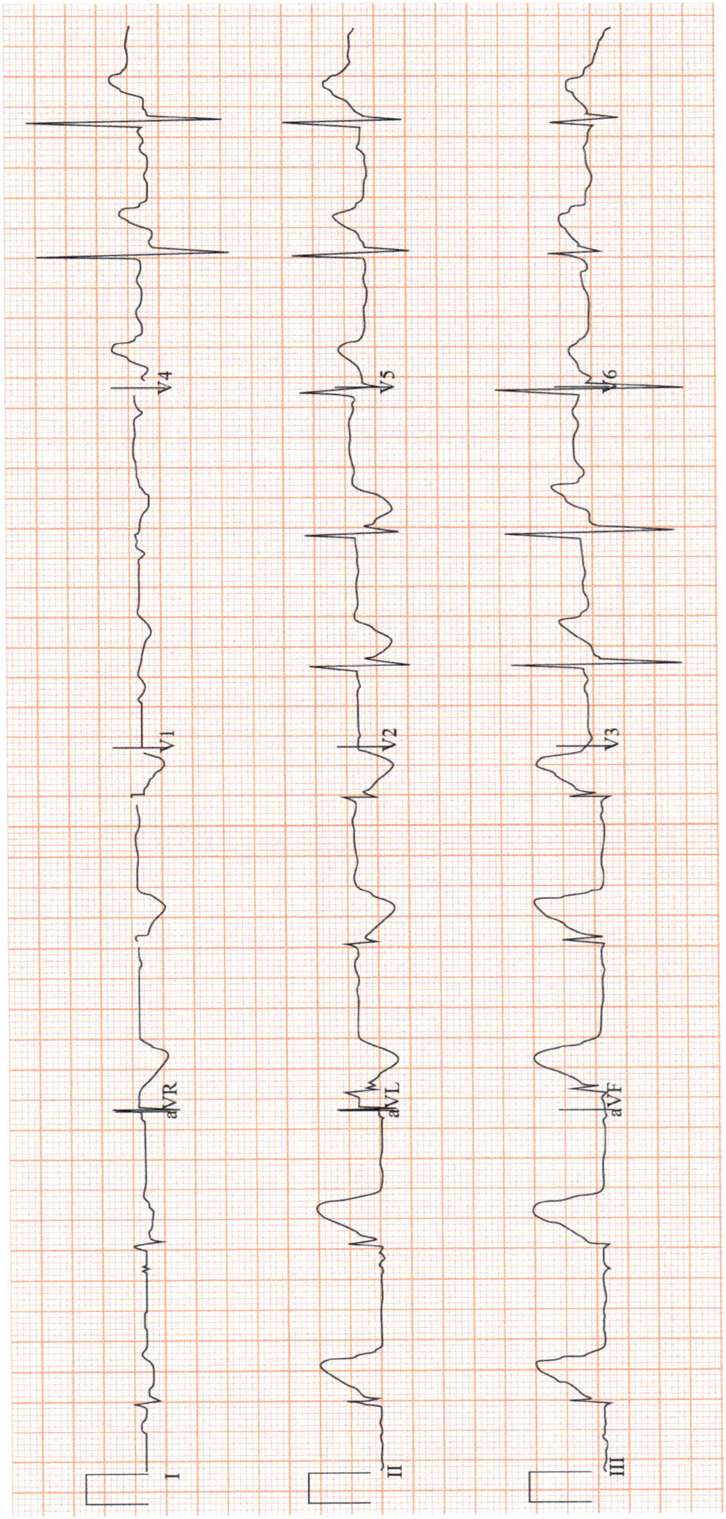

Figura 1.6. Eletrocardiograma mostrando infarto inferior com supradesnivelamento do segmento ST, em DII, DIII, aVF, e infradesnivelamento do segmento ST, em DI, aVL, V2 e V3.

Fonte: Elaborada pelos autores.

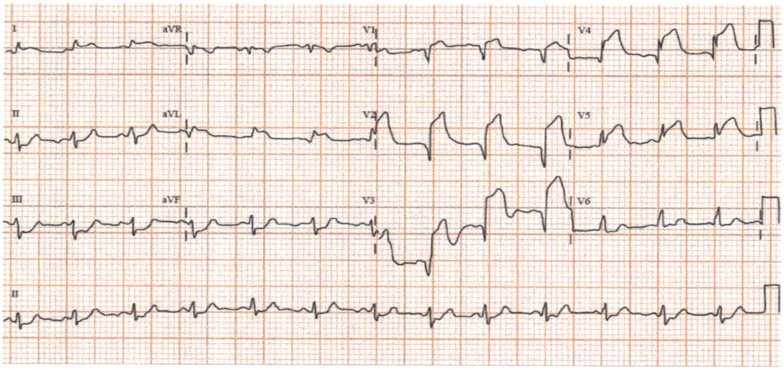

Figura 1.7. Eletrocardiograma mostrando infarto anterior extenso e parede lateral com supradesnivelamento do segmento ST, em DI, avL, V1-V5, e infradesnivelamento do segmento ST, em DIII e aVF.
Fonte: Acervo pessoal.

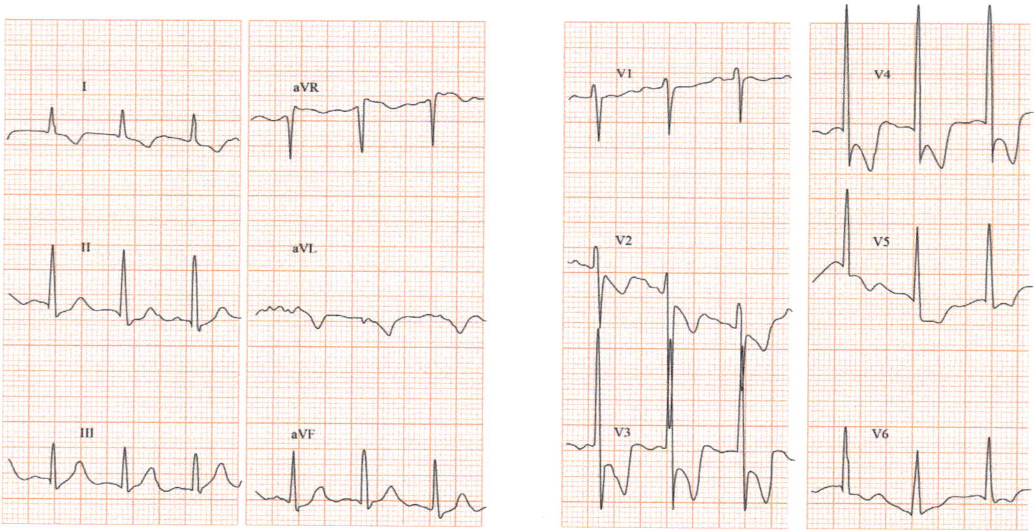

Figura 1.8. Eletrocardiograma com infradesnivelamento do segmento ST em V2-V5.
Fonte: Acervo pessoal.

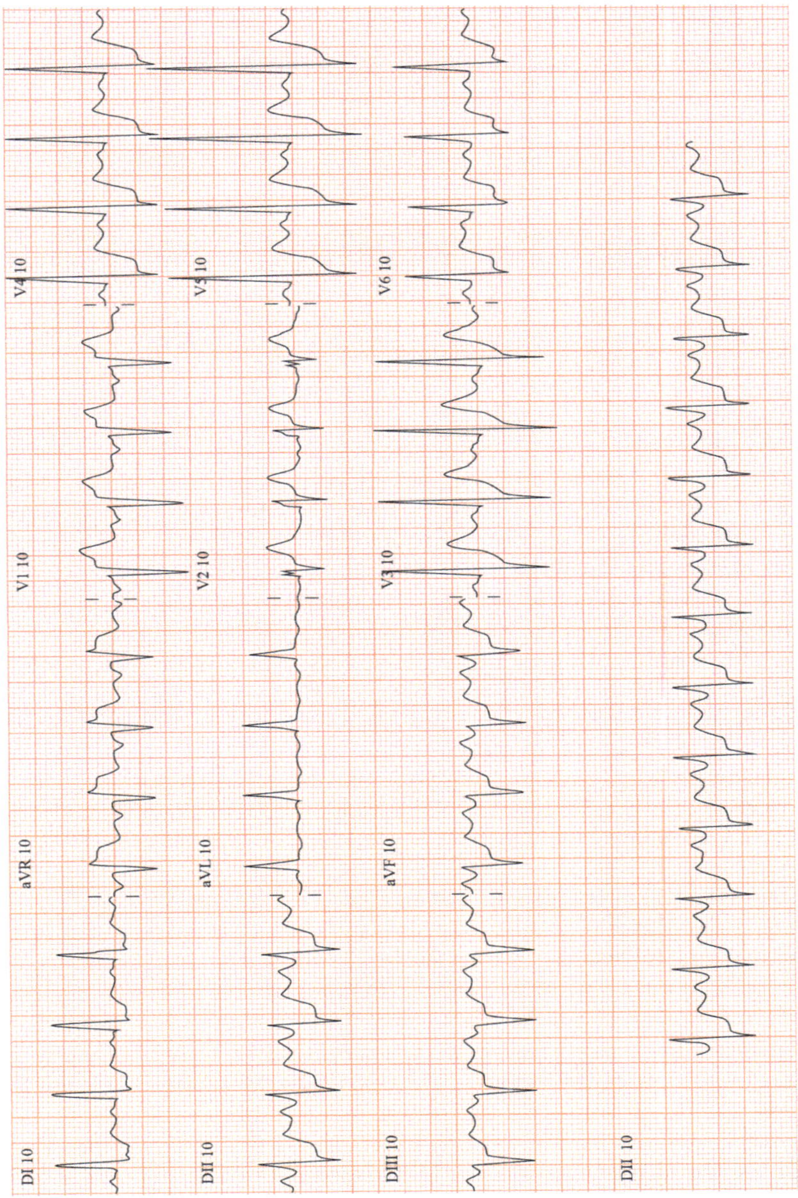

Figura 1.9. Eletrocardiograma com infradesnivelamento do segmento ST em DI, DII, aVF, aVL, V4-V6.

Fonte: Acervo pessoal.

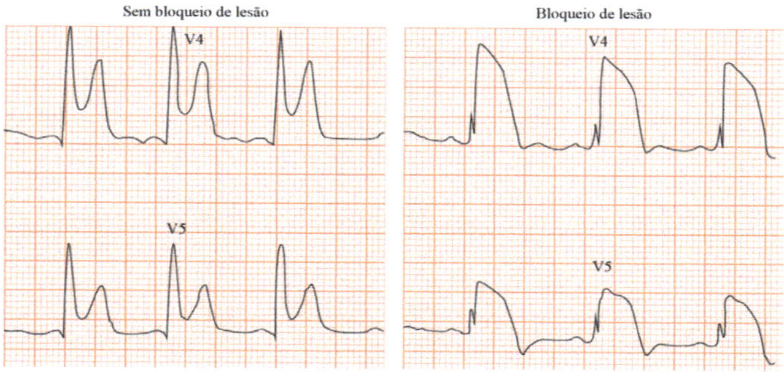

Figura 1.10. Derivações de V4 e V5 com supradesnivelamento sem bloqueio de lesão (à esquerda) e com bloqueio de lesão (à direita), caracterizado por uma elevação do ponto J acima da metade da onda R.

Fonte: Acervo pessoal.

Necrose

A presença de necrose no infarto, quando o miócito não pode ser mais ativado, é caracterizada pela perda de forças elétricas. Portanto, o vetor resultante vai sempre fugir da área de necrose. No ECG de repouso, observamos a onda Q, uma deflexão negativa que, para ser considerada anormal, deve ter duração maior ou igual a 40 ms e amplitude superior a 25% da onda R do mesmo complexo QRS (Figura 1.12) ou diminuição de uma deflexão positiva. Os padrões mais comuns são:

- Complexo QS nas derivações voltadas para a área necrótica, embora não seja patológico quando encontrado isolado em V1, pode aparecer em D3 nos indivíduos brevilíneos com o coração horizontal e em aVL nos longilíneos com o coração vertical.
- Complexo QR ou Qr, presente nas derivações voltadas para a área necrótica, representado por uma onda Q patológica seguida de ondas r ou R.
- Perda da deflexão positiva, presente principalmente nas derivações precordiais V1 e V2, nas quais o complexo rS normal é substituído pelo complexo QS, ou por complexos rS nas derivações V3 e V4, com diminuição da amplitude da onda R habitualmente observada.
- Ondas R amplas em derivações direitas devido à necrose da parede posterior e, portanto, onda Q vista como uma imagem em espelho com uma onda R ampla em V1 e V2.

A presença de ondas R amplas em V1 e V2 pode ocorrer em outras situações que não o infarto de parede posterior, como variante da normalidade, dextroversão, distrofia muscular de Duchenne, sobrecarga de ventrículo direito, anormalidades de condução pelo ramo direito e na presença de Wolf-Parkison-White com pré-excitação na parede lateral ou posterior.

A presença das ondas Q foi inicialmente considerada marcador de infarto transmural, enquanto o infarto subendocárdico era reconhecido por não produzir ondas Q. Muitos estudos associados a exames de imagem ou necrópsia mostraram, entretanto, que a ausência de onda Q não exclui o infarto transmural e que sua presença pode ocorrer no infarto subendocárdico. Atualmente, consideram-se mais corretas as denominações infarto Q e infarto não Q.

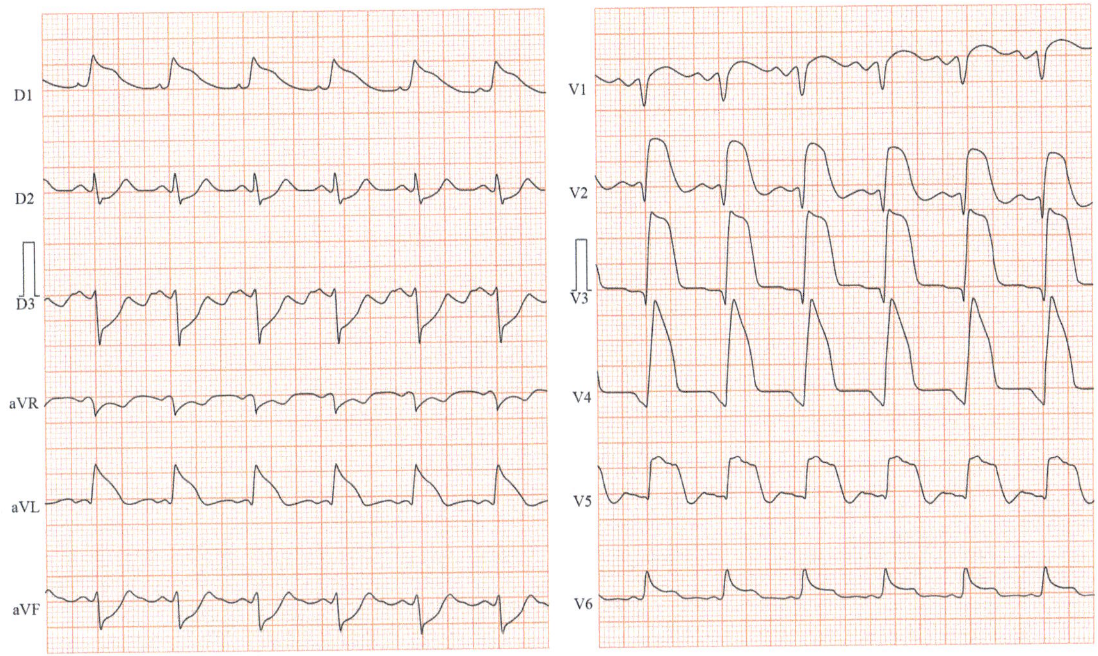

Figura 1.11. Eletrocardiograma de infarto anterior extenso e parede lateral com supradesnivelamento do segmento ST, em DI, aVL, V1-V6, com bloqueio de lesão, e infradesnivelamento do segmento ST, em DIII e aVF.

Fonte: Acervo pessoal.

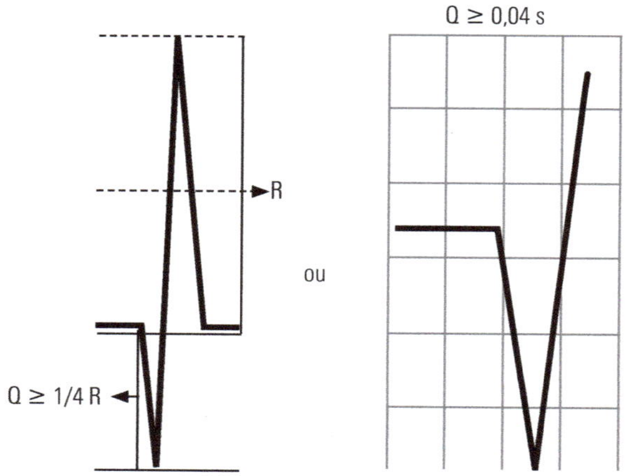

Figura 1.12. Exemplo de onda Q patológica.
Fonte: Acervo pessoal.

Diagnóstico eletrocardiográfico de infarto agudo do miocárdio

Em 1971, a Organização Mundial de Saúde propôs que, para o diagnóstico de IAM, eram necessárias, pelo menos, duas das seguintes características: sintomas típicos, padrão eletrocardiográfico com desenvolvimento de ondas Q e curva sérica de marcadores de necrose miocárdica.

A definição mais recente de IAM, proposta no *The Fourth Universal Definition of Myocardial Infarction*, recomenda que pacientes com suspeita de síndrome coronariana aguda façam dosagem de troponina e que, quando essa estiver alterada e vier associada a alguma outra característica de isquemia, seja definido infarto do miocárdio (ver Quadro 1.1).

A classificação inicial dos pacientes com síndrome coronariana aguda deve ser sempre feita com base nos achados eletrocardiográficos (Quadro 1.7), para identificar pacientes com CA-CSST ou CA-SSST, pois o tratamento de reperfusão imediato deve ser realizado nos indivíduos com CA-CSST, enquanto, nos outros pacientes com CA-SSST, a dosagem de marcadores de necrose ajudará na classificação de angina instável ou IAM sem supradesnivelamento do segmento ST. Pacientes com IAM sem supradesnivelamento do segmento ST apresentam maior risco de morte e eventos isquêmicos recorrentes quando comparados aos indivíduos com angina instável.

O número de derivações do eletrocardiograma que apresentam supradesnivelamento do segmento ST é um dado importante para o prognóstico, pois se correlaciona à taxa de mortalidade no infarto. Quando ele está presente em oito ou nove derivações de 12, o paciente apresenta uma mortalidade três a quatro vezes maior do que quando presente em duas ou três derivações.

A análise da grande variedade de derivações com elevação do segmento ST é útil para identificar a artéria relacionada ao infarto e, em algumas situações, o local aproximado da obstrução (Quadro 1.8). Além da localização clássica do infarto, o ECG pode fornecer informações específicas sobre a artéria acometida, com implicações prognósticas.

Quadro 1.7. Manifestações eletrocardiográficas de infarto do miocárdio

Elevação do segmento ST

Elevação do segmento ST nova no ponto J em duas derivações contíguas com seguintes limites:

- ≥ 0,1 mV em todas as derivações com exceção de V2 e V3
- ≥ 0,2 mV nas derivações V2 e V3 em homens > 40 anos
- ≥ 0,25 mV nas derivações V2 e V3 em homes < 40 anos
- ≥ 0,15 mV nas derivações V2 e V3 em mulheres

Depressão do segmento ST e alterações da onda T

- Depressão do segmento ST nova com morfologia horizontal ou descendente ≥ 0,05 mV em duas derivações contíguas
- Inversão da onda T ≥ 0,1 mV em duas derivações contíguas com proeminente onda R ou razão R/S > 1

Alterações do ECG associados com Infarto Miocárdio prévio (ondas Q)

- Qualquer onda Q nas derivações V2 e V3 ≥ 0,02 s ou complexo QS nas derivações V2 e V3
- Onda Q ≥ 0,03 S e ≥ 0,1 mV de profundidade, complexo QS nas derivações DI, DII, aVL, aVF ou V4 A V6 em duas derivações contíguas em um grupo de derivações contíguas (DI, aVL, V1-V6, DII, DIII, aVF)*
- Onda R ≥ 0,04 s nas derivações V1 e V2 e R/S ≥ 1 com onda T positiva concordante na ausência de atraso de condução

Fonte: Adaptado de Thygesen K, 2018.

Quadro 1.8. Localização eletrocardiográfica e localização angiográfica do infarto

Localização	Derivação	Artéria
Anterosseptal	V1-V3	Artéria descendente anterior (ramo diagonal)
Anterior	V1-V4	Artéria descendente anterior, terço médio
Anterior extenso	V1 a V6, com ou sem D1 e aVL	Artéria descendente anterior proximal
Apical ou Lateral	V4-V6	Artéria diagonal Artéria marginal esquerda
Parede Lateral Alta	D1 e aVL	Artéria diagonal Artéria marginal esquerda
Parede Inferior	DII, DIII, aVF	Artéria coronária direita Artéria circunflexa
Ventrículo direito	V3r e V4r	Artéria coronária direita Artéria circunflexa
Dorsal ou Posterior	V7-V9 Imagem em espelho V1-V3	Artéria circunflexa

Fonte: Elaborado pelos autores.

Infarto inferior

Infarto inferior com elevação do segmento ST na derivação DIII maior que em DII e depressão do segmento ST em DI ou aVL maior que 1,0 mm tem uma sensibilidade de 90% e um valor preditivo positivo de 94% para acometimento da artéria coronária direita. Quando associado à elevação de V1 ou V4r, é um preditor de oclusão da artéria coronária direita na porção proximal, com sensibilidade de 79%, especificidade de 100% e valor preditivo positivo de 100%. Em 7% das vezes, o infarto inferior pode causar supradesnivelamento do segmento ST de V1 até V3 e, em algumas vezes, até V4.

Infarto inferior com elevação do segmento ST em DII igual ou maior que DIII, associado à elevação do segmento ST em D1, aVL, V5 e V6 e depressão do segmento ST de V1-V3 sugere oclusão da artéria circunflexa com sensibilidade de 83% e valor preditivo positivo de 91%.

O eletrocardiograma com as derivações direitas deve sempre ser realizado no infarto inferior, para poder diagnosticar acometimento de ventrículo direito. O supradesnivelamento do segmento ST nas derivações direitas é transitório e tem resolução espontânea. Por isso, deve-se preconizar sua realização no ECG de entrada hospitalar (Figuras 1.13 e 1.14).

Aproximadamente 30%-50% dos indivíduos com infarto inferior têm algum envolvimento do ventrículo direito. Supradesnivelamento do segmento ST de V3R-V4R tem sensibilidade de 100% e especificidade de 70% para infarto de ventrículo direito e sua presença tem implicações diferentes no tratamento e no prognóstico. As características do infarto do ventrículo direito vão de leve disfunção até choque cardiogênico e as medicações de uso rotineiro no infarto de ventrículo esquerdo podem produzir grande hipotensão arterial. Além disso, ele normalmente está associado a grandes infartos adjacentes ao septo e à parede inferior do ventrículo esquerdo, tendo infarto do ventrículo direito isolado sido visto em 3%-5% das vezes em estudos com autópsia.

Infarto dorsal

O uso das derivações suplementares da parede dorsal V7-V9 (Figura 1.15) deve ocorrer sempre que o paciente apresentar dor sugestiva de isquemia miocárdica e não apresentar alterações no eletrocardiograma com 12 derivações, pois pode estar relacionado a uma obstrução do território da artéria circunflexa, que é visível em menos de 50% dos pacientes no eletrocardiograma habitual.

A artéria circunflexa irriga a parede ínfero-basal do miocárdio. As derivações V1-V4 estão opostas a essa região e, portanto, um infradesnivelamento do segmento ST nessas derivações pode ser uma imagem em espelho da elevação do segmento ST de V7-V9 (Figura 1.16).

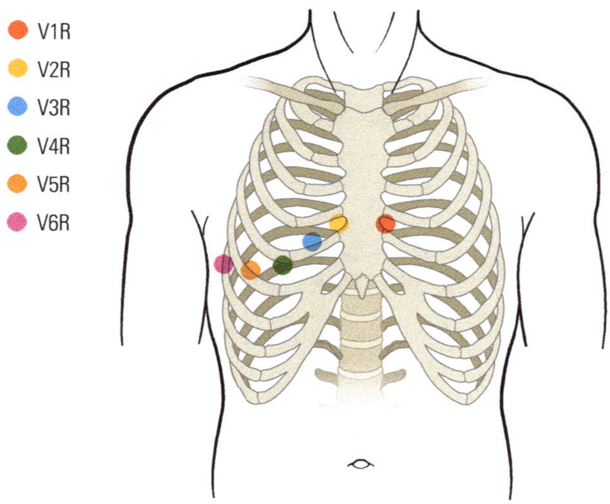

Figura 1.13. Derivações suplementares para ventrículo direito.

V3R: borda esternal direita entre o quarto e o quinto espaços intercostais esquerdos; V4R: linha hemiclavicular direita no quinto espaço intercostal esquerdo.

Fonte: Elaborada pelos autores.

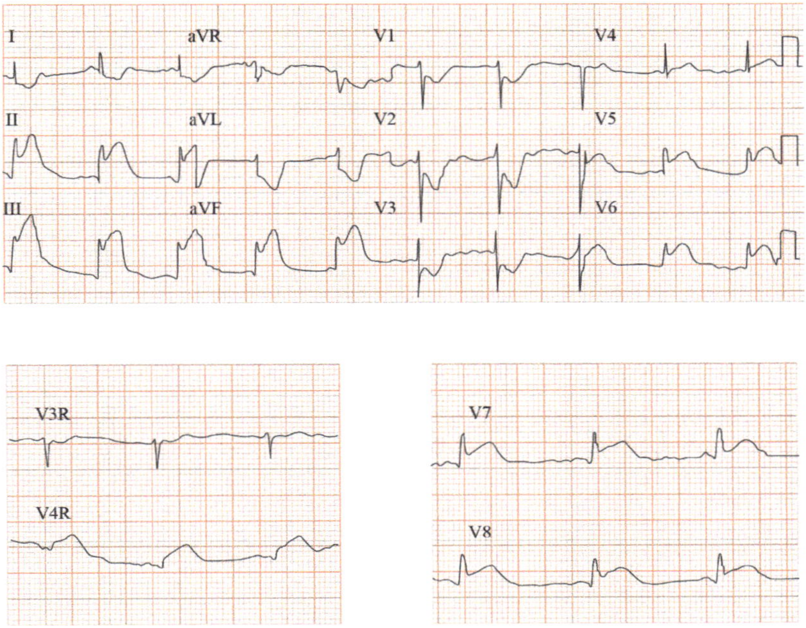

Figura 1.14. Eletrocardiograma de infarto inferior com supradesnivelamento do segmento ST, em DII, DIII, aVF, V5, V6, V7, V8 e V4R, e infradesnivelamento do segmento ST, em DI, aVL, V1-V3.

Fonte: Acervo pessoal.

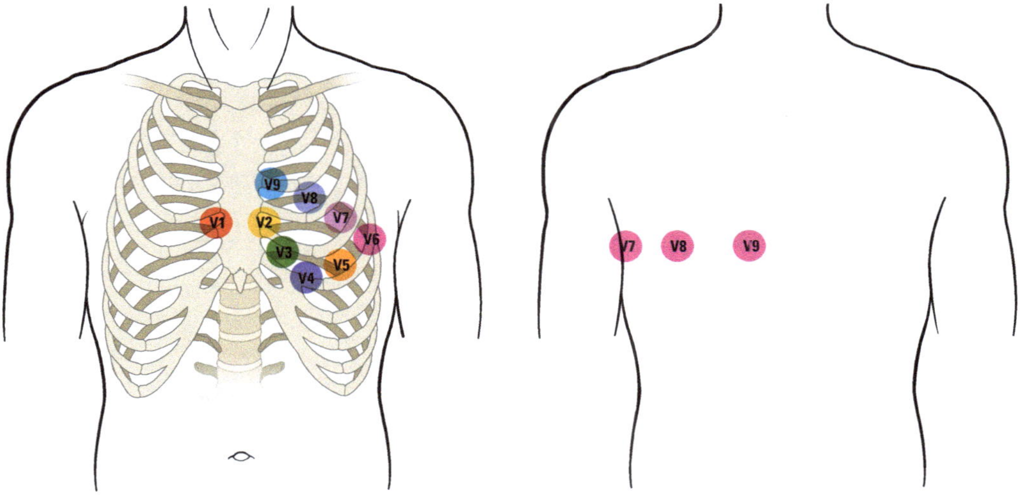

Figura 1.15. Derivações suplementares para parede posterior.

V7: quinto espaço intercostal esquerdo com a linha axilar posterior; V8: quinto espaço intercostal esquerdo com a linha hemiclavicular esquerda; V9: quinto espaço intercostal esquerdo e borda esquerda do corpo vertebral.

Fonte: Elaborada pelos autores.

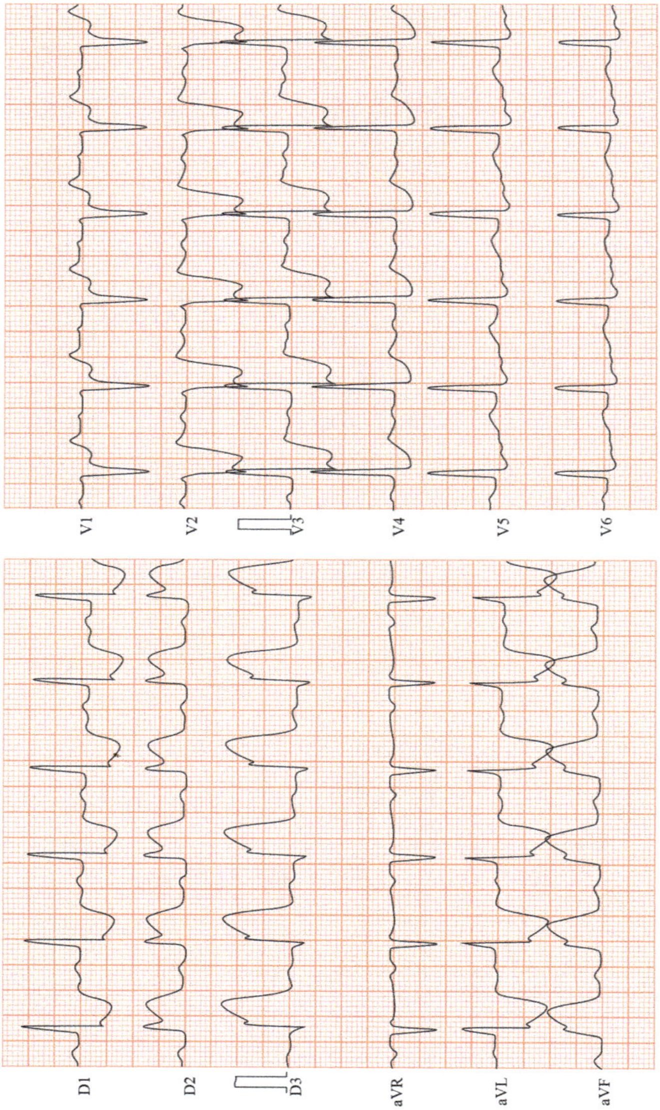

Figura 1.16. Eletrocardiograma de infarto inferior com supradesnivelamento do segmento ST, em DII, DIII, aVF, e infradesnivelamento do segmento ST, em DI, aVL e V1-V4.

Fonte: Acervo pessoal.

Infarto anterior

A derivação aVR, cujo polo positivo é orientado para o lado superior direito do coração, usualmente fornece uma imagem em espelho das derivações para esquerda e, por isso, é frequentemente ignorada. Um estudo realizado em pacientes com CA-SSST mostrou que a presença do supradesnivelamento do segmento ST em aVR estava associado a doença multivascular severa. Um segundo estudo mostrou que a presença de supradesnivelamento do segmento ST em aVR maior ou igual a V1 consegue distinguir os pacientes com lesão do tronco da coronária esquerda dos pacientes com lesão da artéria descendente anterior, com sensibilidade de 81% e especificidade de 80%.

Presença de supradesnivelamento do segmento ST em D1 e aVL, concomitantentemente ao supradesnivelamento de V1 a V6, sugere oclusão da artéria descendente anterior ao nível da primeira diagonal. Supradesnivelamento do segmento ST em derivações não contíguas tipo aVL e V2, com infradesnivelamento do segmento ST em D3, aVF ou V4, indicam oclusão da primeira diagonal.

O infarto atrial ocorre em aproximadamente 10% dos indivíduos com IAM se o supradesnivelamento do segmento PR for usado como critério diagnóstico e pode causar ruptura da parede livre do átrio. Isoladamente, o infarto atrial só é visto em menos de 5% dos IAM na autópsia.

IAM e bloqueios de ramo

O diagnóstico de IAM é mais difícil quando o ECG mostra um padrão de bloqueio de ramo ou quando o bloqueio de ramo se desenvolve como complicação de um IAM. O diagnóstico de infarto Q não é prejudicado pela presença de bloqueio de ramo direito, pois ele afeta primariamente a fase terminal da despolarização ventricular. Portanto, na presença de bloqueio de ramo direito, os critérios usados devem ser os mesmos usados para pacientes sem distúrbios de condução. O bloqueio de ramo esquerdo altera as fases precoce e tardia da despolarização ventricular e produz alterações do segmento ST que podem mascarar ou mimetizar alterações do IAM.

A presença de distúrbios da condução ventricular (bloqueios de ramo esquerdo ou direito, isolados ou associados a bloqueios divisionais, bloqueios divisionais isolados e distúrbios inespecíficos da condução ventricular) implica mortalidade maior, se comparada a casos de pacientes sem distúrbios de condução, mesmo quando são bloqueios transitórios.

Um subgrupo do *Global Utilization of Streptokinase and t-PA for Occluded Coronary Arteries* (GUSTO-I) e *Thrombolysis and Angioplasty in Myocardial Infarction* (TAMI 9) analisou a ocorrência de um novo bloqueio de ramo, que poderia ser direito, esquerdo, alternante, transitório ou persistente em pacientes com infarto agudo do miocárdio, e mostrou que pacientes com bloqueio de ramo apresentavam menor fração de ejeção, maior presença de doença multiarterial e pior evolução. A maior taxa de mortalidade foi observada nos pacientes com bloqueio de ramo persistente, quando comparados aos com bloqueio transitório.

A presença de bloqueio de ramo esquerdo em pacientes com infarto agudo do miocárdio é associada a maior risco de morte e complicações. Quando ele é novo, está correlacionado a oclusão do tronco da artéria coronária esquerda ou da artéria descendente anterior, colocando grande área de miocárdio em risco. Por outro lado, a presença de bloqueio de ramo esquerdo prévio é um potente marcador de função sistólica deprimida do ventrículo esquerdo. Portanto, o benefício do uso de terapias de reperfusão na presença de bloqueio de ramo esquerdo é muito grande.

O aparecimento de um bloqueio de ramo esquerdo novo em pacientes com dor torácica é muito sugestivo de infarto. Mudanças isquêmicas sobrepostas a um bloqueio de ramo esquerdo crônico são facilmente reconhecíveis se tivermos um eletrocardiograma prévio, mas, na maioria das vezes, a decisão sobre o tratamento necessário ocorre apenas com o eletrocardiograma recente.

Sgarbossa desenvolveu um score para diagnóstico de infarto agudo do miocárdio na presença de bloqueio de ramo esquerdo com uma especificidade de 96% quando atinge três pontos (Quadro 1.9 e Figura 1.17). Embora a especificidade dos critérios de Sgarbosa seja alta, sua sensibilidade é baixa. Caso o eletrocardiograma não feche critérios, não quer dizer que o paciente não apresente um evento isquêmico agudo.

Quadro 1.9. Critérios de infarto agudo do miocárdio na presença de bloqueio do ramo esquerdo

Supradesnivelamento do segmento ST > 1 mm, concordante, com QRS positivo: V5-V6-DI-aVL (5 pontos)
Infradesnivelamento do segmento ST > 1 mm, concordante, com QRS negativo: V1, V2, V3 (3 pontos)
Supradesnivelamento do segmento ST > 5 mm, discordante, com QRS negativo: V1 a V3 (2 pontos)
Pontuação > 3 pontos: IAM na presença de BRE (especificidade de 98% para IM)

Fonte: Elaborado pelos autores.

O desenvolvimento de bloqueio de ramo direito ocorre em 3%-29% dos pacientes com infarto agudo do miocárdio, tanto isolado como associado a bloqueios divisionais, e estudos já mostraram um aumento de mortalidade precoce. Na presença de infarto anterior, o bloqueio do ramo direito é um marcador independente de pior prognóstico, com aumento da mortalidade hospitalar e após um ano da alta.

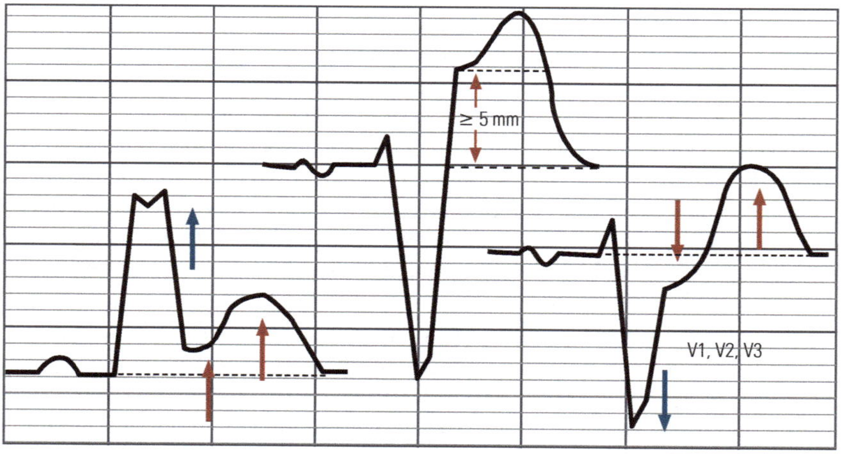

Figura 1.17. Infarto agudo do miocárdio na presença de bloqueio de ramo esquerdo.
Fonte: Elaborada pelos autores.

Critérios de reperfusão

A queda do segmento ST, pelo menos 50% após 90 minutos do início da trombólise, indica sucesso da reperfusão. Ela tem um valor preditivo positivo maior que 90% para patência da artéria relacionada ao infarto, mas sua persistência é um pobre preditor de oclusão da artéria relacionada ao infarto, com valor preditivo negativo de 50%. Por outro lado, a persistência do supradesnivelamento do segmento ST mesmo após angioplastia primária com sucesso identifica pacientes com alto risco para disfunção ventricular esquerda e mortalidade, provavelmente secundária à lesão microvascular. Portanto, o ECG pode demonstrar a integridade dos miócitos na área infartada e indicar lesão microvascular na zona de infarto com perfusão miocárdica inadequada mesmo na presença de fluxo TIMI 3 (Figura 1.18).

A presença de bradicardia sinusal transitória ocorre na maioria dos infartos inferiores na hora da reperfusão e frequentemente é acompanhada de hipotensão arterial. Essa combinação com aumento súbito no fluxo coronariano pode envolver o reflexo de Bezold-Jarisch.

A presença de extrassístoles ventriculares isoladas, ritmo idioventricular acelerado e taquicardia ventricular não sustentada pode indicar restauração com sucesso do fluxo coronariano, mas sua especificidade para reperfusão com sucesso é limitada.

Considerações finais

Ao longo da última década, a doença cardiovascular consolidou-se como a causa mais prevalente de óbito, sendo responsável por cerca de um terço da mortalidade mundial. Dentre as doenças cardiovasculares, a doença arterial coronária (fundamentalmente, coronariopatia aguda – CA) é a mais prevalente. No diagnóstico de CA, deve-se proceder à avaliação da dor apresentada pelo paciente, juntamente a um interrogatório sobre possíveis fatores de risco para doença aterosclerótica ou fatores desencadeantes para CA. As características dos sintomas álgicos na CA são extremamente variáveis, sendo mais comuns dor de forte intensidade, de caráter opressivo, localizada no precórdio ou retroesternal, com irradiação até o cotovelo em ambos os membros superiores ou no membro superior esquerdo, frequentemente acompanhada de náuseas e vômitos. Após a anamnese e o exame físico, o próximo passo é a realização do eletrocardiograma (ECG), exame complementar de baixo custo, largamente disponível nos setores de emergência, de realização bastante simples, sendo o grande divisor de condutas no atendimento a pacientes com CA. A classificação inicial dos pacientes com CA deve ser sempre feita com base nos achados eletrocardiográficos, a fim de identificar pacientes com CA-CSST ou CA-SSST para o tratamento de reperfusão imediato, quando indicado. A análise da grande variedade de derivações com elevação do segmento ST é útil para identificar a artéria relacionada ao infarto e, em algumas situações, o local aproximado da obstrução.

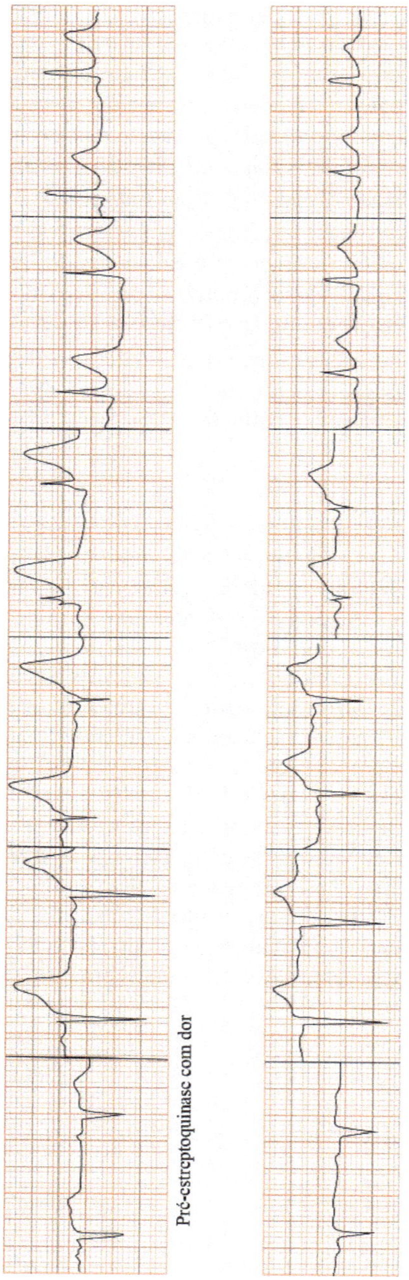

Figura 1.18. Exemplo de queda do supradesnivelamento do segmento ST após o uso de trombolítico.

Fonte: Acervo pessoal.

Bibliografia

- Amsterdam EA, Wenger NK, Brindis RG, Casey DE, Ganiatis TG, Holmes DR et al. 2014 AHA/ACC Guideline for the Management of Patients with Non-ST-Elevation Acute Coronary Syndromes: a report of the American College of Cardiology/American Heart Association Task Force on Practice Guidelines. Journalof the American College of CardiologyCirculation. 2014;64:e139-228.130(25):e344-426.
- Antman EM, Cohen M, Bernink PJ, McCabe CH, Horacek T, PapuchisG, et al. The TIMI risk score for unstable angina/non-ST elevation MI: a method for prognostication and therapeutic decision making. JAMA. 2000;284(7):835-42.
- Barrabés JA, Figueras J, Moure C, Cortadellas J, Soler-Soler J. et al. Prognostic value of lead aVR in patients with a first non-ST-segment elevation acute myocardial infarction. Circulation. 2016;108:8142003;108(7):814-9.
- Birnbaum Y, Kloner RA, Sclarovsky S, Cannon CP, McCabe CH, Davis VG,Zaret BL, Wackers FJ, Braunwald E et al. Distortion of the terminal portion of the QRS on the admission electrocardiogram in acute myocardial infarction and correlation with infarct size and long-term prognosis (Thrombolysis in Myocar-dial Infarction 4 Trial). Am J Cardiol. 1996;78(4):396-403.
- Goldstein JA. Acute right ventricular infarction. Cardiol Clin. 2012;30(2):219-32.
- Hamm CW, Bassand J-P, Agewall S, Bax J, Boersma E, Bueno H et al. ESC Guidelines for the management of acute coronary syndromes in patients presenting without persistent ST-segment elevation: The Thask Force for the management of acute coronary syndromes (ACS) in patients presenting without persistent ST-segment elevation of the European Society of Cardiology (ESC). Eur Heart J. 2011;32(23):2999-3054.Hamm CW, Bassand JP, Agewall S, Bax J, Boersma E et al. ESC Guidelines for the management of acute coronary syndromes in patients presenting without persistent ST-segment elevation. Eur Heart J. 2011 Dec;32(23):2999-3054.
- Hofmann R, James SK, Jernberg T, Lindahl B, Erlinge D, Witt N et al. DETO2X–SWEDEHEART Investigators. Oxygen Therapy in Suspected Acute Myocardial Infarction. N Engl J Med. 2017 Sep28;377(13):1240-1249.
- Ibanez B, James S, Agewall S, Antunes MJ, Bucciarelli-Ducci C, Bueno H et al. ESCScientific Document Group. 2017 ESC Guidelines for the management of acute myocardial infarction in patients presenting with ST-segment elevation: The Task Forc for the management of acute myocardial infarction in patients presenting with ST-segment elevation for the European Society of Cardiology. Eur Heart J. 2018 Jan 7;39(2):119-177.
- Jobs A, Mehta SR, Montalescot G, Vicaut E, Van't Hof AWJ, Badings EA et al. Optimal timing of an invasive strategy in patients with non-ST-elevation acute coronary syndrome: a meta-analysis of randomised trials. Lancet. 2017 Aug 19;390(10096):737-746.
- Killip T, Kimball JT. Treatment of myocardial infarction in a coronary care unit. A two year experience with 250 patients. Am. J Cardiol. 1967;20(4):457-64.
- Libby P. Mechanisms of acute coronary syndromes. N Engl J Med. 2013;369(9):883-4.
- Lønborg J, Kelbæk H, Holmvang L, Helqvist S, Vejlstrup N, Jørgensen E et al. Lonborg J, et al. Comparison of outcome of patients with ST-segment elevation myocardial infarction and complete versus incomplete ST-resolution before primary percutaneous coronary intervention. Am J Cardiol. 2016;117(11):1735-1740.
- Lopez-Sendon J, Coma-Canella I, Alcasena S, Seoane J, Gamallo C. Electrocardiographic findings in acute right ventricular infarction: Sensitivity sensitivity and specificity of electrocardiographic alterations in right precordial leads V4R, V3R, V1, V2 and V3. J Am Coll Cardiol. 1985;6(6):1273-1279.
- Lu MLR, De Venecia T, Patnaik S, Figueredo VM. Atrial myocardial infarction: a tale of the forgotten chamber. Int J Cardiol. 2016;202:904–90-9.
- Matetzky S, Freimark D, Feinberg MS, Novikov I, Rath S, Rabinowitz B ,Kaplinsky E, Hod Het al. Acute myocardial infarction with isolated ST-segment elevation in posterior chest leads V7-9: "Hidden" ST--segment elevations revealing acute posterior infarction. J Am Coll Cardiol. 1999;34(3):748-753.

- Mehran R, Pocock SJ, Nikolsky E, Clayton T, Dangas GD, Kirtane AJ et al. A risk score to predict bleeding in patients with acute coronary syndromes. J Am Coll Cardiol. 2010;55(23):2556-66.Mehran R, Pocock SJ, Nikolsky E, Clayton T, Dangas GD et al. A risk score to predict bleeding in patients with acute coronarysyndromes. J Am CollCardiol. 2010 Jun 8;55(23):2556-66.
- Moffa PJ. O eletrocardiograma nas perturbações da irrigação do miocárdio, vetores de necrose, lesão e isquemia. In: Moffa PJ, Sanches PCR. Tranchesi – Eletrocardiograma: O eletrocardiograma normal e patológico. 7° 7. ed. São Paulo: Roca ; 2001. Pp463-90.
- Morrow DA, Antman EM, Charlesworth A, Cairns R, Murphy SA, Lemos JA et al. TIMI risk score for ST-elevation myocardial infarction: A convenient, bedside, clinical score for risk assessment at presentation: An intravenous nPA for treatment of infracting myocardium early II trial substudy. Circulation. 2000 Oct 24;102(17):2031-7.
- Newby KH, Pisano E, Krucoff MW, Green C, Natale A. Incidence and clinical relevance of the occurrence of bundle bundle-branch block in patients treated with thrombolytic therapy. Circulation 1996;94(10):2424-8.
- Nicolau JC, Serrano CV, Garzon SA, Ramires JA. Prognosis of acute myocardial infarction at thrombolytic era: medical evaluation is still valuable. Eur J Heart Fail. 2001; 3(5):569-76.Nicolau JC, Serrano CV, Garzon SAC, Ramires JAF. Prognosis of acute myocardial infarction at thrombolytic era: medical evaluation is still valuable. Eur J Heart Fail 2001; 3:569-76.
- Nicolau JC, Timerman A, Marin-Neto JA, Piegas LS, Barbosa CJDG, Franci A, Sociedade Brasileira de CardiologiaTimerman A, Marin-Neto JA, Piegas LS, Barbosa CJDG, Franci A et al.. Diretrizes da Sociedade Brasileira de Cardiologia sobre Angina Instável e Infarto Agudo do Miocárdio sem Supradesnível do Segmento ST. Arq Bras Cardiol. 2014; 102(3 Suppl. 1):1-61.
- O'Gara PT, Kushner FG, Ascheim DD, Casey Jr DE, Chung MK, de Lemos JA, et al et al. 2013 ACCF/AHA guideline for the management of ST-elevation myocardial infarction: a report of the American College of Cardiology Foundation/American Heart Association Task Force on Practice Guidelines. Circulation. 2013;127:e362-e425.
- Piegas LS, Timerman A, Feitosa GS, Nicolau JC, Mattos LAP, Andrade MD, et al. V Diretriz da Sociedade Brasileira de Cardiologia sobre Tratamento do Infarto Agudo do Miocárdio com Supradesnível do Segmento ST. Arq Bras Cardiol. 2015; 105(2 Suppl 1):1-105.
- Ricou F, Nicod P, Gilpin E, et al, Henning H, Ross Jr J. Influence of right bundle branch block on short- and long-term survival after acute anterior myocardial infarction. J Am Coll Cardiol. 1991;17(4):858-63.
- Roffi M, Patrono C, Collet J-P, Mueller C, Valgimigli M, Andreotti F et al.. 2015 ESC Guidelines for the management of acute coronary syndromes in patients presenting without persistent ST-segment elevation: Task Force for the Management of Acute Coronary Syndromes in Patients Presenting without Persistent ST-Segment Elevation of the European Society of Cardiology. Eur Heart J. 2016 Jan 14;37(3):267-315.
- Sabatine MS, Cannon CP, Gibson CM, LopezLópez-Sendon Sendón JL, Montalescot G, Theroux P, et al. Addition of clopidogrel to aspirin and fibrinolytic therapy for myocardial infarction with ST-segment elevation. N Engl J Med. 2005;352:1179-1189.
- Sgarbossa EB, Pinsky SL, Barbagelata A, Underwood DA, Gates KB, Topol EJ,Califf RM, Wagner GS; GUSTO-1 (Global Utilization of Streptokinase andTissue Plasminogen Activator for Occluded Coronary Arteries) Investigators et al. Electrocardiographic diagnosis of evolving acute myocardial infarction in the presence of left bundle bundle-branch block: GUSTO-1 (Global Utilization of Streptokinase and Tissue Plasminogen Activator for Occluded Coronary Arteries) Investigators. N Engl J Med 1996;334(8):481– 48-7.
- Shah RU, de Lemos JA, Wang TY, Chen AY, Thomas L, Sutton NR et al. Post-hospital Hospital Outcomes of Patients with Acute Myocardial Infarction with Cardiogenic Shock: Findings from the NCDR. J Am Coll Cardiol. 2016;67(7):739–7-47.
- Sherwood MW, Morrow DA, Scirica BM, Jiang S, Bode C, Rifai N et al. Sherwood MW, et al. Early dynamic risk stratification with baseline troponin levels and 90-minute ST-segment resolution to predict 30-day cardiovascular mortality in ST-segment elevation myocardial infarction: analysis from CLopidogrel Clopidogrel as Adjunctive ReperfusIon Reperfusion TherapY Therapy (CLARITY)–) – Thrombolysis in Myocardial Infarction (TIMI) 28. Am Heart J. 2010;159(6):964–9-71, e1.

- Thygesen K, Alpert JS, Jaffe AS, Chaitman BR, Bax JJ, Morrow DA et al. Fourth Universal Definition of Myocardial Infarction. Eur Heart J. 2019;40(3):237-69.Thygesen K, Alpert JS, Jaffe AS, Chaitman BR, Bax JJ, Morrow DA et al. Fourth universal definition of myocardial infarction, on behalf of the Joint ESC/ACCF/AHA/WHF Task Force for the Redefinition of Myocardial Infarction. Universal definition of myocardial infarction. Eur Heart J 2018;00 1-33
- Tolppanen H, Javanainen T, Sans-Rosello J, Parenica J, Nieminen T, Pavlusova M, Masip J, Köber L, Banaszewski M, Sionis A, Spinar J, Harjola VP, Jurkko R, Lassus J; CardShock study investigators and for the GREAT Network et al. Prevalence, Temporal Evolution, and Impact on Survival of Ventricular Conduction Blocks in Patients With Acute Coronary Syndrome and Cardiogenic Shock. Am J Cardiol. 2018 Jul 15;122(2):199-205.
- Wong C-K, White HD. Patients with circumflex occlusions miss out on reperfusion: How to recognize and manage them. Curr Opin Cardiol. 2012;27(4):327–3-30.
- Yamaji H, Iwasaki K, Kusachi S, Murakami T, Hirami R, Hamamoto H et al. Prediction of acute left main coronary artery obstruction by 12-lead electrocardiography: ST segment elevation in lead aVR with less ST segment elevation in lead V1. J Am Coll Cardiol. 2001; 38(5): 1348–13-54.
- Zimetbaum PJ, Josephson ME. Use of the Electrocardiogram in Acute Myocardial Infarction. N Engl J Med. 2003; 348(10): 933-40.

CAPÍTULO 2

ECG na Doença Coronariana Crônica

■ Beatriz Moreira Ayub Ferreira Soares ■ Luiz Antônio Machado Cesar

Introdução

A aterosclerose é uma importante causa de morbidade e mortalidade nos países em desenvolvimento e se tornou a principal causa de morte no mundo desenvolvido. Os eventos clínicos secundários à aterosclerose estão relacionados a estreitamento da luz do vaso, formação de aneurisma ou erosão da placa com formação de um trompo superposto. As manifestações clínicas são a angina *pectoris*, o infarto agudo do miocárdio, o acidente vascular cerebral e a doença arterial periférica.

Os fatores de risco modificáveis para aterosclerose são dislipidemia, tabagismo, hipertensão arterial sistêmica e diabetes melito, enquanto os fatores não modificáveis são idade avançada, sexo masculino e história familiar de doença coronária prematura.

Em 1772, o médico William Heberden reportou uma desordem em que pacientes apresentavam uma sensação desconfortável no tórax quando andavam, a qual desaparecia no repouso. Essa foi a primeira descrição da doença isquêmica do coração, uma condição causada por um desequilíbrio entre a oferta e o consumo do oxigênio. A apresentação clínica da doença isquêmica do coração pode ser muito variável e forma um grande espectro de síndromes (Quadro 2.1).[1]

Quadro 2.1. Apresentação clínica da doença isquêmica do coração

Síndrome	Descrição
Doença isquêmica do coração	Condição em que ocorre desequilíbrio entre a oferta e o consumo de oxigênio, resultando em hipóxia do miocárdio.
Angina *pectoris*	Sensação de desconforto no tórax ou em estruturas vizinhas, secundariamente à isquemia miocárdica.
Angina estável	Padrão crônico de angina *pectoris* precipitado por atividade física ou por estresse emocional e aliviado por repouso, podendo ocorrer alterações do segmento ST ao ECG, mas não lesões miocárdicas permanentes.
Angina variante (Angina de Prinzmetal)	Angina típica, desencadeada no repouso devido a espasmo coronariano. Frequentemente associada a alterações do segmento ST no ECG, mais especificamente sua elevação.
Isquemia silenciosa	Episódios assintomáticos de isquemia miocárdica, podendo ser detectados pelo ECG.
Angina instável	Padrão de aumento da intensidade e da duração dos episódios de angina, desencadeados em menor esforço ou em repouso.
Infarto do miocárdio	Região de necrose miocárdica usualmente causada por interrupção prolongada do fluxo sanguíneo – na maioria das vezes, por um trombo na luz do vaso coronariano.

Determinantes do consumo e da oferta de oxigênio

No coração normal, o consumo de o oxigênio é determinado pela frequência cardíaca, pela contratilidade e pelo estresse da parede miocárdica, enquanto a oferta de oxigênio depende do fluxo coronariano e da quantidade de oxigênio no sangue (Quadro 2.2).

Quadro 2.2. Determinantes do consumo e da oferta de oxigênio

Oferta	Demanda
Pressão diastólica de perfusão	Tensão da parede ($\sigma = P \cdot r / 2h$)
Resistência vascular coronária Compressão externa Regulação intrínseca	Frequência cardíaca
Capacidade de carregar oxigênio	Contratilidade

σ: estresse da parede; P: pressão intraventricular; r: raio do ventrículo; h: espessura da parede.

Consumo de oxigênio

A frequência cardíaca estará aumentada, por exemplo, durante exercício físico e estresse emocional. Com isso, ocorre aumento do número de contrações por minuto e do gasto de ATP. Por outro lado, o uso de β-bloqueadores diminui a frequência cardíaca e o consumo de oxigênio.

A contratilidade é uma medida da força de contração. As catecolaminas circulantes ou o uso de drogas inotrópicas positivas levam a um aumento do consumo de oxigênio, enquanto o uso de drogas com efeito inotrópico negativo, como o β-bloqueador, diminuem seu consumo.

O estresse da parede é determinado pela seguinte fórmula: $\sigma = P \cdot r/2h$, em que σ: estresse da parede; P: pressão intraventricular; r: raio do ventrículo e h: espessura da parede. Portanto, é diretamente proporcional à pressão sistólica do ventrículo. Em situações nas quais ocorre aumento da pressão no ventrículo esquerdo (VE), como estenose aórtica e hipertensão arterial sistêmica, ocorre aumento do consumo de oxigênio e, em condições em que diminui a pressão no VE, como uso de anti-hipertensivos, o consumo de oxigênio se reduz.

Como o estresse da parede também é diretamente proporcional ao raio do VE, condições em que ocorre aumento da cavidade do VE, como insuficiência aórtica ou mitral, o consumo de oxigênio aumenta. Por outro lado, situações que diminuem a pré-carga, como uso de nitratos com venodilatação e redução do retorno venoso, o consumo de oxigênio diminui. A última variável, espessamento da parede, é inversamente proporcional ao estresse de parede. Com isso, os ventrículos hipertrofiados têm menor estresse de parede e, portanto, menor consumo de oxigênio.

Oferta de oxigênio

A quantidade de oxigênio é determinada pela concentração de hemoglobina e pela saturação de oxigênio. Na ausência de anemia e doença pulmonar, a oxigenação sanguínea se mantém constante. Por outro lado, o fluxo coronariano é muito mais dinâmico e sua regulação é responsável pela manutenção da oferta de oxigênio suficiente para o requerimento metabólico.

O fluxo coronariano ocorre durante a diástole, porque, na sístole, é prejudicado pela compressão dos pequenos vasos coronarianos durante a contração miocárdica, enquanto, na diástole, o miocárdio relaxado não comprime os vasos coronários. A pressão de perfusão coronariana, portanto, é próxima da pressão diastólica da aorta e condições em que ela está deprimida, como hipotensão arterial ou insuficiência aórtica, diminuem o fluxo coronariano e a oferta de oxigênio.

A resistência vascular coronariana é o maior determinante do fluxo coronariano e é dinamicamente modulada pela compressão externa dos vasos coronarianos e por fatores que alteram o tônus coronariano intrínseco. A compressão externa ocorre pela contração miocárdica e é diretamente relacionada à pressão intramiocárdica, maior durante a sístole, e a região subendocárdica, mais próxima à alta pressão intraventricular, é a região mais vulnerável a lesões isquêmicas.

O coração, diferentemente de outros tecidos, não consegue aumentar sua extração de oxigênio, porque, em repouso, ela já é praticamente máxima. Portanto, para qualquer aumento de consumo, é necessário um aumento do fluxo coronariano. O controle intrínseco do tônus coronariano é mediado por três fatores: metabólicos, endoteliais e neurais.

Quando as demandas metabólicas no coração aumentam e produzem hipoxemia, o metabolismo aeróbico e a fosforilação oxidativa na mitocôndria são inibidos e ocorre uma diminuição da produção de ATP (trifosfato de adenosina) e um aumento de ADP (difosfato de adenosina) e AMP (monofosfato de adenosina). A adenosina é um potente vasodilatador, se liga a receptores da musculatura lisa e diminui a entrada de cálcio nas células, produzindo relaxamento, dilatação e aumento do fluxo coronariano.

As células endoteliais da parede da artéria produzem várias substâncias que contribuem para regulação do tônus vascular: oxido nítrico, prostaciclina e fator hiperpolarizado derivado do endotélio. A endotelina 1 é um exemplo de vasoconstrictor derivado do endotélio.

Em condições normais, o endotélio saudável promove relaxamento da musculatura lisa pela elaboração de substâncias como o oxido nítrico e a prostaciclina, que predominam sobre os vasoconstrictores endoteliais. A presença de disfunção endotelial, como na aterosclerose, acarreta diminuição dos vasodilatadores e causa um desequilíbrio, favorecendo a vasoconstricção.

O controle neural da resistência vascular ocorre por influência do sistema nervoso autônomo simpático e parassimpático, mas com predomínio do simpático pelos receptores adrenérgicos β2, que causa vasodilatação, e α, que causa vasoconstricção.

Fisiopatologia da isquemia miocárdica

A isquemia miocárdica na doença arterial coronariana é resultado de uma placa aterosclerótica fixa que diminui a luz do vaso e, portanto, o fluxo sanguíneo para o miocárdio, associando-se a um tônus vascular anormalmente aumentado, secundário à disfunção da célula endotelial, alterada pela placa aterosclerótica.

O leito coronário é constituído pelos grandes vasos epicárdicos e pelos vasos de resistência distais chamados de arteríolas. Os vasos proximais condutores são acometidos pela doença aterosclerótica, que produz placas que levam a estenose do vaso. As arteríolas são normalmente livres de aterosclerose e podem ajustar seu tônus em resposta às necessidades metabólicas. Esses vasos de resistência servem como uma reserva, pois podem aumentar seu diâmetro no esforço, para conseguirem se adequar ao aumento da demanda, ou em repouso, no caso de estenose coronariana severa.

Quando a estenose da luz coronariana é menor que 60%, o fluxo coronariano máximo é mantido devido à vasodilatação compensatória, mesmo durante o exercício. Na presença de uma estenose de 70% ou mais, o fluxo coronariano em repouso é mantido, mas, durante o esforço, a vasodilatação compensatória das arteríolas não é suficiente para manter a oferta de oxigênio necessária ao consumo aumentado.

Todavia, esse conceito, conforme hoje sabemos, não é completo. A vasoatividde das artérias epicárdicas doentes pode levar a variações do tônus muscular e o fenômeno da vasoconstricção paradoxal em exercício pode levar uma lesão de 60% em repouso a ser de 80% a 90% no esforço.

Por outro lado, sabemos da grande importância da reserva de fluxo coronariano, maior determinante de eventos do que a isquemia miocárdica.[2] A reserva coronária pode ser mensurada pela reserva fracional do fluxo (FFR, em inglês), por meio da avaliação de fluxo por artéria coronária pela medicina nuclear com rubídio ou outros radioisótopos.

Em geral, a FFR depende da presença de colaterais e até de lesões que, na verdade, foram subestimadas ou hiperestimadas à cineangiocoronariografia.

Outro fator importante na fisiopatologia da isquemia miocárdica é a disfunção endotelial. Nos indivíduos sem doença coronariana, o estresse físico ou o estresse mental levam a uma vasodilatação coronariana, mas, na presença de uma placa aterosclerótica, ocorre uma liberação prejudicada dos vasodilatadores coronarianos e, portanto, ocorre vasoconstrição inapropriada.

As consequências da isquemia refletem o inadequado suprimento de oxigênio ao miocárdio e o acúmulo dos resíduos metabólicos. Na isquemia, por exemplo, ocorre um metabolismo anaeróbico, com menor produção de ATP, e uma redução na contração miocárdica, durante a sístole, e no relaxamento miocárdico, durante a diástole, que são processos dependentes de energia. A consequente elevação da pressão diastólica do VE é transmitida retrogradamente até os capilares pulmonares e leva à congestão pulmonar, com sintomas de dispneia. Os metabólitos produzidos, como lactato, serotonina e adenosina, se acumulam e um ou mais desses componentes podem ser responsáveis por ativar os receptores periféricos da dor responsáveis pelo sintoma de angina. O acúmulo local dessas substâncias e as anormalidades transitórias do transporte de íons pelo miócito podem precipitar o aparecimento de arritmias (Figura 2.1).

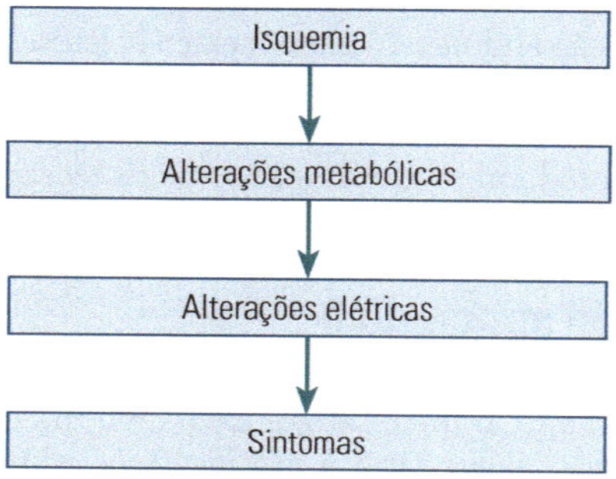

Figura 2.1. Cascata isquêmica.

A isquemia miocárdica produz danos ao miocárdio, dependentes de sua duração. Pode produzir uma necrose irreversível ou uma rápida recuperação do miócito. Existem algumas situações em que a isquemia pode causar disfunção temporária da célula miocárdica.

O miocárdio atordoado ocorre após um episódio severo de isquemia miocárdica, que não ocasionou necrose, podendo levar a uma disfunção sistólica prolongada mesmo após a recuperação do fluxo coronariano. O mecanismo responsável seria o acúmulo de radicais livres e a sobrecarga de cálcio no miócito. Esse miocárdio se recupera em dias a semanas.

O miocárdio hibernado seria uma disfunção contrátil do miocárdio, secundária a uma redução persistente do fluxo sanguíneo, não ocorrendo lesão irreversível do miocárdio. A função ventricular volta ao normal após a restauração do fluxo coronariano por angioplastia ou revascularização cirúrgica.

Síndromes isquêmicas

A angina estável é a manifestação de um padrão previsível de desconforto torácico transitório durante o esforço ou o estresse emocional. Ela geralmente é causada por uma placa de aterosclerose que leva a uma obstrução fixa significativa da luz coronariana e pode ser potencializada por uma vasoconstrição inadequada. A isquemia e os sintomas persistem até que o aumento da demanda de oxigênio seja aliviado e o balanço de oxigênio, restaurado.

A angina instável ocorre quando um padrão estável de angina sofre uma mudança, com piora dos sintomas: maior duração do episódio, desencadeado em esforços menores ou, ainda, em repouso. A angina instável e o infarto agudo do miocárdio são classificados como síndromes coronarianas agudas e têm fisiopatologia semelhante, resultando da ruptura de uma placa de aterosclerose com subsequente agregação plaquetária. Essas síndromes serão discutidas em outro capítulo.

A angina de Prinzmetal ocorre em uma minoria de pacientes e é secundária a um espasmo coronariano na ausência de placa aterosclerótica. O mecanismo responsável seria um espasmo, devido a um aumento da atividade simpática em combinação com uma disfunção endotelial. Ela ocorre em repouso, pois a causa é a diminuição do fluxo coronariano. Acredita-se que muitos pacientes com angina variante apresentem uma manifestação precoce de aterosclerose caracterizada apenas por disfunção endotelial.

A isquemia silenciosa ocorre quando episódios de isquemia miocárdica ocorrem na ausência de sintomas. Ela pode ser a única manifestação ou estar associada à angina típica, ou seja, a casos de pacientes que apresentam episódios de isquemia com e sem sintomas. Seu diagnóstico pode ser difícil, sendo necessária a monitorização contínua pelo eletrocardiograma ou pelo teste ergométrico.

A síndrome X está presente em pacientes com sintomas típicos de angina *pectoris* que não apresentam nenhuma evidência de estenose coronariana aterosclerótica na coronariografia. Muitos desses pacientes têm, inclusive, manifestação de isquemia durante o teste ergométrico. A fisiopatologia seria uma reserva coronariana inadequada, provavelmente secundária a uma dilatação inapropriada dos vasos de resistência durante episódios de aumento de consumo de oxigênio. Esses pacientes normalmente têm melhor prognóstico do que os com doença aterosclerótica.

A avaliação clínica dos pacientes com angina estável se baseia principalmente na caracterização da angina. Ela é descrita como dor, pressão, desconforto, queimação ou peso, com localização principalmente na região precordial ou retroesternal, podendo ser referido como difusa e irradiar para dorso, região cervical, mandíbula e epigástrio, além de poder estar acompanhada por taquicardia, náuseas, diaforese, fadiga e dispneia, sendo desencadeada por estresse físico ou emocional e aliviada por repouso ou uso de nitrato sublingual. Deve-se caracterizar a frequência e o nível de esforço necessário para desencadeá-la. Algumas condições podem causar sintomas semelhantes à angina *pectoris* e podem ser pesquisadas como diagnósticos diferenciais.

Uma história cuidadosa sobre os fatores de risco que predispõem a aterosclerose, como tabagismo, dislipidemia, hipertensão arterial sistêmica, diabetes melito e história familiar de doença coronariana precoce, deve ser também realizada.

O exame físico durante um episódio de angina pode mostrar um aumento da frequência cardíaca e da pressão arterial, a presença de um sopro de insuficiência mitral secundário a isquemia do musculo papilar, B_4 devido à diminuição da complacência ventricular durante a isquemia. Contudo, o exame físico pode ser normal (Figura 2.2). Devem-se examinar os leitos vasculares mais acessíveis, como carótidas e femorais, para presença de frêmitos ou sopros que possam dar sinais de doença aterosclerótica.

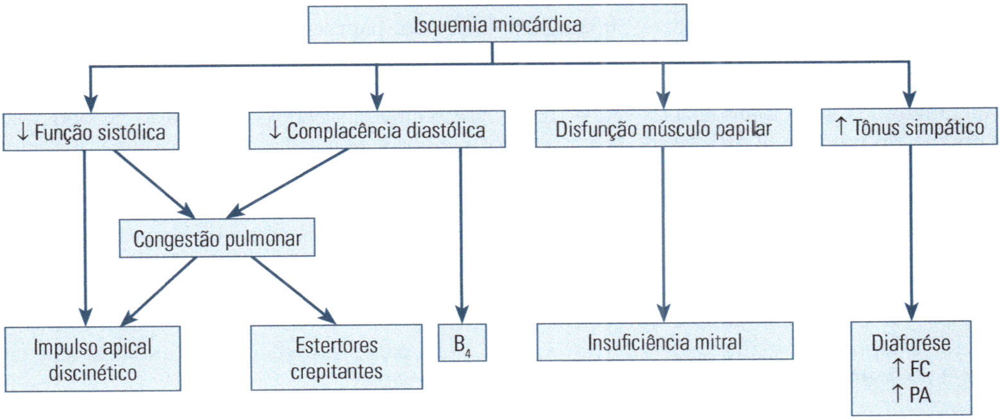

Figura 2.2. Fisiopatologia dos sinais.

Eletrocardiograma

Em contraste com o eletrocardiograma dos pacientes com síndromes coronarianas agudas, o ECG de pacientes com síndrome coronariana estável nos períodos livres de isquemia pode ser completamente normal em aproximadamente metade dos pacientes. Durante um episódio de angina, embora seja difícil sua obtenção, a menos que o paciente esteja internado, pode ser possível observar alterações de infradesnivelamento do segmento ST e da onda T. Raramente, pode ser observado um supradesnivelamento do segmento ST, sugerindo uma isquemia transmural mais severa ou uma vasoconstrição intensa na angina variante. Essas alterações, em contraste com as de pacientes com infarto agudo do miocárdio, normalizam com o desaparecimento dos sintomas.

Em condições normais, o segmento ST é isoelétrico, porque quase todas as células miocárdicas saudáveis apresentam o mesmo potencial durante a fase de *plateau* do potencial de ação ventricular. Na presença de uma obstrução da artéria coronária, ocorrem alterações eletrocardiográficas que são divididas em três estágios.[3]

Fisiopatologia das alterações isquêmicas

Isquemia

A isquemia aparece devido a um desequilíbrio entre a oferta de oxigênio ao miocárdio e o consumo de oxigênio. Dependendo de sua duração, podem ocorrer diferentes achados anatomopatológicos e eletrocardiográficos.

A primeira manifestação eletrocardiográfica observada ocorre na fase superaguda da isquemia: quando sua duração é inferior a dois minutos, a onda T fica com forma simétrica, estreita e pontiaguda. O vetor médio da onda T vai apresentar uma direção oposta à da superfície da região isquêmica e, portanto, as derivações orientadas para a superfície da área isquêmica registram ondas T negativas, enquanto as derivações com orientação oposta apresentam ondas T positivas. Essas alterações da onda T ocorrem devido a um desequilíbrio na fase da repolarização, na qual as forças de repolarização das áreas normais predominam sobre as acometidas, pois ocorre um atraso da repolarização da área isquêmica. Em alguns casos, pode-se ver uma onda T chamada hiperaguda, cujo vetor vai apresentar a mesma direção da região isquêmica, devido a um desequilíbrio entre os canais de entrada de sódio e saída de potássio.

Lesão

Quando a duração da isquemia é prolongada, ela evolui para lesão manifestada pelo desnível do segmento ST no ECG. A lesão leva a um aumento da permeabilidade da membrana celular, com perda de sódio, potássio e cálcio. Ocorre uma diminuição do potássio intracelular e altera-se a polarização da membrana na fase de repouso da célula (repolarização incompleta), com redução do potencial da membrana em repouso. A área lesada fica mais negativa que a área sadia, levando a uma diferença de potencial, um gradiente de voltagem que, no ECG de superfície, é representado pelos desvios de segmento ST, chamados de corrente de lesão.

No ECG, observamos, na lesão subepicárdica, um supradesnivelamento do segmento ST nas derivações orientadas para a superfície epicárdica e um infradesnivelamento nas derivações orientadas para a superfície endocárdica (Figuras 2.6 e 2.7). Por outro lado, quando a lesão é subendocárdica, observamos o contrário, com infradesnivelamento nas derivações orientadas para a superfície epicárdica sem lesão e supradesnivelamento nas derivações orientadas para a superfície endocárdica lesada, pois o desnível do segmento ST sempre se dirige à superfície da lesão.

Necrose

A presença de necrose no infarto, quando o miócito não pode mais ser ativado, é caracterizada pela perda de forças elétricas. Portanto, o vetor resultante vai sempre fugir da área de necrose. No ECG de repouso, observamos a onda Q, uma deflexão negativa que, para ser considerada anormal, deve ter duração maior que ou igual a 40 ms e amplitude superior a 25% da onda R do mesmo complexo QRS ou diminuição de uma deflexão positiva (Figura 2.3). Os padrões mais comuns são:

- Complexo QS nas derivações voltadas à área necrótica, embora não seja patológico quando encontrado isolado em V1, pode aparecer em D3 nos indivíduos brevilíneos com o coração horizontal e em aVL nos longilíneos com o coração vertical.
- Complexo QR ou Qr presente nas derivações voltadas à área necrótica e representadas por uma onda Q patológica e seguida de ondas r ou R.
- Perda da deflexão positiva, presente principalmente nas derivações precordiais V1 e V2, com substituição do complexo rS normal pelo complexo QS ou por complexos rS nas derivações V3 e V4, com diminuição da amplitude da onda R habitualmente observada.
- Ondas R amplas em derivações direitas, devido à necrose da parede posterior e, portanto, onda Q vista como uma imagem em espelho, como uma onda R ampla em V1 e V2.

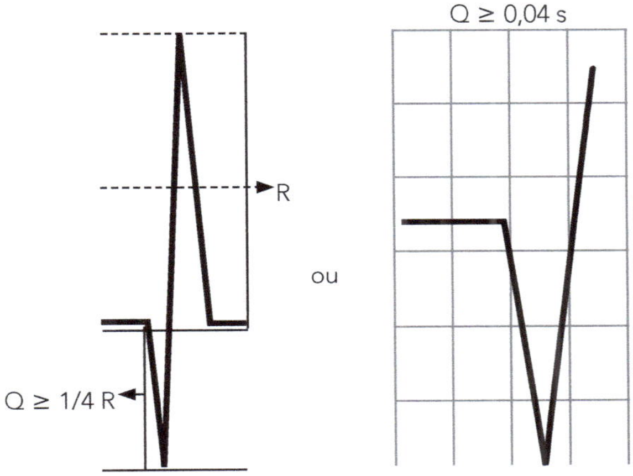

Figura 2.3. Exemplo de onda Q patológica.

A presença de ondas R amplas em V1 e V2 pode ocorrer em outras situações senão o infarto de parede posterior, como variante da normalidade, dextroversão, distrofia muscular de Duchenne, sobrecarga de ventrículo direito, anormalidades de condução pelo ramo direito e presença da síndrome de Wolf-Parkison-White com pré-excitação na parede lateral ou na parede posterior.

A presença das ondas Q foi inicialmente considerada um marcador de infarto transmural, enquanto o infarto subendocárdico era reconhecido por não produzir ondas Q. No entanto, muitos estudos associados a exames de imagem ou necrópsia mostraram que a ausência de onda Q não exclui o infarto transmural e que sua presença pode ocorrer no infarto subendocárdico. Atualmente, considera-se mais correta a denominação de infarto Q e infarto não Q.

Achados eletrocardiográficos na doença coronariana crônica

A orientação do The American College of Cardiology e da American Heart Association (ACC/AHA) *Guidelines for Electrocardiography* delineou o uso apropriado do ECG nos pacientes com doença coronária conhecida. A doença coronária é uma condição crônica e os pacientes sabidamente têm uma progressão na ausência de sintomas ou exacerbações. Assim, preconiza-se que, para pacientes com doenças cardíacas crônicas, uma avaliação eletrocardiográfica é necessária e que, na ausência de sintomas, o intervalo deve ser de quatro meses a um ano, dependendo da idade do paciente e da severidade da doença.[4]

Em pacientes com doença coronariana que serão submetidos a cirurgia não cardíaca, o ECG possui informações prognósticas sobre a morbidade e a mortalidade de curto e longo prazos, sendo importante usá-lo como um padrão basal na análise de alterações no período pós-operatório. A avaliação eletrocardiográfica é indicação IIA nos pacientes com doença coronária que serão submetidos à avaliação pré-operatória.[5] Algumas alterações no ECG de repouso de pacientes com doença coronariana estável são consideradas como um sinal de alerta para eventos futuros e, portanto, devem implicar em avaliação mais cuidadosa do paciente.

Distúrbios da condução intraventricular

A presença de bloqueio de ramo direito no ECG de repouso (Figura 2.4) não foi associada a aumento de mortalidade total, cardiovascular ou por doença coronariana. Por outro lado, a presença de bloqueio de ramo esquerdo (Figura 2.5) foi associada a doença coronariana e aumento de mortalidade cardiovascular. Mais recentemente, esse achado também foi demonstrado em pacientes com distúrbio de condução pelo ramo esquerdo e em pacientes com distúrbios inespecíficos da condução ventricular.[7]

Apesar desses achados, a presença de bloqueio de ramo direito é que foi associada com grande cicatriz anterosseptal de cardiomiopatia, tanto isquêmica como não isquêmica, em vez de a presença de bloqueio de ramo esquerdo.[6] Esse achado é consistente com estudos com necropsia que mostraram que o ramo direito do feixe de His é irrigado apenas pelos vasos perfurantes originários da artéria descendente anterior, enquanto o ramo esquerdo tem dupla irrigação em pelo menos 90% dos casos, com as perfurantes septais irrigando o fascículo anterior e a coronária direita irrigando o fascículo posterior. Os fascículos anterossuperior e o póstero-inferior do ramo esquerdo, isoladamente, têm irrigação dupla em pelo menos 50% dos casos.[8]

O achado mais frequente em indivíduos com coronariopatia crônica é o aparecimento de um novo bloqueio de ramo na ausência de sintomas. Não existe um consenso sobre como avaliar esses pacientes. O mais provável seria um processo degenerativo fibrótico afetando o sistema de condução, em vez de um evento isquêmico com causa etiológica. Contudo, seria razoável considerar uma avaliação não invasiva da função miocárdica e da presença de isquemia.

Extrassístoles ventriculares

Pacientes com coronariopatia crônica são frequentemente diagnosticados com extrassístoles ventriculares nos ECG de rotina. A presença de grande carga de extrassístoles ventriculares tem sido associada à diminuição da função sistólica do ventrículo esquerdo. A ligação entre grande carga de ectopia e cardiomiopatia também foi demonstrada em pacientes com doença coronária crônica. Um estudo em pacientes com coronariopatia crônica mostrou que, quando realizada a ablação de ectopia ventricular frequente (diminuição da carga de 22% para 2,6%), ocorreu uma melhora significante da fração de ejeção (38% para 51%).[9]

Outro pequeno estudo com 66 pacientes, sendo 11 com doença coronariana, mostrou que a ablação de ectopia ventricular em pacientes com indicação de CDI levou à suspensão do implante em 64% dos pacientes, devido à melhora da função ventricular, dez desses estando entre os 11 pacientes com doença coronariana.[10] Portanto, existem evidências de que a presença de ectopia ventricular frequente no ECG de repouso dos pacientes com coronariopatia crônica deve ter uma avaliação mais cuidadosa com Holter e uma avaliação da função ventricular.

Ondas Q

A presença de ondas Q patológicas é considerada o padrão clássico de necrose miocárdica. Com a melhora no tratamento do infarto, com terapias agressivas para restauração do fluxo coronário, a onda Q vista na evolução dos infartos pode ter desaparecimento total ou parcial e os pacientes com regressão da onda Q tem significante melhora da função ventricular.[11,12]

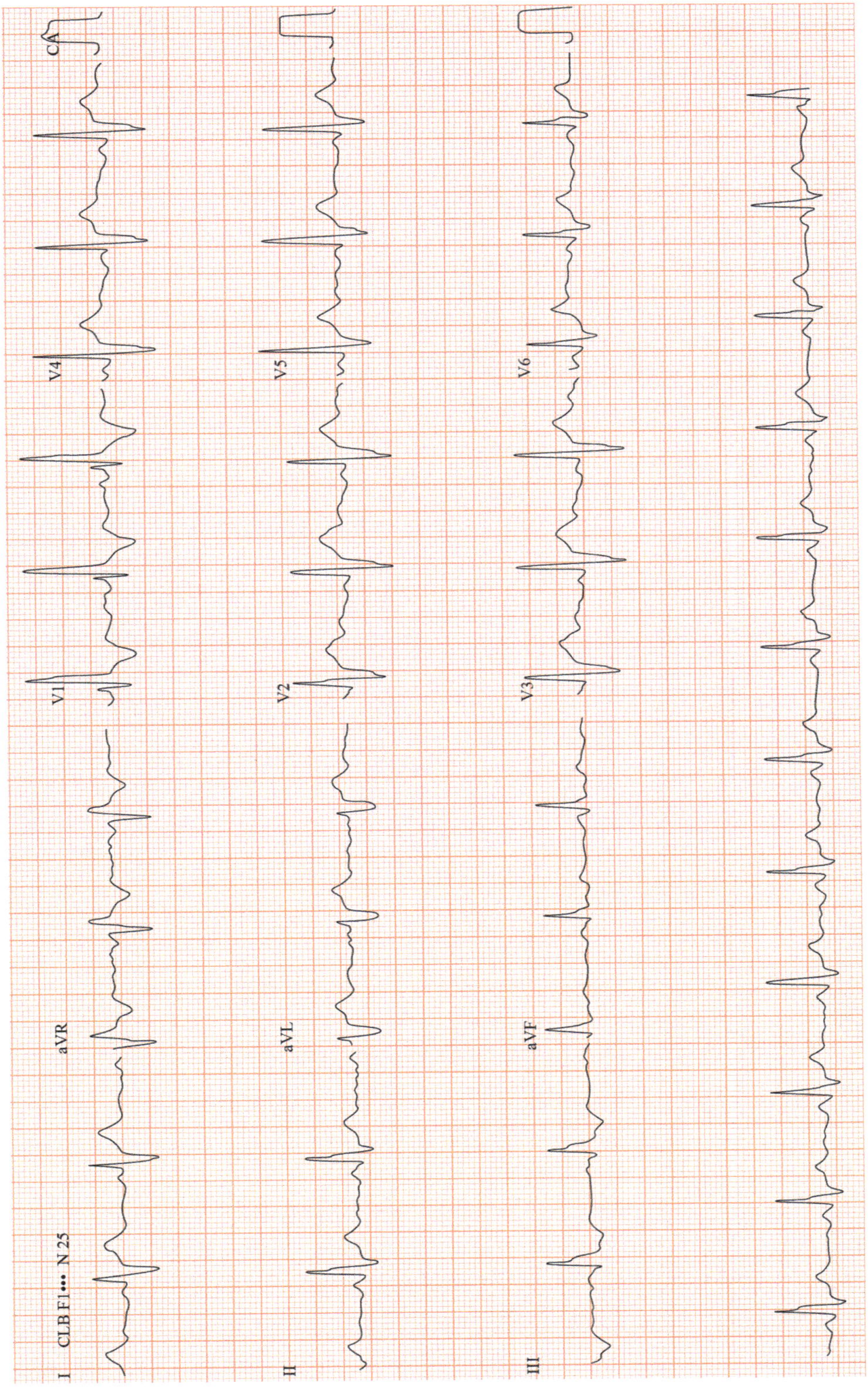

Figura 2.4. Bloqueio de ramo direito.

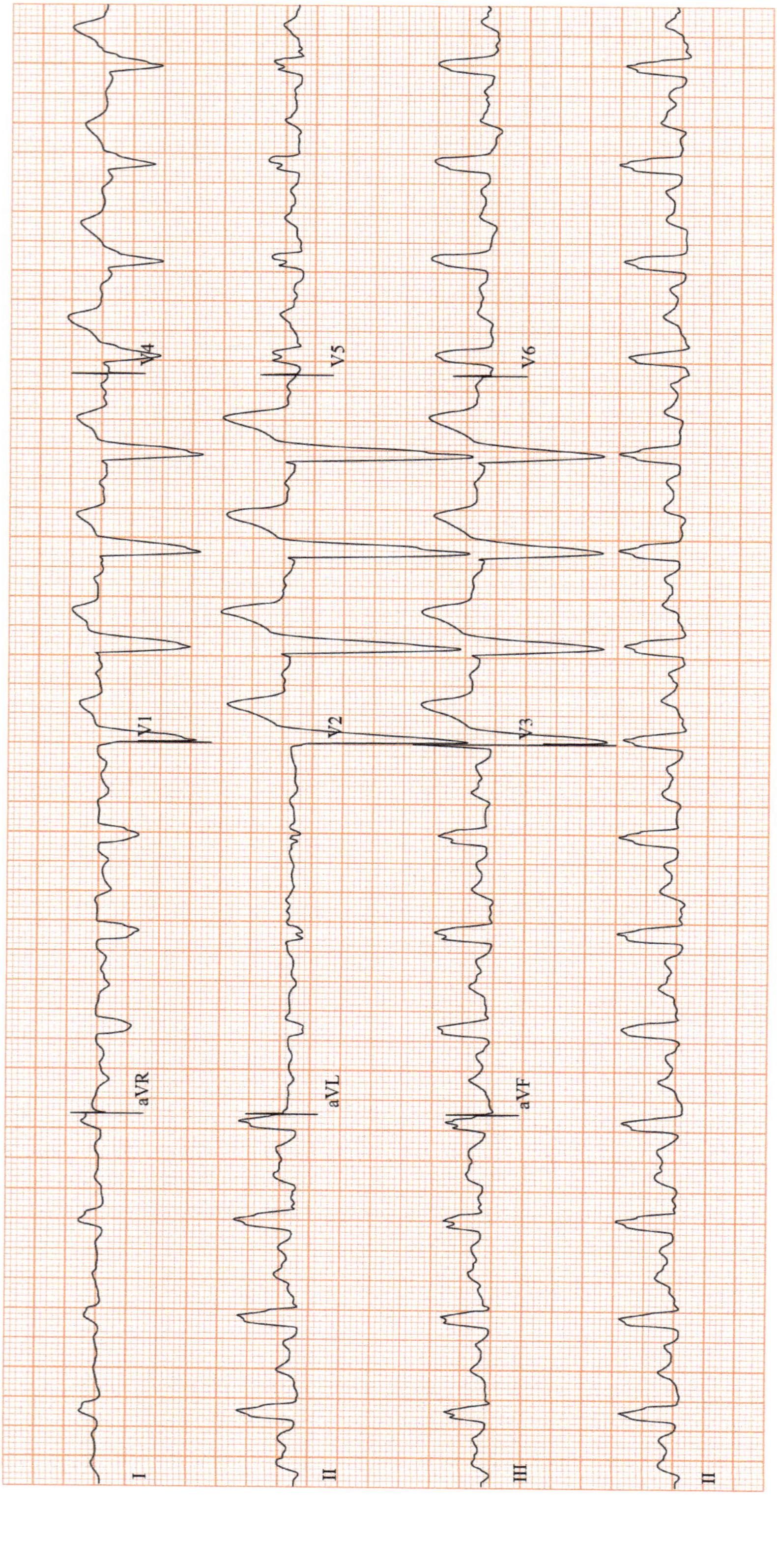

Figura 2.5. Bloqueio de ramo esquerdo.

A onda Q patológica do infarto pode regredir ou desaparecer em 25% a 63% dos pacientes e essa regressão é mais vista em IAM inferior que anterior (2:1, no estudo de Framingham). Muitos mecanismos têm sido propostos para explicar esse mecanismo de resolução da onda Q, como remodelamento positivo peri-infarto e recuperação funcional de miocárdio atordoado ou hibernado na área infartada.

A presença de ondas Q pode ocorrer em outras patologias senão o infarto, como doenças infiltrativas ou injúria miocárdica, e pode ser variante da normalidade. No acompanhamento de rotina dos pacientes com doença coronária, pode-se ter evidência de um novo infarto na ausência de sintomas. Nesse caso, deve-se realizar uma história cuidadosa sobre a presença de sintomas que possam apontar para angina progressiva ou sintomas de insuficiência cardíaca e, se necessário, avaliar a função ventricular e a presença de isquemia ou a viabilidade miocárdica que necessitem de revascularização.

QRS fragmentado

O complexo QRS fragmentado é definido como um QRS com duração < 120 ms, com vários padrões: RSR', ondas R ou S com entalhes (formato de "M"), sem bloqueio de ramo típico ou onda adicional (Figura 2.6). Sua presença no eletrocardiograma é um sinal de lentidão na condução ventricular, associada à presença de cicatriz, isquemia e fibrose miocárdica. Estudos mostraram que a fragmentação do QRS é um preditor independente de perfusão miocárdica insuficiente, dilatação ventricular esquerda e fração de ejeção reduzida em pacientes com doença cardíaca isquêmica, assim como que está fortemente correlacionado a eventos adversos, arritmia e mortalidade em pacientes com doença arterial coronariana.[13]

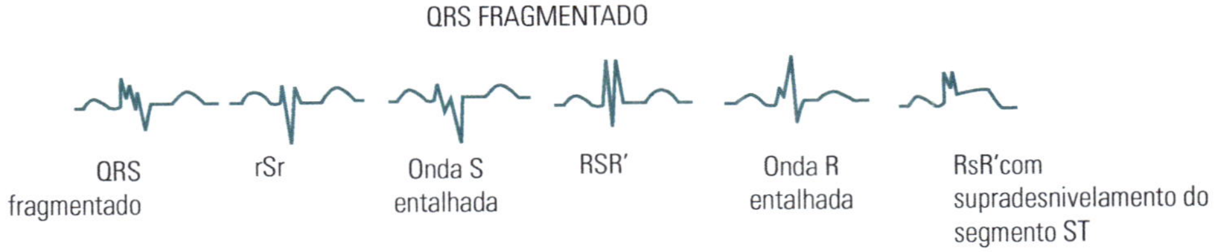

Figura 2.6. QRS fragmentado.

Um possível mecanismo para explicar essa fragmentação do QRS apoia-se por estudos de necropsia em pacientes pós-infarto ou com aneurisma ventricular que mostram a presença de necrose miocárdica com ilhas de tecido viável intercalada com tecido fibroso abundante. Com isso, temos uma ativação não homogênea do ventrículo esquerdo e da fragmentação do QRS no ECG de 12 derivações.

Os diferentes padrões de fragmentação ventricular encontrados podem representar uma mudança dos vetores do QRS para uma direção diferente da do vetor normal, como resultado de um atraso médio ou terminal na condução das forças do QRS que surgem na área de cicatriz com atraso ou bloqueio de condução.

A fragmentação do QRS tem uma especificidade menor que a onda Q para presença de cicatriz de infarto (89% *vs.* 99%), mas tem uma sensibilidade e um valor preditivo negativo superiores. Quando ambos são analisados, temos um aumento de sensibilidade (91,4%), com pouca perda da especificidade. O valor preditivo negativo, quando associamos ambas as alterações, foi de 94,2%, enquanto a fragmentação do QRS foi de 87,6% e a presença de onda Q isolada, 70%.

A presença de fragmentação do QRS mostrou ser útil como indicador de aneurisma de ventrículo esquerdo com especificidade de 50% e sensibilidade de 94,5%.

Supradesnivelamento do segmento ST

A persistência do supradesnivelamento do segmento ST em derivações contíguas é um sinal de aneurisma do ventrículo esquerdo (Figura 2.7), mas pode estar presente em várias outras condições, como repolarização precoce, bloqueios de ramo, síndrome de Brugada e uso de drogas. A elevação do segmento ST devido a um infarto anterior tem convexidade superior ou curvada, com onda T negativa e sinais de infarto prévio, como ondas Q ou pouca progressão da onda R.

O aneurisma do ventrículo esquerdo ocorre em menos de 4% dos casos de infarto agudo do miocárdio. Sua detecção é importante, porque está associada a arritmias ventriculares e insuficiência cardíaca.[14]

A persistência da elevação do segmento ST desaparece em 95% dos casos de infarto inferior e em 40% dos casos de infarto anterior dentro de duas semanas e, quando persiste, é sugestivo de aneurisma de ventrículo esquerdo. Embora sua sensibilidade e sua especificidade sejam baixas, uma grande cicatriz de infarto sem aneurisma pode produzir essas alterações.[15]

Inversão da onda U

O mecanismo responsável pela formação da onda U ainda não está completamente evidenciado, mas parece ter origem nos pós-potenciais causados pela distensão mecânica no relaxamento ventricular. Ela normalmente é concordante com a onda T e é mais bem vista nas derivações V_2-V_4, com uma amplitude inversamente proporcional à frequência cardíaca (Figura 2.8).

A presença de ondas U negativas é raramente vista na ausência de doença cardíaca, sendo um marcador de pior prognóstico. Nos pacientes com hipertensão arterial sistêmica, ela foi associada a maior morbidade e maior mortalidade. Nos pacientes com infarto recente, a presença de ondas U negativas foi associada a diminuição da fração de ejeção, doença mais grave e aumento da taxa de recorrência de infarto.[16]Em um estudo com 849 pacientes submetidos a cineangiocoronariografia devido a um quadro de dor torácica, a presença de onda U negativa nas derivações anterolaterais no ECG de repouso foi um preditor significante de estenose de artéria descendente anterior e disfunção ventricular em 96% dos pacientes.[17] Na população geral, a presença de onda U negativa foi associada a aumento de mortalidade cardiovascular.

Sobrecarga ventricular esquerda

A presença de sobrecarga ventricular esquerda no ECG de repouso tem sido associada a aumento de risco para eventos coronarianos em pacientes com hipertensão arterial sistêmica e sem doença cardiovascular conhecida (Figura 2.9).

A sobrecarga ventricular esquerda está associada ao aumento de mortalidade por doença cardíaca em pacientes com doença coronariana. Essa conclusão se baseou em dois estudos que mostraram que a sobrecarga ventricular esquerda é mais prevalente nos pacientes com doença coronariana do que na população geral[18] e que a sobrecarga ventricular esquerda é um fator de risco relativo independente para morte cardíaca em pacientes com doença coronariana.[19]A acurácia do ECG de repouso para diagnóstico de sobrecarga ventricular é muito variável. Muitos estudos mostraram baixa sensibilidade e alta especificidade tanto na população geral como em pacientes com doença coronariana estável. Apesar dessa baixa sensibilidade do ECG como ferramenta na triagem de pacientes com sobrecarga ventricular esquerda, quando ela está presente, identifica pacientes de alto risco para eventos clínicos futuros.

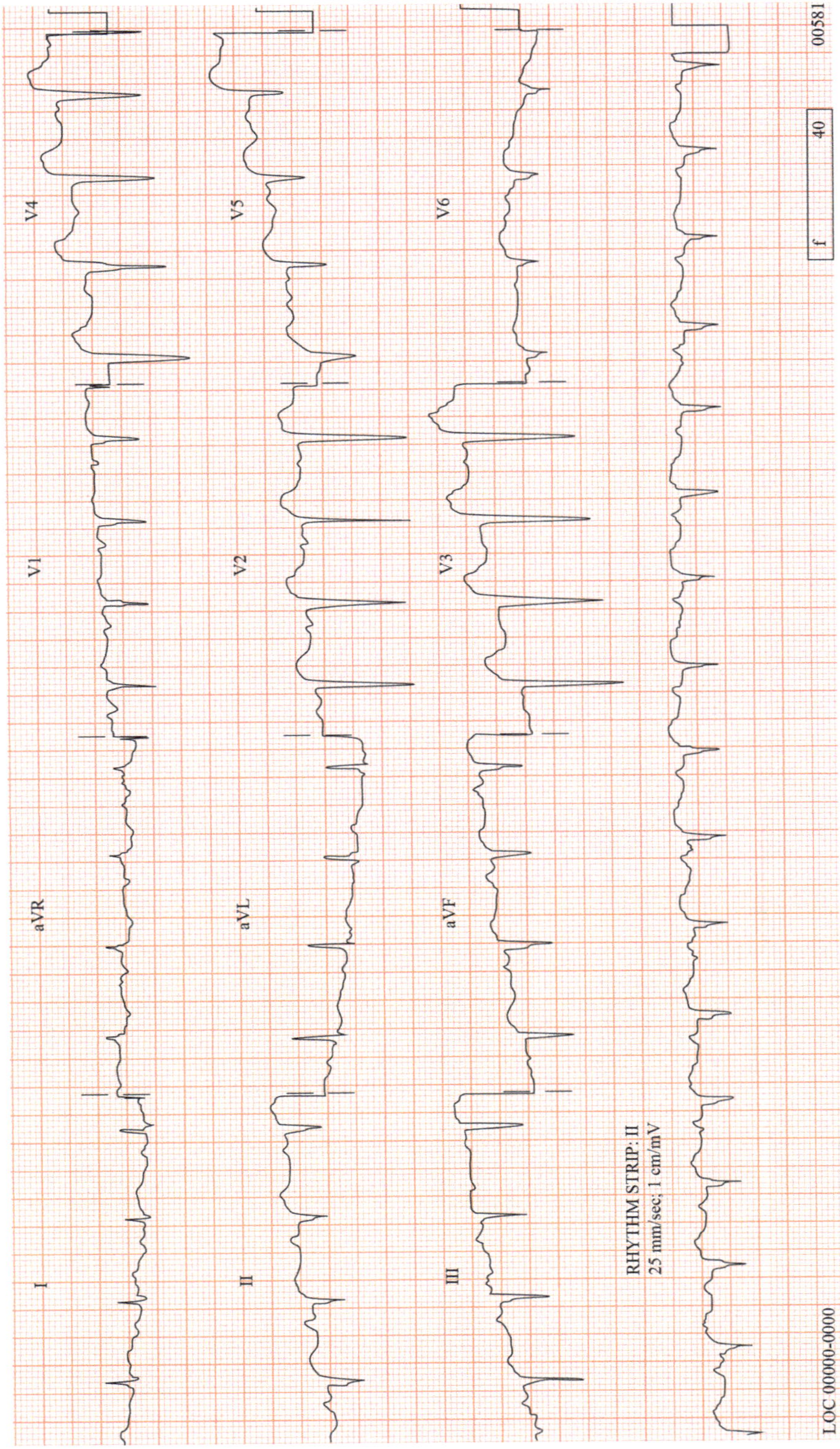

Figura 2.7. Supradesnivelamento do segmento ST.

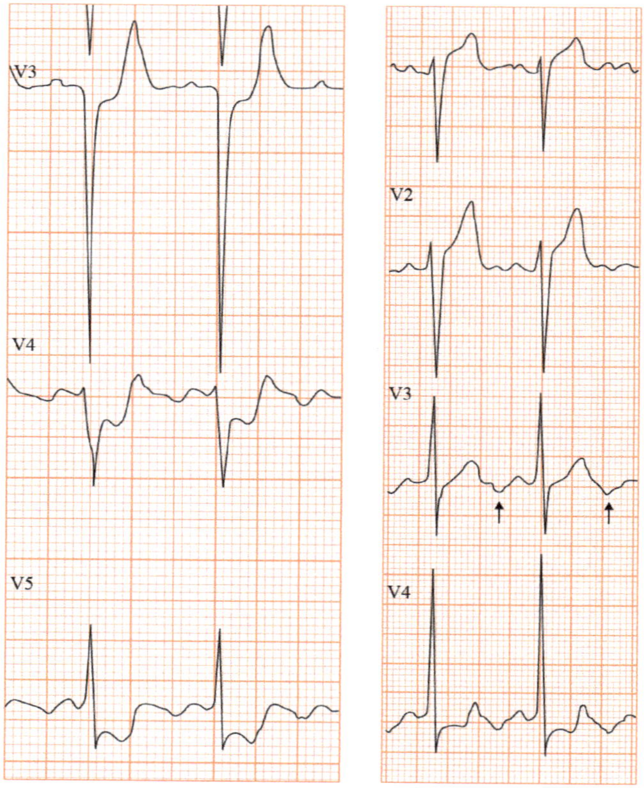

Figura 2.8. Inversão da onda U.

Considerações finais

Em contraste com o eletrocardiograma dos pacientes com síndromes coronarianas agudas, o eletrocardiograma dos pacientes com síndrome coronariana estável nos períodos livres de isquemia pode ser completamente normal em aproximadamente metade dos pacientes. Durante um episódio de angina, embora seja difícil sua obtenção, a menos que o paciente esteja internado, pode ser possível observar infradesnivelamento do segmento ST e alterações da onda T. Raramente pode ser observado supradesnivelamento do segmento ST, sugerindo uma isquemia transmural mais severa ou uma vasoconstrição intensa na angina variante.

Algumas alterações no ECG de repouso de pacientes com doença coronariana estável são consideradas sinal de alerta para eventos futuros e, portanto, devem implicar avaliação mais cuidadosa do paciente: distúrbios da condução intraventricular, extrassístoles ventriculares, ondas Q, QRS fragmentado, supradesnivelamento do segmento ST, inversão da onda U e sobrecarga ventricular esquerda.

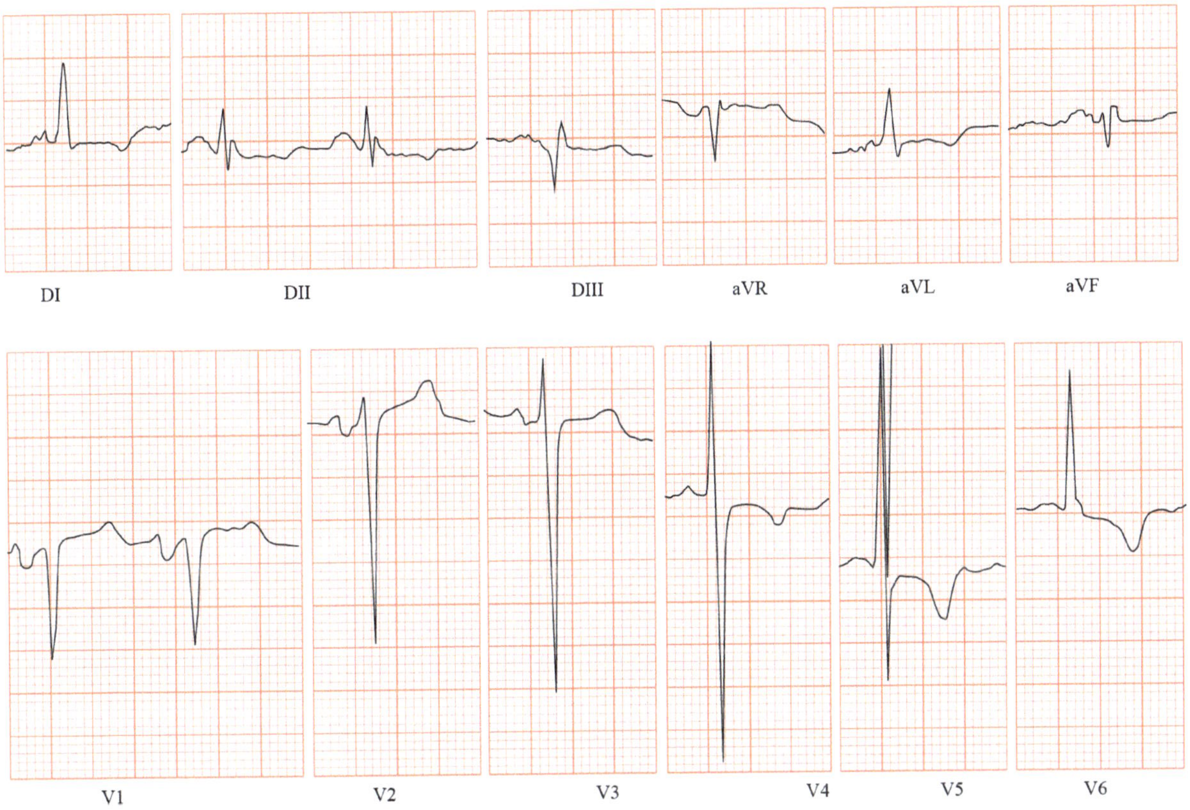

Figura 2.9. Critérios de Romhilt-Estes na sobrecarga ventricular esquerda. S em V1/V2 ou R em V5/V6 > 30 mm; padrão Strain em V6; SAE (Morris) em V1.

Bibliografia

- Ang DSC, Pringle SD, Struthers AD. The cardiovascular risk factor, left ventricular hypertrophy, is highly prevalent in stable, treated angina pectoris. Am J Hypertens. 2007;20(10):1029-35.
- Bhatnagar SK. Observations of the relationship between left ventricular aneurysm and ST segment elevation in patients with a first acute anterior Q wave myocardial infarction. Eur Heart J. 1994;15(11):1500-4.
- Das MK, Khan B, Jacob S, Kumar A, Mahenthiran J. Significance of a fragmented QRS complex versus a Q wave in patients with coronary artery disease. Circulation. 2006;113(21):2495-501.
- Delewi R, Ijff G, Van de Hoef TP, Hirsch A, Robbers LF, Nijveldt R et al. Pathological Q waves in myocardial infarction in patients treated by primary PCI. JACC Cardiovasc Imaging. 2013;6(3):324-31.
- Fleisher LA, Fleischmann KE, Auerbach AD, Barnason SA, Beckman JA, Bozkurt B et al. 2014 ACC/AHA guideline on perioperative cardiovascu-lar evaluation and management of patients undergoing noncardiac surgery: a report of the American College of Cardiology/American He-art Association Task Force on Practice Guidelines. Circulation. 2014;130(24):2215-45.
- Freedman RA, Alderman EL, Sheffield LT, Saporito M, Fisher LD. Bundle branch block in patients with chronic coronary artery disease: angio-graphic correlates and prognostic significance. J Am Coll Cardiol. 1987;10(1):73-80.
- Gerson MC, McHenry PL. Resting U wave inversion as a marker of stenosis of the left anterior descending coronary artery. Am J Med. 1980;69(4):545-50.
- Kanemoto N, Hosokawa J, Imaoka C. The significance of U wave polarity in patients with a prior anterior myocardial infarction. Eur Heart J. 1990;11(7):634-42.
- Liao Y, Cooper RS, McGee DL, Mensah GA, Ghali JK. The relative effects of left ventricular hypertrophy, coronary artery disease, and ventricular dysfunction on survival among black adults. JAMA. 1995;273(20):1592-7.
- Luna AB, Fiol-Sala M. Usefulness and limitations of the ECG in chronic ischemic heart disease. In: Luna AB, Fiol-Sala M. The surface electro-cardiography in ischemic heart disease: clinical and imaging correlations and prognostic implications. 2008: 304-307.
- Michael MA, El Masry H, Khan BR, Das MK. Electrocardiographic Signs of Remote Myocardial Infarction. Prog Cardiovasc Dis. 2007;50(3):198-208.
- Moffa PJ. O eletrocardiograma nas perturbações da irrigação do miocárdio, vetores de necrose, lesão e isquemia. In: Moffa PJ, Sanches PCR. Tranchesi Eletrocardiograma normal e patológico. 7. ed. São Paulo: Roca; 2001. p. 463-90.
- Penela D, Acosta J, Aguinaga L, Tercedor L, Ordoñez A, Fernández-Armenta J et al. Ablation of frequent PVC in patients meeting criteria for primary prevention ICD implant: safety of withholding the implant. Heart Rhythm. 2015;12(12):2434-42.
- Rodgers G, Heinzman K. ECG and Standard Exercise Stress Testing. In: Lemos JA, Omland T. Chronic Coronary Artery Disease: A Companion to Braunwald's Heart Disease. 10. ed. Philadelphia: Elsevier; 2018. p. 114-27.
- Sarrazin JF, Labounty T, Kuhne M, Crawford T, Armstrong WF, Desjardins B et al. Impact of radiofrequency ablation of frequent post-infarction premature ventricular complexes on left ventricular ejection fraction. Heart Rhythm. 2009.6(11):1543-9.
- Schlant RC, Adolph RJ, DiMarco JP, Dreifus LS, Dunn MI, Fisch C et al. Guidelines for electrocardiography. A report of the American College of Cardiology/American Heart Association Task Force on Assessment of Diagnostic and Therapeutic Cardiovascular Procedures (Committee on Electrocardiography). J Am Coll Cardiol. 1992;85:1221-8.
- Strauss DG, Loring Z, Selvester RH, Gerstenblith G, Tomaselli G, Weiss RG et al. Right, but not left, bundle branch block is associated with large anteroseptal scar. J Am Coll Cardiol. 2013;62(11):959-67.
- Wilder J, Sabatine MS, Lily LS. Ischemic Heart Disease. In: Lily LS. Pathophysiology of Heart Disease. 6. ed. United States: Lippincott Wilians & Wilkins; 2016. p. 134-61.
- Ziadi MC, Dekemp RA, Williams KA, Guo A, Chow BJW, Renaud JM et al. Impaired myocardial flow reserve on rubidium-82 positron emission tomography imaging predicts adverse outcomes in patients assessed for myocardial ischemia. J Am Coll Cardiol. 2011;58(7):740-8.

CAPÍTULO 3

Teste Ergométrico na Avaliação da Doença Arterial Crônica

▪ Leonardo Filipe Benedeti Marinucci ▪ William Azem Chalela

Introdução

O teste ergométrico (TE) é um exame complementar consagrado pela prática clínica, muito em função de seu baixo custo e de sua ampla disponibilidade, vantagens que, no contexto da realidade de países subdesenvolvidos como o Brasil, o tornam a primeira opção para o diagnóstico de doenças cardíacas, senão a única. Apesar de sempre ser lembrado por seu papel na avaliação da isquemia miocárdica, possui diversas indicações – tanto na avaliação diagnóstica, quanto na prognóstica das cardiopatias, em suas diferentes formas de apresentação, mas, sem dúvida, se destaca no cenário da doença arterial coronária obstrutiva (DAC). É comum encontrarmos nesse contexto críticas com relação aos valores de sensibilidade e especificidade do exame, diante de uma acurácia tida apenas como moderada na literatura para o diagnóstico dessa condição. A maioria dos estudos realizados demonstrou sensibilidade entre 50% e 72% (média de 67%) e especificidade entre 69% e 74% (média de 71%), valores que, de fato, justificam essas preocupações.[1] Entretanto, devemos analisar esses dados levando em consideração alguns aspectos: a metodologia utilizada nos estudos que originaram esses valores, o conceito de valor preditivo positivo e a análise da probabilidade pré-teste de doença dos pacientes.

O TE como ferramenta de avaliação funcional na DAC

O TE é um método funcional de avaliação da DAC e essa característica tem impacto direto na interpretação desse exame. A correlação de eventuais alterações eletrocardiográficas resultantes da isquemia miocárdica com a presença de obstruções nas artérias coronárias epicárdicas é indireta, ou seja, presume-se a existência de estenoses hemodinamicamente significativas como mecanismo causador do processo de isquemia. Entretanto, deve-se ter em mente a possibilidade de outros mecanismos desencadearem alterações isquêmicas independentemente da presença ou do grau de obstrução coronariana.

Os estudos que embasaram os valores de acurácia do teste ergométrico normalmente utilizaram como comparação a cinecoronarioangiografia, como padrão-ouro, o que, por si só, pode ser uma limitação nesse aspecto, já que são dois métodos distintos em sua proposta, um com caráter anatômico e outro, funcional. Obviamente, há certa correlação entre o grau de obstrução coronariana e o desencadeamento de isquemia miocárdica, mas há limitações para isso, desde a dificuldade de se estabelecerem valores de corte precisos a partir dos quais as estenoses na luz dos vasos causariam repercussão hemodinâmica, até o fato de que esses valores são obtidos por análise visual, estando sujeitos à variação entre observadores. Outra dificuldade nesse contexto é a possível ocorrência de isquemia miocárdica mesmo na ausência de doença coronária obstrutiva, seja pela própria doença aterosclerótica em si levando à disfunção endotelial, seja por outras causas de isquemia, como o desbalanço entre a oferta e a demanda de oxigênio no miocárdio. Soma-se a isso a heterogeneidade das populações estudadas, nem sempre superponíveis quando comparadas nas metanálises, limitando ainda mais a determinação dos valores de sensibilidade e especificidade. As indicações e as contraindicações para o diagnóstico da doença arterial coronária pelo teste ergométrico, segundo a III Diretriz da Sociedade Brasileira de Cardiologia sobre teste ergométrico,[1] são mostradas no Quadro 3.1.

Quadro 3.1. Indicações e contraindicações para o diagnóstico de DAC por TE

Classe I	Classe IIa	Classe III
▪ Pacientes com probabilidade pré-teste intermediária para DAC, com base em idade, sexo e sintomas, incluindo aquele com BRD ou depressão menor que 1 mm do segmento ST no ECG de repouso (**nível B**). ▪ Pacientes com síndromes coronarianas agudas considerados de baixo risco, após completa estabilização clínica e hemodinâmica, sem sinais de isquemia eletrocardiográfica ativa, sem sinais de disfunção ventricular ou arritmias complexas e com marcadores de necrose normais (**nível B**). ▪ Pacientes com doença coronária antes da alta hospitalar, para avaliar risco e prescrever atividade física (**nível B**). ▪ No diagnóstico diferencial de pacientes admitidos em unidade de dor torácica com sintomas atípicos e possibilidade de doença coronária (**nível B**). ▪ A qualquer momento, como auxílio para a avaliação do prognóstico em pacientes com doença cardiovascular estável (**nível C**).	▪ Pacientes com suspeita de angina vasoespástica. ▪ Pacientes após realização de cinecoronariografia, para a tomada de decisão em lesões intermediárias (**nível B**). ▪ Avaliação seriada de pacientes com DAC em programas de reabilitação cardiovascular (**nível B**). ▪ Avaliação de indivíduos assintomáticos com mais de dois fatores de risco clássicos (**nível B**). ▪ Avaliação de terapêutica farmacológica (**nível B**).	▪ Diagnóstico de DAC em pacientes com BRE, pré-excitação ventricular, ritmo de marcapasso, depressão do segmento ST maior que 1 mm ou hipertrofia ventricular esquerda no ECG de repouso e terapêutica com digitálicos (**nível B**). ▪ Pacientes com síndromes coronárias agudas não estabilizadas clínica ou hemodinamicamente, com alterações eletrocardiográficas persistentes ou marcadores de necrose não normalizados (**nível B**). ▪ Presença de lesão de tronco de coronária esquerda ou equivalente conhecida (**nível B**).

Conceito de valor preditivo positivo e análise da probabilidade pré-teste de DAC

O valor preditivo positivo é a probabilidade de um indivíduo ter, de fato, a doença, caso ele tenha um teste com resultado positivo. É influenciado não somente pelos valores de sensibilidade e especificidade do exame em si, mas também fortemente pela prevalência da doença na população estudada. Assim, a mesma alteração no exame de dois indivíduos pode se correlacionar a probabilidades de doenças diferentes em cada caso, conforme as características específicas de cada um deles.

Esse conceito nos leva, também, à análise da probabilidade pré-teste de doença, estimada com base no sexo, na idade e na característica dos sintomas ou em escores de probabilidade que levam em conta os fatores de risco nos indivíduos assintomáticos. A probabilidade pré-teste, somada ao resultado do exame, determinará a probabilidade pós-teste de doença, como ilustrado na Figura 3.1.

Dessa maneira, concluímos que a indicação precisa de determinado exame permite extrair o máximo que ele pode oferecer, a despeito de valores preestabelecidos de acurácia. Analogamente, uma indicação inadequada pode reduzir a efetividade do exame ou aumentar o grau de incerteza diagnóstica.

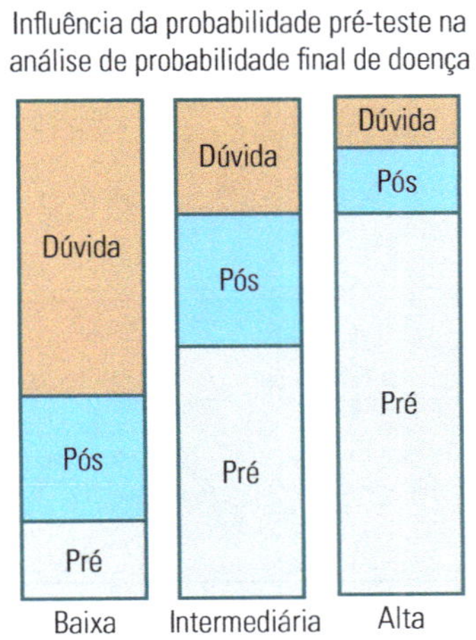

Figura 3.1. Nos pacientes com baixa probabilidade pré-teste de doença, o resultado do exame, mesmo quando alterado, resulta em uma probabilidade pós-teste ainda baixa, gerando um elevado grau de incerteza diagnóstica. Da mesma forma, em um paciente com probabilidade pré-teste alta, o resultado do exame modifica pouco o grau de incerteza. Já no caso dos pacientes com probabilidade pré-teste intermediária, o resultado do exame pode influenciar decisivamente a probabilidade pós-teste e o grau de incerteza diagnóstica nesses casos.

Critérios de positividade no teste ergométrico

As alterações eletrocardiográficas secundárias à isquemia miocárdica durante o teste ergométrico envolvem principalmente a fase de repolarização ventricular e, por isso, o foco da análise recai sobre as características do segmento ST, cujas variações seguem os mesmos princípios fisiopatológicos observados nas síndromes coronarianas agudas. O supradesnivelamento do segmento ST associa-se à isquemia transmural e à oclusão total/suboclusão do vaso, enquanto seu infradesnivelamento é visto nos casos de isquemia que acomete essencialmente a camada subendocárdica, menos privilegiada em termos de suprimento sanguíneo, sendo associado à obstrução coronariana parcial. Nesse sentido, o aspecto morfológico que o infradesnivelamento do segmento ST adquire durante o esforço tem correlação com sua especificidade para presença de DAC. Assim, entre as diversas formas possíveis, são consideradas critérios de positividade os subtipos horizontal e descendente (Figura 3.2). Essa evidência é apresentada por estudos que correlacionaram as alterações da repolarização ventricular durante o teste ergométrico aos achados obtidos na angiografia coronariana, encontrando elevada taxa de falso-positivos relacionada aos padrões ascendentes do segmento ST. O padrão ascendente lento, aliás, é tido como uma resposta ambígua, incapaz de diferenciar indivíduos com e sem a presença de DAC, e sua inclusão como resposta anormal foi uma variável significativamente associada à redução da especificidade do exame (Figura 3.3). Alguns estudos mostraram que, em populações selecionadas de maior risco, como pacientes com alta prevalência de angina ou de fatores de risco para doença coronariana, a depressão ascendente do segmento ST com magnitudes maiores que ou iguais a 2 mm estava associada à presença de DAC e ao risco de eventos cardíacos adversos futuros.

Além de seu aspecto morfológico, o "tamanho" do infradesnivelamento do segmento ST também mostrou relevância para a determinação da presença de isquemia miocárdica, com o valor de 1 mm (0,1mV) surgindo como ponto de corte para a magnitude da depressão do segmento ST, associado à positividade do teste ergométrico, pois confere melhor equilíbrio entre a sensibilidade e a especificidade, determinando, consequentemente, melhor acurácia do exame. É importante ressaltar que a elevação do segmento ST igual ou superior a 1 mm (em derivações sem ondas Q patológicas) também define um critério de positividade e sugere isquemia transmural,[1] como descrito anteriormente.

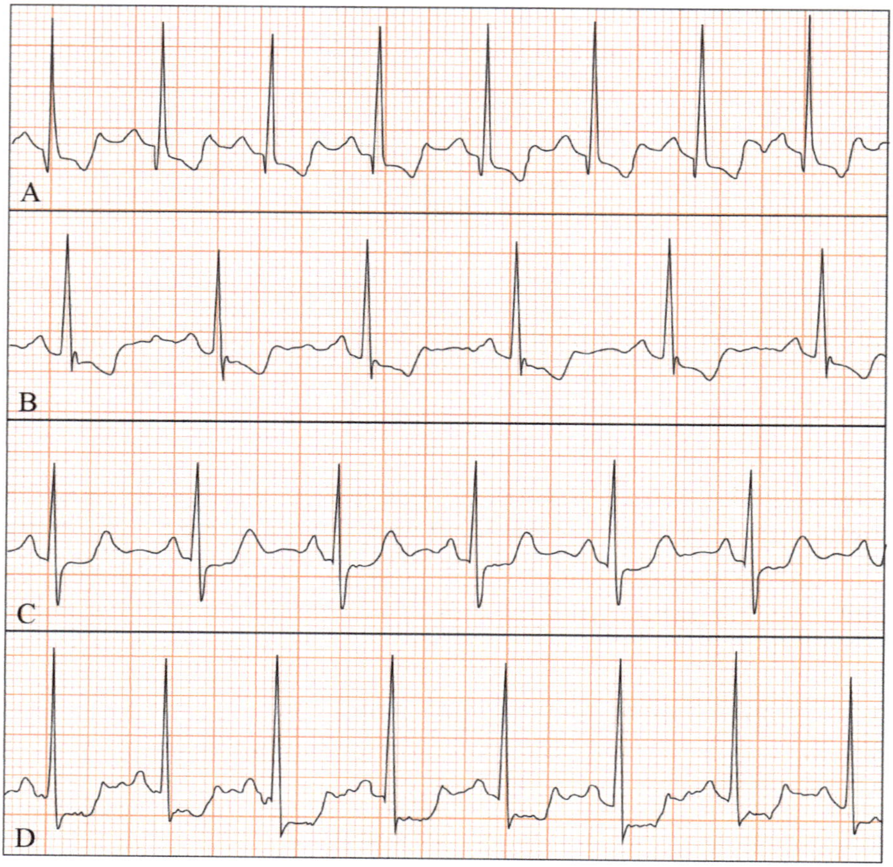

Figura 3.2. Diferentes traçados com exemplos de infradesnivelamento do segmento ST, com morfologia descendente (A e B) e horizontal (C e D).

Outras características eletrocardiográficas que, por si, não definem a presença de isquemia miocárdica podem auxiliar na determinação da gravidade da isquemia miocárdica, particularmente o momento do surgimento e da remissão das alterações isquêmicas do segmento ST. É de se esperar que, quanto maior o grau de isquemia, menor o nível de esforço necessário para desencadeá-la e maior o tempo necessário para a reversão dessas alterações após o término do exercício. Assim, o surgimento precoce das alterações eletrocardiográficas, bem como sua persistência até fases tardias da recuperação, tem relação com a presença de DAC multiarterial e com pior prognóstico. A sensibilidade do teste ergométrico aumenta em pacientes com doença coronariana multiarterial e diversos parâmetros podem presumir a presença de DAC severa. A magnitude da depressão do segmento ST e o número de derivações envolvidas também têm relação diretamente proporcional à extensão da doença coronariana (Figura 3.4). Angina e/ou diminuição da pressão arterial sistólica (PAS) com baixa carga, assim como o escore prognóstico de Duke de alto risco (que leva em consideração o tempo de exercício, a magnitude do infradesnivelamento de ST e a presença de angina durante o esforço), são achados de grande importância que se associam a prognóstico adverso e doença de múltiplos vasos.[2]

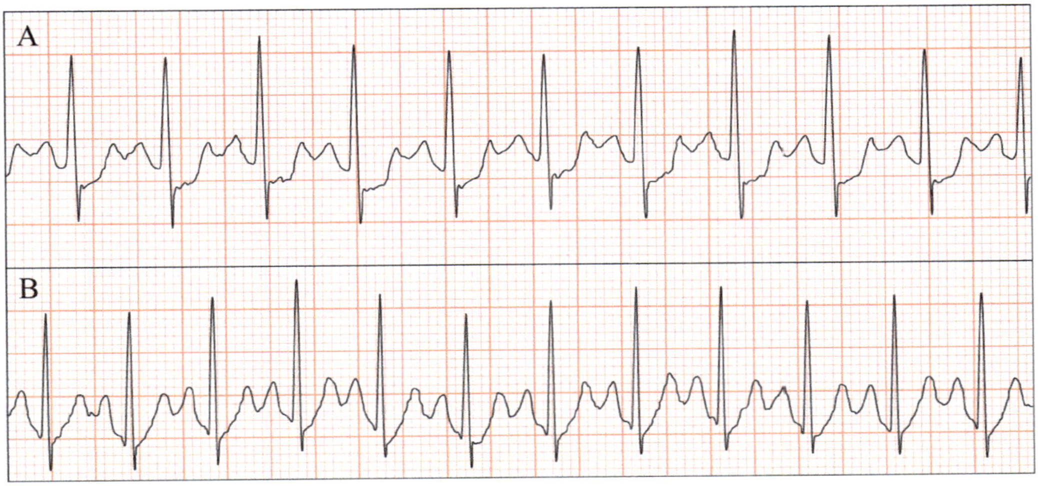

Figura 3.3. Comparação das morfologias ascendente lenta (A) e ascendente rápida (B).

Análise objetiva do infradesnivelamento de ST

Apesar de parecer simples, nem sempre é fácil definir os parâmetros que caracterizam os critérios de positividade no teste ergométrico, ainda mais nos momentos com frequências cardíacas elevadas e na vigência de artefatos de movimentação durante o esforço. A sistematização da análise do segmento ST é uma forma de minimizar os erros nesse processo e deve seguir algumas etapas, conforme descrito adiante.

Definindo se há ou não há infradesnivelamento do segmento ST

Antes de direcionar a análise às características do infradesnivelamento de ST propriamente ditas, é preciso definir se, de fato, existe essa alteração no traçado analisado. Devemos estabelecer uma linha de referência no eletrocardiograma, utilizando como base o segmento que une o final da onda P ao início do QRS (chamada de "linha PQ"), que servirá para comparação com a linha que passa pelo segmento ST, definindo, assim, seu desnivelamento. É preciso obter um traçado com linha de base estável e procurar alterações que sejam sustentadas por, ao menos, três batimentos consecutivos. Por fim, devemos definir o ponto para quantificação da magnitude do infradesnivelamento de ST, já que o ponto J, que delimita o fim do complexo QRS e o início do segmento ST, pode apresentar infradesnivelamentos durante o exercício, sem que esse achado tenha correlação com a coronariopatia. Convencionou-se aferir a magnitude do infradesnivelamento de ST no ponto Y, localizado à frente do ponto J – mais precisamente, a 60 ms, se a frequência cardíaca foi maior que 130 bpm, e a 80 ms, se for menor que 130 bpm, exceto nos casos de depressão descendente ou supradesnivelamento (mensurados, respectivamente, nos pontos J e Y, a 40 ms).

Definindo se o infradesnivelamento de ST é isquêmico

Mesmo diante da presença de um infradesnivelamento do segmento ST, nem sempre essa alteração se correlaciona com a isquemia miocárdica relacionada à obstrução de artérias coronárias epicárdicas. Para isso, ele precisa preencher os critérios de morfologia e magnitude descritos anteriormente, com atenção especial para diferenciá-los dos padrões ambíguos (ascendente lento) e convexo. A depressão convexa do segmento ST tem baixa especificidade para presença de DAC, sendo encontrada em indivíduos com sobrecarga ventricular esquerda, disfunção diastólica do VE, resposta hipertensiva e até como variante da normalidade. Quando acima de 2 mm, tem sido associada à insuficiência coronária não obstrutiva (Figura 3.5).

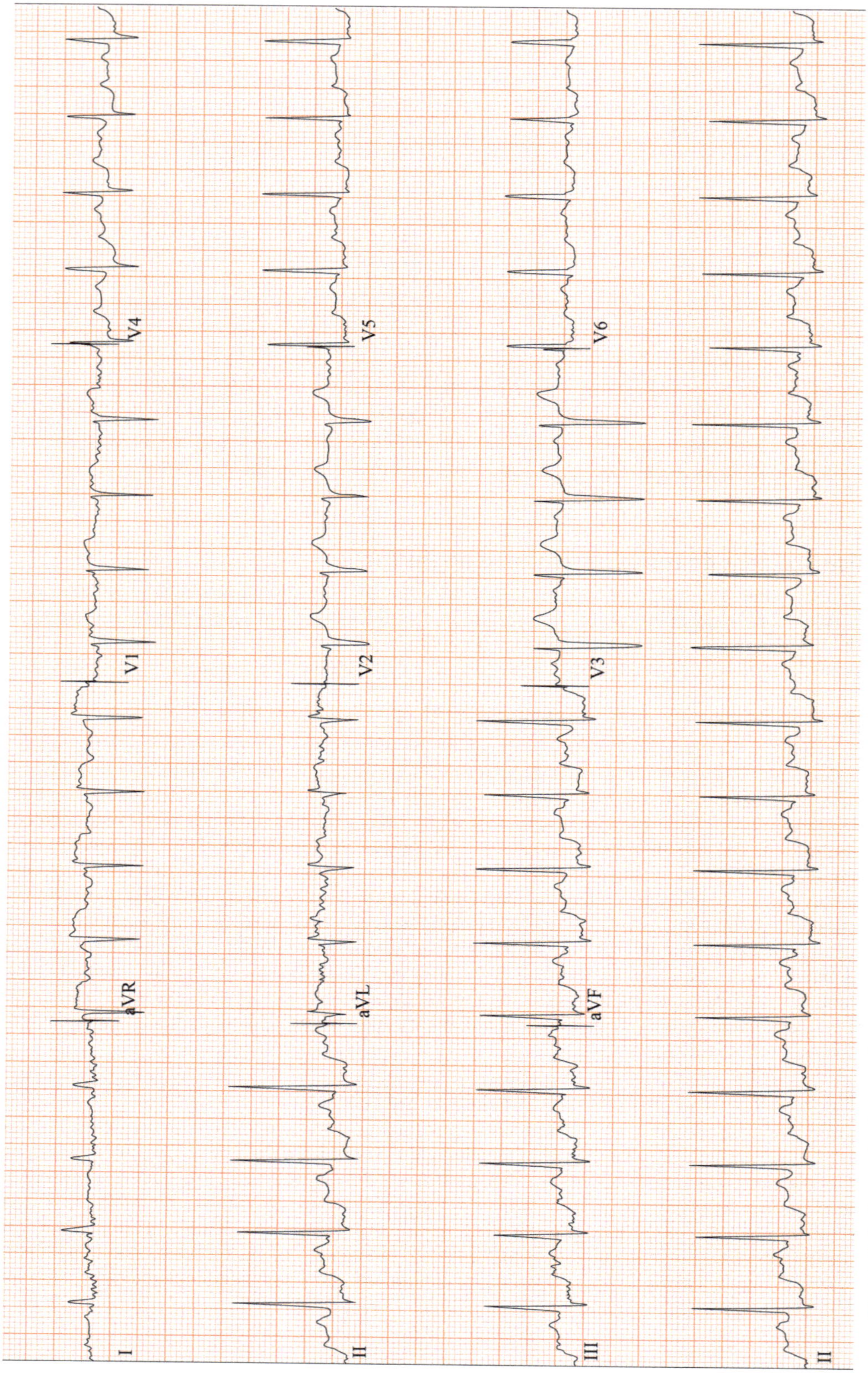

Figura 3.4. Exemplo de traçado com parâmetros que sugerem gravidade da isquemia: múltiplas derivações envolvidas, magnitude maior que 2 mm e surgimento das alterações com baixa frequência cardíaca.

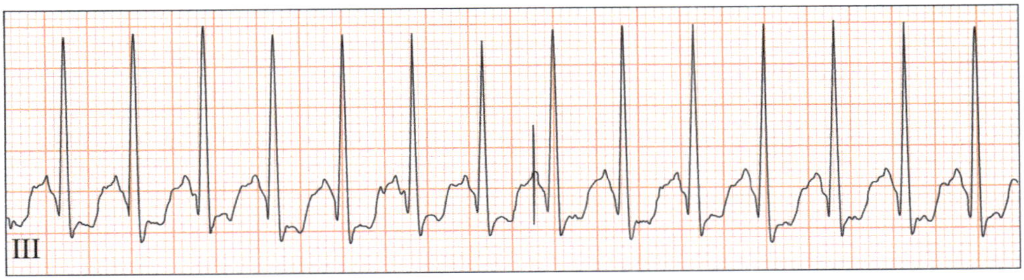

Figura 3.5. Exemplo de infra de ST com morfologia convexa, sob a perspectiva de duas derivações.

Fatores que limitam a análise do segmento ST

Uma das limitações do teste ergométrico na avaliação da doença coronariana é a presença de características eletrocardiográficas no ECG basal do paciente que impedem a análise do segmento ST para definição de isquemia miocárdica. O bloqueio de ramo esquerdo e o ritmo estimulado por marcapasso artificial determinam alterações da repolarização que mascaram eventuais manifestações isquêmicas. Na sobrecarga ventricular esquerda, na vigência de pré-excitação ventricular e nos pacientes que fazem uso de digitálicos, as alterações do segmento ST perdem especificidade para o diagnóstico de isquemia miocárdica, mas a ausência dessas alterações tem elevado valor preditivo negativo para a presença de DAC. Na presença de anormalidades da repolarização ventricular desde o repouso, devem ser valorizadas depressões adicionais do segmento ST em relação às preexistentes, com as características que definem os critérios de positividade. A pseudonormalização da onda T pode se associar a fenômenos patológicos, entre eles a isquemia miocárdica, mas tem aspecto inespecífico.

Sinais eletrocardiográficos acessórios

Existem diversas alterações eletrocardiográficas não relacionadas ao segmento ST que são preditoras de isquemia miocárdica e podem auxiliar a interpretar exames duvidosos, tanto corroborando eventuais alterações isquêmicas da repolarização ventricular quanto atestando a normalidade do exame no caso de achados ambíguos.

O comportamento fisiológico da onda Q durante o esforço (aumento de amplitude), quando presente, sugere ausência de DAC ou doença cardíaca estrutural. Já a baixa voltagem da onda Q, bem como a ausência de aumento ao esforço, indicam anormalidades da ativação septal, refletindo alterações contráteis secundárias à isquemia.

O comportamento da onda R é considerado normal quando ocorre diminuição de sua amplitude durante os níveis máximos de esforço. Os coronariopatas mantêm a amplitude ou apresentam um incremento dela, enquanto a diminuição da amplitude da onda R está fortemente associada à ausência de DAC. A magnitude da depressão de ST pode ser corrigida para a amplitude da onda R, quando esta é superior a 20 mm ou inferior a 10 mm, melhorando, respectivamente, a especificidade e a sensibilidade das anormalidades de ST nesse cenário, quando essa relação for maior que 0,1. O escore diagnóstico de Atenas leva em consideração a variação na amplitude das ondas Q e R durante o esforço, comparadas aos valores observados em repouso, de maneira que, quanto maior seu valor, menor a probabilidade de doença coronária.

Durante o exercício, um aumento discreto na amplitude da onda P é considerado normal, sendo observado principalmente nas derivações inferiores. Já em pacientes com isquemia esforço-induzida, alterações do relaxamento ventricular podem causar uma elevação na pressão atrial esquerda, fenômeno que pode ser reconhecido por alterações de maior magnitude na duração das ondas P ou por mudanças que, normalmente, não são observadas em indivíduos sem isquemia, como o aumento da negatividade da fase negativa da onda P em V1.

O aumento da amplitude da onda T ao esforço é um achado que ocorre apenas ocasionalmente. Porém, quando presente, mostra alta correlação com isquemia miocárdica. O "apiculamento" da onda T é um fenômeno raro que pode auxiliar no diagnóstico dos poucos pacientes que desenvolvem essa anormalidade durante o teste ergométrico, principalmente na ausência de depressão do segmento ST.

As alterações da onda U durante o esforço são raras e sua inversão, quando observada, indica presença de DAC significativa com elevada especificidade, especialmente lesões de tronco de coronária esquerda e artéria descendente anterior proximal.

Outras alterações eletrocardiográficas durante o esforço[3]

Diversas alterações eletrocardiográficas que ocorrem durante o esforço podem apresentar certa correlação com a presença de DAC, apesar de sua baixa especificidade, servindo de alerta para essa possibilidade diagnóstica, entre os diferenciais. Os bloqueios de ramo esforço-induzidos, por exemplo, são considerados eventos raros no teste ergométrico (em média, 0,5% para o BRE e 0,25% para o BRD) e a prevalência de doenças cardiovasculares, incluindo a doença coronariana, no grupo que desenvolve essa alteração parece ser maior em relação à população geral. O surgimento de um bloqueio de ramo durante o esforço sinaliza pior prognóstico, não como variável independente, mas provavelmente relacionado às condições clínicas e à idade dos pacientes. Já os bloqueios divisionais do ramo esquerdo que surgem durante o esforço são ainda mais raros na literatura e apresentam alta correlação não só com a presença de DAC, mas com a gravidade das lesões. O BDAS esforço-induzido, por exemplo, tem forte correlação com estenoses acometendo o tronco de coronária esquerda e a artéria descendente anterior em seu terço proximal. As arritmias ventriculares são outra alteração que, apesar de comumente encontrada no teste ergométrico, apresenta aspecto inespecífico. Quando se apresentam de forma mais complexa, particularmente as taquicardias ventriculares, suscitam a possibilidade de etiologia isquêmica entre os diagnósticos diferenciais. A fibrilação atrial e os bloqueios atrioventriculares esforço-induzidos são extremamente raros (encontrados em relatos de casos na literatura) e admitem a possibilidade de isquemia como etiologia, mas em conjunto com outras causas também descritas nesses poucos casos relatados.

Dor torácica no teste ergométrico[3]

É frequente a dúvida sobre o teste ergométrico ser considerado positivo ou não nos casos em que o paciente apresenta dor torácica durante o esforço. O surgimento de angina típica durante o teste ergométrico mostrou elevado valor preditivo positivo para doença coronariana em diversos estudos, às vezes até maior do que o valor preditivo das alterações isquêmicas do segmento ST. Quando presentes simultaneamente, essas duas alterações mostraram correlação com a presença de DAC multiarterial. Entretanto, convencionou-se definir como positivo o teste que apresenta alterações isquêmicas do segmento ST, dada a subjetividade do sintoma de dor torácica e a dificuldade em sua caracterização, o que pode enviesar a interpretação desse achando, fazendo com que os critérios de positividade do exame se restrinjam às alterações objetivas documentadas no eletrocardiograma. Apesar disso, o sintoma de dor torácica deve fazer parte de uma análise mais ampla, a ser realizada pelo clínico, partindo-se da probabilidade pré-teste e associando-se a outros dados obtidos no exame para chegar à probabilidade pós-teste de DAC.

Importância da capacidade funcional na avaliação da DAC[3]

A capacidade de realizar um exercício aeróbico reflete a integridade dos sistemas fisiológicos de um indivíduo e é a variável com maior valor prognóstico no teste ergométrico. Estudos mostraram que, a cada elevação de 1 MET na capacidade aeróbica, houve uma redução de 13% na mortalidade por todas as causas e de 15% na mortalidade por doença coronariana ou doença cardiovascular. Os indivíduos que obtiveram valores menores que 7,9 MET apresentaram um aumento significativo da mortalidade por todas as causas e por doença cardíaca quando comparados aos demais.

Uma coorte prospectiva de pacientes com risco intermediário a alto de doença coronariana mostrou que a prevalência de isquemia significativa (≥ 10% na imagem de cintilografia miocárdica) era muito baixa em pacientes que atingiram uma carga de trabalho de pelo menos 10 MET e ausente naqueles que atingiram essa capacidade funcional e não apresentaram alterações do segmento ST. Esse grupo também evoluiu com baixas taxas de mortalidade cardiovascular, infarto do miocárdio e necessidade de revascularização, em um seguimento médio de 2,2 anos. Assim, a capacidade funcional surge como uma das informações mais valiosas na avaliação de DAC pelo teste ergométrico, com importância prognóstica que supera a das próprias alterações do segmento ST, podendo auxiliar até mesmo no julgamento de outras alterações com aspecto duvidoso.

Outras variáveis com valor prognóstico[3]

A capacidade functional, sem dúvida, é a variável prognóstica mais importante no teste ergométrico, mas outros achados também têm significado relevante nesse aspecto. A **incompetência cronotrópica** (incapacidade de se elevar a frequência cardíaca a níveis considerados adequados à carga de trabalho realizada) é definida quando o índice cronotrópico, que estabelece a proporção da reserva de frequência cardíaca utilizada durante o exercício, é menor que 80%. Essa anormalidade da resposta da frequência cardíaca frente ao exercício mostrou-se um fator de risco independente para mortalidade e doença arterial coronariana em diversas publicações. Mesmo na vigência de uso de beta-bloqueadores, que podem interferir na resposta cronotrópica, um valor de índice cronotrópico alterado, nesse caso com valor de corte menor que ou igual a 62%, foi um preditor independente de morte. O **comportamento anormal da pressão arterial** durante o esforço, particularmente a incapacidade de se elevar a pressão ou sua queda durante o exercício, também é preditor de desfechos cardíacos adversos, podendo ser manifestação de doenças que provocam a redução no débito cardíaco, como a doença arterial coronariana (DAC) extensa. A PAS máxima atingida tem relação diretamente proporcional à fração de ejeção e inversamente proporcional ao número de coronárias obstruídas. A queda da pressão arterial durante o esforço também foi associada ao maior risco de morte cardiovascular, mostrando-se um preditor independente de desfechos adversos em pacientes pós-infarto do miocárdio. Quando associada a outras alterações isquêmicas, confere um pior prognóstico, com valor preditivo positivo de 50% para doença de tronco de coronária esquerda ou DAC triarterial. O **duplo produto** é uma variável obtida pela multiplicação dos valores da pressão arterial sistólica e da frequência cardíaca, em dado momento do esforço, e fornece uma estimativa indireta do consumo miocárdico de oxigênio. Quando foi avaliado em um grupo de indivíduos com teste ergométrico positivo, foi capaz de prever a ausência de coronariopatia significativa naqueles que atingiram valores mais elevados (acima de 30.000 mmHg/bpm). Em pacientes submetidos à revascularização miocárdica cirúrgica, valores de duplo produto acima de 30.000 estão associados à patência dos enxertos e à função ventricular preservada, enquanto valores menores do que 25.000 sugerem oclusão de pontes ou perda de função ventricular.

Referências

1. Meneghelo RS, Araújo CGS, Stein R, Mastrocolla LE, Albuquerque PF, Serra SM et al. III Diretrizes da Sociedade Brasileira de Cardiologia sobre Teste Ergométrico. Arq Bras Cardiol 2010;95(5 Suppl 1):1-26.
2. Fletcher GF, Ades PA, Kligfield P, Arena R, Balady GJ, Bittner VA, Coke LA, Fleg JL, Forman DE, Gerber TC, Gulati M, Madan K, Rhodes J, Thompson PD, Williams MA; American Heart Association Exercise, Cardiac Rehabilitation, and Prevention Committee of the Council on Clinical Cardiology, Council on Nutrition, Physical Activity and Metabolism, Council on Cardiovascular and Stroke Nursing, and Council on Epidemiology and Prevention. Exercise standards for testing and training: a scientific statement from the American Heart Association. Circulation. 2013;128(8):873-934.
3. Marinucci LFB, Chalela WA, Kalil Filho R. Ergometria: exemplos práticos. 1. ed. São Paulo: Manole; 2022.

CAPÍTULO 4

Monitorização Ambulatorial do ECG (Holter) na Doença Arterial Coronariana

▪ Luhanda Leonora Cardoso Monti Sousa ▪ Sílvio Alves Barbosa

O Holter na doença arterial coronariana

A monitorização ambulatorial do eletrocardiograma, que tem como maior representante o sistema Holter, está bem estabelecida em diferentes grupos de coronariopatas e se destina às avaliações diagnóstica, prognóstica e terapêutica de pacientes com doença arterial coronariana (DAC).[1] Essa avaliação é realizada por meio da detecção de alterações no segmento ST, de arritmias e de análise da variabilidade da frequência cardíaca (VFC), bem como pela avaliação da eficácia e da segurança dos medicamentos. Em pacientes que possam ter isquemia (sintomática ou assintomática), mas que possam ser submetidos ao eletrocardiograma (ECG) de esforço, o Holter não é considerado um exame de primeira linha.[1,2] As taxas de sensibilidade (62%) e de especificidade (61%) à depressão do segmento ST, conforme detectado pelo monitoramento ambulatorial de pacientes com dor torácica definida e DAC conhecida, são ligeiramente menores do que as taxas do ECG de esforço (67% e 65%, respectivamente),[2] o que pode ser explicado, em parte, pelo fato de o Holter ser um exame contemplativo, enquanto o ECG de esforço ser um teste provocativo. Contudo, deve-se entender que o Holter permite detectar vasoespasmo, doença microvascular e isquemia silenciosa (IS) durante as atividades habituais, enquanto o ECG de esforço e outros exames podem não os detectar.[1-3]

Holter e DAC crônica

Na DAC crônica, o Holter traz informações prognósticas importantes, que vão além dos achados obtidos durante o ECG de esforço e de outros métodos diagnósticos, tendo em vista a elevada frequência de episódios isquêmicos transitórios e assintomáticos durante as atividades do dia a dia.[2] É provável que a disfunção endotelial ou a instabilização de uma placa tenham alguma manifestação no ECG, sendo possível sua detecção durante o ECG ambulatorial, inclusive na ausência de sintomas.[1]A isquemia miocárdica é a via final da DAC e sua presença confere pior prognóstico a esses pacientes. Na ausência de sintomas, é chamada de isquemia silenciosa (IS), definida por Cohn, em 1981, como a presença de isquemia miocárdica na ausência de qualquer sintoma.[4] Predominantemente, ocorre ao mínimo esforço físico ou em repouso.[5] É considerada a apresentação mais frequente em doentes com DAC, respondendo por mais de 80% dos episódios isquêmicos. Isso fica fácil de entender ao analisarmos a sequência de eventos que precedem a dor anginosa na cascata isquêmica, como as alterações mecânicas do ventrículo esquerdo (VE) e do ECG.[5,6]Dentro do espectro de IS, existe uma ampla gama de pacientes com cardiomiopatia isquêmica (CMI), que evoluem com fração de ejeção do ventrículo esquerdo (VE) reduzida (< 40%), como consequência de múltiplos infartos silenciosos.[7] Na DAC crônica, a angina pode ser a manifestação inicial em alguns casos, mas, com o decorrer do tempo, os sintomas podem desaparecer, à medida que a insuficiência cardíaca (IC) progride. Como já mencionado, a maioria tem o que chamamos de IS e muitos podem nunca ter tido diagnóstico de DAC, história de angina ou infarto agudo do miocárdio (IAM).[5,8-10] Esses pacientes comumente são confundidos com cardiomiopatia dilatada, o que é um erro, tendo em vista que a disfunção ventricular no miocárdio isquêmico ou hibernado é potencialmente reversível com revascularização.[5,7] Além disso, na IS, a revascularização também foi associada a risco significativamente menor de morte cardíaca a longo prazo em comparação com o grupo de tratamento clínico isolado (TCI).[7,11-13] Até o momento, não há indicação para solicitação de Holter de rotina, mas sua realização, considerando seu baixo custo e o risco nulo ao paciente, deve ser considerada na suspeita de IS ou infartos silenciosos, haja vista que, a depender do resultado, pode motivar a realização de exames mais acurados para avaliar progressão de DAC nesse grupo.

Pacientes que permanecem sintomáticos mesmo após serem revascularizados e os que possuem sintomas inespecíficos também podem se beneficiar da monitorização ambulatorial do ECG. Nesses casos, o Holter pode identificar alterações compatíveis com vasoespasmo concomitante ou demonstrar achados isquêmicos que motivem a execução de algum exame anatômico, como angiotomografia de coronárias ou cateterismo cardíaco (CATE).[5,7,9-10] Esses exames podem revelar reestenose *intrastent*, fechamento de enxertos ou novas lesões (Figuras 4.1 e 4.2). A depender do resultado, podemos ajustar a terapia medicamentosa, no caso do vasoespasmo coronariano, ou indicar uma nova revascularização. A revascularização guiada por isquemia permanece um tema controverso, após a publicação do *Ischemia Trial* ter demonstrado ser seguro manter determinados pacientes com DAC com isquemia moderada a importante em tratamento conservador, em um primeiro momento.[14,15]

Ao contrário de outros métodos, o Holter não utiliza estresse físico ou farmacológico para provocar a isquemia miocárdica, sendo capaz de detectar a isquemia espontânea, além de quantificá-la sob vários aspectos. Nesse contexto, torna-se um método indispensável para o seguimento clínico e terapêutico desses pacientes.[1-3,15]

Holter na angina instável (AI) e no infarto agudo do miocárdio (IAM)

A presença de isquemia (sintomática ou assintomática), bem como de arritmias ventriculares complexas, durante a fase aguda do IAM ou da angina instável (AI), é reconhecida há muito tempo como fator de pior prognóstico.[2,9-10] Alterações isquêmicas detectadas no Holter aumentam em três vezes a cinco vezes o risco de reinfarto, morte e revascularização adicional durante a internação.[2,6,12-13] Quando detectadas na fase precoce do IAM, identificarão a isquemia na região peri-infarto, que é dependente de recanalização parcial da artéria ocluída e também das variações do tônus da coronária. Em pacientes com AI, a isquemia pode ocorrer por flutuações no tamanho do trombo e/ou por alteração no tônus vasomotor em lesões complexas.[6] O monitoramento do segmento ST em pacientes com AI refratária ao tratamento clínico, em ambiente de terapia intensiva coronariana, não apenas identifica IS, mas também avalia o significado da dor torácica recorrente, quando presente. Tendo em vista que a presença de isquemia recorrente e refratária à terapia médica intensiva está fortemente associada a lesões coronarianas complexas, sua presença indica a realização de CATE com vista à revascularização do vaso-alvo, prevenindo a evolução do infarto subsequente.[2,6] Após a alta hospitalar, a presença de IS foi preditiva de eventos cardíacos por até cinco anos após o evento índice.[2] A presença de alterações isquêmicas na monitorização ambulatorial e a carga isquêmica total se correlacionaram a reoclusão coronariana, reinfarto e fenômenos isquêmicos recorrentes.[6,9-10] Quando combinada às alterações na VFC e taquicardia ventricular (TV), a detecção de IS cria um índice integrado que melhora o valor preditivo do Holter em sobreviventes de IAM.[2] O valor preditivo positivo da isquemia pelo Holter foi de apenas 11%. Contudo, seu valor preditivo negativo (ausência de isquemia) alcançou 99%, permitindo afirmar que a negatividade do exame, sobretudo em casos de angina instável (AI), é fortemente indicativa de baixo risco, permitindo um seguimento clínico com indicação eletiva de CATE.[9] Em estudos avaliando terapia antianginosa, o Holter foi utilizado em pacientes de ambiente de terapia intensiva para avaliação de isquemia residual, IS e eficácia terapêutica.[2,5] Todavia, na prática contemporânea, utiliza-se a telemetria de ECG de 12 derivações em tempo real para esse fim.[2,6,9-10] Assim, o Holter, um exame não invasivo, de fácil execução e de baixo custo, permite avaliar a existência de isquemia residual e informa sobre o substrato arritmogênico, duas condições que, associadas ao grau de disfunção do VE, representam os pilares determinantes do prognóstico em pacientes após IAM.[12,13] Recebe recomendação classe IIb pela V Diretriz Brasileira de Infarto Agudo do Miocárdio com Supradesnível do Segmento ST (2015).[9]

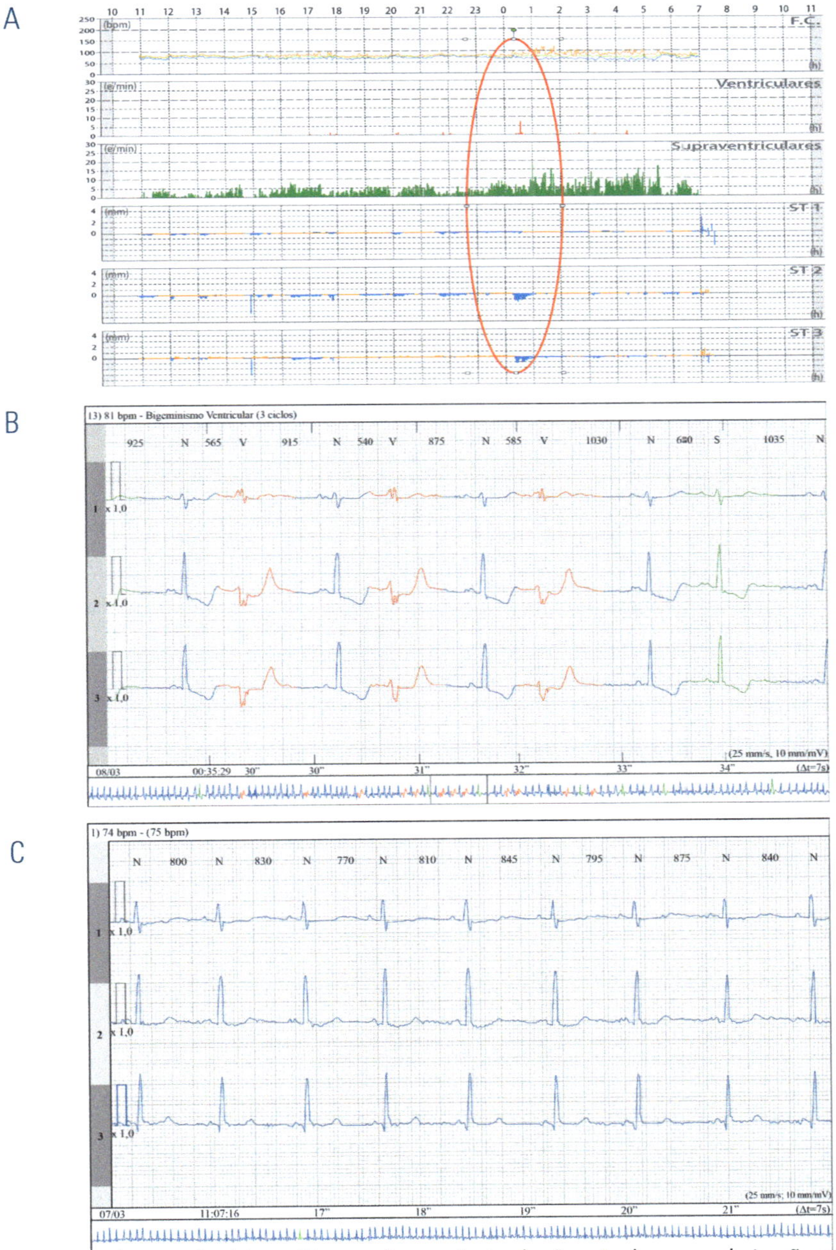

Figura 4.1. Paciente do sexo feminino, 67 anos. Antecedente de cirurgia de revascularização miocárdica 12 anos deste exame. Há alguns dias iniciou sintomas de angina típica. Durante este exame apresentou "dor forte no peito que se estendeu pelo braço esquerdo e que durou mais ou menos 15 minutos" à 0:30h quando subiu escadas. Observar em (A) um aumento discreto da freqüência cardíaca associado ao infradesnivelamento do segmento ST - típico de isquemia miocárdica trasitória - e ao aparecimento de extrassístoles ventriculares. Em (B), o traçado obtido neste horário, apresenta infradesnivelamento descendente do segmento ST nas segunda e terceira derivações (comparar com o traçado em (C). Cateterismo cardíaco revelou estenose de 90% de ponte de safena para artéria coronária direita, estenose de 90% de ponte de safena para artéria marginal esquerda e oclusão do enxerto de artéria mamária para artéria descendente anterior.

A

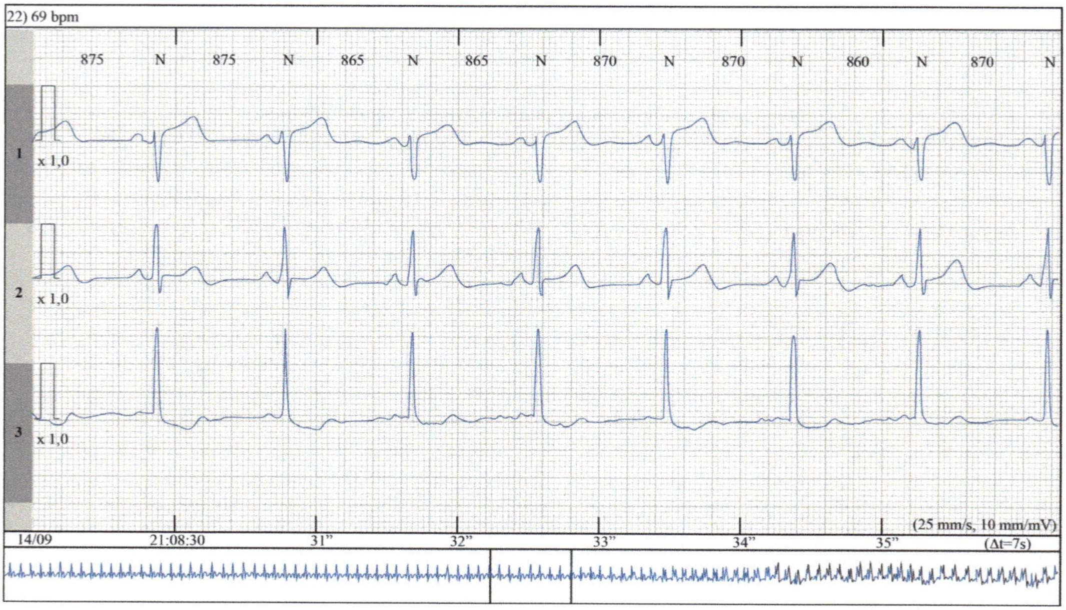

B

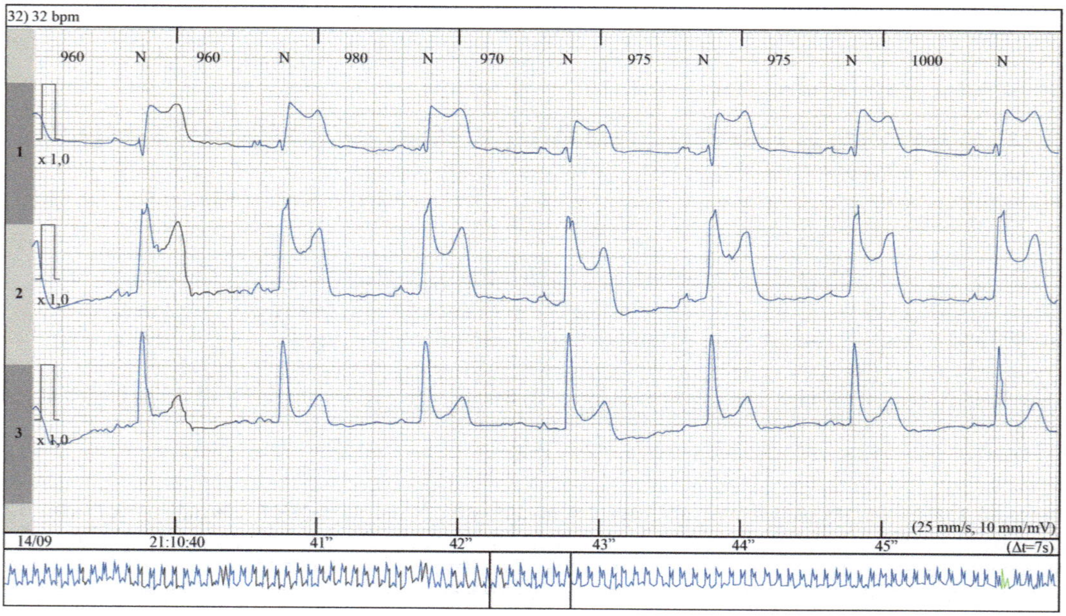

Figura 4.2. Paciente do sexo feminino, 50 anos. Observar supradesnivelamento de segmento ST sugestivo de angina vasoespástica de Prinzmetal. Apresentou "dor forte no peito" em um desses episódios. Cateterismo cardíaco realizado à época revelou irregularidades parietais coronarianas sem lesões obstrutivas.

Holter na angina vasoespástica

A angina variante de Prinzmetal (AVP) foi descrita por Prinzmetal *et al.*, em 1959, como uma síndrome de dor torácica anginosa ao repouso, acompanhada de supradesnível transitório do segmento ST no ECG. Geralmente, ocorre em consequência de espasmo de uma artéria coronária em segmento proximal, que leva à isquemia transmural com supradesnível do segmento ST no ECG, podendo gerar disfunção ventricular.[5,16] Todavia, o mecanismo exato responsável pelo espasmo não foi completamente elucidado. Sabe-se que, em parte, há contribuição da disfunção endotelial com déficit na produção de óxido nítrico e desequilíbrio entre agentes vasodilatadores e vasoconstritores derivados do endotélio. Polimorfismos dos receptores alfa e beta simpáticos podem também estar associados à AVP. Pode ocorrer tanto em vasos normais, quanto na presença de lesões discretas a moderadas. Cerca de 1/3 ocorre em pacientes com obstrução fixa grave das coronárias, podendo alternar episódios de angina induzida por esforço com infradesnível do segmento ST e angina em repouso com supradesnível do segmento ST. Os pacientes mais acometidos tendem a ser jovens e, com exceção do tabagismo, não costumam ter fatores de risco clássicos para DAC. A apresentação clínica clássica costuma ser de dor anginosa importante e pode vir acompanhada de síncope relacionada a bloqueio atrioventricular, assistolia ou arritmia ventricular. Pode cursar com IAM, taquicardia ventricular (TV) e até morte súbita (MS). Os ataques costumam ocorrer entre 0h e 8h. O risco de MS, TV e IAM depende da magnitude da doença coronariana subjacente. Em pacientes sem DAC ou com obstruções pequenas, o prognóstico costuma ser melhor, com curso mais benigno, quando comparados a pacientes com DAC grave.

O diagnóstico se estabelece pela detecção episódica da elevação do segmento ST, frequentemente acompanhada de dor anginosa intensa e em repouso (Figura 4.2).[5,14] Entretanto, há grande proporção de episódios assintomáticos de elevação do segmento ST e, algumas vezes, podem ocorrer distúrbios de condução transitórios e arritmias ventriculares graves.[14] Nesse contexto, o Holter é uma ferramenta valiosa, capaz de estabelecer diagnóstico e prognóstico, auxiliar no tratamento clínico e criar substrato para indicação de CATE com possível revascularização percutânea ou cirúrgica em casos selecionados.[5-6,16] O diagnóstico é corroborado por meio de testes de provocação de espasmo coronariano, como a hiperventilação e a acetilcolina intracoronária durante o CATE.[5]

O método Holter

O Holter (eletrocardiograma contínuo) foi desenvolvido por Norman J. Holter, publicado em 1961 e comercializado pela primeira vez em 1962, a partir do trabalho pioneiro de Bruce Del Mar. Desde então, suas metodologias avançaram tremendamente. Embora sua utilidade inicial tenha sido na detecção de distúrbios no ritmo cardíaco, os primeiros estudos investigaram a presença e a importância da depressão do segmento ST.[1]

Isquemia no Holter

Em 1986, Cohn definiu as alterações consideradas como episódios isquêmicos no Holter: todos os períodos com desvios do segmento ST de pelo menos 1 mm, a 80 ms do ponto J, com duração mínima de 1 minuto. Esses episódios isquêmicos, para serem assim individualizados, devem estar separados um do outro por, pelo menos, 1 minuto de traçado sem alteração. Em alguns casos, como os que já possuem eventos isquêmicos, tênues mudanças de sua morfologia já são indicativas de isquemia e devem ser consideradas como parte do episódio isquêmico. Impõe-se, então, que a análise de isquemia seja individualizada com relação aos rígidos critérios empregados.[1,3] Ao se utilizar de um critério numérico definido, cria-se um arsenal de situações limítrofes, que podem ser esclarecidas ao se modificar a análise automática dos traçados para uma mais visual, de acordo com o caso e a experiência do operador. Em trabalhos que estudam o valor prognóstico da isquemia, já se discute se critérios mais elásticos, como durações menores que 1 minuto e desvios evidentes, mas que não atinjam 1 mm, não devam ser considerados. Isso fica claro nos casos de angina vasoespástica, na qual, frequentemente, há vários episódios que não são quantificados pelo equipamento, mas cuja análise visual do segmento ST já mostra ser indiscutível a presença da isquemia, por vezes diagnosticada apenas pela morfologia convexa do segmento ST, previamente ascendente ou horizontal, mas com supradesnível de segmento ST que não alcança 1 mm. Esses critérios, se utilizados, talvez pudessem mudar os resultados em relação a valores preditivos positivos ou negativos da isquemia detectada pelo Holter.[10]

Por meio do Holter, é obtido um gráfico de desnível do segmento ST ao longo das 24h, superposto à marcação de tempo (horário do dia) e da frequência cardíaca. Desse modo, tem-se um sumário geral para cada derivação, com o número de episódios isquêmicos e as respectivas durações, bem como a duração total da isquemia, que é a carga isquêmica total. Esses dados são de grande relevância, pois permitem estabelecer o valor prognóstico, assim como avaliar procedimentos terapêuticos. Os pacientes são orientados a registrar a presença dos sintomas anginosos, caso ocorram, e sua correlação com as atividades realizadas naqueles momentos (Figura 4.1). Ao serem correlacionadas às alterações eletrocardiográficas, define-se a presença de IS ou isquemia sintomática. A Figura 4.3 mostra um caso clássico de isquemia transitória manifesta por infradesnivelamento do segmento ST.

Salientamos, a seguir, as principais características da IS no Holter:

- É mais frequente no Holter que nos métodos que utilizam o esforço físico.
- Os episódios acontecem geralmente em atividades de rotina, sem grandes exigências físicas, até mesmo durante trabalhos intelectuais. Podem ser múltiplos e longos, inclusive durante o sono.
- Geralmente ocorrem com níveis de frequência cardíaca (FC) inferiores aos necessários para provocá-la em um teste de esforço. Os episódios isquêmicos espontâneos observados no Holter tendem a se iniciar e a se manter com nível de FC igual àqueles dos períodos não isquêmicos ou mostram discretas elevações (entre 5% e 15%) em relação às frequências em seu início, voltando rapidamente aos níveis basais.
- Ritmo circadiano bem definido, com predomínio dos episódios isquêmicos nas últimas horas da madrugada e nas primeiras horas da manhã.
- Em pacientes que apresentam IS, geralmente são observados múltiplos episódios em um mesmo dia e, frequentemente, com duração prolongada (10 minutos a 25 minutos).

Variabilidade da frequência cardíaca

O sistema cardiovascular é controlado, em parte, pelo sistema nervoso autônomo (SNA), do qual emergem fibras aferentes e eferentes, na forma de terminações simpáticas por todo o miocárdio e parassimpáticas para o nódulo sinusal, o miocárdio atrial e o nódulo atrioventricular. A estabilidade elétrica do miocárdio depende do sinergismo entre esses dois componentes. A influência do SNA sobre o coração depende da integridade de informações que partem dos barorreceptores, dos quimiorreceptores, dos receptores atriais e ventriculares, do sistema vasomotor, do sistema renina-angiotensina-aldosterona e do sistema termorregulador.[5] A variabilidade da frequência cardíaca (VFC) ocorre a partir da integração entre a atividade barorreceptora e o controle do SNA.[6,17]

Em um indivíduo saudável, os ciclos sinusais não têm a mesma duração, mesmo ao repouso, e as alterações da FC, definidas como VFC, são normais e denotam a capacidade do coração de responder a estímulos fisiológicos como respiração, exercício físico, estresse mental, alterações hemodinâmicas e metabólicas, sono e ortostatismo, bem como de compensar desordens induzidas por doenças.[3]Portanto, a VFC corresponde às oscilações dos intervalos entre batimentos cardíacos consecutivos (intervalos R-R), que estão relacionadas às influências do SNA sobre o nódulo sinusal, sendo uma medida não invasiva, que pode ser utilizada para identificar fenômenos relacionados ao SNA em indivíduos saudáveis, atletas e portadores de doenças.[1,7,9] Uma alta VFC é sinal de boa adaptação, caracterizando um indivíduo saudável e com SNA eficiente, enquanto uma baixa VFC representa um indicador de má adaptação. Sabemos que a atividade vagal protege o miocárdio contra a indução de arritmias ventriculares em sobreviventes de IAM. Nos últimos anos, diversos ensaios clínicos feitos com pacientes após IAM identificaram que a ocorrência de depressão parassimpática e exacerbação simpática aumenta o risco de morte súbita nesses indivíduos, o que se correlaciona à baixa VFC.[17] Em um estudo clássico, com uma coorte de pacientes após infarto agudo do miocárdio, o risco de morte foi 5,3 vezes maior no grupo que tinha uma VFC (neste estudo definida como o desvio-padrão de todos os intervalos RR consecutivos de uma gravação de 24h – SDNN) menor que 50 ms se comparado ao grupo que tinha VFC maior que 100 ms.[18]

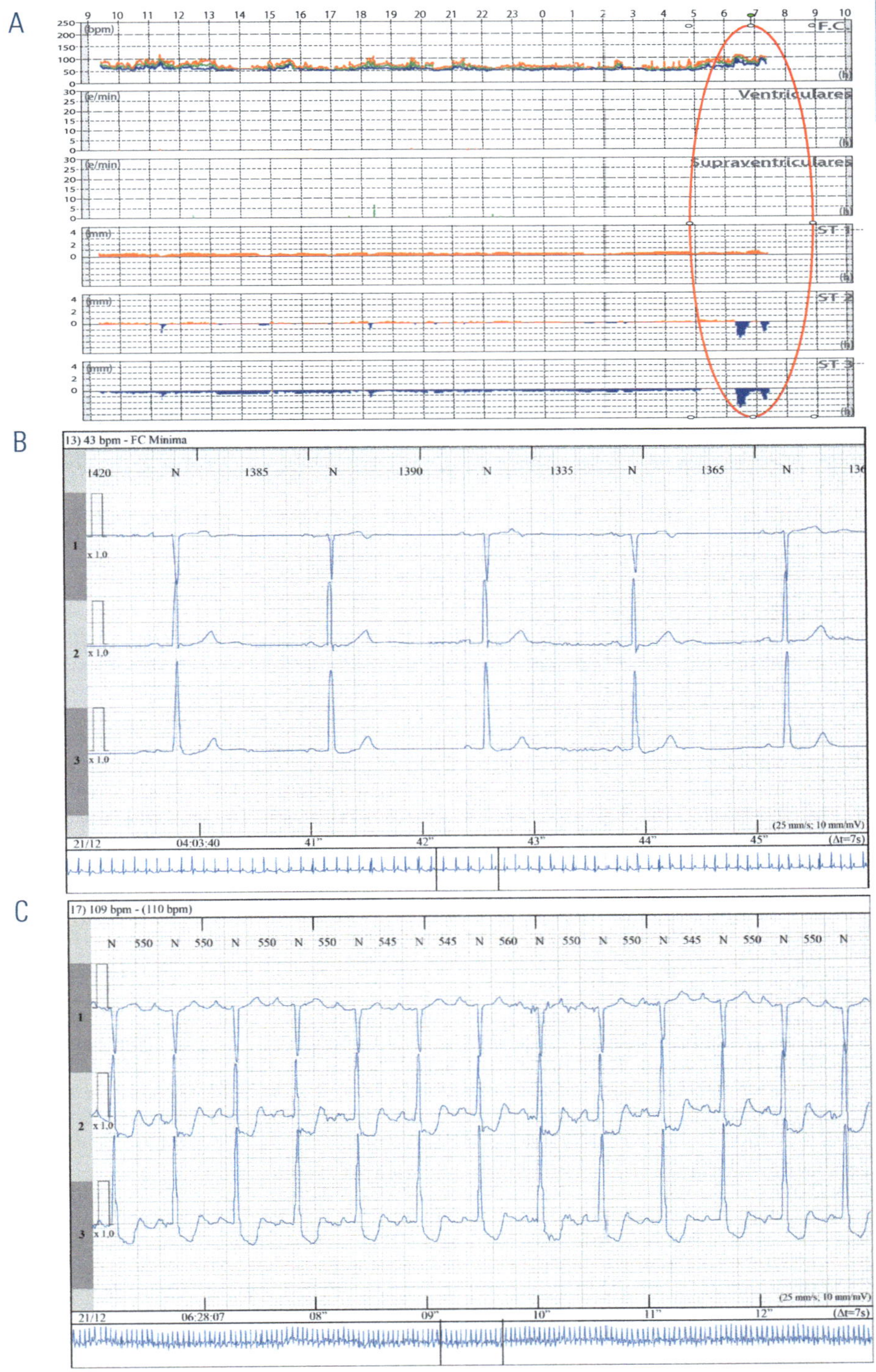

Figura 4.3. Paciente do sexo masculino, 66 anos, com antecedente de doença arterial periférica, dor precordial e dislipidemia. Observar infradesnivelamento descendente transitório do segmento ST.

Considerações finais

O Holter não é exame de primeira linha para o diagnóstico de isquemia miocárdica induzida pelo esforço e testes provocativos são mais indicados. Mesmo assim, permite identificar episódios isquêmicos – sintomáticos ou silenciosos – tanto no cenário de doença coronariana crônica como na angina instável e no infarto agudo do miocárdio. No caso da angina vasoespástica, o Holter é ferramenta fundamental para diagnóstico e prognóstico, assim como para auxiliar na conduta. Além da caracterização da isquemia em si, que tem particularidades no Holter, o método também é capaz de avaliar vários outros parâmetros, como a presença de arritmias e a variabilidade da frequência cardíaca, os quais, em conjunto, auxiliam na avaliação do risco cardiovascular em pacientes com doença arterial coronariana.

Referências

1. Wimmer NJ, Scirica BM, Stone PH. The clinical significance of continuous ECG (ambulatory ECG or Holter) monitoring of the ST-segment to evaluate ischemia: a review. Prog Cardiovasc Dis. 2013;56(2):195-202.
2. Gibson CM, Ciaglo LN, Southard MC, Takao S, Harrigan C, Lewis J et al. Diagnostic and prognostic value of ambulatory ECG (Holter) monitoring in patients with coronary heart disease: a review. J Thromb Thrombolysis. 2007;23(2):135-45.
3. Ferreira JFM, César LAM, Gruppi CJ, Giorgi DMA, Hueb WA, Mansur AP et al. Silent myocardial ischemia in patients with stable coronary artery disease receiving conventional antianginal drug therapy. Arq Bras Cardiol. 2007;89(5):283-8.
4. Cohn PF. Asymptomatic coronary artery disease: Pathophysiology, diagnosis, management. Mod Concepts Cardiovasc Dis. 1981;50(10):55-60.
5. Braunwald E, Mann D, Zipes Douglas P, Libby P, Bonow Robert O. Infarto do miocárdio com supra de ST: tratamento. Angina Variante de Prinzmetal. In: Zipes DP, Libby P, Bonow RO, Mann DL, Tomaselli GF. Braunwald Tratado de Doenças Cardiovasculares. 10. ed. Rio de Janeiro: Guanabara Koogan; 2018. p. 1142-222.
6. Conti CR, Bavry AA, Petersen JW. Silent ischemia: clinical relevance. J Am Coll Cardiol. 2012;59(5):435-41.
7. Velazquez EJ, Lee KL, Deja MA, Jain A, Sopko G, Marchenko A et al. Coronary-artery bypass surgery in patients with left ventricular dysfunction. N Engl J Med. 2011;364(17):1607-16.
8. Choi KH, Lee JM, Park I, Kim J, Rhee TM, Hwang D et al. Comparison of long-term clinical outcomes between revascularization versus medical treatment in patients with silent myocardial ischemia. Int J Cardiol. 2019;277:47-53.
9. Piegas L, Timerman A, Feitosa GS, Nicolau JC, Mattos LAP, Andrade MD et al. V Diretriz da Sociedade Brasileira de Cardiologia sobre Tratamento do Infarto Agudo do Miocárdio com Supradesnível do Segmento ST. Arq Bras Cardiol. 2015;105(2 Suppl 1):1-105.
10. Crawford MH, Bernstein SJ, Deedwania PC, DiMarco JP, Ferrick KJ, Garson A Jr. et al. ACC/AHA Guidelines for Ambulatory Electrocardiography. A report of the American College of Cardiology/American Heart Association Task Force on Practice Guidelines (Committee to Revise the Guidelines for Ambulatory Electrocardiography). J Am Coll Cardiol. 1999;34(3):912-48.
11. Qureshi WT, Zhang ZM, Chang PP, Rosamond WD, Kitzman DW, Wagenknecht LE et al. Silent Myocardial Infarction and Long-Term Risk of Heart Failure: The ARIC Study. J Am Coll Cardiol. 2018;71(1):1-8.
12. Gottlieb SO, Weisfeldt ML, Ouyang P, Mellits ED, Gerstenblith G. Silent ischemia as a marker for early unfavorable outcomes in patients with unstable angina. N Engl J Med. 1986;314(19):1214-9.
13. Deedwania PC, Carbajal EV. Silent ischemia during daily life is an independent predictor of mortality in stable angina. Circulation. 1990;81(3):748-56.
14. Maron DJ, Hochman JS, Reynolds HR, Bangalore S, O'Brien SM, Boden WE et al. Initial Invasive or Conservative Strategy for Stable Coronary Disease. N Engl J Med. 2020;382(15):1395-407.
15. Ellis SG. How Should We Treat Patients With Silent Myocardial Ischemia?: Learning From Relevant Evidence. JACC Cardiovasc Interv. 2019;12(3):242-4.

16. Maseri A, Severi S, Nes MD, L'Abbate A, Chierchia S, Marzilli M et al. "Variant" angina: one aspect of a continuous spectrum of vasospastic myocardial ischemia. Pathogenetic mechanisms, estimated incidence and clinical and coronary arteriographic findings in 138 patients. Am J Cardiol. 1978;42(6):1019-35.
17. Vanderlei LCM, Pastre CM, Hoshi RA, Carvalho TD, Godoy MF. Basic notions of heart rate variability and its clinical applicability. Rev Bras Cir Cardiovasc Orgao Of Soc Bras Cir Cardiovasc. 2009;24(2):205–17.
18. Kleiger RE, Miller JP, Bigger JT, Moss AJ. Decreased heart rate variability and its association with increased mortality after acute myocardial infarction. Am J Cardiol. 1987;59(4):256-62.

CAPÍTULO 5

Provas Farmacológicas na Avaliação de Isquemia Miocárdica

▪ Andréa Marinho Falcão ▪ William Azem Chalela

Introdução

O uso dos agentes de estresse farmacológico, associado às imagens de perfusão miocárdica, tem por objetivo induzir heterogeneidade de fluxo entre os territórios supridos por artérias coronárias normais e por artérias com lesões obstrutivas.[1] A exceção é a dobutamina, cujo mecanismo de ação é semelhante ao do teste ergométrico (TE) e será descrito a seguir. A heterogeneidade de fluxo pode ser identificada pelo emprego de agentes de perfusão miocárdica. Os agentes marcados com 99mTecnécio (sestamibi, tetrofosmin ou teboroxime) são os mais utilizados em nosso meio. Atualmente, existem três tipos de vasodilatadores disponíveis: adenosina, dipiridamol e, mais recentemente, o regadenoson. Todos atuam produzindo a estimulação dos receptores A_{2A} de adenosina. É importante ressaltar que as metilxantinas (cafeína, aminofilina e teofilina) são inibidores competitivos da ação vasodilatadora desses agentes de estresse farmacológicos e devem ser suspensos antes do exame.

Os testes farmacológicos mostram acurácia semelhante à do TE para a detecção de isquemia (DAC) nas imagens de perfusão. Vasodilatadores mostram sensibilidade e especificidade variando de 80% a 90%, respectivamente, e o TE, de 85% a 90.[2,3]

Indicações

As indicações[4,5] para uso de estresse farmacológico associado ao estudo de perfusão miocárdica são as mesmas do TE, mas na presença das seguintes condições:

- Contraindicação ou limitação para realizar o TE de forma adequada, como no caso de doença pulmonar, doença vascular periférica, doença musculoesquelética ou distúrbios mentais.
- Alterações do ECG basal.
- BRE, pré-excitação ventricular (por ex.: Wolff-Parkinson-White) ou marcapasso definitivo.
- Estratificação de pacientes de alto risco, mas estáveis, precocemente (> 24 horas) após infarto agudo do miocárdio (IAM) ou na sala de emergência com possível síndrome coronária aguda (SCA).

Efeitos fisiológicos dos vasodilatadores

Existem quatro tipos de receptores de adenosina – A_1, A_{2A}, A_{2B} e A_3 –, localizados em vários tecidos. Os receptores A_1 e A_{2B} medeiam os efeitos cardiovasculares da adenosina. Os receptores A_{2A} *são responsáveis* pela vasodilatação coronária (Figura 5.1).

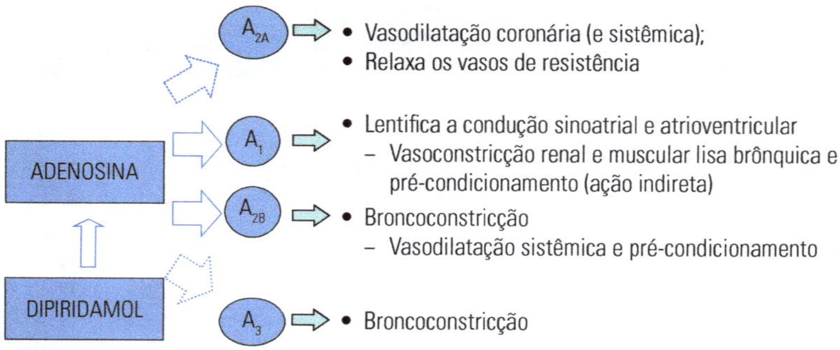

Figura 5.1. Mecanismo de ativação dos receptores de adenosina.[4,5,7]
Fonte: Elaborada pelos autores.

Adenosina

A adenosina[4,5] tem menor aplicabilidade na prática diária como agente de estresse vasodilatador, devido a seu custo elevado.

Mecanismo de ação

A adenosina induz vasodilatação arteriolar coronária direta, pela ativação dos receptores específicos A_{2A}, e resulta em aumento do fluxo sanguíneo miocárdico (FSM) de 3,5 vezes a 4 vezes em relação ao basal. Nas regiões miocárdicas supridas por artérias com estenose significativa, há resposta hiperêmica diminuída. Dependendo da gravidade da lesão e da reserva de fluxo coronário, a heterogeneidade de fluxo é induzida. A adenosina geralmente não causa isquemia miocárdica, já que o FSM aumenta em graus variáveis em todo o leito arterial coronário e tem mínima influência sobre o duplo produto (aumento da demanda de O_2). Em uma pequena porcentagem de pacientes, no entanto, verdadeira isquemia pode ser induzida devido ao fenômeno do roubo de fluxo coronário. A ativação dos receptores A_1, A_{2B} e A_3 promove efeitos adversos indesejáveis: bloqueios atrioventriculares (receptores A_1), vasodilatação periférica (A_{2B}) e broncospasmo (A_{2B} e A_3 – Figura 5.1).

Dose

A dose[1,4,5] preconizada é de 140 µg/kg/min, administrada sempre em bomba de infusão contínua, por seis minutos, e a injeção do traçador é realizada no terceiro minuto (Figura 5.2), por outra via de acesso endovenosa (EV), sendo necessárias duas vias de acesso periférico). Em pacientes muito graves, cujo risco/benefício seja a favor de realizar a prova de isquemia, há a possibilidade de realização do protocolo com tempo mínimo de quatro minutos de infusão do vasodilatador e injeção do traçador no segundo minuto, sem perda da acurácia do método para detecção de isquemia em qualquer território arterial.[5]

Efeitos adversos

Os efeitos adversos[4,5] mais comuns são rubor (35%-40%), dor torácica (25%-30%), dispneia (20%), mal-estar (7%), náuseas (5%) e hipotensão arterial sintomática (5%).

Bloqueios atrioventriculares (AV) ocorrem em 7,6% dos casos, sendo 4% de segundo grau e menos de 1% de terceiro grau. Depressão de ST ≥ 1,0 mm ocorre em 5%-7% dos casos e geralmente é indicativa de DAC significante ou doença de microcirculação.

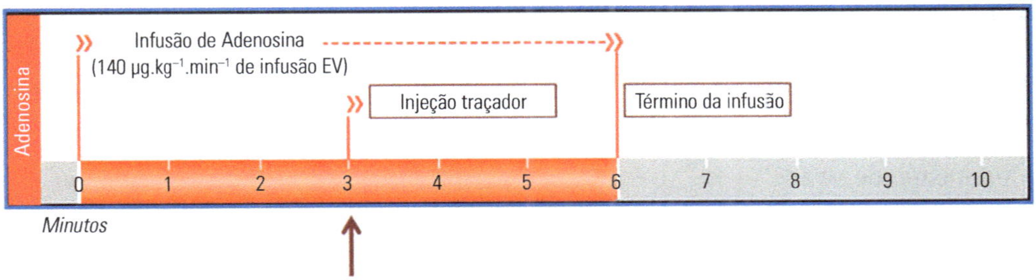

Figura 5.2. Representação esquemática do protocolo com adenosina.

Fonte: Elaborada pelos autores.

A incidência de eventos adversos graves (fatais ou não fatais) com adenosina é de 1:1.000 estudos.[7]

Efeitos hemodinâmicos

Aumento discreto da FC e diminuição discreta da PAS e da PAD.[4,5]

Contraindicações

- Pacientes asmáticos em broncospasmo.
- Pacientes com bloqueio AV de segundo ou terceiro graus sem marcapasso ou com doença do nó sinusal.
- PAS < 90 mmHg.
- Uso recente de medicações contendo dipiridamol.
- Uso de medicações contendo metilxantinas (aminofilina) ou cafeína, as quais devem ser suspensas 12h antes do exame.
- Pentoxifilina (Trental®) não parece bloquear os efeitos da adenosina.
- Hipersensibilidade conhecida à adenosina.
- Infarto agudo do miocárdio instável ou síndrome coronária aguda de alto risco (primeiras 48 horas).
- Contraindicação relativa: bradicardia acentuada (FC < 40 bpm).

Pacientes asmáticos bem controlados podem se submeter ao uso da adenosina, usando-se previamente ao exame dois puffs de β_2 inalatório profilático.

Deve-se interromper a infusão de adenosina nas seguintes situações:

- Hipotensão arterial grave (PAS < 80 mmHg).
- Aparecimento de bloqueio AV de II grau ou bloqueio AV total sintomático e persistente, dispneia importante, angina de forte intensidade associada à depressão de ST ≥ 2,0 mm, sinais de má perfusão (palidez, cianose e pele fria), problemas técnicos de monitorização e pedido do paciente.

Protocolo de estresse combinado

A combinação de baixa carga de exercício (1,7 MPH, 0% inclinação) por quatro minutos a seis minutos durante a infusão de adenosina é segura e resulta em diminuição dos efeitos adversos, diminuindo a queda da PA e melhorando a qualidade das imagens, devido à diminuição da captação hepática do traçador. Não é recomendada, entretanto, para pacientes com bloqueio de ramo esquerdo (BRE).[4,8,9]

Dipiridamol

O dipiridamol[4,5] o agente farmacológico mais utilizado e de maior disponibilidade no Brasil, devido a seu baixo custo. Para o estudo com esse vasodilatador, também é necessária a suspensão de alimentos ou bebidas contendo cafeína nas últimas 12h a 24h.[1,4]

Mecanismo de ação

O dipiridamol é um vasodilatador indireto e age por inibição da ação da enzima adenosina-deaminase, que degrada a adenosina endógena e bloqueia a recaptação da adenosina pela membrana celular, com consequente aumento da concentração extracelular e vasodilatação coronária. Sua meia-vida é de, aproximadamente, 45 minutos.

Dose

A dose[1,4] de dipiridamol recomendada é de 0,56 mg/kg, com dose máxima de 60 mg ou 6 ampolas (1 ampola de 2 mL = 10 mg), com administração EV em veia periférica durante quatro minutos. Pode ser injetado manualmente, diluindo-se a dose com soro fisiológico (SF) em seringa de 20 mL. O radiofármaco é administrado no momento de vasodilatação máxima, entre dois minutos a quatro minutos após o término da injeção (Figura 5.3).

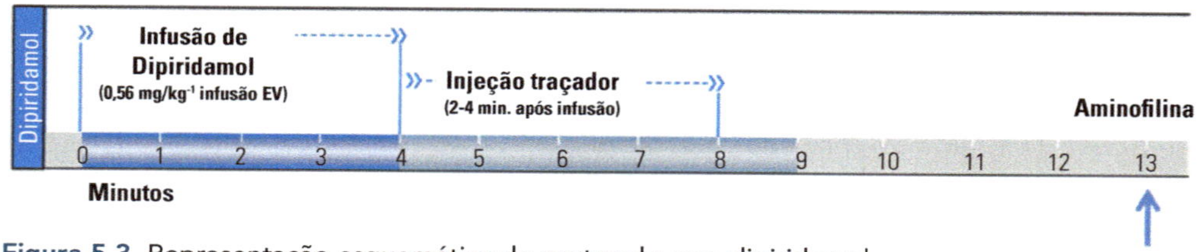

Figura 5.3. Representação esquemática do protocolo com dipiridamol.
Fonte: Elaborada pelos autores.

Efeitos adversos

Cerca de 50% dos pacientes apresentam algum efeito colateral (rubor, dor torácica, cefaleia, mal-estar e hipotensão arterial). A frequência desses efeitos é menor que a observada com a adenosina e ocorre tardiamente (15 minutos a 25 minutos depois da infusão), com variação individual significativa. Aminofilina EV na dose de 125 mg a 250 mg é necessária para reversão desses efeitos e deve ser administrada no quinto minuto após a injeção do radiofármaco (Figura 5.3). A incidência de bloqueios AV com dipiridamol é menor do que a observada com adenosina (2%). Aminofilina também deve ser utilizada quando houver alterações isquêmicas do ECG após dipiridamol.

A incidência de eventos adversos não fatais é de 1:1.500 e a incidência de eventos fatais é de 1:10.000 com o dipiridamol.[7]

Efeitos hemodinâmicos

Os efeitos hemodinâmicos são similares aos observados com adenosina, sendo observados discreto aumento da FC e discreta diminuição da PAS e PAD.[4]

Contraindicações

As contraindicações são as mesmas observadas para a adenosina.

Protocolo de estresse combinado

A associação de exercício com baixa carga de trabalho (p. ex., 1,7 MPH sem inclinação da esteira por quatro minutos a seis minutos), começando logo após a injeção dos vasodilatadores, tem demonstrado redução da captação hepática (atividade subdiafragmática) e melhora da razão entre a radiação emitida pelo órgão-alvo (coração) e pelas vísceras (artefatos), com melhora da qualidade das imagens.[1] Também se observa diminuição da intensidade dos sintomas produzidos pelo dipiridamol ou pela adenosina, como a incidência de bloqueios atrioventriculares. Além dessas vantagens, é útil em pacientes que conseguem se exercitar, mas que estão em uso de medicações que interferem na resposta cronotrópica (α-bloqueadores e antiarrítmicos).

Regadenoson

O regadenoson[4] é um vasodilatador e agonista seletivo dos receptores de adenosina A_{2A}. A dose recomendada é de 0,4 mg/5 mL, independentemente do peso, administrada por injeção EV rápida (aproximadamente 10 segundos) em veia periférica, sem bomba de infusão. A vantagem é que a administração do vasodilatador e do traçador terminam em menos de um minuto.

O regadenoson foi aprovado para uso clínico em 2008 (FDA).[10] É o agente de estresse farmacológico utilizado em 80% dos estudos na Europa e nos Estados Unidos. Foi demonstrado que a presença de isquemia induzida pelo regadenoson tem poder prognóstico semelhante para morte e IAM não fatal, quando comparado à adenosina[11]. No entanto, seu alto custo o torna proibitivo para uso no Brasil (± U$250.00 por dose/paciente).

Mecanismo de ação

É uma droga de ação trifásica, cujo efeito-pico sob o FSM ocorre um minuto após a injeção, durante a primeira passagem pelas artérias coronárias (primeira fase). Sua meia-vida é de dois minutos a quatro minutos. Na segunda fase, há perda de efeito em 30 minutos e a fase de eliminação da droga (terceira fase) ocorre em 2h.[12] A ativação dos receptores A_{2A} produz vasodilatação coronária e aumento do FSM, mantido por curto período. O tempo necessário para aumento de fluxo > 2,0 vezes em relação ao basal é de 30 segundos, com duração média da ação de dois minutos a três minutos[12] (Figura 5.4).

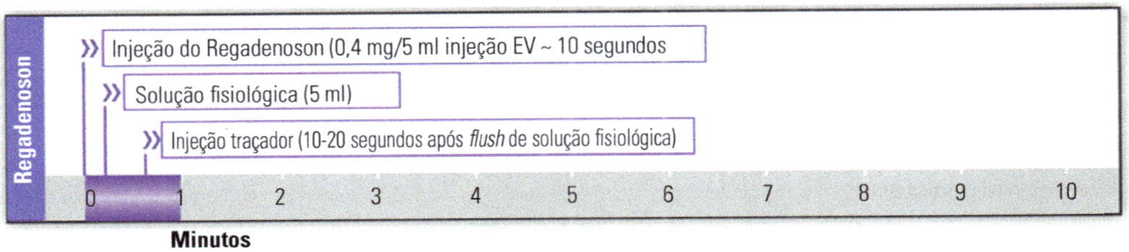

Figura 5.4. Representação esquemática do protocolo com regadenoson.

Fonte: Elaborada pelos autores.

Efeitos adversos

Os efeitos adversos[4] mais frequentes são dispneia (28%), cefaleia (26%) e rubor (16%). Além desses, há alguns efeitos menos frequentes, como dor torácica (13%) e angina ou depressão de ST (12%). A maioria desaparece em torno de 15 minutos e a cefaleia, em 30 minutos. Arritmias e distúrbios de condução são vistos em 26% dos pacientes (30% com adenosina). Extrassístoles atriais, em 7%, e ventriculares, em 14%. Bloqueios AV de primeiro grau em 3% (7% com adenosina) e de segundo grau em 0,1% (1% com adenosina).12 Os efeitos adversos leves com o regadenoson ocorrem em 80% dos pacientes (83% com adenosina). Aminofilina EV pode ser utilizada (50 mg a 250 mg) em infusão lenta (30 segundos a 60 segundos), para atenuar efeitos graves ou persistentes do regadenoson.[4]

Tem sido descrito que essa droga também diminui o limiar convulsivo cerebral, pela estimulação dos receptores A_{2A} no cérebro. Esse efeito não é bem conhecido e deve ser usado com cautela em pacientes com histórico de convulsões.[7]

A incidência de eventos adversos graves (fatais ou não fatais) descritos com regadenoson foi de 6:1.000.000 de estudos.[7]

Efeitos hemodinâmicos

A taquicardia, com aumento da FC > 40 bpm, é observada em 5% (3% com adenosina). Ocorre diminuição da PAS > 35 mmHg em 7% (8% com adenosina) e diminuição da PAD > 25 mmHg em 4% (5% com adenosina).

Contraindicações

- Bloqueios AV de segundo grau ou de terceiro grau ou doença do nó sinusal, não protegidos por marcapasso artificial.
- Broncospasmo: a segurança do regadenoson foi testada em dois estudos placebo-controlados em pacientes com DPOC moderado-grave14 e na asma leve a moderada.15 Em nenhum deles se observou aumento da resposta broncoconstritora, quando comparados ao placebo. Desde que realizado em ambiente hospitalar e em pacientes estáveis, o regadenoson pode ser utilizado com cautela nesses pacientes.
- Pressão sistólica < 90 mmHg.
- Uso de medicamentos contendo dipiridamol nas últimas 48h, de aminofilina nas últimas 24h ou ingestão de alimentos e bebidas contendo cafeína (café, chás, refrigerantes etc.) nas últimas 12h.
- Hipersensibilidade conhecida ao regadenoson.
- Antecedentes de crises convulsivas ou epilepsia.
- Bradicardia acentuada (*contraindicação relativa*).

Quadro 5.1. Condições clínicas de alto risco de complicações com vasodilatadores6

- Estenose aórtica grave
- Doença carotídea hemodinamicamente grave (> 70% bilateral)
- Lesão crítica de tronco da coronária esquerda
- DAC multiarterial proximal grave
- Disfunção autonômica
- Hipotensão em repouso
- Hipovolemia

Protocolo de estresse combinado

Também é possível realizar estresse combinado com baixa carga de exercício (quatro minutos a 1,7 MPH e 0% de inclinação), com injeção do regadenoson EV, em bólus, por 1,5 minuto e do radiofármaco no segundo minuto.[13]

Dobutamina

A dobutamina[4,5] um agente de estresse de indicação secundária, ou seja, quando não há condições para realização do TE e quando há contraindicações para o estresse com vasodilatadores (especialmente broncospasmo, PAS < 90 mmHg e obstrução carotídea bilateral significativa). A dobutamina tem sensibilidade de 91% e especificidade de 84% para detecção de isquemia.[2] É menos estudada com finalidade prognóstica do que o TE ou os vasodilatadores associados ao estudo da perfusão miocárdica.[4]

Dose

A dobutamina[4] é um forte agonista β1 cardíaco (aumenta o cronotropismo, o inotropismo, o dromotropismo e o MVO2) e agonista moderado dos receptores β2 periféricos (vasodilatação e broncodilatação). É infundida por veia periférica (250 mg de dobutamina em 230 mL de SF = 1 mg/mL), em bomba de infusão contínua, iniciando-se com a dose de 5 μg/kg/min a 10 μg/kg/min e aumentando-se para 20 μg/kg/min, 30 μg/kg/min e 40 μg/kg/min, com intervalos de três minutos (Figura 5.5). Sua meia-vida é de dois minutos. Como no TE, atingindo-se a FC preconizada (85% da FC máxima prevista para idade), o traçador é injetado, continuando a infusão da dobutamina por mais um minuto para interrupção. A monitorização eletrocardiográfica e da PA é realizada continuamente antes da infusão dos agentes estressores, no decorrer da infusão e alguns minutos depois. Nos pacientes que não alcançarem a FC submáxima, pode-se associar atropina EV (0,25 mg/min até o máximo de 2,0 mg) ou realizar esforço isométrico (p. ex., comprimir uma bola de tênis, mover as pernas) para sensibilizar o aumento da FC (Figura 5.5).

Efeitos adversos

Efeitos adversos[4] com o uso de dobutamina ocorrem em 75% dos pacientes. Os mais comuns são palpitação (29%), dor torácica (31%), cefaleia (14%), rubor (14%), dispneia (14%) e arritmias supraventriculares ou ventriculares (8%-10%). Alterações isquêmicas de ST ocorrem em 1/3 dos pacientes. Efeitos adversos graves podem requerer a administração EV de β-bloqueadores de ação curta (esmolol, 0,5 mg/kg, ou metoprolol, 5 mg em um minuto).

O risco de eventos adversos graves fatais ou não fatais com dobutamina é de, aproximadamente, 3:1.000.[7]

Contraindicações

- IAM recente (< 1 semana).
- Angina instável.
- Obstrução significativa de via saída do VE.
- Estenose aórtica grave.
- Taquiarritmias atriais com resposta ventricular inadequada.
- História de taquicardia ventricular prévia.
- Hipertensão arterial sistêmica não controlada (PA > 200/110 mmHg).
- Pacientes com dissecção ou aneurisma de aorta.
- Pacientes que estão sob β-bloqueadores, com resposta deprimida da FC e do inotropismo.

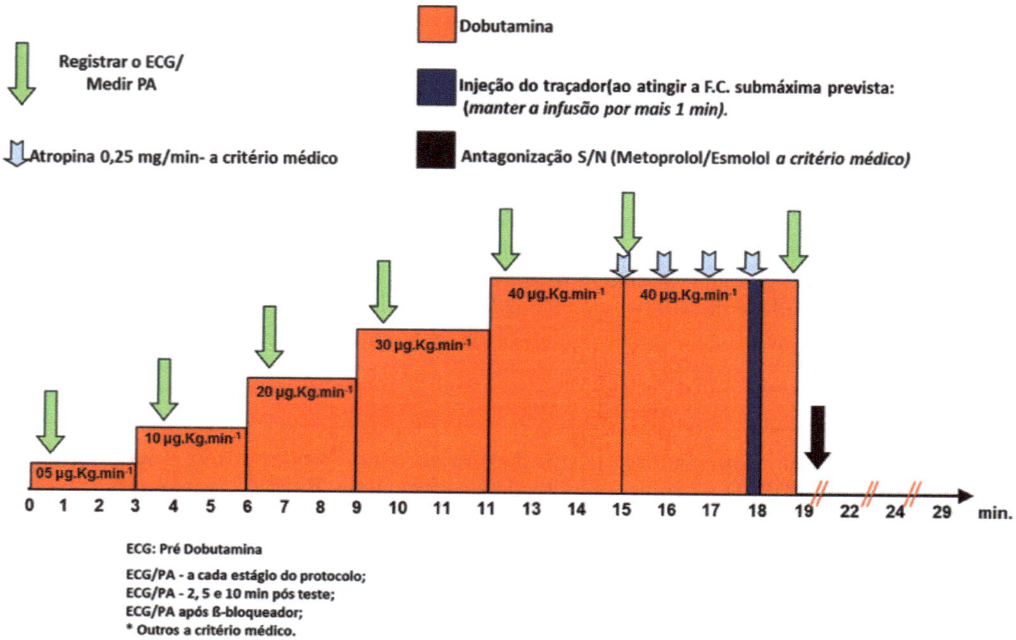

Figura 5.5. Representação esquemática do protocolo com dobutamina.
Fonte: Elaborada pelos autores.

Deve-se interromper a infusão da dobutamina quando houver indução de taquicardia ventricular, hipotensão arterial e bradicardia acentuada ou depressão significativa do ST (mais comum com dobutamina do que com outros estressores).

Considerações finais

Os agentes de estresse farmacológico apresentam grande aplicação na prática diária dos serviços de imagem cardiovascular, tendo em vista a associação do envelhecimento populacional à presença de comorbidades, que limitam o emprego do teste ergométrico.

O dipiridamol é conhecido por aumentar a concentração intersticial de adenosina. Assim, a adenosina, por mecanismo direto, e o dipiridamol, por mecanismo indireto, promovem a ativação dos quatro tipos de receptores de adenosina conhecidos. Essa resposta leva a certa limitação do uso desses agentes, particularmente na ação da adenosina de lentificar a condução elétrica do nó AV, podendo levar a bloqueios AV, além do risco de broncospasmo em pacientes com hiper-reatividade das vias aéreas (DPOC e asma).

O regadenoson foi aprovado pelo FDA em 2008 e pela European Medicines Agency em 2010. É o vasodilatador mais utilizado nos EUA e na Europa (80% dos estresses farmacológicos) e tem ação similar à da adenosina na detecção de isquemia (diagnóstica e prognóstica). É administrado em bólus, com menor tempo de exame e menos efeitos colaterais que a adenosina, sem necessidade de bomba de infusão. Pode ser utilizado em pacientes com DPOC ou asma e sua combinação com exercício (TE sintoma-limitado) também permite a avaliação da capacidade funcional, diminui a atividade subdiafragmática do traçador e melhora a qualidade das imagens. Seu alto custo ainda limita o uso em larga escala no Brasil (± *U$2*50.00).

A dobutamina é a modalidade de estresse que deverá ser utilizada sempre que houver limitações ou contraindicações para o emprego de todos os outros agentes de estresse, tendo em vista seu menor risco de complicações quando comparada aos outros.

Referências

1. Meneghelo RS, Araújo CGS, Stein R, Mastrocolla LE, Albuquerque PF, Serra SM et al. Sociedade Brasileira de Cardiologia. III Diretrizes da Sociedade Brasileira de Cardiologia sobre Teste Ergométrico. Arq Bras Cardiol. 2010;95(5 Suppl. 1):1-26.
2. Leppo JA. Comparison of pharmacologic stress agentes. J Nucl Cardiol. 1996;3(6):S22-6.
3. Abrams J. Clinical practice: Chronic Stable Angina. N Engl J Med. 2005;352(24):2524-33.
4. Henzlova MJ, Cerqueira MD, Hansen CL, Taillefer R, Yao S-S. Stress protocols and tracers: ASNC Imaging guidelines for nuclear cardiology procedures. J Nucl Cardiol. 2006;13(6):e80-90.
5. Chalela WA, Moffa PJ, Meneghetti JC. Estresse cardiovascular: princípios e aplicações clínicas. São Paulo: Roca; 2004.
6. O'Keefe Jr. JH, Bateman TM, Handlin LR, Barnhart CS. Four- versus 6-minute infusion protocol for adenosine thallium-201 single photon emission computed tomography imaging. Am Heart J. 1995;129(3):482-7.
7. Dilsizian V, Gewirtz H, Paivanas N, Kitsiou AN, Hage FG, Crone NE et al. Serious and potentially life threatening complications of cardiac stress testing: Physiological mechanisms and management strategies. J Nucl Cardiol. 2015;22(6):1198-213.
8. Elliott MD, Holly TA, Leonard SM, Hendel RC. Impact of an abbreviated adenosine protocol incorporating adjunctive treadmill exercise on adverse effects and image quality in patients undergoing. Stress myocardial perfusion maging. J Nucl Cardiol. 2000;7(6):584-9.
9. Thomas GS, Prill NV, Majmundar H, Fabrizi RR, Thomas JJ, Hayashida C et al. Treadmill exercise during adenosine infusion is safe, results in fewer adverse reactions, and improves myocardial perfusion image quality. J Nucl Cardiol. 2000;7(5):439-46.
10. Iskandrian AE, Bateman TM, Belardinelli L, Blackburn B, Cerqueira MD, Hendel RC et al. ADVANCE MPI Investigators. Adenosine versus regadenoson comparative evaluation in myocardial perfusion imaging: results of the ADVANCE phase 3 multicenter international trial. J Nucl Cardiol. 2007;14(5):645-58.
11. Farzaneh-Far A, Shaw LK, Dunning A, Oldan JD, O'Connor CM, Borges-Neto S. Comparison of the prognostic value of regadenoson and adenosine myocardial perfusion imaging. J Nucl Cardiol. 2015;22(4):600-7.
12. Lieu HD, Shryock JC, von Mering GO, Gordi T, Blackburn B, Olmsted AW et al. Regadenoson, a selective A2A adenosine receptor agonist, causes dose-dependent increases in coronary blood flow velocity in humans. J Nucl Cardiol. 2007;14(4):514-20.
13. Thomas GS, Thompson RC, Miyamoto MI, Ip TK, Rice DL, Milikien D et al. The RegEx trial: a randomized, double-blind, placebo- and active-controlled pilot study combining regadenoson, a selective A2A adenosine agonist, with low-level exercise, in patients undergoing myocardial perfusion imaging. J Nucl Cardiol. 2009;16(1):63-72.
14. Thomas GS, Tammelin BR, Schiffman GL, Marquez R, Rice DL, Milikien D et al. Safety of regadenoson, a selective adenosine A2A agonist, in patients with chronic obstructive pulmonary disease: a randomized, double-blind, placebo-controlled trial (RegCOPD trial). J Nucl Cardiol. 2008;15(3):319-28.
15. Leaker BR, O'Connor B, Hansel TH, Barnes PJ, Meng L, HD Lieu. Safety of regadenoson, an adenosine A2A receptor agonist for myocardial perfusion imaging, in mild asthma and moderate asthma patients: a randomized, double-blind, placebo-controlled trial. J Nucl Cardiol. 2008;15(3):329-36.

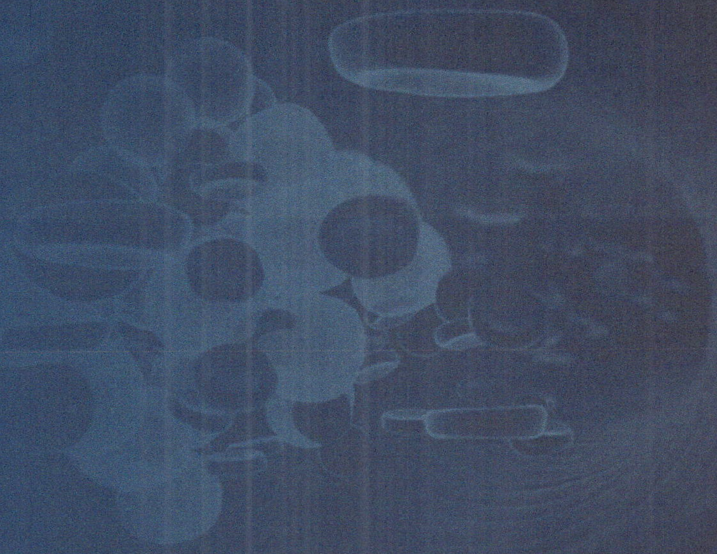

seção 2

Distúrbios do Ritmo Cardíaco e Estimulação Cardíaca Artificial

CAPÍTULO 6

Conceitos de Eletrofisiologia Básica

▪ Paola Pretti Nunes Ferreira Falcochio
▪ Guilherme Dagostin de Carvalho ▪ Mauricio Scanavacca

Introdução

As arritmias cardíacas decorrem de alterações na geração e/ou na condução do estímulo elétrico pelo coração e são classificadas com base em diversos critérios, sendo o primeiro deles a frequência do ritmo que provocam.

O ritmo cardíaco básico, em situações normais, é o sinusal, definido pela presença de uma onda P que precede cada complexo QRS. A onda P originada no nó sinusal tem, no eletrocardiograma (ECG) convencional, polaridade positiva em DI, DII e aVF, negativa em aVR, e SÂP variando entre 0° e 90°. A frequência cardíaca (FC) sinusal ao repouso varia entre 50 e 100 batimentos por minuto (bpm). Assim, convencionou-se que valores de FC abaixo de 50 bpm configuram bradicardias, enquanto valores acima de 100 bpm configuram taquicardias.[1] A partir da despolarização atrial, segue-se um atraso fisiológico da condução atrioventricular (AV) promovido pelo nó AV, o qual, em indivíduos adultos normais, dura entre 120 e 200 milissegundos (ms), identificado no ECG como intervalo PR. Quando a duração desse intervalo se encontra fora dessa janela, pode refletir variantes da normalidade relacionadas à idade, ao gênero e ao tônus autonômico, bem como condições patológicas, como pré-excitação ventricular (PR < 120 ms) e bloqueios AV (PR > 200 ms).

Uma vez que o impulso elétrico atravesse o nó AV, ele atinge os ventrículos inicialmente pelo sistema His-Purkinje e, posteriormente, pelos ramos direito e esquerdo e suas arborizações, gerando o complexo QRS no ECG de superfície, o qual reflete o processo de despolarização ventricular. A duração do QRS normalmente é inferior a 120 ms. Complexos com duração superior a esse valor podem ser determinados por batimentos supraventriculares conduzidos com aberrância de condução intraventricular e presença de bloqueio de ramo ou ser originados a partir do miocárdio ventricular.

O fenômeno elétrico subsequente é a repolarização ventricular, representada no ECG pela onda T. A análise desse processo engloba a morfologia da onda T e a duração do intervalo QT, que é medido do início do complexo QRS até o final da onda T e, por sua vez, reflete a duração total do potencial de ação ventricular. A duração máxima do intervalo QT varia de acordo com o gênero, sendo normal até 450 ms para homens e 470 ms para mulheres, bem como com a idade (460 ms para crianças e adolescentes). Já o limite inferior é divergente na literatura, considerando-se anormais valores inferiores a 390 ms.[2]

Os ritmos bradicárdicos podem ter origem supraventricular ou ser decorrentes de bloqueio atrioventricular. Seu diagnóstico diferencial envolve a observação da presença, da frequência e da morfologia das ondas P, assim como de sua relação com os complexos QRS.

As taquiarritmias devem ser avaliadas quanto à presença e à morfologia de ondas P, à relação entre as frequências atrial e ventricular, à regularidade dos intervalos RR e à morfologia dos complexos QRS durante o evento. Taquicardias com QRS estreito (< 120 ms) têm origem supraventricular, ao passo que taquicardias com QRS largo (≥ 120 ms) podem ter origem ventricular ou supraventricular, quando a

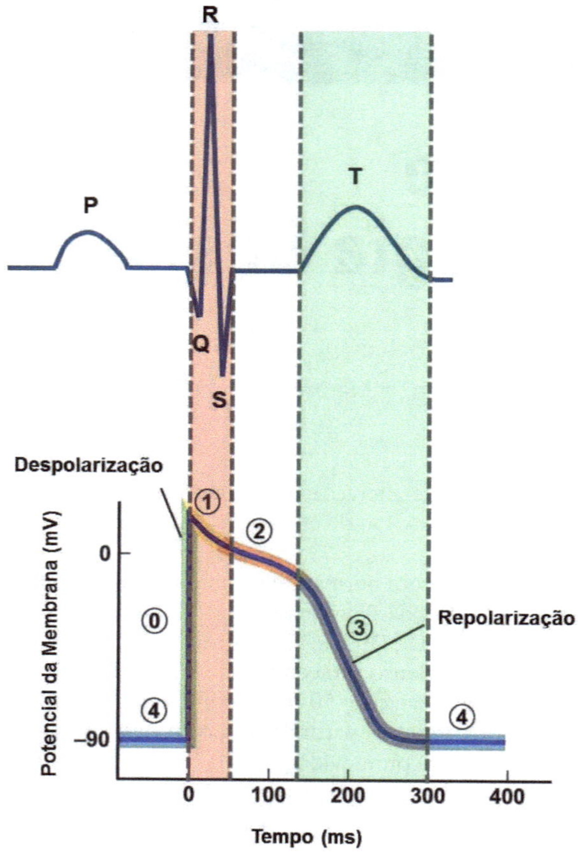

Figura 6.1. Esquema da representação eletrocardiográfica de cada fase do potencial de ação das células de resposta rápida.

Fonte: Salgado HC, Fazan Jr. R, Brognara F. Bases da eletrocardiografia. In: Machado BH, Moraes DJA, Salgado HC, Fazan Jr. R. Fisiologia dos sistemas: cardiovascular e respiratório. Ribeirão Preto: Departamento de Fisiologia da Faculdade de Medicina de Ribeirão Preto, 2017.

despolarização ventricular ocorrer com aberrância de condução, na presença de bloqueio de ramo pré-existente ou estimulação cardíaca artificial.

Arritmias são eventos que, devido à sintomatologia que causam, como palpitações, dispneia, dor torácica, síncope e, em casos mais graves, morte súbita, motivam até 4% dos atendimentos em setores de emergência nos Estados Unidos. Em termos populacionais, 5,3% da população daquele país apresenta ao menos uma arritmia cardíaca documentada em seu histórico médico.[3]Os mecanismos envolvidos na gênese das arritmias incluem distúrbios na formação do impulso ou na condução do impulso e desordens mistas, que englobam as duas características supracitadas. Na prática clínica, no entanto, a distinção entre eles pode ser difícil e uma arritmia deflagrada por um mecanismo pode ser perpetuada por outro.

O surgimento de uma arritmia ocorre, primordialmente, pela interação entre três fatores integrantes do chamado triângulo de Coumel (Figura 6.2):[4]

- A presença de um substrato (cardiomiócitos doentes, por exemplo).
- Gatilhos, como as ectopias.
- Fatores moduladores (como modulação autonômica, isquemia, pH tecidual, entre outros).

Frente ao exposto, observando as características de uma arritmia, como seu modo de início e término ou sua resposta a medicamentos e a manobras eletrofisiológicas, bem como a análise de traçados obtidos por meio do registro com os sistemas de monitorização do eletrocardiograma, podemos inferir seu mecanismo e guiar seu manejo.

A seguir, serão comentados alguns conceitos que auxiliarão o leitor a ter melhor aproveitamento dos capítulos que se seguem.

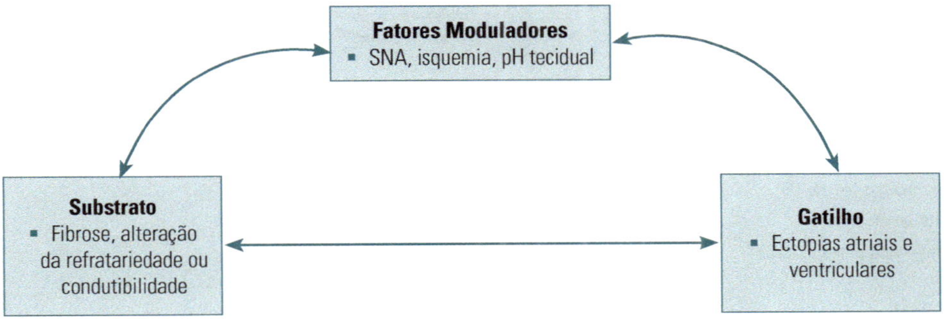

Figura 6.2. Interação entre os diferentes fatores integrantes do triângulo de Coumel.
Fonte: Elaborada pelos autores.

Distúrbios na formação do impulso

Automatismo

Os cardiomiócitos são células altamente especializadas, que se encarregam tanto da condução de impulsos elétricos quanto da contração mecânica. Algumas células, como as dos nós sinusal e AV, bem como as do sistema His-Purkinje, possuem a propriedade do automatismo, que é definida como a capacidade de apresentar despolarização diastólica espontânea na ausência de estímulos externos.

O potencial de ação das células automáticas, denominado resposta lenta, difere daquele dos demais miócitos (chamados células de resposta rápida), pelo predomínio dos íons cálcio no processo de despolarização, pela ausência da fase de platô bem demarcada e pelo influxo constante de sódio na fase 4, que eleva o potencial transmembrana até que seja atingido o limiar de despolarização, com geração de um novo impulso.

Os transtornos do automatismo se expressam de duas maneiras: automatismo normal exacerbado e automatismo anormal.

Habitualmente, o nó sinusal é o foco automático com a maior frequência de disparo, o que o torna o marca-passo principal do coração e o leva a ter um domínio sobre os nós subsidiários, permitindo que haja uma sequência hierárquica para a condução do estímulo cardíaco.

São três os fatores que definem o foco predominante: o potencial diastólico máximo, o limiar de excitabilidade e a inclinação da fase 4 do potencial de ação.[5] As células automáticas podem ser suprimidas por estímulos externos com frequência de disparo mais elevada, isto é, outro foco com maior

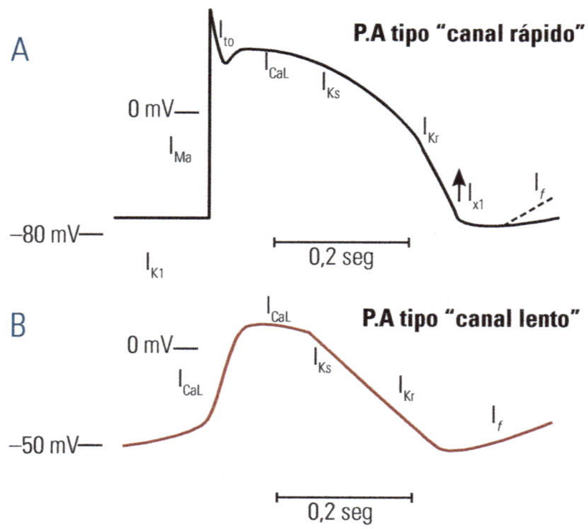

Figura 6.3. Representação gráfica dos potenciais de ação das células miocárdicas de resposta rápida (A) e de resposta lenta (B).

P.A: potencial de ação.

Fonte: Elaborada pelos autores.

taxa de disparo é capaz de assumir o comando. Essa ocorrência é chamada de *overdrive suppression* e se relaciona ao fato de estímulos externos reduzirem a inclinação da fase 4 do potencial de ação das células de resposta lenta.

O automatismo normal das células é modulável e sofre influência do sistema nervoso autônomo, de alterações metabólicas e de fármacos. A atividade parassimpática reduz a frequência de disparo das células automáticas ao promover a hiperpolarização delas, motivo pelo qual taquicardias automáticas podem responder a manobras vagais. A ação simpática, em contrapartida, aumenta a frequência de disparo das células marca-passo ao promover incremento da permeabilidade celular ao cálcio. Em situações com liberação de catecolaminas, como hipertireoidismo, feocromocitoma, uso de cocaína ou de outros estimulantes, realização de exercício físico ou febre, há exacerbação do automatismo normal, razão pela qual focos subsidiários podem assumir o ritmo cardíaco, como a junção atrioventricular. Hipoxemia e hipocalemia também podem aumentar o automatismo normal.[6]

Miócitos atriais e miócitos ventriculares normalmente não apresentam despolarização diastólica espontânea. Entretanto, uma redução da voltagem no potencial transmembrana durante a fase de repouso pode lhes permitir apresentar essa propriedade, levando à formação de impulsos repetitivos e caracterizando o chamado automatismo anormal (Figura 6.4), que pode ser idiopático ou desencadeado por isquemia miocárdica, acidose ou hipoxemia. As arritmias por automatismo anormal podem ser de difícil controle farmacológico e, eventualmente, ter caráter incessante, sobretudo em crianças e na fase aguda de eventos isquêmicos.

Atividade deflagrada

Pós-potenciais são oscilações do potencial transmembrana que ocorrem durante ou após um potencial de ação e, por conseguinte, dependem deles para ocorrerem. Caso tenham intensidade suficiente para despolarizar a célula e originar um novo impulso, recebem o nome de atividade deflagrada. São classificados em pós-potenciais precoces ou tardios, a depender da fase do potencial de ação em que ocorrem.[7]

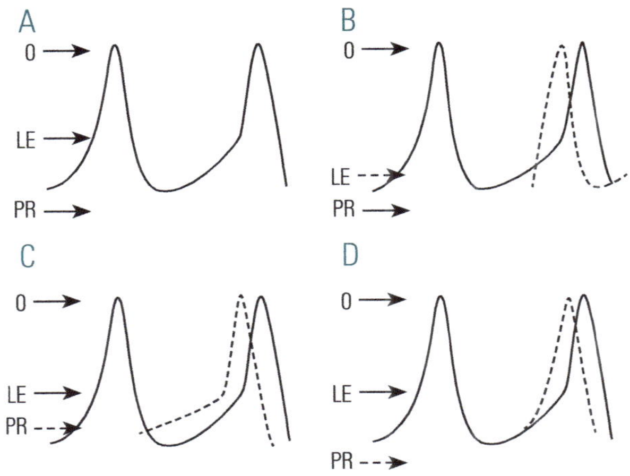

Figura 6.4. Esquema ilustrativo das diferentes interferências na voltagem celular que podem levar à ocorrência de automatismo anormal. A: normal; B: redução do limiar de excitabilidade; C: redução do potencial de repouso da membrana; e D: aumento da inclinação da fase 4 do potencial de ação celular.

LE: limiar de excitabilidade; PR: período refratário.

Fonte: Gaztañaga L, Marchlinski FE, Betensky BP. Mechanisms of cardiac arrhythmias. Rev Esp Cardiol. 2012;65(2):174-85.

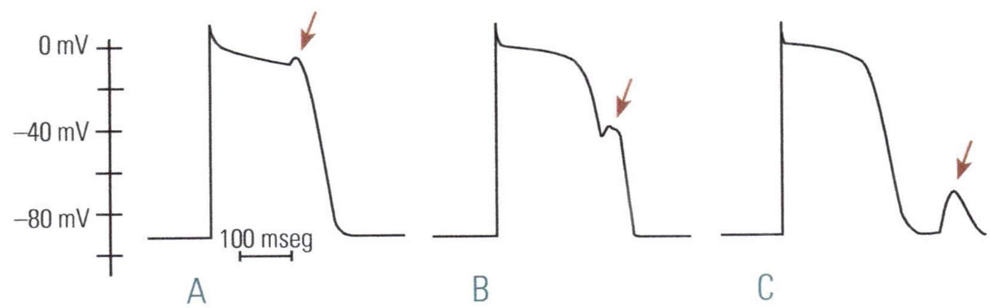

Figura 6.5. Representação temporal da ocorrência dos diferentes tipos de pós potenciais (setas) durante o potencial de ação celular. A: pós-potencial precoce de fase 2; B: pós-potencial precoce de fase 3. C: pós-potencial tardio durante a fase 4 do PA.

Fonte: Andalaft RB. Displasia arritmogênica de VD [Internet]. Disponível em: http://www.arritmiaonline.com.br/files/Displasia-arritmogenica-do-VD.pdf.

Atividade deflagrada por pós-potenciais precoces

Os pós-potenciais precoces são eventos bradicardia-dependentes e, por isso, estão relacionados ao prolongamento da duração do potencial de ação. Ocorrem nas fases 2 ou 3 do potencial de ação, devido a alterações nas correntes de Ca^{++} (fase 2) e K^{+} (fase 3).[8,9]

Podem desencadear arritmias ventriculares polimórficas, por vezes autolimitadas, uma vez que o aumento da frequência cardíaca encurta a duração do potencial de ação e inibe a geração de novos pós-potenciais precoces, levando à interrupção da arritmia. Essa característica possibilita que o aumento da FC por um marca-passo artificial seja uma estratégia eficaz no manejo de arritmias ventriculares em portadores de prolongamento do intervalo QT, que é o principal componente do potencial de ação e o maior determinante de sua duração.

São exemplos de arritmias decorrentes de atividade deflagrada por pós-potenciais precoces as arritmias ventriculares da Síndrome do QT longo, assim como aquelas que surgem na vigência de bradicardia, estresse parietal, hipoxemia, acidose, hipocalemia, hipomagnesemia, hipocalcemia, bem como aquelas associadas ao uso de drogas antiarrítmicas (especialmente as de classe IA, IB e III), de antidepressivos tricíclicos, de antimicrobianos (macrolídeos e quinolonas, por exemplo), de anti-histamínicos e de diuréticos.

Atividade deflagrada por pós-potenciais tardios

Situações nas quais se observam arritmias desencadeadas por pós-potenciais tardios são aquelas em que há um excesso de catecolaminas circulantes, como na insuficiência cardíaca e na hipertrofia miocárdica, nas arritmias ventriculares induzidas pelo exercício, na fase aguda do infarto do miocárdio e após reperfusão coronária. São dependentes de taquicardia, pois o aumento da concentração intracelular de Ca^{++} após a repolarização (fase 4 do potencial de ação) provoca as oscilações na voltagem da membrana celular responsáveis por originar os pós-potenciais tardios.[10]

A taquicardia ventricular polimórfica catecolaminérgica é uma doença geneticamente determinada, na qual disfunções nas proteínas responsáveis pela liberação de Ca^{++} do retículo sarcoplasmático para o citosol (rianodina e calsequestrina) levam, com o aumento da atividade simpática durante exercício físico e/ou situações de estresse emocional, ao acúmulo acentuado de cálcio intracelular e à ocorrência de arritmias ventriculares polimórficas. Além dessa situação, a intoxicação digitálica provoca inibição da bomba Na^+/K^+ ATPase e liberação de Ca^{++} do retículo sarcoplasmático para o citosol, também favorecendo a ocorrência desses eventos.

Distúrbios na condução do impulso

Bloqueios

Bloqueio de fase 3

A duração do potencial de ação e, consequentemente, do período refratário do sistema de condução é proporcional à duração do intervalo RR a cada ciclo, ou seja, frequências cardíacas mais lentas geram potenciais de ação prolongados e com períodos refratários maiores, enquanto frequências rápidas promovem seu encurtamento.

O bloqueio de fase 3 ocorre quando um impulso elétrico atinge tecidos que ainda se encontram refratários devido à repolarização incompleta. Isso explica diferentes fenômenos eletrocardiográficos, como as ectopias supraventriculares com condução intraventricular aberrante (Figuras 6.6 e 6.7), o fenômeno de Ashman (Figura 6.8) e as aberrâncias de condução taquicardia-dependentes.

Uma ectopia supraventricular com acoplamento precoce pode encontrar o sistema His-Purkinje parcialmente refratário e, então, ser conduzida por apenas um de seus ramos, mais frequentemente pelo ramo esquerdo, gerando batimentos alargados e com morfologia de bloqueio de ramo direito (BRD).[11] O fenômeno de Ashman é observado frequentemente nos pacientes com fibrilação atrial, uma arritmia que tem na irregularidade dos intervalos RR sua característica mais notória e que favorece a ocorrência de ciclo longo seguido por ciclo relativamente curto. O intervalo RR mais longo aumenta a duração do potencial de ação e, consequentemente, do período refratário do sistema de condução, o qual, ao ser alcançado por novo estímulo, faz com que a despolarização ventricular ocorra apenas através do ramo que estiver completamente repolarizado, gerando um batimento com condução intraventricular aberrante.

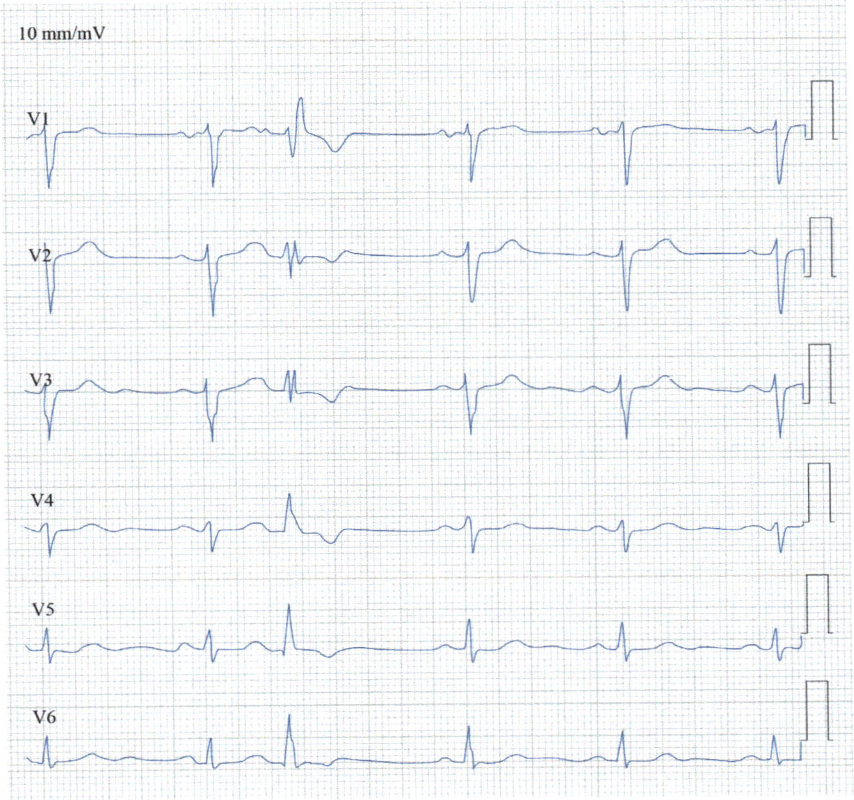

Figura 6.6. Traçado de eletrocardiograma com extrassístole atrial conduzida com aberrância tipo bloqueio de ramo direito (terceiro complexo QRS do traçado). Observe, em V1 e V2, a presença de onda P precedendo o complexo QRS alargado e deformando a onda T do batimento anterior.

Fonte: Acervo pessoal.

Bloqueio de fase 4

Esse bloqueio é dependente de bradicardia e decorre da redução da excitabilidade celular após longos períodos diastólicos, que permitem que as fibras de Purkinje apresentem despolarização diastólica espontânea, levando à ocorrência de aberrância de condução.[11] Diversos fatores são relacionados à gênese desse fenômeno, entre os quais podemos citar o tônus autonômico, o uso de fármacos (β-bloqueadores, bloqueadores dos canais de cálcio, digitálicos e adenosina, por exemplo) e as alterações degenerativas do sistema de condução.

Reentrada

É o mecanismo envolvido na maioria das arritmias clínicas.

A ocorrência e a perpetuação dos circuitos de reentrada dependem de algumas premissas: tecidos com características eletrofisiológicas distintas, presença de bloqueio unidirecional de condução e diferença no tempo de recirculação do impulso até o sítio de origem, que deve ser maior do que o período refratário do segmento proximal do circuito. Essa última característica define o conceito de comprimento de onda. A diferença da área entre o comprimento de onda e o circuito anatômico propriamente dito resulta no intervalo (*gap*) excitável, que consiste no segmento do circuito que é passível de despolarização durante a propagação do impulso.[12]

A

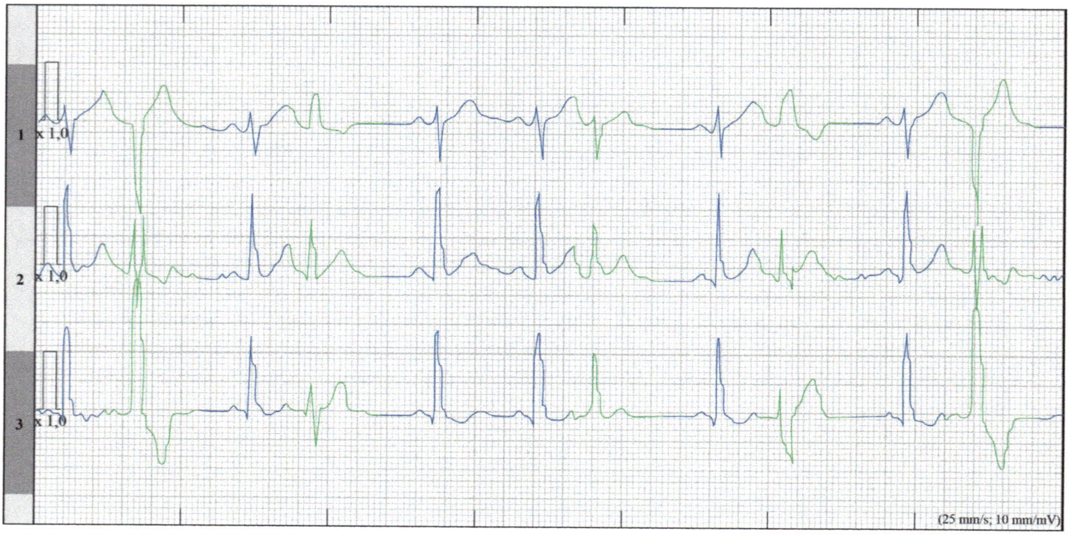

B

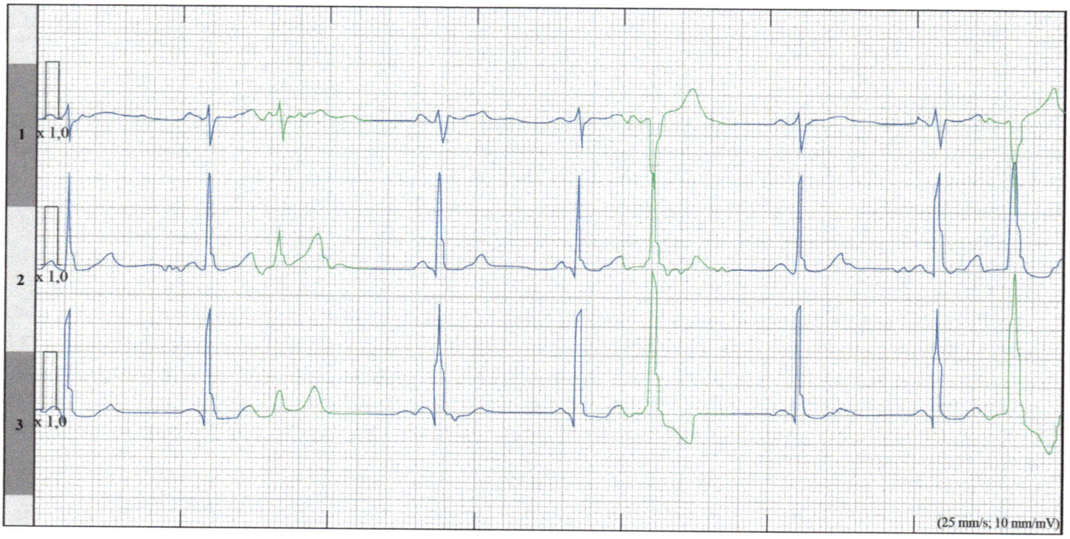

Figura 6.7. Traçados de Holter de um mesmo paciente apresentando ectopias atriais (em verde) conduzidas com aberrância – bloqueio de fase 3 – e apresentando morfologia de distúrbio de condução pelos ramos direito e esquerdo.
Fonte: Acervo pessoal.

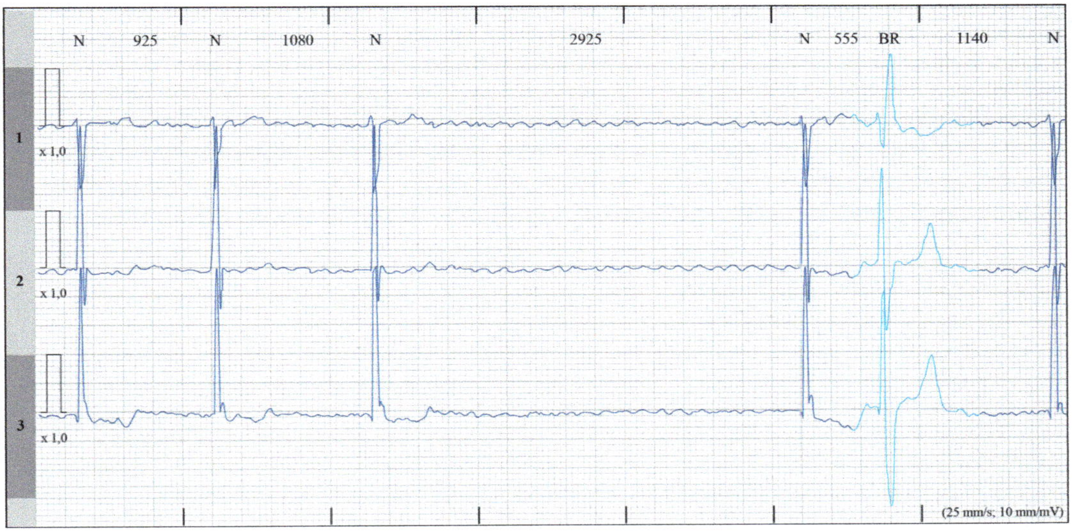

Figura 6.8. Traçado de Holter durante ritmo de fibrilação atrial levando à ocorrência do fenômeno de Ashman – ciclos curto-longo-curto seguidos por complexo QRS com padrão de bloqueio de ramo direito (em azul claro).

Fonte: Acervo pessoal.

Em condições habituais, o estímulo elétrico progride e ativa todo o miocárdio, de forma a ser extinto no final da sístole elétrica. Caso um segmento miocárdico não seja despolarizado ou recupere sua excitabilidade antes da extinção do impulso, cria-se um caminho de tecido excitável que permite o retorno do estímulo e o início de um novo ciclo de despolarização, gerando um circuito de reentrada. Quanto maior for o *gap* excitável, mais estável será o circuito, como observado no *flutter* atrial típico.

Classificam-se os circuitos reentrantes em anatômicos, nos quais o impulso gira ao redor de uma barreira fixa e bem delimitada, e funcionais, cuja área de bloqueio unidirecional é determinada pelas condições e pelas propriedades eletrofisiológicas do segmento miocárdico em questão, tornando-a variável. Podem ser resultantes, ainda, de uma combinação de ambos os componentes.

Reentrada anatômica

O estímulo gira ao redor de um obstáculo fixo e inexcitável, que propicia a formação de um circuito estável para a arritmia.

É o mecanismo através do qual ocorrem a taquicardia atrioventricular relacionada às vias acessórias atrioventriculares (pré-excitação ventricular) e a taquicardia por reentrada nodal (dupla via nodal). Podem-se citar, também, as taquicardias atriais incisionais, nas quais o impulso circula ao redor de cicatrizes decorrentes de atriotomias, e as taquicardias ventriculares ramo-a-ramo, nas quais o estímulo percorre o ramo direito anterogradamente e retorna por um dos fascículos do ramo esquerdo.

Nas taquicardias atrioventriculares, a propagação do impulso se faz por uma via rápida (a via acessória) e uma mais lenta (o nó atrioventricular, que tem condução decremental e permite retardar a passagem do estímulo), garantindo a existência do *gap* excitável e das demais propriedades necessárias para a perpetuação do sistema. A identificação dos sustentáculos dos circuitos anatômicos forma a base para o tratamento das arritmias por reentrada mediante ablação por cateter.[13]

A

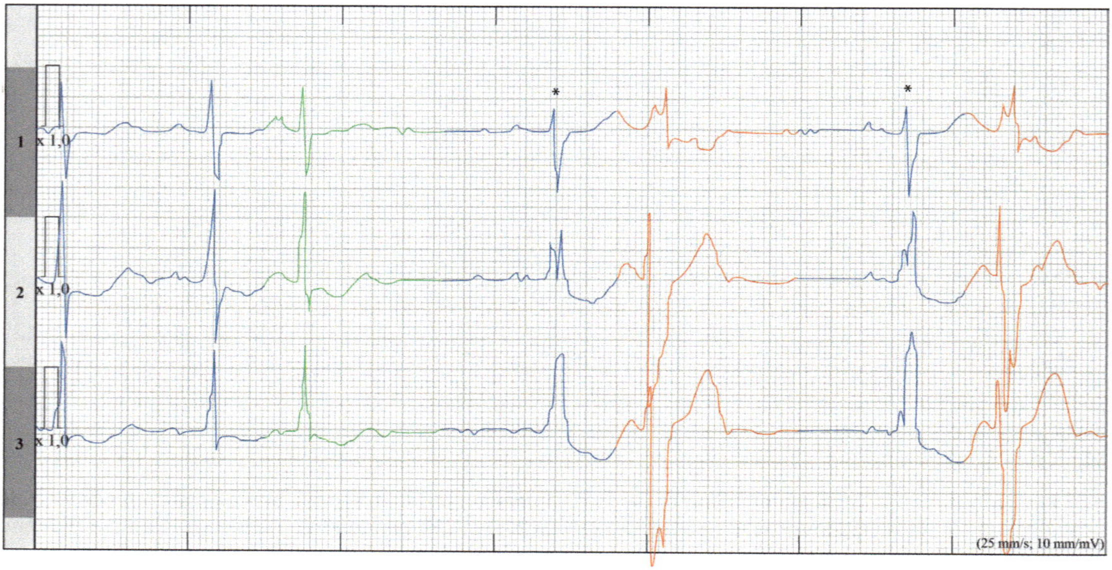

B

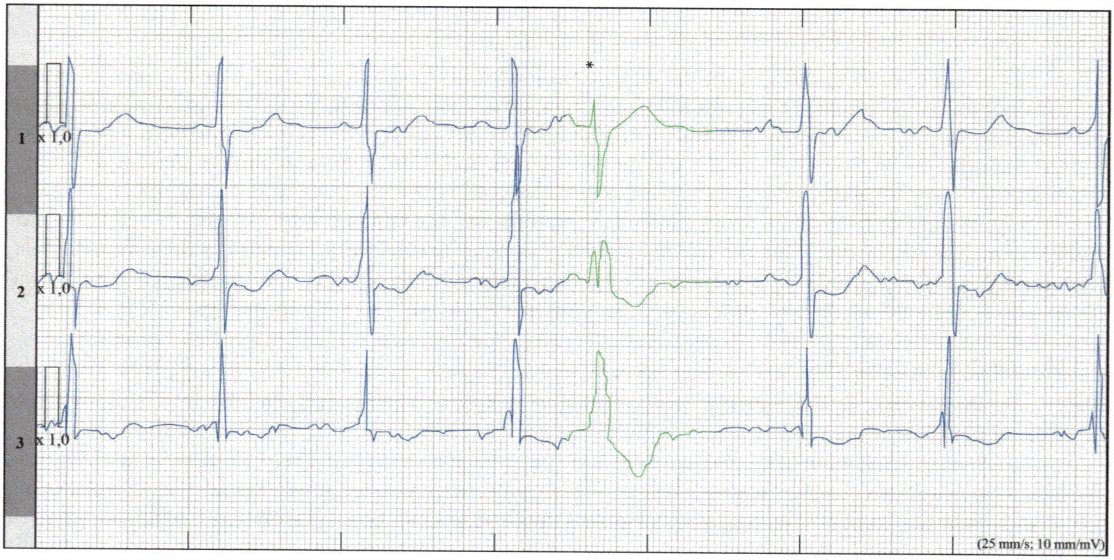

Figura 6.9. Traçados de Holter da mesma paciente, apresentando complexos QRS tardios (A, asterisco) com padrão de bloqueio de ramo idêntico ao observado em batimento ectópico atrial conduzido aos ventrículos de forma aberrante (B, asterisco) – bloqueios de fase 4 e fase 3, respectivamente.

Fonte: Acervo pessoal.

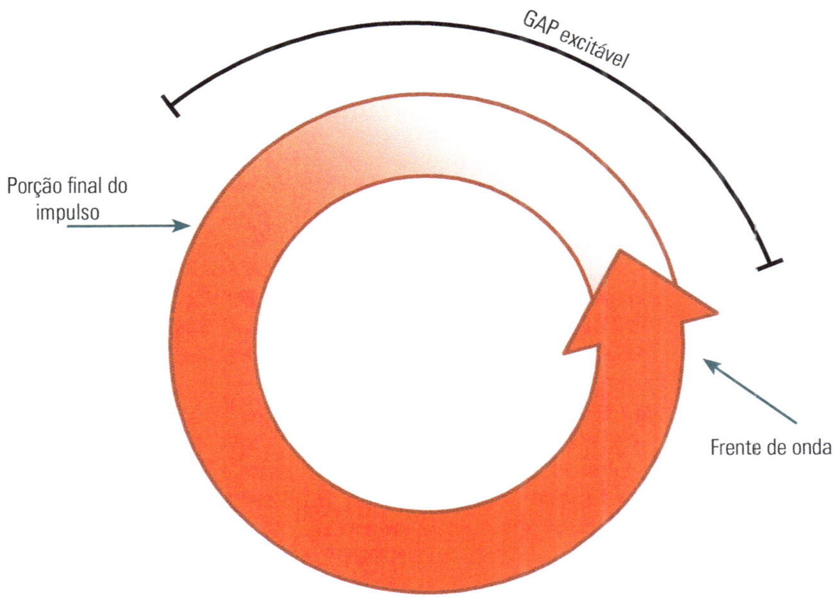

Figura 6.10. Representação gráfica do intervalo de excitabilidade (gap excitável) entre a frente de onda e seu final, essencial à ocorrência de circuitos reentrantes.

Fonte: Elaborada pelos autores.

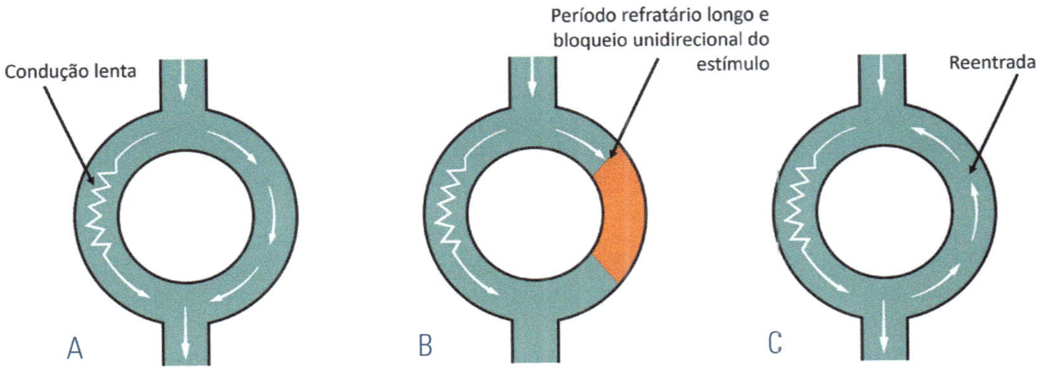

Figura 6.11. Representação esquemática do circuito de taquicardia por reentrada nodal: presença de 2 vias com características eletrofisiológicas distintas (A), a via de condução rápida tem período refratário mais longo que leva ao bloqueio anterógrado do estímulo (B) que é conduzido através dela de forma retrógrada e permite o estabelecimento do circuito reentrante (C).

Fonte: Elaborada pelos autores.

Reentrada funcional

A reentrada funcional é determinada pela heterogeneidade das propriedades eletrofisiológicas teciduais, que podem apresentar modificações dinâmicas. São circuitos que variam quanto à localização e ao tamanho, sendo, na maioria das vezes, pequenos e instáveis.

Esse tipo de reentrada pode ser subdividido em:

- Reentrada anisotrópica: a condução do estímulo elétrico é mais rápida no sentido longitudinal do que no transversal das fibras miocárdicas. Essa propriedade, determinada pela atividade das *gap junctions*, é denominada anisotropia e constitui uma característica normal da condução elétrica cardíaca.[14]

  A perda da citoarquitetura tecidual na borda da cicatriz de um infarto, com fibras cardíacas saudáveis entremeadas por tecido conectivo e fibroso, propicia substrato para a reentrada anisotrópica, na qual a diferença entre a velocidade de condução do estímulo pelo tecido sadio e a velocidade de condução do estímulo pelo tecido doente facilita o bloqueio da condução no sentido longitudinal da fibra, que, por sua vez, passa a conduzir o impulso lentamente no sentido transversal e, com isso, forma o circuito reentrante.
- Reentrada de fase 2: esse mecanismo é sustentado pela presença de gradientes elétricos entre diferentes camadas do músculo cardíaco.

  Seu protótipo é a síndrome de Brugada, canalopatia geneticamente determinada, cujo padrão eletrocardiográfico característico reflete uma alteração no processo de repolarização ventricular. A perda de função dos canais de Na^+ observada nessa doença altera a morfologia do potencial de ação do epicárdio, se comparado ao endocárdio, especialmente na via de saída do ventrículo direito, promovendo uma dispersão transmural da repolarização e criando o *gap* excitável, o que propicia a reentrada de fase 2, que pode culminar em arritmias ventriculares malignas.[15]

Esse mecanismo também é verificado na gênese da fibrilação e da taquicardia ventriculares na fase aguda do infarto do miocárdio, que constituem a principal causa de morte súbita nessa população. As arritmias ventriculares ocorrem, usualmente, nos primeiros 15 minutos de isquemia e são deflagradas tanto por atividade focal (automatismo anormal e pós-potenciais tardios) quanto por reentrada transmural funcional, a qual se origina devido à presença de gradientes elétricos entre o miocárdio normal e o isquêmico (com células parcialmente despolarizadas), propiciando substrato para o desencadeamento de taquicardias ventriculares, em sua maioria, polimórficas.

Reentrada circular

O circuito é formado por um círculo condutor, cujo tecido interno se torna excitável, e o *gap* é quase inexistente, o que promove alterações de forma, tamanho e localização a cada ciclo de ondas reentrantes.

Essa forma de reentrada caracteriza-se por circuitos instáveis, exemplificados por alguns tipos de fibrilação atrial, nas quais múltiplas frentes de onda trafegam aleatoriamente pelos átrios.[16]

Reentrada em espiral e rotores

Esse complexo mecanismo é caracterizado pela presença de frentes de onda que descrevem uma trajetória em arco, mantendo um centro não ativado. Diferentemente dos demais tipos de reentrada, esse centro não é fixo, pois a ativação pode ser desviada em qualquer direção nas três dimensões. O estímulo se propaga ao redor do centro e possui uma forma filamentar à medida que a espiral se forma.

Os diversos sentidos de orientação das fibras miocárdicas podem ocasionar mudanças na ativação dos rotores, promovendo seu término, sua multiplicação ou sua alteração.[17]

Na prática clínica, podemos citar a fibrilação atrial, a fibrilação ventricular e as taquicardias ventriculares polimórficas como arritmias que envolvem esse mecanismo.

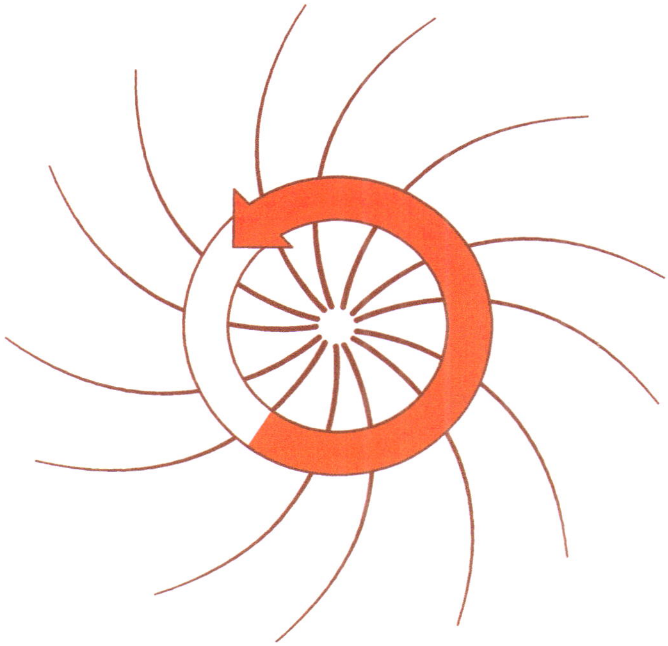

Figura 6.12. Representação esquemática da reentrada circular.
Fonte: Elaborada pelos autores.

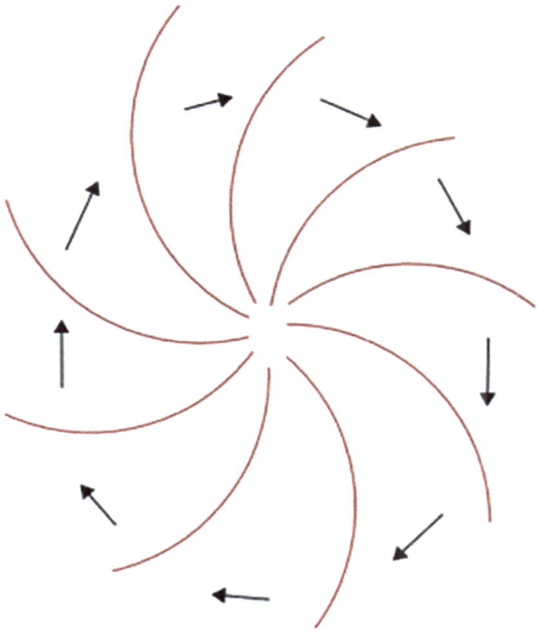

Figura 6.13. Representação esquemática da reentrada em espiral.
Fonte: Elaborada pelos autores.

Distúrbios mistos

Os distúrbios mistos envolvem tanto alterações na formação quanto na condução do impulso elétrico.

Essa categoria contempla as parassístoles, focos ectópicos dotados de automatismo decorrente de despolarização diastólica espontânea e de bloqueio de entrada, que o protege da supressão pelo ritmo-base.[18]

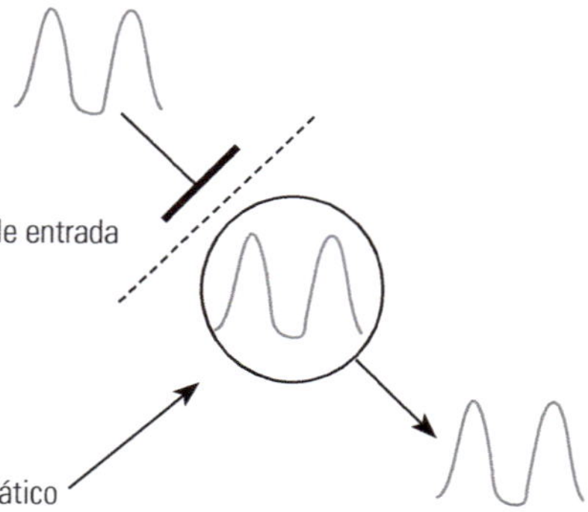

Figura 6.14. Representação esquemática das parassístoles.
Fonte: Elaborada pelos autores.

Considerações finais

O conhecimento da eletrofisiologia cardíaca, assim como dos mecanismos a partir dos quais podem surgir as arritmias cardíacas, nos permite avaliar melhor os registros eletrocardiográficos obtidos por diferentes métodos, com diagnósticos mais precisos, assim como auxilia o médico a escolher o melhor tratamento a ser oferecido para o tratamento de diferentes transtornos do ritmo cardíaco.

Referências

1. Pastore CA, Pinho JA, Pinho C, Samesima N, Pereira-Filho HG, Kruse J et al. III Diretrizes da Sociedade Brasileira de Cardiologia sobre análise e emissão de laudos eletrocardiográficos. Arq Bras Cardiol. 2016;106(4 Suppl 1):1-34.
2. Rautaharju PM, Surawicz B, Gettes LS, Bailey JJ, Childers R, Deal BJ et al. AHA/ACCF/HRS recommendations for the standardization and interpretation of the electrocardiogram: part IV: the ST segment, T and U waves, and the QT interval: a scientific statement from the American Heart Association Electrocardiography and Arrhythmias Committee, Council on Clinical Cardiology; the American College of Cardiology Foundation; and the Heart Rhythm Society. Endorsed by the International Society for Computerized Electrocardiology. Circulation. 2009;119(10):e241-50.
3. Magalhães CC, Serrano Jr. CV, Consolim-Colombo FM, Nobre F, Fonseca FAH, Ferreira JFM. Tratado de Cardiologia. 3. ed. São Paulo: Manole; 2015.
4. Coumel P. Noninvasive exploration of cardiac arrhythmias. Ann N Y Acad Sci. 1990;601:312-28.
5. Mangoni ME, Nargeot J. Genesis and regulation of the heart automaticity. Physiol Rev. 2008;88(3):919-82.

6. DiFrancesco D. Funny channels in the control of cardiac rhythm and mode of action of selective blockers. Pharmacol Res. 2006;53(5):399-406.
7. Zipes DP. Mechanisms of clinical arrhythmias. J Cardiovasc Electrophysiol. 2003;14(8):902-12.
8. Yamada M, Ohta K, Niwa A, Tsujino N, Nakada T, Hirose M. Contribution of L-type Ca2+ channels to early afterdepolarizations induced by I Kr and I Ks channel suppression in guinea pig ventricular myocytes. J Membr Biol. 2008;222(3):151-66.
9. Maruyama M, Lin S-F, Xie Y, Chua S-K, Joung B, Han S et al. Genesis of phase 3 early afterdepolarizations and triggered activity in acquired long-QT syndrome. Circ Arrhythm Electrophysiol. 2011;4(1):103-11.
10. Waldo AL, Wit AL. Mechanisms of cardiac arrhythmias. Lancet. 1993;341(8854):1189-93.
11. El-Sherif N, Jalife J. Paroxysmal atrioventricular block: are phase 3 and phase 4 block mechanisms or misnomers? Heart Rhythm. 2009;6(10):1514-21.
12. Rensma PL, Allessie MA, Lammers WJ, Bonke FI, Schalij MJ. Length of excitation wave and susceptibility to reentrant atrial arrhythmias in normal conscious dogs. Circ Res. 1988;62(2):395-410.
13. Gaztañaga L, Marchlinski FE, Betensky BP. Mecanismos de las arritmias cardiacas. Rev Esp Cardiol. 2012;65(2):174-85.
14. Spach MS, Josephson ME. Initiating reentry: the role of nonuniform anisotropy in small circuits. J Cardiovasc Electrophysiol. 1994;5(2):182-209.
15. Antzelevitch C. The Brugada Syndrome: Ionic Basis and Arrhythmia Mechanisms. J Cardiovasc Electrophysiol. 2001;12(2):268-72.
16. Cabo C, Wit AL. Cellular electrophysiologic mechanisms of cardiac arrhythmias. Cardiol Clin. 1997;15(4):517-38.
17. Zaman JAB, Peters NS, Narayan SM. Rotor mapping and ablation to treat atrial fibrillation. Curr Opin Cardiol. 2015;30(1):24-32.
18. Tse G. Mechanisms of cardiac arrhythmias. J Arrhythm. 2016;32(2):75-81.

CAPÍTULO 7

Extrassístoles Supraventriculares e Ventriculares

- Cesar José Gruppi
- Paola Pretti Nunes Ferreira Falcochio
- Matheus Rebelo Abate

Introdução

A atividade elétrica do coração, do ponto de vista funcional, é dividida em três componentes principais interligados entre si: o nó sinusal, o nó atrioventricular (NAV) e o feixe de His.[1]

O nó sinusal, em circunstâncias normais, é o foco automático com maior frequência de disparo e atua como marca-passo primário do coração, sendo responsável por iniciar os batimentos cardíacos. A partir dele, o estímulo elétrico despolariza os átrios, alcança o NAV e, através dessa estrutura, é conduzido ao feixe de His para despolarizar os ventrículos. O registro eletrocardiográfico dessa sequência de eventos se dá por meio de onda P (despolarização atrial), intervalo PR (retardo na condução determinado pelo NAV), complexo QRS (despolarização ventricular) e onda T (repolarização ventricular).

Além do ritmo sinusal, outros focos dentro do coração podem apresentar despolarização espontânea e determinar a ocorrência de arritmias cardíacas, como as extrassístoles – batimentos ectópicos precoces originados em qualquer ponto do tecido cardíaco excitável (átrios, nó AV, ventriculos, sistema de condução ou fibras miocárdicas banais). Esses batimentos não têm relação com o ritmo dominante. Por isso, não respeitam sua regularidade, conforme exemplificado na Figura 7.1.

Importância clínica

Extrassístoles são arritmias comuns na prática clínica. Sua presença deve ser avaliada considerando o contexto de cada paciente. O conhecimento da origem das extrassístoles, atrial ou ventricular, assim como a quantificação dos batimentos ectópicos, pode auxiliar na estratificação de risco de doenças cardiovasculares.

As extrassístoles atriais podem ser observadas em qualquer faixa etária e não têm, necessariamente, relação com doença cardíaca estrutural. Apesar disso, quando se tornam frequentes, elas podem ser preditoras de morte, acidente vascular cerebral (AVC) e risco aumentado de desenvolvimento de fibrilação atrial, conforme observado por Binici *et al*. (Figura 7.2).[2]

Extrassístoles ventriculares (EEVV) são arritmias que se tornam mais frequentes com o envelhecimento, especialmente nos indivíduos com comorbidades. A maior frequência destas arritmias no Holter foi associada a aumento da mortalidade, seja na população geral (superior a 30 EEVV por hora),[3] seja nos portadores de cardiopatia isquêmica (superior a 10 EEVV/h), como mostrado na Figura 7.3.[4]

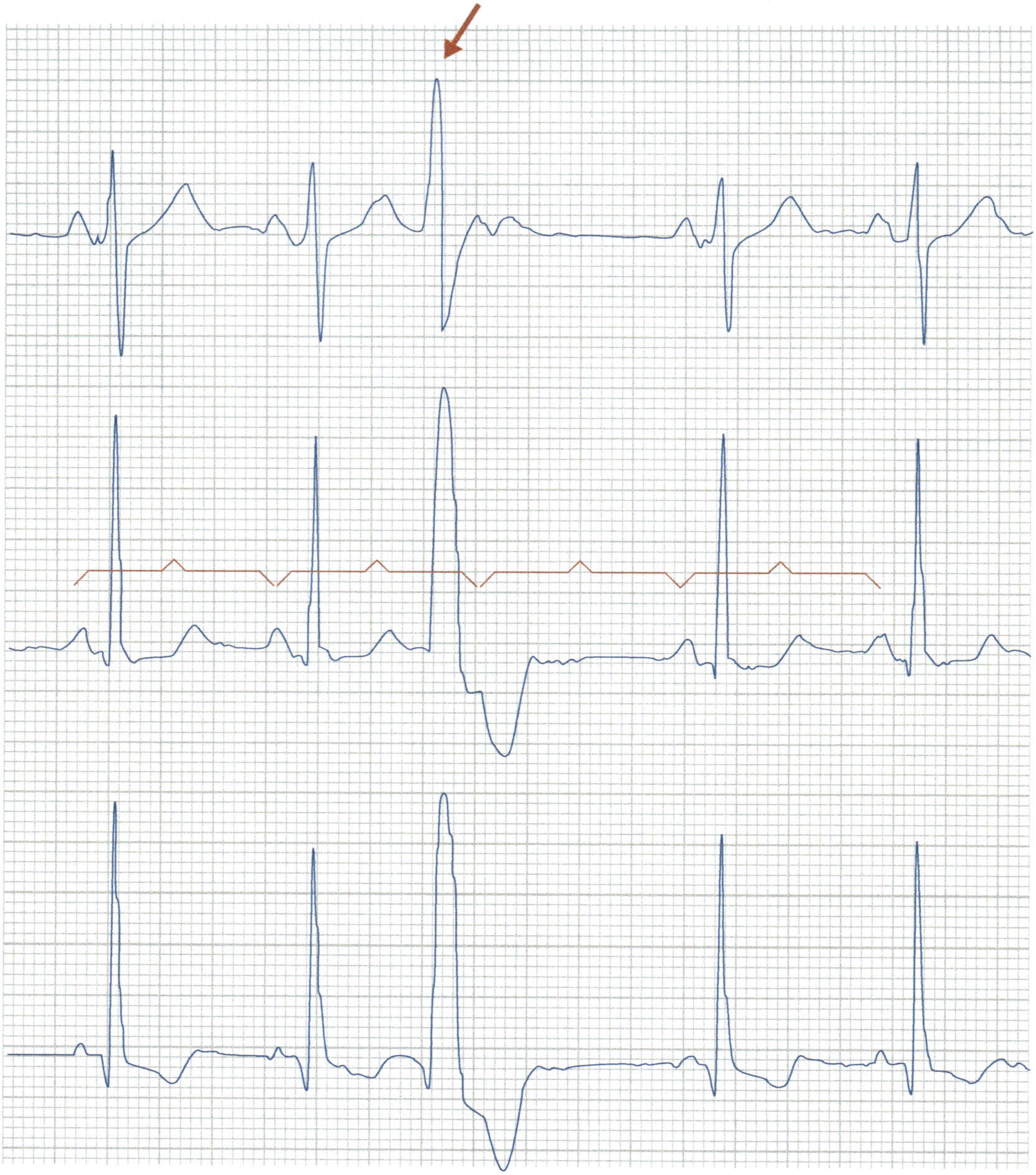

Figura 7.1. O batimento marcado pela seta é precoce, caracterizando uma extrassístole. Neste caso, a extrassístole tem complexo QRS diferente dos demais, não é precedida por onda P que por sua vez se mantém regular e dissociada da extrassítole, caracterizando-se portanto como extrassístole ventricular.

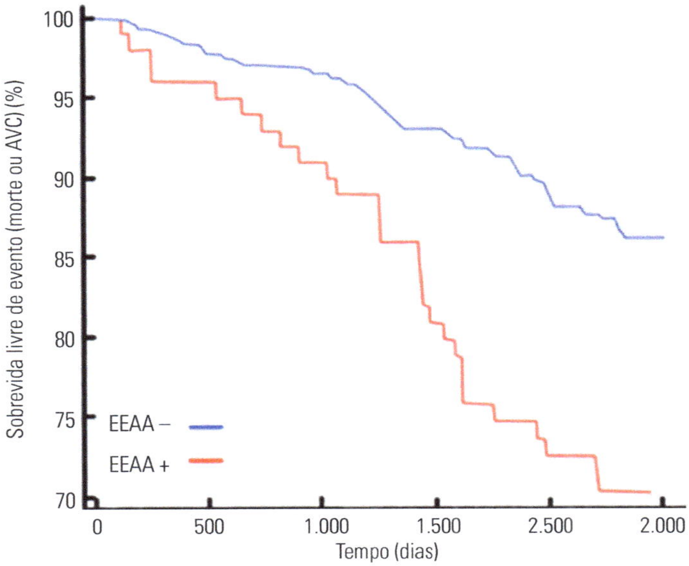

Figura 7.2. Gráfico de Binici *et al.* com curvas de Kaplan-Meier demonstrando a relação entre alta incidência de extrassístoles atriais e maior ocorrência de eventos (morte ou AVC) (linha vermelha). Essa publicação definiu alta incidência de extrassístoles atriais (EEAA) como ocorrência de mais de 30 extrassístoles atriais por hora ou presença de uma (ou mais) taquicardia atrial não sustentada com mais de 20 batimentos em gravações de Holter de até 48h.

Fonte: Adaptada de Binici *et al.* (2010).[2]

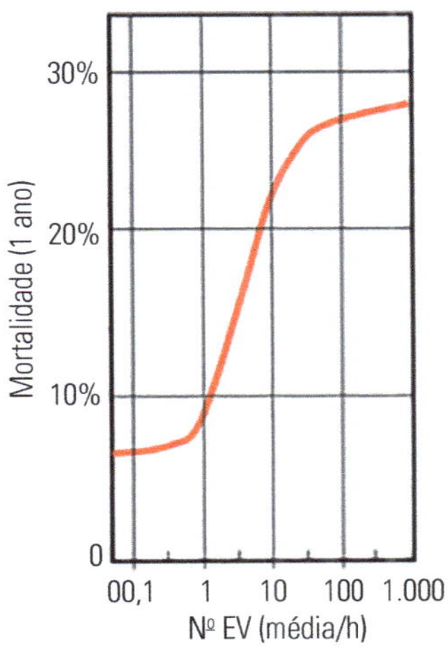

Figura 7.3. Gráfico adaptado de Bigger Jr. ilustra a relação entre o número de EEEV/h (identificado no Holter) e mortalidade em um ano – incidência de 10 EEVV/h a 30 EEVV/h está relacionada a aumento progressivo de mortalidade, até que se chegue a um platô no risco de morte para incidências acima de 30 EEVV/h.

Fonte: Adaptada de Bigger *et al.* (1983).[4]

Mecanismo

Batimentos extrassistólicos podem ser originados a partir de cardiomiócitos com automaticidade aumentada (ou anormal), a partir de circuitos reentrantes, como consequência de atividade deflagrada por pós-potenciais, ou surgir em decorrência de distúrbios mistos de geração e condução do estímulo elétrico, como ocorre nas parassístoles. Para as extrassístoles relacionadas a alguma cardiopatia estrutural, o mecanismo de reentrada é o mais frequente,[5] enquanto as extrassístoles idiopáticas ou do coração estruturalmente normal decorrem de distúrbios do automatismo e de atividade deflagrada por pós-potencial.[6]

Formas de apresentação das extrassístoles

Os batimentos ectópicos podem ocorrer de forma isolada ou gerando padrões mais complexos, com pares (duas ectopias, Figura 7.4), salvas (sequência de três extrassístoles) ou taquicardias (sequências com mais de três batimentos ectópicos).

Outra forma de apresentação das extrassístoles é em padrões recorrentes, em que se alternam batimentos sinusais e extrassístoles, como o bigeminismo, no qual cada batimento sinusal é seguido por uma extrassístole (Figura 7.5), o trigeminismo, quando para cada dois batimentos sinusais é observada uma extrassístole (Figura 7.6), e o quadrigeminismo, com um batimento ectópico a cada três batimentos sinusais.

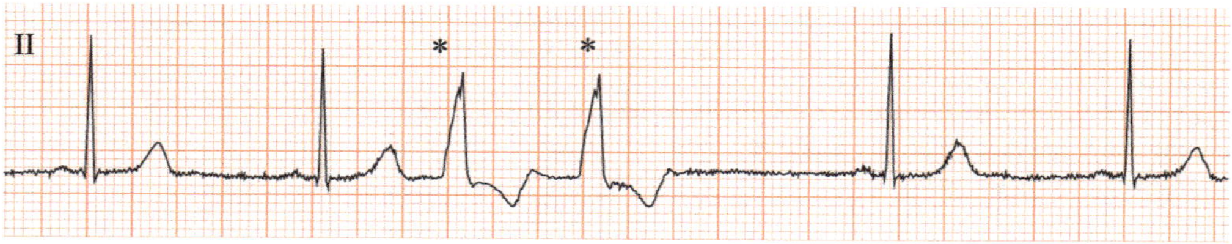

Figura 7.4. Par de extrassístoles ventriculares (*).
Fonte: Acervo pessoal.

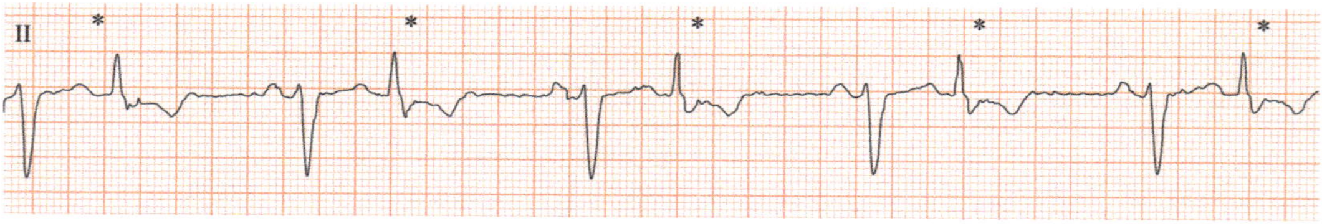

Figura 7.5. Bigeminismo ventricular: para cada batimento sinusal ocorre uma extrassístole (*).
Fonte: Acervo pessoal.

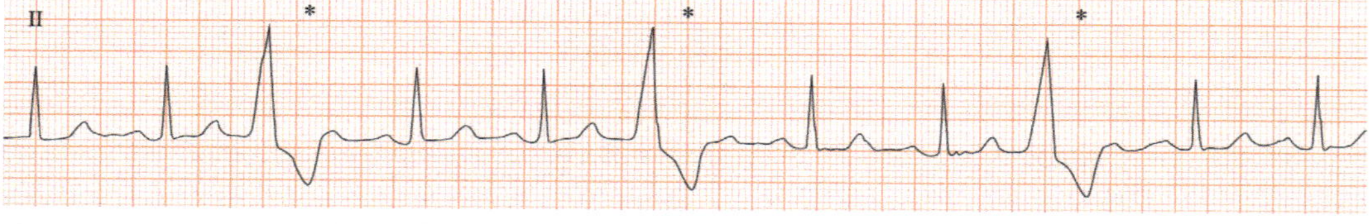

Figura 7.6. Trigeminismo ventricular: para cada dois complexos QRS sinusais ocorre uma extrassístole ventricular (*).
Fonte: Acervo pessoal.

Algumas extrassístoles são seguidas por um período de diástole mais prolongado – a chamada pausa compensatória. A pausa compensatória é dita completa quando o intervalo decorrido entre o batimento que precedeu a extrassístole e o batimento que a sucedeu tiver duração igual ou maior que duas vezes o último intervalo R-R observado antes da ocorrência da ectopia. Pausa compensatória completa é comumente observada após extrassístoles ventriculares. Quando o intervalo de tempo entre o batimento anterior à extrassístole e o batimento que a sucedeu tem duração inferior ao dobro do último intervalo R-R antes da ocorrência da extrassístole, chamamos de pausa compensatória incompleta, mais frequentemente observada após as extrassístoles atriais (Figura 7.7).

Da mesma forma que podemos encontrar extrassístoles com pausas compensatórias, também podem ser observadas extrassístoles que não alteram o ritmo básico, ou seja, se inserem no ritmo básico do paciente sem interferir nele – as chamadas extrassístoles interpoladas (Figura 7.8).

Parassístoles são uma forma peculiar de ocorrência das extrassístoles, pois se apresentam como um marca-passo, independentemente do ritmo de base do paciente. Essas extrassístoles surgem de conjunto de células com automatismo anormal e bloqueio de entrada permanente, apresentando-se eletrocardiograficamente com batimentos precoces que não sofrem influência do ritmo de base. Dessa forma, essa arritmia determina intervalos de acoplamento variáveis (o intervalo entre a extrassístole e o batimento precedente) e os intervalos entre as extrassístoles são múltiplos, pois o foco da arritmia atua continuamente e de forma estável, levando à ocorrência do batimento ectópico sempre que encontra tecido excitável (Figura 7.9).[7]

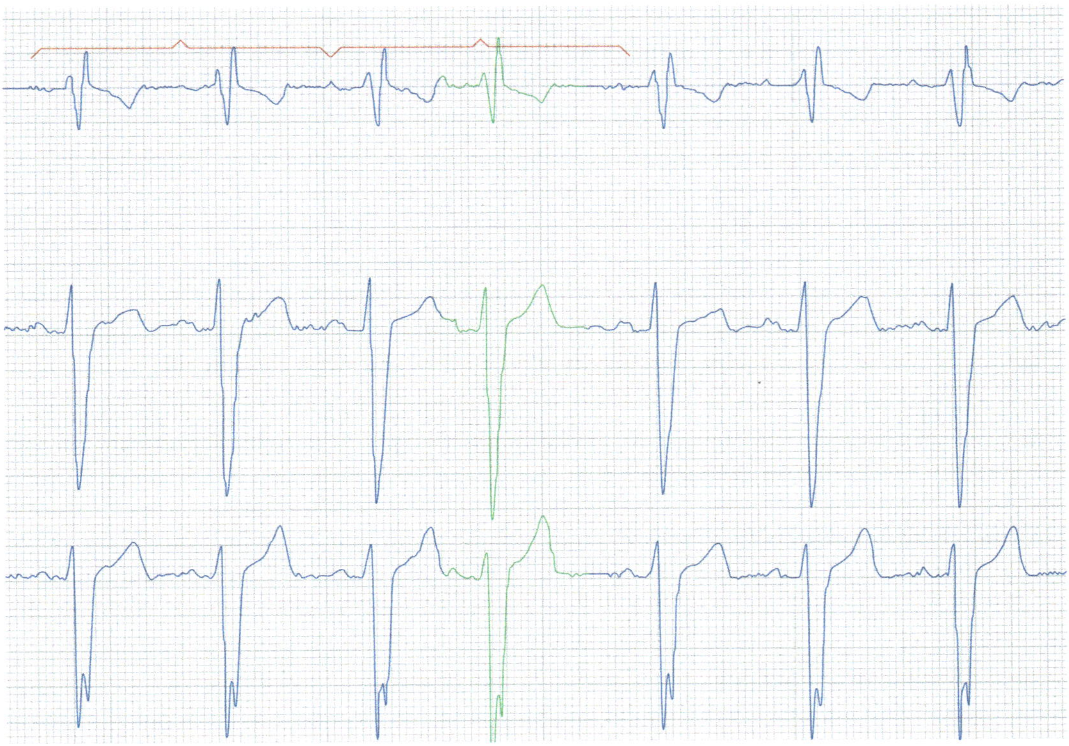

Figura 7.7A. Pausa compensatória incompleta (também chamada de pausa não compensadora) após extrassístole atrial (QRS verde). Observar que o intervalo entre o batimento normal que precede a extrassístole e o batimento normal que a sucede é menor que 2 vezes o intervalo básico (chaves vermelhas).

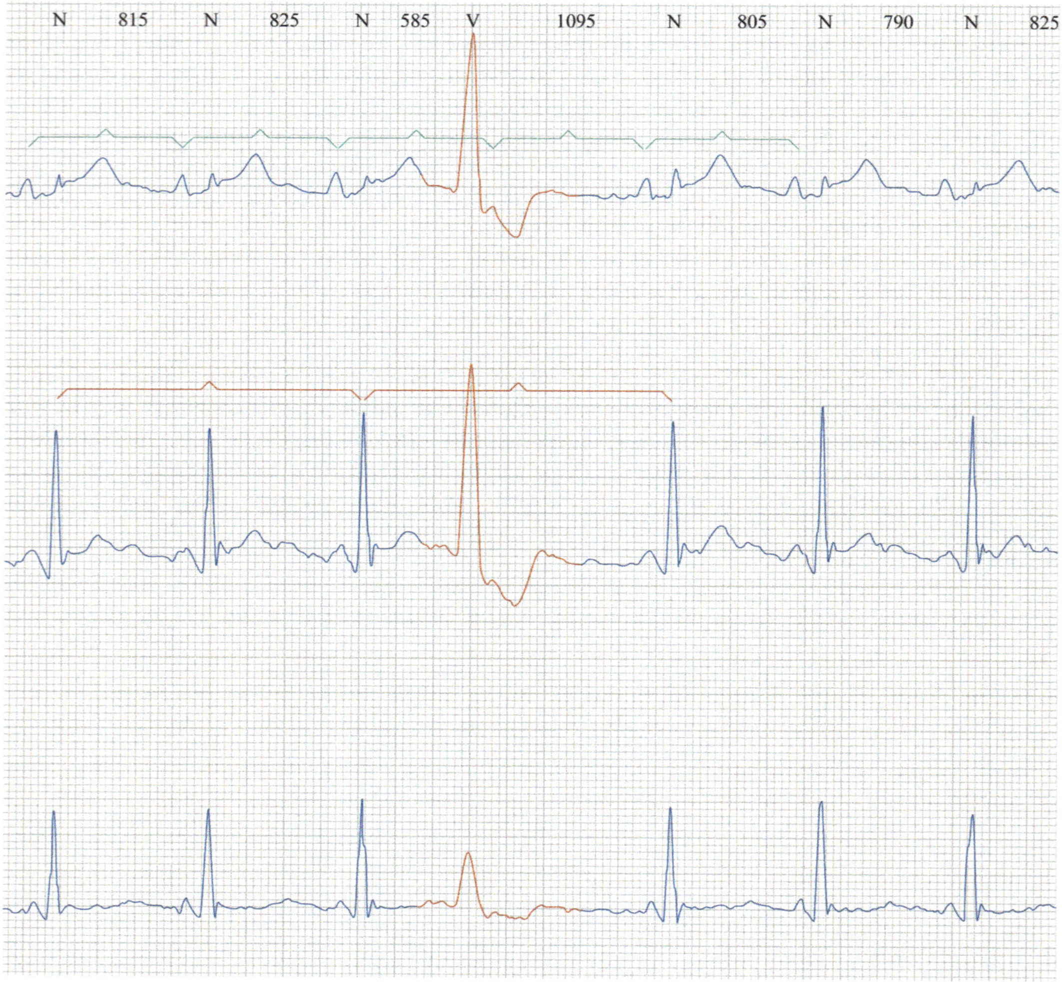

Figura 7.7B. Pausa compensatória completa (também chamada de pausa compensadora) após extrassístole ventricular (QRS vermelho). Observar que o intervalo entre o batimento normal que precede a extrassístole e o batimento normal que a sucede é igual a 2 vezes o intervalo básico (chaves vermelhas); neste caso, a extrassístole não interfere na sequência dos batimentos atriais (setas verdes) com uma onda P sinusal visível no segmento ST da extrassístole.

Extrassístoles supraventriculares

Essas arritmias são originadas no miocárdio atrial, em qualquer foco que não seja o nó sinusal, ou no sistema de condução acima da bifurcação do feixe de His, inclusive o nó atrioventricular, podendo ser chamadas de extrassístoles atriais ou juncionais, respectivamente.

Extrassístoles atriais (EEAA)

O batimento atrial ectópico determina onda P no eletrocardiograma, que apresenta as seguintes características:

- É precoce em relação ao ritmo atrial de base.
- Tem morfologia distinta da onda P sinusal.
- Pode ser seguida, ou não, por complexo QRS.

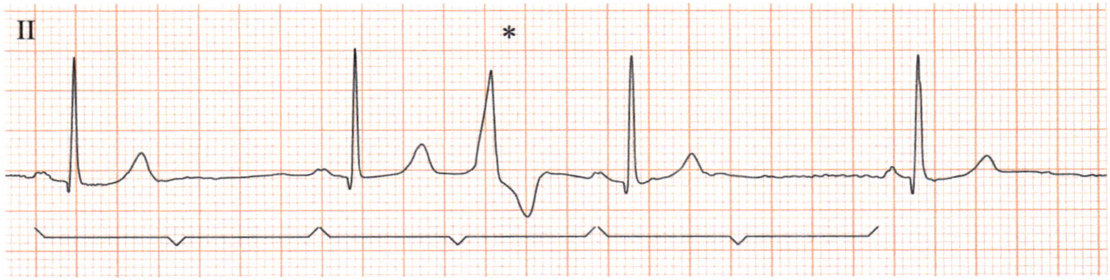

Figura 7.8. Extrassístole ventricular interpolada: o terceiro complexo QRS (*) se insere entre dois batimentos sinusais, sem alterar o ritmo básico; observar que o intervalo PP permanece constante (chaves) e há complexos QRSs após todas as ondas Ps.

Fonte: Acervo pessoal.

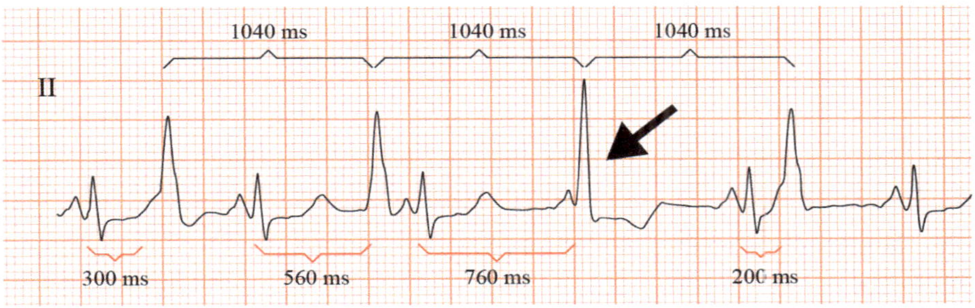

Figura 7.9. Registro de parassístoles. Observe que as extrassístoles ventriculares ocorrem a intervalos regulares (chaves pretas) e com intervalo de acoplamento variável (chaves vermelhas). A seta sinaliza um batimento de fusão – complexo QRS com morfologia intermediária entre o batimento normal e a extrassístole ventricular, ocorrência frequente nas parassístoles.

Fonte: Elaborada pelo autor.

A identificação precoce da onda P pode ser dificultada quando ela surgir durante a repolarização do batimento anterior, ou seja, for inscrita sobre o segmento ST ou sobre a onda T do complexo QRS que a antecede (Figura 7.10).

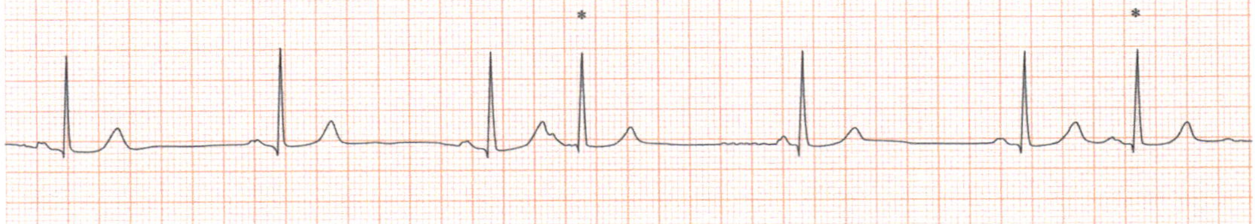

Figura 7.10. Extrassístoles atriais isoladas: os batimentos sinalizados (*) ocorrem de forma precoce e com QRS estreito, semelhante ao sinusal. Na primeira, é possível notar a onda P ectópica inserida no final da onda T do batimento que a precede e na segunda pode-se observar que a morfologia da onda P precoce é diferente da morfologia das ondas Ps normais.

Fonte: Acervo pessoal.

Extrassístole atrial bloqueada

É assim chamado o batimento ectópico atrial que não é conduzido ao ventrículo e não gera, portanto, complexo QRS. Esse bloqueio ocorre devido à precocidade acentuada da extrassístole, que encontra o sistema de condução refratário e é bloqueada antes de despolarizar os ventrículos.[8]

No ECG, observa-se onda P precoce, de morfologia diferente da sinusal, que não gera um complexo QRS, seguida de pausa compensatória, geralmente incompleta (Figura 7.11).

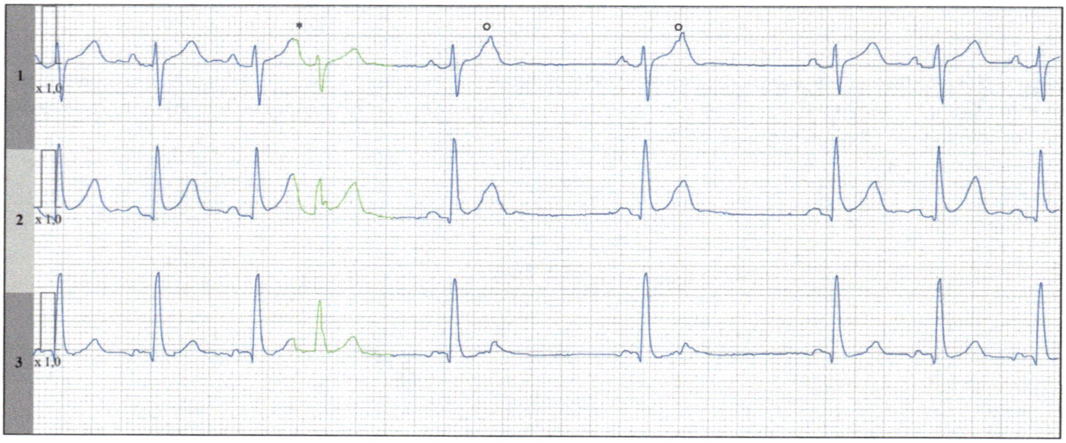

Figura 7.11. Extrassístoles atriais ora conduzidas (*), ora bloqueadas (°).

Fonte: Acervo pessoal.

Extrassístole atrial com aberrância de condução intraventricular

Quando o estímulo atrial precoce encontra parte do sistema de condução intraventricular no período refratário relativo, ele é conduzido aos ventrículos de maneira aberrante e gera um complexo de morfologia QRS diferente do normal.[9,10]

Os ramos direito e esquerdo do feixe de His têm períodos refratários diferentes. O ramo direito tem período refratário mais longo que o esquerdo e, por isso, é mais comum que um impulso atrial precoce seja bloqueado nele. Quando isso ocorre, os ventrículos são despolarizados a partir do ramo esquerdo e o complexo QRS gerado tem morfologia de bloqueio de ramo direito (BRD) (Figuras 7.12 e 7.13).[11]

As extrassístoles atriais conduzidas aos ventrículos com aberrância geram complexos QRS alargados, que devem ser diferenciados de batimentos originados nos ventrículos – as extrassístoles ventriculares. Com esse intuito, em 1978, Wellens *et al*. avaliaram a relação entre a onda R e a onda S dos complexos

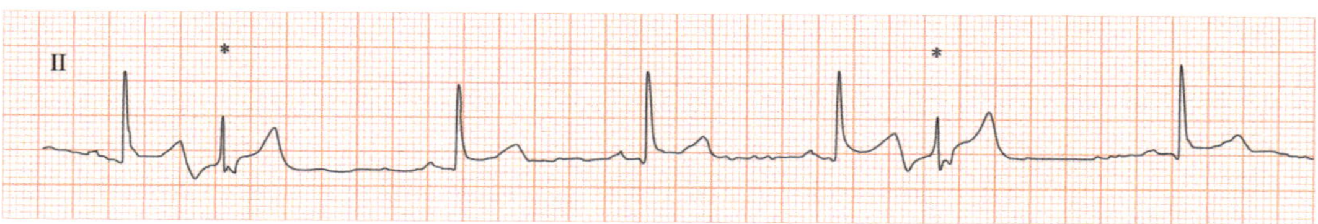

Figura 7.12. Extrassístoles atriais com aberrância de condução intraventricular: logo após a onda T do primeiro complexo QRS, é possível observar uma deflexão negativa com morfologia de onda P, seguida por um complexo QRS alargado (*) e por uma pausa compensatória incompleta. Esse fenômeno se repete no sexto complexo QRS do traçado.

Fonte: Acervo pessoal.

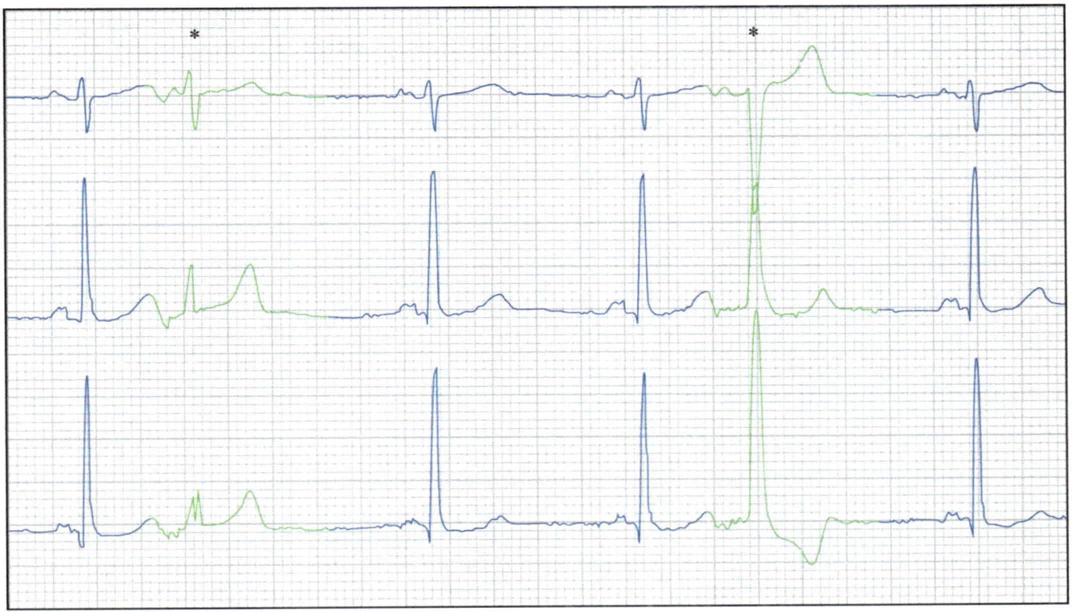

Figura 7.13. Extrassístoles atriais com aberrância de condução intraventricular determinando complexos QRS com duas morfologias distintas (*).

Fonte: Acervo pessoal.

QRS de extrassístoles na derivação V6: R > S, sugere origem supraventricular com aberrância, ao passo que S > R sugere batimento de origem ventricular.[12] Desde então, diversos algoritmos foram desenvolvidos buscando diferenciar batimentos com QRS alargado de origem ventricular ou supraventricular aberrante. Em geral, os batimentos supraventriculares conduzidos de forma aberrante geram complexos QRS com morfologia semelhante ao que se observa no bloqueio de ramo, seja esquerdo, seja direito. No Quadro 7.1, foram resumidas as principais características utilizadas para diferenciar cada um deles.

Quadro 7.1. Características úteis na distinção entre extrassístoles atriais (EEAA) com aberrância de condução intraventricular e extrassístoles ventriculares (EEVV)

EEAA com Aberrância de Condução	EEVV
▪ Precedida por onda P precoce ▪ Primeiro vetor do complexo QRS respeita orientação do mesmo vetor dos complexos QRS normais ▪ Morfologia do QRS gerado, compatível com distúrbio de condução pelo ramo direito ou pelo ramo esquerdo ▪ QRS relativamente estreito	▪ Complexo QRS dissociado da atividade elétrica atrial ▪ Medida do início da onda R ao nadir da onda S tem duração superior a 100 ms ▪ QRS com duração superior a 140 ms quando a morfologia for de bloqueio de ramo direito ou a 160 ms no caso de morfologia sugestiva de bloqueio de ramo esquerdo ▪ Morfologia QS em V6 ▪ Eixo do QRS desviado para a esquerda, além de –90 graus

Fonte: Elaborado pelos autores.

Extrassístoles juncionais

São originadas no NAV e despolarizam os ventrículos através do sistema His-Purkinje, podendo ser conduzidas aos átrios de forma retrógrada.

No eletrocardiograma, a onda P conduzida de forma retrógrada apresenta polaridade negativa em DII, DIII e aVF. Essa deflexão pode preceder o QRS com intervalo PR curto (< 120 ms), estar oculta dentro do complexo QRS ou aparecer ao final dele. Como a despolarização ventricular ocorre a partir do sistema de condução normal, os complexos QRS gerados são idênticos aos batimentos normais (Figura 7.14) ou, raramente, apresentam aberrância de condução intraventricular.

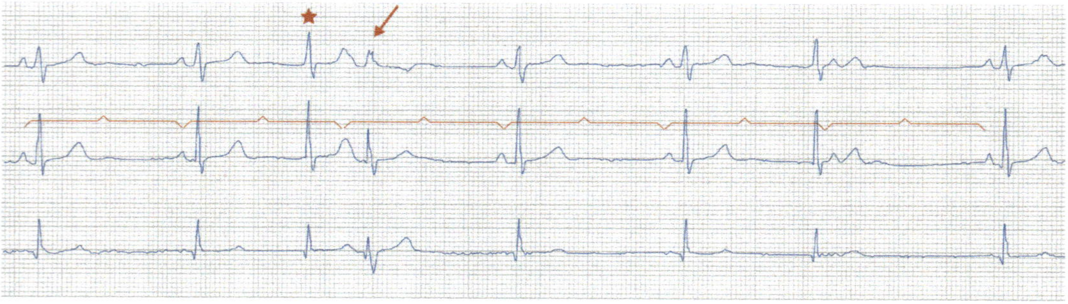

Figura 7.14. Extrassístoles juncionais: os terceiro e sétimo batimentos são precoces com QRS morfologicamente igual aos batimentos sinusais e não precedidos por ondas Ps. As ondas Ps seguem regularmente, independente das extrassístoles (chaves vermelhas), sendo que a 3ª pode ser observada na onda T da 1ª extrassístole e a 6ª onda P se encontra no segmento ST da 2ª extrassístole juncional. Notar que o 4º batimento (seta) tem morfologia diferente de QRS, decorrente de aberrância da condução intraventricular.

Fonte: Acervo pessoal.

Extrassístoles ventriculares (EEVV)

São batimentos originados abaixo da bifurcação do feixe de His, que não têm relação com a atividade elétrica atrial. Habitualmente, determinam complexos QRS largos (duração superior a 120 ms) e de morfologia distinta da observada durante o ritmo de base (Figura 7.15).

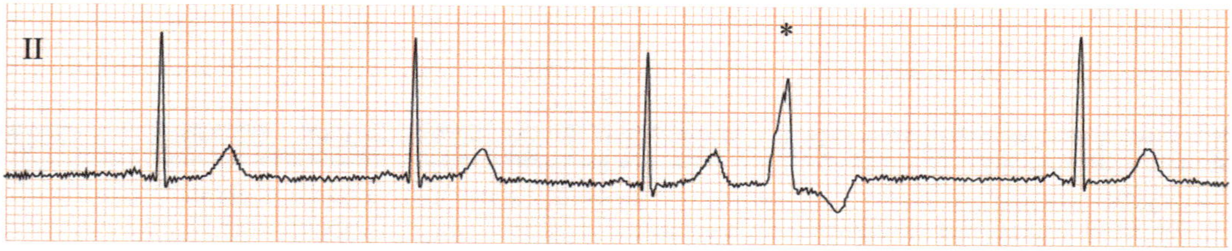

Figura 7.15. Extrassístole ventricular isolada: o quarto complexo QRS (*) encontra-se precoce em relação ao ritmo básico, é alargado e não foi precedido por onda P.

Fonte: Acervo pessoal.

Eventualmente, as EEVV podem ser menos precoces, gerando uma despolarização ventricular quase simultânea à determinada pelo ritmo sinusal e levando à ocorrência de batimentos de fusão. Nesse caso, a morfologia do complexo QRS resulta da fusão de duas frentes de onda de despolarização ventricular – a determinada pelo ritmo sinusal e a imposta pela extrassístole ventricular (Figura 7.16).

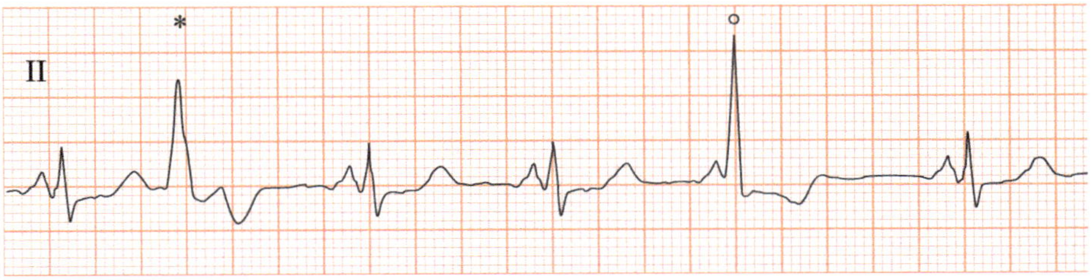

Figura 7.16. Batimento de fusão: nesse traçado, é possível observar batimentos sinusais e dois batimentos com QRS largo, que correspondem a extrassístoles ventriculares isoladas. A segunda extrassístole ventricular (°) apresenta uma morfologia intermediária, entre o sinusal e a primeira extrassístole (*). Note que o batimento de fusão surge sobre a fase descendente da onda P sinusal.

Fonte: Acervo pessoal.

As arritmias ventriculares são, habitualmente, classificadas quanto à sua morfologia. Extrassístoles ventriculares morfologicamente iguais são chamadas monomórficas, ao passo que EEVV com complexos QRS apresentando morfologias diferentes são chamadas polimórficas e, em geral, surgem de focos distintos (Figura 7.17). Essa caracterização morfológica das arritmias ventriculares tem importância, pois pacientes portadores de cardiopatia estrutural mais frequentemente apresentam ectopias polimórficas, ao passo que extrassístoles idiopáticas geralmente são monomórficas.

O eletrocardiograma de 12 derivações possibilita, a partir da morfologia do complexo QRS de uma extrassístole ventricular, inferir a parte do miocárdio ventricular da qual o batimento foi originado. Para esse fim, foram desenvolvidos diversos algoritmos.[13]Extrassístoles ventriculares originadas nas vias de saída ventriculares apresentam eixo inferior, ou seja, o complexo QRS ectópico é positivo nas derivações inferiores (DII, DIII e aVF) – e é justamente das vias de saída que se originam mais de metade das extrassístoles ventriculares idiopáticas.[14] As derivações precordiais podem auxiliar na distinção entre batimentos oriundos dos ventrículos direito ou esquerdo. Uma extrassístole ventricular com QRS puramente positivo em V1 sugere origem no ventrículo esquerdo (VE), ao passo que um batimento puramente negativo nessa derivação sugere origem no ventrículo direito (VD). Entretanto, quando a extrassístole ventricular registrada em V1 tiver QRS bifásico e predominantemente negativo, faz-se necessário avaliar a derivação precordial em que ocorre a transição de polaridade (de negativo para positivo): transição precoce (V2-V3) sugere origem no VE e transição tardia (V5- V6) sugere origem em VD.[15] A Figura 7.18 ilustra como diferentes origens de EEVV podem determinar complexos QRS distintos na derivação V1. A Figura 7.19 traz um algoritmo simplificado para localização das EEVV a partir do eletrocardiograma de 12 derivações.

Algumas extrassístoles ventriculares são originadas na porção mais epicárdica do miocárdio ventricular e geram complexos QRS com características peculiares.[16] A seguir, estão detalhados três critérios com elevadas sensibilidade e especificidade para determinar batimentos de origem epicárdica, também ilustrados na Figura 7.20.

- Pseudo delta: nas derivações precordiais, corresponde ao tempo entre a primeira ativação ventricular (início do QRS) até a deflexão mais rápida subsequente, sendo visualmente semelhante a um empastamento no início do QRS. Quando apresenta duração superior a 34 ms, tem sensibilidade de 83% e especificidade de 95% para origem epicárdica da extrassístole ventricular.
- Deflexão intrinsecoide: é a medida, na derivação V2, do início do QRS até o pico da onda R. Valores superiores a 85 ms têm sensibilidade de 87% e especificidade de 90% para origem epicárdica.
- Duração do complexo QRS: medida nas derivações precordiais. Duração superior a 121 ms tem sensibilidade de 76% e especificidade de 85%.

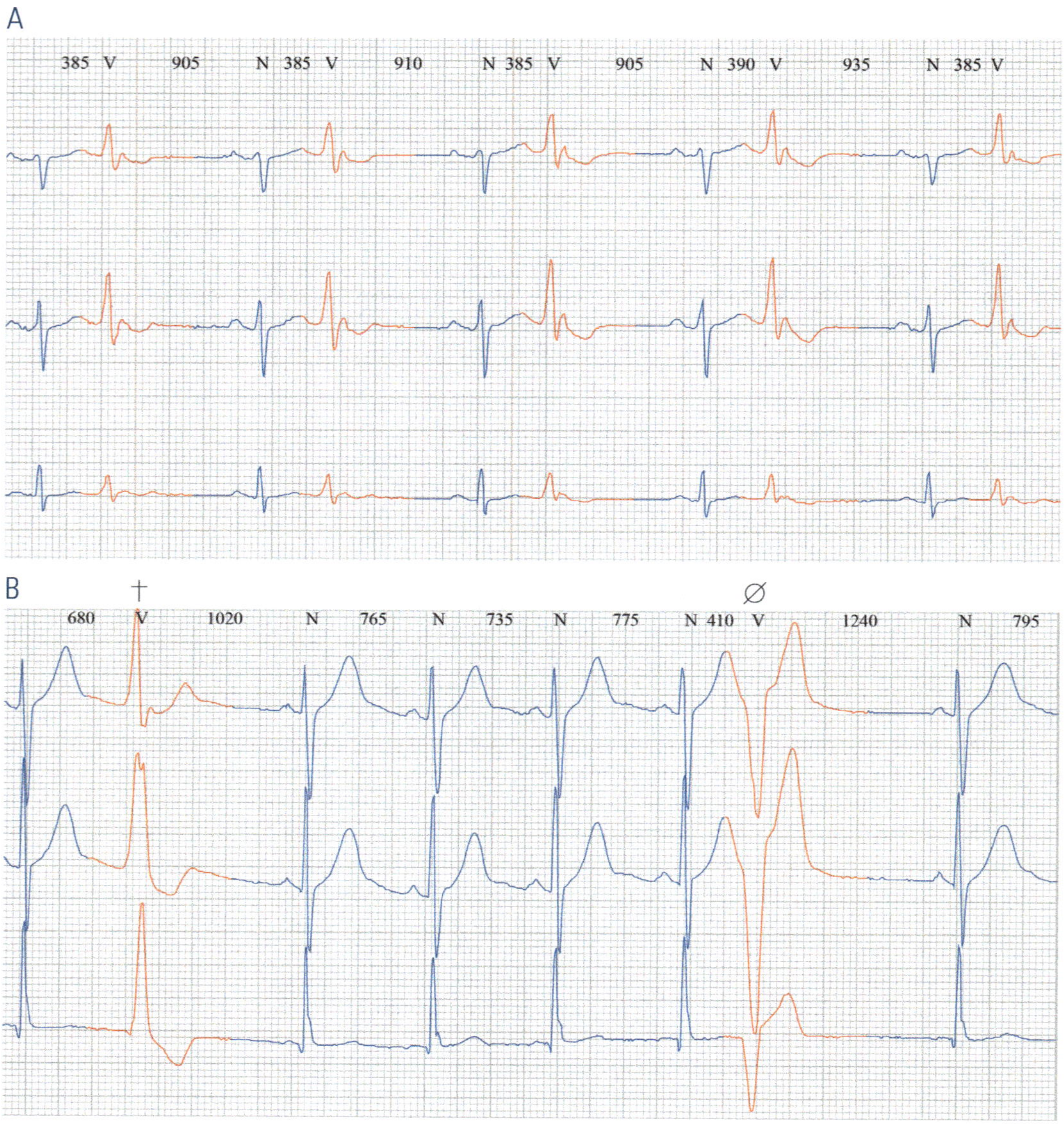

Figura 7.17. Morfologias das extrassístoles ventriculares. A: os batimentos em vermelho são extrassístoles ventriculares com complexos QRS de morfologia semelhante – extrassístoles ventriculares monomórficas; B: complexos QRS sinalizados (†) e (ø) são extrassístoles ventriculares com morfologia distinta – extrassístoles ventriculares polimórficas.

Fonte: Acervo pessoal.

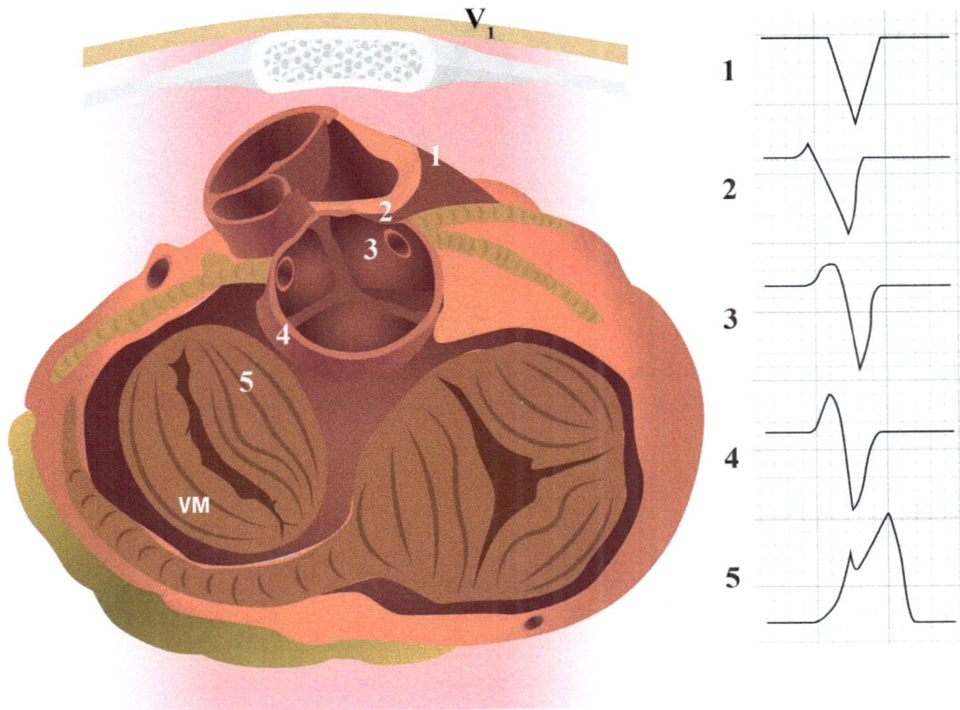

Figura 7.18. Esquema ilustrativo de como diferentes pontos de origem das extrassístoles ventriculares de via de saída podem determinar complexos QRS distintos na derivação V1.

VSVD Ant: via de saída do ventrículo direito anterior; VSVD Post: via de saída do ventrículo direito posterior; VM: valva mitral; VT: valva tricúspide.

Fonte: Adaptada de Tabatabaei *et al.*[15].

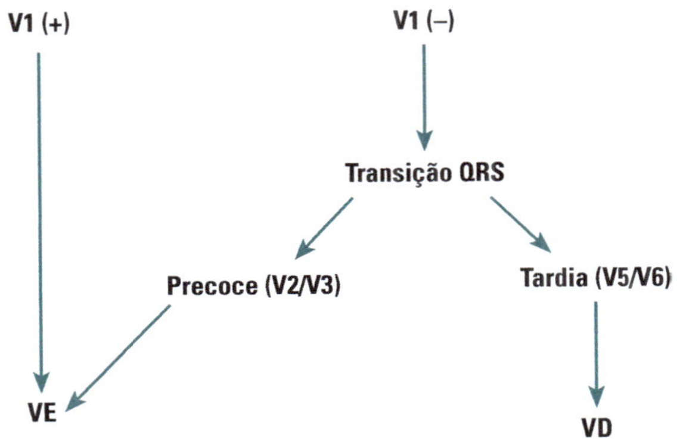

Figura 7.19. Esquema simplificado para localização do foco de origem da extrassístole ventricular de via de saída utilizando a polaridade do complexo nas derivações precordiais.

(+): QRS predominantemente positivo; (–): QRS predominantemente negativo; VE: ventrículo esquerdo; VD: ventrículo direito.

Fonte: Elaborada pelos autores.

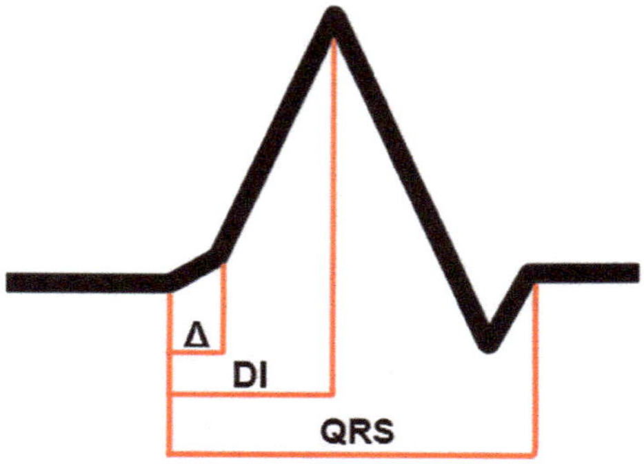

Figura 7.20. Extrassístoles ventriculares de origem epicárdica.

Δ: pseudo delta; DI: deflexão intrinsecoide; QRS: duração total do complexo QRS (mais detalhes, ver texto).

Fonte: Elaborada pelos autores.

Considerações finais

Extrassístoles são batimentos ectópicos que ocorrem precocemente ao batimento sinusal, podendo ser supraventriculares (atriais e juncionais) ou ventriculares. A correta quantificação e a identificação da origem das ectopias podem auxiliar na estratificação de risco de pacientes assintomáticos, assim como dos portadores de doenças cardiovasculares, permitindo melhor planejamento de intervenções terapêuticas.

Referências

1. Padeletti L, Bagliani G. General Introduction, Classification, and Electrocardiographic Diagnosis of Cardiac Arrhythmias. Card Electrophysiol Clin. 2017;9(3):345-63.
2. Binici Z, Intzilakis T, Nielsen OW, Køber L, Sajadieh A. Excessive Supraventricular Ectopic Activity and Increased Risk of Atrial Fibrillation and Stroke. Circulation. 2010;121(17):1904-11.
3. Priori SG, Blomström-Lundqvist C, Mazzanti A, Blom N, Borggrefe M, Camm J, et al. 2015 ESC Guidelines for the management of patients with ventricular arrhythmias and the prevention of sudden cardiac death: The Task Force for the Management of Patients with Ventricular Arrhythmias and the Prevention of Sudden Cardiac Death of the European Society of Cardiology (ESC). Endorsed by: Association for European Paediatric and Congenital Cardiology (AEPC). Eur Heart J. 2015;36(41):2793-867.
4. Bigger Jr JT. Definition of benign versus malignant ventricular arrhythmias: Targets for treatment. Am J Cardiol. 1983;52(6):47C-54C.
5. Marcus GM. Evaluation and Management of Premature Ventricular Complexes. Circulation. 2020;141(17):1404-18.
6. Lerman BB, Stein K, Engelstein ED, Battleman DS, Lippman N, Bei D et al. Mechanism of Repetitive Monomorphic Ventricular Tachycardia. Circulation. 1995;92(3):421-9.
7. Grolleau R, Pasquié JL, Macia JC, Leclercq F. [Parasystole]. Arch Mal Coeur Vaiss. 2002;95(Spec 5):41-6.
8. Hewlett AW. The blocking of auricular extrasystoles. JAMA. 1907;XLVIII(19):1597-8.
9. Boikan WS, Gunnar RM. Aberrant conduction in supraventricular extrasystoles eliminated by exercise. Am Heart J. 1954;47(4):626-9.
10. Gouaux JL, Ashman R. Auricular fibrillation with aberration simulating ventricular paroxysmal tachycardia. Am Heart J. 1947;34(3):366-73.
11. Denes P, Wu D, Dhingra R, Pietras RJ, Rosen KM. The Effects of Cycle Length on Cardiac Refractory Periods in Man. Circulation. 1974;49(1):32-41.

12. Wellens HJ, Bär FWHM, Lie KI. The value of the electrocardiogram in the differential diagnosis of a tachycardia with a widened QRS complex. Am J Med. 1978;64(1):27-33.
13. Enriquez A, Baranchuk A, Briceno D, Saenz L, Garcia F. How to use the 12-lead ECG to predict the site of origin of idiopathic ventricular arrhythmias. Heart Rhythm. 2019;16(10):1538-44.
14. Tada H, Tadokoro K, Ito S, Naito S, Hashimoto T, Kaseno K, et al. Idiopathic ventricular arrhythmias originating from the tricuspid annulus: Prevalence, electrocardiographic characteristics, and results of radiofrequency catheter ablation. Heart Rhythm. janeiro de 2007;4(1):7–16.
15. Tabatabaei N, Asirvatham SJ. Supravalvular Arrhythmia: Identifying and Ablating the Substrate. Circ Arrhythm Electrophysiol. 2009;2(3):316-26.
16. Berruezo A, Mont L, Nava S, Chueca E, Bartholomay E, Brugada J. Electrocardiographic Recognition of the Epicardial Origin of Ventricular Tachycardias. Circulation. 2004;109(15):1842-7.

CAPÍTULO 8

Bradiarritmias

■ Sávia Christina Pereira Bueno ■ Sílvio Alves Barbosa

Introdução

A manutenção da frequência cardíaca é resultado do funcionamento balanceado dos sistemas nervosos simpático e parassimpático, sendo dependente de variáveis como idade, condicionamento físico e ciclo circadiano. Sabendo disso, é importante considerar a idade e a condição física do paciente para definição adequada de bradicardia.

Um exemplo são os atletas que, por adaptação fisiológica do sistema nervoso autônomo (aumento do tônus vagal e diminuição do simpático), costumam apresentar, em repouso, bradicardia sinusal, com frequência cardíaca que pode variar de 30 bpm a 60 bpm, estando presente em até 80% dos atletas altamente treinados.

A frequência cardíaca lenta, precipitada por alterações do ritmo sinusal ou da condução atrioventricular, pode ser a causa de sintomas pouco expressivos, como tonturas leves ou fadiga, mas também pode acarretar consequências graves, como síncopes, hipoperfusão tecidual e até morte por assistolia. A avaliação clínica e eletrocardiográfica inicial é fundamental para o diagnóstico e o tratamento, seja a bradicardia causada por uma lesão irreversível, primária, do sistema elétrico do coração, seja causada por uma lesão reversível, secundária a apneia do sono, distúrbios hidroeletrolíticos, perfusão miocárdica ou intoxicação medicamentosa.

Em todas as situações, pacientes com bradicardia ou com suspeita de distúrbio do sistema de condução devem ser submetidos a cuidadosa avaliação clínica e a avaliação de todos os sistemas, para que haja sucesso no tratamento clínico ou invasivo

Definição

Bradiarritmia é definida como frequência cardíaca (FC) menor que 50 bpm.

Classificação

As bradiarritmias podem ser classificadas em disfunção do nó sinusal e bloqueio atrioventricular.

Disfunção do nó sinusal

O nó sinusal é formado por células dotadas de automatismo que geram os impulsos rítmicos que funcionam como marca-passo (MP) natural. A disfunção do nó sinusal frequentemente está relacionada à idade, por envelhecimento do sistema de condução. Também pode ser observada em outras situações, como doença isquêmica, doença valvar, após correção cirúrgica, doenças infiltrativas, doença de Chagas, anormalidades endócrinas e doenças congênitas que podem afetar a formação e a propagação do impulso elétrico. Pode se apresentar de diversas maneiras, desde formas mais comuns, como bradicardia sinusal e pausas sinusais, até apresentações menos habituais, como o bloqueio sinoatrial, o ritmo juncional e a parada sinusal ou a taqui-bradi (taquicardia atrial, *flutter* ou fibrilação atrial que alterna com bradicardia sinusal, atrial ectópica ou pausa sinusal).

Exemplos de traçados eletrocardiográficos de formas diversas de disfunção são apresentados nas Figuras 8.1 a 8.7.

Doença do nó sinusal

Quando a disfunção do nó sinusal está associada a sintomas como fadiga, mal-estar, tonturas, pré--síncope ou síncope, caracteriza-se como doença do nó sinusal (DNS).

- A etiologia idiopática ou primária é considerada a causa mais comum.
- No Brasil, a causa infecciosa cardíaca mais comum é a doença de Chagas.
- Sempre descartar causas medicamentosas (bloqueadores de canais de cálcio, betabloqueadores, antiarrítmicos). Avaliar se podem ser diminuídas ou retirados (Classe I, NE C).
- Pode ser observada em adultos com doenças congênitas corrigidas ou não.
- Devem ser investigadas outras causas, como isquemia cardíaca, doenças inflamatórias e desordens neuromusculares, hipotireoidismo e distúrbio metabólico.
- Situações reversíveis devem ser afastadas e, se possível, tratadas.
- Durante seguimento, pode haver associação com bloqueio atrioventricular em até 8,4% dos pacientes.
- Disfunção do nó sinusal pode estar associada à insuficiência cronotrópica, que é a incapacidade do coração de aumentar a FC durante o exercício para atender à demanda metabólica (falha em alcançar 80% da FC reserva esperada durante exercício).

Diagnóstico

- Laboratório é razoável em bradicardia com suspeita de hipotireoidismo, alterações metabólicas, reumáticas e infecciosas (Classe IIa, NE C).
- ECG é recomendado como avaliação inicial. Pode fornecer, além da confirmação da frequência e do ritmo, outras informações adicionais, como anormalidades que sugiram doença estrutural (Classe I, NE B).
- Os sintomas devem ser avaliados por frequência, gatilho, fator de alívio, circunstância em que ocorre, severidade e duração. Essas características auxiliam no provável diagnóstico e na escolha do exame a ser solicitado, especialmente em pacientes com diagnósticos duvidosos. A correlação com sintomas é sempre muito importante.
- Durante o sono (predomínio do tônus parassimpático), bradicardia sinusal, paradas sinusais de até 3 segundos, bloqueios AV de primeiro grau e segundo grau, tipo Wenckebach, podem ser considerados normais. Tônus vagal acentuado pode causar graus variados de bloqueio atrioventricular transitório, assintomáticos em sua maioria (Figura 8.8).
- Teste ergométrico (TE) pode ser solicitado em pacientes com suspeita de incompetência cronotrópica (Classe IIa, NE C) (Figuras 8.9 e 8.10) ou naqueles cujos sintomas ocorram durante ou após esforço físico (Classe IIa, NE C). Pode se apresentar como aumento retardado da FC, pico submáximo ou instabilidade durante o exercício e recuperação inadequada. Esse desequilíbrio entre os tônus simpático e parassimpático, observado durante repouso, esforço físico e recuperação, está associado a aumento de riscos cardiovasculares e a morte súbita. Esse diagnóstico deve ser feito de forma individualizada e cuidadosa (Figura 8.10).
- Alguns tipos de monitores, como Holter 24h, *smartphone*, monitor cardíaco de eventos externo ou implantável (Looper), podem ser utilizados para avaliar correlação com sintomas. Auxiliam quando há suspeita de bradicardia. Devem ser escolhidos de acordo com a frequência dos sintomas (Classe I, NE B). O Holter 24h permite registro longo, possibilita correlacionar sintomas, início e término de arritmias e observar a relação com eventos fisiológicos (sono, vigília, atividade física), além de nos fornecer ferramentas para visualizar eventos arrítmicos como o tacograma. O monitor de eventos (Looper não implantável) faz gravações minutos antes e depois do acionamento realizado pelo

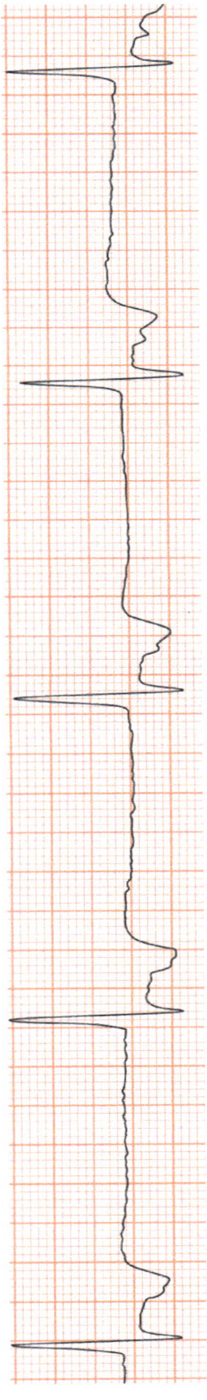

Figura 8.1. Bradicardia juncional.

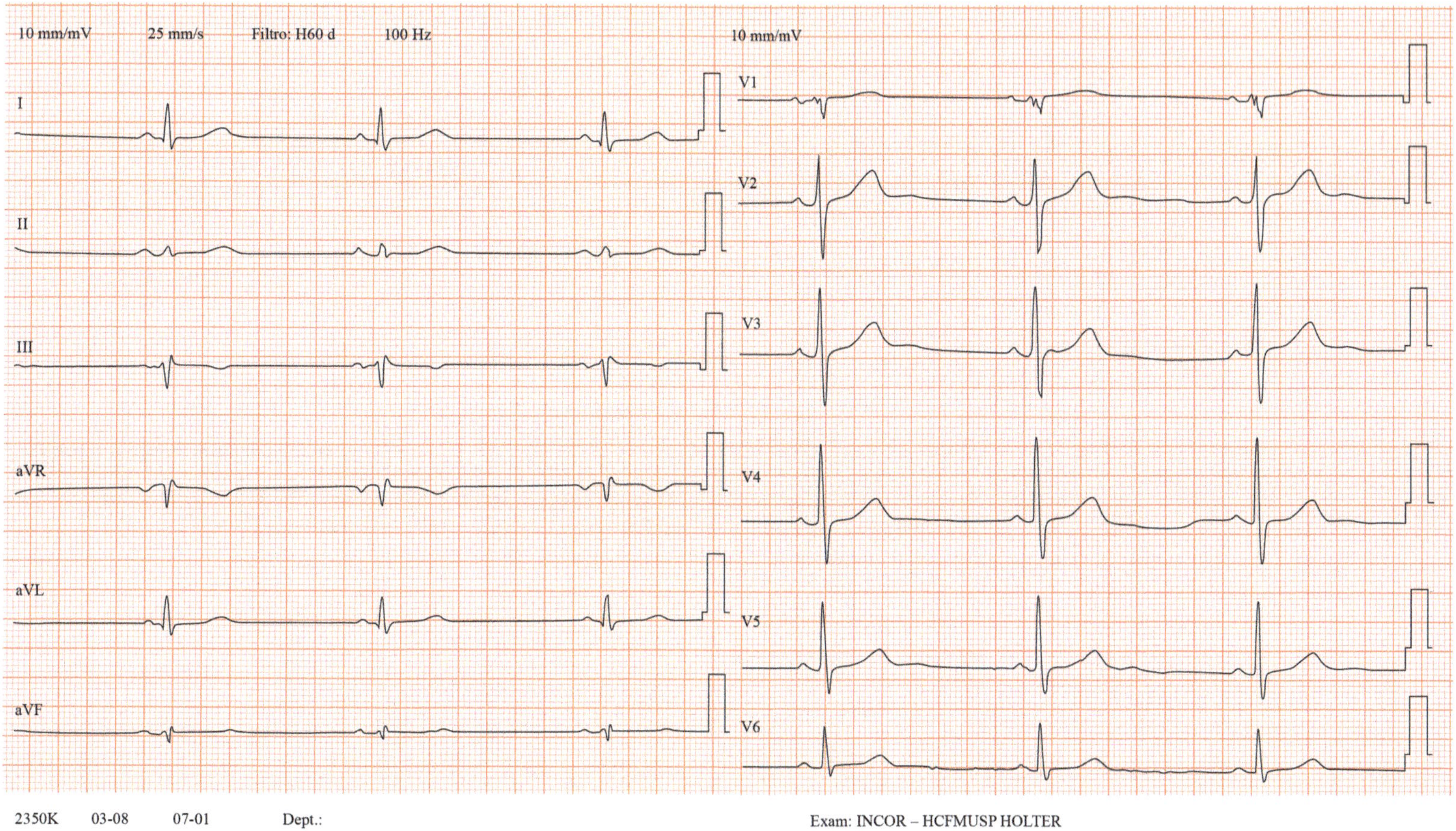

Figura 8.2. Paciente S. F., do sexo masculino, 70 anos. Eletrocardiograma (ECG) com ritmo sinusal, com frequência cardíaca (FC) de 39 bpm. Intervalo PR normal. Eixo QRS horizontalizado. Repolarização ventricular sem alterações significativas. Exame realizado em vigília durante consulta de rotina em paciente sem queixa de síncopes. Trata-se de bradicardia sinusal. Nesse caso, a abordagem do paciente demanda descartar causas reversíveis (drogas, hipotireoidismo ou outras). Mesmo que seja uma disfunção intrínseca do nó sinusal, não há um valor mínimo de FC para se recomendar o implante de marca-passo definitivo, que somente é considerado necessário quando se estabelece uma correlação temporal da bradicardia com sintomas.

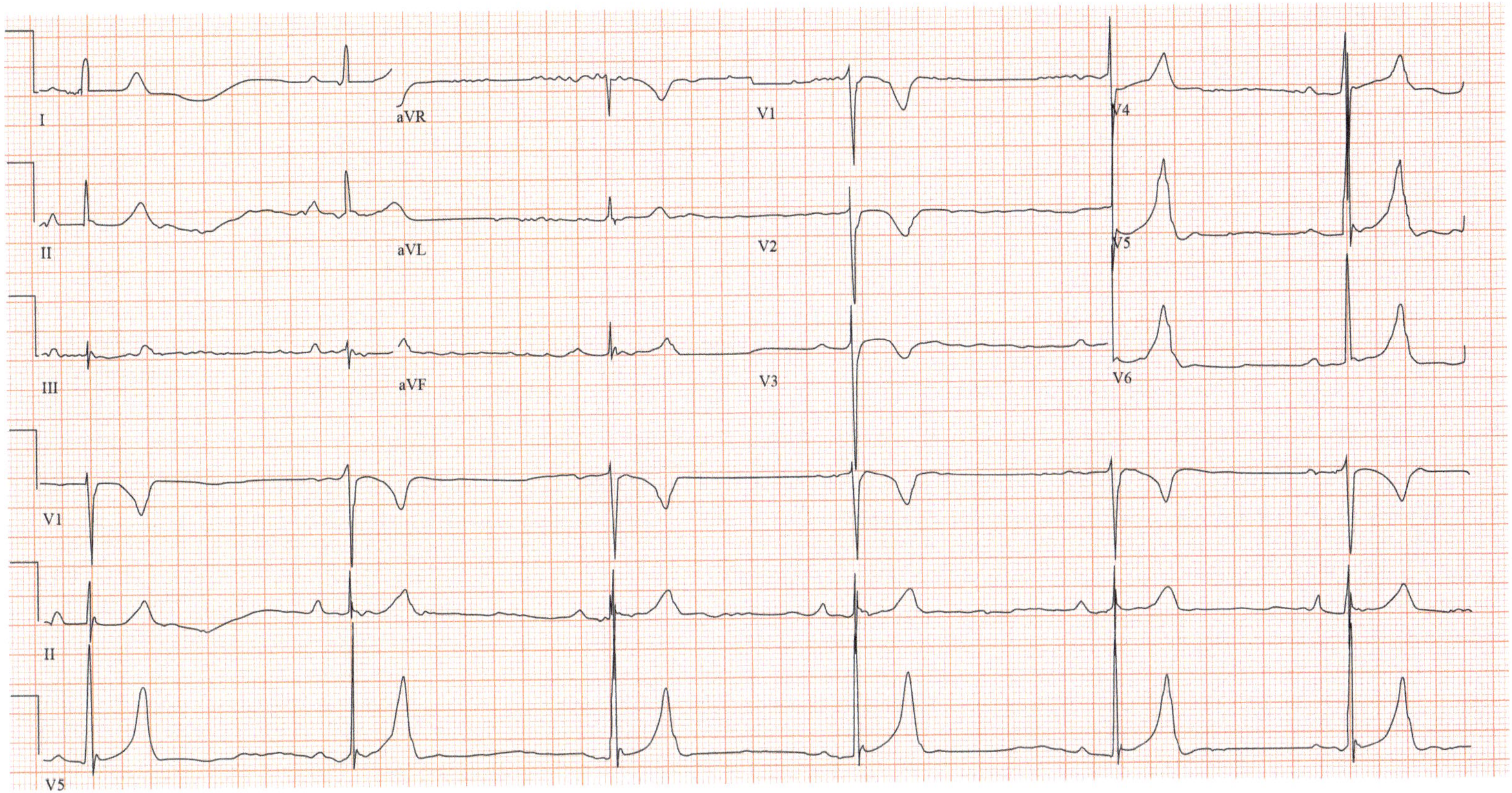

Figura 8.3. Paciente A. J. P., do sexo masculino, 46 anos, atleta profissional, assintomático, coração estruturalmente normal. Sem uso de medicação. ECG com bradicardia sinusal, onda T invertida V1-V3, BAV de I grau, QRS estreito, FC de 34 bpm.

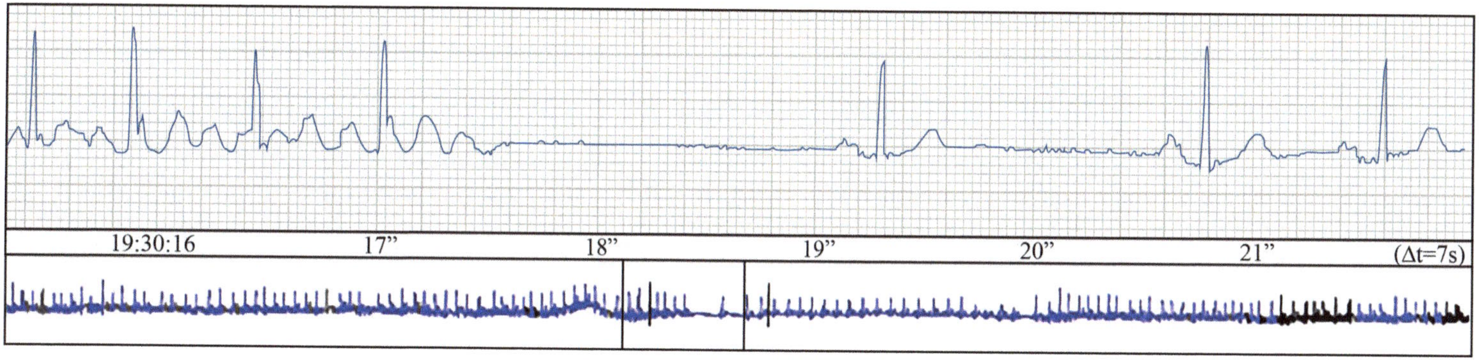

Figura 8.4. Paciente M. C., do sexo feminino, 80 anos, HAS, com queixa de palpitações e tonturas, já em acompanhamento por disfunção do nodo sinusal há 3 anos, porém, inicialmente, sem sintomas. Em Holter 24h, *flutter* atrial seguido de pausa sinusal que se repetiu durante o exame, acompanhada de tonturas. Descartadas causas reversíveis. Diagnosticado DNS.

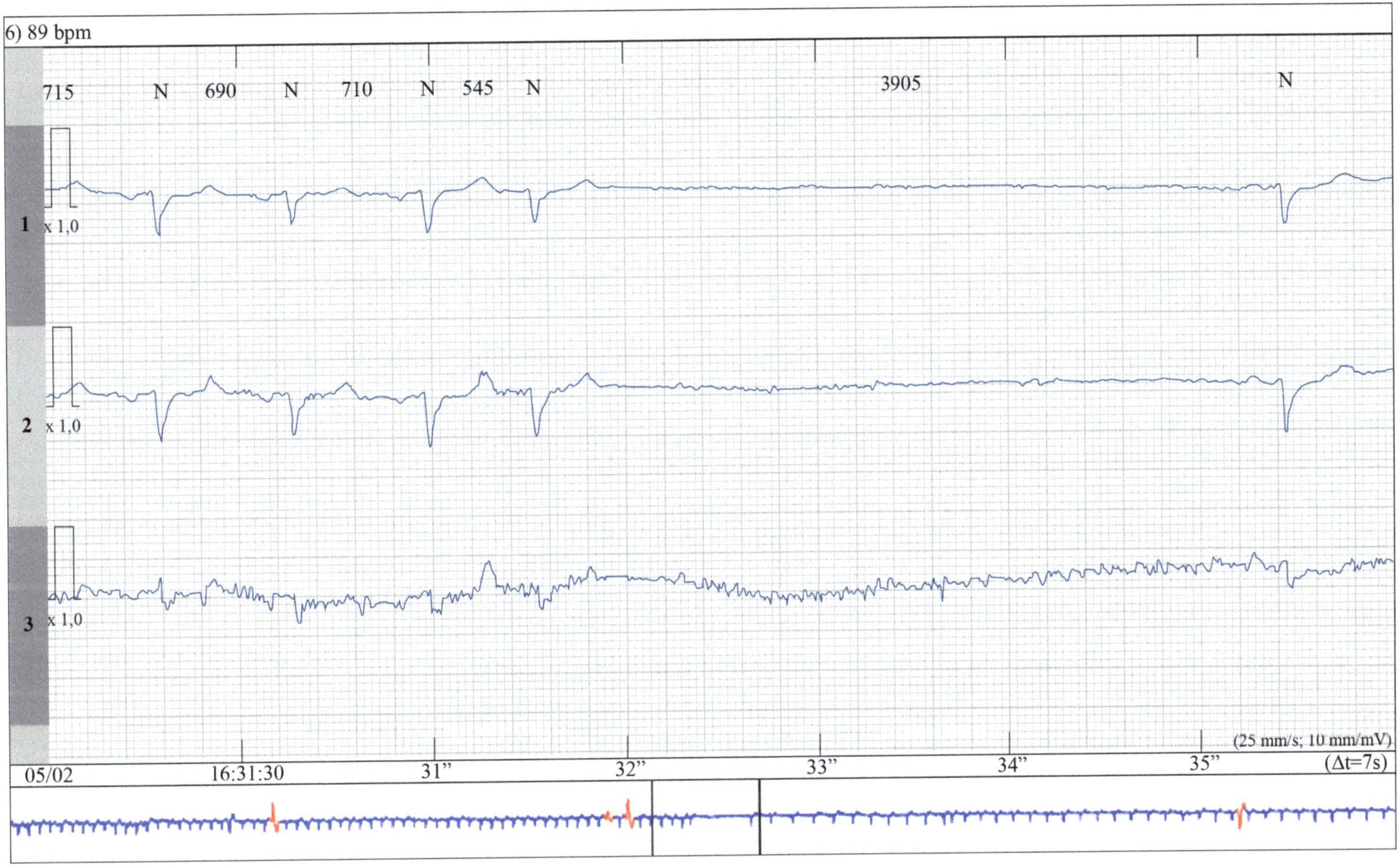

Figura 8.5. Síndrome Taqui-Bradi. Paciente J. I. P., do sexo masculino, 49 anos, miocardiopatia dilatada, com períodos de taquicardia atrial (TA). Na saída da TA, pausas acompanhadas de sintomas (tonturas).

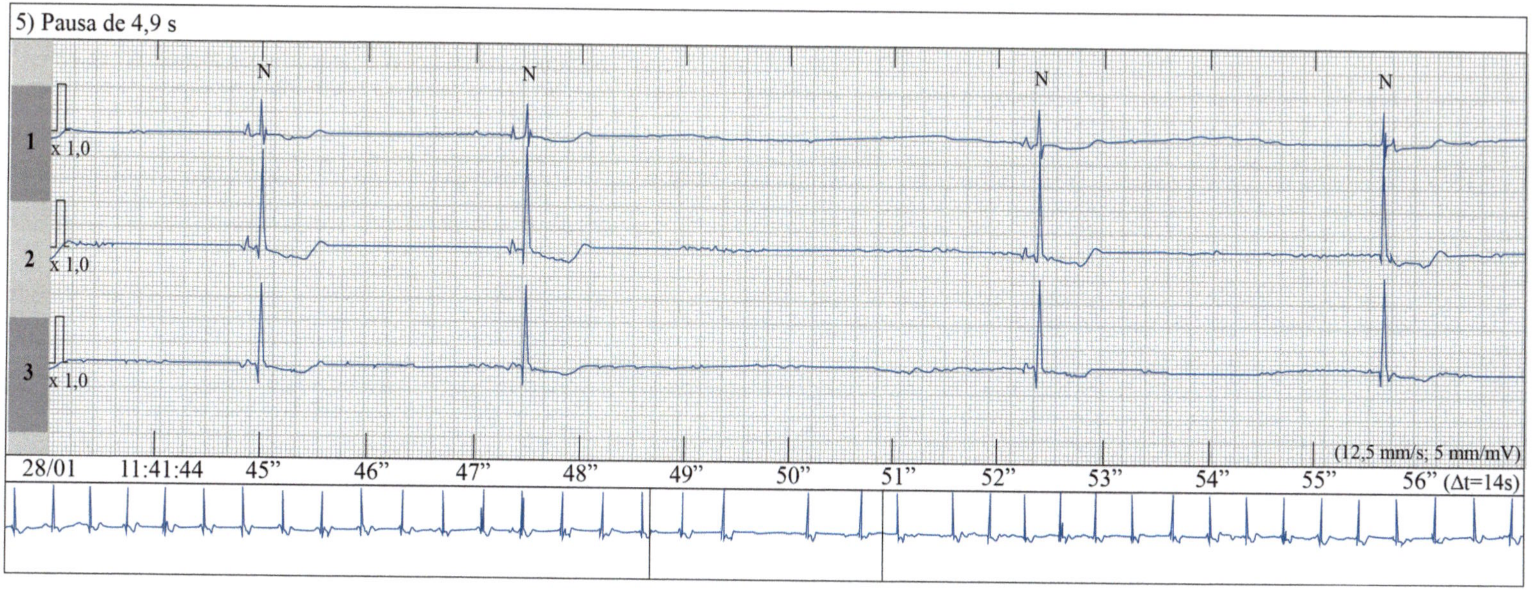

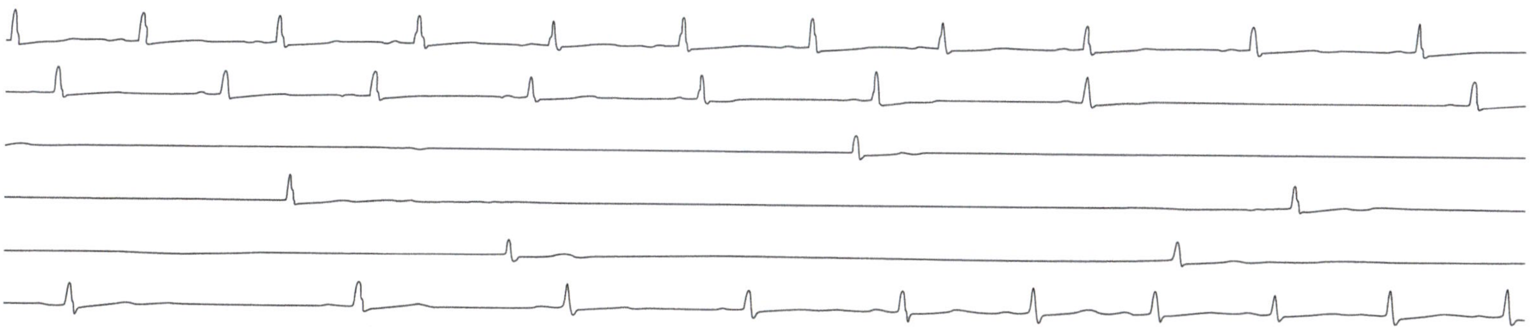

Figura 8.6. Exemplos de traçado de pausa sinusal em Holter 24h e traçado durante monitorização contínua em uma internação hospitalar.

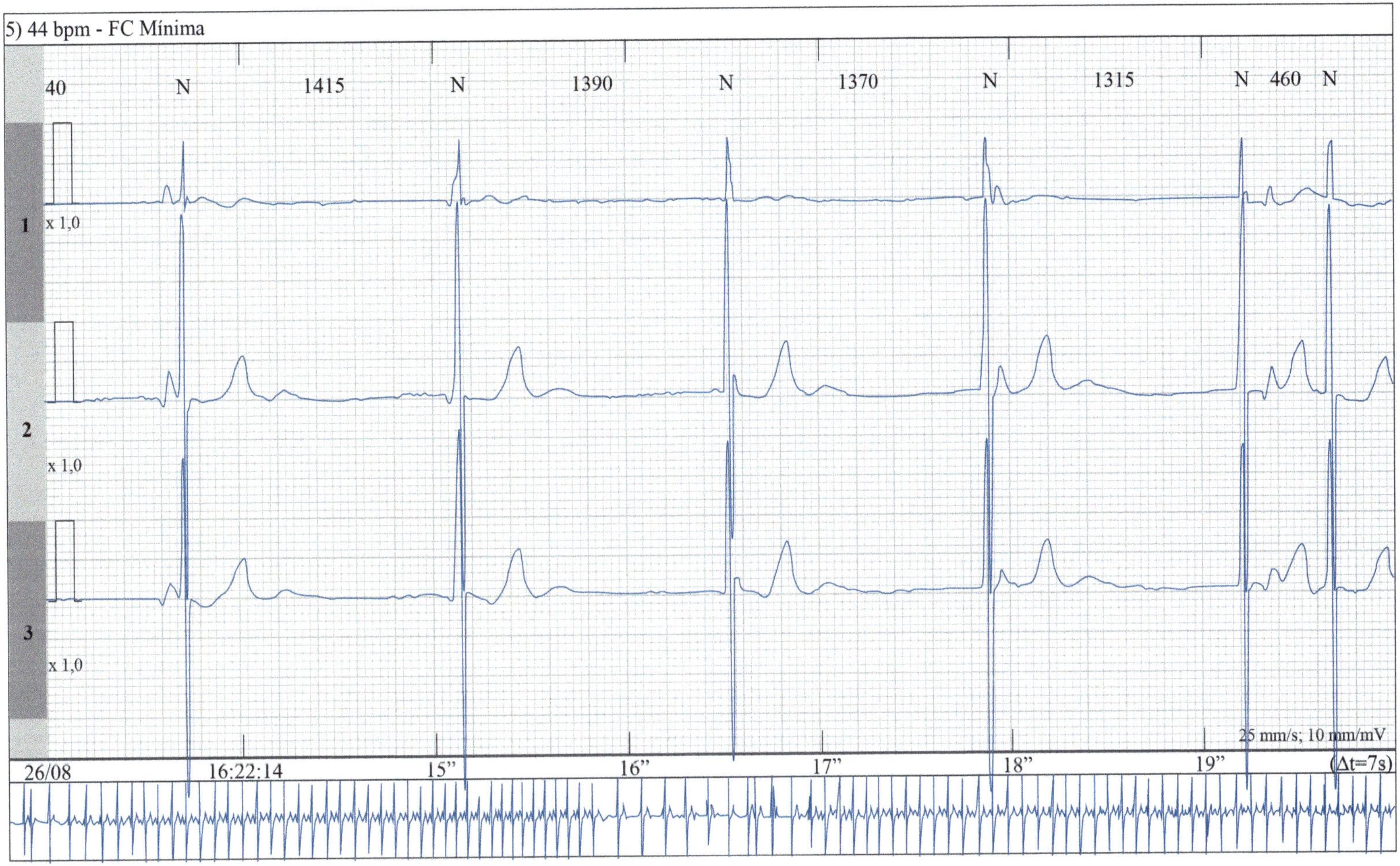

Figura 8.7A. Paciente C. S. M., do sexo masculino, com 1 ano e 4 meses, desenvolvimento normal para a idade, em acompanhamento por bradicardia. Cardiopatia congênita (Defeito Septo Atrioventricular). Holter 24 horas com períodos de bradicardia juncional.

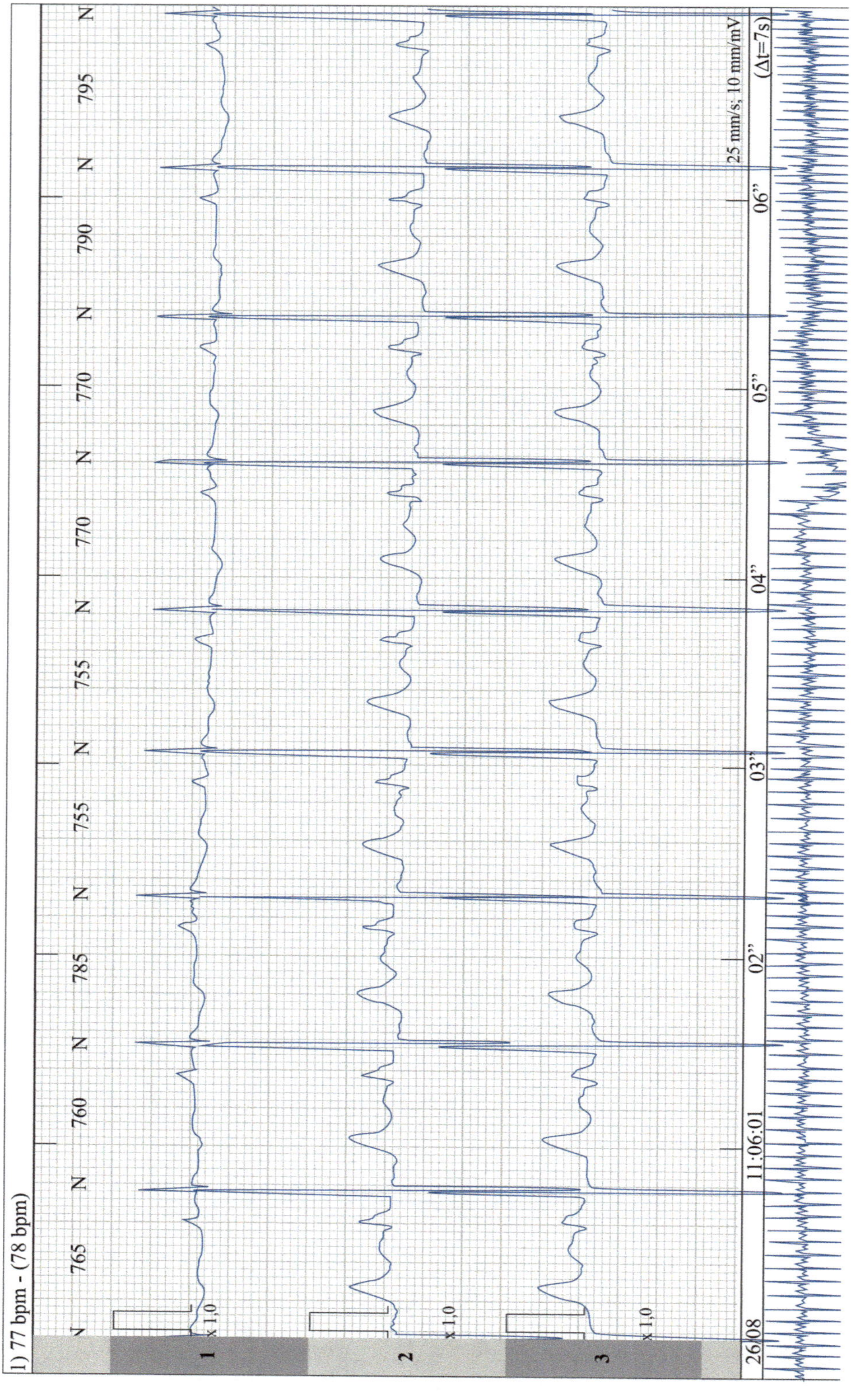

Figura 8.7B. Paciente C. S. M., do sexo masculino, com 1 ano e 4 meses, desenvolvimento normal para a idade, em acompanhamento por bradicardia. Cardiopatia congênita (Defeito Septo Atrioventricular). Holter 24 horas com períodos de bradicardia juncional.

A

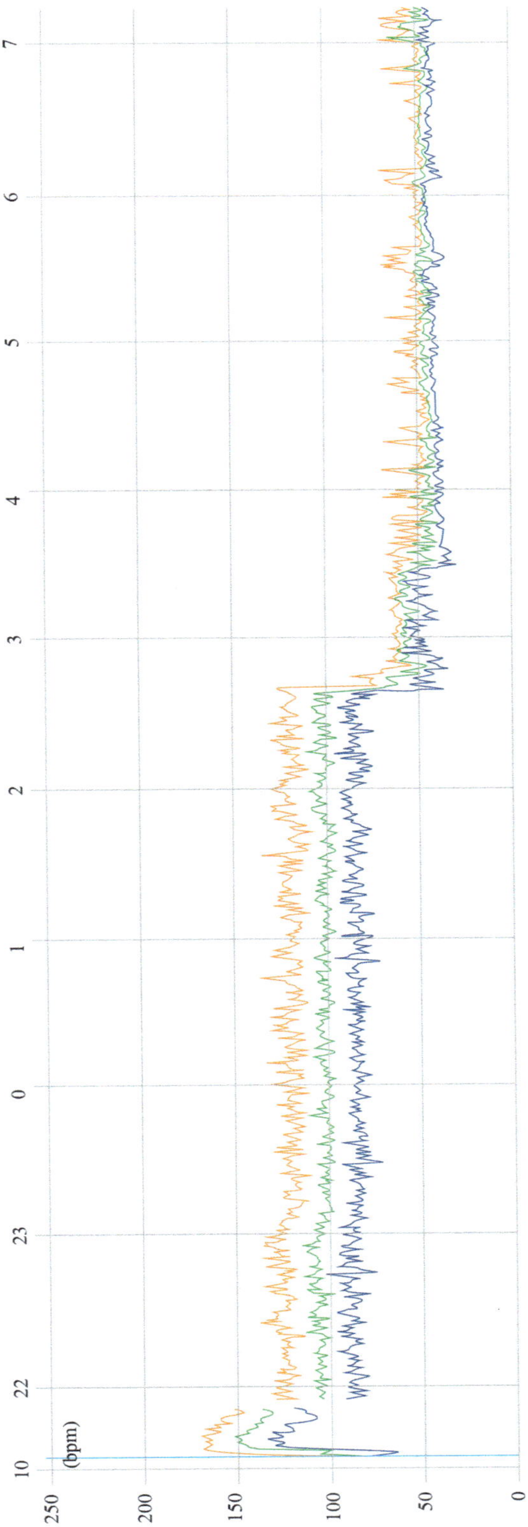

B

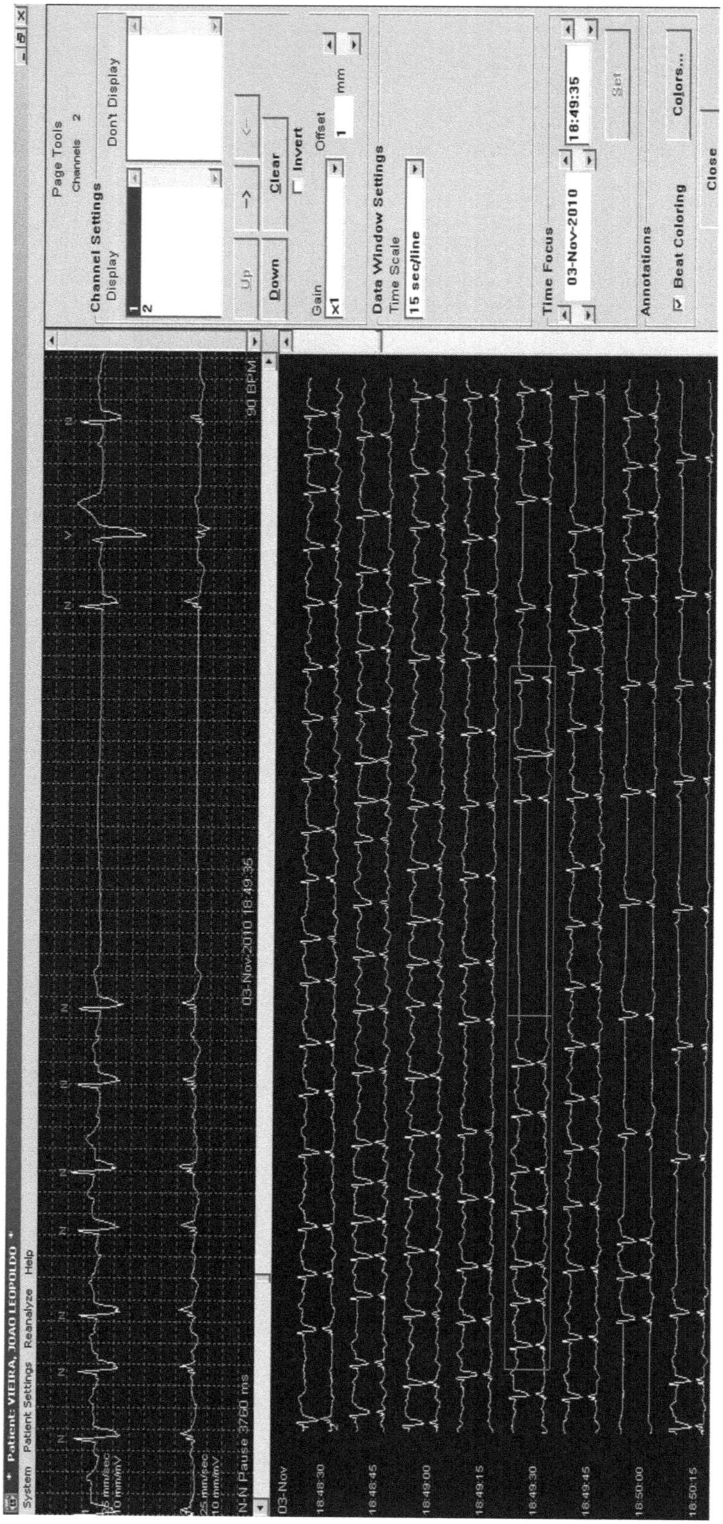
Patient: VIEIRA, JOAO LEOPOLDO
System Patient Settings Reanalyze Help
N-N Pause 3760 ms
03-Nov-2010 18:49:35
90 BPM
03-Nov
18:48:30
18:48:45
18:49:00
18:49:15
18:49:30
18:49:45
18:50:00
18:50:15
Page Tools
Channels 2
Channel Settings
Display
Don't Display
Up
Down
Clear
Invert
Gain
x1
Offset
1
mm
Data Window Settings
Time Scale
15 sec/line
Time Focus
03-Nov-2010
18:49:35
Set
Annotations
Beat Coloring
Colors...
Close

C

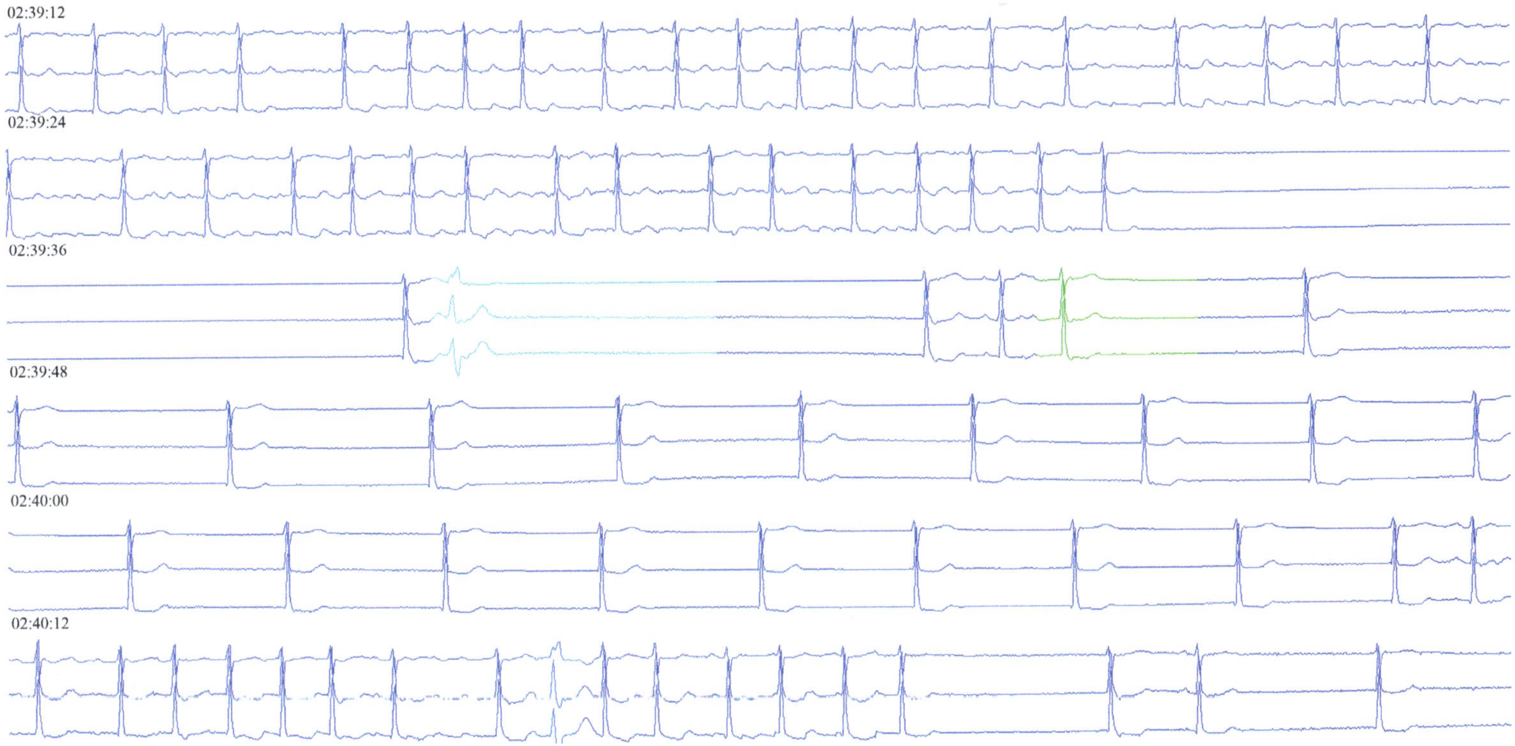

Figura 8.8 Monitorização por Holter 24h. A: detalhe do gráfico da frequência cardíaca mostrando, na primeira metade, ritmo irregular típico de fibrilação atrial com alta resposta ventricular; às 2:39 hs reversão da fibrilação atrial seguida de ritmo bradicárdico; B: traçado do ECG na velocidade convencional (25 mm/s), própria para se visibilizar o detalhe da reversão, seguida de pausa de 6,4 s e de ritmo de escape juncional com capturas sinusais e ectopias atrias; C: traçado condensado contínuo, próprio para uma visão geral do ritmo cardíaco após a reversão da FA.

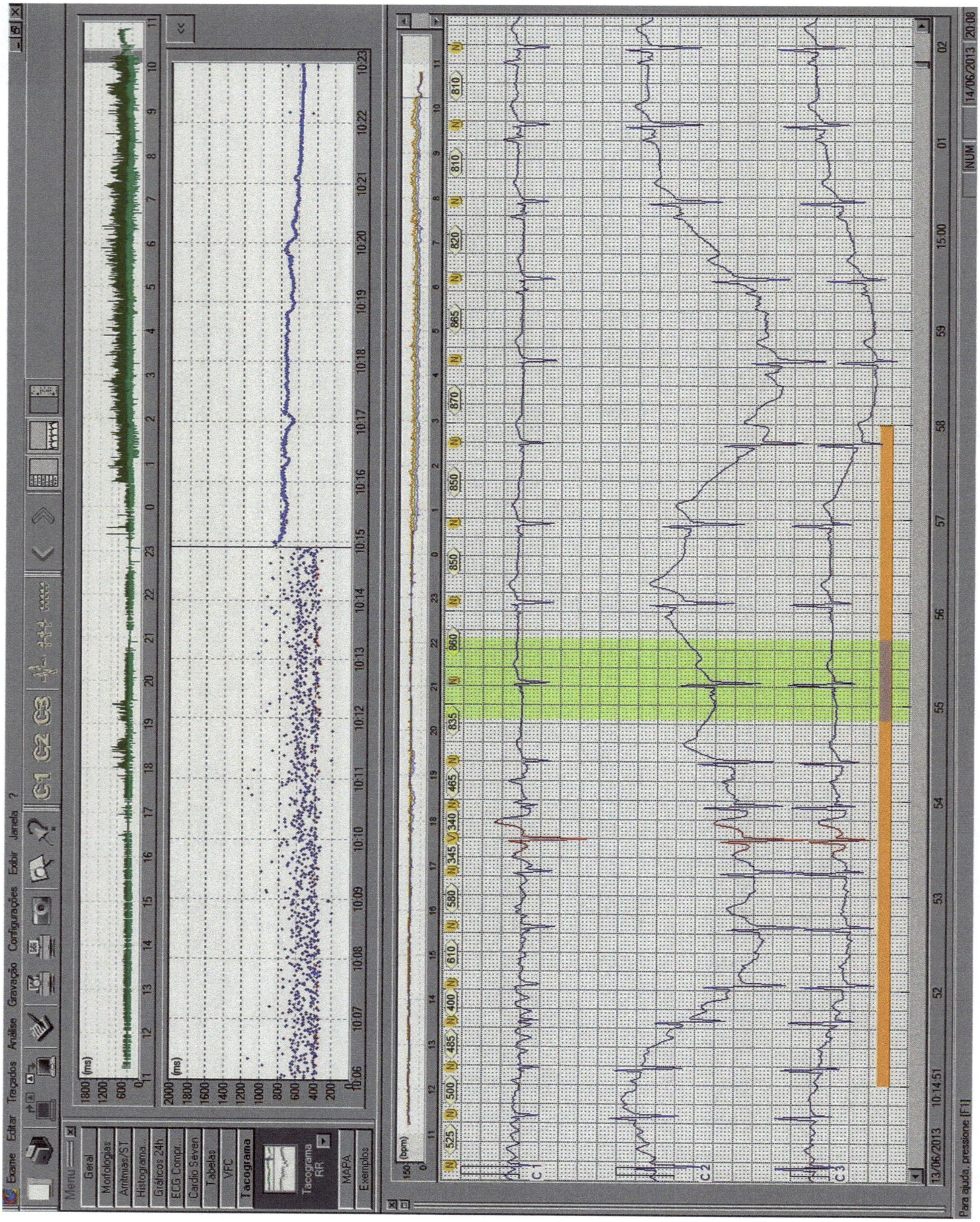

Figura 8.9. Utilização do tacograma para visualizar a arritmia.

A

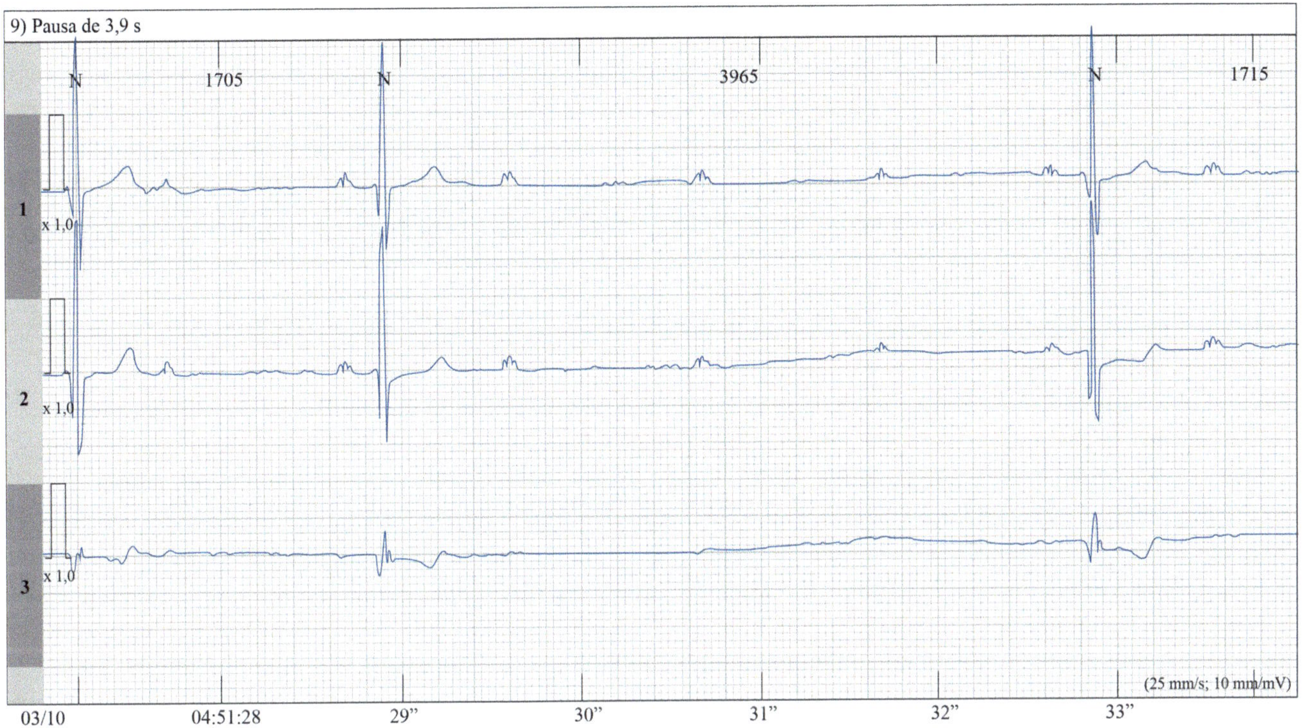

Tempo (min)	Estágio	FC (bpm)	PA (mmHg)	DP	MET
03:00	Ellestad 1 (1,7 mph 10,0%)	112	140/80	15680	5,0
05:00	Ellestad 2 (3,0 mph 10,0%)	133	150/80	19950	7,0
07:00	Ellestad 3 (4,0 mph 10,0%)	160	170/80	27200	9,0
08:12	Ellestad 4 (5,0 mph 10,0%)	176	190/80	33440	12,0
08:38	Ellestad 4 (5,0 mph 10,0%)	181	200/80	36200	12,0
09:39	Recuperação 1	158	180/80	28440	---
10:39	Recuperação 2	141	170/80	23970	---
12:39	Recuperação 3	121	140/80	16970	---

B

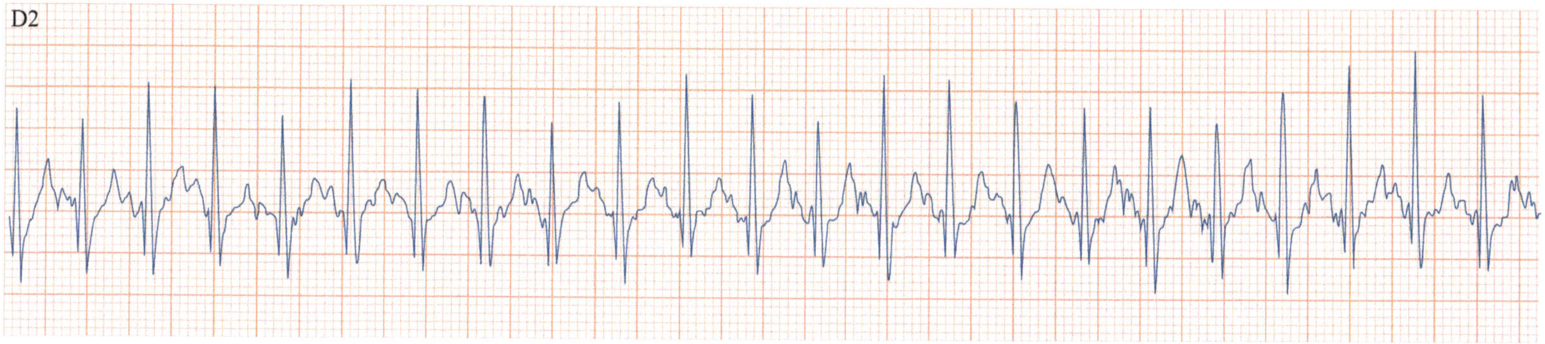

Figura 8.10. Paciente C. R. S., do sexo masculino, 17 anos, assintomático. Coração estruturalmente normal. Sem uso de medicação. Traçado Holter com BAV avançado durante a madrugada. Traçado de teste ergométrico (TE) com condução 1:1, resposta cronotrópica adequada (Ellestad 4).

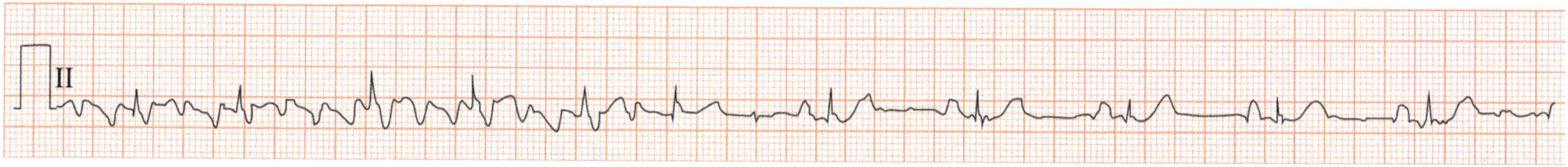

Figura 8.11. ECG de paciente M. C. (mesma paciente da Figura 8.4), do sexo feminino, 80 anos, com DNS. Correlação de sintomas e bradicardia em Holter 24h. Implante MP DDD, funcionando AAI com preservação da condução espontânea atrioventricular. Observa-se na saída do *flutter* atrial início do pace atrial que impede longas pausas e melhora dos sintomas.

paciente. Pode permanecer com o paciente de 7 dias a 14 dias. A escolha do monitor dependerá da frequência dos sintomas dos pacientes.

- Ecocardiograma transtorácico (ECO) e transesofágico, tomografia cardíaca ou ressonância cardíaca (RMN) identificam doenças cardíacas que podem estar associadas à bradicardia.

Tratamento

O implante de marca-passo (MP) definitivo é recomendado como tratamento da DNS.

- Sintomas são claramente atribuídos à bradicardia (Classe I, NE C) (Figura 8.11).
- Síndrome Taqui-bradi e sintomas atribuídos à bradicardia (Classe IIa, NE C) (Figura 8.12).
- Insuficiência cronotrópica acompanhada de sintomas (Classe IIa, NE C).

Bloqueios atrioventriculares

O bloqueio atrioventricular (BAV) manifesta-se como atraso ou interrupção na transmissão do impulso dos átrios para os ventrículos, podendo ser congênito ou adquirido. O BAV adquirido pode decorrer de causas inflamatórias, degenerativas, isquêmicas e iatrogênicas. A causa degenerativa é mais comum e pode estar associada a idade, hipertensão e diabetes. O BAV é anatomicamente dividido em nodal, intra-hissiano e infra-hissiano. O sítio do bloqueio é clinicamente importante e pode ser determinado pelo EEF. Os bloqueios atrioventriculares podem ser classificados como:

- BAV de primeiro grau: associação P-QRS 1:1 com atraso de condução do átrio para o ventrículo, sem interrupção da condução. Prognóstico benigno. Caracteriza-se por intervalo PR prolongado, maior que 200 ms (Figura 8.13).
- BAV de segundo grau: frequência de onda P menor que 100 bpm, com interrupção intermitente da condução do átrio para o ventrículo. Os BAV de segundo grau se subdividem em:
    - Mobtiz I (Tipo I ou fenômeno de Wenckebach): é quase sempre uma doença do nó atrioventricular, com baixa morbidade. Apresenta-se com prolongamento progressivo do intervalo PR, até que uma onda P não seja conduzida ("bloqueada"). Após esse bloqueio, há encurtamento do intervalo PR e o ciclo se repete (Figuras 8.14, 8.15 e 8.16).
    - Mobtiz II (Tipo II): algumas ondas P são bloqueadas de maneira súbita e intermitente, não ocorrendo prolongamentos progressivos do intervalo PR (fixo quando há condução atrioventricular 1:1).
    - Bloqueio atrioventricular 2:1: para cada dois batimentos de origem atrial, um é conduzido para o ventrículo e outro é bloqueado. As ondas P são constantes e regulares (Figura 8.17).
    - Avançado ou de alto grau: duas ou mais ondas P consecutivas não conduzidas (bloqueadas), com frequência constante (Figuras 8.18 e 8.19).
- BAV de terceiro grau (ou BAV total): não há evidência de condução atrioventricular. Não há correlação entre atividade elétrica atrial e ventricular (Figuras 8.20, 8.21 e 8.22)[2].

Situações que podem levar diagnóstico errôneo de bloqueio atrioventricular:

- Dissociação isorrítmica, com despolarização atrial (sinusal ou atrial) mais lenta que despolarização ventricular (nodal, His ou ventricular) (Figura 8.23).
- Extrassístole atrial bloqueada (Figura 8.24).

Quadro clínico e diagnóstico

- Pacientes portadores de BAV podem apresentar quadro clínico variado, podendo haver desde ausência de sintomas até mal-estar, fraqueza geral, diminuição da capacidade ao exercício físico, incapacidade de concentração, tonturas, síncopes e pré-sincopes por baixo fluxo cerebral.
- Pseudo-síndrome de marca-passo pode ser observada em pacientes com BAV de I grau (maior que 300 ms) por perda de sincronia atrioventricular.
- Causas reversíveis, como isquêmica, medicamentosa, hormonal ou distúrbios hidroeletrolíticos, devem ser pesquisadas (classe I, NE B).

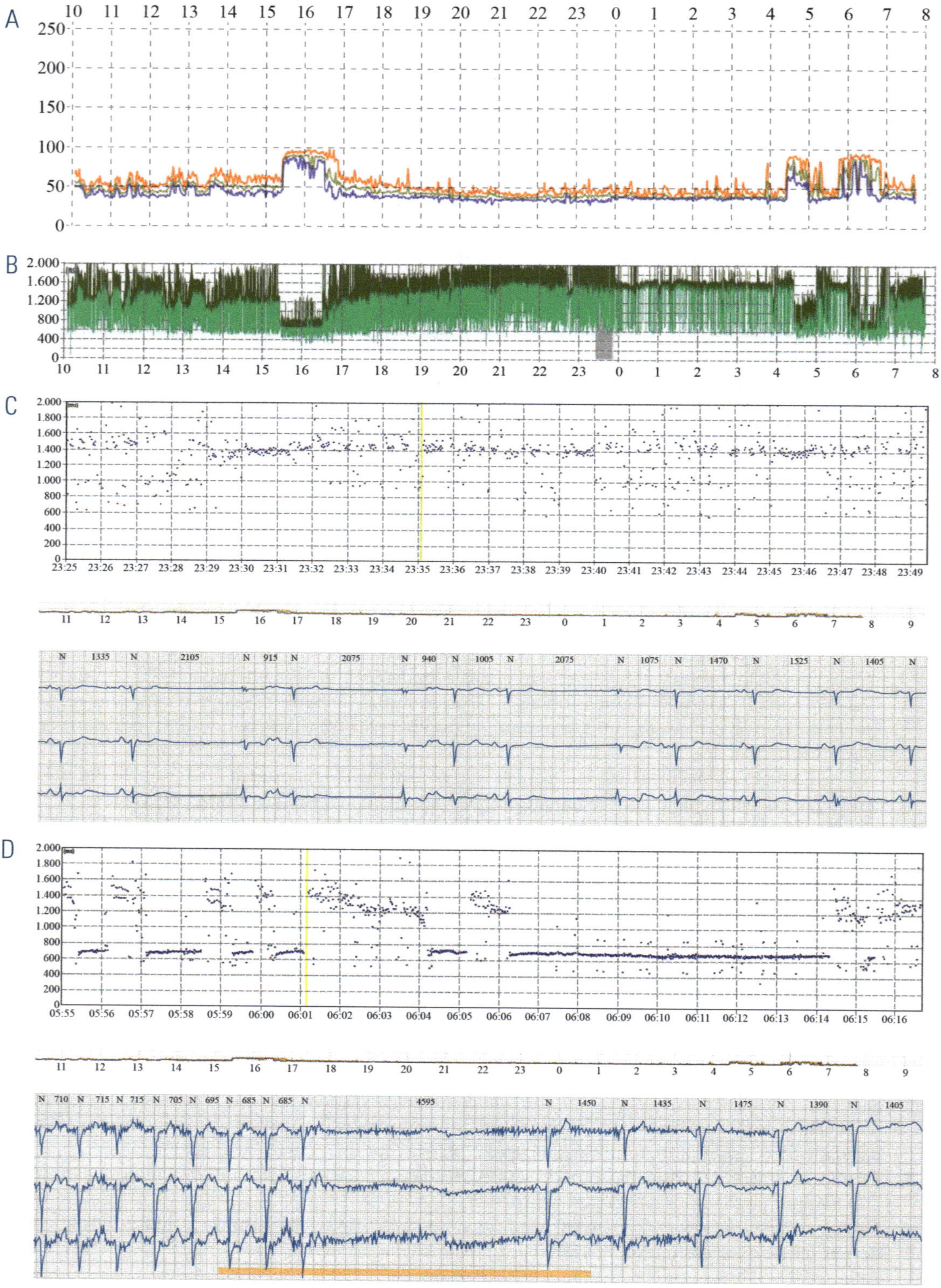
A
B
C
D

E

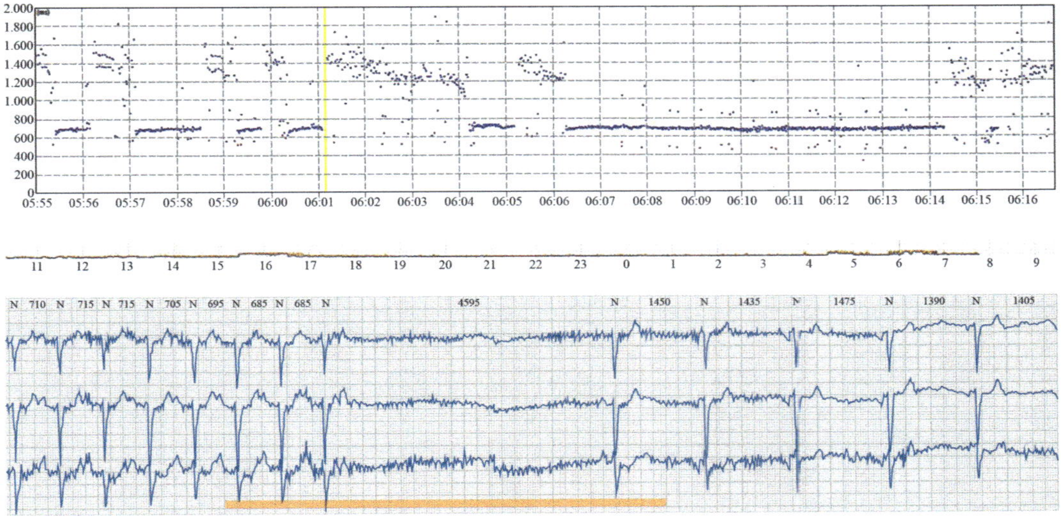

F

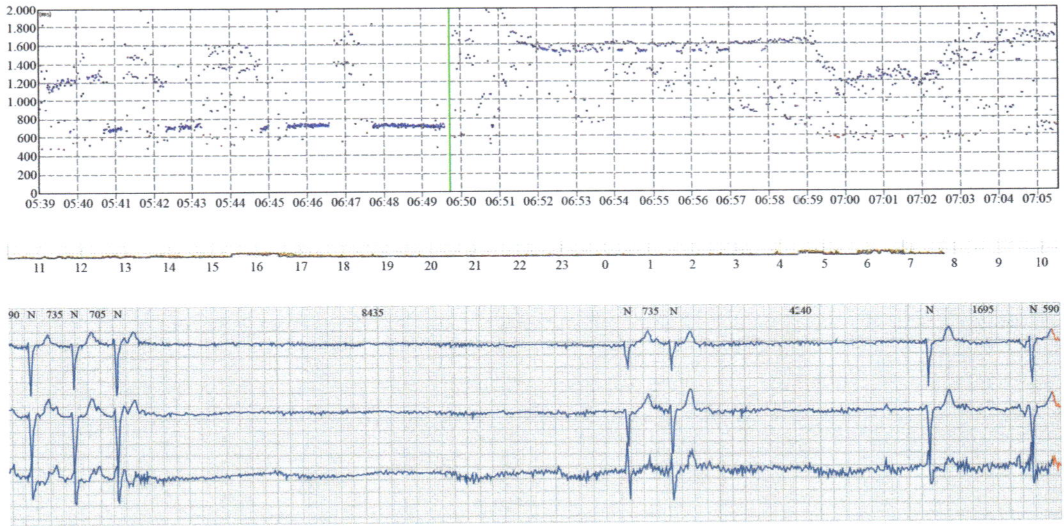

Figura 8.12. Paciente J. S., do sexo masculino, 49 anos. Miocardiopatia dilatada, FEVE 29%, em uso de losartana, carvedilol (25 mg, 2× ao dia) e espironolactona. Holter para estratificação de risco e por queixa de episódios de "tontura". Frequência cardíaca entre 28 bpm e 98 bpm, com média de 49 bpm. Extrassístoles ventriculares (111/hora), polimórficas, com pares e com episódios de taquicardia ventricular de até 13 batimentos. Presença de 1 558 pausas maiores que 2,0 s. No gráfico superior (FC), observar a acentuada bradicardia, alternada com várias elevações e quedas súbitas da FC, que foram identificadas como episódios de taquicardia atrial paroxística. Em seguida, o gráfico dos intervalos RR de todo o exame (tacograma), no qual é possível observar as inúmeras pausas. Trechos de pequenos intervalos desse gráfico podem ser "ampliados", como se vê acima de cada um dos 4 traçados de ECG. A: ritmo sinusal bradicárdico, com pausas e batimentos de escape juncional e ventricular; B: ritmo sinusal com FC = 42 bpm, seguido de pausa de 2,6 s e ritmo de escape atrial com FC ≈ 38 bpm; C: ritmo atrial regular (observar linha dos intervalos RR) com frequência ≈ 90 bpm, interrompido abruptamente e seguido de pausa sinusal de 4,6 s e ritmo de escape juncional com relato de "tontura"; D: ritmo atrial ectópico taquicárdico que ao, se interromper, provoca uma assistolia de 8,4 s e batimentos de escape juncional; E: síndrome taqui-bradi.

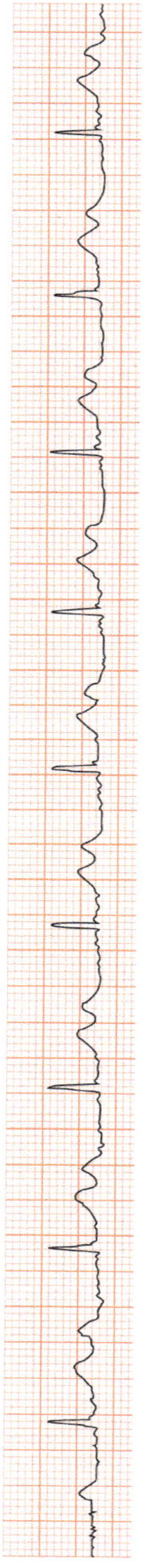

Figura 8.13. Bloqueio atrioventricular de primeiro grau.

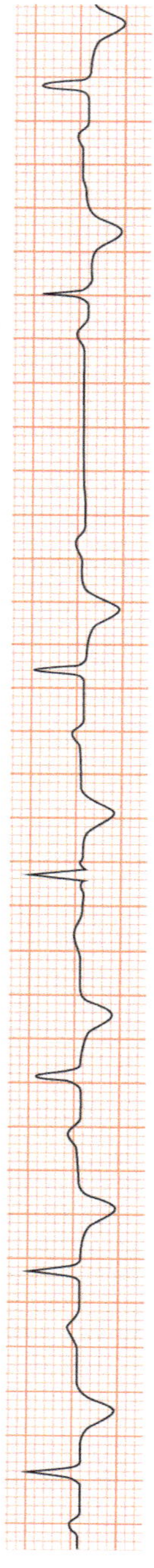

Figura 8.14. Bloqueio atrioventricular de segundo grau tipo I (Mobtiz I).

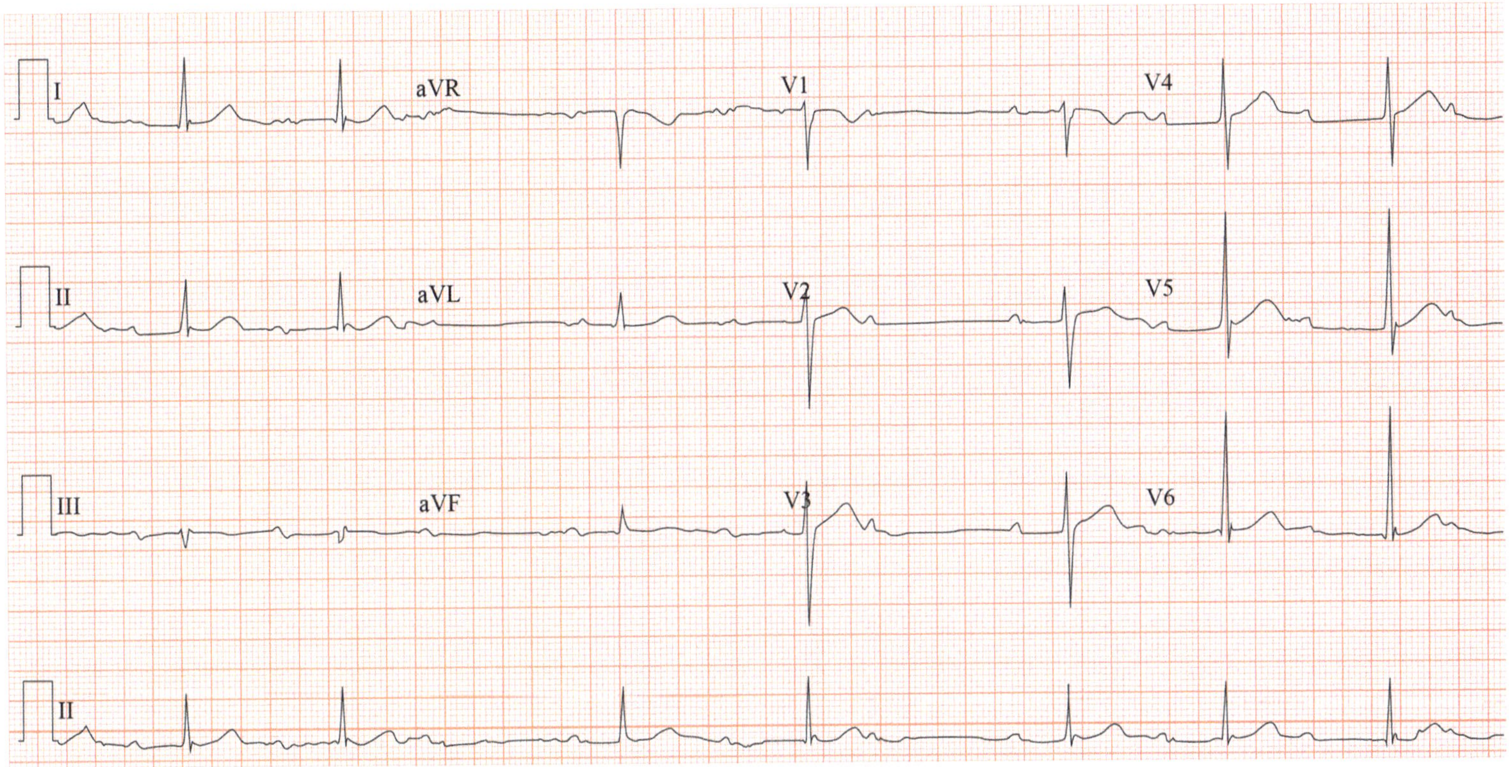

Figura 8.15. Paciente J. M. S, do sexo masculino, 69 anos, acompanhado regularmente, com ECG de bloqueio atrioventricular de segundo grau tipo I, assintomático, coração estruturalmente normal, sem drogas associadas.

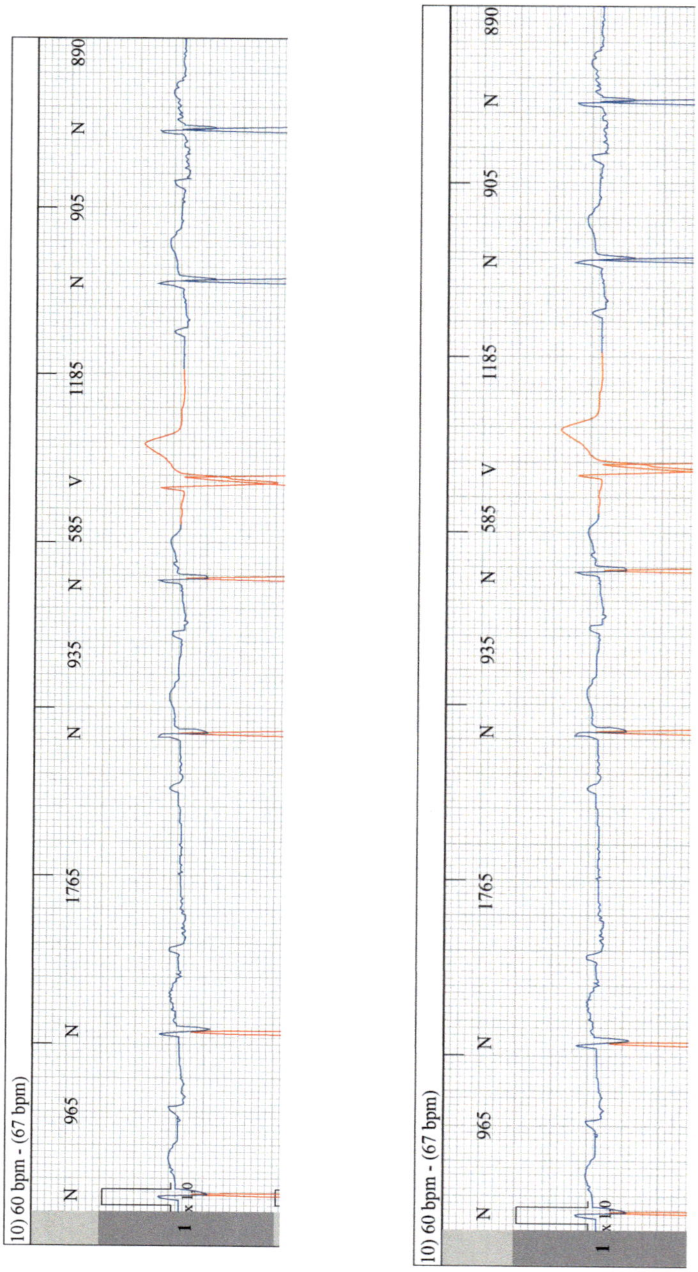
10) 60 bpm - (67 bpm)
N 965 N 1765 N 935 N 585 V 1185 N 905 N 890
1 x 1,0
10) 60 bpm - (67 bpm)
N 965 N 1765 N 935 N 585 V 1185 N 905 N 890
1 x 1,0

A

B

C

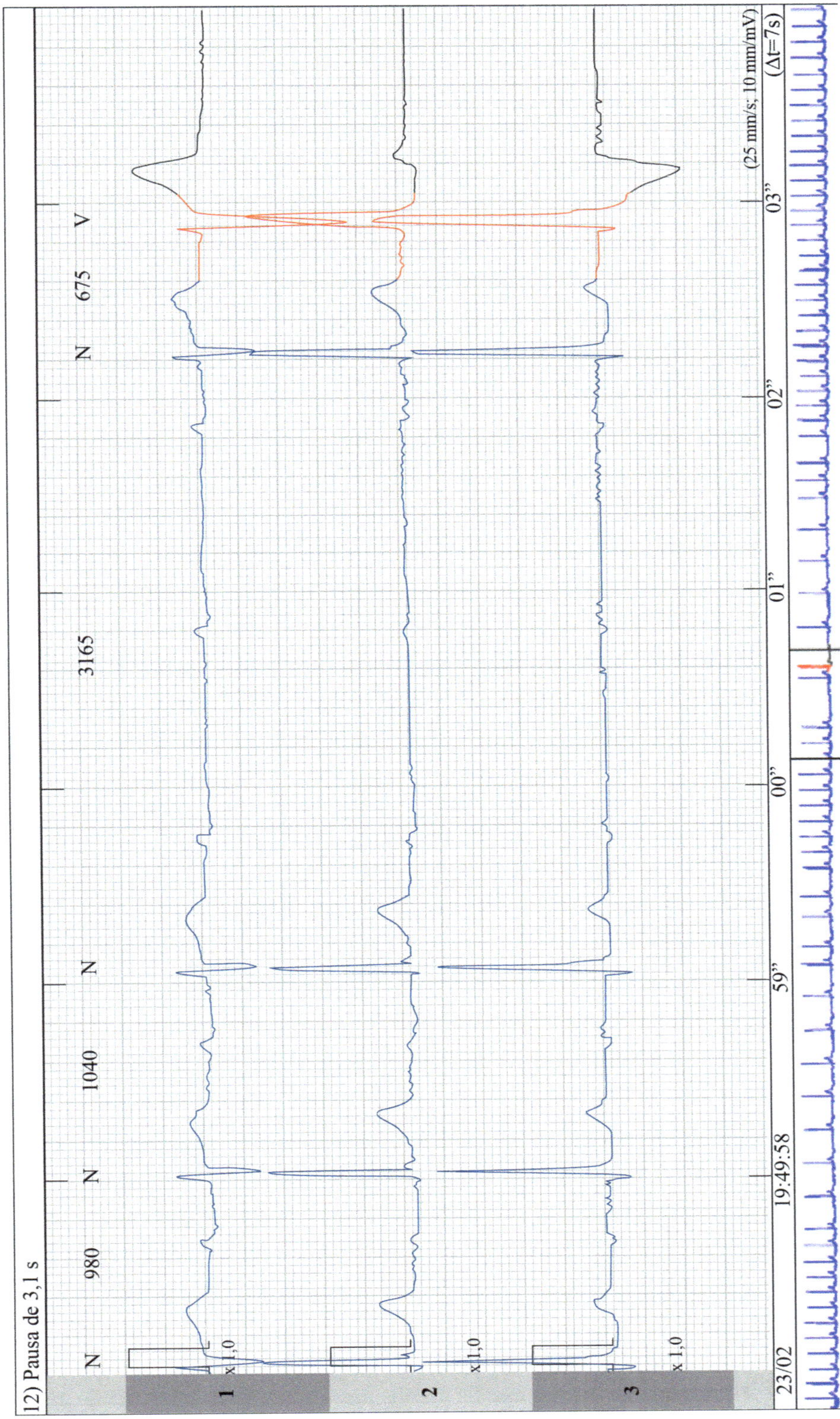
12) Pausa de 3,1 s
N 980 N 1040 N 3165 N 675 V
1
2
3
x 1,0
x 1,0
x 1,0
23/02 19:49:58 59'' 00'' 01'' 02'' 03''
(25 mm/s; 10 mm/mV)
(Δt=7s)

D

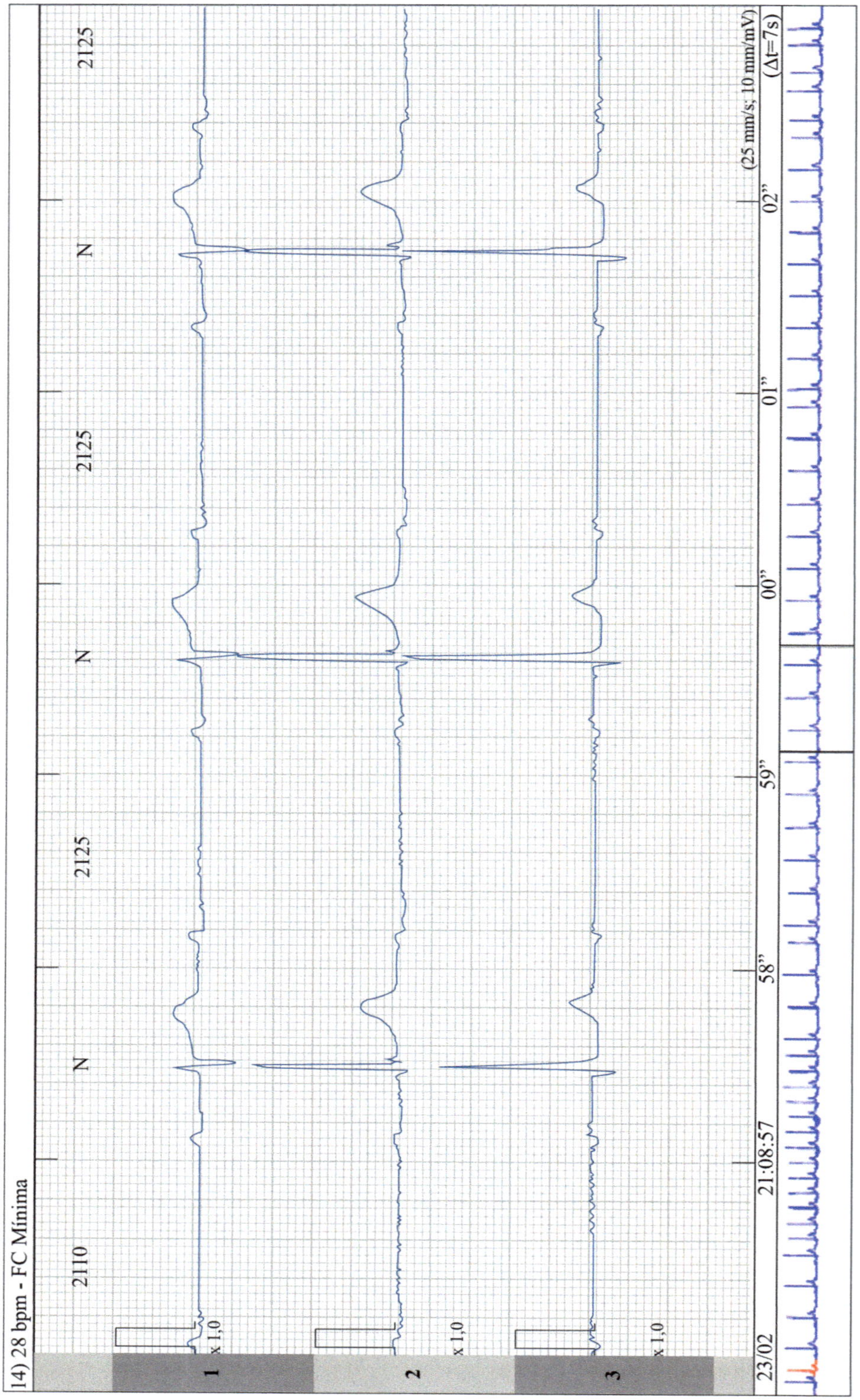
14) 28 bpm - FC Mínima
2110
2125
2125
2125
N
N
N
1
2
3
x 1,0
x 1,0
x 1,0
23/02
21:08:57
58"
59"
00"
01"
02"
(25 mm/s; 10 mm/mV)
(Δt=7s)

E

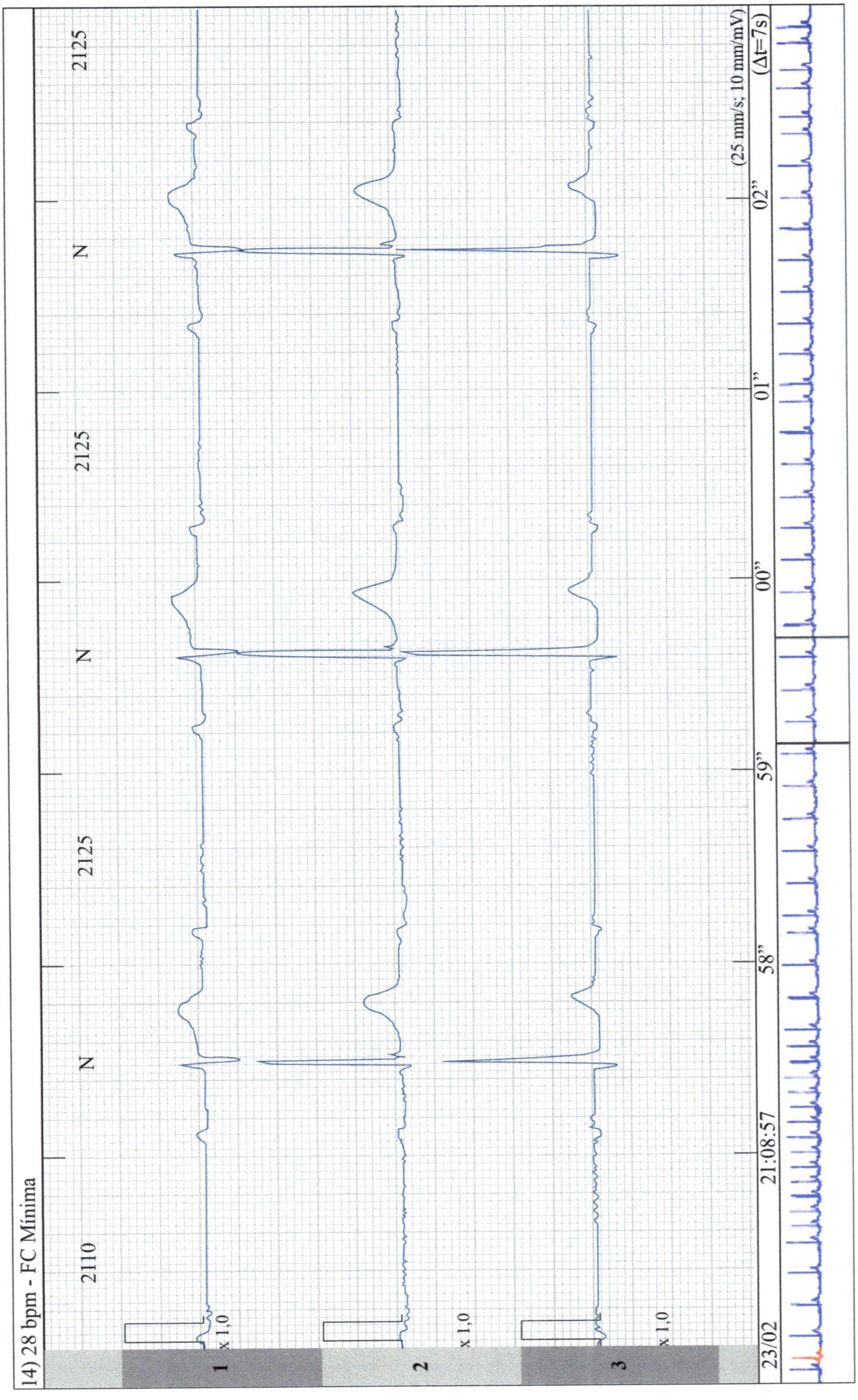
14) 28 bpm - FC Mínima
2110
2125
2125
2125
N
N
N
1
2
3
x 1,0
x 1,0
x 1,0
23/02
21:08:57
58''
59''
00''
01''
02''
(25 mm/s; 10 mm/mV)
(Δt=7s)

F

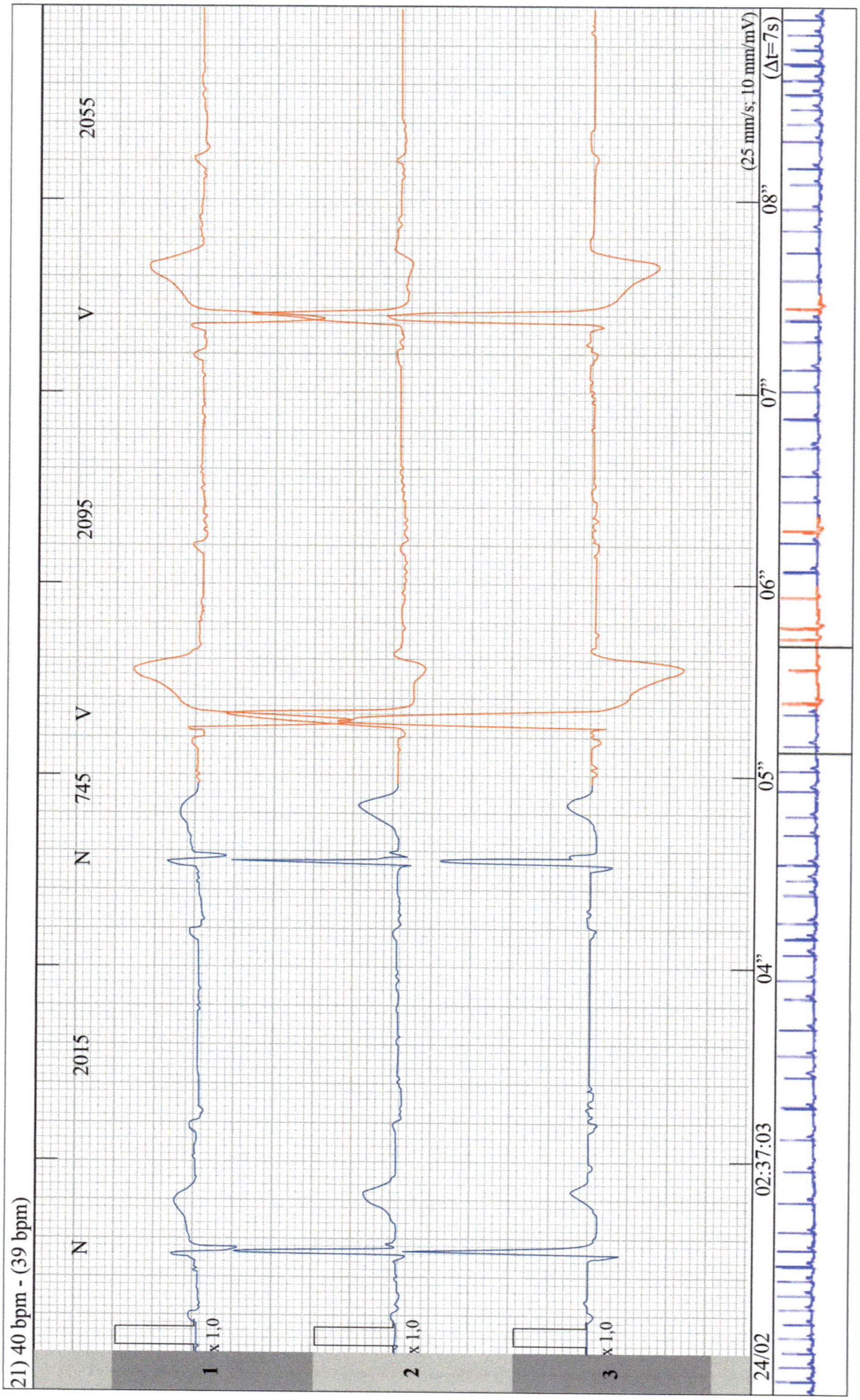

21) 40 bpm - (39 bpm)
N
2015
N
745
V
2095
V
2055
x 1,0
x 1,0
x 1,0
1
2
3
24/02
02:37:03
04''
05''
06''
07''
08''
(25 mm/s; 10 mm/mV)
(Δt=7s)

G

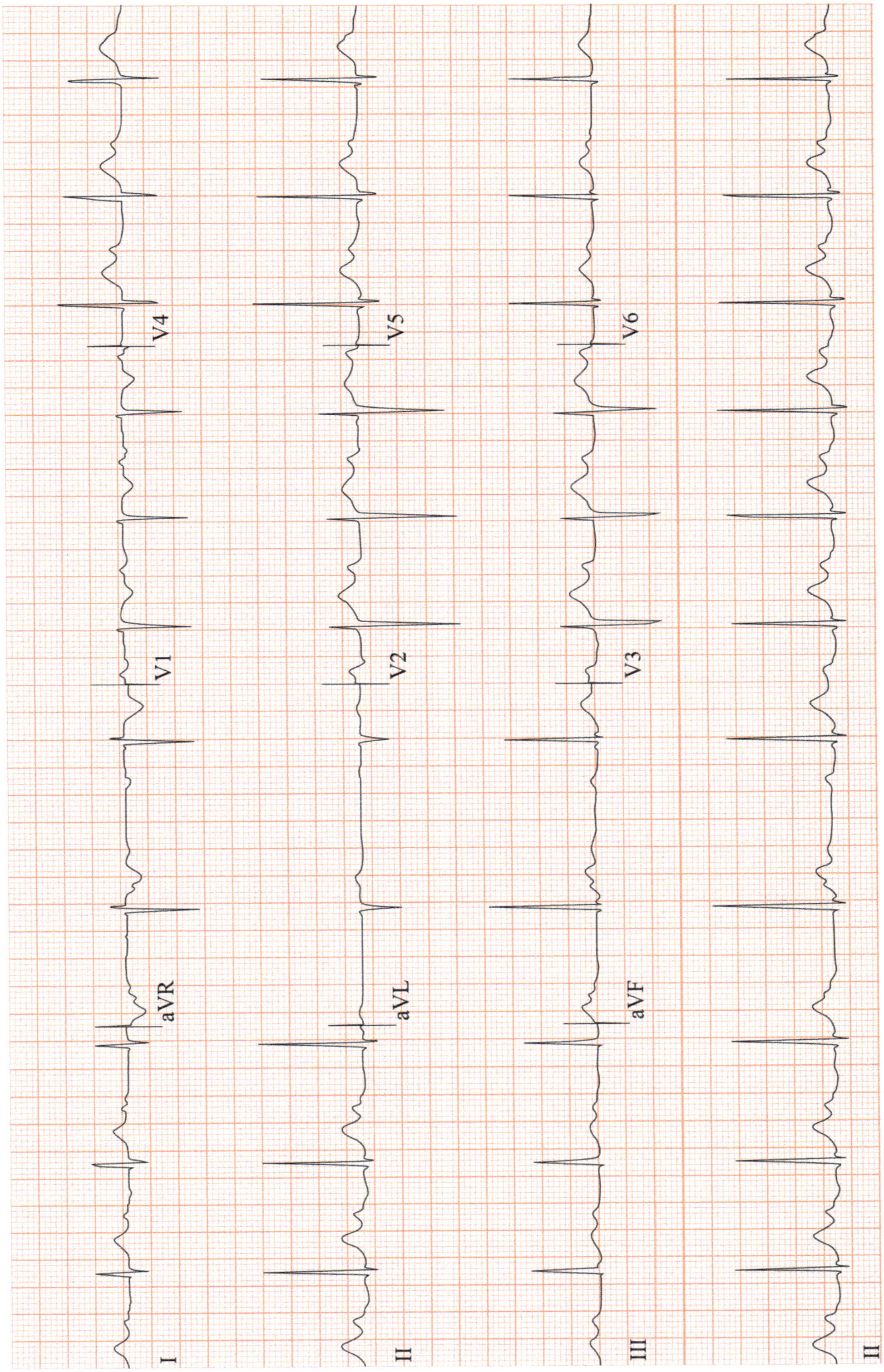

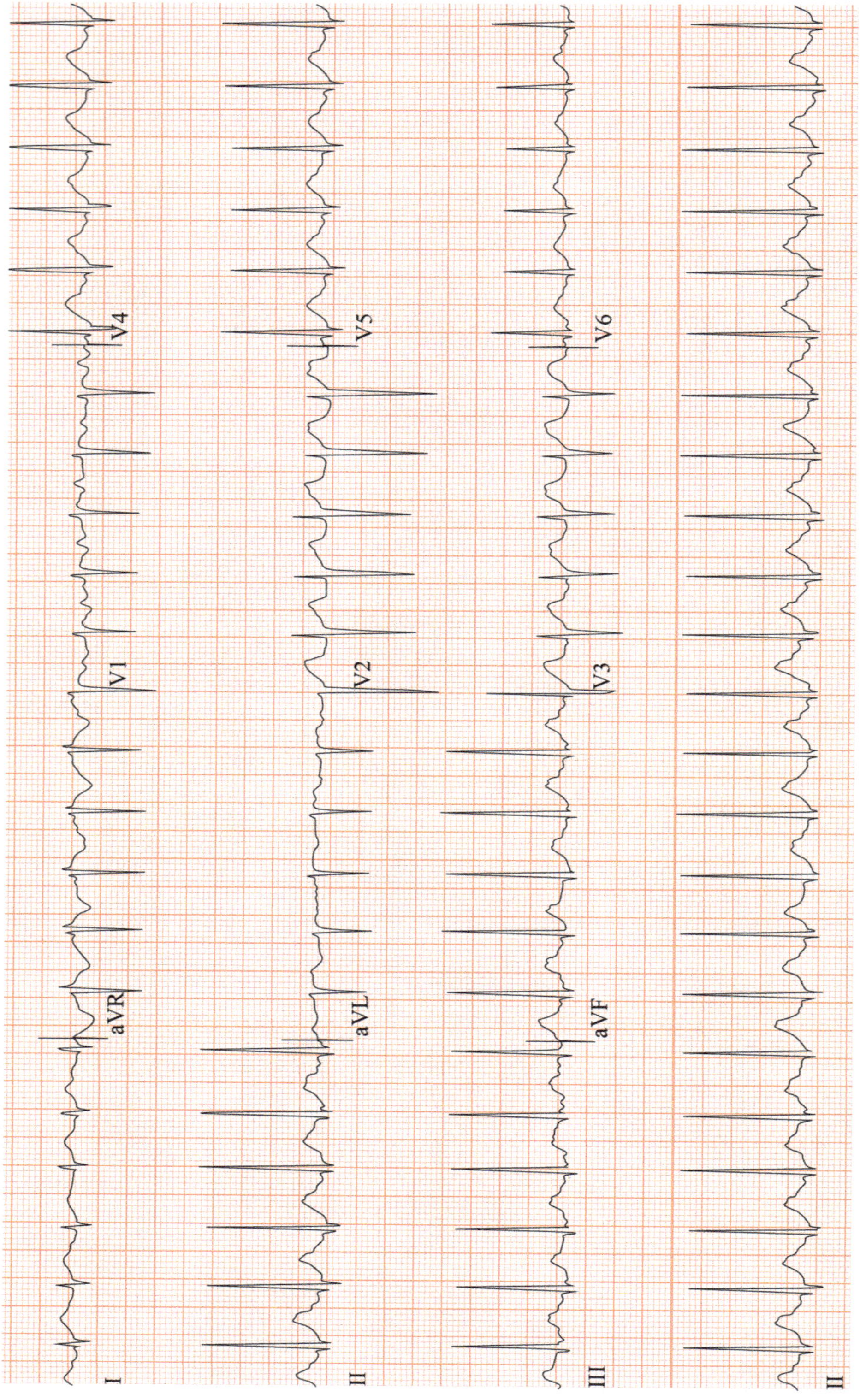

Figura 8.16. Paciente J. A. T., do sexo masculino, 70 anos, coração estruturalmente normal, sem uso de medicação, assintomático. Holter 24h evidenciou bloqueio atrioventricular de segundo grau tipo I, BAV avançado e BAV 2:1 durante a noite, com ritmo idioventricular na madrugada. TE evidenciou ECG basal com BAV de segundo grau e esforço com frequência máxima de 157 bpm, com condução 1:1 (104% do previsto para a idade). Estudo eletrofisiológico com HV = 50 ms (valor normal: até 55 ms).

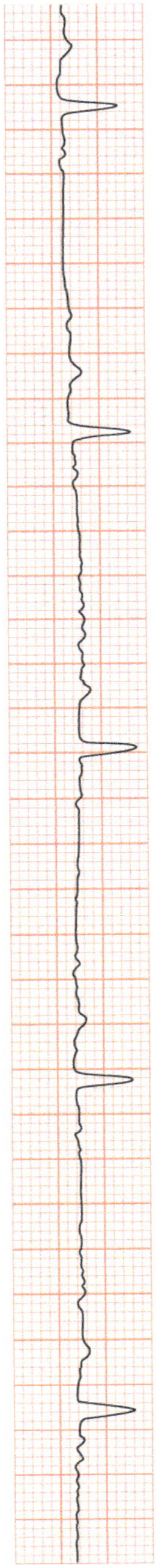

Figura 8.17. Bloqueio atrioventricular 2:1.

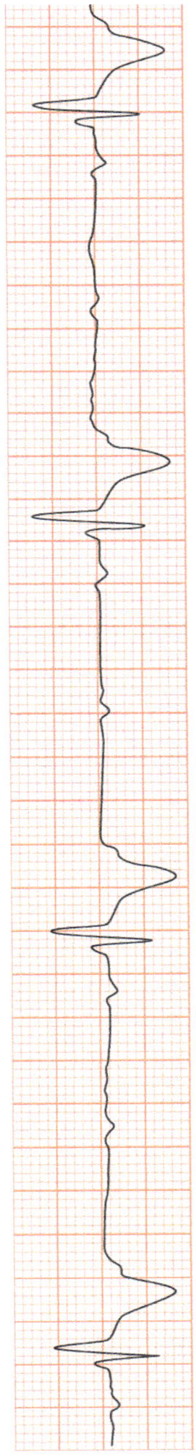

Figura 8.18. Bloqueio avançado ou de alto grau.

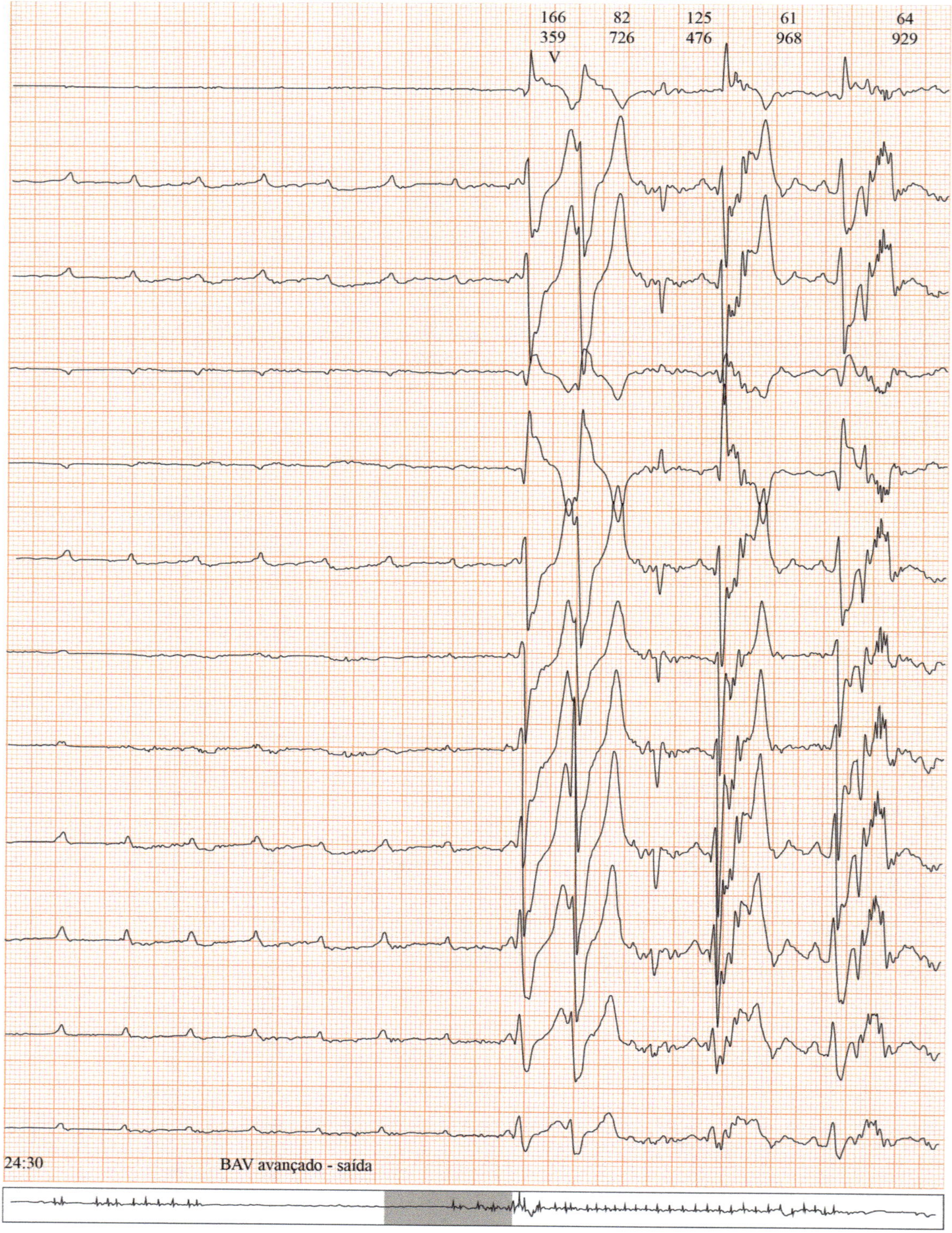

Figura 8.19. Bloqueio avançado ou de alto grau em Holter 24h.

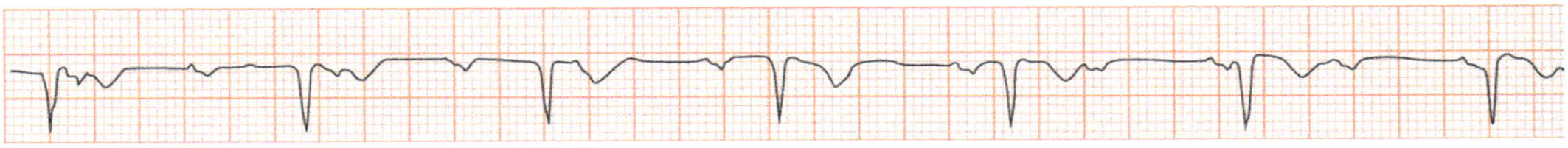

Figura 8.20. Bloqueio atrioventricular total.

- O diagnóstico de bradicardia intermitente pode ser feito com registros eletrocardiográficos contínuos, como Holter ou Looper.
- TE pode ser indicado quando há sintomas durante ou após esforços físicos (Figura 8.25). Auxilia no diagnóstico de doença infranodal, quando há persistência ou piora do bloqueio AV com o aumento da frequência sinusal (Figura 8.26).
- Em pacientes mais jovens, a revisão de todos os sistemas e a história familiar devem ser realizadas com cuidado, já que não é uma doença habitual dessa população (Figura 8.27)
- Estudo eletrofisiológico (EEF) geralmente não é utilizado como primeira linha de diagnóstico na suspeita de bradicardia. Pode auxiliar quando há síncope ou pré-síncope e quanto há suspeita de bradicardia, mas exames não invasivos não foram conclusivos. É razoável em pacientes com síncopes e alta suspeição de distúrbio do sistema de condução (bloqueio do ramo esquerdo).

Tratamento

- BAV de I grau, de II grau Mobtiz I ou 2:1 (nível de bloqueio nível nodal), assintomáticos ou sem correlação com sintomas, não há indicação de marca-passo (Classe III, NE C).
- BAV de segundo grau Mobtiz II, alto grau ou total adquirida, de causas não reversíveis, MP é recomendado (Classe I, NE B).
- BAV sintomáticos com causas não reversíveis, implante de MP recomendado (Classe I, NE C).
- Fibrilação atrial permanente com bradicardia associada a sintomas, MP é recomendado (Classe I, NE C).
- Sintomas por BAV como consequência de tratamento medicamentoso, sem alternativa e com terapia necessária, implante de MP é recomendado (Classe I, NE C).
- Doenças neuromusculares (distrofia miotônica tipo 1, síndrome Kearns-Sayre) associadas a desordens no sistema de condução (BAV de segundo e terceiro graus, HV maior que 70 ms), MP é recomendado (Classe I, NE B).
- Pacientes com indicação de MP, fração de ejeção 35%-50%, que necessitem de estimulação ventricular (> 40%), ressincronização cardíaca ou estimulação Hissiana devem ser consideradas (Classe IIa, NE B).
- Pacientes com BAV, que necessitam de estimulação permanente, o implante de dupla câmara é preferível (Classe I, NE A).
- Síndrome do marca-passo (dissincronia atrioventricular por estimulação VVI com condução retrógrada de P acompanhada de sintomas de insuficiência cardíaca), a troca de modo, de ventricular para atrioventricular, é recomendada (Classe I, NE B).
- Todos os pacientes com bradicardia e distúrbios do sistema de condução que têm indicação para implante de marca-passo deveriam ser avaliados para risco de arritmias ventriculares (Classe I, NE B).

Bradicardia em apneia do sono

- Desordem comum, cuja prevalência é mais alta entre os pacientes com doenças cardiovasculares, variando de 47% a 83%.
- Pode associar-se à presença de bradicardia sinusal (7,2% a 40%), bloqueio atrioventricular de segundo e terceiro graus (1,3% a 13,3%), pausas sinusais (3,3% a 33%), dependendo da severidade da apneia do sono.
- Quando existe suspeita clínica, o diagnóstico deve ser confirmado pela polissonografia e seguido pela realização de tratamento específico (Classe I, NE B). O tratamento não só reduz arritmias (72% a 89%), como oferece benefício cardiovascular.

A

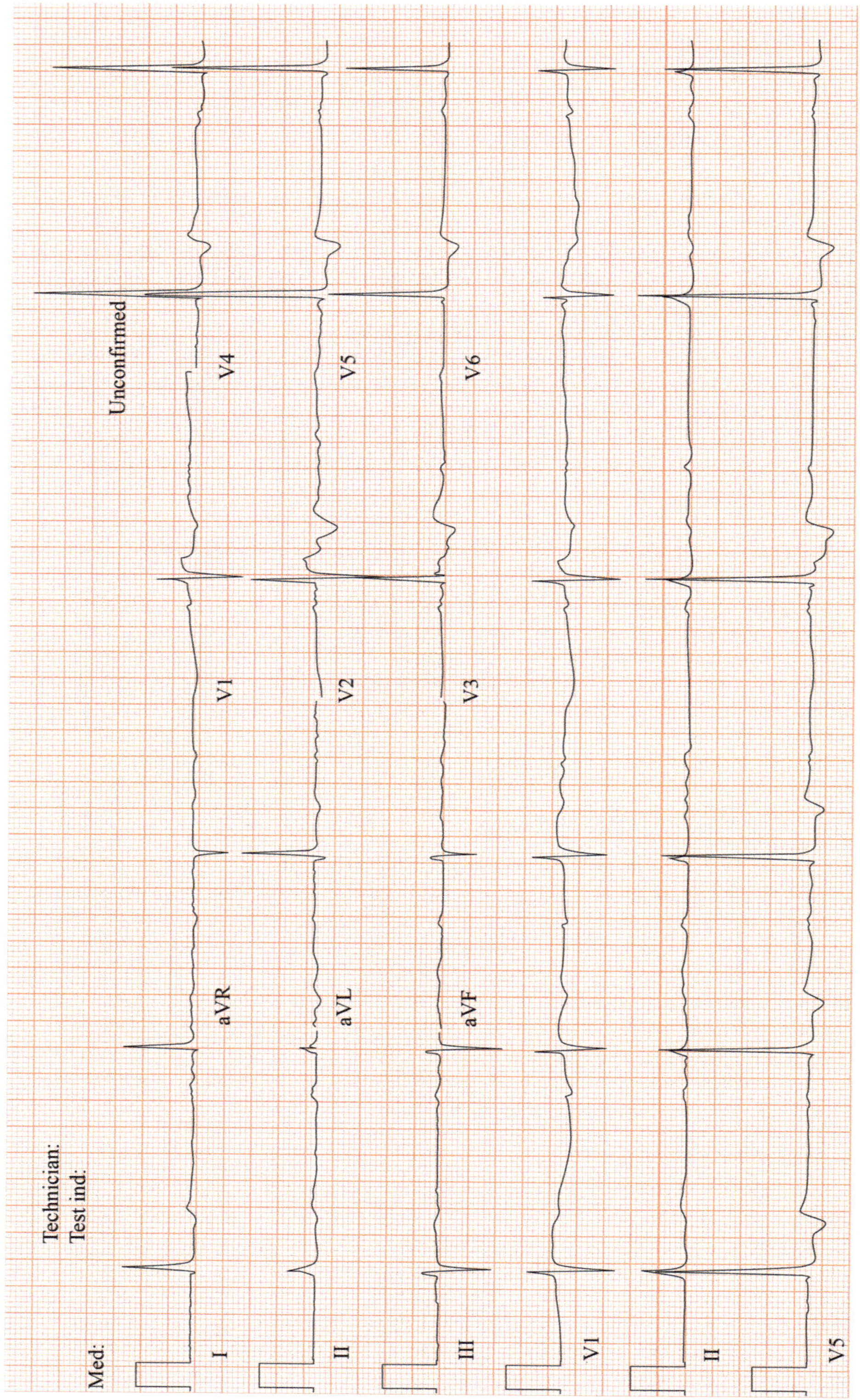
Med:
Technician:
Test ind:
Unconfirmed
I
aVR
V1
V4
II
aVL
V2
V5
III
aVF
V3
V6
V1
II
V5

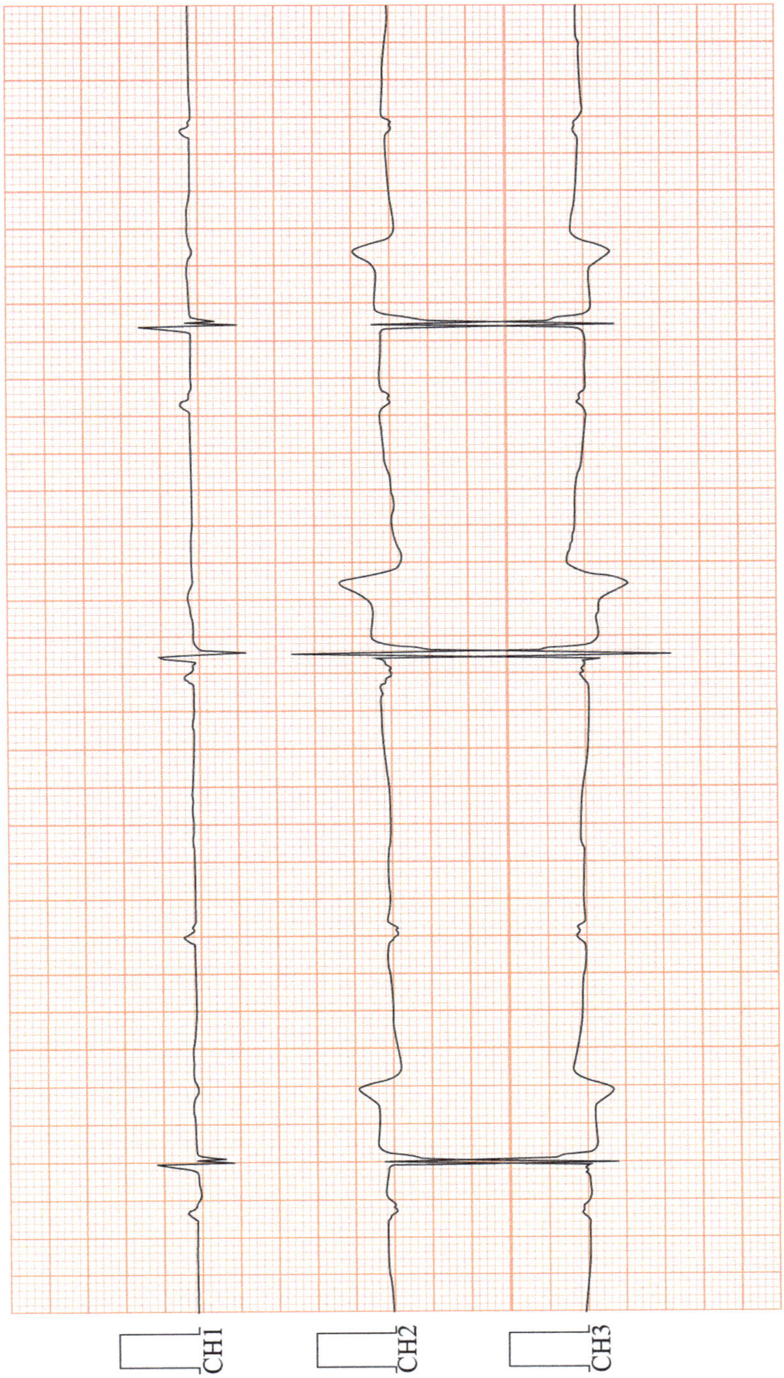

B

C

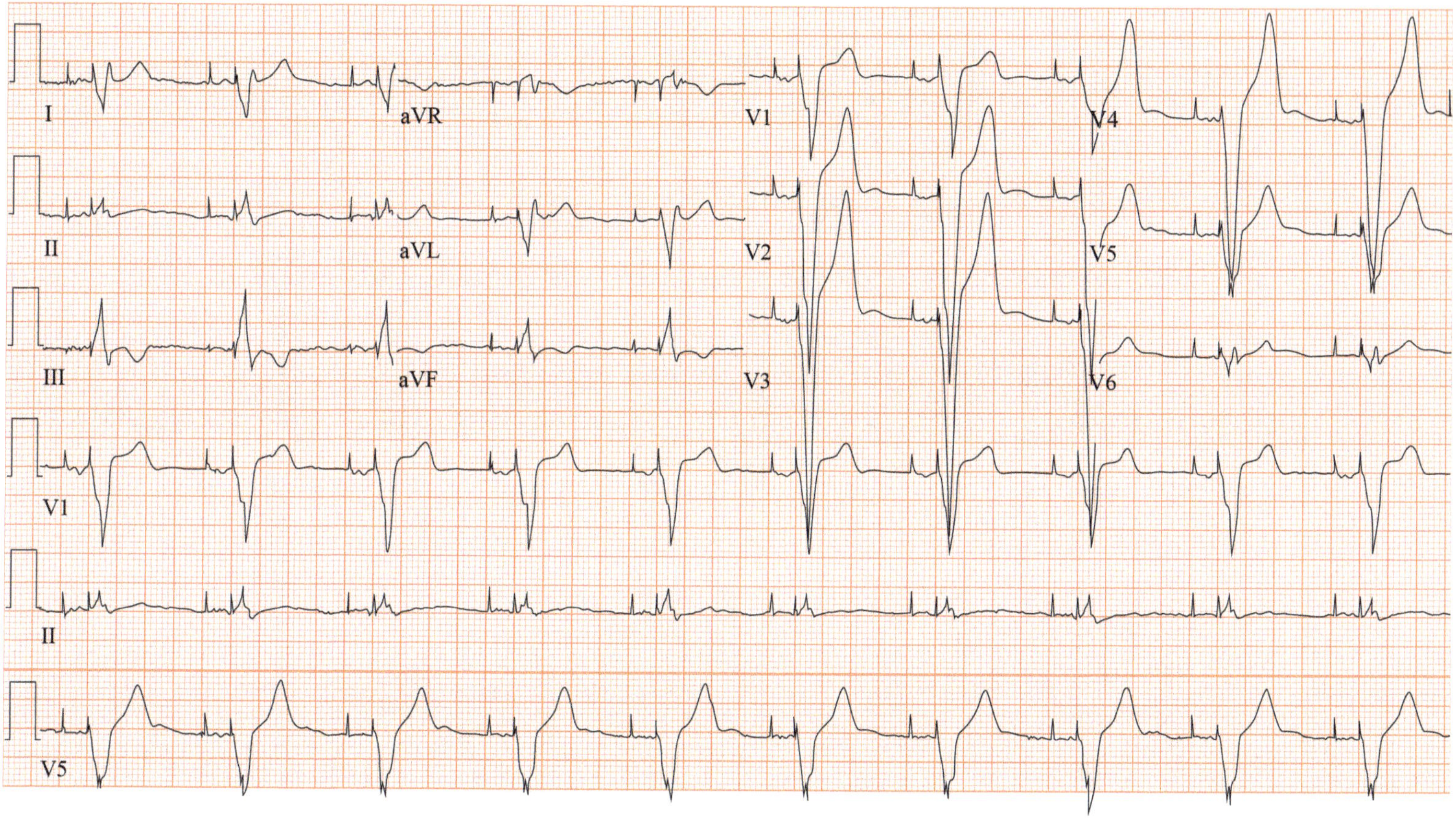

Figura 8.21. Paciente L. R. M., do sexo masculino, 70 anos, com queixa de pré-síncope. ECG mostra ritmo sinusal com bloqueio atrioventricular total (FC: 30 bpm), QRS estreito. Suspenso metoprolol, porém mantido o ritmo. Holter com BAV total. Laboratório normal. Coração estruturalmente normal. Optado por implante de marca-passo atrioventricular. ECG após implante de MP atrioventricular.

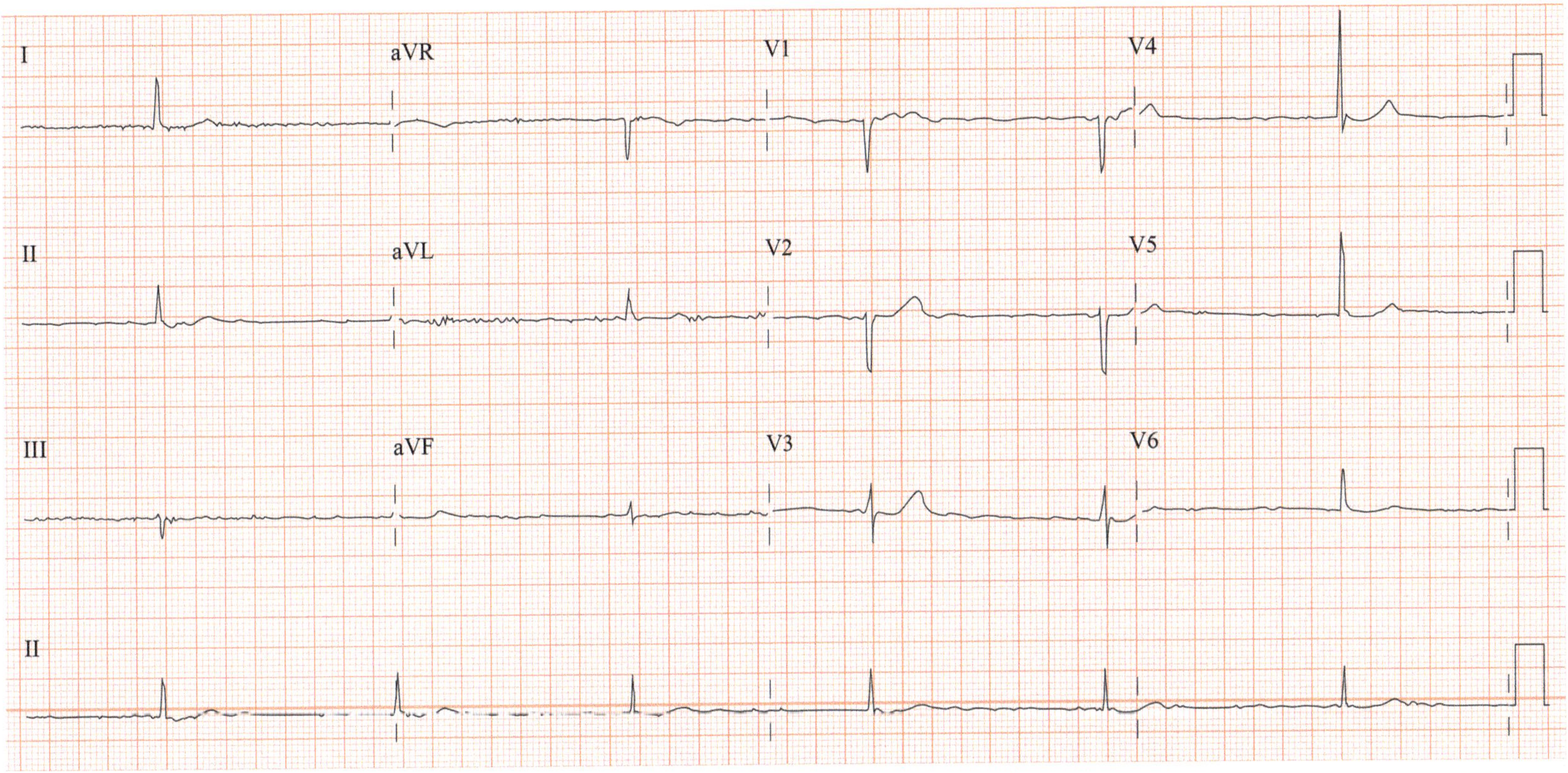

Figura 8.22. ECG com fibrilação atrial com BAVT (FC: 38 bpm). Neste caso, observa-se ritmo de fibrilação atrial para os átrios com escape ventricular regular, QRS estreito.

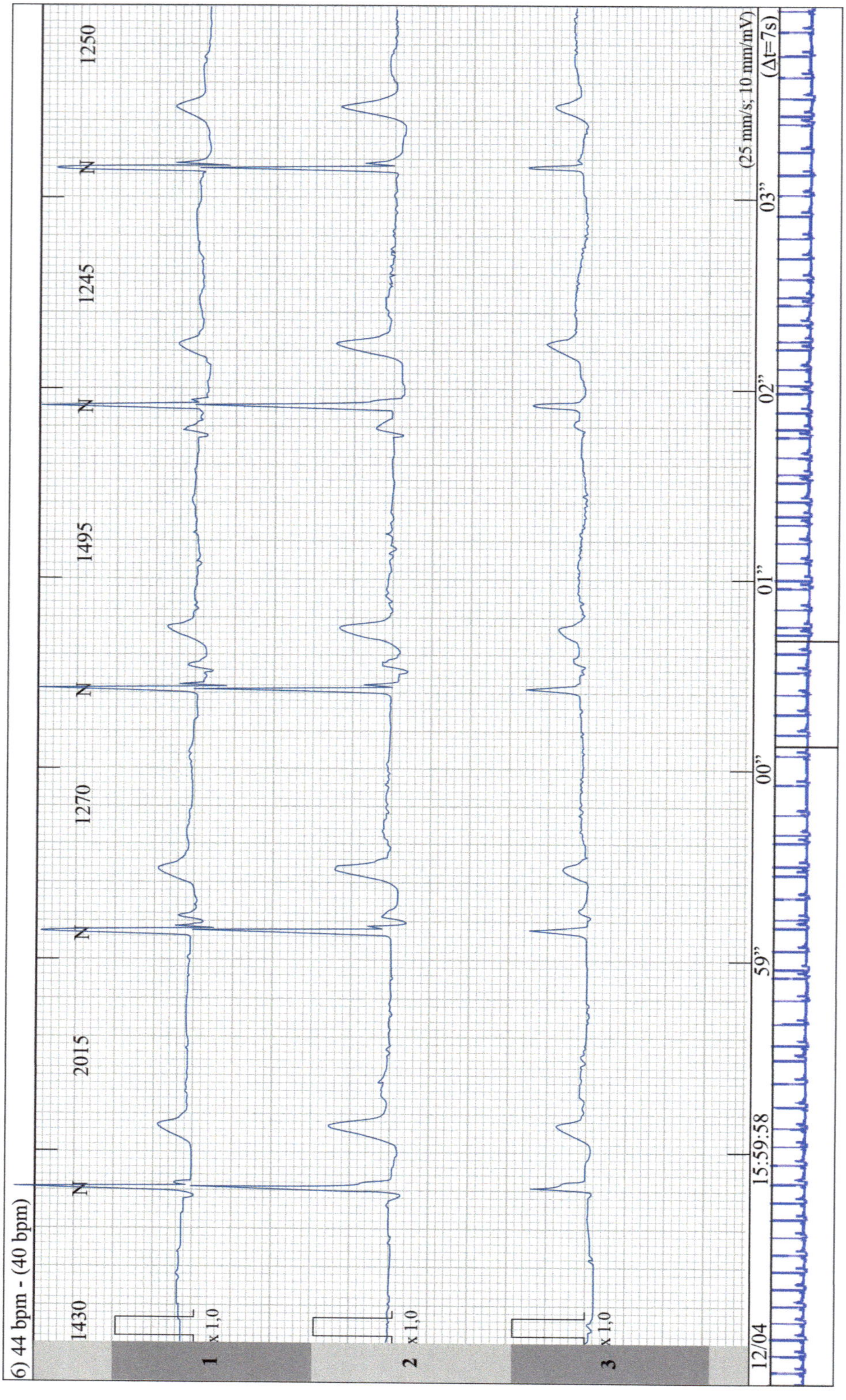

Figura 8.23. Paciente M. S. C., do sexo feminino, 1 ano e 11 meses. Cardiopatia congênita (DSAV). Dissociação isorrítmica em Holter 24h.

A

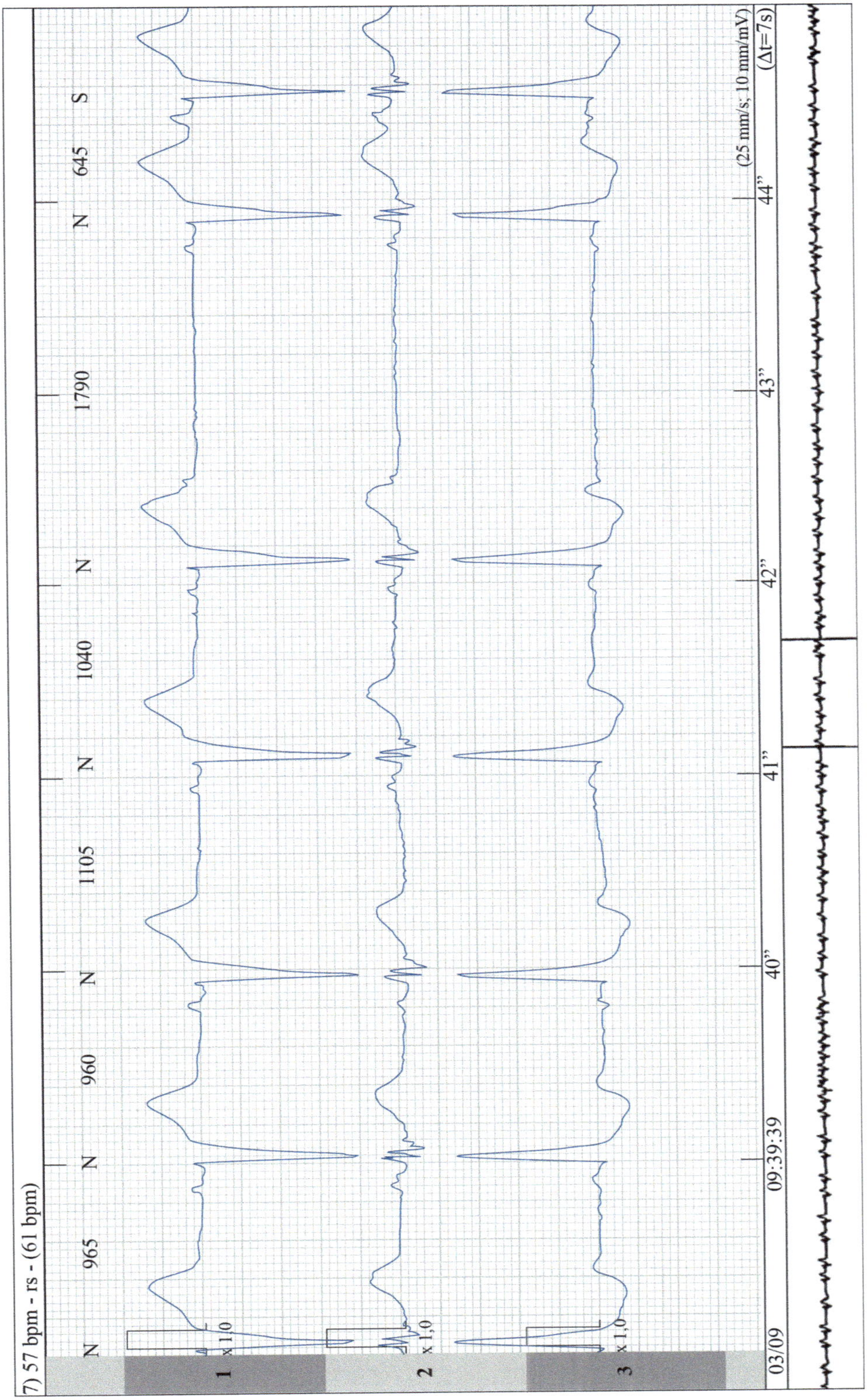
7) 57 bpm - rs - (61 bpm)
N 965 N 960 N 1105 N 1040 N 1790 N 645 S
1 x 1,0
2 x 1,0
3 x 1,0
03/09 09:39:39 40" 41" 42" 43" 44"
(25 mm/s; 10 mm/mV)
(Δt=7s)

B

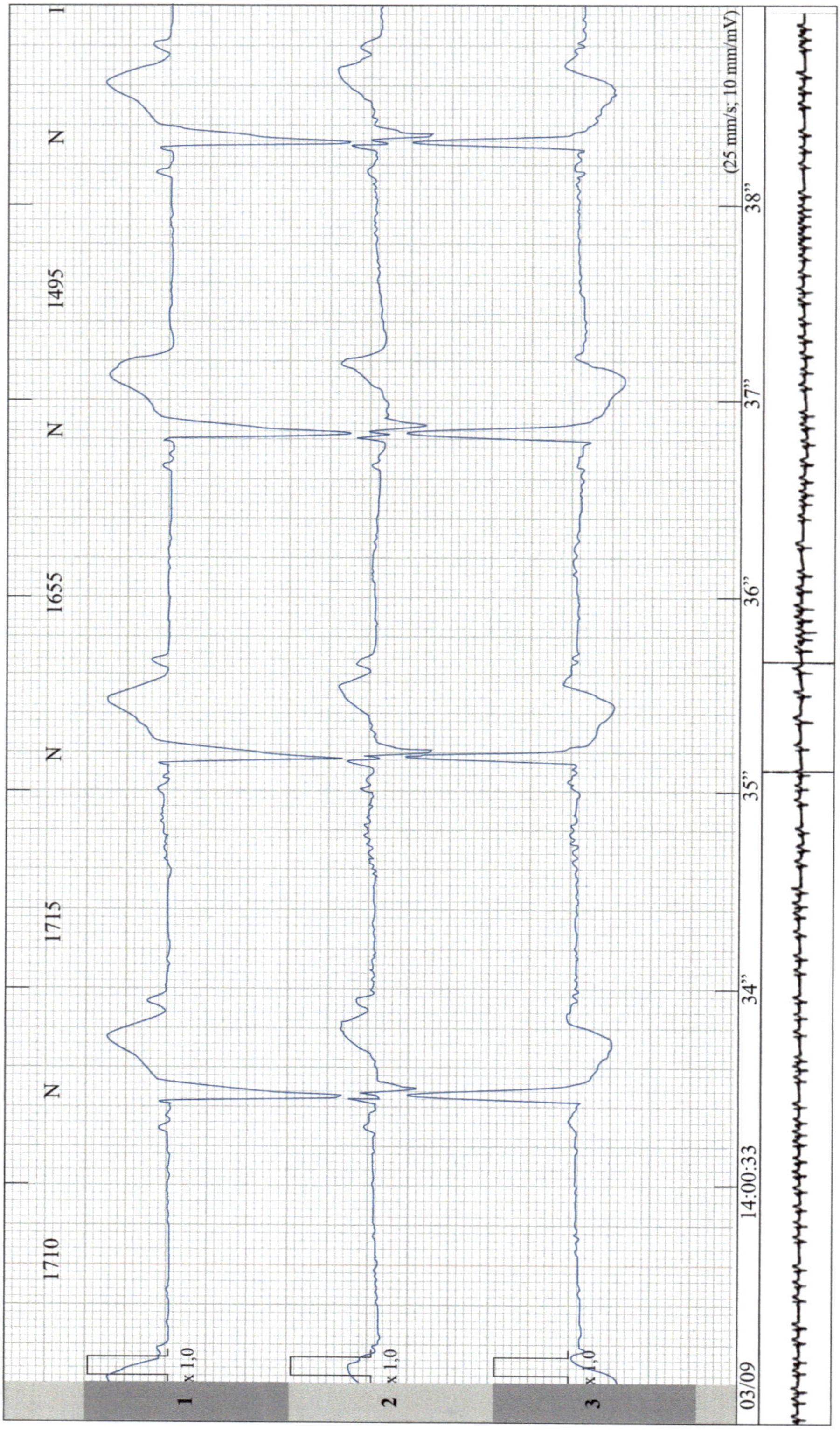

Figura 8.24. Paciente do sexo masculino, 75 anos, com queixa de palpitações esparsas. Nega síncope ou pré-síncope. Nega dispneia, dor torácica. Encaminhado para avaliação de bradicardia. Holter 24h: extrassístole atrial bloqueada.

Bradicardia após infarto agudo do miocárdio (IAM)

- BAV é a injúria do sistema de condução irreversível mais comum, motivo principal para implante de marca-passo. O distúrbio de condução reflete extenso dano miocárdico. IAM anterior associado a distúrbio de condução atrioventricular tem pior prognóstico e maior mortalidade que, por exemplo, IAM inferior.
- MP é recomendado, após período de espera e reavaliação, em pacientes com BAV de segundo grau Mobtiz II, BAV de alto grau, bloqueio de ramo alternante e BAVT (Classe I, NE B).
- Não é recomendado MP em pacientes que, após IAM, evoluíram com BRE ou bloqueio fascicular isolado na ausência de bloqueios de segundo ou terceiro graus (Classe III, NE B).

BAVT congênito

Doença rara, frequentemente associada a colagenases maternas (Lúpus, síndrome de Sjögren, artrite reumatoide), de prognóstico variável, conforme sua apresentação clínica e eletrocardiográfica.

- Marca-passo cardíaco está sempre indicado para os pacientes que apresentarem sintomas (Classe I, NEC).
- Nos pacientes com BAVT congênito assintomáticos, é indicado marca-passo definitivo nas seguintes situações:
- Escape ventricular com QRS largo associado a aumento progressivo da área cardíaca ou frequência cardíaca inadequada para a idade (Classe I, NEC).
- Escape ventricular com QRS estreito, com incompetência cronotrópica, ausência de cardiomegalia, na presença de arritmia ventricular frequente ou QT longo (Classe IIa, NEC).
- Escape com QRS estreito, boa resposta cronotrópica, ausência de cardiomegalia, na presença de arritmia ventricular frequente ou QT longo (Classe IIb, NEC).[1]

Bradicardia em adultos com doença congênita

- Doença rara em pacientes com diversas anatomias ou reparos cardíacos e, por isso, variada apresentação de doença do sistema de condução.
- Esses pacientes devem ser acompanhados quanto a possível aparecimento de anormalidades no sistema de condução durante sua evolução, como acontece com a transposição de grandes artérias.
- A decisão do clínico de quanto esperar para o implante de marca-passo no pós-operatório não é bem definida, dados os diversos mecanismos envolvidos (trauma, isquemia, tônus autonômico, atordoamento do miocárdio) no aparecimento e na recuperação do distúrbio de condução. Investigadores sugerem evitar que a definição por implante de marca-passo seja inferior a 72h.
- Implante de marca-passo é recomendado em DNS ou insuficiência cronotrópica (Classe I, NE B).
- Bloqueio atrioventricular associado a sintomas, escape com QRS largo, FC menor que 50 bpm durante o dia, arritmia ventricular complexa ou disfunção ventricular, implante de marca-passo é recomendado (Classe I, NE B).
- Pós-operatório que evolui com BAV de II grau Mobitz II, BAV avançado ou BAVT para o qual não é esperada resolução, implante de marca-passo é recomendado (Classe I, NE B).
- Embora a literatura ainda seja conflitante sobre pacientes com doenças congênitas que evoluem para bloqueio atrioventricular, existe a preocupação da imprevisibilidade dessa evolução, o que considera razoável implante de marca-passo em indivíduos assintomáticos (Classe IIa, NE B) (Figuras 8.30 a 8.33).

Bradicardia secundária a procedimentos médicos

- Após cirurgia valvar
  - Fatores de risco associados a implante de marca-passo após cirurgia valvar que possuem, previamente, uma condição ou mais: bloqueio do ramo direito (BRD), bloqueio do ramo esquerdo (BRE), cirurgia valvar, maiores de 70 anos ou ausência de ritmo sinusal.

A

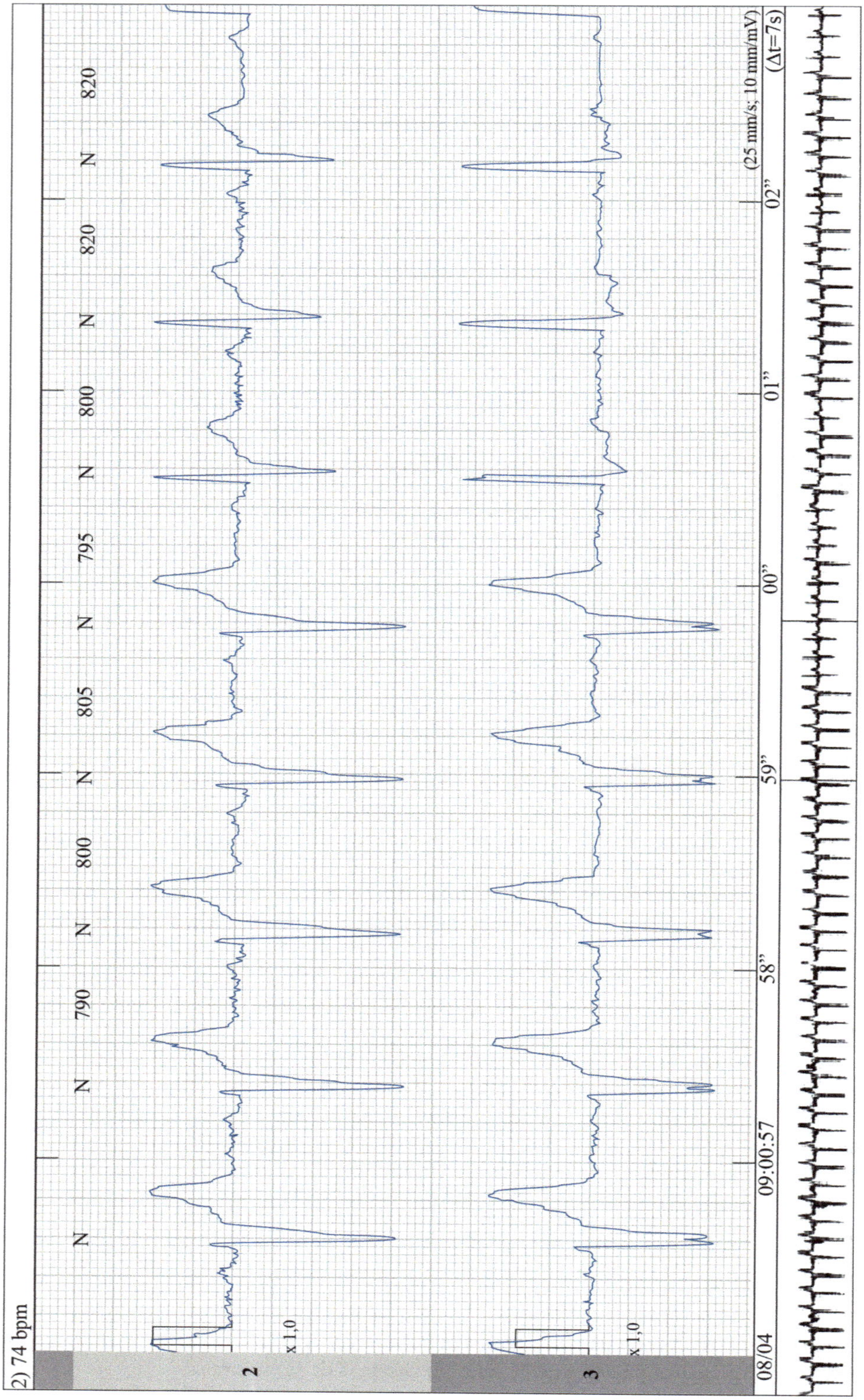
2) 74 bpm
N
N 790
N 800
N 805
N 795
N 800
N 820
N 820
x 1,0
x 1,0
08/04
09:00:57
58"
59"
00"
01"
02"
(25 mm/s; 10 mm/mV)
(Δt=7s)

B

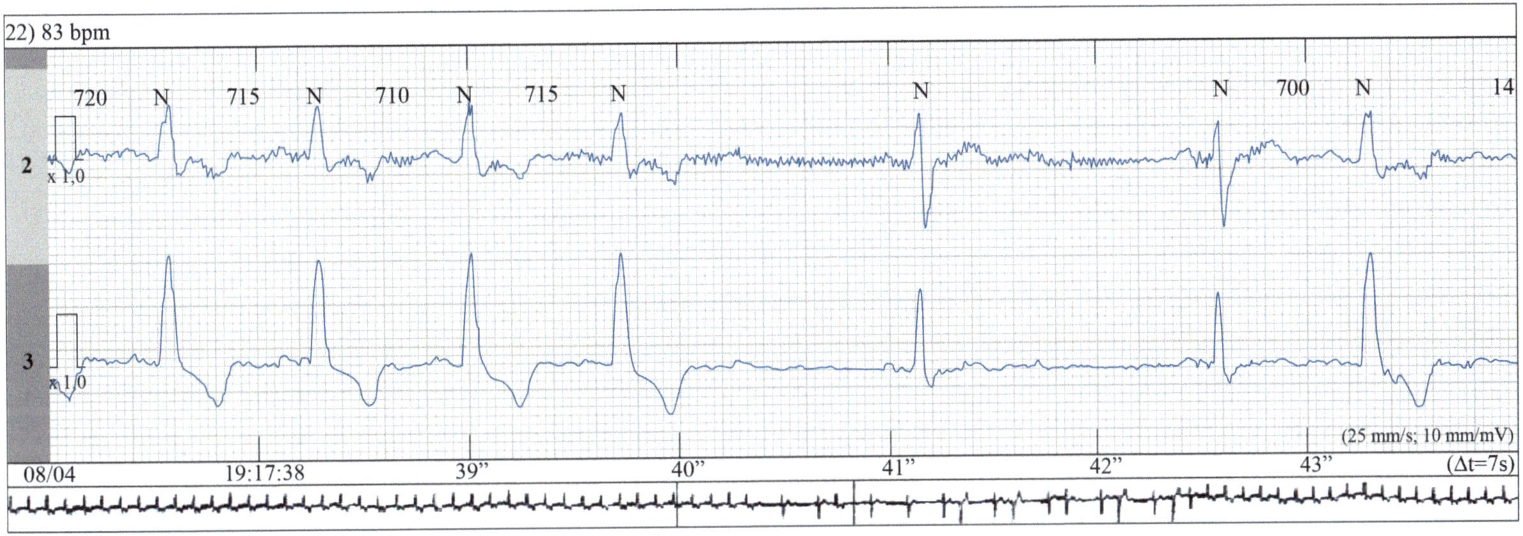

Figura 8.25. Paciente S. M. R., 81 anos, do sexo masculino, com queixa de pré-síncope e síncope. Holter 24h registra Bloqueio de ramo alternante (BRD-BRE) e BAV 2:1. Submetido a implante de MP DDD.

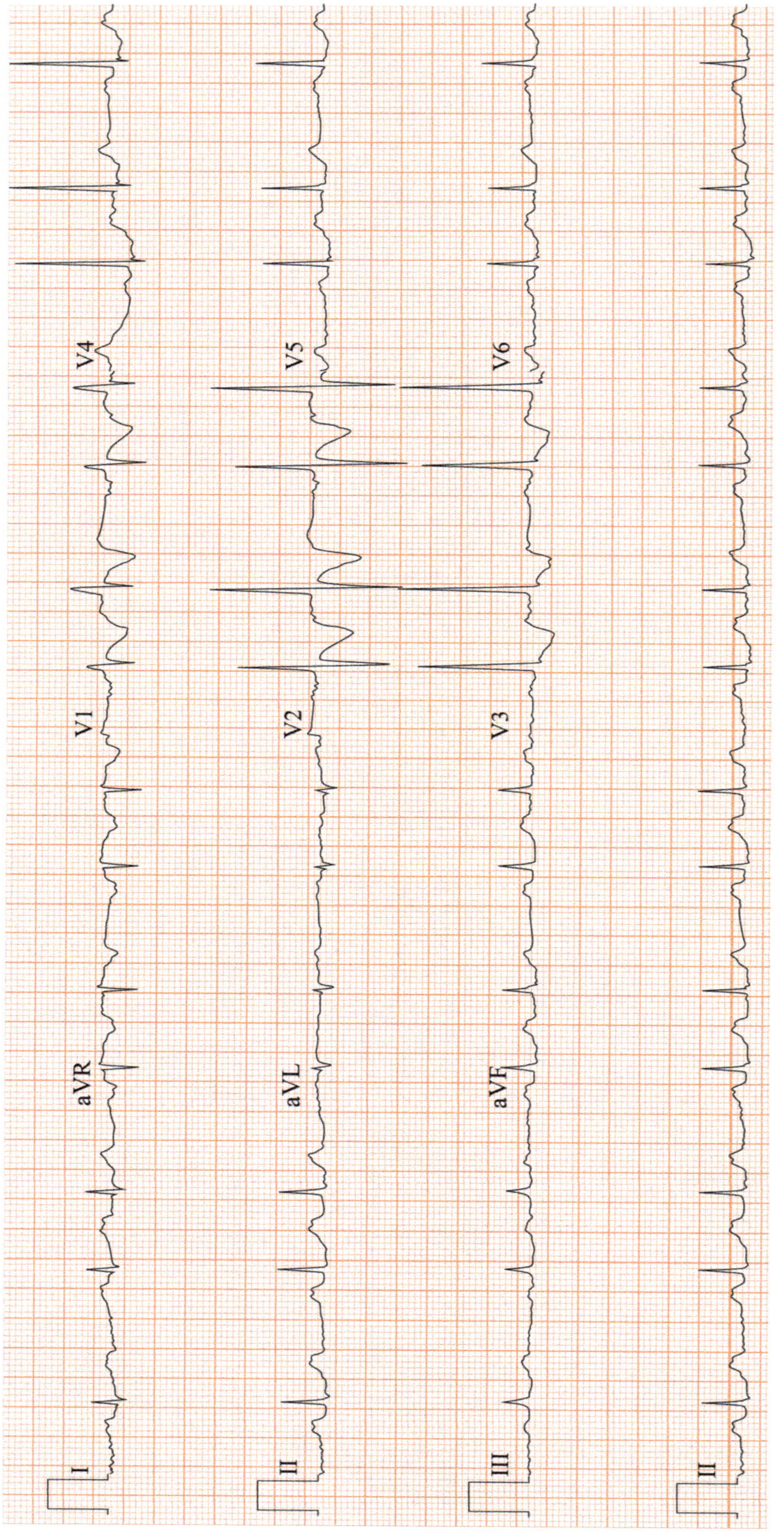

A

B

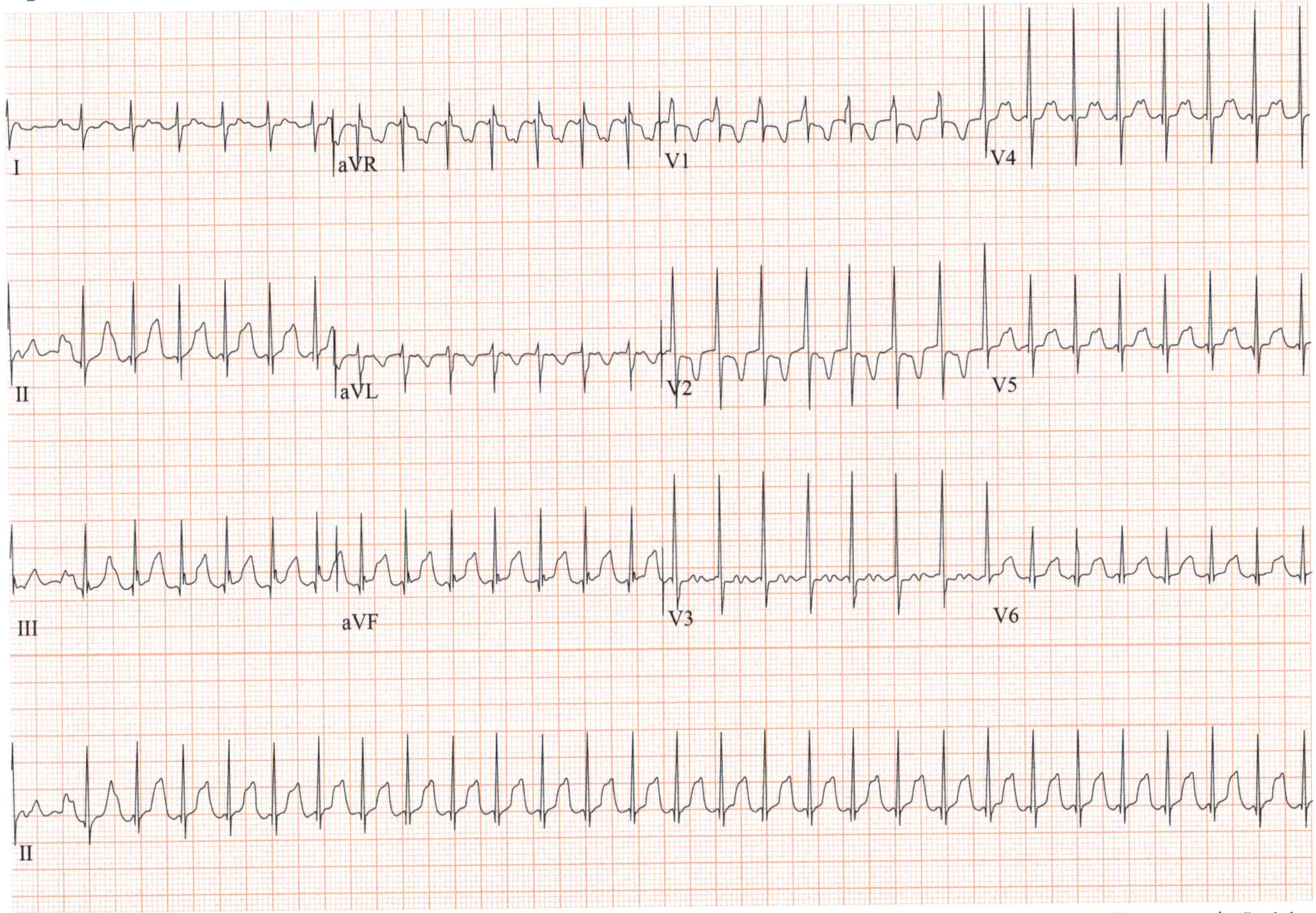

Figura 8.26. Paciente infantil S. B. F., do sexo feminino, 8 anos, assintomática. Traçado: ECG BAV de segundo grau, Tipo I. TE com condução 1:1 durante pico de esforço (FC: 176 bpm, 83% da FC prevista).

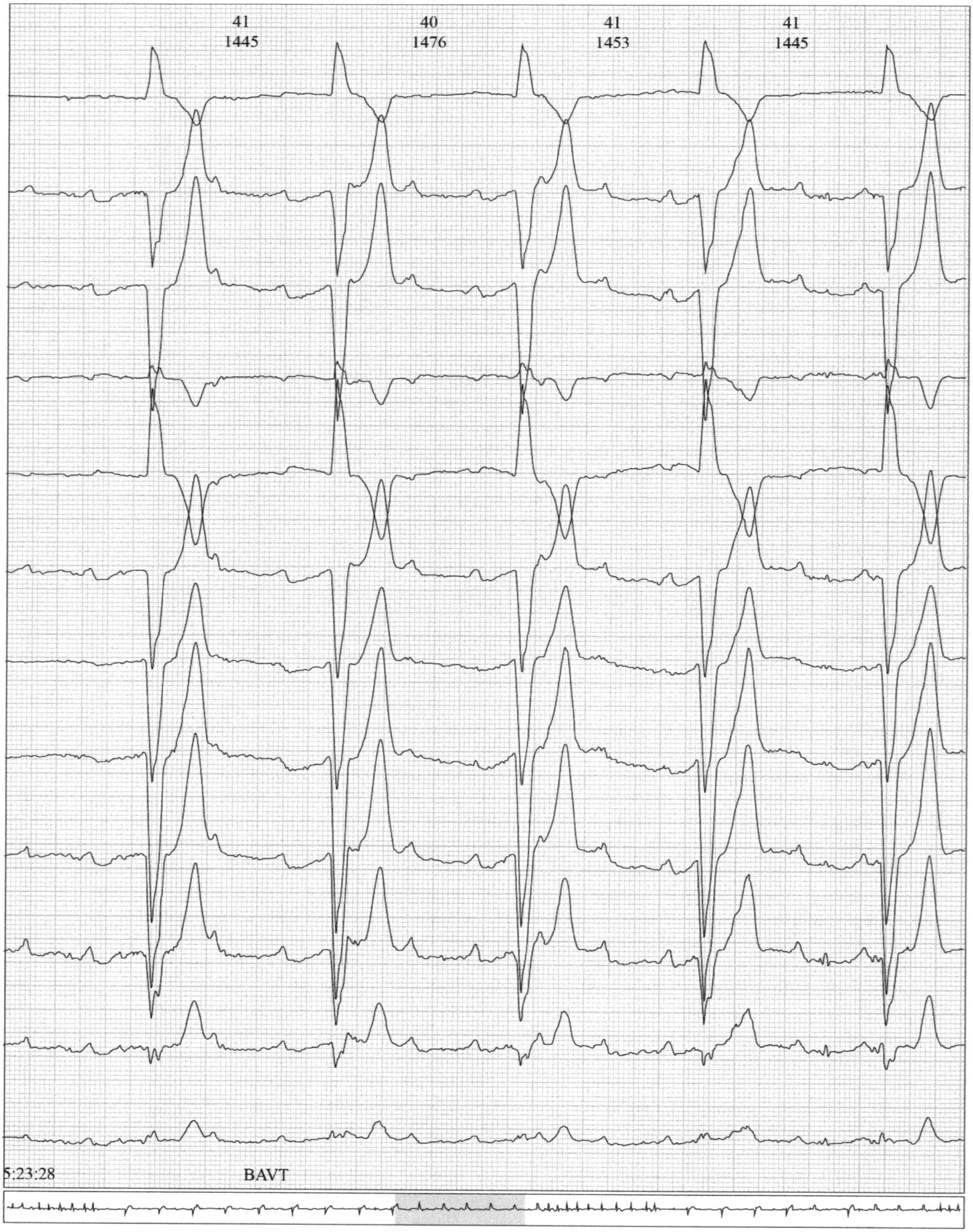

Figura 8.27. Holter 24h em paciente do sexo masculino, 30 anos, com queixa de síncopes desliga-liga. BRE, BAVT intermitente. Após investigação completa, foi diagnosticada sarcoidose.

- A necessidade de implante de marca-passo definitivo por bradiarritmia varia de 3,5% a 25%, dependendo da valva ou da combinação que necessita abordagem cirúrgica.
- O implante de marca-passo em DNS ou bloqueio atrioventricular associado a sintomas é recomendado (Classe I, NE B).

- Após Implante percutâneo de valva aórtica (TAVI)
  - Após TAVI, pode ocorrer BRE (19%-55%) ou BAV de alto grau (10%). Até metade se resolve após a troca valvar. Estudos ainda são inconsistentes sobre as implicações de novo BRE após TAVI.
  - Marca-passo pode ser considerado em BRE após TAVI (Classe B, NE B).
  - Marca-passo é recomendado em pacientes com BAV acompanhado de sintomas ou instabilidade que não se resolveu antes da alta hospitalar (Classe I, NE B) (Figura 8.34).

- Após transplante cardíaco
  - É comum que pacientes submetidos a transplante cardíaco evoluam com bradiarritmias, sendo mais comum a doença do nó sinusal (aproximadamente 80% dos casos) e menos frequente o bloqueio atrioventricular;
  - Implante de marca-passo ocorre em até 4% dos casos (menor incidência após utilização de anastomose bicaval em comparação com a biatrial).
  - A indicação de implante de marca-passo segue as orientações prévias para tratamento de DNS e BAV.

- Após miectomia ou alcoolização septal em miocardiopatia hipertrófica
  - Risco de condução anormal atrioventricular pode ocorrer em 10%-33% após alcoolização e 3%-4% após miectomia. BRD pode ser encontrado em até 60% após alcoolização e BRE, em até 90% após miectomia.
  - O bloqueio atrioventricular após embolização septal usualmente se resolve dentro de 24h. São considerados fatores de risco: BRE prévio, idoso, sexo feminino, alta dose de etanol. MP são implantados em 2%-10% dos pacientes que persistem com BAV.
  - Em pacientes com BAV de segundo grau Mobitz II, BAV de alto grau e BAVT após alcoolização e miectomia septal, é recomendado implante de marca-passo (Classe I, NE B).

A

Fase Nome	Etapa Nome	Tempo na Fase	Veloc. (km/h)	Inclin. (%)	Esforço (METS)	FC (bpm)	PA (mmHg)	PFP (mmHg*bpm)	EV (/min)	Nível ST (1 mm)
Repouso	Em pé	00:40	0,00	0,00	1,0	62			0	-0,30
		04:24	0,00	0,00	1,0	67	121/60	7502	2	-0,55
Esforço	Etapa 0	00:00	0,00	0,00	1,0	67			2	-0,50
		00:05	1,90	0,00	1,0	67			2	-0,35
Manual	Etapa 2	00:29	2,20	0,00	1,2	75			1	-0,15
		00:59	1,70	0,00	1,3	56			4	0,70
		01:29	1,70	0,00	1,5	50			4	0,70
		01:59	2,00	0,00	1,8	54			0	-1,00
		02:29	2,00	0,00	1,9	54			0	-1,00
		02:33	2,00	0,00	1,9	54			0	-1,00
		02:38	2,00	0,00	1,9	55			0	-1,00
		02:50	2,00	0,00	1,9	55	128/66	7040	0	-1,00
		02:59	2,00	0,00	1,9	60			0	1,25
		03:29	2,10	1,90	2,3	56			1	1,25
		03:59	2,10	1,90	2,3	61			1	1,25
		04:29	2,10	1,90	2,3	63			2	-1,65
		04:59	2,10	1,90	2,3	76			6	-0,10
		05:29	2,10	1,90	2,3	60			6	-0,10
		05:50	0,00	1,90	1,0	60			5	-0,75
		05:51	0,00	1,90	1,0	60			4	-0,75
		05:58	0,00	1,90	1,0	57			4	-0,75

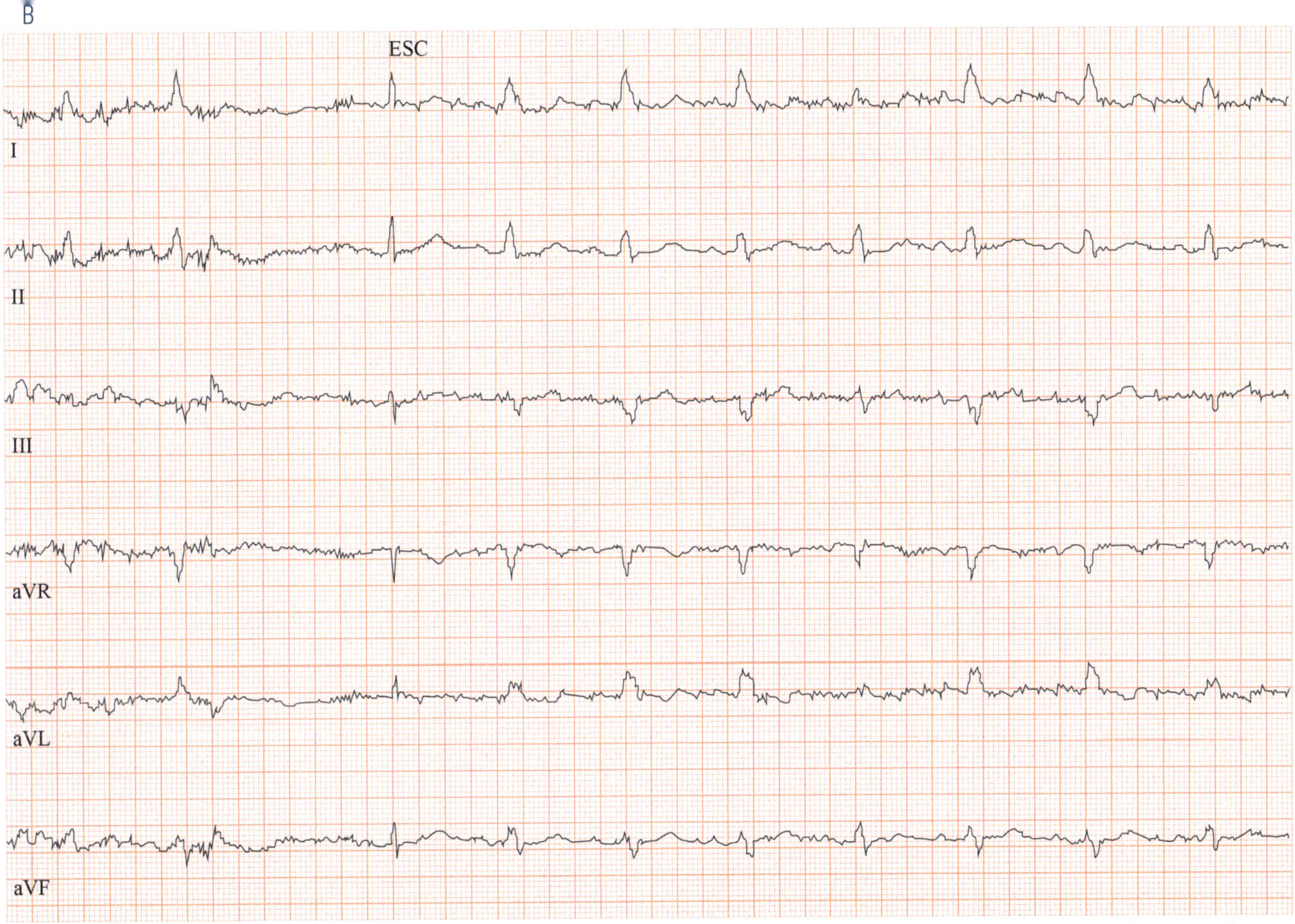

Figura 8.28. Paciente M. S., do sexo feminino, 74 anos, com queixa de cansaço intenso no esforço. Como os sintomas predominam durante o esforço, TE demonstra insuficiência cronotrópica (55% da máxima prevista). BAV 2:1 durante esforço (3:54). Sem lesões coronarianas. Sorologia Chagas negativo. Coração estruturalmente normal. Submetida a implante de MP atrioventricular com melhora completa de sintomas.

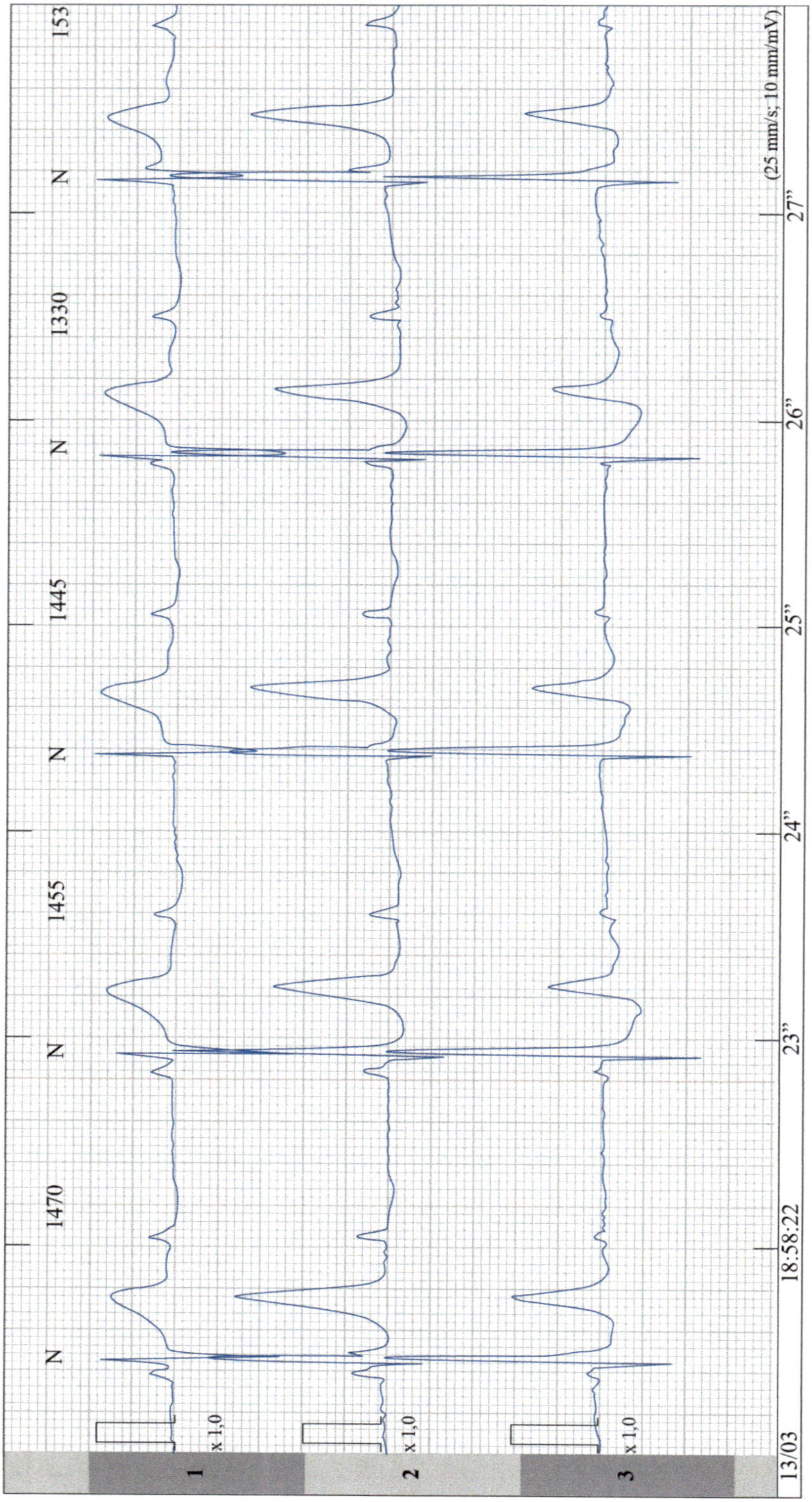
13/03
18:58:22
23"
24"
25"
26"
27"
(25 mm/s; 10 mm/mV)
N
1470
1455
1445
1330
153
1
2
3
x 1,0

A

B

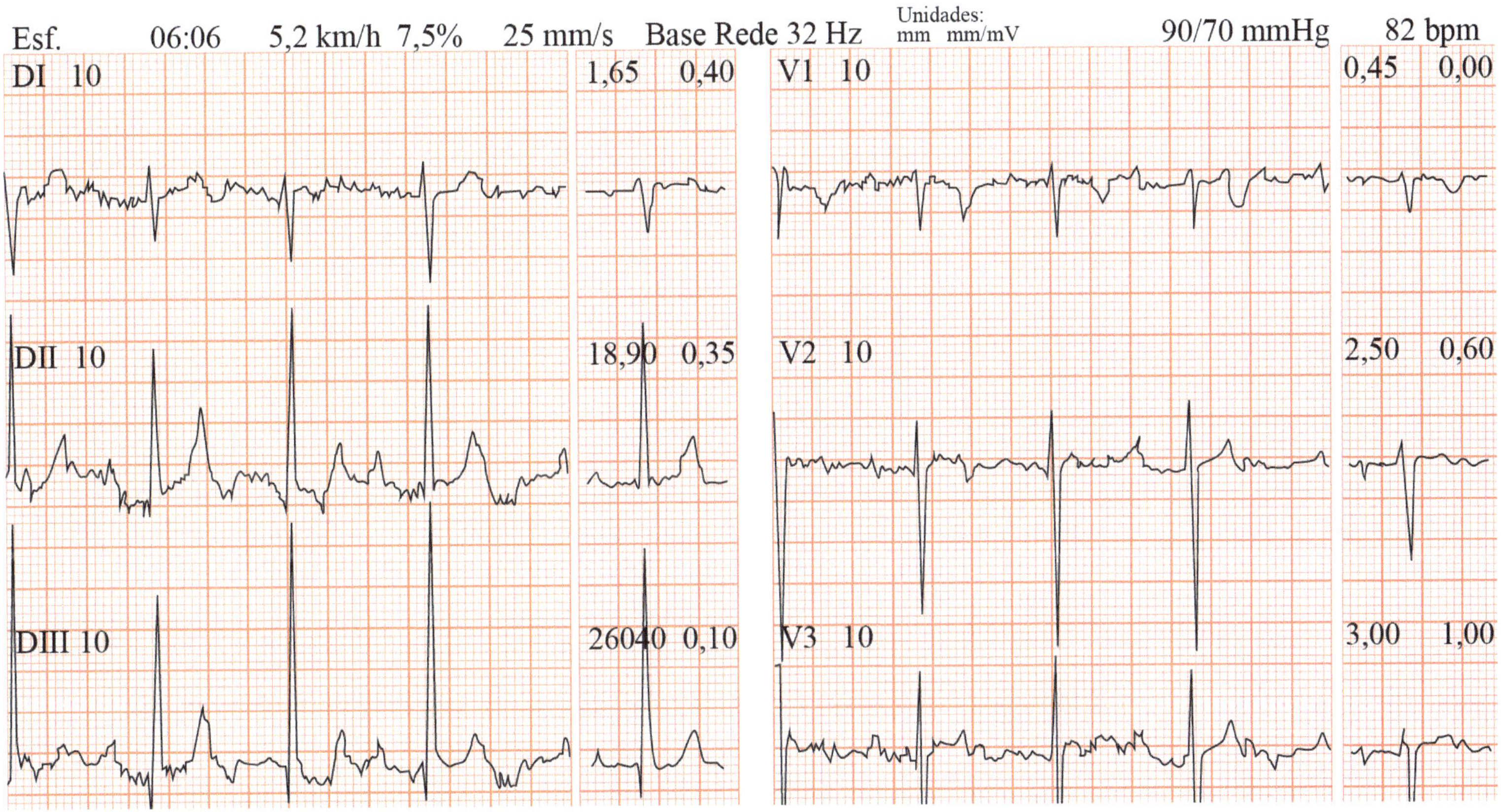

Figura 8.29. Paciente do sexo feminino, 6 anos, com diagnóstico BAVT congênito, queixa recente de cansaço durante atividade física. ECG registra ritmo sinusal com BAVT, QRS estreito. FC: 46 bpm. Holter com BAVT durante todo o exame (FC: 31 bpm-50 bpm-115 bpm, sem pausas, sem arritmias). TE registra FC máxima de 106 bpm. Paciente submetida a implante de MP, pois apresenta bradicardia associada a sintomas.

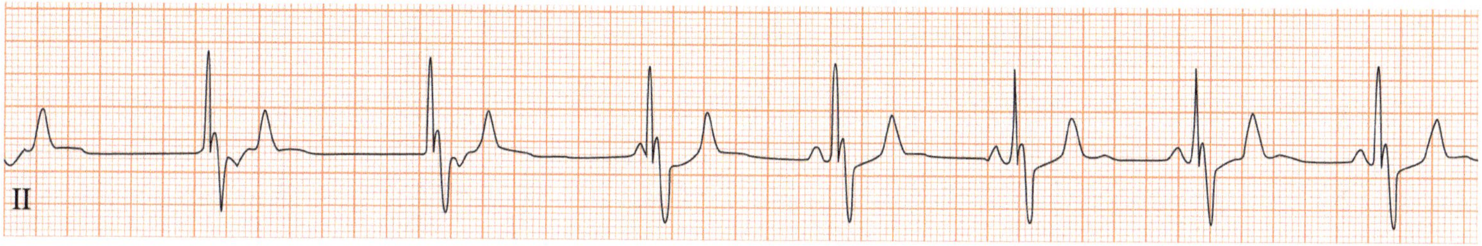

Figura 8.30. Paciente do sexo masculino, 23 anos, pós-operatório tardio para tetralogia de Fallot, assintomático. Avaliação de disfunção do nó sinusal observada em Holter 24h. ECG registra bradicardia juncional.

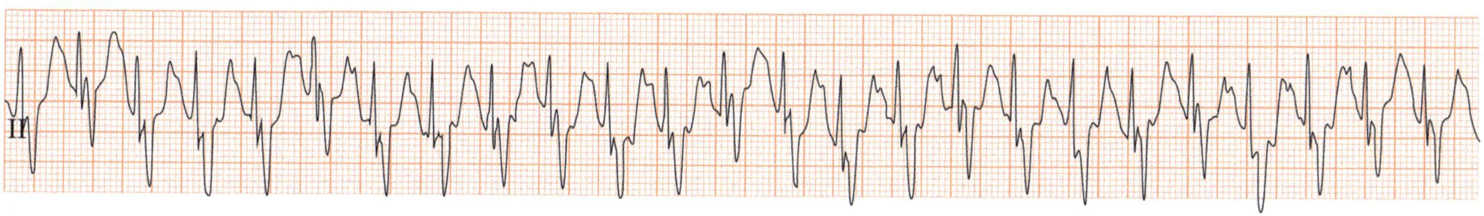

Figura 8.31. Paciente do sexo masculino, 23 anos. TE para avaliação de função cronotrópica. $FC_{máx}$: 157 bpm, 6,7 km/h, assintomático. Continua em acompanhamento clínico.

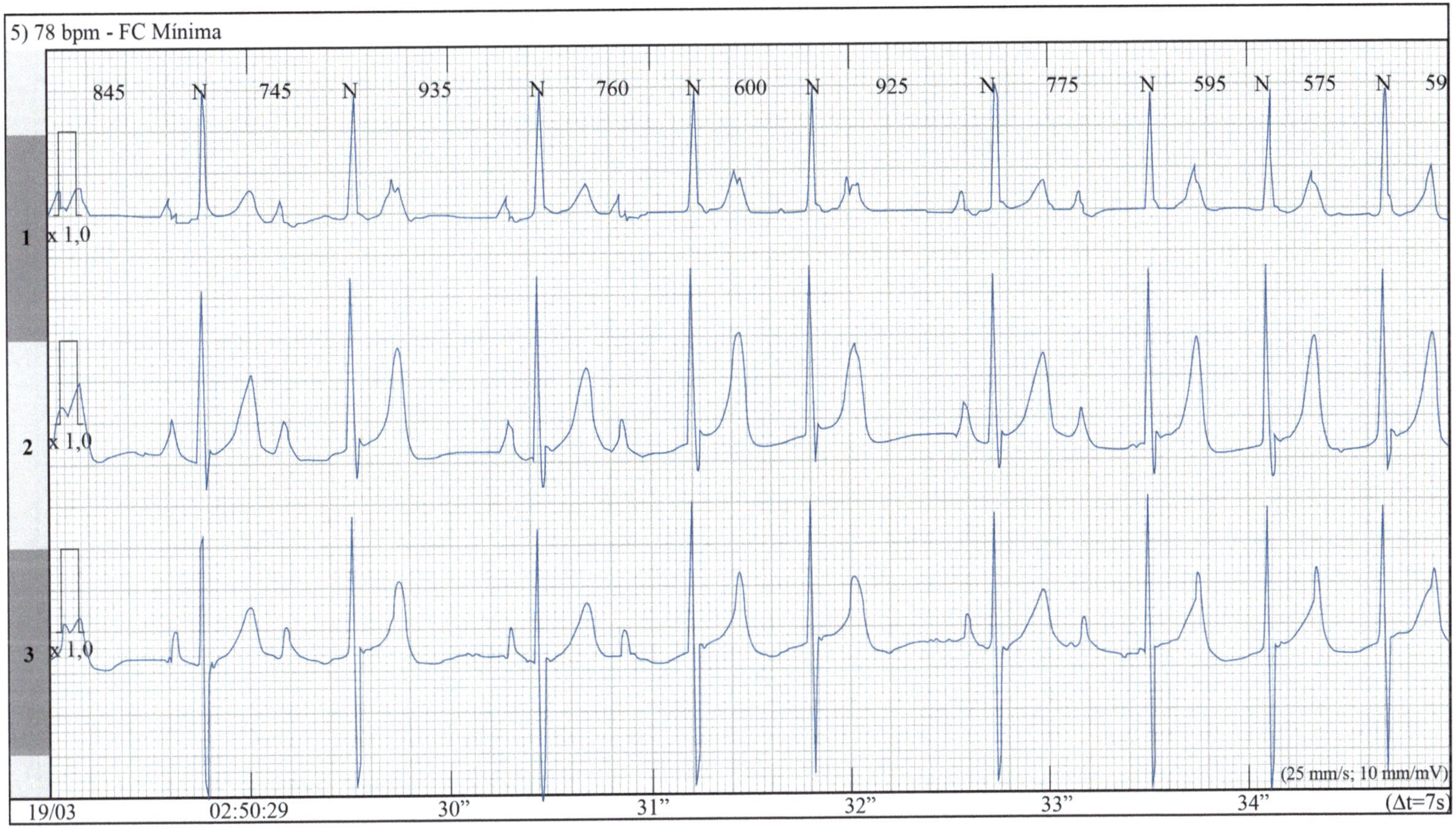

Figura 8.32. Paciente M. L. S. F., do sexo feminino, 5 anos. Portadora de cardiopatia congênita (atresia de valva pulmonar e comunicação interatrial). Detalhe de um traçado de Holter durante a madrugada, no momento da FC mínima do exame. Episódios de bloqueio atrioventricular do segundo grau do tipo I com fenômenos de Wenckebach clássicos. Há uma sequência de condução atrioventricular a 3:2 e, em seguida, outra a 4:3. Observar na segunda sequência: 1) intervalos PR de 170 ms, 350 ms e 370 ms, até que acontece a onda P bloqueada; 2) intervalo entre os complexos QRS diminui conforme aumenta o intervalo PR (760 ms e 600 ms); 3) incremento entre intervalos PR sucessivos diminui; 4) primeiro intervalo PR depois da onda P bloqueada é sempre o menor intervalo na série. Esse modo "típico" ou "clássico" de apresentação de bloqueio AV do segundo grau tipo I acontece na minoria dos casos. A maioria das sequências não obedece a esse comportamento matemático de intervalos PR e ocorre um bloqueio AV intermitente, no qual a onda P bloqueada é precedida por um prolongamento variável (não necessariamente progressivo) do intervalo PR em relação ao intervalo do primeiro impulso conduzido.

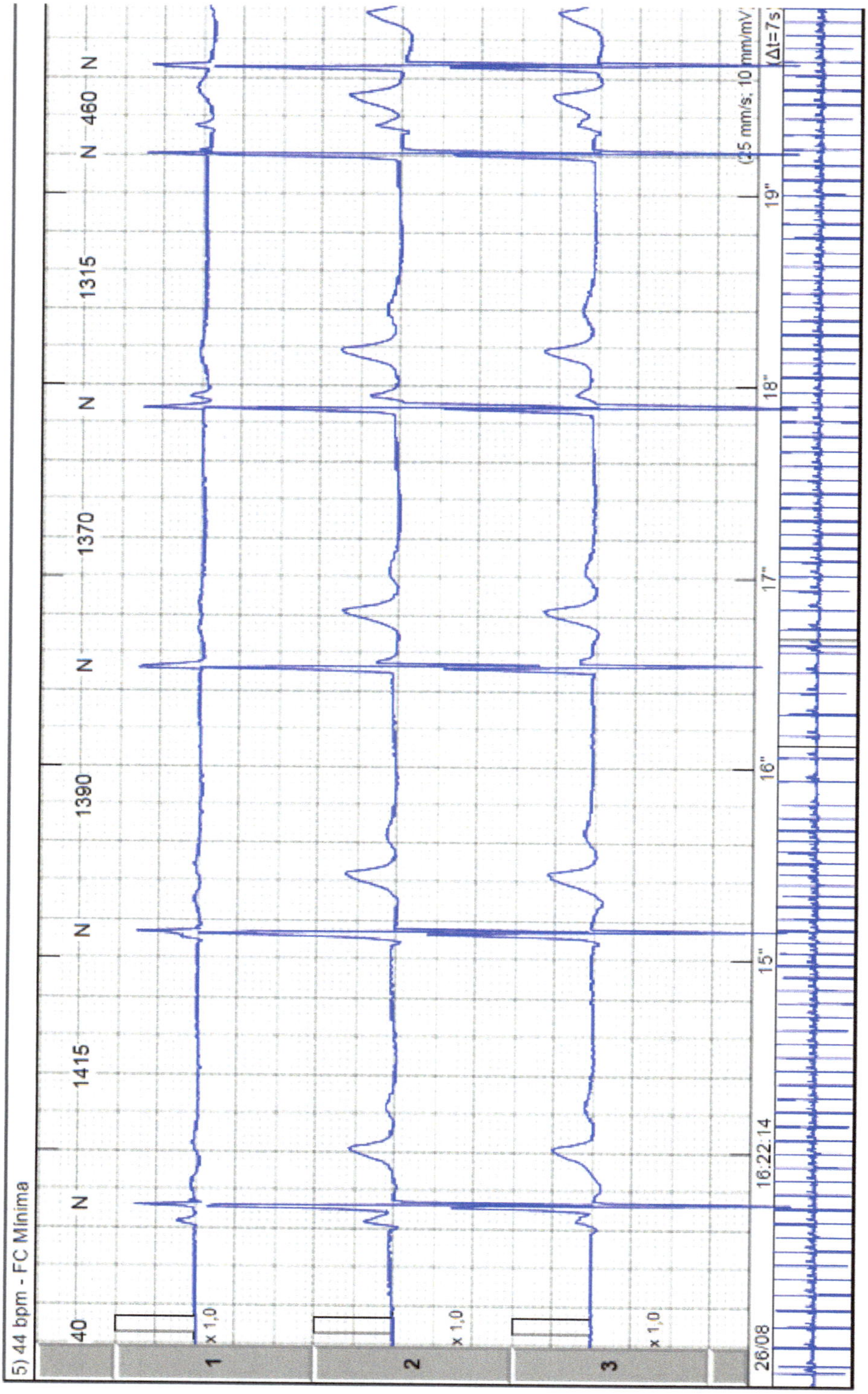
5) 44 bpm - FC Mínima
40
N
1415
N
1390
N
1370
N
1315
N
460
N
x 1,0
16:22:14
15"
16"
17"
18"
19"
26/08
(25 mm/s; 10 mm/mV)
Δt=7s

A

B

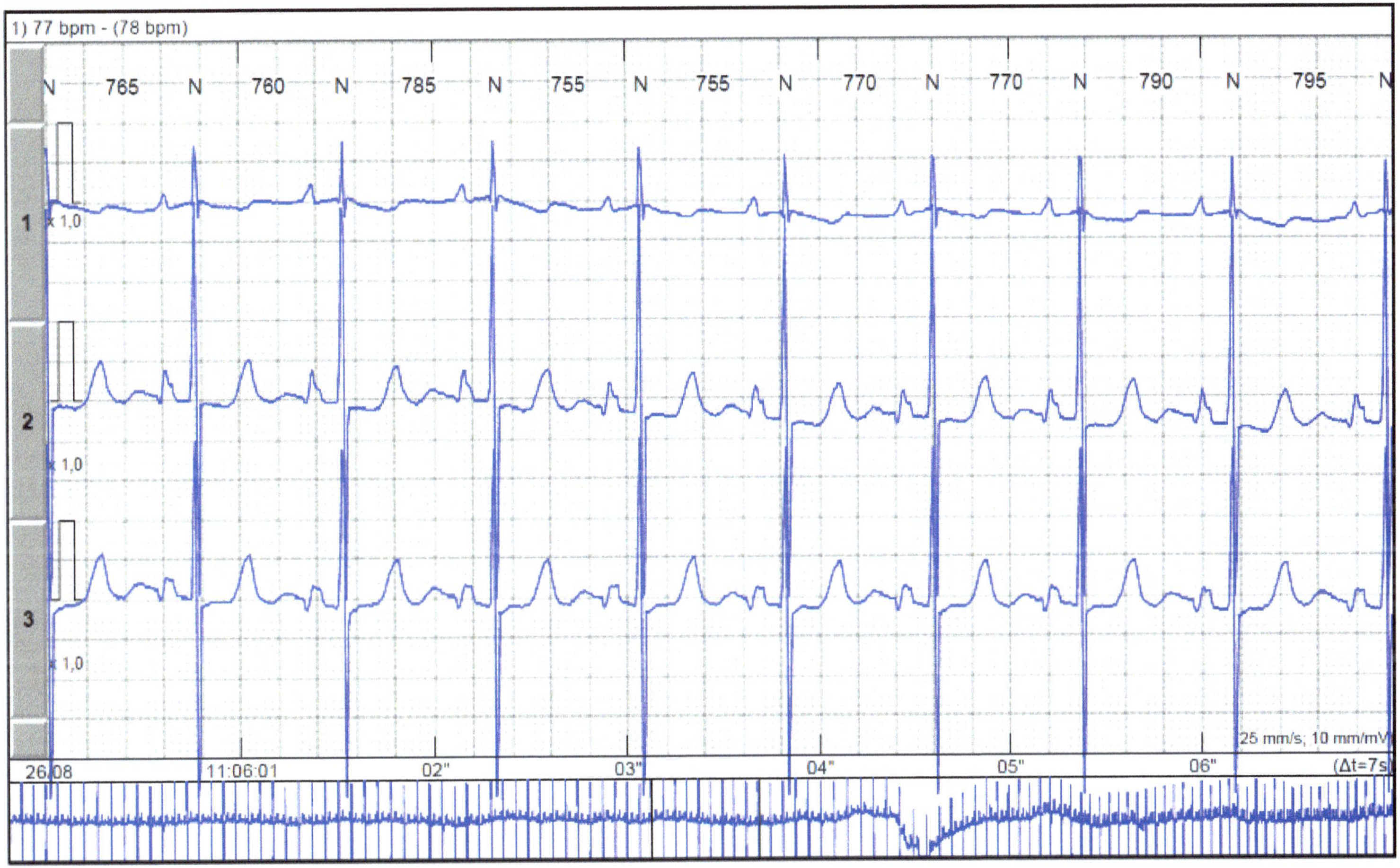

Figura 8.33. Paciente C. S. M., do sexo masculino, 1 ano e 4 meses, desenvolvimento normal para a idade, em acompanhamento por bradicardia. Cardiopatia congênita (defeito do septo atrioventricular). Holter 24h com períodos de bradicardia juncional. Em acompanhamento clínico.

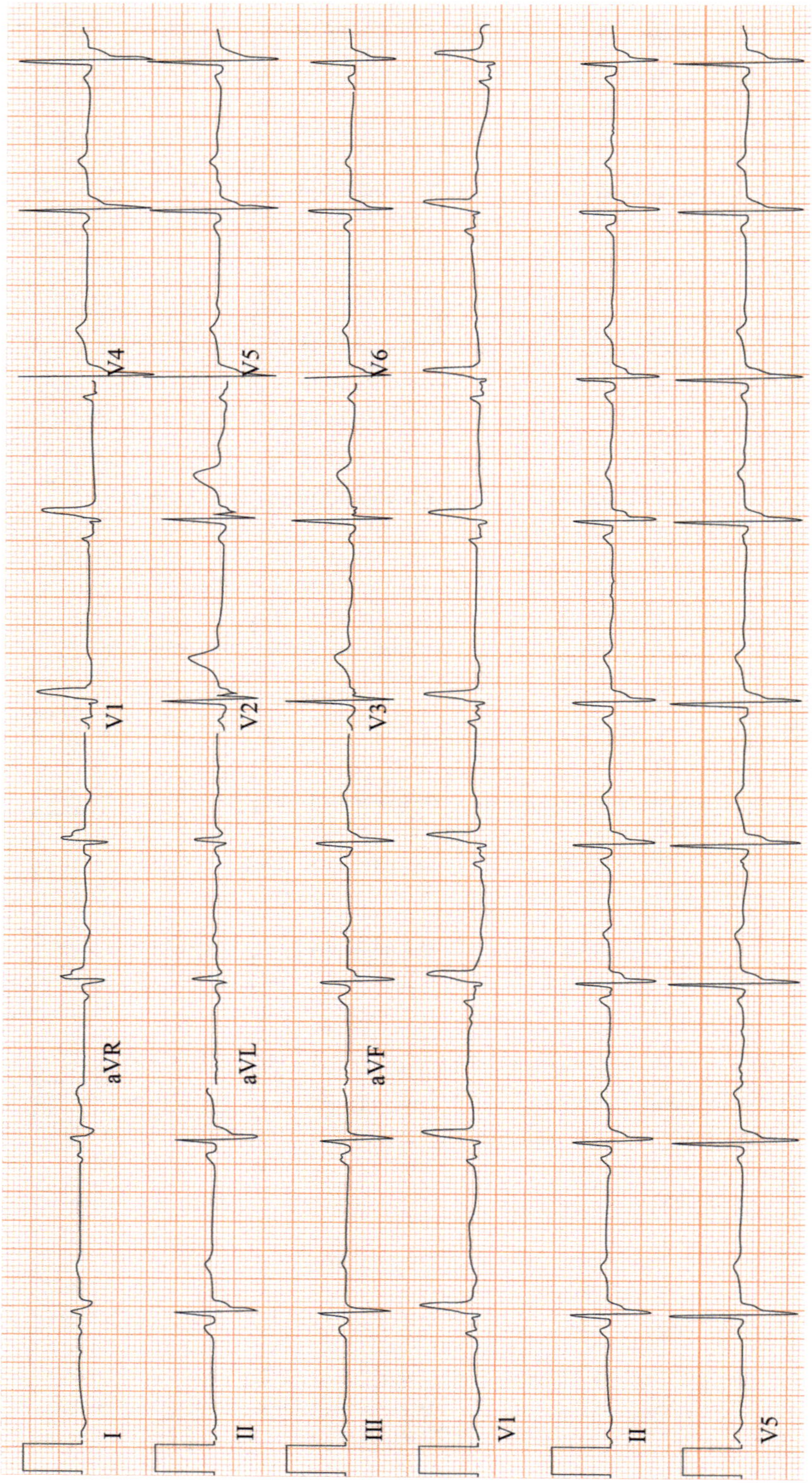

A

B

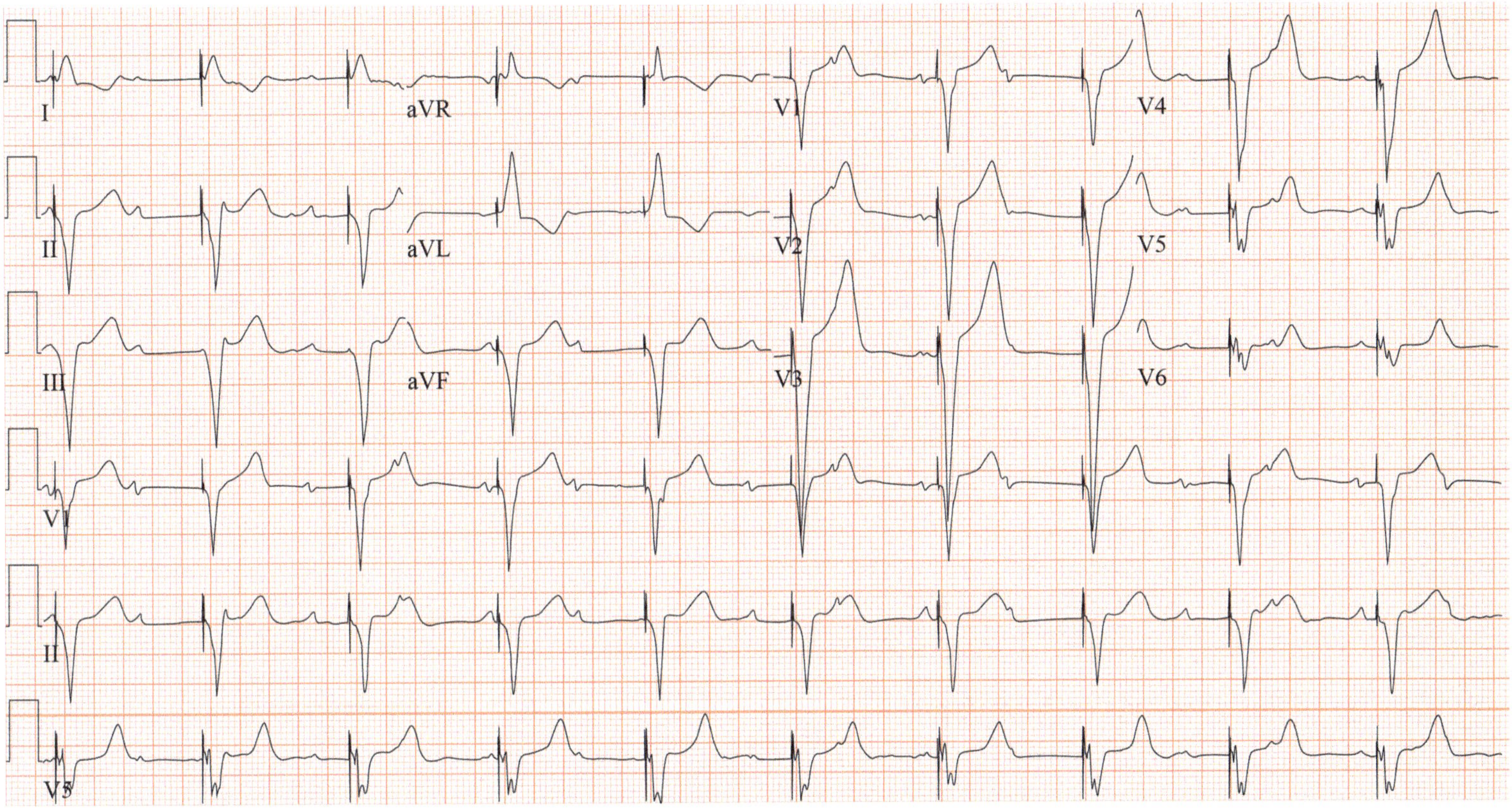

Figura 8.34. Paciente D. M. L., do sexo feminino, 77 anos, com diagnóstico de estenose aórtica importante acompanhada de sintomas. ECG mostra ritmo sinusal com BRD (QRS 130 ms), considerado fator de risco associado a implante de MP. Indicada troca da valva aórtica (TAVI). Durante o procedimento, evolui para bloqueio atrioventricular total, necessitando de marca-passo ventricular provisório. ECG após procedimento mostra ritmo de marca-passo ventricular com P dissociada.

Referências

1. Lorga Filho A, Fagundes AA, Barros ARC, de Paola AAV, Pedrosa A, Gruppi CJ et al. Diretrizes Brasileiras de Dispositivos Cardíacos implantáveis (DCEI). Arq Bras Cardiol. 2007;89(6):e210-e238.
2. Pastore CA, Pinho C, Germiniani H, Samesima N, Mano R et al. Diretrizes da Sociedade Brasileira de Cardiologia sobre Análise e Emissão de Laudos Eletrocardiográficos. Arq Bras Cardiol. 2009;93(3 Suppl 2):1-19.
3. Brignole M, Auricchio A, Baron-Esquivias G, Bordachar P, Boriani G, Breithardt AO et al. 2013 ESC Guidelines on cardiac pacing and cardiac resynchronization therapy: the Task Force on cardíaca pacing and resynchronization therapy of the European Society of Cardiology (ESC). Eur Heart J. 2013;34(29):2281-329.
4. Shen WK, Sheldon RS, Benditt DG, Cohen MI, Forman DE, Goldberger ZD et al. 2017 ACC/AHA/HRS Guideline for the Evaluation and Management of Patients with Syncope: a Report of the American College of Cardiology/American Heart Association Task Force on Clinical Practice Guidelines and the Heart Rhythm Society. J Am Coll Cardiol. 2017;70(5):e39-e110.
5. Atkins DL, Caen AR, Berger S, Samson RA, Schexnayder SM, Joyner BL et al. 2017 American Heart Association Focused Update on Pediatric Basic Life Support and Cardiopulmonary Resuscitation Quality: na Update to the American Heart Association Guidelines for Cardiopulmonary Resuscitation and Emergency Cardiovascular Care. Circulation. 2018;137(1):e1-e6.
6. Kusumoto FM, Schoenfeld MH, Barrett C, Edgerton JR, Ellenbogen KA, Gold MR et al. 2018 ACC/AHA/HRS Guideline on the Evaluation and Management of Patients with Bradycardia and Cardiac Conduction Delay: a Report of the American College of Cardiology/American Heart Association Task Force on Clinical Practice Guidelines and the Heart Rhythm Society. J Am Coll Cardiol. 2019;74(7):e51-e156.
7. Teixeira RA, Fagundes AA, Baggio Junior JM, Oliveira JC, Medeiros PTJ, Valdigem BP et al. Diretriz Brasileira de Dispositivos Cardíacos Eletrônicos Implantáveis - 2023. Arq Bras Cardiol. 2023; 120(1):e20220892. doi: 10.36660/abc.20220892. PMID: 36700596.

CAPÍTULO 9

Fibrilação e *Flutter* Atriais

▪ Rodrigo Imada ▪ William Azem Chalela

Fibrilação atrial

A fibrilação atrial (FA) é a arritmia sustentada mais comum na prática clínica, com uma prevalência estimada de 0,5% a 1% na população geral.[1] A prevalência da FA tende a ser maior em países desenvolvidos e está associada ao envelhecimento da população. Além do envelhecimento, outros fatores de risco associados à fibrilação atrial incluem doença arterial coronariana, hipertensão arterial, diabetes, insuficiência cardíaca, obesidade, apneia do sono e histórico familiar de FA.

A fibrilação atrial é uma condição que aumenta o risco de eventos cardiovasculares adversos, como acidente vascular cerebral, insuficiência cardíaca e mortalidade por todas as causas. Portanto, a identificação e o tratamento adequado da FA, bem como a prevenção e o controle de seus fatores de risco, são fundamentais para melhorar a saúde da população.

Classificação

A fibrilação atrial pode ser classificada, quanto à duração, em:[2]

- Paroxística: episódios de FA que são revertidos, espontaneamente ou com intervenção médica, em até 7 dias.
- Persistente: episódios de FA que duram mais de 7 dias.
- Longa duração: FA contínua por mais de 12 meses.
- Permanente: FA que não pode ser revertida ou que se opta por não reverter.

Diagnóstico e exames complementares

Os sintomas da fibrilação atrial podem incluir palpitações, falta de ar, fadiga, tontura, dor no peito e fraqueza. No entanto, algumas pessoas com FA podem ser assintomáticas.

O diagnóstico da FA é feito principalmente por meio de exames que avaliam a atividade elétrica e estrutural do coração, como eletrocardiograma, Holter, ecocardiograma e *looper*.

O ECG é o exame inicial e o mais importante para diagnosticar a fibrilação atrial, sendo observadas as seguintes características:[1]

- Ausência de ondas P ou ondas P desorganizadas: as ondas P representam a atividade elétrica dos átrios durante a contração normal. Na fibrilação atrial, os átrios não se contraem de forma coordenada, resultando em múltiplas ondas de ativação elétrica desorganizada. Isso faz com que as ondas P desapareçam no ECG ou pareçam um tremor. No exemplo da Figura 9.1, são nítidos um tremor na linha de base da derivação V1 e uma linha sem ondas P na derivação V5.
- Linha de base irregular: devido à atividade elétrica desorganizada dos átrios, a linha de base no ECG (entre as ondas) torna-se irregular e caótica, em vez de ser plana e regular como em um ritmo normal.

- Intervalo RR irregular: o intervalo RR no ECG representa o tempo entre dois complexos QRS consecutivos. Na fibrilação atrial, a condução dos impulsos elétricos para os ventrículos é irregular, fazendo com que o intervalo RR seja variável e imprevisível. Isso leva a um ritmo cardíaco irregular, que é uma característica marcante da fibrilação atrial.
- Complexos QRS normais: a menos que haja um distúrbio de condução intraventricular associado à FA, os complexos QRS geralmente permanecem estreitos e normais, já que a desorganização elétrica está limitada aos átrios.

Na fibrilação, os intervalos entre os complexos QRS apresentam grande variação, o que impede o cálculo preciso da frequência cardíaca utilizando métodos baseados na análise dos valores R-R, já que esse método considera apenas a FC para um único intervalo R-R. Assim, nos traçados com FA, calcula-se a FC média, contando-se a quantidade de complexos QRS em um período de 6 s (150 mm ou 30 quadrados grandes) e multiplicando esse valor por dez,[2] conforme ilustrado na Figura 9.2.

Dependendo do valor da FC, pode-se classificar a FA em:[1]

- Ritmo de FA com baixa resposta ventricular, quando a FC estiver menor que ou igual a 50 bpm.
- Ritmo de FA com controle adequado da FC (em repouso), quando a resposta ventricular estiver entre 60 bpm e 80 bpm.
- Ritmo de FA com controle leniente (ou inadequado) da FC (em repouso), quando a resposta ventricular estiver entre 90 bpm e 110 bpm.
- Ritmo de FA com resposta ventricular elevada, quando a FC estiver maior que 110 bpm.

A FA pode ser intermitente e, como o ECG de 12 derivações tem duração aproximada de 10 s, pode não capturar a arritmia. Nos casos em que a fibrilação atrial não é detectada no ECG inicial, mas ainda há suspeita clínica, o médico pode solicitar o monitoramento cardíaco ambulatorial, como o Holter de 24h ou dispositivos de monitoramento por períodos mais longos, como *looper*. Esses dispositivos registram a atividade elétrica do coração continuamente durante um período estendido, aumentando as chances de capturar episódios de FA.

O ecocardiograma pode avaliar a estrutura e a função cardíacas, identificando possíveis causas e complicações da FA, como doenças das válvulas cardíacas, presença de coágulos sanguíneos nos átrios ou disfunção ventricular. O ecocardiograma é especialmente útil para orientar o tratamento e avaliar o risco de complicações.

Os testes de sangue não diagnosticam a fibrilação atrial diretamente, mas podem ser úteis para identificar condições subjacentes ou fatores de risco que podem estar contribuindo para a arritmia, como problemas na tireoide ou níveis anormais de eletrólitos.

Dependendo dos achados clínicos e dos resultados dos exames iniciais, o médico pode solicitar exames adicionais, como estudo eletrofisiológico, teste de esforço ou angiografia coronária, para avaliar a presença de outras condições cardíacas que possam estar relacionadas à FA.

Em pacientes com fibrilação atrial já diagnosticada, o teste ergométrico pode ser útil para:

- avaliar a resposta da frequência cardíaca ao exercício e ajustar o tratamento medicamentoso, se necessário, para otimizar o controle da frequência cardíaca;
- identificar a presença de isquemia miocárdica ou outras anormalidades elétricas que possam estar contribuindo para a FA;
- avaliar a capacidade funcional e a tolerância do paciente ao exercício, o que pode ser importante para a reabilitação e o aconselhamento sobre atividades físicas.

O teste ergométrico pode ser indicado nesses pacientes para avaliação de eventual isquemia miocárdica, preferentemente associado a método de imagem, uma vez que os infradesnivelamentos do segmento ST podem ocorrer em função da própria arritmia.

A avaliação do comportamento e do grau de controle da frequência ventricular aparece, no entanto, como a indicação mais importante do TE para os pacientes com fibrilação atrial crônica. Esse controle é feito no nó atrioventricular e seu período refratário efetivo determinará a quantidade de impulsos que alcançam os ventrículos. É comum, no teste de pacientes com FA, ocorrer uma rápida e despro-

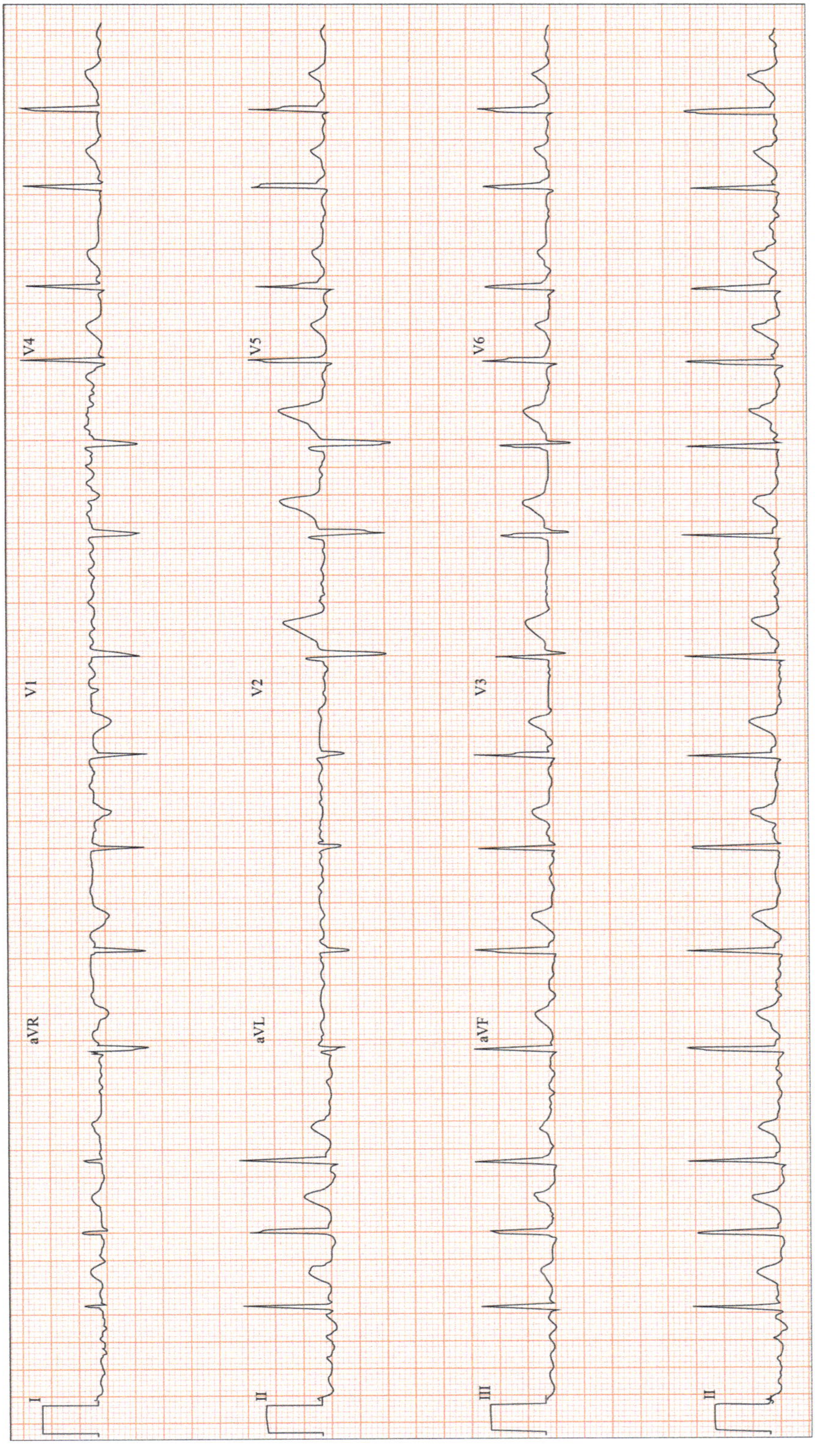

Figura 9.1. Traçado de ECG com fibrilação atrial.

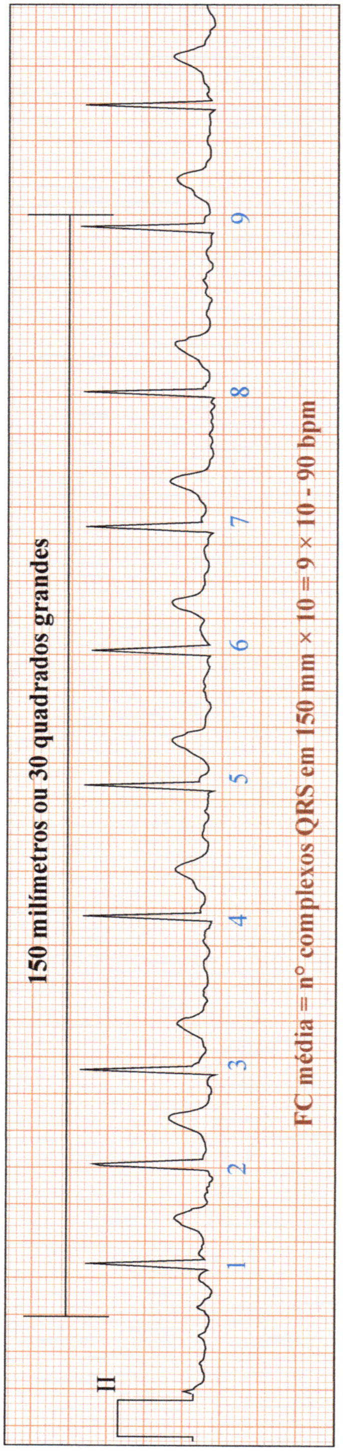

Figura 9.2. Cálculo da frequência cardíaca média em traçados de fibrilação atrial.

porcional elevação da frequência cardíaca frente a baixas cargas de exercício. O tempo de persistência da resposta elevada após a interrupção do exercício também é uma variável que deve ser considerada. A maioria dos pacientes em FA, no entanto, mesmo sob a ação terapêutica medicamentosa, frequentemente apresentará respostas cronotrópicas anormais durante o teste.

O comportamento clínico e a tolerância ao esforço durante a realização do teste ergométrico são elementos muito importantes para a programação de atividade física e reabilitação. Considera-se que um caso de FA estará tanto melhor controlado quanto mais seu comportamento cronotrópico se aproximar daquele esperado para o paciente sem FA. Ajustes na terapia farmacológica se farão necessários caso a frequência cardíaca máxima atingida ultrapasse 110% em relação à frequência máxima prevista.

Tratamento

O tratamento busca controlar a frequência e o ritmo cardíacos, prevenir coágulos sanguíneos e reduzir o risco de acidente vascular cerebral (AVC). As opções de tratamento envolvem medicamentos, procedimentos médicos e mudanças no estilo de vida.[1] Medicamentos para controlar a frequência cardíaca incluem betabloqueadores, bloqueadores dos canais de cálcio e digoxina. Antiarrítmicos como amiodarona, flecainida e propafenona podem ser usados para ajudar a manter o ritmo cardíaco normal. Anticoagulantes como varfarina, dabigatrana, rivaroxabana e apixabana podem ser prescritos para reduzir o risco de coágulos sanguíneos e AVC.

Entre os procedimentos médicos estão a cardioversão elétrica, na qual um choque elétrico é aplicado ao coração para restaurar o ritmo cardíaco normal, a ablação por cateter, que utiliza energia de radiofrequência, *laser* ou criotermia para destruir as áreas do coração responsáveis pela fibrilação atrial, e a implantação de marcapasso ou desfibrilador, dispositivos eletrônicos que monitoram e corrigem o ritmo cardíaco, se necessário.

Mudanças no estilo de vida também são importantes, como manter um peso saudável, praticar exercícios físicos regularmente, adotar uma dieta equilibrada e saudável, limitar o consumo de álcool e cafeína, parar de fumar e controlar doenças crônicas, como diabetes e hipertensão.

Flutter atrial

O *flutter* atrial é uma condição cardíaca comum, embora menos prevalente do que a fibrilação atrial. As taxas de incidência variaram de 5/100.000 em indivíduos com menos de 50 anos para 587/100.000 em sujeitos com mais de 80 anos. O *flutter* atrial é 2,5 vezes mais comum em homens e o risco de desenvolver é 3,5 vezes maior em indivíduos com insuficiência cardíaca e 1,9 vez maior naqueles com doença pulmonar obstrutiva crônica.[3]

Diagnóstico e exames complementares

Os sintomas do *flutter* atrial incluem palpitações, falta de ar, tonturas, fadiga e dor ou desconforto no peito. No entanto, algumas pessoas podem não apresentar sintomas perceptíveis. O diagnóstico da condição é geralmente feito por meio de exames como eletrocardiograma, monitoramento cardíaco ambulatorial (Holter), estudo eletrofisiológico e ecocardiograma.

O eletrocardiograma é primordial na investigação inicial do *flutter* atrial, por confirmar a presença de ondas F, permitir a avaliação da frequência cardíaca e afastar outras taquiarritmias.

O *flutter* atrial é uma arritmia que utiliza uma macrorreentrada no átrio direito. O estímulo elétrico percorre esse circuito de forma cíclica, ocasionando a taquiarritmia supraventricular. Quando o circuito passa pela área de tecido atrial direito entre a veia cava inferior e a válvula tricúspide, conhecida como istmo cavotricuspídeo, ele é classificado como "comum". Caso contrário, ele é considerado "incomum". Esse circuito pode girar em sentido horário ou anti-horário, cada um apresentando características distintas no ECG.[2] Eletrocardiograficamente, o *flutter* atrial comum é caracterizado por um ritmo surpaventricular taquicárdico, com frequência atrial geralmente entre 250 bpm e 350 bpm, sem linha de base isoelétrica entre as deflexões atriais e frequência ventricular com valores dependentes do bloqueio atrioventricular (BAV), conforme exemplificado na Figura 9.3. Pode apresentar ritmo ventricular regular, quando o bloqueio AV é fixo (2:1, 3:1:, 4:1 etc.), ou variável. O *flutter* atrial comum anti-horário apresenta atividade atrial com padrão de dente de serra (também chamado de ondas F) nas derivações II, III e aVF.[2]

O *flutter* atrial comum horário e o incomum são difíceis de diferenciar eletrocardiograficamente de uma taquicardia atrial e são agrupados sob o termo genérico de "taquicardia atrial".[2]Quando o ritmo do *flutter* é irregular, a frequência cardíaca pode ser calculada da mesma forma que na fibrilação atrial. Quando o ritmo é regular, calcula-se dividindo 1 500 pelo tamanho do intervalo RR em milímetros.

O Holter desempenha um papel importante na detecção do *flutter* intermitente, no registro das recorrências, na avaliação da frequência e da duração dos episódios e na identificação de possíveis padrões de desencadeamento.

O teste ergométrico, embora não seja específico para o diagnóstico do *flutter* atrial, pode fornecer informações adicionais, como identificar a frequência cardíaca máxima e determinar a capacidade funcional do paciente. A avaliação do segmento ST para pesquisa de isquemia fica prejudicada pela presença das ondas F do *flutter*.

O ecocardiograma transtorácico é recomendado em todos os casos, para avaliar alterações estruturais como o tamanho dos átrios, o tamanho e a função dos ventrículos e a presença de doenças pericárdicas, valvulares ou hipertrofias. Se for necessária a pesquisa de trombos intracavitários, é necessário solicitar ecocardiograma transesofágico.

O estudo eletrofisiológico é importante para mapear a atividade elétrica e identificar a origem e a propagação do *flutter* atrial. Além disso, o estudo permite induzir e registrar episódios da arritmia, avaliar a resposta a diferentes tratamentos, como medicamentos ou ablação por cateter, e identificar outras arritmias associadas, fornecendo informações abrangentes sobre a condição do paciente.

Tratamento

O tratamento do *flutter* atrial pode focar em controlar a frequência cardíaca, restaurar o ritmo cardíaco normal, manter o ritmo sinusal e/ou prevenir embolização sistêmica.

Para pacientes estáveis, a observação cautelosa com anticoagulação e controle de frequência pode ser apropriada, pois o *flutter* atrial pode voltar espontaneamente ao ritmo sinusal. O manejo da frequência cardíaca no *flutter* atrial geralmente requer a utilização de um bloqueador do canal de cálcio não di-hidropiridínico ou de um betabloqueador. A digoxina é menos comumente usada, sendo sua indicação reservada à insuficiência cardíaca concomitante, situação na qual geralmente é combinada com um betabloqueador. A estratégia de ablação do nó AV seguida pela implantação de um marca-passo é raramente indicada, mas pode ser uma opção de tratamento em casos resistentes à medicação.

O *flutter* atrial, em pessoas sem causa passível de correção, tende a recorrer, o que torna a ablação por cateter de radiofrequência o tratamento definitivo mais recomendado para a maioria dos pacientes. Esse procedimento demonstra alta taxa de sucesso e apresenta poucas complicações.

A cardioversão também é uma opção razoável para aqueles que nunca tiveram *flutter* atrial anteriormente ou que optam por evitar a ablação como um procedimento invasivo de primeira linha.

A ibutilida é a droga de escolha quando a reversão farmacológica é necessária. No entanto, requer monitoramento contínuo devido ao risco de prolongamento do intervalo QT e *Torsades de pointes*.

Pacientes que apresentam *flutter* atrial e pré-excitação com elevadas frequências ventriculares devem receber tratamento com ibutilida intravenosa ou procainamida. Nesses pacientes, não se recomenda o uso de adenosina, betabloqueadores, digoxina ou amiodarona, visto que essas medicações podem aumentar a resposta ventricular por facilitar a condução pela via acessória.

A estimulação de *overdrive* atrial é uma opção para reverter o *flutter* atrial para o ritmo sinusal em pacientes com marca-passos permanentes preexistentes ou naqueles submetidos anteriormente a cirurgia cardíaca. Se o *flutter* atrial tiver duração incerta ou de mais de 24h, precauções usuais em relação à anticoagulação ou à ecocardiografia transesofágica devem ser tomadas.

Depois de reverter o *flutter*, medicamentos podem ser usados para preservar o ritmo sinusal. Isso pode ser alcançado suprimindo as extrassístoles supraventriculares com o uso de drogas das classes IA

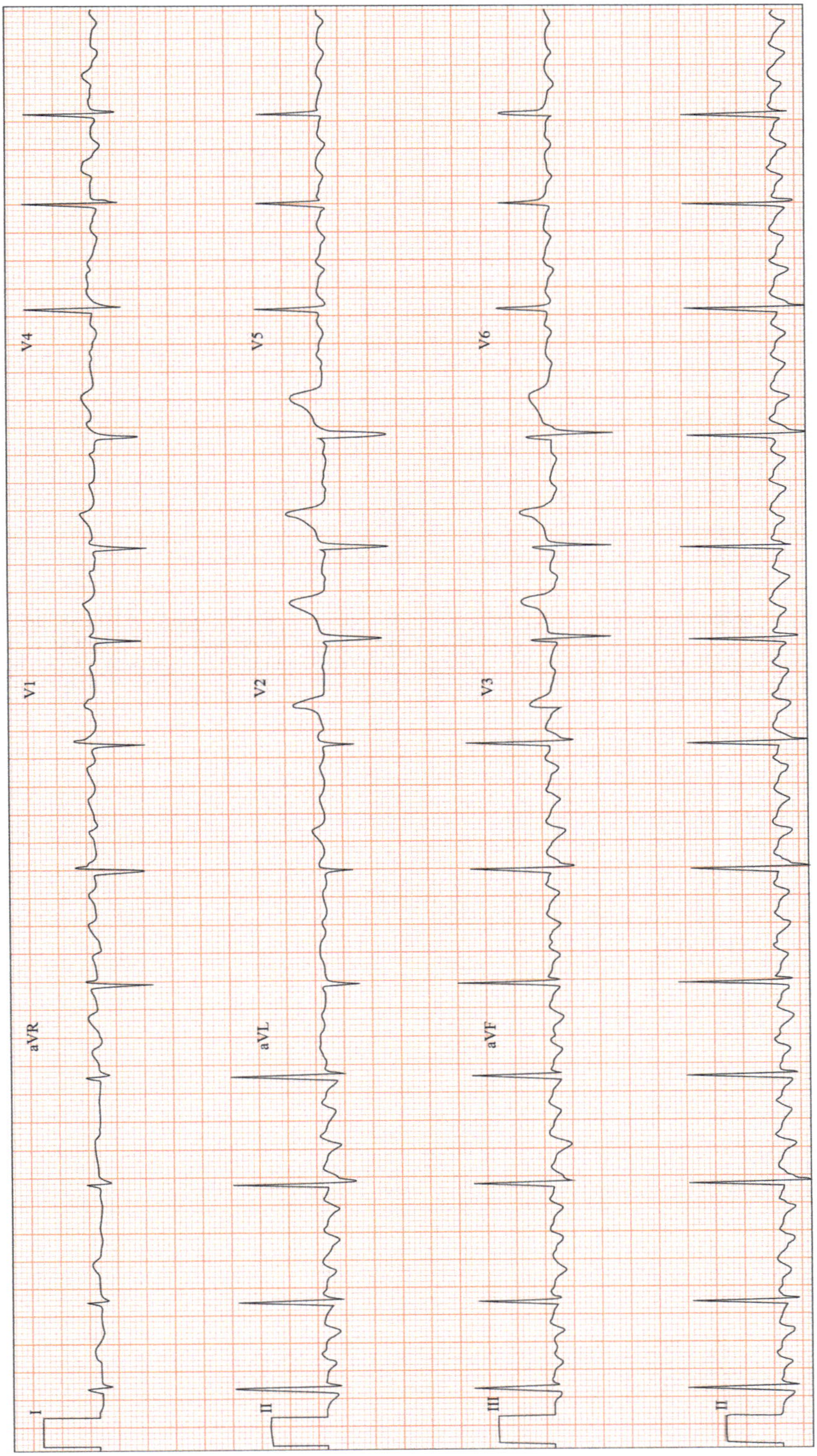

Figura 9.3. *Flutter* atrial comum anti-horário com bloqueio atrioventricular variável.

e IC, betabloqueadores e amiodarona ou estendendo o período refratário atrial com o uso de medicamentos da classe III. No entanto, a ablação por cateter de radiofrequência é preferível por apresentar bons resultados a longo prazo, principalmente quando o *flutter* é típico. Nesse tipo de *flutter* o istmo cavotricuspídeo é o alvo anatômico preferencial para a ablação

O *flutter* atrial sustentado apresenta um risco tromboembólico elevado, sendo necessária, na maioria dos casos, a anticoagulação. A abordagem nesses pacientes é semelhante à utilizada na fibrilação atrial,[4] ficando a decisão sobre o uso de anticoagulação oral condicionada à estratificação de risco de acordo com o sistema de pontuação CHA_2DS_2VASc.

Considerações finais

A fibrilação atrial é uma arritmia supraventricular muito frequente e deve ser diferenciada de outras situações que ocasionam ritmo irregular, como *flutter* ou taquicardia atrial.

O eletrocardiograma de repouso é fundamental para o diagnóstico inicial, tanto da fibrilação atrial como do *flutter*. Na fibrilação atrial, o ritmo é irregular e a onda P é ausente ou, se presente, é irregular e desorganizada. O *flutter* pode apresentar ritmo irregular ou regular, dependendo do grau de bloqueio do nó atrioventricular. O *flutter* comum anti-horário apresenta um típico serrilhado (ondas F) na parede inferior (DII, DIII e aVF).

Os tratamentos para a fibrilação ou o *flutter* atriais buscam controlar a frequência e o ritmo cardíacos, prevenir coágulos sanguíneos e reduzir o risco de acidente vascular cerebral (AVC). As opções de tratamento envolvem medicamentos, procedimentos médicos e mudanças no estilo de vida.

Referências

1. Magalhães LP, Figueiredo MJO, Cintra FD, Saad EB, Kuniyishi RR, Teixeira RA et al. II Diretrizes Brasileiras de Fibrilação Atrial. Arq Bras Cardiol. 2016;106(4 Suppl 2):1-22.
2. Samesima N, God EG, Kruse JCL, Leal MG, Pinho C, França FFAC et al. Diretriz da Sociedade Brasileira de Cardiologia sobre a Análise e Emissão de Laudos Eletrocardiográficos – 2022. Arq Bras Cardiol. 2022;119(4):638-80
3. Granada J, Uribe W, Chyou PH, Maassen K, Vierkant R, Smith PN et al. Incidence and predictors of atrial flutter in the general population. J Am Coll Cardiol. 2000;36(7):2242-6.
4. January CT, Wann LS, Calkins H, Chen LY, Cigarroa JE, Cleveland JC Jr. et al. 2019 AHA/ACC/HRS Focused Update of the 2014 AHA/ACC/HRS Guideline for the Management of Patients with Atrial Fibrillation: A Report of the American College of Cardiology/American Heart Association Task Force on Clinical Practice Guidelines and the Heart Rhythm Society. Circulation. 2019;140(2):e125-e151.

CAPÍTULO 10

Taquicardias Supraventriculares

- Paola Pretti Nunes Ferreira Falcochio
- Francisco Carlos Costa Darrieux

Introdução

Taquicardias supraventriculares (TSV) são arritmias cujos circuitos englobam, obrigatoriamente, alguma estrutura cardíaca acima do feixe de His, desde o tecido atrial até o nó atrioventricular. Nesse grupo, estão incluídas a taquicardia sinusal, a taquicardia atrial, a taquicardia por reentrada nodal e as taquicardias mediadas por via acessória, além do *flutter* e da fibrilação atriais, que são abordados em outro capítulo deste livro.

As TSV são frequentes, acometendo 2,29 a cada 1.000 pessoas, e têm distribuição variável conforme faixa etária e gênero. Taquiarritmias com participação de via acessória são mais prevalentes em homens jovens, enquanto a taquicardia por reentrada nodal (TRN) é mais frequente em mulheres a partir da quarta década de vida.[1]A análise do eletrocardiograma (ECG) obtido durante a arritmia pode auxiliar no diagnóstico diferencial das TSV. Para isso, devemos observar as seguintes características, esquematizadas na Figura 10.1:

- A regularidade (ou não) dos intervalos R-R.
- A presença (ou não) de ondas P.
- A duração dos intervalos RP' (quando visualmente a onda P sucede ao QRS) e P'R (quando visualmente a onda P precede o QRS).
- A ocorrência de múltiplas ondas P entre dois complexos QRS distintos.

Na maioria dos casos, as TSV são ritmos com complexos QRS estreitos. No entanto, se houver pré-excitação ventricular ou distúrbio de condução intraventricular preexistente e se ocorrer bloqueio de fase 3 durante a TSV (bloqueio de ramo dependente da frequência cardíaca), o ECG obtido evidenciará taquicardia supraventricular com QRS largo.

A seguir, detalharemos as características eletrocardiográficas das principais TSV.

Taquicardia sinusal

Taquicardia sinusal é o ritmo determinado pelo nó sinusal com frequência cardíaca (FC) superior a 100 batimentos por minuto (bpm), sendo, na maioria das vezes, uma resposta fisiológica a diferentes estímulos que aumentem transitoriamente o tônus adrenérgico ou reduzam o tônus vagal, como observado durante estresse emocional, esforço físico, tireotoxicose, febre e hipovolemia, além de diversas outras situações – fisiológicas ou patológicas.

O ECG na taquicardia sinusal evidencia ondas P positivas em DI, DII e aVF e negativas em aVR, com eixo variando de 0 a +90°.[1] Cada complexo QRS é precedido por uma onda P e, salvo na ocorrência de bloqueio atrioventricular do segundo grau, o intervalo PR se mantém estável.

A ocorrência de frequência cardíaca acima de 140 bpm pode dificultar a caracterização das ondas P, uma vez que podem estar sobrepostas à onda T do complexo QRS precedente, podendo ser necessário utilizar manobras que desacelerem a FC e possibilitem a observação da onda P isoladamente.

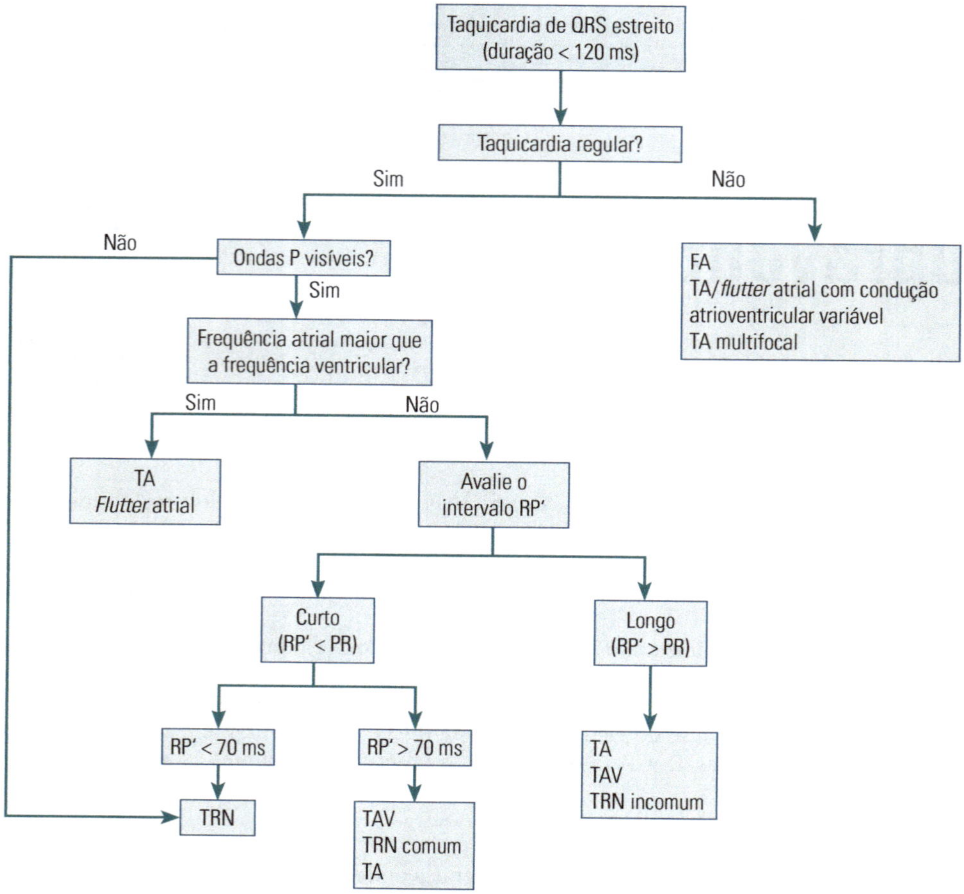

Figura 10.1. Fluxograma para diagnóstico diferencial das taquicardias supraventriculares.
Fonte: Elaborada pelos autores.

A realização de manobra vagal em indivíduo com taquicardia sinusal leva à redução transitória da frequência cardíaca, que tende a retornar aos níveis anteriores ao término da manobra. Esse ritmo apresenta início e término graduais (típico de mecanismo de automatismo), com FC amplamente variável, sendo mais rápida nas crianças e jovens.

Taquicardia sinusal inapropriada

Em raros casos, o achado de taquicardia sinusal pode ter conotação patológica, seja pelo incremento desproporcional da frequência cardíaca ao estresse experimentado pelo indivíduo, seja pelo surgimento de sintomas desencadeados pela frequência cardíaca persistentemente elevada.

Nos indivíduos com coração estruturalmente normal, a observação de taquicardia sinusal persistente sem fator que justifique o aumento da FC, associada a sintomas, deve levar à suspeita de taquicardia sinusal inapropriada (TSI). Essa condição acomete principalmente mulheres jovens[2] e os sintomas relacionados à FC acelerada podem ser inespecíficos, sendo comuns as queixas de fadiga, dispneia, palpitação, desconforto torácico, tontura ou pré-síncope.[3]Para confirmação do diagnóstico da taquicardia sinusal inapropriada, faz-se necessário observar FC superior a 100 bpm em ECG de repouso associada a onda P com eixo normal, além do relato de sintomas provocados pelo aumento da frequência cardíaca. Durante os exames de Holter de 24h, a FC média é superior a 90 bpm, com redução da FC durante o sono, mas, classicamente, com decremento discreto da FC nesse período. Além disso, devem ser descartadas presença de taquicardia atrial e outras causas que justifiquem a taquicardia sinusal, como hipertireoidismo, feocromocitoma, hipovolemia, anemia, dor, hipotensão ortostática ou transtornos autonômicos (síndrome postural ortostática taquicardizante).

Transtornos de ansiedade ou transtorno do pânico podem justificar o aumento da frequência cardíaca em repouso. A coexistência da TSI com transtornos emocionais ou psiquiátricos é comum, mas a relação entre essas doenças ainda não está clara.[3]

Outra condição que tem na taquicardia sinusal uma de suas características básicas é a síndrome postural ortostática taquicardizante, um transtorno da ordem das disautonomias que se caracteriza por aumento da frequência sinusal, desencadeado pela posição de ortostase, sem que seja observada variação significativa da pressão arterial. Pacientes com esse diagnóstico habitualmente relatam intolerância ortostática, com queixas recorrentes de mal-estar, fadiga e palpitação.

Taquicardia por reentrada sinoatrial

A taquicardia por reentrada sinoatrial (TRSA) é uma arritmia rara, que acomete indivíduos portadores de cardiopatia estrutural.[4] Seu mecanismo de ocorrência ainda não está completamento esclarecido, mas se postula que o circuito reentrante utilize, pelo menos em parte, o nó sinusal, seja como parte do dele, seja como uma porção de tecido inexcitável ao redor do qual o impulso gira.

Como essa arritmia segue a mesma sequência de ativação observada nos estímulos sinusais, a onda P gerada por ela é semelhante à onda P sinusal, podendo ser indistinguível. Como a morfologia das ondas P não auxilia na determinação da origem da taquicardia, o diagnóstico diferencial entre taquicardia sinusal e TRSA se faz observando como a taquicardia se inicia e como termina. A taquicardia sinusal sempre apresenta aceleração e desaceleração graduais, ao passo que a TRSA tem início e término abruptos. A utilização de manobras vagais auxilia nessa avaliação, pois podem levar à desaceleração transitória da taquicardia sinusal ou levar à interrupção abrupta da arritmia reentrante.

A TRSA provavelmente é subdiagnosticada, pois gera ondas P idênticas às ondas sinusais, tem FC variando de 100 bpm a 150 bpm e é bem tolerada, raramente levando a sintomas que motivem investigação clínica para esclarecimento do ritmo taquicárdico.

Taquicardia por reentrada nodal

É a mais frequente das taquicardias paroxísticas supraventriculares, respondendo por até 75% dos casos.[5]

Como o próprio nome sugere, trata-se de um ritmo reentrante envolvendo duas vias de condução com características eletrofisiológicas distintas, ambas localizadas no nó atrioventricular – dupla via nodal.

Nos indivíduos portadores de dupla via nodal, o impulso elétrico atrial, ao alcançar o nó AV, é conduzido pela via rápida até o feixe de His, para então despolarizar os ventrículos. O surgimento da TRN se dará quando uma extrassístole atrial ocorrer durante o período refratário de uma das vias nodais, for conduzida aos ventrículos pela outra e, em seguida, conduzida de volta aos átrios pela via que inicialmente estava refratária (Figura 10.2).

A taquicardia por reentrada nodal mais frequentemente observada na prática clínica – chamada, por esse motivo, de TRN comum – tem a participação de uma via de condução rápida e período refratário longo e de outra via de condução lenta e período refratário curto. Apesar dessa forma mais frequente de TRN, outras apresentações podem ocorrer. Dependendo das características eletrofisiológicas das vias de condução responsáveis pelo circuito arritmogênico, a TRN pode ser classificada em:

- Comum (lenta-rápida): é o mecanismo mais frequente, sendo observado em 80% a 90% dos casos. A condução anterógrada (atrioventricular) do estímulo se dá através da via lenta, enquanto a condução retrógrada (ventrículo-atrial) se dá pela via rápida, determinando RP' curto, com a onda P retrógrada oculta dentro dos complexos QRS ou deformação da porção final desses complexos,

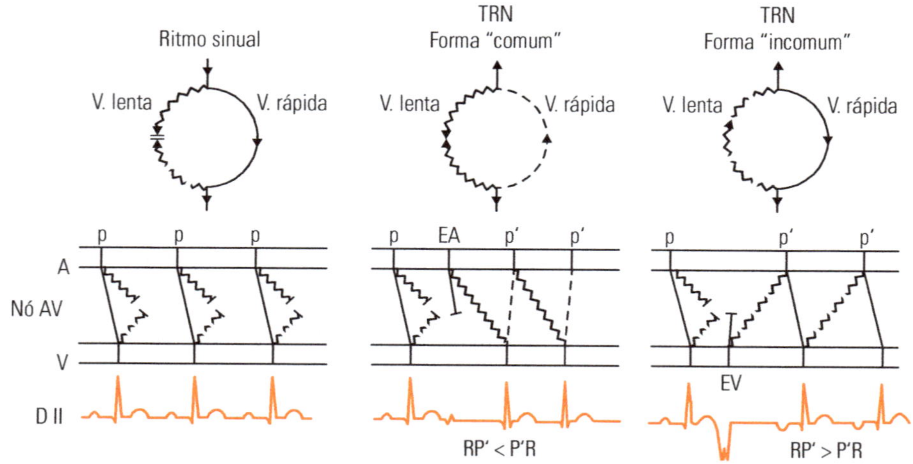

Figura 10.2. Esquema representativo de diferentes mecanismos para ocorrência da taquicardia por reentrada nodal.

Fonte: Elaborada pelos autores.

inscrevendo um pseudo-R' em V1 e um pseudo-S nas derivações inferiores. A confirmação desses achados depende da disponibilidade do traçado de ECG em ritmo sinusal para comparação (Figura 10.3). A Figura 10.4 traz um registro de TRN comum obtido em Holter de 24 horas.

- Incomum:
  - Rápida-lenta: com condução anterógrada pela via rápida e condução retrógrada por via lenta, levando a onda P retrógrada mais tardia, localizada no segmento ST ou próximo ao QRS seguinte (RP' longo).
  - Lenta-lenta: circuito arritmogênico composto por duas vias de condução lenta (RP' longo).

Taquicardias mediadas por vias acessórias

As taquicardias por reentrada atrioventricular (TRAV) são o segundo tipo mais frequente de taquicardia paroxística supraventricular e dependem da participação de vias acessórias (VA). As VA clássicas são feixes de miocárdio contrátil, através dos quais um impulso elétrico é conduzido diretamente dos átrios aos ventrículos, sem sofrer o atraso imposto pelo nó atrioventricular. Essas vias podem conectar diferentes partes do tecido cardíaco, sendo as atrioventriculares a variedade mais frequente e, mais raramente, nodo-ventriculares, átrio-fasciculares ou nodo-fasciculares.

As VA, a depender de suas características eletrofisiológicas e de sua localização, podem levar a alterações no ECG, como encurtamento do intervalo PR e pré-excitação ventricular. Vias capazes de condução anterógrada permitem que o estímulo elétrico originado nos átrios despolarize precocemente os ventrículos, encurtando o intervalo PR. A despolarização ventricular fibra a fibra que se segue ocorre de forma lenta, levando a um empastamento da primeira porção do complexo QRS, denominada "onda delta". Desse modo, o QRS fica alargado e pode apresentar alteração de repolarização ventricular – a chamada pré-excitação ventricular manifesta (Figuras 10.5 e 10.6). Nos indivíduos portadores de VA com condução retrógrada exclusiva, a propagação do estímulo elétrico fora das crises de arritmia se faz apenas pelo sistema de condução normal do coração. Portanto, não são relacionadas a nenhum tipo de alteração no eletrocardiograma basal, sendo chamadas de vias acessórias "ocultas". A Figura 10.7 ilustra como diferentes conduções através das vias acessórias podem se manifestar no ECG de superfície.

A localização das vias acessórias com condução anterógrada também influencia a intensidade das alterações eletrocardiográficas que provocam. Vias localizadas à direita estão próximas do nó sinusal e,

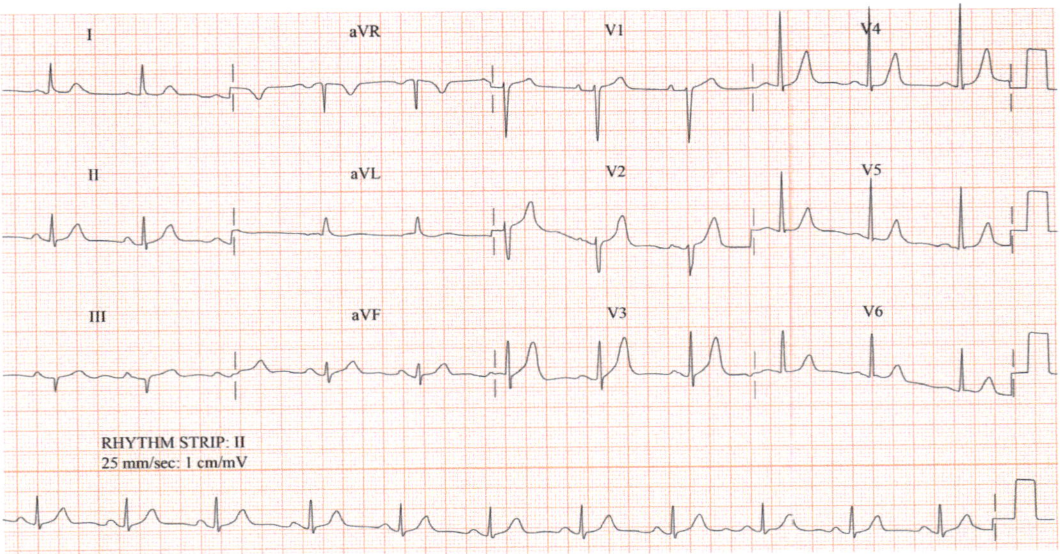

Figura 10.3. Registro de Holter com entrada e saída de taquicardia paroxística supraventricular do tipo taquicardia por reentrada nodal, iniciada por duas extrassístoles atriais (ø). A marcação † evidencia deflexão no final dos complexos QRS, correspondente a onda P retrógrada durante a taquicardia. Observe que, após a reversão da arritmia, essa deflexão deixa de ser observada.

Fonte: Acervo pessoal.

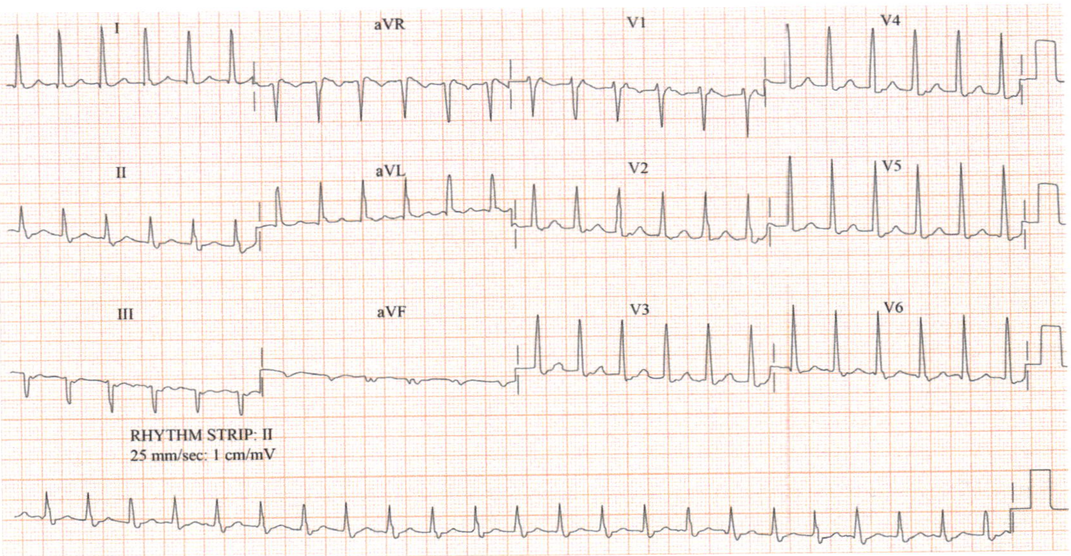

Figura 10.4. Exemplo de taquicardia supraventricular por reentrada nodal típica. Observe o pseudo-R' em V1 (setas) e o pseudo-S' (exacerbação de S) em DII, DIII e aVF. Em ritmo sinusal, confirma-se que se trata de uma TRN clássica.

Fonte: Acervo pessoal.

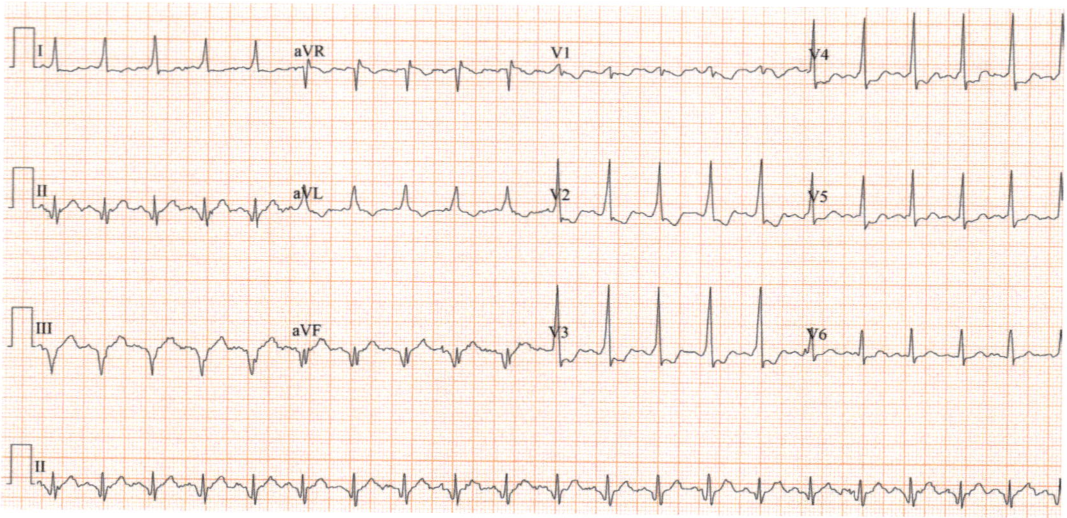

Figura 10.5. Eletrocardiograma de 12 derivações com pré-excitação manifesta de paciente portador de síndrome de Wolff-Parkinson-White. Nesse caso, uma via em região póstero-septal direita, devido à mudança abrupta de polaridade de V1 (R/S) para V2 (R amplo) e à presença de ondas Q patológicas em derivações inferiores, simulando cicatriz de infarto inferior.

Fonte: Acervo pessoal.

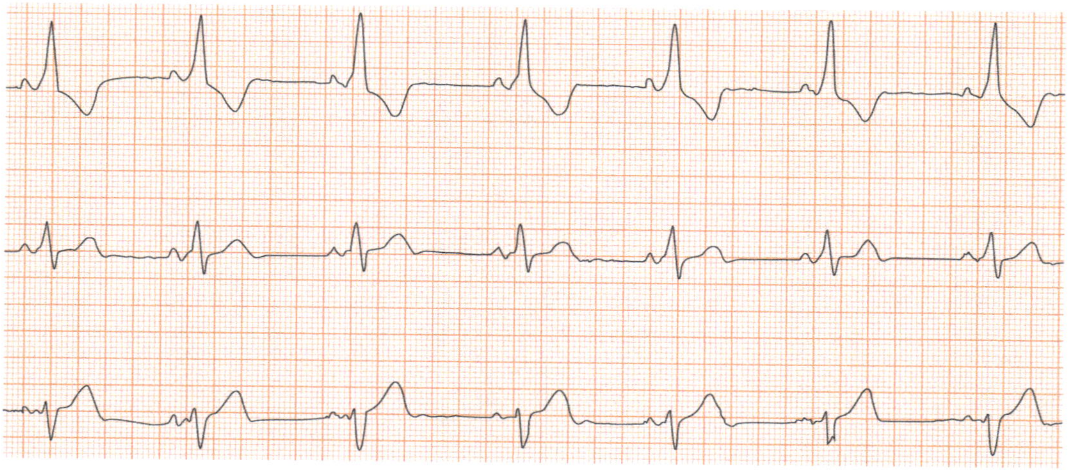

Figura 10.6. Registro de Holter com pré-excitação ventricular manifesta. O intervalo PR é curto (100 ms) e os complexos QRS são largos, às custas de espessamento inicial (onda delta).

Fonte: Acervo pessoal.

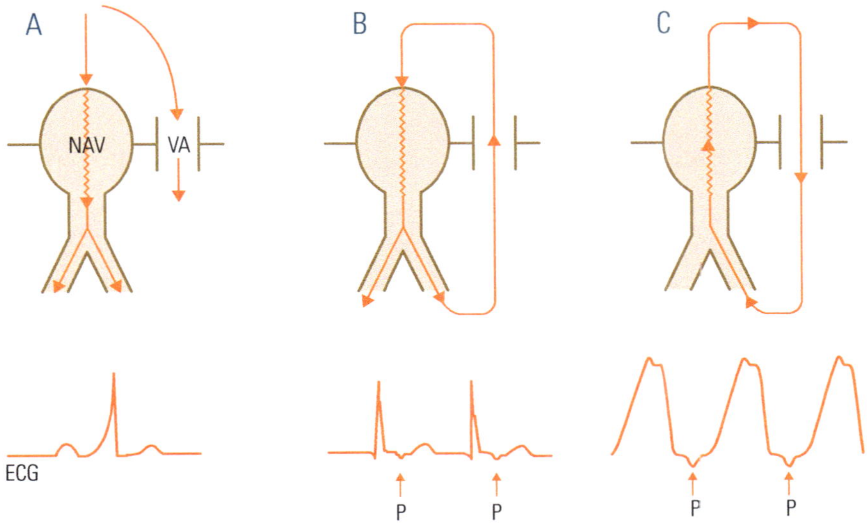

Figura 10.7. Esquema ilustrativo do mecanismo das taquicardias por reentrada atrioventricular mediadas por via acessória. A: demonstração da condução anterógrada simultânea de impulso originado nos átrios através da via acessória e do sistema de condução normal (nó atrioventricular), levando ao surgimento de onda delta no eletrocardiograma; B: circuito de reentrada utilizando o nó atrioventricular para condução anterógrada e a via acessória para condução retrógrada – TRAV ortodrômica; C: circuito de reentrada utilizando a via acessória para condução anterógrada e o nó atrioventricular para condução retrógrada – TRAV antidrômica.

NAV: nó atrioventricular; VA: via acessória; ECG: eletrocardiograma; P: ondas P retrógradas durante a taquicardia.

Fonte: Elaborada pelos autores.

por isso, permitem que o estímulo atrial atinja os ventrículos de maneira mais precoce, determinando pré-excitação (onda delta) mais evidente. Vias acessórias esquerdas e mais laterais (de parede livre) são alcançadas pelo impulso sinusal mais tardiamente, motivo pelo qual podem provocar pré-excitação ventricular inaparente, ou seja, sem todas as alterações presentes na pré-excitação manifesta.[6]

O ECG convencional auxilia na localização desses feixes. Vias acessórias esquerdas ativam precocemente o ventrículo esquerdo e provocam ondas R amplas nas derivações precordiais direitas (V1 a V3), ao passo que VA direitas geram complexos com morfologia QS, QR ou qR nessas mesmas derivações (exceção para as vias póstero-septais direitas, que apresentam transição abrupta já a partir de V2). Diferentes algoritmos para localização de VA no ECG com pré-excitação ventricular foram descritos. Eles avaliam (no ECG de 12 derivações) a polaridade da onda delta, a orientação dos complexos QRS e sua morfologia.[7] Na Figura 10.8, apresenta-se um fluxograma simplificado para localização das vias acessórias.

A localização do feixe anômalo é pertinente principalmente em pacientes com proposta de ablação da VA, uma vez que o risco relacionado ao procedimento e as chances de sucesso variam conforme o local abordado: as taxas de sucesso nas ablações de VA laterais esquerdas são altas (97,1%), ao contrário do que se observa no tratamento das vias anterolaterais direitas, que apresentam taxas de sucesso em torno de 75%, considerando o primeiro procedimento.[8]

A apresentação eletrocardiográfica das taquicardias reentrantes dependentes de vias acessórias é variável e depende da direção em que o impulso elétrico se propaga através delas:

- TRAV ortodrômica: é a mais frequente. A despolarização ventricular se dá através do sistema de condução normal do coração, gerando complexo QRS estreito, e a via acessória conduz o estímulo de forma retrógrada (Figura 10.9). Dada a distância maior entre os dois braços que formam o circuito reentrante nessa taquicardia, a onda P retrógrada é mais facilmente identificada, geralmente deformando o segmento ST e podendo até provocar infradesnível.

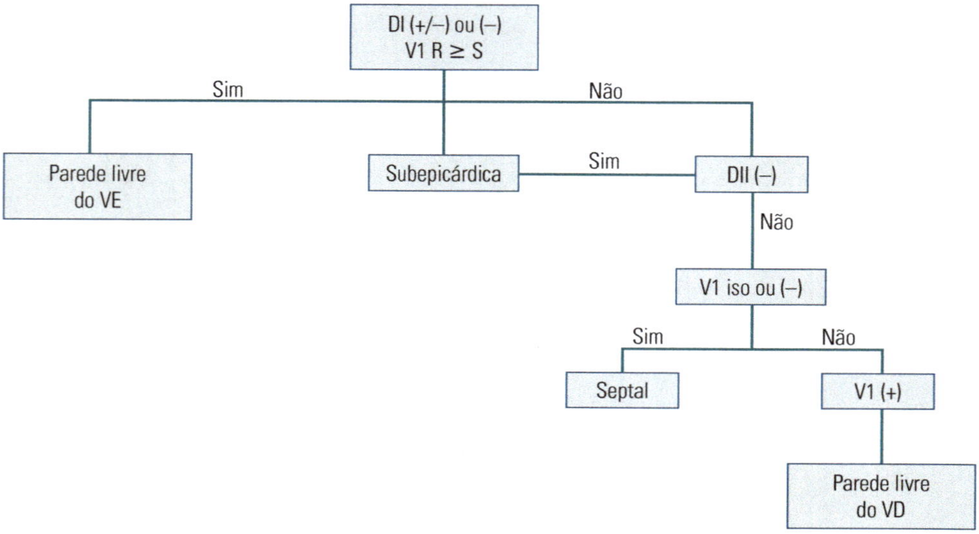

Figura 10.8. Fluxograma simplificado para localização das vias acessórias, com base na polaridade da onda delta observada no eletrocardiograma de 12 derivações. (+/–): onda delta isoelétrica; (–): onda delta negativa; (+): onda delta positiva.

Fonte: Elaborada pelos autores.

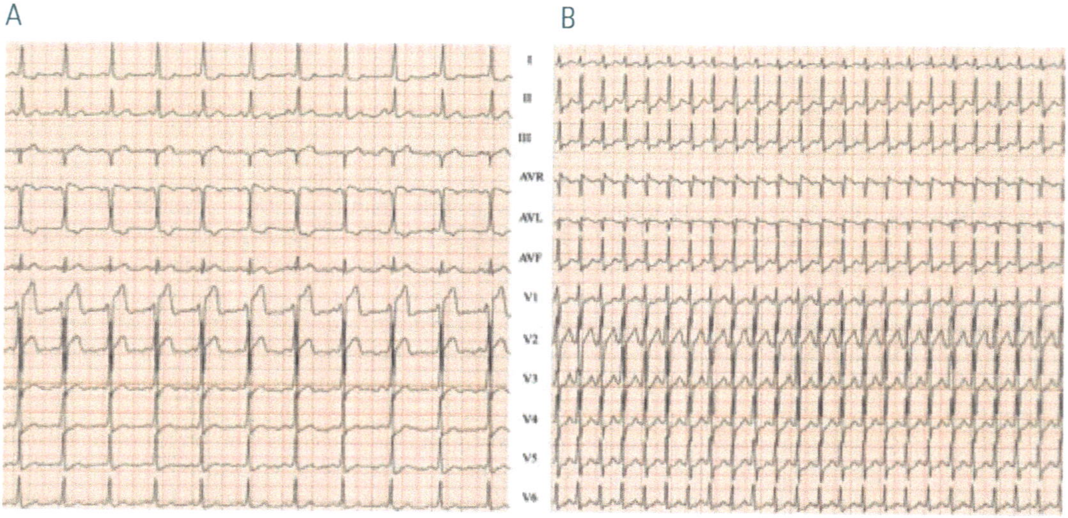

Figura 10.9. Em (A), traçado de paciente com síndrome de Wolff-Parkinson-White, evidenciando pré-excitação ventricular manifesta. Em (B), registro de taquicardia por reentrada atrioventricular ortodrômica nesse mesmo paciente.

Fonte: Acervo pessoal.

- TRAV antidrômica: é mais rara. Os ventrículos são despolarizados pela via acessória e a transmissão do impulso elétrico fibra a fibra é lenta, determinando pré-excitação ventricular máxima e complexos QRS alargados (Figura 10.10). A ativação atrial se dá de forma retrógrada pelo nó atrioventricular. Pacientes portadores de VA com condução anterógrada exclusiva apresentam obrigatoriamente TRAV antidrômica.

Uma apresentação mais rara de taquicardia mediada por VA é a decorrente de vias átrio-fasciculares, que geralmente estão localizadas ao redor do anel tricúspide e conectam o tecido atrial ao sistema de condução infra-hissiano, mais frequentemente ao ramo direito do feixe de His.[9] Essa arritmia é chamada taquicardia de Mahaim e determina, no ECG, taquicardia de QRS largo, com morfologia de bloqueio de ramo esquerdo e transição precordial tardia, habitualmente após V4. As fibras de Mahaim têm condução decremental e anterógrada exclusiva, motivo pelo qual o ECG registrado fora da arritmia evidencia intervalo PR normal e os complexos QRS podem ou não ser alargados devido a algum grau de pré-excitação ventricular (Figura 10.11).

Outra apresentação incomum das vias acessórias é a da síndrome de Lown-Ganong-Levine, na qual um intervalo PR curto é observado, mas sem evidência de pré-excitação ventricular. O encurtamento desse intervalo eletrocardiográfico é decorrente de VA que conecta o tecido atrial à porção mais distal do nó atrioventricular ou à porção proximal do feixe de His. Atualmente, esse termo tem apenas um apelo histórico, uma vez que esses casos podem ser devidos a vias anômalas pouco pré-excitadas ("Wolff-Parkinson-White inaparente"), PR curto e dupla via nodal ou uma simples condução mais acelerada entre a ativação atrial e a despolarização ventricular.

A taquicardia juncional reciprocante permanente, também chamada taquicardia de Coumel, é uma variedade rara de TSV, cujo circuito se desenvolve a partir de VA com condução retrógrada exclusiva e lenta, frequentemente localizada na região póstero-septal direita. Essa arritmia é clinicamente importante, pois provoca taquicardia incessante, que pode levar à taquicardiomiopatia. Sua apresentação eletrocardiográfica é de uma TRAV com RP' longo (RP' > PR), na qual ondas P negativas (retrógradas) são observadas nas derivações inferiores (DII, DIII e aVF) e QRS é estreito. Dada a inexistência de condução anterógrada pela VA, o eletrocardiograma em ritmo sinusal nesses pacientes é normal.

A B

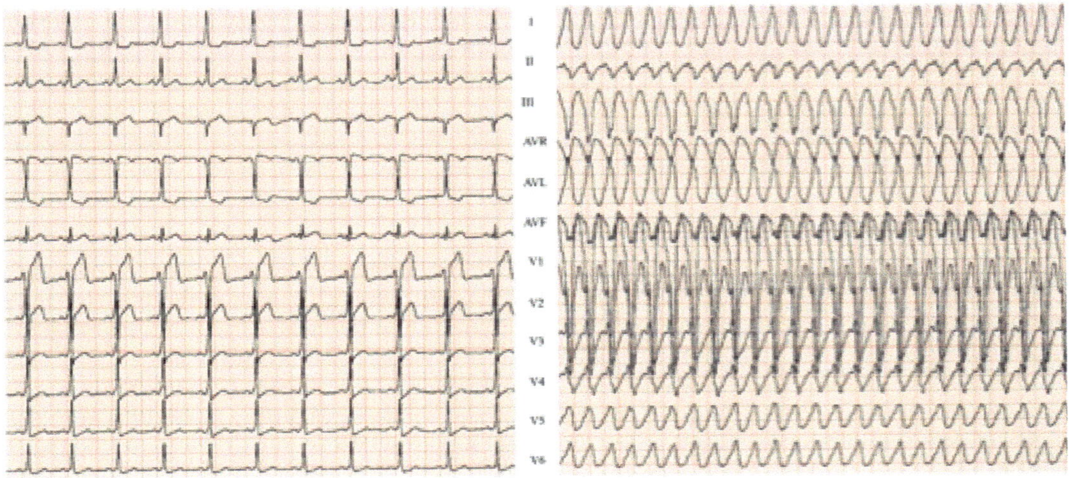

Figura 10.10. Em (A), traçado de paciente com síndrome de Wolff-Parkinson-White, evidenciando pré-excitação ventricular manifesta. Em (B), registro de taquicardia por reentrada atrioventricular antidrômica nesse mesmo paciente. O registro durante a arritmia apresenta complexos QRS alargados e com despolarização inicial lenta, devido à despolarização ventricular a partir da via acessória – pré-excitação máxima.

Fonte: Acervo pessoal.

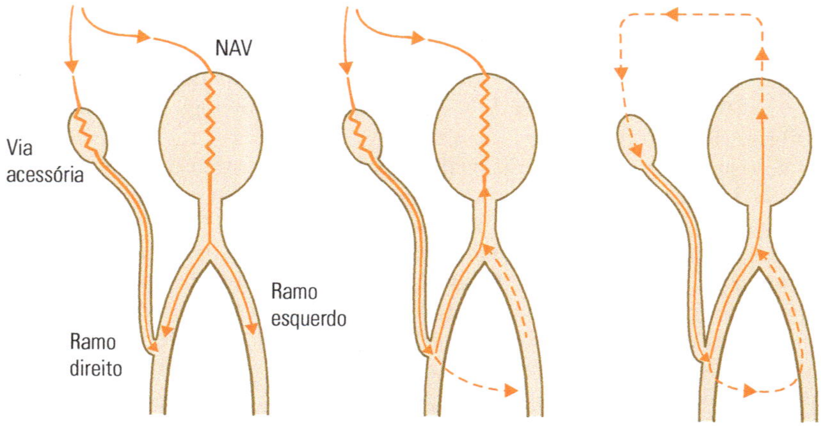

Figura 10.11. Esquema ilustrativo das vias acessórias tipo Mahaim. Em ritmo sinusal, o impulso originado nos átrios é conduzido aos ventrículos de forma simultânea, através da via acessória átrio-fascicular e do nó atrioventricular. A pré-excitação é máxima quando há algum retardo na condução do estímulo elétrico pelas vias normais, fazendo com que os ventrículos sejam despolarizados a partir da via acessória. Na taquicardia por reentrada atrioventricular tipo Mahaim, o impulso despolariza os ventrículos através da via acessória e é conduzido de forma retrógrada aos átrios pelo sistema de condução normal (nó atrioventricular).

Fonte: Elaborada pelos autores.

Taquicardia juncional ectópica

A taquicardia juncional ectópica (TJE) é rara e surge devido à automaticidade aumentada nas células do nó atrioventricular. É observada geralmente no contexto de isquemia ou inflamação, como no infarto agudo do miocárdio ou no pós-operatório de cirurgias cardíacas. A intoxicação digitálica também atua como disparadora de TJE por induzir a ocorrência de atividade deflagrada por pós-potenciais tardios.[10]

Eletrocardiograficamente, apresenta-se com complexos QRS estreitos e intervalo RR regular. Uma vez que não há, obrigatoriamente, relação entre a atividade elétrica atrial e o ritmo ventricular, também podem ser observadas dissociação atrioventricular ou ocorrência de ondas P retrógradas.

Taquicardia atrial

Essa é uma taquicardia supraventricular que não depende da participação do nó atrioventricular, da via acessória ou do tecido ventricular para seu início e sua perpetuação.[11] A taquicardia atrial (TA) pode ser observada no coração estruturalmente normal e em indivíduos portadores de doença pulmonar ou cardíaca. No primeiro caso, tem baixa mortalidade, mas, no último, pode ser mal tolerada.

Pode ocorrer por automatismo anormal, atividade deflagrada ou reentrada. A distinção entre esses mecanismos, apenas com base nas características eletrocardiográficas da arritmia, é desafiadora.[11] Por apresentarem características e substratos distintos, as taquicardias atriais são subdivididas em três grupos.

Taquicardia atrial focal

Surge a partir de um foco único e bem delimitado nos átrios, comumente a partir da *crista terminalis*, das veias pulmonares, do seio coronário ou do septo interatrial.

Pode ser desencadeada por automaticidade anormal, atividade deflagrada ou reentrada. Arritmias com mecanismo de automaticidade exacerbada apresentam fenômenos de *warm-up* e *cool-down*, que são a aceleração e a desaceleração graduais observadas no início e no término dos episódios, respectivamente, ao passo que taquicardias atriais reentrantes têm início e término abruptos.[11]

Eletrocardiograficamente, a atividade atrial é organizada, tem frequência variando entre 130 bpm a 250 bpm e ondas P separadas por linha isoelétrica. É comum que se observe ritmo ventricular irregular, decorrente da condução atrioventricular variável imposta pelo nó atrioventricular em vigência de frequências atriais elevadas (Figura 10.12).

As derivações V1 e aVL auxiliam na localização do foco arrítmico. Ondas P positivas em V1 indicam foco localizado no átrio esquerdo, enquanto ondas P negativas são geradas por foco de TA no átrio direito.[12] Ondas P bifásicas ou positivas em aVL indicam TA originada no átrio direito.[11]

A diferenciação entre TA focal, TRN e TRAV é feita analisando-se a relação R-P. A TA determina frequentemente RP' longo, com relação R-P variável, podendo haver mais de uma onda P para cada complexo QRS. TRN incomum ou TRAV também podem determinar RP' longo, mas essas arritmias mantêm relação R-P constante.[12]

Taquicardia atrial multifocal

É frequentemente observada durante exacerbação de doença pulmonar obstrutiva crônica em pacientes idosos.[11]

No ECG, o ritmo atrial é irregular, com três ou mais morfologias distintas de onda P separadas por linha isoelétrica.[11] A irregularidade dos intervalos P-P e, consequentemente, dos intervalos R-R, além da variação na morfologia das ondas P, faz com que a TA multifocal seja frequentemente confundida com episódio de fibrilação atrial.[13]

Taquicardia atrial reentrante

Pode ser macro-reentrante, como na evolução tardia de atriotomias ou após ablações lineares que provoquem ilhas de tecido cicatricial no miocárdio atrial. Essa variedade apresenta característica eletrocardiográfica que se assemelha ao padrão de *flutter* atrial atípico, do qual pode ser diferenciada pela frequência menor das ondas P, que não costuma ultrapassar 220 bpm.

Quando a TA é micro-reentrante, sua apresentação eletrocardiográfica se assemelha ao padrão da taquicardia atrial focal, com ondas P separadas por linha isoelétrica e de morfologia única.

Uma característica comum às TA é o intervalo RP longo, maior que o intervalo PR. Além disso, quando a frequência atrial durante a taquicardia é muito alta, pode-se observar condução atrioventricular variável (2:1, 4:1), provocando irregularidade RR. Esse achado auxilia no diagnóstico diferencial com as outras taquicardias supraventriculares, como TRN ou TRAV.

Considerações finais

O conhecimento das características eletrocardiográficas das diferentes taquicardias supraventriculares nos permite diagnosticar com razoável acurácia cada uma delas. Entretanto, como algumas dessas arritmias têm apresentações semelhantes, o diagnóstico baseado no eletrocardiograma de superfície está sujeito a falha, como pode ocorrer no caso da confusão diagnóstica entre os registros de TRAV ortodrômica e TRN incomum –ritmos regulares, com onda P identificável e intervalo RP' longo.

Os dados demográficos do paciente avaliado por TSV, assim como seus antecedentes patológicos, também podem direcionar o médico para diferentes hipóteses diagnósticas – homens jovens com taquicardias paroxísticas possivelmente são portadores de TRAV, ao passo que mulheres adultas são frequentemente acometidas por TRN, enquanto indivíduos com antecedente de cirurgia cardíaca com atriotomia estão sob maior risco de desenvolverem taquicardia atrial macro-reentrante.

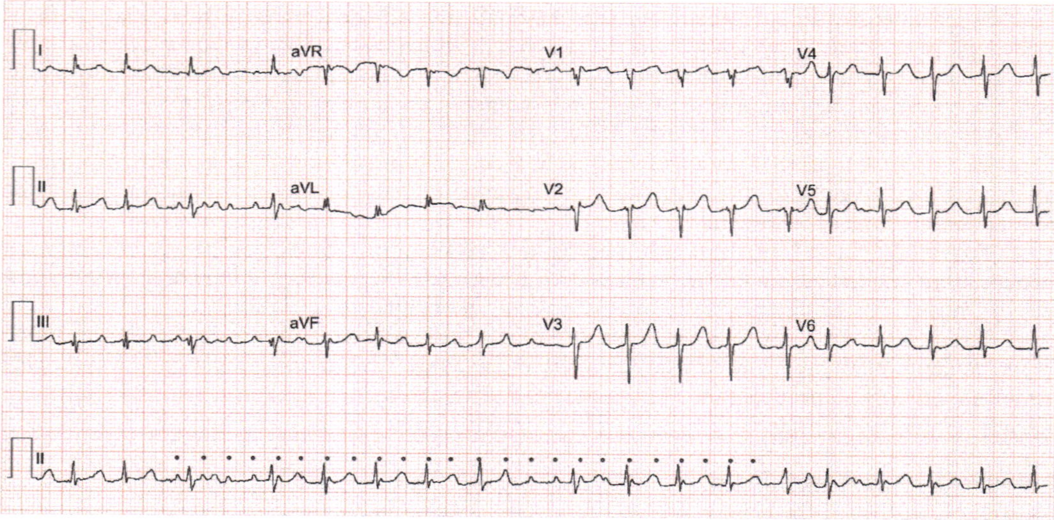

Figura 10.12. Eletrocardiograma de 12 derivações durante taquicardia atrial, evidenciando irregularidade nos intervalos R-R, imposta pela condução atrioventricular variável através do nó atrioventricular. As ondas P da arritmia estão sinalizadas (°) no DII longo.

Fonte: Acervo pessoal.

Referências

1. Pastore CA, Pinho JA, Pinho C, Samesima N, Pereira-Filho H, Kruse J et al. III Diretrizes da Sociedade Brasileira de Cardiologia sobre análise e emissão de laudos eletrocardiográficos. Arq Bras Cardiol. 2016;106(4 Suppl 1):1-23.
2. Morillo CA, Guzmán JC. [Inappropriate sinus tachycardia: an update]. Rev Esp Cardiol. 2007;60(Suppl 3):10-4.
3. Olshansky B, Sullivan RM. Inappropriate Sinus Tachycardia. J Am Coll Cardiol. 2013;61(8):793-801.
4. Gomes JA, Mehta D, Langan MN. Sinus Node Reentrant Tachycardia. Pacing Clin Electrophysiol. 1995;18(5):1045-57.
5. Mahtani AU, Nair DG. Supraventricular Tachycardia. Med Clin North Am. 2019;103(5):863-79.
6. Almendral J, Castellanos E, Ortz M. Taquicardias paroxísticas supraventriculares y síndromes de preexcitación. Rev Esp Cardiol. 2012;65(5):456-69.
7. Xie B, Heald SC, Bashir Y, Katritsis D, Murgatroyd FD, Camm AJ et al. Localization of accessory pathways from the 12-lead electrocardiogram using a new algorithm. Am J Cardiol. 1994;74(2):161-5.
8. Young C, Kwan A, Yepez L, McCarty M, Chan A, Hsu D et al. Contemporary procedure characteristics and outcomes of accessory atrioventricular pathway ablations in an integrated community-based health care system using a tiered approach. BMC Cardiovasc Disord. 2021;21(1):319.
9. Silva GL, Cortez-Dias N, Bernardes A, Sousa J. Taquicardia mediada por via Mahaim. Rev Port Cardiol. 2018;37(3):265.e1-265.e5.
10. Di Biase L, Gianni C, Bagliani G, Padeletti L. Arrhythmias Involving the Atrioventricular Junction. Card Electrophysiol Clin. 2017;9(3):435-52.
11. Roberts-Thomson K, Kistler P, Kalman J. Atrial Tachycardia: Mechanisms, Diagnosis, and Management. Curr Probl Cardiol. 2005;30(10):529-73.
12. Rosso R, Kistler PM. Focal atrial tachycardia. Heart. 2010;96(3):181-5.
13. Serra Torres A, Ferriol Bergas J, García De La Villa Redondo B. Taquicardia auricular multifocal. Med Clin. 2009;132(3):106-7.

CAPÍTULO 11

Arritmias Taquicárdicas Ventriculares

▪ Francisco Carlos Costa Darrieux ▪ Rodrigo Imada

Introdução

A taquicardia ventricular (TV) é uma arritmia cardíaca que apresenta frequência ventricular > 100 bpm, tem a origem do estímulo proveniente da bifurcação do feixe de His e, no mínimo, três batimentos ventriculares consecutivos.[1]

Classificação das Taquicardias Ventriculares

As TV podem ser classificadas de várias formas, sendo os principais aspectos referentes a serem sustentadas ou não e a suas características morfológicas.[1]

As TV são consideradas sustentadas quando apresentam duração ≥ 30 s e/ou quando estão associadas a algum sintoma/sinal de baixo débito cardíaco, como tontura, síncope e confusão mental. A TV é considerada não sustentada quando não apresenta, pelo menos, um desses critérios.

A TV polimórfica apresenta duas ou mais morfologias de complexos QRS em alguma das 12 derivações, enquanto a TV monomórfica apresenta morfologia semelhante em todos os batimentos. Outras classificações incluem a etiológica (idiopáticas ou secundárias à cardiopatia estrutural ou a canalopatias); ou a localização eletrofisiológica (endocárdicas *versus* epicárdicas).

Características Eletrocardiográficas de TV

Alguns achados eletrocardiográficos são bastante sugestivos de TV (Quadro 11.1).[1]

Quadro 11.1. Características eletrocardiográficas sugestivas de Taquicardia Ventricular

- Duração do complexo QRS > 160 ms em TV com morfologia de bloqueio do ramo esquerdo e > 140 ms em bloqueio do ramo direito.
- Presença de dissociação atrioventricular.
- Presença de batimentos de fusão ou captura.
- Ausência de complexos RS em todas as derivações precordiais.
- Duração do início da onda R ao nadir da onda S > 100 ms em qualquer uma das derivações precordiais.
- Positividade ou negatividade concordante em todas as derivações precordiais.
- Morfologia Rsr' (orelha de coelho) na derivação V1.
- Morfologia R puro na derivação aVR.
- Tempo de ativação ventricular maior que 50 mseg na derivação D2.

A maioria das TV apresenta QRS largo, mas essa não é uma característica exclusiva, podendo ser observada em arritmias supraventriculares, como taquicardia supraventricular com bloqueio de ramo esquerdo; taquicardia supraventricular com bloqueio de ramo direito; taquicardia por reentrada atrioventricular antidrômica; taquicardia supraventricular com condução por via acessória; e taquicardia com estimulação ventricular por marcapasso artificial.

Pode-se realizar o diagnóstico diferencial das arritmias com complexos QRS largo por meio de algoritmos, sendo mais utilizado o de Brugada[2] (Figura 11.1).

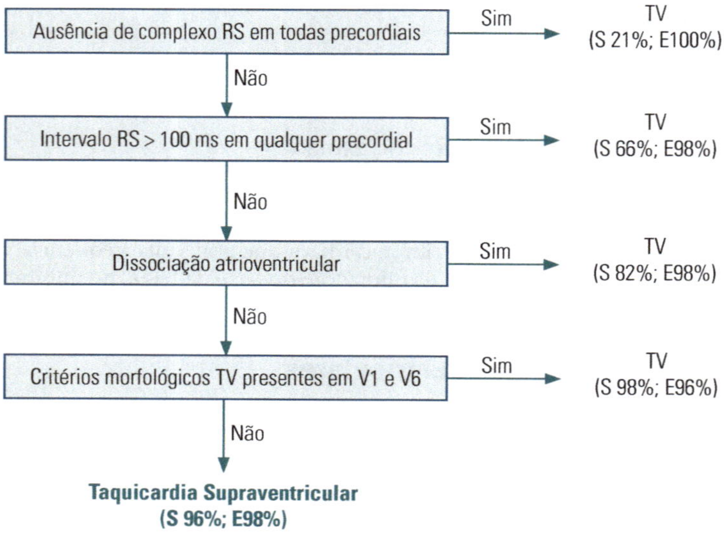

Figura 11.1. Algoritmo de Brugada para diagnóstico diferencial de taquicardias de QRS largo.
TV: taquicardia ventricular; S: sensibilidade; E: especificidade.

O algoritmo de Brugada é realizado em quatro etapas:

- Etapa 1: nas derivações precordiais (V1 a V6), procura-se algum complexo QRS que possua a morfologia RS. Se não houver nenhum complexo RS (Figura 11.2) considera-se TV; se houver, segue-se para a próxima etapa.

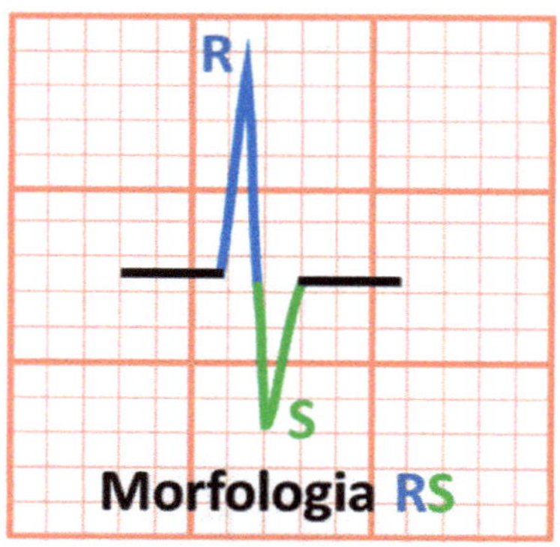

Figura 11.2. Exemplo de complexo QRS com morfologia RS.

- Etapa 2: afere-se a duração do início da onda R até a parte mais baixa (nadir) da onda S nas derivações precordiais (Figura 11.3). Se for maior que 100 ms (2,5 mm), considera-se TV; se ≤ 100 ms, continua-se para a próxima etapa.

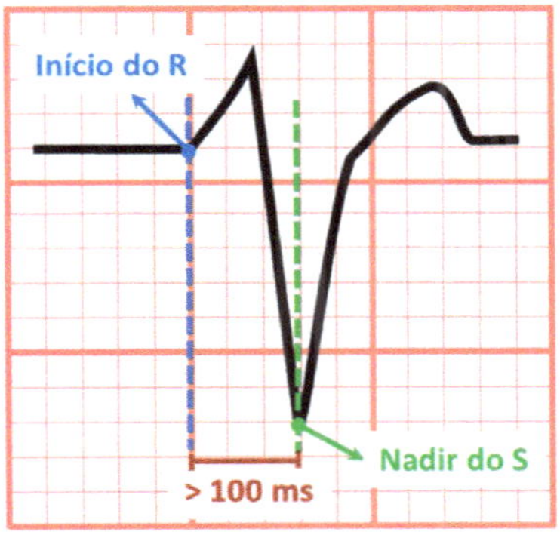

Figura 11.3. Como aferir a duração do início do R ao nadir do S.

- Etapa 3: procura-se alguma evidência de dissociação atrioventricular, seja pela observação de ondas P nitidamente dissociadas dos complexos QRS, seja pela presença de batimentos de fusão ou captura (Figura 11.4).

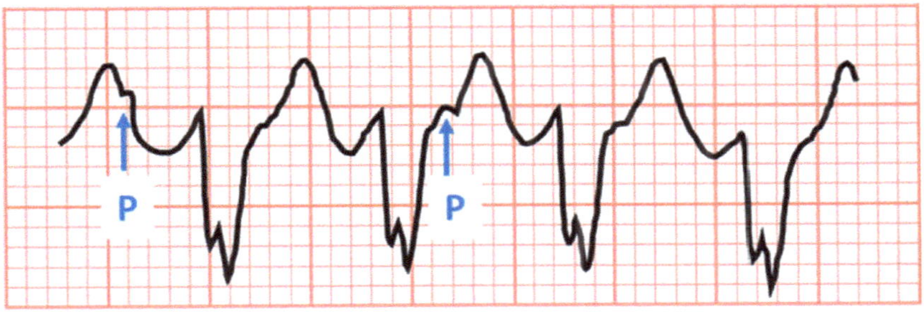

Figura 11.4. Exemplo de dissociação atrioventicular.

Os batimentos de captura (Figura 11.5) são complexos QRS de morfologia estreita e têm morfologia semelhante aos do ECG basal, pois são batimentos de origem supraventricular com condução normal pelos ventrículos. Os batimentos de fusão (Figura 11.5) apresentam morfologias que mesclam a morfologia dos batimentos ventriculares com a dos supraventriculares de condução ventricular normal.

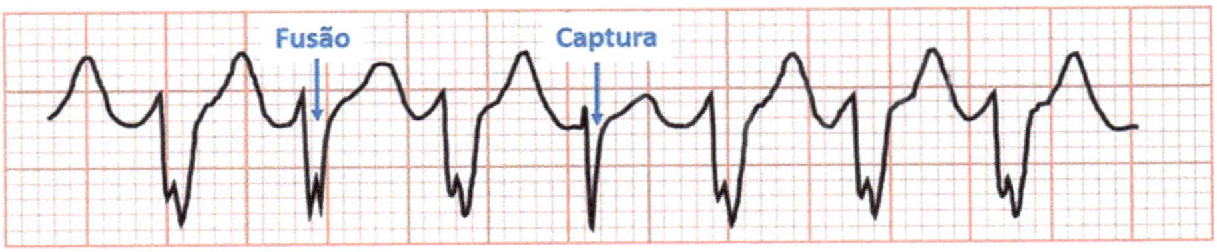

Figura 11.5. Exemplo de fusão e captura.

- Etapa 4: avaliação morfológica do complexo QRS.
  - Primeiramente, define-se qual é o padrão morfológico ao qual a taquicardia se assemelha: bloqueio do ramo direito (BRD) ou bloqueio do ramo esquerdo (BRE). Observando a derivação V1, determina-se padrão de bloqueio do ramo direito, se o QRS for positivo, e bloqueio do ramo esquerdo, se for negativo. O QRS é considerado positivo quando o ângulo mais fechado (agudo) estiver com orientação para cima e negativo quando estiver para baixo. No exemplo a seguir, pode-se observar que a ponta com ângulo mais fechado está para cima na morfologia de BRD e para baixo no BRE (Figura 11.6).

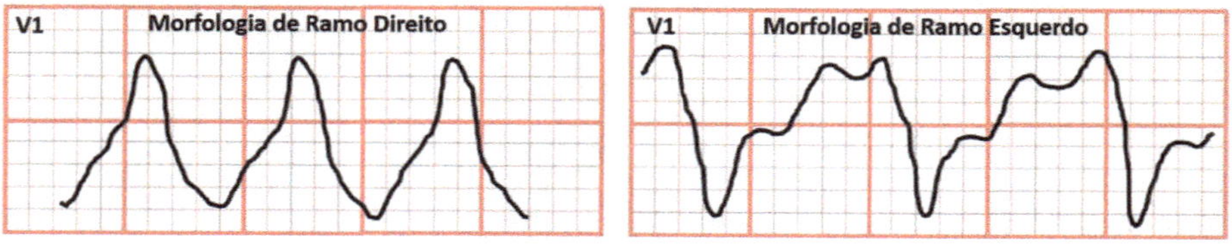

Figura 11.6. Exemplos de padrão eletrocardiográfico de bloqueio do ramo direito e de bloqueio do ramo esquerdo.

  - Morfologia de bloqueio de ramo direito: o próximo passo é classificar a morfologia do QRS na derivação de V1 em monofásica, bifásica ou trifásica (Figura 11.7). Consideram-se morfologias sugestivas de taquicardia ventricular as morfologias monofásicas e bifásicas (Figuras 11.7A, 11.7B e 11.7C). As morfologias trifásicas, em geral, indicam taquicardias supraventriculares (Figura 11.7D), exceto a morfologia conhecida como "orelha de coelho", em que a primeira onda R é grande e larga (Figura 11.7E).

    Em V6, sendo a relação R/S menor que um, ou seja, complexo QRS predominantemente negativo, também é sinal sugestivo de TV.

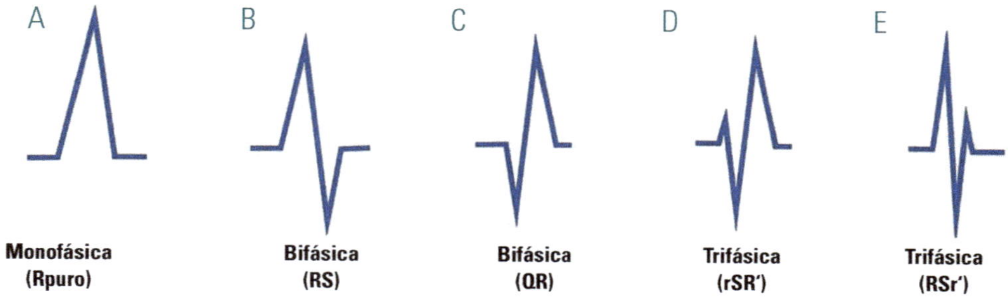

Figura 11.7. Exemplos de complexos QRS monofásicos, bifásicos e trifásicos.

  - Morfologia de bloqueio de ramo esquerdo: a presença de entalhe na onda S dos complexos QRS da derivação V1 sugere TV. Uma onda r inicial maior que 30 ms e/ou um intervalo rS maior que 60 ms em V1 e/ou em V2 sugerem TV.

Uma vez realizado o diagnóstico diferencial das taquicardias de QRS largo e definido que o paciente tem TV, clinicamente é importante definir se a arritmia é sustentada ou não e se há presença de doença cardíaca estrutural.

Taquicardia ventricular não sustentada (TVNS)

As TVNS podem acometer tanto pacientes com coração estruturalmente normal quanto aqueles com coração anormal e podem requerer uma investigação mais detalhada, principalmente nos pacientes sintomáticos ou naqueles com vários episódios.

A investigação inicial deve incluir anamnese, exame físico, eletrocardiograma de repouso, ecocardiograma e exames laboratoriais.[3] Investigam-se o histórico de doenças cardiovasculares, hipertensão, síncope e palpitações persistentes, a relação dos sintomas com atividades físicas, a história familiar e o uso de medicações. No exame físico, buscam-se evidências de qualquer doença cardíaca.

O eletrocardiograma de repouso é importante para tentar identificar evidências de taquicardia ventricular de via de saída do ventrículo direito, taquicardias polimórficas, síndrome do QT longo ou curto, síndrome de Brugada e repolarização precoce.

Recomenda-se solicitar um ecocardiograma para avaliar a função sistólica e diastólica, a motilidade das paredes, a função das valvas e a pressão arterial pulmonar, no intuito de buscar alterações estruturais como cardiomiopatia arritmogênica do ventrículo direito, cardiomiopatias hipertróficas ou dilatadas e anormalidades congênitas.

Os exames laboratoriais inicialmente recomendados são a dosagem dos eletrólitos e a avaliação da função renal, para descartar distúrbios eletrolíticos.

Além da investigação inicial, pode ser necessário aprofundar a investigação, dependendo da clínica do paciente, realizando outros exames complementares.[3]

Os exames de Holter ou de monitorização prolongada do ritmo (como o Looper) são frequentemente solicitados para tentar relacionar os sintomas aos episódios de TVNS, verificar a frequência dos episódios e excluir a presença de taquicardias ventriculares sustentadas.

O teste ergométrico costuma ser indicado a pacientes com sintomas relacionados ao exercício ou a pacientes com suspeita de doença coronária obstrutiva. Em casos com teste ergométrico sugestivo de isquemia, deve-se continuar a investigação para doença coronariana obstrutiva com exames de imagens ou cineangiocoronariografia.

A ressonância magnética, quando disponível, é um método valioso, por fornecer informações estruturais muito precisas, facilitando o diagnóstico de cardiopatia arritmogênica do ventricular direito, cardiopatia hipertrófica, sarcoidose e anormalidades congênitas.

Em pacientes com suspeita de cardiopatia arritmogênica do ventrículo direito, pode ser solicitado um eletrocardiograma de alta resolução.

O estudo eletrofisiológico raramente é solicitado na investigação inicial da TVNS. Porém, é útil para descartar TV sustentada em pacientes com síncope, pré-síncope e palpitações sustentadas. Pode ser solicitado, também, para estratificar risco em pacientes com TVNS candidatos a implante de CDI que apresentem cardiomiopatia isquêmica e fração de ejeção de 35% a 40%.

Pacientes com TVNS assintomáticos, com poucos episódios e sem doenças estruturais, não requerem, em geral, terapia específica. No entanto, os sintomáticos ou com eventos recorrentes podem ser inicialmente tratados com betabloqueadores ou, em caso de intolerância, bloqueadores do canal de cálcio não di-hidropiridínicos (verapamil ou diltiazem). A ablação por cateter fica reservada aos casos idiopáticos refratários às medicações, especialmente quando são induzidos pelo esforço.[3]

Taquicardia ventricular sustentada (TVS)

Pacientes com TVS devem ser inicialmente avaliados quanto à estabilidade hemodinâmica em ambiente de urgência/emergência, conectando-os a monitor eletrocardiográfico contínuo, estabelecendo acesso venoso, realizando ECG de repouso, administrando oxigênio suplementar e encaminhando amostras de sangue para análises laboratoriais.

Quando se observa instabilidade hemodinâmica (hipotensão, rebaixamento do nível de consciência, dor torácica ou sinais de insuficiência cardíaca), deve-se proceder às manobras de ressuscitação cardiopulmonar e aos algoritmos da Atualização da Diretriz de Ressuscitação Cardiopulmonar e Cuidados Cardiovasculares de Emergência da Sociedade Brasileira de Cardiologia[4] para reversão imediata da taquicardia ventricular.

Na presença de estabilidade hemodinâmica, o tratamento inicial, geralmente, é realizado com cardioversão farmacológica, reservando a cardioversão elétrica para os casos que sejam refratários ou que se instabilizem. Nos casos em que a cardioversão elétrica seja necessária, deve-se proceder a uma adequada sedação nos pacientes conscientes antes do choque.

A cardioversão farmacológica pode ser realizada com amiodarona (150 mg em 10 min, intravenosa, seguida de 1 mg/min pelas próximas 6 horas), lidocaína (1 a 1,5 mg/kg, intravenosa, a uma velocidade de 25 a 50 mg/min, podendo repetir doses baixas de 0,5 a 0,75 mg/kg a cada 5 minutos a 10 minutos, se necessário) ou procainamida (20 a 50 mg/min até o término da arritmia ou até atingir a dose máxima de 15 a 17 mg/kg).

Após a reversão da arritmia e a estabilização do quadro clínico, os pacientes devem permanecer em monitorização eletrocardiográfica contínua por, pelo menos, 24 horas após o último episódio de TVS. Monitorização adicional pode ser necessária em pacientes com causas reversíveis (isquemia miocárdica, distúrbio hidroeletrolítico etc.) que não tenham tido o tratamento finalizado.

A investigação inicial da TVS deve contemplar causas reversíveis como distúrbios eletrolíticos, anemia, hipotensão, efeito de drogas e hipóxia. A análise laboratorial de amostras sanguíneas deve ser realizada o mais brevemente possível. O eletrocardiograma de repouso deve ser realizado tanto durante a taquicardia (desde que hemodinamicamente estável) quanto em ritmo sinusal para documentar a arritmia e procurar algum sinal de cardiopatia prévia. Não sendo encontrada nenhuma causa reversível, inicia-se a investigação de doença estrutural com outros exames complementares.

Taquicardia ventricular sustentada com doença estrutural

Todos os pacientes com TVS devem ser investigados com exames de imagem cardíaca para definir a presença ou não de doença estrutural. O ecocardiograma é a escolha inicial, por ser amplamente disponível, apresentar baixo risco para o paciente, ter boa acurácia diagnóstica e ser relativamente de baixo custo.[1] Em pacientes que requeiram um diagnóstico mais detalhado, a RM deve ser solicitada, por apresentar imagens melhores, além de permitir a caracterização dos tecidos. A RM é útil no diagnóstico de patologias como displasia arritmogênica do VD, sequelas de miocardites, sarcoidose cardíaca e outras doenças infiltrativas.

Exames de estresse cardiovascular (físico ou farmacológico) devem ser solicitados para os pacientes com suspeita de isquemia miocárdica. Quando diagnosticada alguma alteração, deve-se prosseguir a investigação com angiografia coronária e, nos casos pertinentes, proceder com revascularização miocárdica. A reversão do quadro de isquemia não elimina o risco de recorrência da TVS monomórfica, especialmente em pacientes com infarto prévio com áreas de fibrose.[3]

O estudo eletrofisiológico pode ser considerado nos casos em que a TV permanece incerta ou em casos em que a ablação por cateter está programada. Nos casos em que o diagnóstico da TV está finalizado e o tratamento com CDI já está definido, não é necessário solicitar estudo eletrofisiológico.

O tratamento a longo prazo dos pacientes com TVS usualmente requer a utilização de várias modalidades terapêuticas, incluindo CDI, drogas antiarrítmicas, ablação com cateter de alta frequência e/ou cirurgia.

Na ausência de uma causa definida ou reversível para a TVS, praticamente todos os pacientes devem ser submetidos inicialmente a implante de CDI para tratar as possíveis recorrências, assim como reduzir o risco de morte súbita. Terapias alternativas com drogas antiarrítmicas, ablação com radiofrequência e cirurgia também podem ser indicadas, não havendo ainda um consenso sobre a superioridade de determinada abordagem terapêutica em detrimento de outra.

Os betabloqueadores são indicados para quase todos os pacientes, especialmente aqueles com infarto prévio, baixa fração de ejeção e insuficiência cardíaca. Os betabloqueadores proveem proteção adicional contra a recorrência de TVS, por reduzirem o consumo de oxigênio miocárdico e os estímulos adrenérgicos no coração.

As medicações antiarrítmicas, exceto os betabloqueadores, não têm comprovação na redução da mortalidade de pacientes com TVS. São indicadas a portadores de CDI com terapias elétricas recorrentes por episódios frequentes de TV e àqueles pacientes que não aceitaram ou não foram candidatos a implante de CDI. Porém, o uso de amiodarona pode reduzir terapias apropriadas pelo CDI.

A ablação por radiofrequência pode ser indicada nas seguintes situações:[3]

- Tratamento inicial de TVS em pacientes com infarto prévio e função sistólica preservada.
- Recorrência da TV, apesar do tratamento com antiarrítmicos (ou quando essas medicações não são toleradas ou aceitas).
- TV incessante sem causa reversível.
- TV recorrentes e refratárias ao tratamento antiarrítmico quando há presença de foco possível de ser ablacionado.
- TV com perfil de tempestade elétrica, especialmente nos pacientes com vários choques apropriados pelo CDI.

Taquicardia ventricular sustentada sem doença estrutural

As arritmias ventriculares frequentemente ocorrem na presença de alterações estruturais, mas podem ocorrer em corações anatomicamente normais. Esses pacientes não necessariamente são sadios, podendo ter alterações menos visíveis, como anormalidades nos canais iônicos ou nas proteínas estruturais, apresentando risco de morte súbita.

Existem outras síndromes com TV idiopáticas que acometem corações sem alteração estrutural e apresentam prognóstico mais benigno, como a TV monomórfica repetitiva, a TV sustentada paroxística e a TV ventricular esquerda idiopática.

A TV monomórfica repetitiva, também conhecida como TV de via de saída do ventrículo direito, é caracterizada por vários episódios de TVNS. Os sintomas mais comuns são palpitação e tontura, geralmente desencadeadas durante ou imediatamente após exercício ou estresse emocional, embora a maioria seja assintomática. Como essa arritmia acomete frequentemente jovens e adultos de meia idade, evita-se administração crônica de antiarrítmicos, dando preferência ao tratamento com ablação, que possui elevada taxa de sucesso. A TV de via de saída de VD pode cessar com o uso de adenosina, verapamil e betabloqueadores, sendo a terapia com verapamil e betabloqueadores frequentemente usada como agente de primeira linha na prevenção de recorrência. Outra opção é o uso de sotalol, mas necessita de controle mais rigoroso do intervalo QTc.

A TV sustentada paroxística se assemelha à TV de via de saída do VD em muitos aspectos. A morfologia no eletrocardiograma apresenta padrão de bloqueio do ramo esquerdo com eixo inferior e os pacientes respondem bem aos agentes antiarrítmicos, especialmente à adenosina. No entanto, a TV sustentada paroxística costuma ser mais sintomática e possui menos correlação com exercício.

A TV idiopática do ventrículo esquerdo usualmente não é desencadeada por exercício e frequentemente está associada a sintomas de palpitação e pré-síncope. Apresenta, no eletrocardiograma, padrão de bloqueio do ramo direito, desvio do eixo para a esquerda e complexos QRS levemente alargados (aproximadamente 120 ms a 140 ms). O verapamil é uma das drogas de escolha tanto para o tratamento do episódio agudo, quanto para a prevenção de recorrência. A ablação por cateter também apresenta alto nível de sucesso terapêutico, uma vez que a forma mais prevalente tem como principal mecanismo a reentrada ao nível do fascículo posteroinferior.

Taquicardias ventriculares específicas

Taquicardia fascicular

É uma taquicardia que tem origem nos ramos fasciculares do ventrículo esquerdo, sendo o fascículo posteroinferior mais frequentemente relacionado.

As características eletrocardiográficas dessa taquicardia são complexos QRS pouco alargados (120 ms a 140 ms) e padrão morfológico de bloqueio do ramo direito (complexos QRS positivos em V1) associado a bloqueio divisional anterossuperior esquerdo (complexos QRS com morfologia rS na parede inferior).

Apresenta boa resposta clínica ao verapamil, mas um tratamento definitivo com ablação do foco arritmogênico pode ser realizado nos casos refratários, com sucesso de aproximadamente 85%.

Taquicardia ventricular ramo a ramo

Ocorre frequentemente em pacientes com cardiopatia dilatada e está associada a uma macroentrada que sobe pelo ramo esquerdo e desce pelo ramo direito. Ao ativar os ventrículos pelo ramo direito, tem como característica eletrocardiográfica ser uma taquicardia com padrão de bloqueio de ramo esquerdo com início do complexo QRS rápido. Uma dica seria observar que, quando o complexo QRS largo da taquicardia for menor em duração que o complexo QRS lardo em ritmo sinusal, esse achado sugere essa etiologia.

É difícil realizar um diagnóstico diferencial adequado entre essa taquicardia e uma supraventricular com condução aberrante pelo ramo esquerdo, sendo necessário estudo eletrofisiológico para esse fim. Para o tratamento, a ablação do ramo direito apresenta elevada taxa de cura.

Torsades de Pointes

A Torsades de Pointes (TdP) é uma forma específica de TV polimórfica, na qual os complexos QRS de uma mesma derivação apresentam aumento de sua amplitude de forma gradual e posterior redução, também gradual, fazendo ciclos repetidos. Esse nome de origem francesa justamente traduz seu padrão morfológico, que lembra uma torção das pontas ou o movimento do acordeão, quando se abre com as mãos em posições diferentes.

A TdP frequentemente está relacionada a intervalo QT prolongado e costuma ser desencadeada por uma extrassístole que incide sobre a onda T. Casos de baixa frequência cardíaca, como bloqueios atrioventriculares avançados, bloqueios sinoatriais e bradicardia grave, também podem evoluir para TdP.

A investigação inicial deve compreender causas reversíveis, como uso de medicações que aumentem o intervalo QT, distúrbios hidroeletrolíticos e intoxicação exógena. Nos casos sem causa reversível, devem-se investigar canalopatias.

Fibrilação ventricular

É a forma mais grave das taquiarritmias ventriculares e representa clinicamente uma parada cardiopulmonar, devendo ser tratada de imediato, pois pode evoluir rapidamente para a morte do paciente.

No eletrocardiograma, é observada ausência de complexos QRS ou ondas T organizadas, sendo visíveis apenas ondulações irregulares e de frequência elevada, podendo apresentar desde amplitudes altas a apenas um leve tremor na linha de base.

Considerações finais

A presença de taquiarritmias ventriculares requer investigação cardiológica, devendo ser mais detalhada quando na presença de sintomas ou de cardiopatia estruturais.

A investigação inicial deve incluir anamnese, exame físico, eletrocardiograma de repouso, ecocardiograma e exames laboratoriais, focando, principalmente, em encontrar alterações estruturais. Em alguns pacientes, pode ser necessário aprofundar a investigação com exames como teste ergométrico, Holter, ressonância magnética e estudo eletrofisiológico.

As taquicardias ventriculares não sustentadas assintomáticas, com poucos episódios e sem doença estrutural, geralmente não necessitam de tratamento específico, enquanto, nas demais taquiarritmias ventriculares, o tratamento a longo prazo pode requer a utilização de modalidades terapêuticas como CDI, drogas antiarrítmicas, ablação com cateter de alta frequência e/ou cirurgia.

Referências

1. Al-Khatib SM, Stevenson WG, Ackerman MJ, Bryant WJ, Callans DJ, Curtis AB et al. 2017 AHA/ACC/HRS Guideline for Management of Patients With Ventricular Arrhythmias and the Frevention of Sudden Cardiac Death: a Report of the American College of Cardiology/American Heart Association Task Forc on Clinical Practice Guidelines and the Heart Rhythm Society. J Am Coll Cardiol. 2018;72(14):e91-e220.
2. Brugada P, Brugada J, Mont L, Smeets J, Andries EW. A new approach to the differential diagnosis of a regular tachycardia with a wide QRS complex. Circulation. 1991;83(5):1649-59.
3. Pedersen CT, Kay GN, Kalman J, Borggrefe M, Della-Bella P, Dickfeld T. EHRA/HRS/APHRS Expert Consensus on Ventricular Arrhythmias. Heart Rhythm. 2014;11(10):e166-96.
4. Bernoche C, Timerman S, Polastri TF, Giannetti NS, Siqueira AWS, Piscopo A et al. Atualização da Diretriz de Ressuscitação Cardiopulmonar e Cuidados de Emergência da Sociedade Brasileira de Cardiologia – 2019. Arq Bras Cardiol. 2019;113(3):449-663.

CAPÍTULO 12

Canalopatias

- Paola Pretti Nunes Ferreira Falcochio
- Francisco Carlos Costa Darrieux ▪ Luciana Sacilotto
- Leonardo Antunes Mesquita

Introdução

O termo "canalopatias cardíacas" engloba um conjunto de doenças geneticamente determinadas que levam a alterações no funcionamento dos canais iônicos cardíacos e podem se manifestar por bradicardias e taquicardias atriais ou ventriculares em pacientes com coração estruturalmente normal. Atualmente, estima-se que 50% das mortes súbitas em indivíduos jovens (de 1 ano a 35 anos de idade) com autópsia normal sejam decorrentes de arritmias causadas por alterações em canais iônicos.[1] As canalopatias cardíacas conhecidas, em ordem de prevalência, são a síndrome do QT longo, a síndrome de Brugada, a taquicardia ventricular polimórfica catecolaminérgica e a síndrome do QT curto.

Os sintomas observados nesse grupo de doenças variam de palpitações taquicárdicas e síncope de origem arrítmica a morte súbita (MS). A morbimortalidade cardiovascular nos pacientes portadores de canalopatias cardíacas é muito variável e, até o momento, não existe um método de avaliação complementar que, isoladamente, seja capaz de estratificar esse risco. Os métodos gráficos, como eletrocardiograma (ECG), teste ergométrico e Holter, são as principais ferramentas para diagnóstico e estratificação de risco das diferentes canalopatias.

A seguir, detalharemos a utilidade dos diferentes métodos de investigação eletrocardiográfica em cada uma das doenças citadas.

Síndrome de Brugada

A Síndrome de Brugada (SBr) é uma canalopatia decorrente de disfunção dos canais despolarizantes, predominantemente os canais de sódio. Estima-se que 10% a 15% dos pacientes portadores de SBr desenvolvam algum sintoma ao longo da vida, sendo os eventos potencialmente fatais, como taquicardias ventriculares, mais comuns durante o repouso ou o sono, momentos de maior tônus vagal. A síncope é um sintoma frequente, podendo ocorrer em até um terço dos pacientes com SBr, e raramente é de natureza arrítmica, sendo principalmente de etiologia vasovagal.[2]

O diagnóstico da SBr é realizado pela detecção do padrão eletrocardiográfico espontâneo específico "tipo 1" ou utilizando-se o escore de Shanghai (Quadro 12.1).[3] No padrão eletrocardiográfico tipo 1 (ou SBr 1), é observado supradesnivelamento do segmento ST, com magnitude maior ou igual a 2 mm, em pelo menos uma derivação precordial direita (V1 ou V2), seguido de onda T negativa, o que dá ao segmento ST uma morfologia côncava, dita "em formato de barbatana de tubarão". Esse achado será diagnóstico tanto no ECG realizado com eletrodos precordiais na posição padrão (V1 e V2 no quarto espaço intercostal – EIC) quanto com eletrodos posicionados em EIC superiores (segundo e/ou terceiro EIC) (Figura 12.1).

Quadro 12.1. Escore de Shanghai para diagnóstico da síndrome de Brugada

I. ECG de 12 derivações*	
A. Padrão tipo 1 espontâneo em derivações convencionais ou superiores	3,5
B. Padrão tipo 1 induzido por febre em derivações convencionais ou superiores	3,0
C. Padrões tipo 2 ou 3 que se convertem em tipo 1 com testes farmacológicos	2,0
II. História clínica**	
A. Parada cardíaca inexplicada ou FV/TV polimórfica documentada	3,0
B. Respiração agônica noturna	2,0
C. Síncope arrítmica suspeita	2,0
D. Síncope de mecanismo/etiologia não definidos	1,0
E. Fibrilação ou *flutter* atrial em pacientes com idade inferior a 30 anos sem outra etiologia	0,5
III. História familiar**	
A. Parente de primeiro ou segundo grau com diagnóstico confirmado de SBr	2,0
B. Morte súbita cardíaca suspeita (associada a febre noturna ou a medicações relacionadas à SBr) em parentes de primeiro ou segundo grau	1,0
C. Morte súbita cardíaca inexplicada em parentes de primeiro ou segundo grau com menos de 45 anos e com autópsia negativa	0,5
IV. Teste genético	
Mutação provavelmente patogênica em gene suscetível à SBr	0,5
Escore (necessita, pelo menos, de um critério eletrocardiográfico): ≥ 3,5 pontos: BrS provável / definitivo 2,0 – 3,0 pontos: BrS possível < 2,0 pontos: não diagnóstico	

*É necessária a presença de, pelo menos, um item dessa categoria. Considerar apenas o achado de maior pontuação.

**Considerar apenas o item de maior pontuação nessas categorias.

Fonte: Antzelevitch C, Yan G-X, Ackerman MJ, Borggrefe M, Corrado D, Guo J *et al.* J-Wave syndromes expert consensus conference report: emerging concepts and gaps in knowledge. Europace. 2017;19(4):665-94.

O padrão eletrocardiográfico da SBr é dinâmico e influenciado pelas variações circadianas do sistema nervoso autônomo. O padrão tipo 1 documentado espontaneamente é considerado diagnóstico. Em vigência de febre, os pacientes podem manifestar a doença e, quando o tipo 1 não está comprovado, o teste provocativo com uso de fármacos específicos (p. ex., ajmalina) pode ser utilizado a critério clínico. A intermitência do padrão eletrocardiográfico torna o diagnóstico e a estratificação da SBr ainda mais desafiadores e justifica, para os pacientes com suspeita diagnóstica, a avaliação seriada.

Por se basear fundamentalmente no critério eletrocardiográfico, é importante descartar causas secundárias de distorção do segmento ST (presença de *pectus excavatum* e uso de antidepressivos tricíclicos, entre outras), as chamadas fenocópias de SBr, semelhante ao que se observa nas formas adquiridas da síndrome do QT longo.

A detecção do padrão SBr 1 espontâneo, além de papel diagnóstico, possui importante valor prognóstico, uma vez que os indivíduos com o padrão espontâneo têm risco vezes maior de desenvolver um evento arrítmico (síncope ou parada cardiorrespiratória – PCR) que os pacientes que apresentaram SBr 1 apenas em algum teste provocativo.

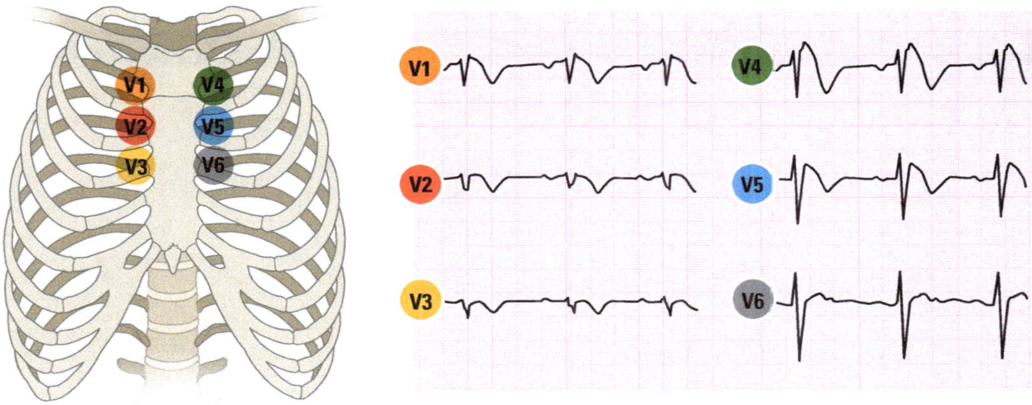

Figura 12.1. Paciente do sexo feminino, assintomática, com 32 anos de idade. O ECF foi realizado com posicionamento dos eletrodos precordiais nos espaços intercostais (EIC) superiores, para aumentar a sensibilidade da detecção do padrão tipo 1 da síndrome de Brugada. No traçado exposto, as derivações V3 e V6 estão posicionadas no quarto EIC, onde estariam V1 e V2, em um registro de ECG padrão, e não mostram morfologia da SBr 1. As derivações V4 e V5 correspondem à derivação V2 obtida no segundo e no terceiro EIC, respectivamente, e evidenciam o supradesnivelamento do segmento ST-T, que exibe o formato "barbatana de tubarão", típico da SBR 1.

Fonte: Sacilloto L, Olivetti NQS, Pisani CF, Wu TC, Hajjar LA, Melo SL *et al.* Peculiaridade dos pacientes com arritmias hereditárias na pandemia pela covid-19. Arq Bras Cardiol. 2021;117(2):394-403.[16]

Eletrocardiograma

É o principal método para diagnóstico da SBr. Deve-se lembrar que o padrão eletrocardiográfico da SBr é intermitente e mesmo pacientes com diagnóstico estabelecido da doença podem apresentar alterações inespecíficas do segmento ST. Por esse motivo, a realização do eletrocardiograma em diferentes ocasiões, utilizando as derivações precordiais superiores, é uma estratégia interessante para identificação do padrão eletrocardiográfico típico.

O posicionamento dos eletrodos em derivações intercostais superiores, mais próximo da via de saída do ventrículo direito (VSVD), aumenta a sensibilidade do método. Apesar de controverso, atualmente se assume que o mecanismo fisiopatológico da SBr ocorre por lentificação da condução na VSVD.

Além do padrão morfológico típico, também foram descritas as morfologias tipo II e III, atualmente referidas como "SBr tipo não 1" ou apenas SBr tipo 2. Nesses casos, observa-se supradesnível do segmento ST nas derivações precordiais direitas, de morfologia convexa e onda T positiva, dando o aspecto chamado "em sela".

O eletrocardiograma também pode trazer informações prognósticas, mas há controvérsia nesses achados, que serviriam como marcadores de risco de eventos arrítmicos (Quadro 12.2 e Figura 12.2).

Holter

A intermitência do padrão eletrocardiográfico da SBr torna a monitorização prolongada obtida pelo Holter uma ferramenta valiosa no diagnóstico e na definição de risco dos pacientes com essa doença. Deve-se levar em conta, entretanto, que o Holter a ser utilizado nesse contexto requer o registro de 12 derivações, obtidas pelo método Mason-Likar, idealmente registrando o ECG no segundo, no terceiro e no quarto EIC, à semelhança do ECG da Figura 12.1.

Gray *et al*. estudaram registros de Holter de 12 derivações em pacientes com diagnóstico de SBr. Entre os pacientes inicialmente classificados como SBr 1 induzida, 34% manifestaram espontaneamente o

Quadro 12.2. Marcadores de risco eletrocardiográficos descritos na SBr

ECG	Definição
Presença de onda S em D1	S em D1 > 0,1 mV e/ou 40 ms
Fragmentação do QRS	Duas ou mais espículas no QRS de V1 a V3
Brugada tipo 1 inferior	Tipo 1 em D2, D3 ou aVF
Repolarização precoce	Onda J > 0,1 mV
T pico – T fim	> 100 ms
Repolarização precoce	> 0,05 mV em V1 a V3
Fibrilação atrial	–
Intervalo PR	> 200 ms
QRS em V2	> 120 ms
Sinal de aVR	Onda R' > 0,3 mV ou R/q > 0,75

Fonte: Elaborado pelos autores.

padrão eletrocardiográfico durante a realização do exame de 24h, mostrando que o Holter pode ser uma alternativa aos testes provocativos, além de poder alterar o *status* de risco desses pacientes (induzido *versus* espontâneo). Também foi observado que o padrão de SBr tipo I foi mais frequente no período vespertino (das 16h às 24h) do que no restante do dia. Esse último achado aumenta a vantagem do Holter de 24h com 12 derivações sobre o ECG convencional, pois ele registra o eletrocardiograma nos períodos de maior probabilidade de manifestação espontânea da SBr tipo I, seja no final do dia, seja nos períodos de maior vagotonia (após refeições abundantes e durante o sono). A prevalência do padrão eletrocardiográfico típico também foi maior nas derivações obtidas no segundo e no terceiro EIC, demonstrando a importância de realizar a monitorização com os eletrodos assim dispostos.[4]

Eletrocardiograma de alta resolução (ECGAR)

Método computadorizado para análise do eletrocardiograma com período de aquisição superior ao ECG convencional, no qual o sinal obtido é processado para detecção de potenciais tardios. A presença desses potenciais permite inferir que o paciente tenha áreas de miocárdio com condução elétrica lenta que predispõem ao desenvolvimento de arritmias.

Apesar de não ter valor diagnóstico para a SBr, foi publicada, em 2009, casuística de pacientes portadores dessa doença que foram submetidos ao ECGAR, nos quais se observou um aumento de dez vezes no risco de desenvolvimento de eventos arrítmicos para aqueles que tiveram presença de potenciais tardios (ECGAR presente), quando comparados aos pacientes com ECGAR ausente.[5] Este valor prognóstico não foi observado em outras casuísticas e, portanto, não é um método utilizado sistematicamente na estratificação desta doença.

Teste ergométrico

O teste ergométrico (TE) monitoriza o sinal eletrocardiográfico do paciente antes, durante e depois da realização de esforço físico, podendo induzir ou exacerbar o padrão SBr 1 na fase de recuperação, possivelmente devido ao aumento do tônus vagal (Figura 12.3).

Makimoto *et al.*, na maior população de síndrome de Brugada avaliada em teste de esforço até o momento, analisaram 93 pacientes e documentaram aumento acentuado do supradesnivelamento do segmento ST observado na fase de recuperação precoce do TE. Como achado adicional, também observaram que o supradesnivelamento do segmento ST ≥ 0,05 mV nas derivações V1 a V3 foi preditor de mau prognóstico.[6]

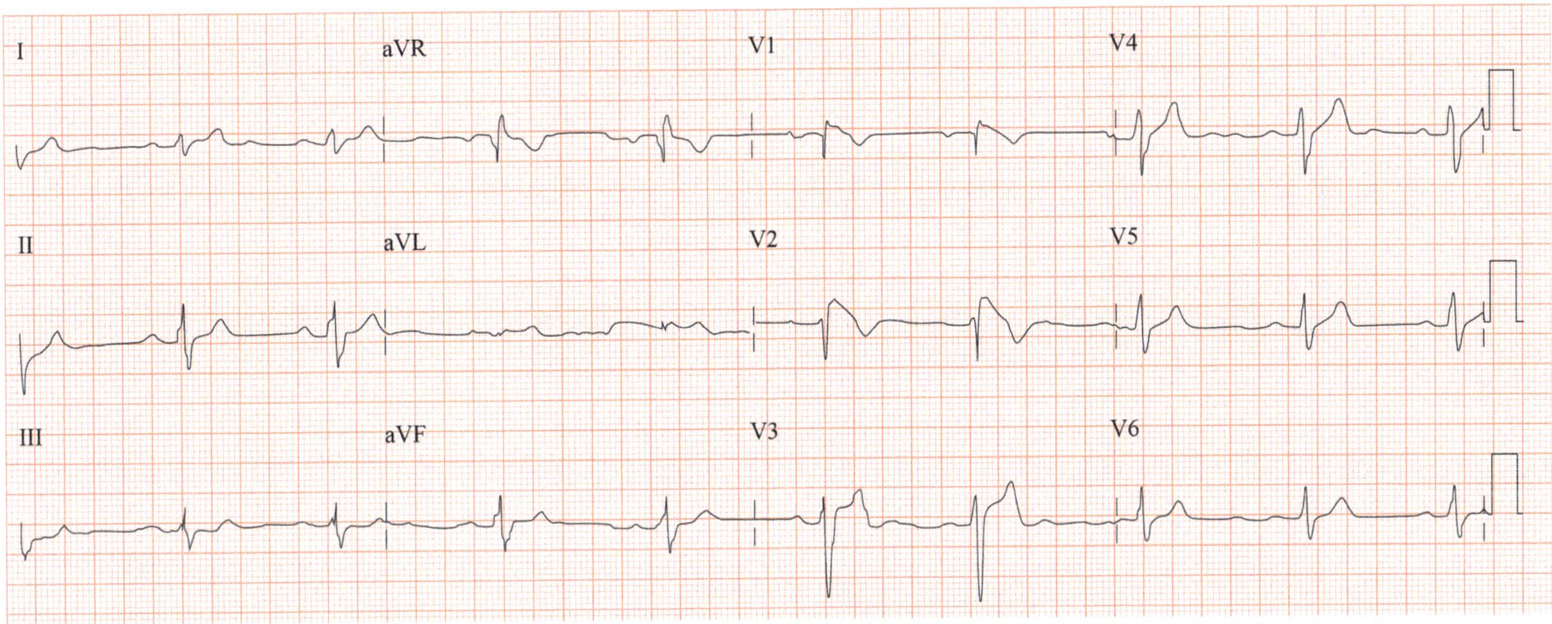

Figura 12.2. Paciente com padrão eletrocardiográfico de síndrome de Brugada tipo 1 (SBr 1), evidenciado com derivações precordiais nas posições-padrão, onda S em D1 e sinal de aVR.

Fonte: Acervo pessoal.

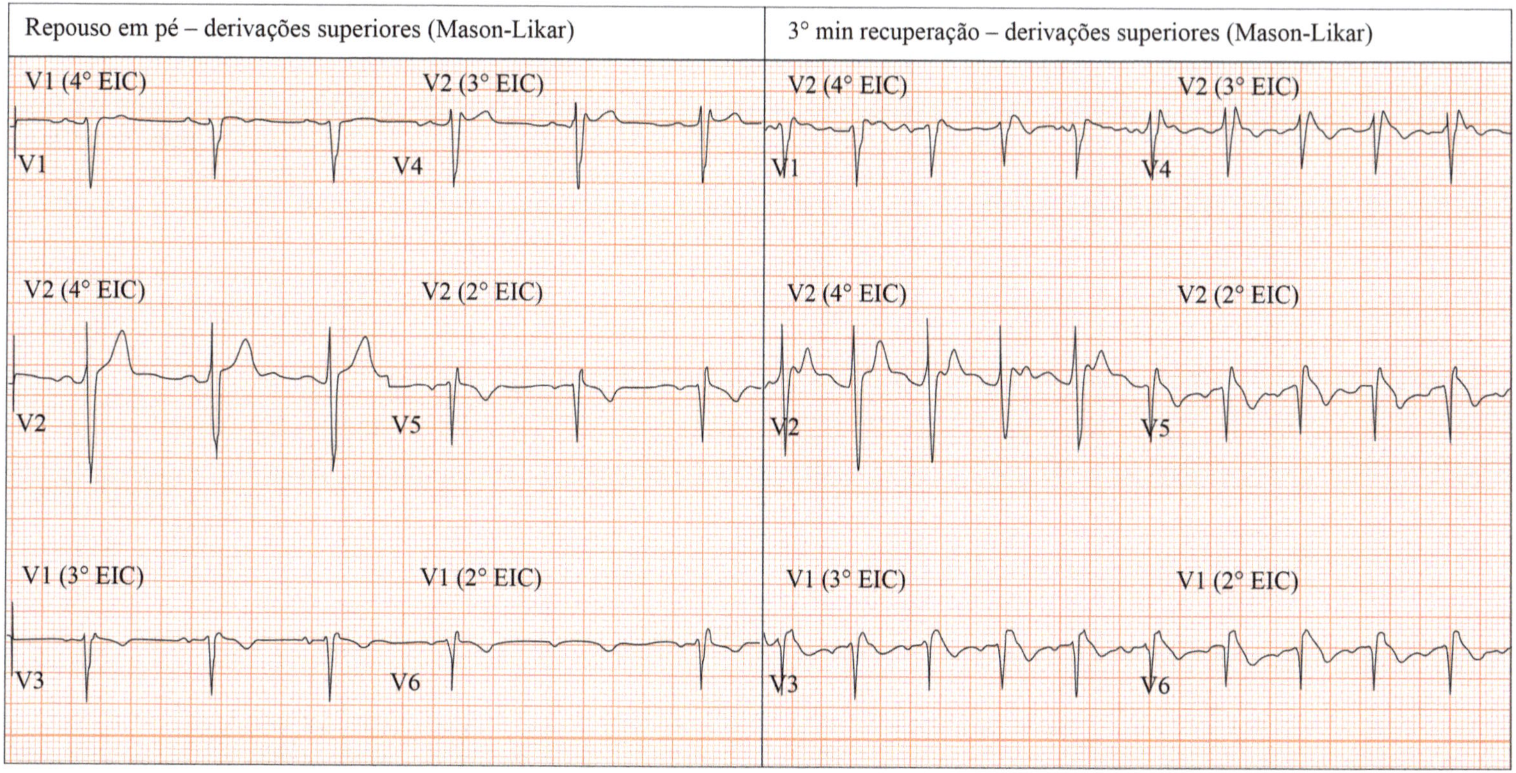

Figura 12.3. Traçados de teste ergométrico utilizando derivações precordiais superiores. Paciente do sexo masculino, com 28 anos, assintomático. O traçado à esquerda é da fase de repouso e não apresenta padrão de SBr 1. No terceiro minuto da recuperação (*traçado à direita*), o supradesnivelamento do segmento ST, acompanhado de onda T negativa, desmascara o aspecto de "barbatana de tubarão", típico do padrão de SBr 1.

Fonte: Acervo pessoal.

A redução da frequência cardíaca na fase de recuperação foi associada ao aumento do supradesnível do segmento ST, demonstrando, possivelmente, atividade parassimpática mais elevada nesses pacientes.

Apesar de os consensos e as diretrizes em síndrome de Brugada não contemplarem o teste ergométrico como método para detecção de SBr1 e estratificação de risco, a fase de recuperação do teste ergométrico pode trazer informações importantes para a investigação de pacientes com suspeita da doença ou para o rastreamento de familiares.

Vetorcardiograma

O vetorcardiograma representa um método complementar para analisar a atividade elétrica cardíaca, com *layout* tridimensional que permite melhor visualização da atividade elétrica atrial e ventricular.

Pastore *et al.* realizaram observações quantitativa e qualitativa de uma população de pacientes divididos em dois grupos – um com SBr e outro com padrão de repolarização precoce ao ECG – e concluíram que, em ambos, há atraso final de condução nos complexos QRS. A diferença entre eles foi que, na primeira condição, há rotação anti-horária do segmento terminal do QRS, ponto J e início do segmento ST ao redor da porção medial gerando traçado que se assemelha a um "nariz", com atraso final de condução localizado no quadrante inferior direito e significativamente mais longo (Figura 12.4). Esses achados apresentam elevada sensibilidade e especificidade satisfatória para auxílio no diagnóstico da SBr, apesar da baixa disponibilidade do método na prática clínica.[7]

Síndrome do QT longo

A síndrome do QT longo (SQTL) ocorre por alteração da função de canais iônicos que participam da repolarização cardíaca, levando a prolongamento do intervalo QT (iQT) no ECG que não pode ser explicado por causas secundárias, como distúrbios hidroeletrolíticos, medicações ou miocardiopatias. O aumento na duração do potencial de ação celular predispõe às arritmias por atividade deflagrada (mecanismo de pós-potencial precoce), levando a taquicardias ventriculares polimórficas potencialmente fatais, como a *torsades de pointes* e a fibrilação ventricular (FV).

Os principais tipos clínicos identificados são a síndrome do QT Longo tipo 1 (SQTL1, decorrente de perda de função dos canais lentos de potássio – IKs), a síndrome do QT Longo tipo 2 (SQTL2, perda de função dos canais rápidos de potássio – IKr) ou a síndrome do QT Longo tipo 3 (SQTL3, ganho de função nos canais de sódio – INa), responsáveis por cerca de 90% dos pacientes com diagnóstico de SQTL, acrescidos de outros 5% a 10% com genética não identificada ou subtipos mais raros e sindrômicos (Andersen-Tawil e Timothy) ou não sindrômicos graves (TRDN, CALM1, CALM2 e CALM3).[8]

A depender do canal iônico acometido, podem ocorrer alterações peculiares do segmento ST e da onda T, assim como variam os fatores desencadeantes de eventos arrítmicos e as respostas ao tratamento medicamentoso.

A apresentação clínica dessa doença é extremamente variável, com diagnóstico feito desde em pacientes assintomáticos até aqueles que tiveram morte súbita cardíaca (MSC) recuperada como primeira manifestação. O principal sintoma observado na SQTL é a síncope arrítmica, que pode ter característica convulsiva, desencadeada por estresse emocional, esforço físico ou, ainda, sem fatores desencadeantes.

O diagnóstico da SQTL pode ser feito por ECG seriado, com achado de valores de intervalo QT corrigido (iQTc) superiores a 480 ms, pela presença de variante genética patogênica em teste genético ou pelo escore de probabilidade de Schwartz, que engloba dados clínicos, eletrocardiográficos e familiares (Quadro 12.3).

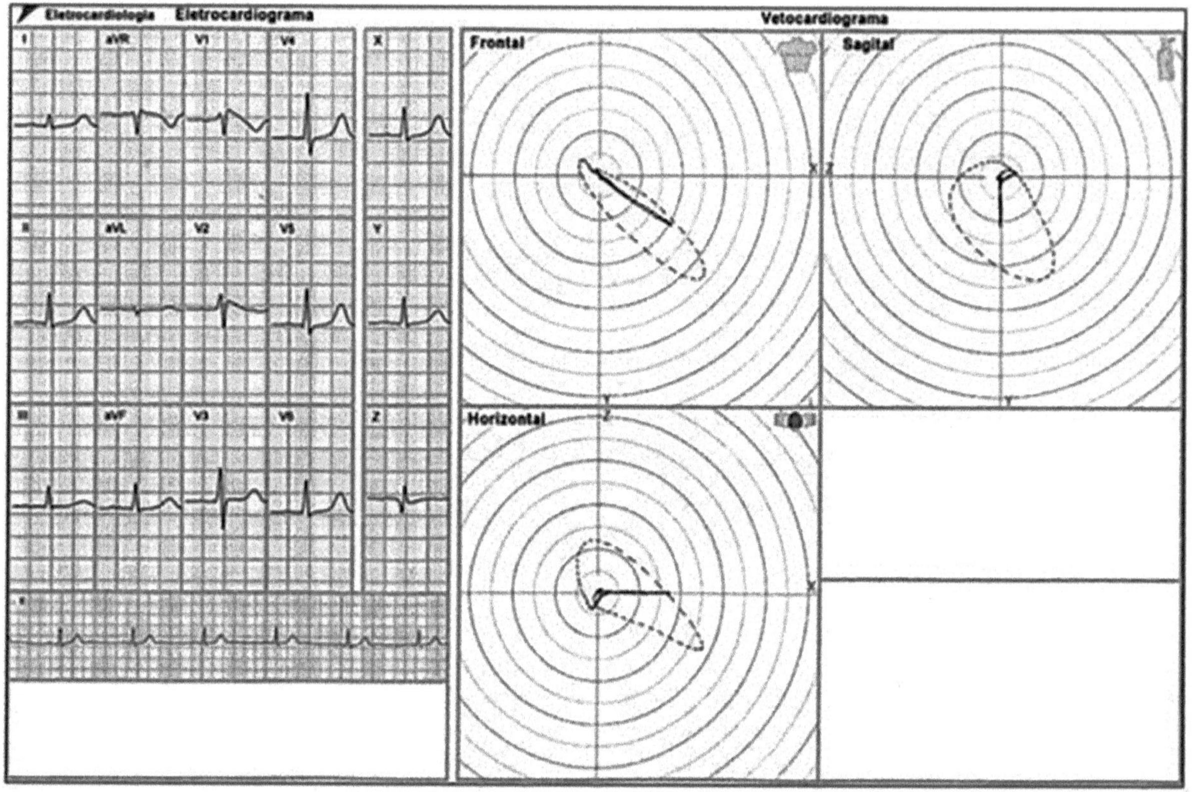

Figura 12.4. Registro de vetorcardiograma evidenciando rotação anti-horária do segmento terminal do QRS (aspecto em "nariz"), observada na síndrome de Brugada.

Fonte: Pastore CA, Samesina N, Pereira Filho HG, Tobias NMMO, Madaloso BA, Facin ME. Aplicabilidade do Eletrovetorcardiograma na Atual Prática Clínica: Um retrato preciso da Ativação Elétrica Cardíaca. Arq Bras Cardiol. 2019;113(1):87-99.

Quadro 12.3. Escore de Schwartz para diagnóstico de SQTL

ECG	A	Intervalo QTc ≥ 480 ms	3
		Intervalo QTc: 460 ms a 479 ms	2
		Intervalo QTc: 450 ms a 459 ms	1
	B	Intervalo QTc no quarto minuto da fase de recuperação no TE ≥ 480 ms	1
	C	Torsade des pointes	2
	D	Alternância de onda T	1
	E	Entalhe na onda T em três ou mais derivações	1
	F	Frequência cardíaca baixa para a idade	0,5
História clínica	A	Síncope com estresse	2
		Síncope sem estresse	1
	B	Surdez congênita	0,5
História familiar	A	SQTL confirmada em familiares	1
	B	Morte súbita cardíaca em familiares de primeiro grau com idade inferior a 30 anos	0,5

Alta probabilidade: ≥ 3,5 pontos
Probabilidade intermediária: 1,5 ponto a 3,0 pontos.
Baixa probabilidade: ≤ 1,0 ponto.

Fonte: Schwartz PJ, Crotti L. QTc behavior during exercise and genetic testing for the long-QT syndrome. Circulation. 2011;124(20):2181-4.

Eletrocardiograma

O ECG é a ferramenta fundamental do diagnóstico da SQTL. O iQT deve ter sua medida corrigida para obtenção do iQTc, utilizando-se alguma das fórmulas desenvolvidas para esse fim. A técnica da medida desse intervalo deve ser observada, para minimizar o risco de erros no cálculo do iQTc (Figura 12.5).[10]

Pode-se estabelecer uma associação fenotípica do padrão eletrocardiográfico com o genótipo de alguns dos principais tipos de SQTL. Na SQTL1, é frequente o achado de onda T com base alargada em todas as derivações, principalmente nas precordiais, com amplitude normal ou discretamente aumentada. Na SQTL2, a onda T costuma ter baixa amplitude e ser entalhada ou bífida na maioria das derivações. Na SQTL3, usualmente encontramos segmento ST isoelétrico prolongado, com onda T de início tardio, estreita, apiculada e/ou bifásica (Figura 12.6). Apesar da descrição clássica associada aos diferentes tipos de SQTL, a especificidade da associação genótipo-fenótipo não é tão significativa e a morfologia do segmento ST não deve ser utilizada isoladamente para caracterização dos subtipos desta doença, devido à sua importante implicação prognóstica.[8]

Por fim, o ECG também é utilizado na estratificação de risco na SQTL, juntamente de seus sintomas, uma vez que o iQTc com duração superior a 500 ms associa-se a maior incidência de eventos cardíacos potencialmente fatais. Dessa maneira, a sistematização da medida desse intervalo é essencial na assistência desses pacientes.

Viskin *et al.* descreveram uma manobra provocativa simples, que pode ser realizada com ECG obtido em decúbito dorsal horizontal (repouso) e em posição ortostática, comparando-se o iQTc do repouso com o iQTc no menor R-R após a mudança de decúbito. Apesar de o aumento da frequência cardíaca ser semelhante em resposta à mudança postural rápida em pacientes com SQTL e indivíduos controle saudáveis, o iQTc aumentou em média 50 ms no grupo controle e 89 ms no grupo SQTL. Um aumento do entalhe na onda T foi observado em pacientes com SQTL2 (Figura 12.7).[11]

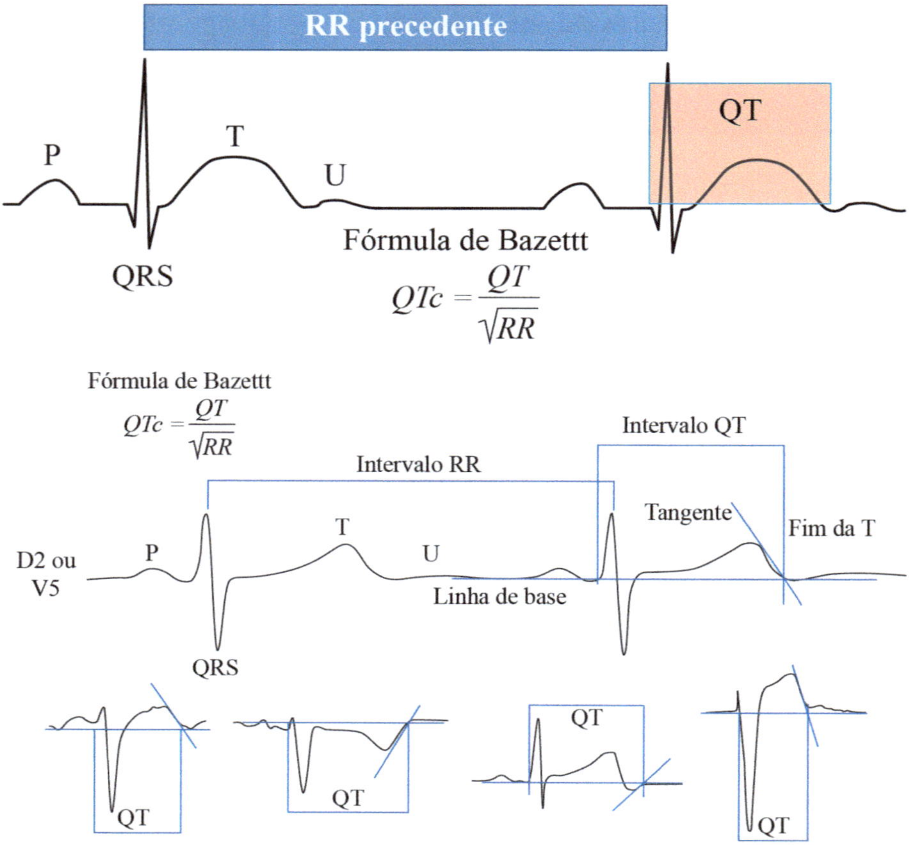

Figura 12.5. Método da tangente para mensurar o intervalo QT, utilizado para diferentes morfologias de ST-T.

Fonte: Elaborada pelos autores.

Holter

Os pacientes com SQTL raramente apresentam arritmias no Holter. Entretanto, o intervalo QTc pode ser medido para análise da modulação circadiana. Essa medida nos traçados do Holter não deve ser utilizada para fins diagnósticos, exceto se realizado Holter de 12 derivações.

Achados comuns no Holter desses pacientes são o prolongamento do intervalo QT após pausas pós-extrassistólicas e, eventualmente, alternância elétrica da onda T, que demonstraria instabilidade elétrica e é considerada marcador de alto risco, por vezes precedendo a TdP.

Em 2016, Page *et al.* descreveram um algoritmo de mensuração do QTc batimento a batimento durante registros de Holter de 24h. Os valores obtidos foram posteriormente dispostos em um gráfico denominado "QTc clock", que ilustrou as variações dinâmicas do QT, caracterizando sua duração e os padrões de prolongamento. Na população por eles estudada, os pacientes com SQTL1 tiveram prolongamento do QTc mais provável de ocorrer durante o dia, associando-se a maior atividade simpática, ao passo que, na SQTL2, houve maior probabilidade de prolongamento do QTc à noite.[12]

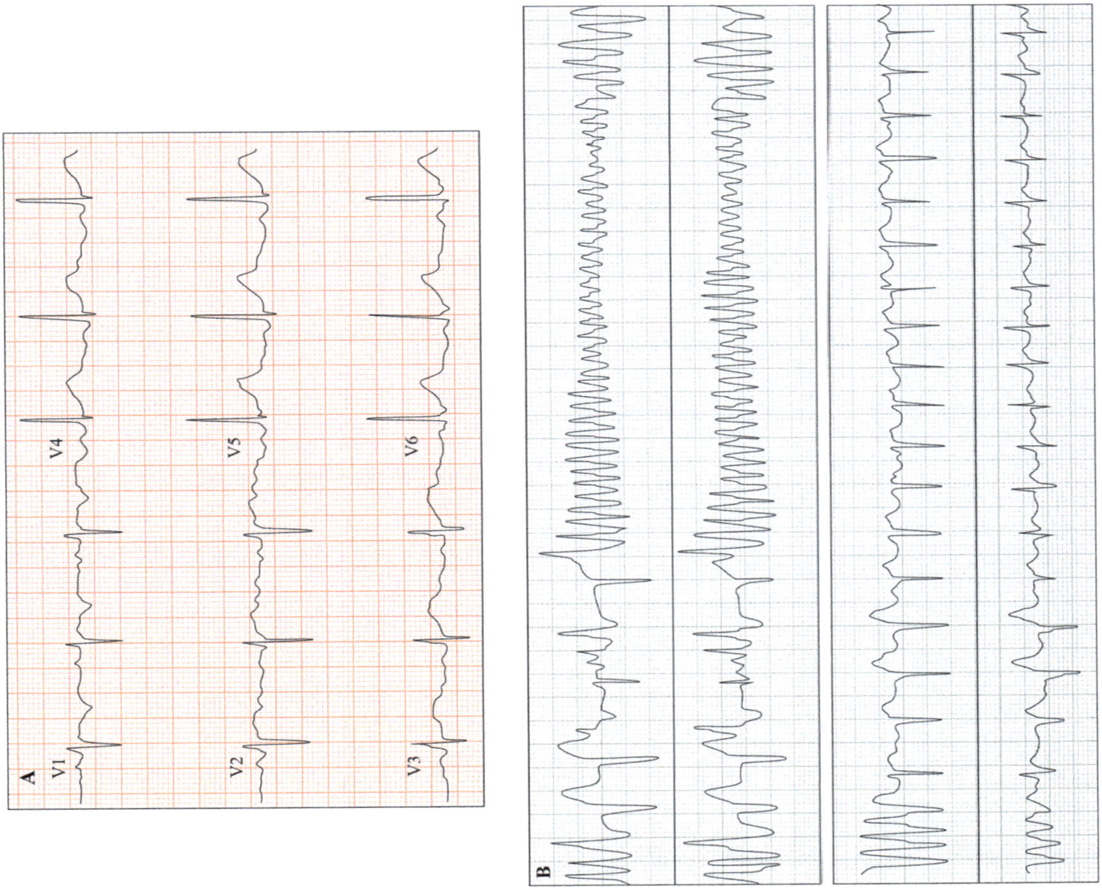
A
V1
V2
V3
V4
V5
V6
B

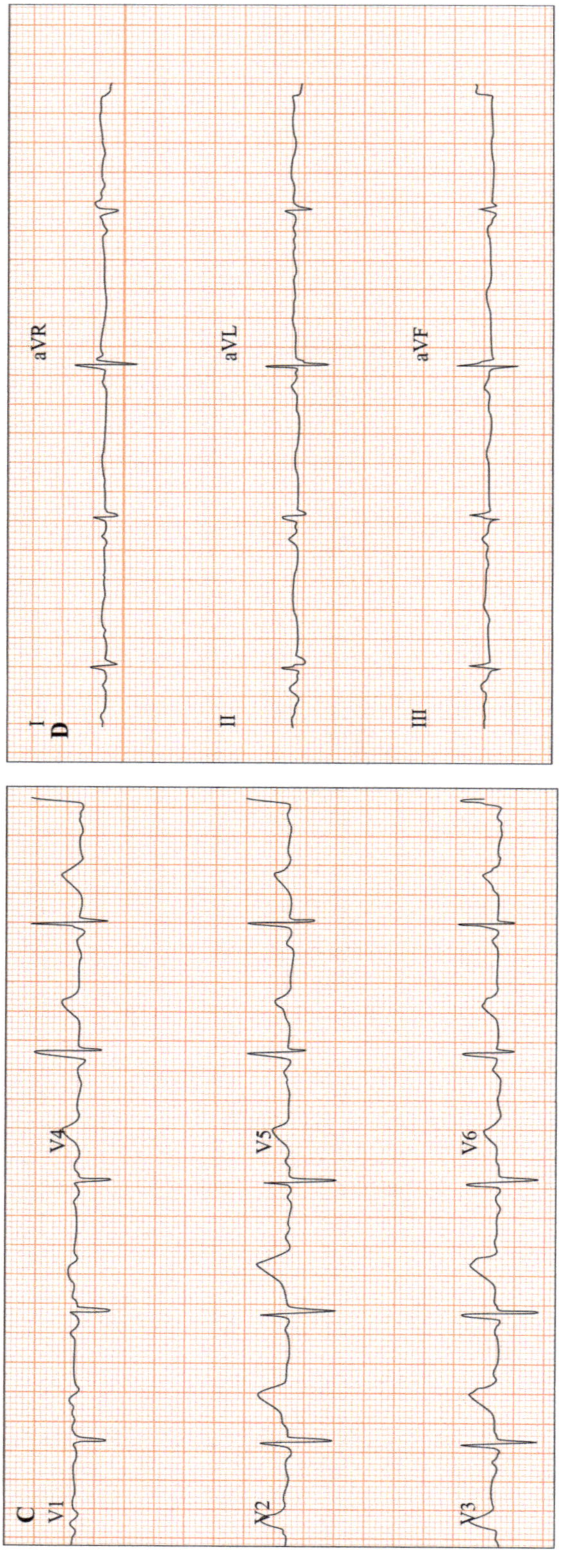

Figura 12.6. Subtipos de SQTL conforme fenótipo eletrocardiográfico. A: SQTL2 com onda T bífida; B: registro de *torsades de pointes*, arritmia típica da SQTL e potencialmente fatal; C: SQTL 1 com onda T de base alargada; D: SQTL3 com segmento ST retificado e início tardio da onda T.

Fonte: Acervo pessoal.

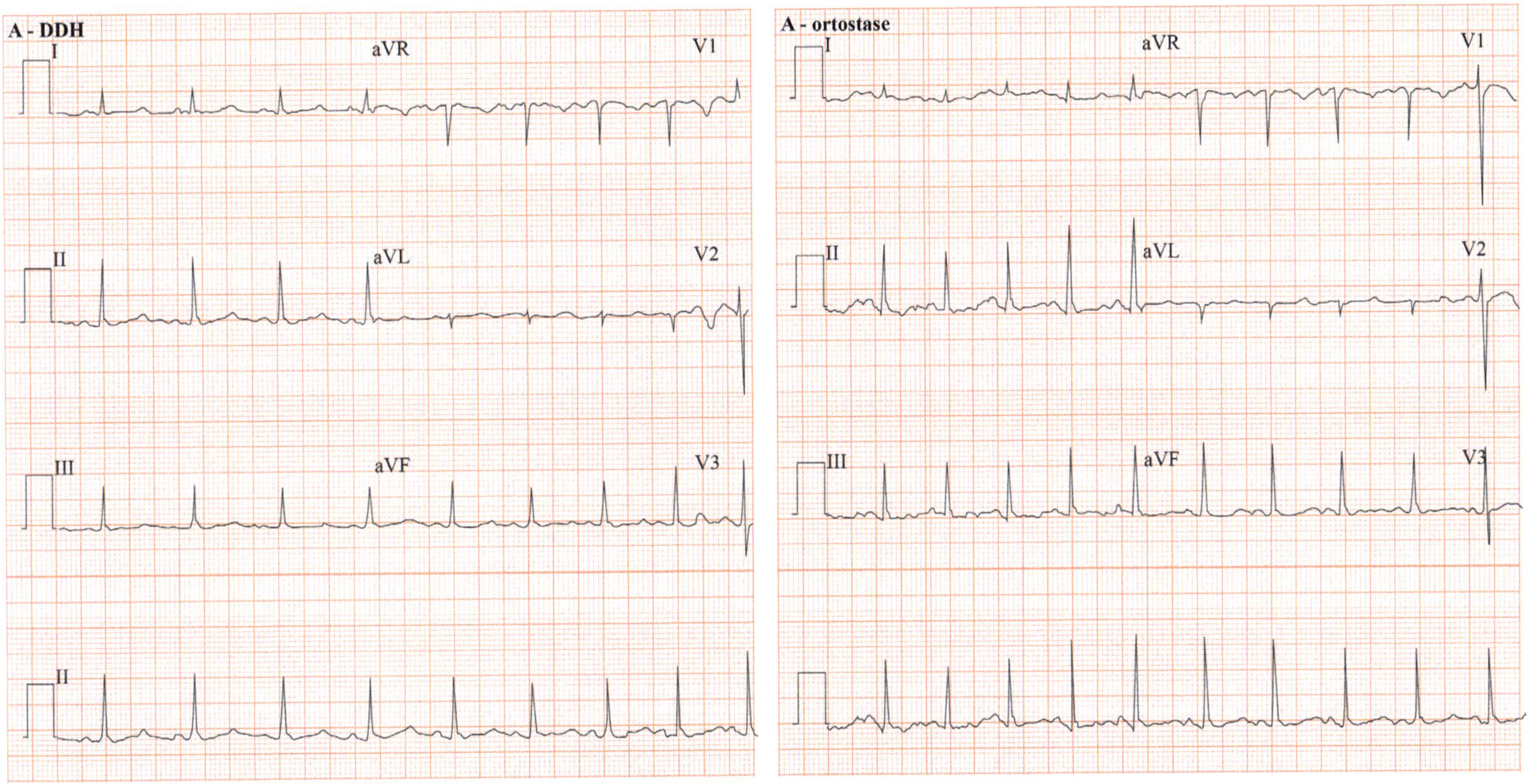

Figura 12.7. Eletrocardiograma de criança. A: intervalo QTc prolongado em decúbito dorsal horizontal; B: aumento da frequência cardíaca, ao se levantar, com encurtamento dos intervalos R-R e prolongamento do intervalo QTc.

Fonte: Acervo pessoal.

Teste ergométrico

O TE é uma metodologia bem estabelecida e padronizada nos pacientes com SQTL. Serve como método provocativo, quando o diagnóstico não é evidente, ou como método de identificação do fenótipo de SQTL1. Para fins diagnósticos, a avaliação do QTc registrado no quarto minuto da recuperação após exercício intenso (Figura 12.8) pode desmascarar intervalos QTc limítrofes no repouso e é um dos critérios a serem avaliados no Escore de Schwartz (ver Quadro 12.3).

O teste de esforço para diferenciar o fenótipo SQTL1 é de grande valia, pois o aumento da frequência cardíaca demanda mais do componente lento (IKs) da corrente retificadora de potássio e resulta em encurtamento do iQTc nos indivíduos saudáveis. Nos pacientes portadores da SQTL1, com a redução da atividade de IKs funcionais, observa-se um aumento paradoxal do iQTc, durante o pico do exercício e na fase de recuperação. Nas crianças, esse prolongamento pode ser observado até o nono minuto da recuperação, diferentemente dos adultos, em que o prolongamento só foi observado na fase inicial de recuperação. O prolongamento do iQTc entre o repouso e o quarto minuto da recuperação pode, então, ser utilizado para diagnóstico e para distinção da SQTL1 com os demais subtipos nos quais esse comportamento não é observado.

Síndrome do QT curto

A síndrome do QT Curto (SQTC) é uma canalopatia hereditária associada à diminuição do intervalo QTc, observada na ausência de outras causas de encurtamento do QT, como hipercalemia, acidose, hipercalcemia, hipertermia, efeito de drogas como digitálicos e aumento do tônus vagal.

A redução do intervalo QTc reflete um encurtamento da duração do potencial de ação, que pode ocorrer por um aumento de função da corrente repolarizante (saída de potássio) ou pela redução da corrente despolarizante (entrada de sódio e cálcio).

Eletrocardiograma

A característica fundamental é a presença de um iQT curto, apesar de não haver consenso sobre qual seria seu limite inferior à normalidade. Dessa forma, em 2011, foi desenvolvido um critério diagnóstico obtido a partir de revisão de uma coorte de 61 casos de SQTC (Quadro 12.4).[13] Adicionalmente aos critérios propostos no escore diagnóstico, costumam-se observar ondas T de elevada amplitude, estreitas e simétricas nesses pacientes, apesar de ondas T assimétricas também poderem ser registradas. Outra observação frequente é uma depressão do segmento PQ (maior ou igual a 0,05 mV), possivelmente causada pela redução heterogênea da repolarização atrial.

Holter

O Holter pode auxiliar no diagnóstico dos casos suspeitos de SQTC ao identificar ocorrência de fibrilação atrial, arritmia observada em cerca de 30% dos indivíduos afetados por essa canalopatia. Não há, no entanto, recomendação específica para utilização desse método, seja para monitoramento do intervalo QTc, seja para identificação de arritmias ventriculares.[8]

Teste ergométrico

A redução fisiológica do intervalo QT observada com o aumento da frequência cardíaca induzido pelo esforço físico pode ser atenuada na SQTC. Apesar disso, não há critério diagnóstico específico para uso do TE na SQTC ou recomendação de sua utilização na estratificação do risco de indução de arritmias.

Taquicardia Ventricular Polimórfica Catecolaminérgica

A taquicardia ventricular polimórfica catecolaminérgica (TVPC) é uma canalopatia geneticamente determinada, decorrente de mutações genéticas que alteram a função de canais iônicos responsáveis pela manutenção do teor de cálcio intracelular nos cardiomiócitos.

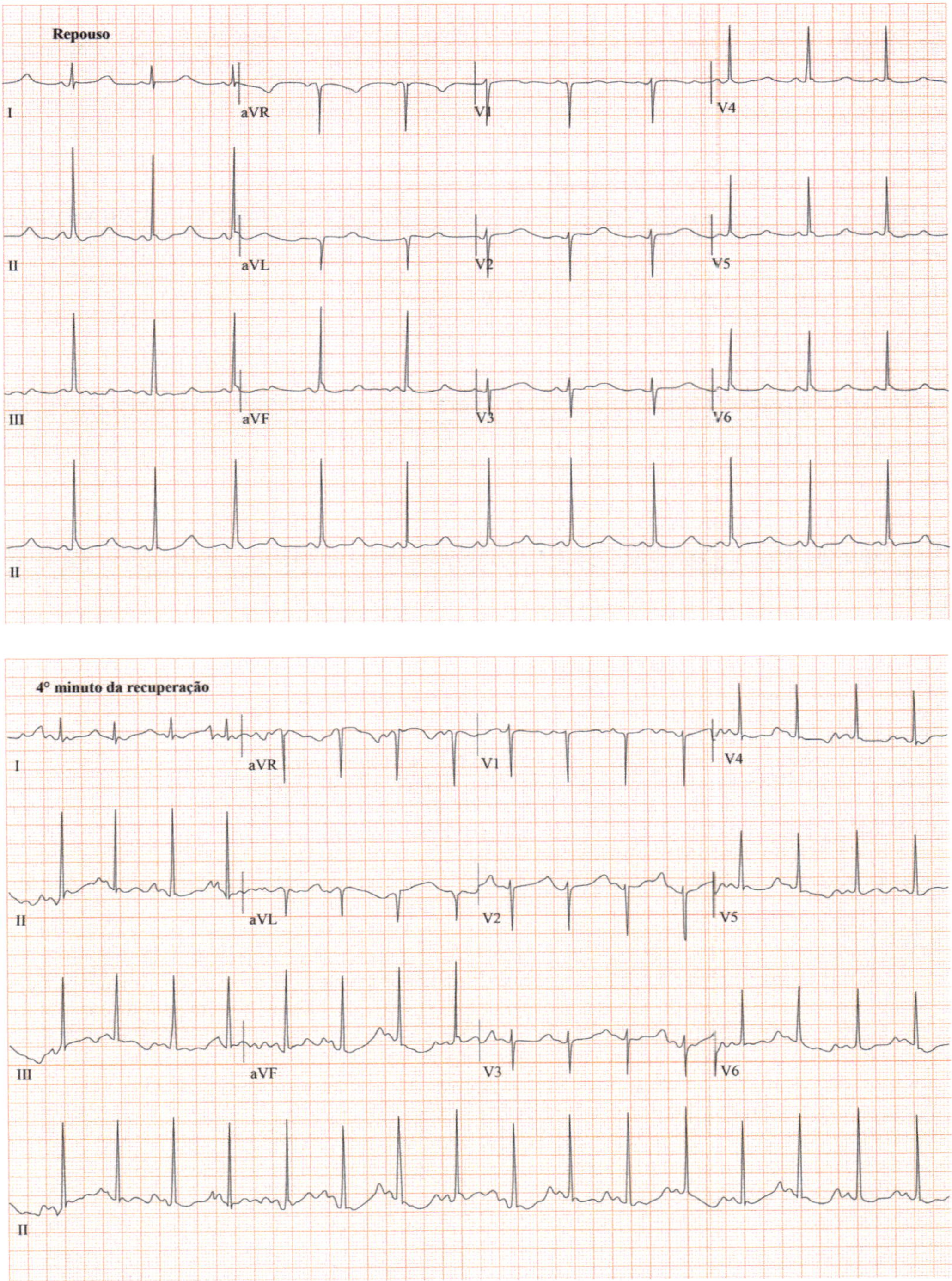

Figura 12.8. Registro de teste ergométrico evidencia prolongamento do intervalo QTc no 4° minuto da recuperação em comparação o ECG obtido antes do esforço (Repouso).

Fonte: Acervo pessoal.

Quadro 12.4. Escore de Gollob para diagnóstico de SQTC

QTc*	
< 370 ms	1,0
< 350 ms	2,0
< 330 ms	3,0
Intervalo ponto J – pico da T < 120 ms**	1,0
História clínica* **	
História prévia de morte súbita cardíaca	2,0
Fibrilação ventricular ou taquicardia ventricular polimórfica documentada	2,0
Síncope inexplicada	1,0
Fibrilação atrial	1,0
História familiar†	
Parente de primeiro ou segundo grau com alta probabilidade diagnóstica de SQTC	2,0
Parente de primeiro ou segundo grau com morte súbita cardíaca e autópsia negativa	1,0
Síndrome da morte súbita infantil	1,0
Genótipo	
Positivo	2,0
Mutação de significância indeterminada em gene culpado	1,0

Escore (necessita, pelo menos, de um critério eletrocardiográfico)
Alta probabilidade: ≥ 4,0 pontos
Probabilidade intermediária: 3,0 pontos
Baixa probabilidade: ≤ 2,0 pontos
*ECG precisa ser obtido na ausência de modificadores conhecidos de redução do intervalo QT.
**Intervalo J – pico da T deve ser obtido na derivação precordial com onda T de maior amplitude.
***Os eventos devem ocorrer na ausência de etiologia identificável. Os pontos não podem ser acumulados para os três critérios: morte súbita cardíaca, TV polimórfica documentada e síncope inexplicada.
†Somente um critério pode ser considerado nessa pontuação.

Fonte: Gollob MH, Redpath CJ, Roberts JD. The short QT syndrome: proposed diagnostic criteria. J Am Coll Cardiol. 2011;57(7):802-12.

Essa doença é frequentemente diagnosticada na primeira infância, com sintomas iniciais surgindo em torno dos 12 anos de idade. Apesar de mais raro, alguns indivíduos podem manifestar sintomas apenas na vida adulta, até a quarta década de vida. Essa é uma doença com grande potencial letal, com mortalidade atingindo de 30% a 50% dos pacientes não tratados.[14]

O primeiro sintoma observado nesses pacientes costuma ser síncope desencadeada por esforço físico ou estresse emocional. É frequente que a síncope tenha característica convulsiva e seja confundida com epilepsia. No entanto, alguns pacientes podem apresentar morte súbita durante esforço ou estresse emocional como primeira manifestação da doença, sem nunca terem apresentado síncope.

O desenvolvimento de arritmias na TVPC decorre de pós-potenciais tardios em toda a rede de Purkinje após acúmulo anormal de cálcio no citosol celular. As principais características das arritmias ventriculares nessa doença são arritmias com múltiplas morfologias, por vezes bidirecionais, observadas durante esforço ou estresse e abolidas no repouso, logo em fases precoces da recuperação ao TE.

Giudicessi *et al.* propuseram um escore baseado na somatória de pontos para características que favorecem o diagnóstico e no desconto de pontos para dados que sugiram a pesquisa de outros diagnósticos (Quadro 12.5).[15]

Quadro 12.5. Escore para diagnóstico de TVPC

Sintomas	
Morte súbita cardíaca +/– abortada associada a exercício/esforço	2,0
Síncope ou convulsões associadas a exercício/esforço	1,0
Teste ergométrico ou Holter durante atividade de esforço (necessário, pelo menos, um critério)	
Taquicardia ventricular bidirecional induzida quando FC > 100 bpm	4,0
Extrassístoles ventriculares bigeminadas ou pareadas bidirecionais induzidas quando FC > 100 bpm	2,0
Extrassístoles ventriculares quando FC > 100 bpm	1,0
QTc em FC basal	
QTc ≤ 420 ms	0,5
421 < QTc < 460 ms	0
QTc ≥ 460 ms	–0,5
Teste genético	
Positivo para variantes patogênicas	4,0
Positivo para variantes possivelmente patogênicas	2,0
Positivo para variantes de significado incerto	0
Negativo para genes relacionados à TVPC (RYR2, CASQ2, TRDN e CALM 1-3)	–1
Holter	
Densidade de extrassistolia ventricular > 2%	–1,0
Exames de imagem	
Evidência de doença cardíaca isquêmica ou estrutural	–2,0
Idade	
Evento sentinela em idade ≥ 50 anos	–1,0
História familiar	
Parente de primeiro grau com diagnóstico definitivo de TVPC	1,5
Morte súbita cardíaca suspeita com autópsia negativa em parente de primeiro ou segundo grau ≤ 45 anos	1,0
Morte súbita cardíaca inexplicada com autópsia negativa em parente de primeiro ou segundo grau ≤ 45 anos	0,5

Escore (necessita, pelo menos, de um critério ao teste ergométrico ou ao Holter durante esforço):
3,5-12,0 pontos: alta probabilidade pré-teste para TVPC (diagnóstico definitivo/provável de TVPC; probabilidade ≥ 90%)
2,0-3,0 pontos: probabilidade intermediária (TVPC possível; probabilidade = 50%)
0,5-1,5 ponto: baixa probabilidade (Não diagnóstico)
≤ 0 ponto: sem evidência de TVPC
Ausência de pontuação: indeterminado

Fonte: Giudicessi JR, Lieve KVV, Rohatgi RK, Koca F, Tester DJ, van der Werf C *et al.* Assessment and Validation of a Phenotype-enhanced Variant Classification Framework to Promote or Demote RYR2 Missense Variants of Uncertain Significance. Circ Genom Precis Med. 2019;12(5):e002510.

Eletrocardiograma

O eletrocardiograma de repouso desses pacientes apresenta achados inespecíficos, como maior ocorrência de onda U e bradicardia. No entanto, não há achados típicos, sendo normal na maior parte dos pacientes.

Holter

Essa ferramenta pode auxiliar no diagnóstico da TVPC ao documentar eventos arrítmicos desencadeados por exercício ou por emoção aguda. O aumento da frequência cardíaca nesses momentos seria acompanhado de extrassístoles ventriculares, taquicardia ventricular polimórfica e/ou taquicardia ventricular bidirecional, com caráter recorrente.

Não é comum observar aumento da densidade das arritmias ventriculares em 24h, devendo-se investigar outras etiologias quando a incidência de arritmias for maior que 2% dos batimentos totais (ver escore).

Teste ergométrico

No TE, a partir de frequência cardíaca em torno de 100 bpm a 120 bpm, observa-se surgimento de arritmias ventriculares polimórficas, inicialmente na forma de extrassístoles isoladas. Com a progressão do esforço, as arritmias ventriculares tornam-se mais frequentes e complexas, com aumento na duração e na quantidade das taquicardias ventriculares, sendo possível a ocorrência de TV bidirecional.

Embora a TV bidirecional seja a arritmia clássica da TVPC, esses pacientes podem apresentar TV polimórfica sem a alternância clássica do vetor do QRS (Figura 12.9). Arritmias supraventriculares, como taquicardia atrial e fibrilação atrial, são frequentemente observadas durante o teste ergométrico desses indivíduos.

Outras doenças podem se apresentar de maneira semelhante, com arritmias ventriculares desencadeadas por esforço e emoções. A síndrome de Andersen-Tawil, classificada dentro da síndrome do QT longo como tipo 7, distingue-se da TVPC principalmente pelo fenótipo extracardíaco, pela presença de extrassístoles em repouso e pela onda U que a acompanha, além do defeito genético localizado no KCNJ2 (canal de potássio Kir2.1).

Considerações finais

As canalopatias constituem um grupo heterogêneo de doenças cujo diagnóstico é quase sempre definido pelo eletrocardiograma. A investigação complementar busca especialmente excluir causas secundárias. A caracterização correta do fenótipo pode exigir análise seriada do ECG, contribuindo, também, para definição do prognóstico e para decisões terapêuticas relevantes, como indicação de implante de dispositivos cardíacos ou tratamento clínico mais rigoroso.

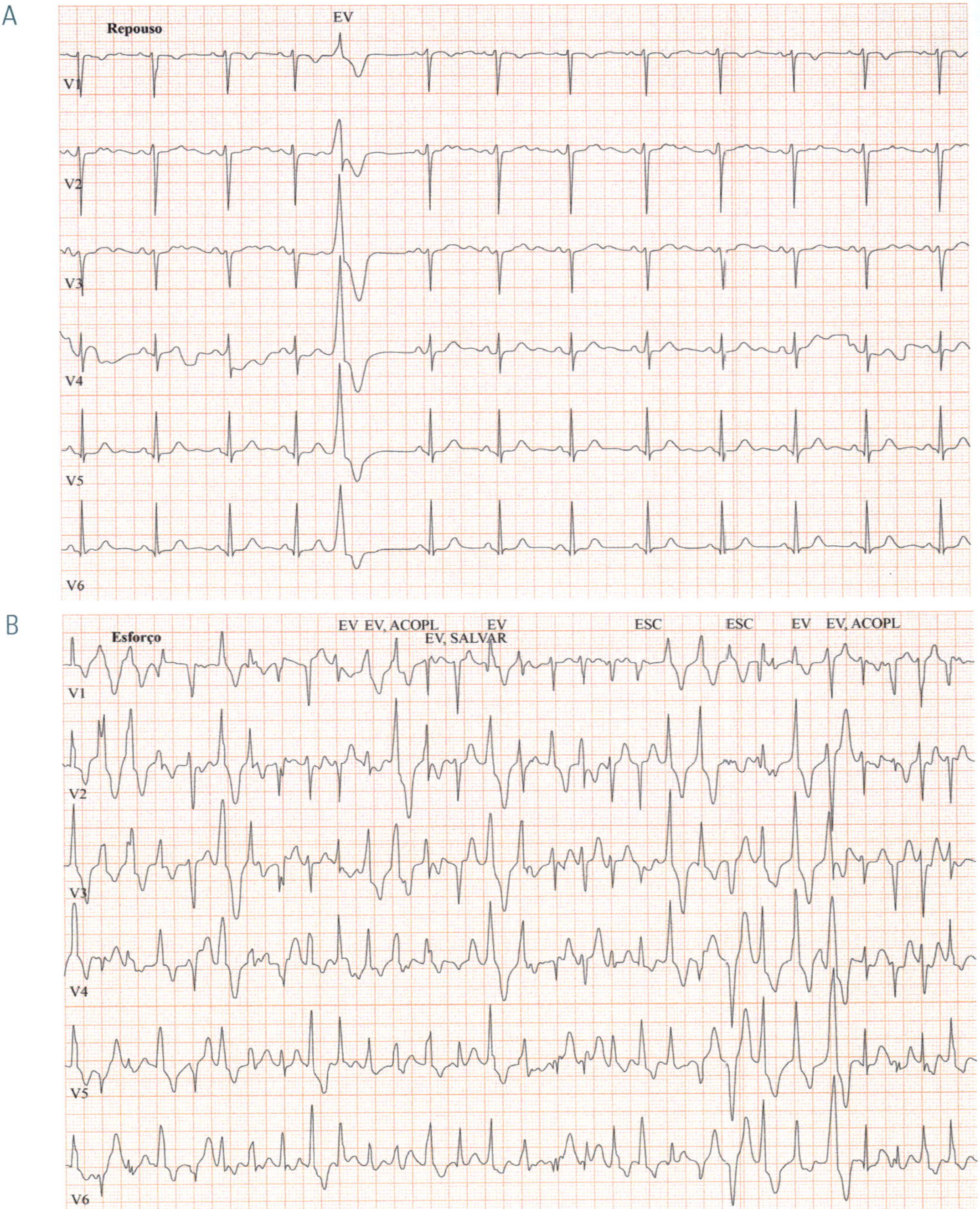

Figura 12.9. Teste ergométrico em jovem com taquicardia ventricular polimórfica catecolaminérgica. O eletrocardiograma em repouso não demonstra alteração significativa, com apenas uma extrassístole ventricular. Durante o esforço, foram registradas extrassístoles ventriculares polimórficas isoladas e episódios de taquicardia ventricular não sustentadas.

Fonte: Acervo pessoal.

Referências

1. Priori SG, Blomström-Lundqvist C, Mazzanti A, Blom N, Borggrefe M, Camm J et al. 2015 ESC Guidelines for the management of patients with ventricular arrhythmias and the prevention of sudden cardiac death: The Task Force for the Management of Patients with Ventricular Arrhythmias and the Prevention of Sudden Cardiac Death of the European Society of Cardiology (ESC). Eur Heart J. 2015;36(41):2793-867.
2. Hernandez-Ojeda J, Arbelo E, Jorda P, Borras R, Campuzano O, Sarquella-Brugada G et al. The role of clinical assessment and electrophysiology study in Brugada syndrome patients with syncope. Am Heart J. 2020;220:213-23.3
3. Antzelevitch C, Yan G-X, Ackerman MJ, Borggrefe M, Corrado D, Guo J et al. J-Wave syndromes expert consensus conference report: emerging concepts and gaps in knowledge. Europace. 2017;19(4):665-94.
4. Gray B, Kirby A, Kabunga P, Freedman SB, Yeates L, Kanthan A et al. Twelve-lead ambulatory electrocardiographic monitoring in Brugada syndrome: potential diagnostic and prognostic implications. Heart Rhythm. 2017;14(6):866-74.
5. Huang Z, Patel C, Li W, Xie Q, Wu R, Zhang L et al. Role of signal-averaged electrocardiograms in arrhythmic risk stratification of patients with Brugada syndrome: a prospective study. Heart Rhythm. 2009;6(8):1156-62.
6. Makimoto H, Nakagawa E, Takaki H, Yamada Y, Okamura H, Noda T et al. Augmented ST-segment elevation during recovery from exercise predicts cardiac events in patients with Brugada syndrome. J Am Coll Cardiol. 2010;56(19):1576-84.
7. Pastore CA, Samesina N, Pereira Filho HG, Tobias NMMO, Madaloso BA, Facin ME. Aplicabilidade do Eletrovetorcardiograma na Atual Prática Clínica: Um retrato preciso da Ativação Elétrica Cardíaca. Arq Bras Cardiol. 2019;113(1):87-99.
8. Issa ZF, Miller JM, Zipes DP. Clinical arrhythmology and electrophysiology: a companion to Braunwald's heart disease. 3rd. ed. United States of America: Elsevier; 2019.
9. Schwartz PJ, Crotti L. QTc behavior during exercise and genetic testing for the long-QT syndrome. Circulation. 2011;124(20):2181-4.
10. Postema PG, De Jong JSSG, Van der Bilt IAC, Wilde AAM. Accurate electrocardiographic assessment of the QT interval: teach the tangent. Heart Rhythm. 2008;5(7):1015-8.
11. Viskin S, Postema PG, Bhuiyan ZA, Rosso R, Kalman JM, Vohra JK, et al. The response of the QT interval to the brief tachycardia provoked by standing: a bedside test for diagnosing long QT syndrome. J Am Coll Cardiol. 2010;55(18):1955-61.
12. Page A, Aktas MK, Soyata T, Zareva W, Couderc J-P. "QT clock" to improve detection of QT prolongation in long QT syndrome patients. Heart Rhythm. 2016;13(1): 190-8.
13. Gollob MH, Redpath CJ, Roberts JD. The short QT syndrome: proposed diagnostic criteria. J Am Coll Cardiol. 2011;57(7):802-12.
14. Napolitano C, Mazzanti A, Bloise R, Priori SG. Catecholaminergic Polymorphic Ventricular Tachycardia. 2004 Oct 14 [Uptadet 2022 Jun 23]. In: Adam MP, Mirzaa GM, Pagon RA et al. GeneReviews® [Internet]. Seattle (WA): University of Washington, Seattle; 1993-2023. Disponível em: https://www.ncbi.nlm.nih.gov/books/NBK1289/.
15. Giudicessi JR, Lieve KVV, Rohatgi RK, Koca F, Tester DJ, van der Werf C et al. Assessment and Validation of a Phenotype-enhanced Variant Classification Framework to Promote or Demote RYR2 Missense Variants of Uncertain Significance. Circ Genom Precis Med. 2019;12(5):e002510.
16. Sacilloto L, Olivetti NQS, Pisani CF, Wu TC, Hajjar LA, Melo SL et al. Peculiaridade dos pacientes com arritmias hereditárias na pandemia pela covid-19. Arq Bras Cardiol. 2021;117(2):394-403.

CAPÍTULO 13

Pré-excitação Ventricular

▪ Sissy Lara Melo ▪ Sílvio Alves Barbosa

A pré-excitação ventricular é definida como um grupo de condições em que o ventrículo é ativado a partir do átrio antes do que seria o esperado pela condução normal do impulso. Nesta condição, geralmente o impulso "pula" o retardo fisiológico do nó atrioventricular (NAV) e caminha por uma via acessória (VA) que conecta o átrio diretamente ao ventrículo ou ao feixe de His. A ocorrência da VA pode se dar em qualquer parte do anel fibroso atrioventricular em consequência de um não fechamento total deste por defeito embriogênico.

A condução pela via acessória pode se dar por via anterógrada exclusiva (do átrio para o ventrículo) – via acessória manifesta, retrógrada exclusiva (do ventrículo para o átrio) – via acessória oculta ou bidirecional. Quando ocorre a condução anterógrada através da via acessória durante o ritmo sinusal, chamamos de pré-excitação ventricular e podemos observar quatro alterações no ECG de 12 derivações: 1) intervalo PR curto (< 0,12 s), pois o impulso migra rápido pela VA; 2) onda delta caracterizada pela ascensão inicial lenta do complexo QRS, pela condução direta de miócito para miócito; 3) complexo QRS alargado; e 4) alteração da repolarização ventricular em consequência da ativação direta do ventrículo pela VA, não apenas pelo sistema His-Purkinje (Figuras 13.1 e 13.2). Quando presenciamos a ocorrência destas alterações, denominamos *ECG com padrão de Wolff-Parkinson-White (WPW)*. Essa alteração é evidenciada em aproximadamente 0,2% da população geral. Já, se temos os achados eletrocardiográficos de padrão de WPW associados à presença de taquicardias supraventriculares, denominamos "Síndrome de WPW". Aquelas quatro características eletrocardiográficas serão mais ou menos evidentes, dependendo da quantidade de impulso elétrico que passa através do nó atrioventricular e da VA, podendo a pré-excitação ser denominada de "inaparente", quando não se observam as quatro alterações.

A localização da VA pode ser reconhecida pela análise da morfologia da onda delta no ECG. Vários algorítmos foram criados com esta finalidade (ver Capítulo 10, Figura 10.8). Destacamos aqui outro de Arruda *et al*. que desenvolveram um algoritmo, utilizando o ECG para prever a localização. Os resultados do ECG incluíram os 20 ms iniciais da onda delta nas derivações I, II, aVF e V1, classificando-os como positivo (+), negativo (-) ou isoelétrico (+/-), e a razão da amplitude das ondas R e S nas derivações III e V1, classificando-a como R ≥ S ou R < S. Este algoritmo localizou com precisão a via acessória para um local de oito locais ao redor do anel tricúspide ou do anel mitral e em locais subepicárdicos, dentro do sistema venoso do coração, apresentando uma sensibilidade geral de 90% e uma especificidade de 99%. O algoritmo foi particularmente útil na localização correta das vias anômalas anteriores (sensibilidade de 75% e especificidade de 99%) e das vias médio-septais (sensibilidade de 100% e especificidade de 98%), bem como das vias que requerem a ablação a partir do sistema venoso (onda delta negativa na derivação II) ou de anomalias do seio coronariano (sensibilidade de 100% e especificidade de 100%) (Figura 13.3).

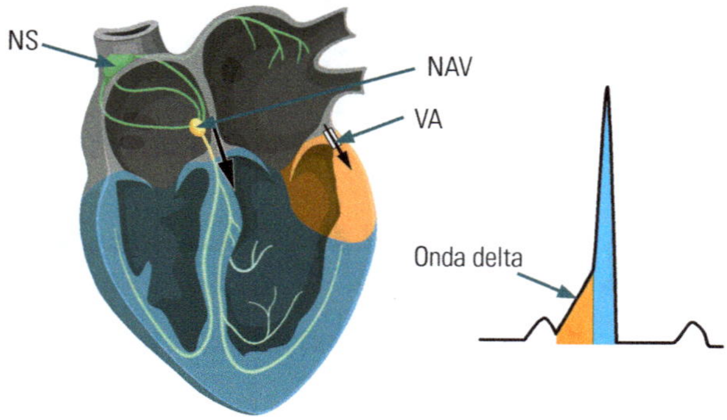

Figura 13.1. Representação esquemática da condução atrioventricular na presença de uma via acessória com condução anterógrada. O nó sinusal (NS) ativa os átrios. Já a ativação ventricular se dá inicialmente antecipadamente pela via acessória (VA) (região laranja) e, na sequência, pelo nó atrioventricular (NAV) (região azul). O grau de pré-excitação depende da quantidade de miocárdio ventricular ativado pelo sistema normal de condução (NAV) *versus* a ativada pela via acessória (VA). A presença de condução pelas duas vias (VA e NAV) – via acessória manifesta – caracteriza-se pela presença de intervalo PR curto, às custas de um alargamento inicial do complexo QRS, chamado de onda delta.

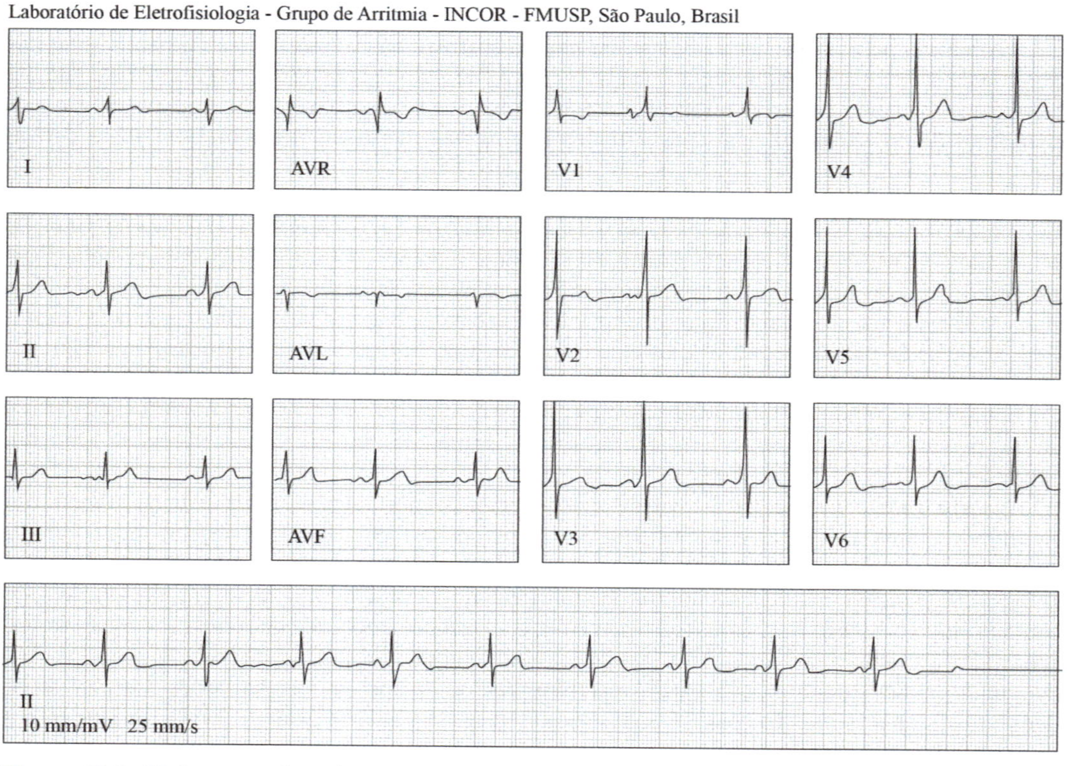

Figura 13.2. ECG com padrão de Wolff-Parkinson-White (WPW) por via acessória (VA) manifesta. Observar os sinais de pré-excitação: intervalo PR curto, onda delta, QRS largo e alteração da repolarização ventricular.

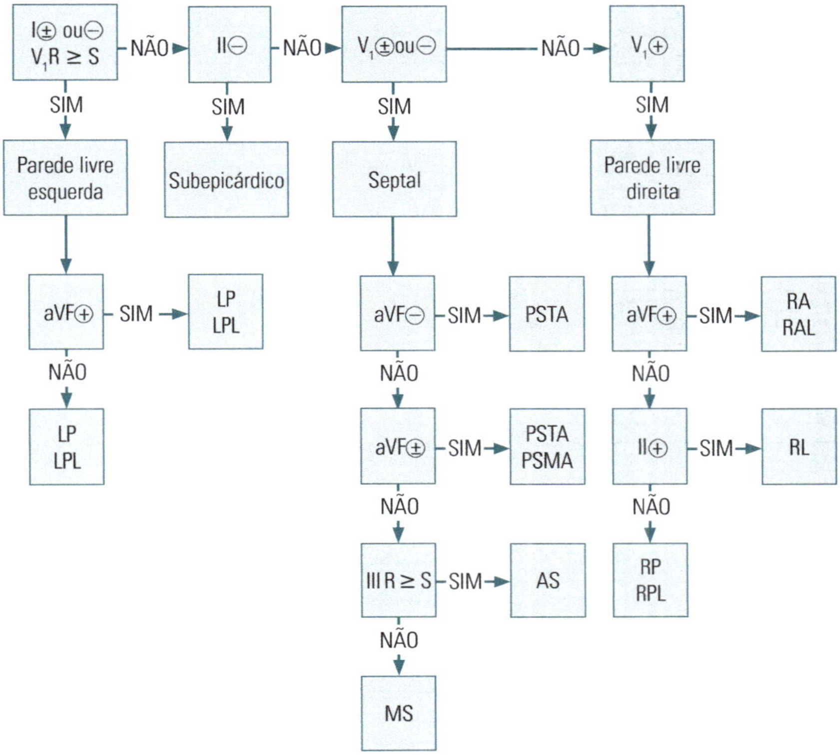

Figura 13.3. Algoritmo para localização de via acessória utilizando os primeiros 20 ms da onda delta do eletrocardiograma.

(±): isoelétrico; (+): positivo; (–): negativo; LP: posterior esquerdo; LPL: posterolateral esquerdo; LL: lateral esquerdo; LAL: anterolateral esquerdo; PSTA: posteroseptal do anel tricúspide; PSMA: posteroseptal do anel mitral; AS: anteroseptal; MS: medioseptal; RA: anterior direito; RAL: anterolateral direito; RL: lateral direito; RP: posterior direito; RPL: posterolateral direito.

Fonte: Adaptada de Arruda *et al.*, 1998.[21]

González-Torrecilla *et al.* Descreveram alterações eletrocardiográficas que permitem diferenciar a localização de vias para-Hisianas. Nesse estudo, os autores identificaram que a presença de onda delta negativa em V1-V2 se relaciona à VA para-Hisianas com uma sensibilidade baixa (25%), mas com alta especificidade (92%), e que a somatória das ondas r nas derivações V1-V2 (< 0,5 mV) permite identificar as VA para-Hisianas com sensibilidade e especificidade de 85,5% e 75,5%, respectivamente.

Outro estudo demonstrou novos critérios ao ECG para distinguir com exatidão uma via anterolateral esquerda de uma via com localização posterolateral esquerda. Evidenciou-se que uma razão da amplitude do QRS em II/III ≥ 1 estava presente na maioria dos pacientes com VA localizada na região anterolateral esquerda ($P = 0{,}002$). Utilizando-se esses critérios, previu-se uma localização da VA com uma precisão de 87% e uma concordância de 100% entre os observadores.

As arritmias tipicamente associadas às VA são: a) taquicardia atrioventricular ortodrômica, na qual ocorre um movimento circular com condução anterógrada pelo nó AV e retrógrada pela VA; b) taquicardia atrioventricular antidrômica: na qual a condução anterógrada se faz pela VA e a retrógrada pelo nó AV e c) fibrilação atrial (FA) conduzida para o ventriculo anterogradamente pela VA. Cada uma destas arritmias tem uma apresentação característica ao eletrocardiograma e são detalhadamente estudadas no capítulo 10. A fibrilação atrial (FA) conduzida com alta resposta ventricular pela via acessória representa alto risco de morte súbita (MS). Caracteriza-se por taquicardia com QRS largo e irregular,

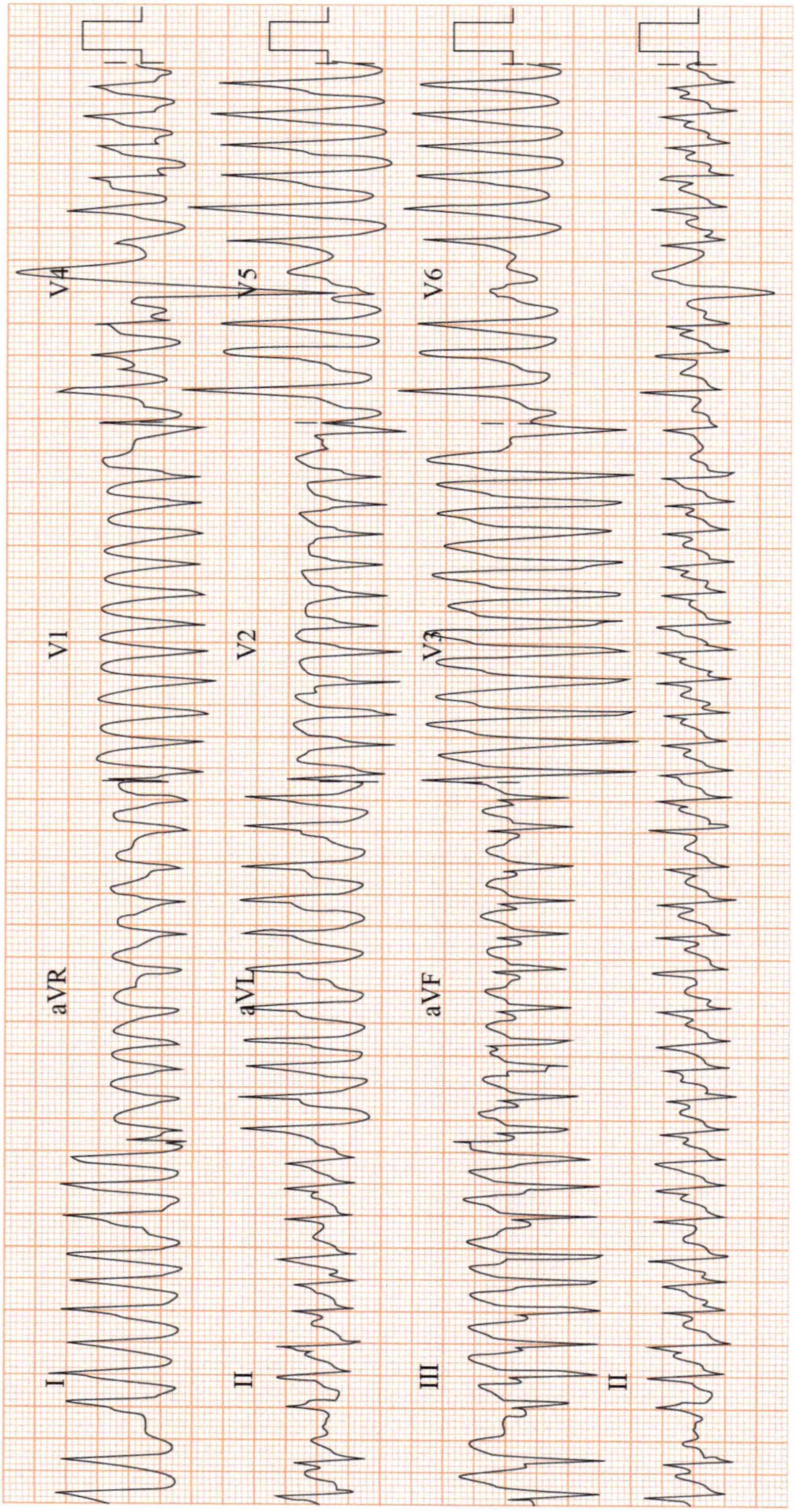

Figura 13.4. Paciente com fibrilação atrial e pré-excitação ventricular.

com vários graus de pré-excitação (Figura 13.4). O mecanismo da fibrilação atrial nesses pacientes não é completamente conhecido, mas, após a ablação por radiofrequência (RF) da via acessória, a maior parte dos pacientes não mais apresenta fibrilação atrial. Alguns autores acreditam que seja decorrente da alteração da repolarização atrial que ocorre na presença da VA. Os pacientes que, durante fibrilação atrial, apresentam intervalo RR pré-excitado menor do que 250 ms têm maior risco de morte súbita. O tratamento durante a crise, em caso de instabilidade hemodinâmica, é a cardioversão elétrica, a qual também pode ser indicada a pacientes estáveis, para a reversão mais rápida da arritmia, principalmente se após infusão de droga não se obtiver reversão da arritmia ou controle da resposta ventricular. Após o controle da crise, a ablação por RF da via anômala é o tratamento de escolha e deve ser realizada o mais brevemente possível. Caso se opte pela utilização de droga antiarrítmica, devem ser utilizadas as que prolonguem o período refratário da VA (Classe IA, IC e III).

Pacientes com VA, mesmo sem histórico de fibrilação atrial, devem ter o risco de MS avaliado. Isto se obtém pela realização de um estudo eletrofisiológico (EEF) – podendo ser percutâneo, em maiores de 5 anos, ou por cardioestimulação transesofágica, em menores de 5 anos. O objetivo do EEF é determinar o período refratário anterógrado da VA. Se for menor que 250 ms, o paciente apresenta maior risco de MS, necessitando de abordagem terapêutica. Em pacientes menores de 5 anos, indica-se o tratamento farmacológico, uma vez que pode se dar a cura espontânea da pré-excitação com o fechamento do tecido fibroso. Já nos maiores de 5 anos, pode-se indicar a ablação da VA por cateter.

Uma consideração eletrocardiográfica interessante na população com anomalia de Ebstein é a de que a ausência de bloqueio de ramo direito (BRD) ao ECG de base, deve levantar alta suspeita de presença de VA, uma vez que mais de 90% de pacientes com Ebstein apresentam BRD em consequência da própria cardiopatia de base. É comum, também, devido ao ventrículo atrializado e à sobrecarga atrial direita com distúrbio da condução intra-atrial, não se evidenciar com nitidez a presença de onda delta, sendo feita a hipótese de presença de pré-excitação única e exclusivamente pela não presença de BRD. Nesta situação, faz-se necessária a investigação da presença de VA, a qual pode ser feita por meio de um estudo eletrofisiológico invasivo ou pela realização de um vetorcardiograma. É importante se ter em mente a possibilidade da presença de VA na população com anomalia de Ebstein, pois o sucesso na ablação por cateter de RF é de apenas 76%, em consequência da dificuldade técnica de se estabilizar o cateter, podendo-se aproveitar o momento da correção cirúrgica da cardiopatia para se realizar a crioablação cirúrgica da VA. Outra ponderação consiste no fato de que, se a técnica de correção cirúrgica for a de Cone, pode se tornar impossível realizar a ablação endocárdica por cateter após a cirurgia, em consequência da exclusão do tecido atrioventricular.

Pelo exposto, vemos a enorme importância que o eletrocardiograma tem na propedêutica e na estratificação de risco de pacientes com pré-excitação ventricular, sendo uma ferramenta que também norteia o melhor tratamento.

Bibliografia

- Ahmad G, Hussein AA, Mesubi O, Tian J, Ferieg H, Elmaaty MA et al. Impact of fluoroscopy unit on the accuracy of a magnet-based electroanatomic mapping and navigation system: an in vitro and in vivo validation study. Pacing Clin Electrophysiol. 2014;37(2):157-63.
- Alboni P, Tomasi C, Menozzi C, Bottoni N, Paparella N, Fucà G et al. Efficacy and safety of out-of hospital self-administered single-dose oral drug treatment in the management of infrequent, well-tolerated paroxysmal supra-ventricular tachycardia. J Am Coll Cardiol. 2001;37(2):548-53.
- Arruda MS, McClelland JH, Wang X, Beckman KJ, Widman LE, Gonzalez MD et al. Development and validation of an ECG algorithm for identifying accessory pathway ablation site in Wolff-Parkinson-White syndrome. J Cardiovasc Electrophysiol. 1998;9(1):2-12.

- Blomström-Lundqvist C, Scheinman MM, Aliot EM, Alpert JS, Calkins H, Camm AJ et al. ACC/AHA/ESC guidelines for the management of patients with supraventricular arrhythmias – executive summary: a report of the American Col-lege of Cardiology/American Heart Association Task Force on Practice Guidelines and the European Society of Car-diology Committee for Practice Guidelines (Writing Committee to Develop Guidelines for the Management of Pa-tients with Supraventricular Arrhythmias). Circulation. 2003;108(15):1871-909.
- Bourier F, Fahrig R, Wang P, Santangeli P, Kurzidim K, Strobel N et al. Accuracy assessment of catheter guidance tech-nology in electrophysiology procedures: a comparison of a new 3D-based fluoroscopy navigation system to current electroanatomic mapping systems. J Cardiovasc Electrophysiol. 2014;25(1):74-83.
- Brugada J, Katritsis DG, Arbelo E, Arribas F, Bax JJ, Blomström-Lundqvist C et al. 2019 ESC Guidelines for the man-agement of patients with supraventricular tachycardia: the Task Force for the management of patients with supra-ventricular tachycardia of the European Society of Cardiology (ESC). Eur Heart J. 2020;41(5):655-720.
- Calkins H, Yong P, Miller JM, Olshansky B, Carlson M, Saul JP et al. Catheter ablation of accessory pathways, atrioven-tricular nodal reentrant tachycardia, and the atrioventricular junction: final results of a prospective, multicenter clin-ical trial. The Atakr Multicenter Investigators Group. Circulation. 1999;99(2):262-70.
- Cappato R, Castelvecchio S, Ricci C, Bianco E, Vitali-Serdoz V, Gnecchi-Ruscone T et al. Clinical efficacy of ivabradine in patients with inappropriate sinus tachycardia: a prospective, randomized, placebo-controlled, double-blind, cross-over evaluation. J Am Coll Cardiol. 2012;60(15):1323-9.
- Cappato R, Schlüter M, Weiss C, Antz M, Koschyk DH, Hofmann T et al. Radiofrequency current catheter ablation of accessory atrioventricular pathways in Ebstein's anomaly. Circulation. 1996;94(3):376-83.
- Chen SA, Chiang CE, Yang CJ, Cheng CC, Wu TJ, Wang SP et al. Sustained atrial tachycardia in adult patients: Elec-trophysiological characteristics, pharmacological response, possible mechanisms, and effects of radiofrequency abla-tion. Circulation. 1994;90(3):1262-78.
- Cosio FG, Martín-Peñato A, Pastor A, Nunez A, Goicolea A. Atypical flutter: a review. Pacing Clin Electrophysiol. 2003;26(11): 2157-69.
- Cossu SF, Steinberg JS. Supraventricular tachyarrhythmias involving the sinus node: clinical and electrophysiologic characteristics. Prog Cardiovasc Dis. 1998;41(1):51-63.
- De Sisti A, Tonet J, Amara W, Raguin D, Aouate P, Gueffaf F et al. Correlations between long-term results after cryo-ablation for atrioventricular nodal reentry tachycardia and a residual jump associated or not with a single echo. Eu-ropace. 2012;14(2):261-6.
- Delaney B, Loy J, Kelly AM. The relative efficacy of adenosine versus verapamil for the treatment of stable paroxysmal supraventricular tachycardia in adults: a meta-analysis. Eur J Emerg Med. 2011;18(3):148-52.
- Feldman A, Voskoboinik A, Kumar S, Spence S, Morton JB, Kistler PM et al. Predictors of acute and long-term success of slow pathway ablation for atrioventricular nodal reentrant tachycardia: a single center series of 1,419 consecutive patients. Pacing Clin Electrophysiol. 2011;34(8):927-33.
- Femenía F, Arce M, Arrieta M, Palazzolo J, Trucco E. Long-term results of slow pathway ablation in patients with atrio-ventricular nodal reentrant tachycardia: simple approach. J Electrocardiol. 2012;45(3):203-8.
- Fu Q, Vangundy TB, Galbreath MM, Shibata S, Jain M, Hastings JL et al. Cardiac origins of the postural orthostatic tachycardia syndrome. J Am Coll Cardiol. 2010;55(25):2858-68.
- González-Torrecilla E, Peinado R, Almendral J, Arenal A, Atienza F, Garcia- Fernandez J. Reappraisal of classical electro-cardiographic criteria in detecting accessory pathways with a strict para-Hisian location. Heart Rhythm. 2013;10(1):16-21.
- Guiraudon GM, Klein GJ, Sharma AD, Jones DL, McLellan DG. Surgery for Wolff-Parkinson-White syndrome: further experience with an epicardial approach. Circulation. 1986;74(3):525-9.
- Gupta S, Figueredo VM. Tachycardia mediated cardiomyopathy: Pathophysiology, mechanisms, clinical features and management. Int J Cardiol. 2014;172(1):40-6.
- Haghjoo M, Bahramali E, Sharifkazemi M, Shahrzad S, Peighambari M. Value of the aVR lead in differential diagnosis of atrioventricular nodal reentrant tachycardia. Europace. 2012;14(11):1624-8.
- Hindricks G, Willems S, Kautzner J, De Chillou C, Wiedemann M, Schepel S et al. Effect of electroanatomically guided versus conventional catheter ablation of typical atrial flutter on the fluoroscopy time and resource use: a prospective randomized multicenter study. J Cardiovasc Electrophysiol 2009;20(7):734-40.
- Hindricks G. The Multicentre European Radiofrequency Survey (MERFS): complications of radiofrequency catheter ablation of arrhythmias: the Multicentre European Radiofrequency Survey (MERFS) Investigators of the Working Group on Arrhythmias of the European Society of Cardiology. Eur Heart J. 1993;14(12):1644-53.

- Iturralde P, Nava S, Sálica G, Medeiros A, Márquez MF, Colin L et al. Electrocardiographic characteristics of patients with Ebstein's anomaly before and after ablation of an accessory atrioventricular pathway. J Cardiovasc Electrophys-iol. 2006;17(12):1332-6.
- JJ. Cryoablation versus radiofrequency ablation for the treatment of atrioventricular nodal reentrant tachycardia: Results of a prospective randomized study. J Interv Card Electrophysiol. 2013;36(1):41-5.
- Katritsis DG, Camm AJ. Atrioventricular nodal reentrant tachycardia. Circulation 2010;122(8):831-40.
- Lorga A, Lorga Filho A, D'Ávila A, Rassi A Jr., De Paola AAV, Pedrosa A et al. Diretrizes para Avaliação e Tratamento de Pacientes com Arritmias Cardíacas. Arq Bras Cardiol. 2002;79(Suppl 5):1-50.
- Macías Gallego A, Díaz-Infante E, García-Bolao I. Spanish Catheter Ablation Registry: 10th Official Report of the Span-ish Society of Cardiology Working Group on Electrophysiology and Arrhythmias. Rev Esp Cardiol. 2011;64(12):1147-53.
- McClelland JH, Wang X, Beckman KJ, Hazlitt HA, Prior MI, Nakagawa H et al. Radiofrequency catheter ablation or right atriofascicular (Mahaim) accessory pathways guided by accessory pathways guided by accessory pathway acti-vation potentials. Circulation. 1994;89(6):2655-66.
- Morady F. Catheter ablation of supraventricular arrhythmias: state of the art. Pacing Clin Electrophysiol. 2004;27(1):125-42.
- Moss JD, Gerstenfeld E, Deo R, Hutchinson MD, Callans DJ, Marchlinski FE et al. ECG criteria for accurate localization of left anterolateral and posterolateral accessory pathways. Pacing Clin Electrophysiol. 2012;35(12):1444-50.
- Nath S, Redick JA, Whayne JG, Haines DE. Ultrastructural observations in the myocardium beyond the region of acute coagulation necrosis following radiofrequency catheter ablation. J Cardiovasc Electrophysiol 1994;5(10):838-45.
- Olshansky B, Sullivan RM. Inappropriate sinus tachycardia. J Am Coll Cardiol. 2013;61(8):793-801.
- Orejarena LA, Vidaillet H Jr, DeStefano F, Nordstrom DL, Vierkant RA, Smith PN et al. Paroxysmal supraventricular tachycardia in the general population. J Am Coll Cardiol. 1998;31(1):150-7.
- Page RL, Joglar JA, Caldwell MA, Calkins H, Conti JB, Deal BJ et al. 2015 ACC/AHA/HRS Guideline for the Manage-ment of Adult Patients With Supraventricular Tachycardia: Executive Summary: A Report of the American College of Cardiology/American Heart Association Task Force on Clinical Practice Guidelines and the Heart Rhythm Socie-ty. J Am Coll Cardiol. 2016;67(13):1575-623.
- Payne L, Zeigler VL, Gillette PC. Acute cardiac arrhythmias following surgery for congenital heart disease: mechanisms, diagnostic tools, and management. Crit Care Nurs Clin North Am. 2011;23(2):255-72.
- Pisani CF, Melo SL, Hardy C, Darrieux F, Hachul D, Sacilotto L et al. Características clínicas, sucesso e complicações de pacientes submetidos à ablação de via acessória (Wolff-Parkinson-White) em serviço universitário: análise de 1 755 procedimentos. São Paulo: SOCESP; 2014.
- Raj SR, Black BK, Biaggioni I, Paranjape SY, Ramirez M, Dupont WD et al. Propranolol decreases tachycardia and im-proves symptoms in the postural tachycardia syndrome: less is more. Circulation. 2009;120(9):725-34.
- Raj SR. Postural Tachycardia Syndrome (POTS). Circulation. 2013;127(23):2336-42.
- Rodriguez-Entem FJ, Expósito V, Gonzalez-Enriquez S, Olallo-Antolin
- Rubenstein JC, Freher M, Kadish A, Goldberger JJ. Diurnal heart rate patterns in inappropriate sinus tachycardia. Pacing Clin Electrophysiol. 2010;33(8):911-9.
- Scheinman MM. NASPE survey on catheter ablation. Pacing Clin Electrophysiol. 1995;18(8):1474-78.
- Selvaraj R, Ananthakrishnapillai A, Sadasivam R, Balachander J. "Pseudo PJRT": fast-slow AV nodal reentrant tachycardia presenting with tachycardia-induced cardiomyopathy. Pacing Clin Electrophysiol. 2013;36(1):e4-6.
- Silva JP, Baumgratz JF, Fonseca L, Franchi SM, Lopes LM, Tavares GMP et al. The cone reconstruction of the tricuspid valve in Ebstein's anomaly. The operation: ear-ly and midterm results. J Thorac Cardiovasc Surg. 2007;133(1):215-23.
- Skanes AC, Yee R, Krahn AD, Klein GJ. Cryoablation of atrial arrhythmias. Card Electrophysiol Rev. 2002;6:383-8.
- Smith GD, Dyson K, Taylor D, Morgans A, Cantwell K. Effectiveness of the Valsalva Manoeuvre for reversion of supra-ventricular tachycardia. Cochrane Database Syst Ver. 2013;2013(3):CD009502.
- Sosa E, Scanavacca M, D'Avila A, Pilleggi F. A new technique to perform epicardial mapping in the electrophysiology laboratory. J Cardiovasc Electrophysiol. 1996;7(6):531-6.
- Stec S, Śledź J, Mazij M, Raś M, Ludwik B, Chrabąszcz M et al. Feasibility of implementation of a "simplified, no-x-ray, no-lead apron, two-catheter approach" for ablation of supraventricular arrhythmias in children and adults. J Cardio-vasc Electrophysiol. 2014;25(8):866-74.

- Wang NC. Dual atrioventricular nodal nonreentrant tachycardia: a systematic review. Pacing Clin Electrophysiol 2011;34(12):1671-81.
- Wellens HJJ. 25 years of insights into the mechanisms of supraventricular arrhythmias. Pacing Clin Electrophysiol. 2003;26(9):1916-22.

CAPÍTULO 14

Avaliação Eletrocardiológica da Síncope

▪ Paola Pretti Nunes Ferreira Falcochio
▪ Denise Tessariol Hachul ▪ Márya Pagotti

Introdução

Síncope é definida como evento de perda transitória da consciência decorrente de hipoperfusão cerebral e se caracteriza por ter início rápido, curta duração e recuperação espontânea completa.[1] As características clínicas dos episódios de perda transitória da consciência por hipoperfusão cerebral são compartilhadas por outras doenças, das quais a síncope verdadeira deve ser diferenciada, como crises convulsivas e epilepsias, eventos cerebrovasculares ou causas traumáticas de perda da consciência.

Episódios de síncope são mais frequentes em pacientes jovens (10 anos a 30 anos), tornando-se raros nos adultos com idade média de 40 anos e voltando a ficar frequentes a partir dos 65 anos de idade.[2]

A perda transitória da consciência é uma ocorrência comum na prática clínica, motivando de 3% a 5% dos atendimentos em unidades de emergência nos Estados Unidos.[3,4] Episódios de síncope podem ocorrer tanto em pacientes com coração estruturalmente normal, nos quais a incidência desse sintoma é de aproximadamente 6,2 eventos por 1.000 pacientes/ano, quanto nos portadores de cardiopatia, nos quais essa incidência pode chegar a 10,6 eventos por 1.000 pacientes/ano.[5]

Uma análise derivada do estudo Framingham, publicada em 2002, concluiu que pacientes com síncope tiveram aumento de 31% na mortalidade, dobrando-se esse risco nos eventos de síncope cardíaca. Uma curva de Kaplan-Meier foi elaborada para ilustrar a evolução desses pacientes e, a partir dela, foi possível observar que os indivíduos com síncope reflexa apresentaram sobrevida livre de eventos semelhante à população sem histórico de síncope, enquanto os pacientes diagnosticados com síncope de origem cardíaca tiveram mortalidade significativamente maior.[5]

Apesar dos esforços diagnósticos, até 30% dos episódios de síncope podem ficar sem causa definida e o custo da realização dessa investigação em regime hospitalar pode onerar o sistema de saúde.[1,3,4] Por esse motivo, diferentes estudos foram desenvolvidos buscando caracterizar quais seriam os indivíduos sob maior risco de evolução desfavorável, que poderiam, de fato, se beneficiar de investigação diagnóstica em regime de internação hospitalar após um evento de síncope.

Classificação

A classificação mais utilizada para os episódios de síncope se baseia no mecanismo fisiopatológico que provoca a alteração de perfusão cerebral. Os três principais mecanismos descritos são:

- Síncope reflexa (ou neuromediada): é o mecanismo mais frequente, observado em dois terços dos pacientes com síncope.[2] Nessa categoria estão incluídas as síncopes vasovagais, as síncopes situacionais ou as síncopes por hipersensibilidade do seio carotídeo.

- Síncope por hipotensão ortostática: observada nas disautonomias primária ou secundária e devida à hipovolemia ou ao efeito de drogas.
- Síncope cardíaca: de origem arrítmica (segunda principal causa de síncope),[2] por taquicardia ou bradicardia, ou secundária a alguma cardiopatia estrutural, como estenose aórtica, cardiomiopatia hipertrófica obstrutiva, mixoma atrial etc.

Síncopes de origem reflexa geralmente ocorrem em ortostase e são precedidas por sintomas prodrômicos, como mal-estar, turvação visual, sudorese, entre outros. Esses eventos duram poucos segundos e, ao despertar, o paciente não apresenta déficit neurológico ou alteração do nível de consciência.

Os eventos de síncope cardíaca têm algumas características peculiares, pois podem ocorrer com o paciente em qualquer situação, inclusive durante esforço físico e em posição supina, e não necessariamente apresentam sintomas prodrômicos. Pródromos como palpitação, falta de ar ou dor torácica podem ser relatados nos pacientes com síncope cardíaca.

Avaliação diagnóstica

O paciente com síncope deve ser avaliado com intuito de estratificar o risco de eventos adversos, morte e recorrência do quadro, assim como para orientação de tratamento médico adequado à causa da síncope.

A avaliação inicial do paciente deve contemplar história clínica detalhada, buscando esclarecer: o contexto em que ocorreu a perda da consciência, a presença ou não de sintomas prodrômicos, a ocorrência de algum tipo de lesão corporal em decorrência da síncope, assim como de efeitos comemorativos, como liberação esfincteriana, movimentos corporais involuntários, duração da perda da consciência e comportamento do paciente ao despertar.

É parte essencial da anamnese o questionamento a respeito de outras comorbidades do indivíduo, assim como do uso de medicações ou substâncias e de antecedentes familiares de morte súbita, especialmente em indivíduos jovens.

Além da história clínica, deve-se realizar exame físico minucioso, com atenção especial à presença de sopros cardíacos ou em territórios vasculares (carótidas) e irregularidade no ritmo cardíaco. A medida da pressão arterial deve ser feita com paciente deitado ou sentado e em ortostase, a fim de investigar a presença de hipotensão ortostática, que é definida pela queda da pressão arterial sistólica superior a 20 mmHg ou da pressão diastólica superior a 10 mmHg com a mudança de postura.[1]

Para avaliação do paciente que se apresenta ao pronto-socorro com histórico de síncope, diferentes escores de risco para eventos adversos foram validados. Esses sistemas de pontuação avaliaram risco de desfechos desfavoráveis durante os primeiros sete dias após o evento, no caso do escore de San Francisco,[6] após um mês, no caso do estudo ROSE,[7] e até um ano, no caso do escore OESIL (Quadro 14.1).[8] Estima-se que a utilização rotineira dessas ferramentas nas unidades de pronto atendimento poderia evitar 136 000 admissões e economizar 734 milhões de dólares por ano.[7]

Dada a potencial complexidade de um episódio de síncope, a decisão pela realização ou não de exames complementares, seja em ambiente hospitalar, seja em ambiente ambulatorial, deve levar em conta a frequência e a gravidade dos eventos, assim como a presença de cardiopatia e outros achados clínicos.

A disponibilidade de médicos experientes em unidades de síncope vinculadas aos serviços de emergência garante investigação complementar ordenada e seguimento adequado dos pacientes que buscam atendimento por essa queixa. A sistematização alcançada nessas unidades se provou custo-efetiva, com melhor rendimento diagnóstico, menor número de internações e menor tempo de permanência hospitalar dos pacientes internados por síncope, sem aumento na mortalidade geral ou na recorrência da síncope.[9]

Diferentes publicações embasam o uso dos métodos de investigação complementar na síncope. A seguir, detalharemos a utilidade dos métodos de investigação eletrocardiográfica disponíveis para a investigação desse sintoma.

Quadro 14.1. Escores de avaliação de risco em pacientes com síncope

Escore	Desfecho	Parâmetros avaliados	Pontuação	Resultados
San Francisco[6]	Eventos graves em 7 dias	1. ECG anormal 2. História de insuficiência cardíaca 3. Hematócrito < 30% 4. Dispneia 5. Pressão arterial sistólica < 90 mmHg	0-5 (1 ponto por item)	0 pontos: risco ausente > 1 ponto: risco presente
ROSE[7]	Eventos graves ou mortalidade total em 1 mês	1. BNP > 300 pg/ml 2. Bradicardia (FC < 50 bpm) 3. Toque retal com presença de sangue oculto (quando houver suspeita de sangramento digestivo) 4. Anemia (Hb < 90 g/L) 5. Dor torácica concomitante a síncope 6. ECG com onda Q (exceto na derivação DIII) 7. Saturação de oxigênio < 94% em ar ambiente	0-7 (1 ponto por item)	0 pontos: baixo risco > 1 ponto: alto risco
OESIL[8]	Mortalidade total em 1 ano	1. ECG anormal 2. História de doença cardiovascular 3. Síncope sem pródromos 4. Idade > 65 anos	0-4 (1 ponto por item)	0 pontos: 0% 1 ponto: 0,6% 2 pontos: 14% 3 pontos: 29% 4 pontos: 53%

ECG: eletrocardiograma; BNP: peptídeo natriurético cerebral; FC: frequência cardíaca; Hb: hemoglobina.

Fonte: Elaborado pelos autores.

Eletrocardiograma

Trata-se de método diagnóstico antigo, porém extensamente validado, de baixo custo, amplamente disponível e de alta reprodutibilidade.

Apesar da baixa complexidade, o eletrocardiograma (ECG) fornece informações que podem dispensar avaliação diagnóstica adicional, como nos casos de pacientes com padrões típicos de doenças potencialmente causadoras de síncope de origem cardíaca: pré-excitação ventricular (Figura 14.1), padrão de síndrome de Brugada tipo I (Figura 14.2), onda épsilon da cardiopatia arritmogênica do ventrículo direito, alterações do intervalo QT observadas nas síndromes de QT Longo ou QT Curto e miocardiopatia hipertrófica (Figura 14.3).

É importante que se tenha em mente que mesmo alterações discretas ou corriqueiras do ECG devem ser valorizadas no contexto da síncope, como a presença de extrassístoles (Figura 14.4), repolarização precoce, bradicardia sinusal, bloqueios de ramo ou distúrbios de condução intraventricular, bloqueios atrioventriculares e alterações da repolarização ventricular (Figura 14.5), além das arritmias, como a fibrilação atrial.

A definição de alteração eletrocardiográfica foi variável nos diferentes estudos. O escore de San Francisco define ECG alterado como qualquer achado de ritmo não sinusal ou qualquer alteração dinâmica do eletrocardiograma.[6] Já o escore OESIL especificou que alterações ao ECG deveriam ser consideradas: alterações de ritmo, alterações da condução atrioventricular ou intraventricular, sobrecarga ventricular direita ou esquerda, desvio do eixo do complexo QRS para a esquerda, infarto antigo ou alterações do segmento ST e da onda T possivelmente relacionadas à isquemia miocárdica.[8] No entanto, virtualmente, qualquer alteração eletrocardiográfica pode ser indicativa de doença subjacente e deve ser valorizada.

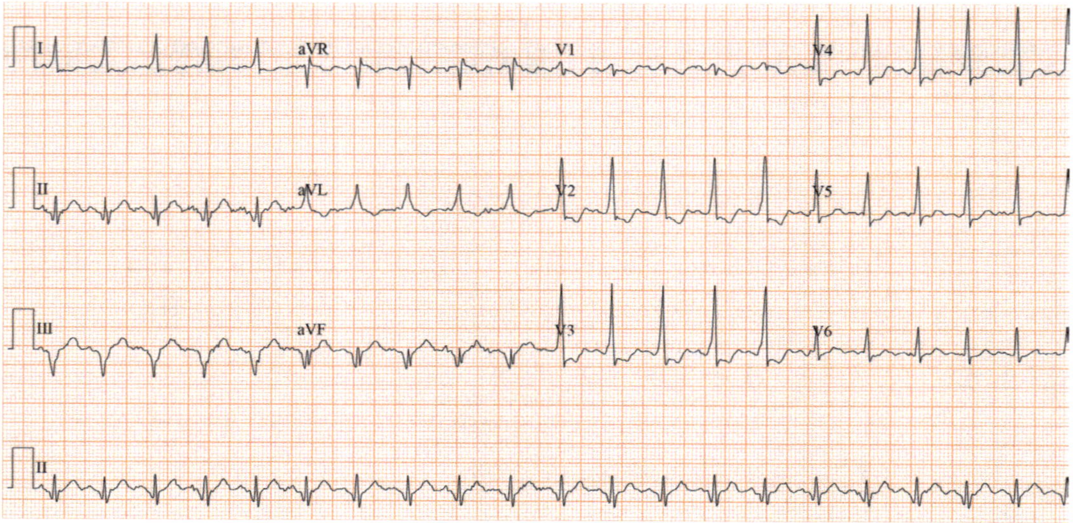

Figura 14.1. Eletrocardiograma com pré-excitação ventricular.
Fonte: Acervo pessoal.

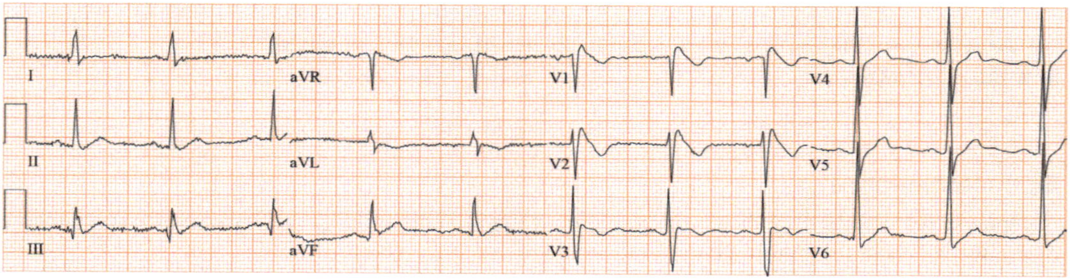

Figura 14.2. Eletrocardiograma com padrão de síndrome de Brugada tipo I.
Fonte: Acervo pessoal.

Tilt test

O *tilt test*, também chamado de teste de inclinação ortostática, realiza, simultaneamente, monitorização hemodinâmica e do ECG, possibilitando observar o comportamento da pressão arterial e da frequência cardíaca com mudança passiva do indivíduo da posição supino para a ortostase.

Esse exame é descrito em maiores detalhes em um capítulo específico deste livro.

Holter

O Holter é um dispositivo externo que, fixado ao corpo do paciente, armazena de forma contínua o ECG do paciente por períodos que variam de 24h até 72h.

A acurácia diagnóstica do Holter no contexto da síncope é baixa e varia conforme a população estudada. Esse método pode estabelecer correlação entre sintomas (síncope ou pré-síncope) e eventos arrítmicos graves em até 6% da população geral, podendo chegar a 12% no grupo de pacientes com síncope de alto risco – portadores de cardiopatia estrutural ou com alguma alteração no ECG.[10,11]Por ser um registro dinâmico e de duração relativamente longa, o Holter nos permite

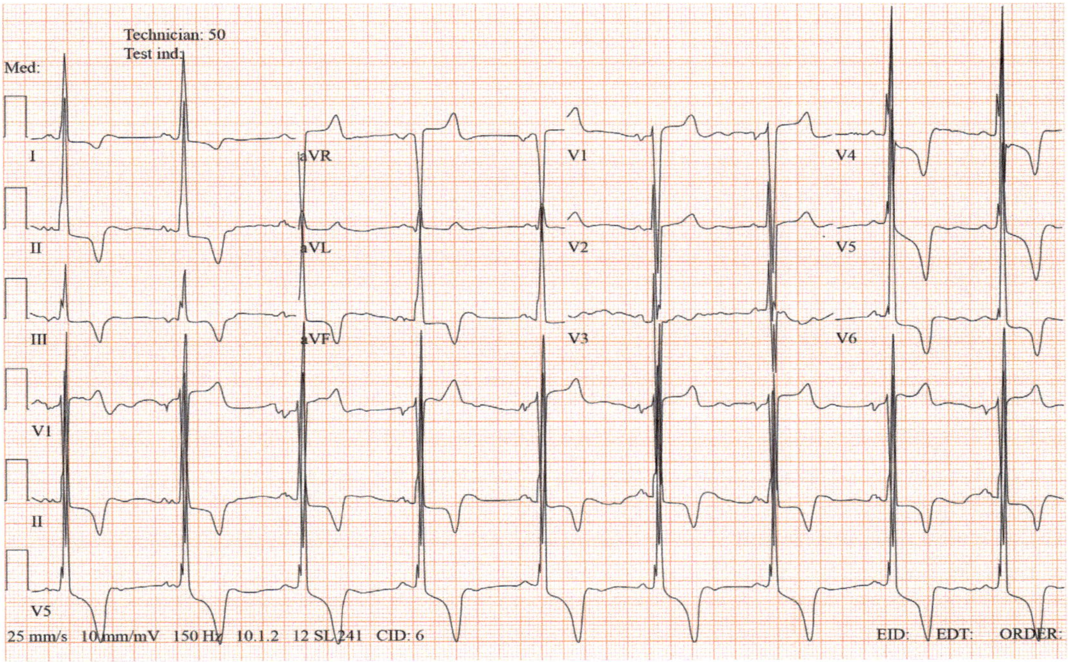

Figura 14.3. Eletrocardiograma com sobrecarga ventricular esquerda em paciente portador de miocardiopatia hipertrófica.

Fonte: Acervo pessoal.

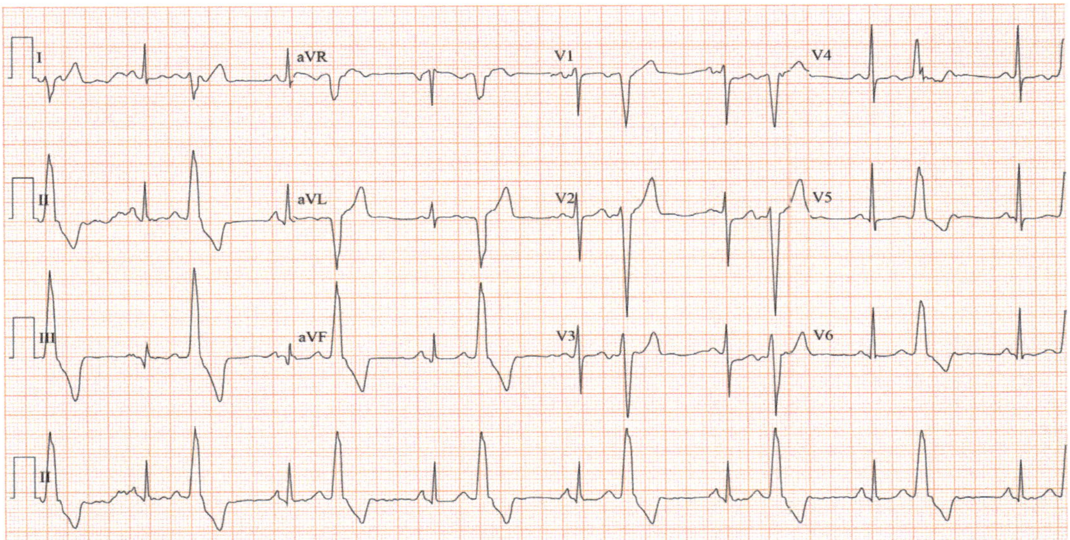

Figura 14.4. Eletrocardiograma com extrassístoles ventriculares bigeminadas.

Fonte: Acervo pessoal.

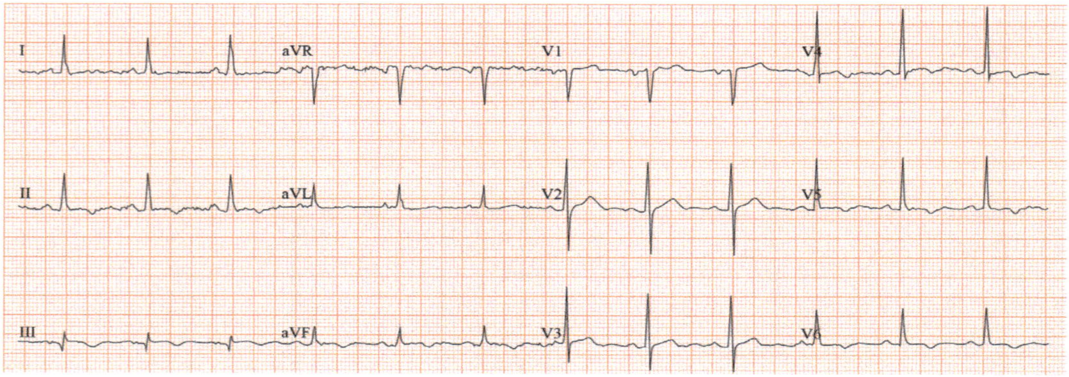

Figura 14.5. Eletrocardiograma com alteração difusa da repolarização ventricular.
Fonte: Acervo pessoal.

avaliar o comportamento do ritmo e do sistema de condução cardíaco nos períodos de maior atividade simpática do indivíduo, como durante esforço físico, e nos de maior vagotonia, como após as refeições ou durante o sono.

Para a investigação da síncope de origem indeterminada, na indisponibilidade de métodos de monitorização mais duradoura – como o monitor de eventos externo ou implantável, o Holter é uma opção viável, podendo alcançar sensibilidade de 73% e especificidade de 86% na detecção de eventos arrítmicos em pacientes com síncope, desde que realizado de forma contínua por 72h.[12]Para o Holter, assim como para os outros métodos de monitorização dinâmica do ECG, devemos nos assegurar de que o sintoma apresentado tenha ocorrido simultaneamente à alteração do ritmo cardíaco observado. Alguns achados são relativamente frequentes nesses métodos e nem sempre justificam a queixa do paciente, como pausas superiores a três segundos durante o sono, episódios de bloqueio atrioventricular do primeiro grau ou do segundo grau tipo Mobitz I etc.

Algumas alterações que podemos identificar no Holter de pacientes com síncope são bloqueio atrioventricular do segundo grau tipo Mobitz II (Figura 14.6), pausas prolongadas (Figuras 14.7 e 14.8), disfunções de dispositivos cardíacos implantáveis (Figuras 14.9 e 14.10) e macroalternância de onda T, presente em pacientes com síndrome do QT Longo (Figura 14.11).

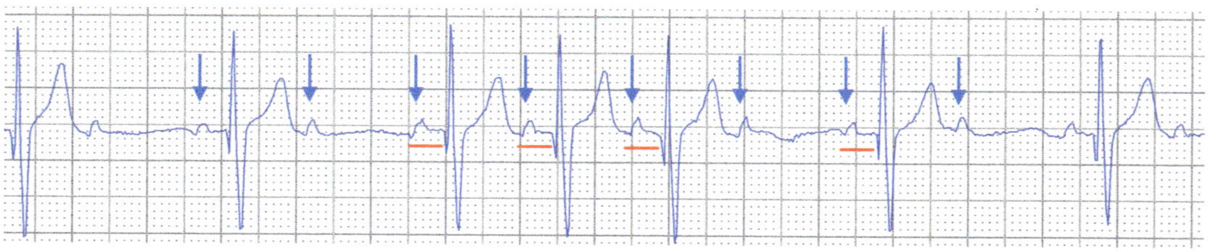

Figura 14.6. Traçado de Holter evidenciando bloqueio atrioventricular do segundo grau tipo Mobitz II. As setas azuis sinalizam as ondas P. Os intervalos PR não se modificam durante o período registrado (linhas vermelhas).
Fonte: Acervo pessoal.

A

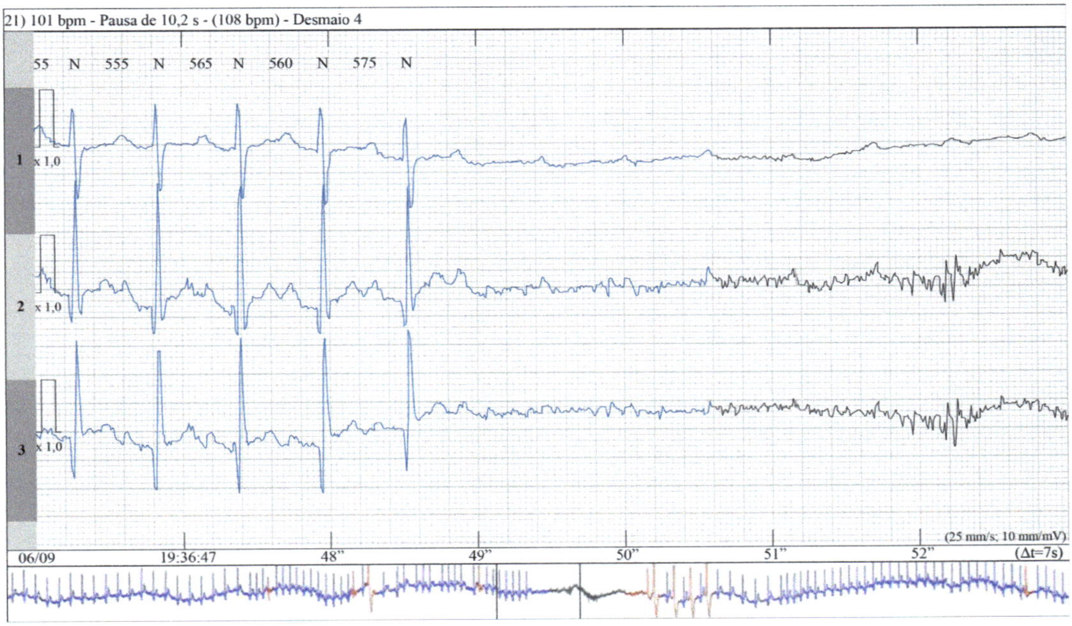

B

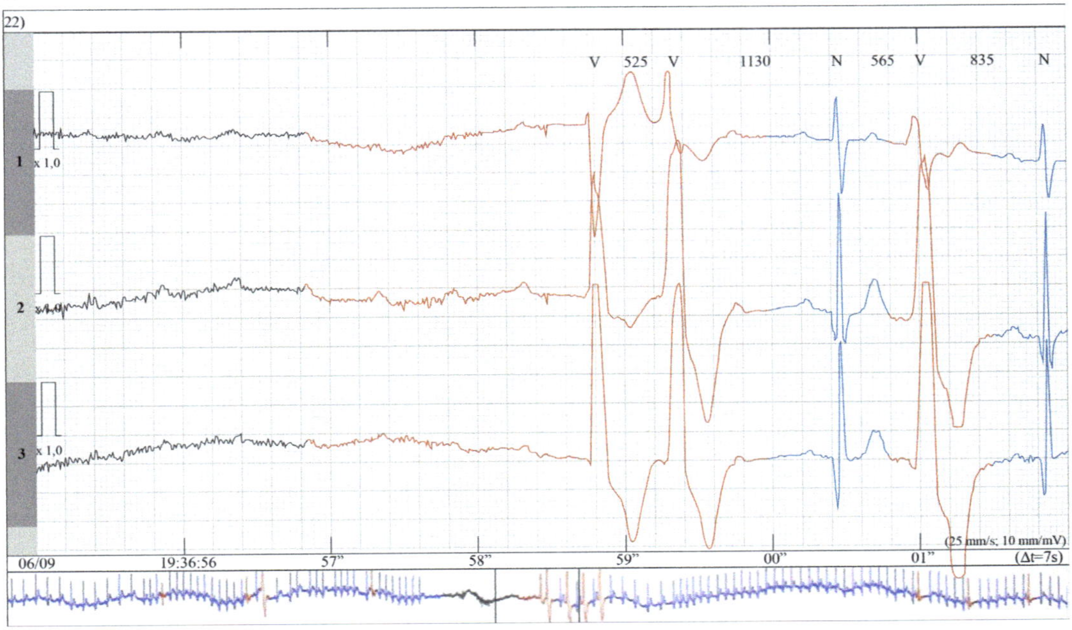

Figura 14.7. Traçado de Holter evidenciando bloqueio atrioventricular avançado, que determinou pausa de 10,4 s em paciente com síncope.

Fonte: Acervo pessoal.

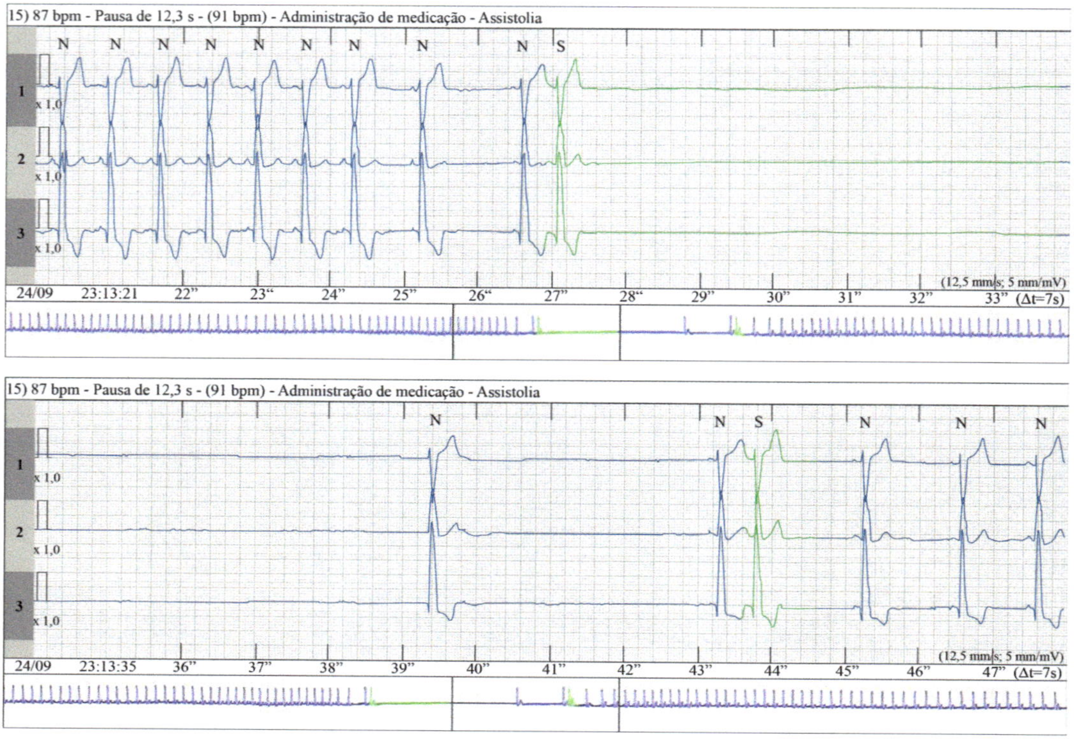

Figura 14.8. Traçado de Holter evidenciando pausa sinusal de 12 s.

Fonte: Acervo pessoal.

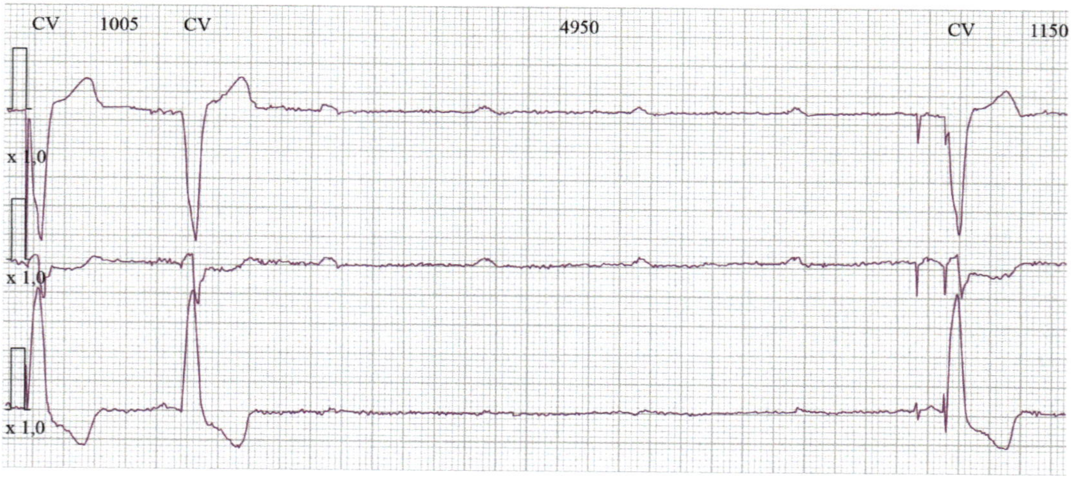

Figura 14.9. Traçado de Holter evidenciando assistolia de 4,9 s decorrente de sensibilidade excessiva do eletrodo ventricular de marca-passo cardíaco operando em DDD.

Fonte: Acervo pessoal.

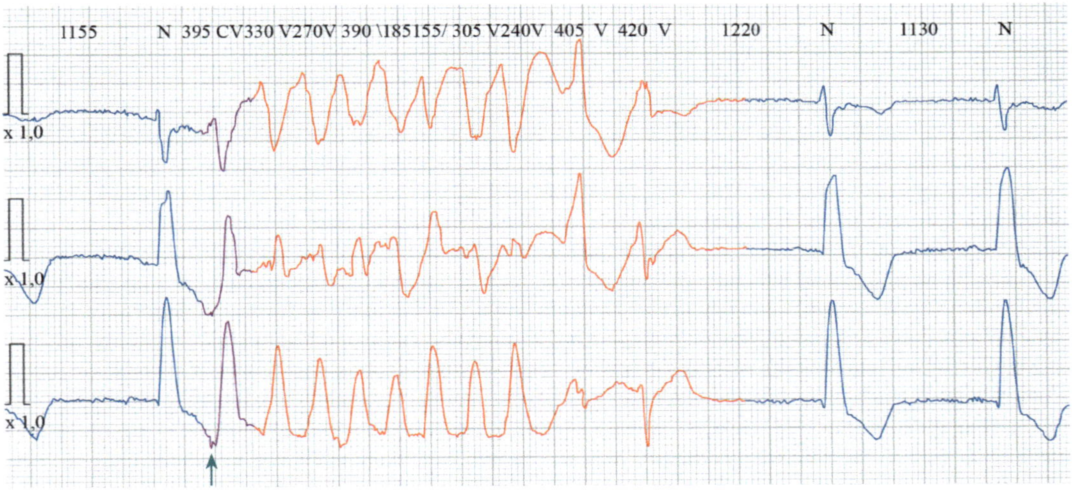

Figura 14.10. Traçado de Holter que registrou taquicardia ventricular polimórfica após emissão de espícula ventricular do marca-passo (seta) sobre a onda T.

Fonte: Acervo pessoal.

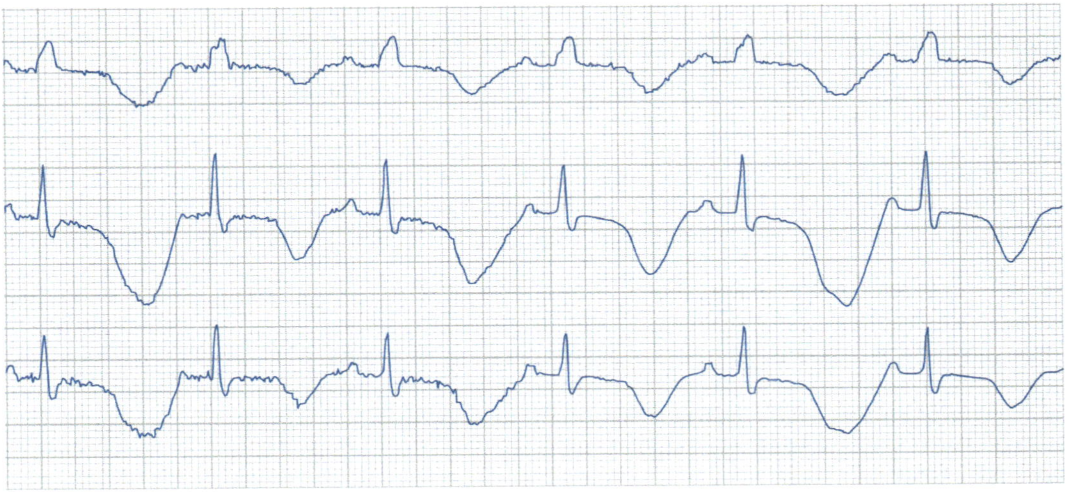

Figura 14.11. Traçado de Holter de paciente portador de síndrome do QT Longo congênita com macroalternância da onda T e intervalo QT prolongado.

Fonte: Acervo pessoal.

Monitor de eventos externos (*Loop recorder*)

Esse exame utiliza um gravador com memória circular para monitorização eletrocardiográfica contínua por períodos prolongados, variando de 7 dias a 30 dias, o que o torna mais atrativo na investigação de sintomas esporádicos, como pode ser o caso em pacientes com síncope.

O monitor de eventos externo requer participação ativa do paciente, uma vez que o sinal eletrocardiográfico só é armazenado na memória do aparelho a partir do acionamento do gravador. A duração de cada registro de eletrocardiograma feito pelo *loop recorder* é programável, sendo rotineiro que o registro dure desde alguns minutos antes de o paciente acionar o botão até alguns minutos após o acionamento. Essa função do monitor de eventos externo aumenta sua acurácia diagnóstica, especialmente nos casos de síncope com pródromo curto ou sem pródromo, em que os pacientes só conseguem acionar o gravador após a recuperação da consciência.

Alguns equipamentos mais modernos são equipados com algoritmos de detecção de arritmias e função de *auto-trigger* para armazenamento de eventos potencialmente significativos para os quais o paciente não conseguir acionar ativamente o botão de sintomas. Essa capacidade incrementou a acurácia diagnóstica do *loop recorder* na investigação de síncope, chegando a 30%.[13]

Locati *et al.* publicaram, em 2016, os achados de registros de monitor de eventos externo em 110 pacientes com suspeita de síncope cardíaca. Os indivíduos foram monitorizados por período médio de 23 dias e o rendimento diagnóstico do *loop recorder* foi de 13,2% após uma semana de monitorização, 19,1% após duas semanas e 29,4% após quatro semanas. Os resultados foram ainda melhores nos pacientes que iniciaram a monitorização nos primeiros 15 dias após a síncope, com rendimento de 33,0%, contra 15,6% para o grupo de indivíduos que foi monitorizado 15 dias após o episódio sincopal.[14]

Apesar de o monitor de eventos externo ser mais caro e menos disponível que o Holter, o fato de ser um exame não invasivo, somado à sua alta capacidade diagnóstica nos pacientes com síncope de origem possivelmente cardíaca, o torna um método de monitorização inicial atrativo, podendo-se reservar o uso dos monitores de eventos implantáveis para os pacientes que não tiverem diagnóstico elucidado após quatro semanas de monitorização externa.[14]As limitações do método relacionadas ao paciente incluem a falta de tolerância e má aderência, seja por falha em acionar o botão ou por não usar constantemente o aparelho.

Monitor de eventos implantável (*Loop recorder* implantável)

Esse dispositivo requer procedimento minimamente invasivo para que seja implantado no tecido subcutâneo do paciente. Seu tempo de uso é limitado pela duração da bateria, podendo chegar a três anos.

É pouco disponível no Brasil, devido a seu elevado custo, mas foi extensamente estudado e apresenta bom rendimento diagnóstico na detecção de arritmias e no diagnóstico da síncope de origem indeterminada, tendo seu uso recomendado pelas últimas diretrizes internacionais publicadas sobre síncope.[1,15]

No estudo PICTURE, o monitor de eventos implantável foi utilizado em 570 pacientes com síncope de origem indeterminada. O seguimento variou de um a três anos e os dados adquiridos pelo dispositivo durante o evento sincopal contribuíram diretamente para o diagnóstico em 78% dos pacientes, sendo 75% de eventos de síncope cardíaca. Outro achado interessante do estudo foi o de que períodos de monitorização mais longos tiveram maior sucesso na detecção de novos eventos sincopais, pois 19% dos pacientes tiveram a primeira recorrência após três meses do implante e 36% deles só tiveram síncope após 12 meses de seguimento.[16]

Esde aparelho pode ser acionado pelo paciente ou por alguém que testemunhe a síncope, para que seja armazenado o traçado eletrocardiográfico do evento, e também possui algoritmos para detecção automática de eventos arrítmicos.

Wearables

Os *wearables* são dispositivos vestíveis que estão disponíveis comercialmente de diversas formas, como nos *smartwatches*, nos monitores de frequência e ritmo cardíaco ou em dispositivos acoplados a *smartphones* que utilizam pequenas placas com eletrodos integrados que podem ser seguradas com as mãos para registrar um traçado eletrocardiográfico e transmiti-lo. Essa tecnologia tem se tornando cada vez mais comum e pode ser útil no diagnóstico de diferentes arritmias. Os equipamentos podem usar sensores ópticos integrados ou fotopletismografia para medir a frequência cardíaca e a regularidade do ritmo cardíaco, utilizando uma única derivação de eletrocardiograma com transmissão em tempo real.

Podem ser úteis para uma monitorização mais prolongada, mas dependem do acionamento do paciente para gravação.

O uso desses equipamentos foi mais rápido e auxiliou em mais diagnósticos de pacientes com queixa de palpitação ou pré-síncope quando comparado ao atendimento padrão, no qual o paciente procura serviço médico de pronto atendimento quando apresenta algum sintoma.[19]

No contexto da síncope, o diagnóstico etiológico dos eventos de origem cardíaca demanda que seja obtido registo eletrocardiográfico simultâneo ao evento. Para que isso seja feito, faz-se necessário que o paciente ative o gravador imediatamente antes ou após a síncope, no caso dos monitores de eventos tipo *loop recorders*. Como a tecnologia de gravação em alça ainda não foi incorporada aos dispositivos vestíveis, sua utilidade na investigação de quadros de síncope ainda é limitada.[20]

Na Figura 14.12, encontra-se o registro obtido por aparelho vestível de paciente avaliado por queixa de pré-síncope, para a qual outros métodos diagnósticos não haviam sido esclarecedores.

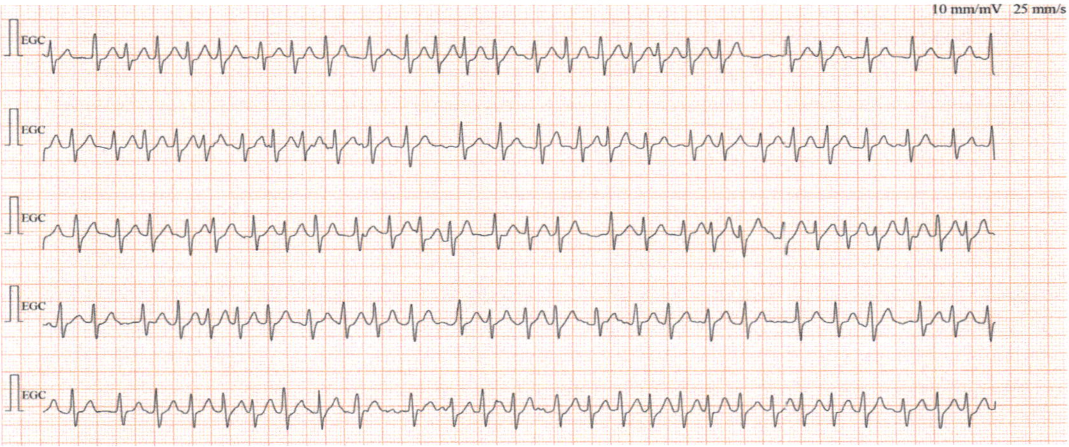

Figura 14.12. Registro obtido por dispositivo vestível mostrando fibrilação atrial paroxística com alta resposta ventricular em paciente com queixa de pré-síncope.

Fonte: Acervo pessoal.

Considerações finais

Nas mais diversas situações, seja no pronto atendimento, seja em nível ambulatorial, a anamnese e o exame físico podem não ser suficientes para o diagnóstico etiológico e fisiopatológico dos episódios de síncope.

As causas de síncope variam desde as mais benignas e de tratamento potencialmente simples – como a síncope neurocardiogênica – até casos mais graves, que demandam internação e tratamento imediatos – como nos casos de taquiarritmias sustentadas ou bloqueios atrioventriculares avançados.

Diante desse cenário, cabe ao médico lançar mão de ferramentas diagnósticas adequadas à queixa do paciente, evitando custos desnecessários ou retardo diagnóstico de causas potencialmente fatais de síncope.

Os Quadros 14.2 e 14.3 resumem as características principais de cada ferramanta diagnóstica, com vantagens e limitações, além de apresentarem as indicações dos principais exames complementares utilizados para investigação da síncope.

Quadro 14.2. Características das principais ferramentas diagnósticas utilizadas na investigação da síncope

Dispositivo de monitorização	Duração	Vantagens	Limitações	Seleção de pacientes
Holter	24h-72h	• Capacidade de gravar continuamente 3 a 12 derivações simultâneas, com variedade de sinais durante atividades cotidianas	• Falta de aderência no registro de sintomas e atividades • Frequente descolamento de eletrodos • Falta de análise em tempo real • Qualidade do sinal prejudicada por artefatos de aderência à pele • Baixa aceitação do paciente, pela presença de fios	• Sintomas frequentes
Loop recorder	2-6 semanas	• Grava apenas trechos de ECG selecionados, de duração fixa, marcados como eventos ou acionados pelo paciente • Alarme após detecção de evento	• Derivação única • Incapacidade de realizar gravação contínua • Necessidade de usar os eletrodos continuamente	• Sintomas frequentes, síncope com pródromos e probabilidade de recorrência em 2-6 semanas
Monitor de eventos implantável	2-3 anos	• Melhor acurácia na detecção de arritmias • Monitorização prolongada • Boa aceitação do paciente	• Necessidade de procedimento cirúrgico • Elevado custo inicial	• Síncope recorrente, pouco frequente, inexplicada após avaliação inicial não diagnóstica em pacientes com ou sem doença cardíaca estrutural
Adesivos	2-14 dias	• Gravação prolongada • Excelente aceitação do paciente	• Sinal de ECG com artefatos devido a variados tipos de corpo	• Alternativa para o *loop recorder*
Telemetria cardíaca móvel	30 dias	• Transmissão contínua dos dados em tempo real para profissionais de saúde • Alarme imediato após identificação de um evento, sem precisar de interação do paciente ou acionamento manual	• Requer troca diária de eletrodos • Têm baixa aderência do paciente quando usado por muito tempo • Alto custo	• Pacientes de alto risco, que necessitam de monitoramento em tempo real

Fonte: Al-Khatib SM, William GS, Ackerman MJ, Bryant WJ, Callans DJ, Curtis AB *et al.* 2017 AHA/ACC/HRS Guideline for Management of Patients With Ventricular Arrhythmias and the Prevention of Sudden Cardiac Death: A Report of the American College of Cardiology/American Heart Association Task Force on Clinical Practice Guidelines and the Heart Rhythm Society. J Am Coll Cardiol. 2018;72(14):e91-e220.

Quadro 14.3. Resumo da indicação dos principais exames complementares utilizados na investigação da sícope

Indicações dos Métodos de Avaliação de Pacientes com Síncope	Nível	Classe
A monitorização imediata no hospital é indicada em pacientes de alto risco	I	C
Holter deve ser considerado em pacientes com síncope frequente ou pré-síncope (≥ 1 episódio por semana)	IIa	B
Loop recorders devem ser considerados na fase precoce, após o evento agudo, em pacientes com sintomas ≤ 4 semanas	IIa	B
Monitor de eventos implantável é indicado na fase precoce da avaliação de pacientes com síncope recorrente de etiologia indeterminada, na ausência de critérios de alto risco e com alta probabilidade de recorrência durante a vida útil da bateria	I	A
Monitor de eventos implantável é indicado para pacientes de alto risco nos quais a avaliação criteriosa não demonstrou a causa da síncope ou levou a um tratamento específico e que não apresentem indicações convencionais para implante de cardiodesfibrilador como profilaxia primária ou para marca-passo	I	A
Monitor de eventos implantável deve ser considerado em pacientes com suspeita ou certeza de síncope reflexa com episódios sincopais frequentes ou graves	IIa	B
Monitor de eventos implantável pode ser considerado nos pacientes com suspeita de epilepsia nos quais o tratamento se tenha provado ineficaz	IIb	B
Monitor de eventos implantável pode ser considerado em pacientes com quedas inexplicáveis	IIb	B

Fonte: Adaptado de Brignole M, Moya A, de Lange FJ, Deharo J-C, Elliott PM, Fanciulli A *et al.* 2018 ESC Guidelines for the diagnosis and management of syncope. Eur Heart J. 2018;39(21):1883-948.

Referências

1. Brignole M, Moya A, de Lange FJ, Deharo J-C, Elliott PM, Fanciulli A et al. 2018 ESC Guidelines for the diagnosis and management of syncope. Eur Heart J. 2018;39(21):1883-948.
2. Brignole M, Hamdan MH. New Concepts in the Assessment of Syncope. J Am Coll Cardiol. 2012;59(18):1583-91.
3. Day SC, Cook EF, Funkenstein H, Goldman L. Evaluation and outcome of emergency room patients with transient loss of consciousness. Am J Med. 1982;73(1):15-23.
4. Silverstein MD, Singer DE, Mulley AG, Thibault GE, Barnett GO. Patients with syncope admitted to medical intensive care units. JAMA. 1982;248(10):1185-9.
5. Soteriades ES, Evans JC, Larson MG, Chen MH, Chen L, Benjamin EJ et al. Incidence and prognosis of syncope. N Engl J Med. 2002;347(12):878-85.
6. Quinn JV, Stiell IG, McDermott DA, Sellers KL, Kohn MA, Wells GA. Derivation of the San Francisco Syncope Rule to predict patients with short-term serious outcomes. Ann Emerg Med. 2004;43(2):224-32.
7. Reed MJ, Newby DE, Coull AJ, Prescott RJ, Jacques KG, Gray AJ. The ROSE (risk stratification of syncope in the emergency department) study. J Am Coll Cardiol. 2010;55(8):713-21.
8. Colivicchi F, Ammirati F, Melina D, Guido V, Imperoli G, Santini M et al. Development and prospective validation of a risk stratification system for patients with syncope in the emergency department: the OESIL risk score. Eur Heart J. 2003;24(9):811-9.
9. Shen WK, Decker WW, Smars PA, Goyal DG, Walker AE, Hodge DO et al. Syncope Evaluation in the Emergency Department Study (SEEDS): a multidisciplinary approach to syncope management. Circulation. 2004;110(24):3636-45.

10. Sarasin FP, Carballo D, Slama S, Louis-Simonet M. Usefulness of 24-h Holter monitoring in patients with unexplained syncope and a high likelihood of arrhythmias. Int J Cardiol. 2005;101(2):203-7.
11. Kuhne M, Schaer B, Moulay N, Sticherling C, Osswald S. Holter monitoring for syncope: diagnostic yield in different patient groups and impact on device implantation. QJM. 2007;100(12):771-7.
12. Benezet-Mazuecos J, Ibanez B, Rubio JM, Navarro F, Martín E, Romero J et al. Utility of in-hospital cardiac remote telemetry in patients with unexplained syncope. Europace. 2007;9(12):1196-201.
13. Locati ET, Vecchi AM, Vargiu S, Cattafi G, Lunati M. Role of extended external loop recorders for the diagnosis of unexplained syncope, pre-syncope, and sustained palpitations. Europace. 2014;16(6):914-22.
14. Locati ET, Moya A, Oliveira M, Tanner H, Willems R, Lunati M et al. External prolonged electrocardiogram monitoring in unexplained syncope and palpitations: results of the SYNARR-Flash study. Europace. 2016;18(8):1265-72.
15. Al-Khatib SM, William GS, Ackerman MJ, Bryant WJ, Callans DJ, Curtis AB et al. 2017 AHA/ACC/HRS Guideline for Management of Patients With Ventricular Arrhythmias and the Prevention of Sudden Cardiac Death: A Report of the American College of Cardiology/American Heart Association Task Force on Clinical Practice Guidelines and the Heart Rhythm Society. J Am Coll Cardiol. 2018;72(14):e91-e220.
16. Edvardsson N, Frykman V, van Mechelen R, Mitro P, Mohii-Oskarsson A, Pasquié JL et al. Use of an implantable loop recorder to increase the diagnostic yield in unexplained syncope: results from the PICTURE registry. Europace. 2011;13(2):262-9.
17. Barrett PM, Komatireddy R, Haaser S, Topol S, Sheard J, Encinas J et al. Comparison of 24-hour Holter monitoring with 14-day novel adhesive patch electrocardiographic monitoring. Am J Med. 2014;127(1):95.e11-17.
18. Turakhia MP, Hoang DD, Zimetbaum P, Miller JD, Froelicher VF, Kumar UN et al. Diagnostic utility of a novel leadless arrhythmia monitoring device. Am J Cardiol. 2013;112(4):520-4.
19. Reed MJ, Grubb NR, Lang CC, O'Brien R, Simpson K, Padarenga M et al. Multi-centre Randomised Controlled Trial of a Smartphone-based Event Recorder Alongside Standard Care Versus Standard Care for Patients Presenting to the Emergency Department with Palpitations and Pre-syncope: The IPED (Investigation of Palpitations in the ED) study. EClinicalMedicine. 2019;8:37-46.
20. Varma N, Cygankiewicz I, Turakhia MP, Heidbuchel H, Hu YF, Chen LY et al. 2021 ISHNE/HRS/EHRA/APHRS Expert Collaborative Statement on mHealth in Arrhythmia Management – Digital Medical Tools for Heart Rhythm Professionals: From the International Society for Holter and Noninvasive Electrocardiology/Heart Rhythm Society/European Heart Rhythm Association/Asia-Pacific Heart Rhythm Society. Circ Arrhythm Electrophysiol. 2021;14(2):e009204.

CAPÍTULO 15

Marca-passo Artificial

- Silvana Angelina D'Orio Nishioka ▪ Cinthya Ibrahim Guirao
- Caio Vitalo Spaggiari

Introdução

Os marca-passos (MP) são sistemas de estimulação cardíaca compostos por um conjunto de gerador de pulsos e cabo-eletrodo, que possibilita a geração e a condução do impulso elétrico, para que ocorra a despolarização da câmara cardíaca estimulada.[1] Podem ser constituídos de sistemas de câmara única, atrial ou ventricular; de dupla câmara, com cabos-eletrodo atrial e ventricular ou sistemas multissítios (ressincronizadores) que possibilitam estimulação dos átrios e dos ventrículos direito e esquerdo.

O gerador de pulsos é constituído por quatro componentes: sistema de sensibilidade, circuito de saída (bateria e acumulador), sistema de lógica e contador de tempo.

Em 1974, a Intersociety Commission for Heart Disease criou o código de identificação de MP (código de três letras) para normatizar a descrição do modo de atuação dos MP, de acordo com suas funções básicas e o número de estruturas envolvidas. Após múltiplas adaptações, em sua última revisão, em 1987, realizada pela North American Society of Pacing and Electrophysiology (NASPE) e pelo British Pacing and Electrophysiology Group (BPEG), passou-se a utilizar o código de cinco letras com o objetivo de incluir a identificação dos dispositivos e dos modos de estimulação (Quadro 15.1).[2]

Quadro 15.1. Código de identificação de dispositivos cardíacos eletrônicos e modos de estimulação

Primeira letra Câmara estimulada	Segunda letra Câmara sentida	Terceira letra Resposta à sensibilidade	Quarta letra Modulação de frequência	Quinta letra Estímulo multissítio
O: nenhum	O: nenhum	O: nenhum	O: nenhum	O: nenhum
A: átrio	A: átrio	T: trigar (deflagrar)	R: com resposta de frequência	A: átrio
V: ventrículo	V: ventrículo	I: inibição frente a um evento sentido	–	V: ventrículo
D: A + V	D: A + V	D: T + I	–	D: A + V

Fonte: Bernstein AD *et al.* The revised NASPE/BPEG generic code for antibradycardia, adaptive-rate, and multisite pacing. North American Society of Pacing and Electrophysiology/British Pacing and Electrophysiology Group. Pacing Clin Electrophysiol. 2002;25(2):260-4.

Conceitos básicos

O MP atua por meio das seguintes funções básicas:

- **Sensibilidade:** capacidade de reconhecer sinais elétricos provenientes da despolarização cardíaca espontânea atrial (onda P) ou ventricular (QRS). A sensibilidade pode ser fixa, ou seja, o valor de tensão permanece constante, ou automática (medida variável a cada batimento).

- **Captura:** fenômeno pelo qual o estímulo do marca-passo despolariza o tecido cardíaco, resultando em contração efetiva do músculo.
- **Limiar de captura:** é a mínima energia elétrica necessária para gerar uma despolarização muscular efetiva (contração do músculo).
- **Frequência basal de estimulação:** é a frequência de repouso que o marca-passo é programado para estimular.
- **Frequência máxima de sincronismo atrioventricular:** é a maior frequência de estimulação ventricular em resposta a uma atividade atrial intrínseca. É também chamada de canal limitador de frequência.
- **Frequência máxima do sensor:** é a maior frequência de estimulação determinada pelo acionamento do sensor de resposta de frequência. A função de sensor de frequência (quarta letra: R) é dada pelo aumento de frequência de estimulação frente a um esforço físico ou, dependendo do sensor utilizado, ao aumento de volume-minuto respiratório ou da contratilidade cardíaca (biossensores).
- **Intervalo atrioventricular (IAV):** tempo iniciado a partir de um evento atrial estimulado (AV) ou de um evento atrial sentido (PV) e finalizado por um evento ventricular (sentido ou estimulado). Corresponde ao intervalo PR.
- **Período refratário:** é um intervalo em que um sinal pode ser registrado no canal de marcas, mas não utilizado para reiniciar o ciclo de tempo do dispositivo. Esse período é utilizado para, por exemplo, contagem de taquiarritmias.
- **PVARP:** período refratário atrial pós-evento ventricular sentido ou estimulado (em inglês, *post ventricle atrial refratary period*). Durante o PVARP, o eletrodo atrial não detecta nenhuma atividade atrial e, por isso, a estimulação ventricular não é acionada. Portanto, se ocorrer atividade atrial retrógada, não haverá nova estimulação ventricular, evitando-se, assim, a taquicardia mediada pelo MP.
- **Período de *blanking*:** período em que nenhum evento é sentido, sendo utilizado, por exemplo, para evitar o reconhecimento da espícula ou de eventos cruzados entre canais (atrial e ventricular).
- **Troca de modo (*auto mode switch*, AMS):** mudança automática de modo dos MP dupla câmara (modos com sincronismo atrioventricular para modos sem sincronismo atrioventricular) durante a ocorrência de taquiarritmias atriais.
- **Variação nos intervalos ou refratariedade AV:** intervalo AV adaptativo e PVARP adaptativo sofrem encurtamento conforme ocorre aumento da frequência cardíaca.

Modos de estimulação

Cada modelo de MP incorpora várias opções de modos de estimulação, que podem ser acionados por programação. A quantidade de modos de estimulação disponíveis varia de acordo com o número de câmaras estimuladas (câmara única, dupla câmara ou multissítio) e com a evolução tecnológica do dispositivo. Atualmente, por meio de reprogramações, intercorrências clínicas que acompanham os portadores de MP podem ser corrigidas, evitando os frequentes procedimentos cirúrgicos antigamente indicados (Quadro 15.2).[3]

Quadro 15.2. Principais modos de estimulação

Câmara única	Dupla Câmara
AAI/R	DDD/R
AOO	DDI/R
VVI/R	VDD/R
VOO	DOO

Modos de estimulação em MP de câmara única

Atriais

Os marca-passos atriais são pouco utilizados atualmente. Sua indicação restringe-se à ausência de doença do nó atrioventricular. Um eletrodo é colocado em contato com a câmara atrial (geralmente, no átrio direito), onde estimula o átrio e percebe os sinais intrínsecos dessa câmara (Figura 15.1).

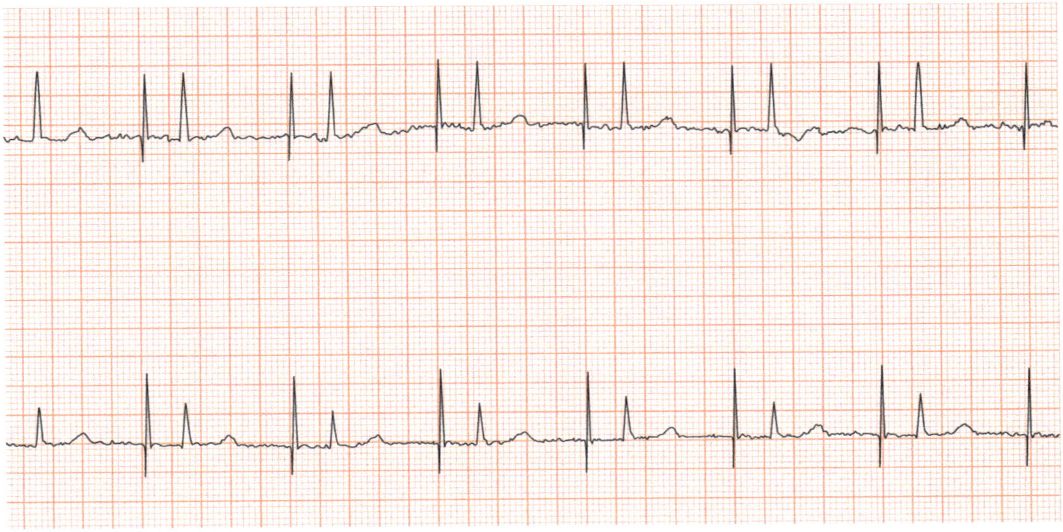

Figura 15.1. Marca-passo unicameral atrial.

- **Modo AAI/R:** pode estimular o átrio ou inibir a estimulação quando um evento atrial próprio é percebido pelo sistema do marca-passo.
- **Modo AOO:** é caracterizado por estimulação atrial, independentemente de percepção de eventos próprios pelo sistema do marca-passo. Também chamado de estimulação assíncrona.

Ventriculares

Os marca-passos ventriculares são principalmente utilizados em pacientes com arritmia atrial permanente, como a fibrilação atrial, ou nos casos em que há dificuldade ou aumento de morbidade cirúrgica na colocação do eletrodo atrial (neonatos, baixo peso, idosos frágeis). Um eletrodo é colocado em contato com a câmara ventricular por via endocárdica ou epicárdica (ventrículo direito ou ventrículo esquerdo) ou pelo acesso do seio coronário (VE). O sistema de marca-passo estimula o ventrículo e percebe os sinais intrínsecos dessa câmara (Figura 15.2).

- **Modo VVI/R:** pode estimular o ventrículo ou inibir a estimulação quando um evento ventricular próprio é percebido pelo sistema do marca-passo.
- **Modo VOO:** é caracterizado por estimulação ventricular, independentemente de percepção de eventos próprios pelo sistema do marca-passo. Também chamado de estimulação assíncrona.

Modos de estimulação em MP de dupla câmara

- **Modo DDD/R:** são colocados eletrodos no átrio e no ventrículo, tornando o sistema capaz de estimular ambas as câmaras e de inibir a estimulação frente a um evento intrínseco atrial ou ventricular. A grande vantagem desse modo de funcionamento é manter a sincronia da contração atrial, seguida da contração ventricular (o estímulo atrial ou *sense* atrial é seguido por estimulação ventricular).[4]

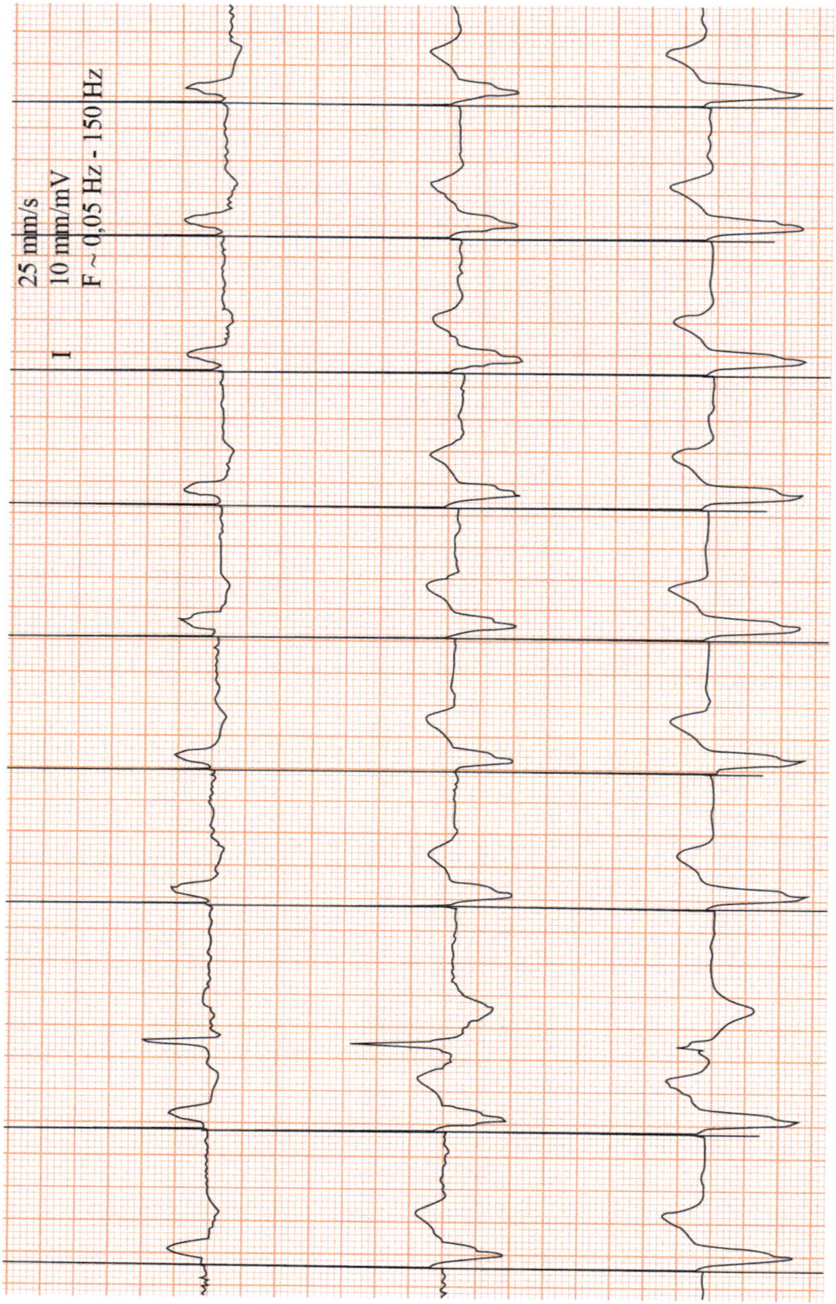

Figura 15.2. Marca-passo unicameral ventricular.

Antigamente, esse modo de estimulação era denominado "estimulação fisiológica". Atualmente, a estimulação fisiológica é utilizada para denominar a estimulação de feixe de His, não mais o modo DDD.

- **Modo DDI/R:** difere do modo DDD, porque, diante de um evento atrial sentido, não se inicia um intervalo atrioventricular (IAV) e, portanto, o evento atrial não desencadeia uma estimulação ventricular a seguir. Um evento atrial sentido inibe a estimulação atrial e o contador promove a estimulação ventricular na frequência basal.
- **Modo VDD/R:** difere da estimulação DDD por ser capaz de sentir a despolarização da câmara atrial (onda P), mas não de estimular a câmara atrial. Um evento atrial sentido desencadeia um IAV, após o qual o ventrículo é estimulado. Portanto, há sincronismo atrioventricular quando o evento atrial é percebido pelo MP. Nos casos em que não há evento atrial sentido, o MP funciona somente estimulando o ventrículo na frequência basal.
- **Modo DOO:** modo de funcionamento de forma assíncrona, ou seja, átrio e ventrículo são estimulados na frequência programada, independentemente da ocorrência de eventos atriais ou ventriculares próprios.

Disfunções

As principais disfunções associadas ao sistema de estimulação cardíaca são devido a alterações de sensibilidade ou captura.[5]

Alterações de sensibilidade

Undersensing

Incapacidade de reconhecimento de batimento próprio do paciente (evento atrial ou ventricular). Nesse caso, o MP emite espícula na câmara que apresentou evento intrínseco. Pode ocorrer por alteração na relação eletrodo-miocárdio ou programação inadequada do sistema (fixação do valor numérico de sensibilidade acima da medida da atividade intrínseca)

Oversensing

Fenômeno caracterizado pelo reconhecimento exagerado de sinal espúrio, tanto no canal atrial como no canal ventricular. Nesse caso, o MP deixa de emitir espícula na câmara que apresentou sinal espúrio percebido e ocorre *reset* do contador de tempo. Pode ocorrer por alteração na relação eletrodo-miocárdio, disfunção do cabo-eletrodo (ruídos gerados por fratura, microfratura – Figura 15.3), interferências extrínsecas, programação inadequada do sistema (fixação do valor numérico de sensibilidade abaixo da medida da atividade intrínseca).

Perda de captura

A perda de captura é a incapacidade do sistema de gerar energia suficiente para que o estímulo do MP provoque despolarização tecidual com contração efetiva. Pode ocorrer por vários motivos, como aumento do limiar de estimulação, disfunção do cabo-eletrodo (fratura, desposicionamento), disfunção do gerador (bloqueio de saída ou bateria com desgaste) ou erro de programação (programação de energia de estimulação abaixo do limiar de captura) (Figura 15.4).

Pseudodisfunções

Algumas funções especiais dos marca-passos podem, quando em funcionamento, mimetizar disfunções do sistema, uma vez que apresentam comportamento não esperado e intermitente.

- **Fusão:** quando a despolarização cardíaca (atrial ou ventricular) resulta de dois focos, ou seja, quando simultaneamente o tecido miocárdio recebe estimulo intrínseco e pelo marcapasso, com ambos participando da ativação elétrica. Eletrocardiograficamente: onda P ou complexo QRS com padrão morfológico que é a soma elétrica do batimento intrínseco com o batimento estimulado.

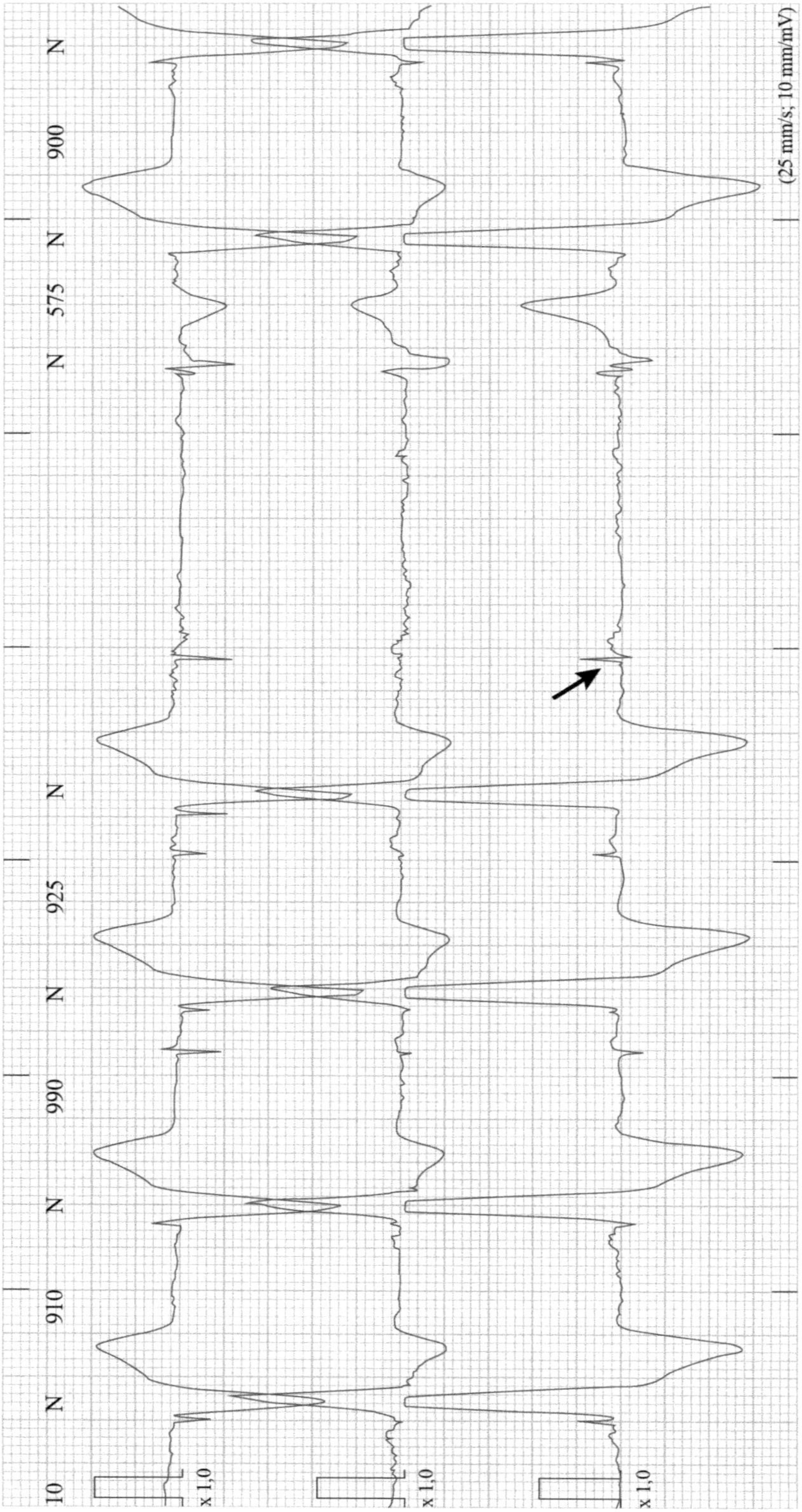

Figura 15.3. Estimulação atrial (seta) seguida de oversensing ventricular.

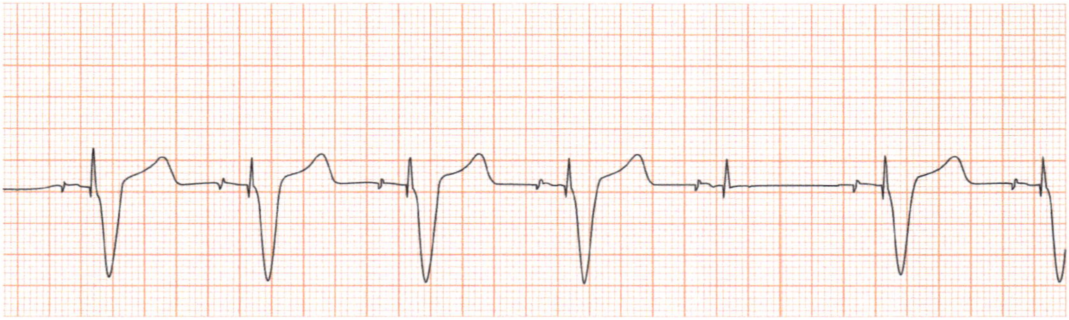

Figura 15.4. Perda de captura ventricular (quinto batimento).

- **Pseudofusão:** batimento em que a espícula do marcapasso coincide com o inicio de um evento atrial ou ventricular sem contribuir para sua despolarização.
- **Histerese:** corresponde ao prolongamento do intervalo básico sempre que houver despolarização intrínseca, dando a oportunidade de o ritmo espontâneo assumir as despolarizações subsequentes, inibindo o MP. É importante que o MP busque sempre preservar o ritmo próprio do paciente, em vez de estimular artificialmente o coração.
- **Wenckbach eletrônico:** no MP dupla câmara, a frequência sinusal determina a frequência ventricular, existindo um limite máximo de frequência acima do qual o MP não acompanha a onda P. Esse limite, programável, ao ser alcançado, ocasionará a limitação da frequência de estimulação ventricular, proporcionando um prolongamento progressivo do intervalo AV, até que a onda P caia dentro do PVARP e seja ignorada, resultando em seu bloqueio, semelhante ao que ocorre no bloqueio atrioventricular de segundo grau Mobitz I (Figura 15.5).
- **Comportamento de BAV 2:1:** no MP dupla câmara, quando a frequência sinusal se iguala à frequência que corresponde ao período refratário atrial total (soma do intervalo AV + PVARP) ou a ultrapassa, ocorre relação atrioventricular 2:1, porque, nessa condição, uma onda P sinusal cai dentro do PVARP e a outra deflagra estimulação ventricular.
- **Busca da condução intrínseca:** é um algoritmo dinâmico que procura automaticamente eventos ventriculares intrínsecos e aumenta o intervalo AV/PV sem comprometer o débito cardíaco, como acontece quando se programa um intervalo AV/PV permanentemente longo. O algoritmo é utilizado sempre que a sincronia AV intrínseca do paciente é preferível à estimulação ventricular (Figura 15.6).

O teste ergométrico no portador de MP

Para avaliação da capacidade funcional cardiovascular do portador de marca-passo cardíaco, é importante considerarmos alguns aspectos, como idade, cardiopatia de base, tipo de marca-passo, modo de estimulação programado, presença ou não de sensor artificial de resposta de frequência ativado e medicação depressora do sistema de condução cardíaco.[6,7]

Com a monitoração eletrocardiográfica contínua, sob esforço, são inúmeras as indicações e as possibilidades de avaliação do portador de MP pelo exame de esforço (teste ergométrico ou teste cardiopulmonar):[8]

- competência cronotrópica;
- frequência máxima no pico do exercício;
- comportamento da frequência máxima ao esforço quando a frequência do nó sinusal é maior que a frequência máxima do MP;
- otimização do sensor de resposta de frequência nos MP responsivos;
- estabilidade do sensor de resposta de frequência;
- eficiência na programação de parâmetros básicos;

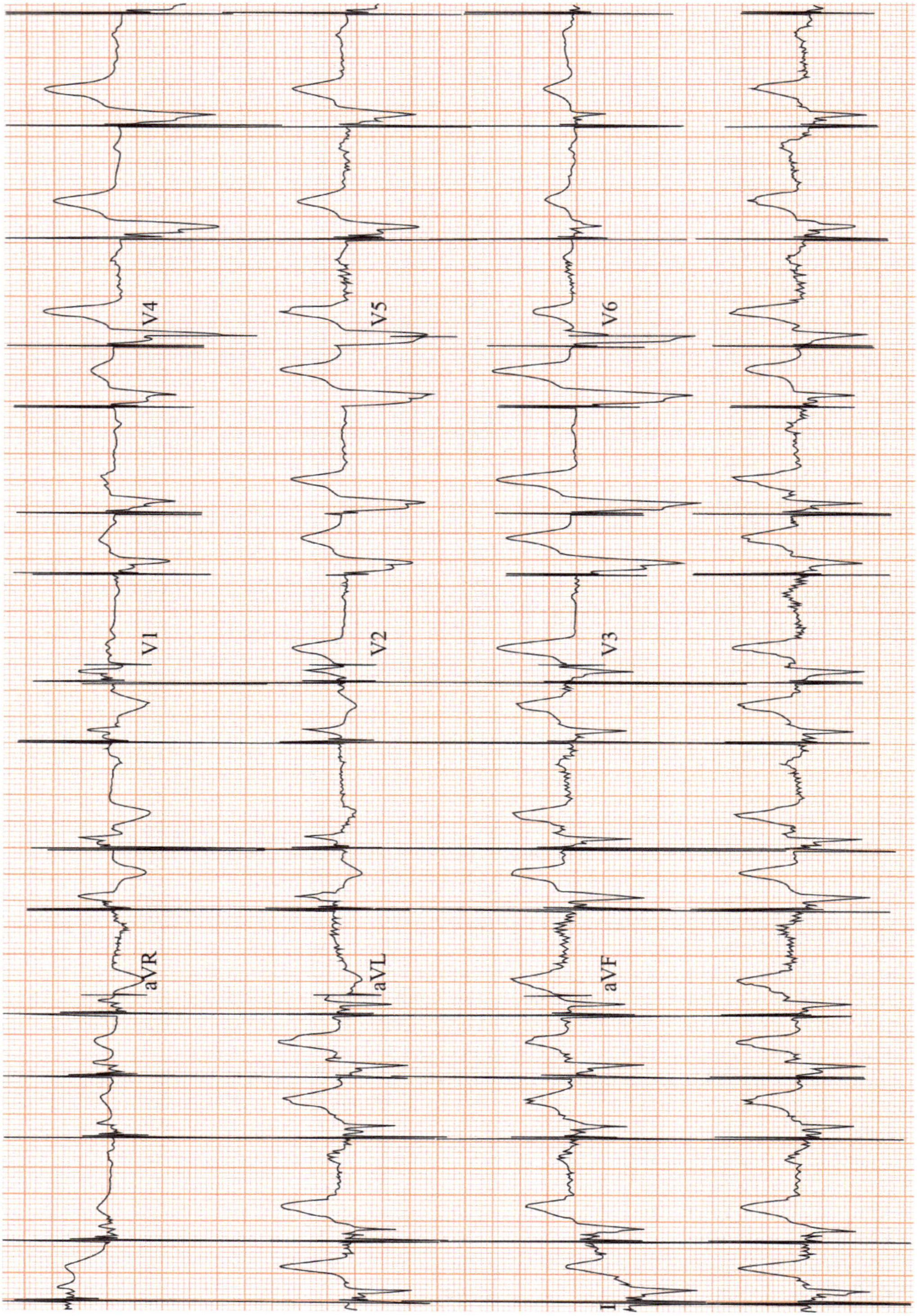

Figura 15.5. Comportamento de Wenckbach eletrônico durante teste ergométrico.

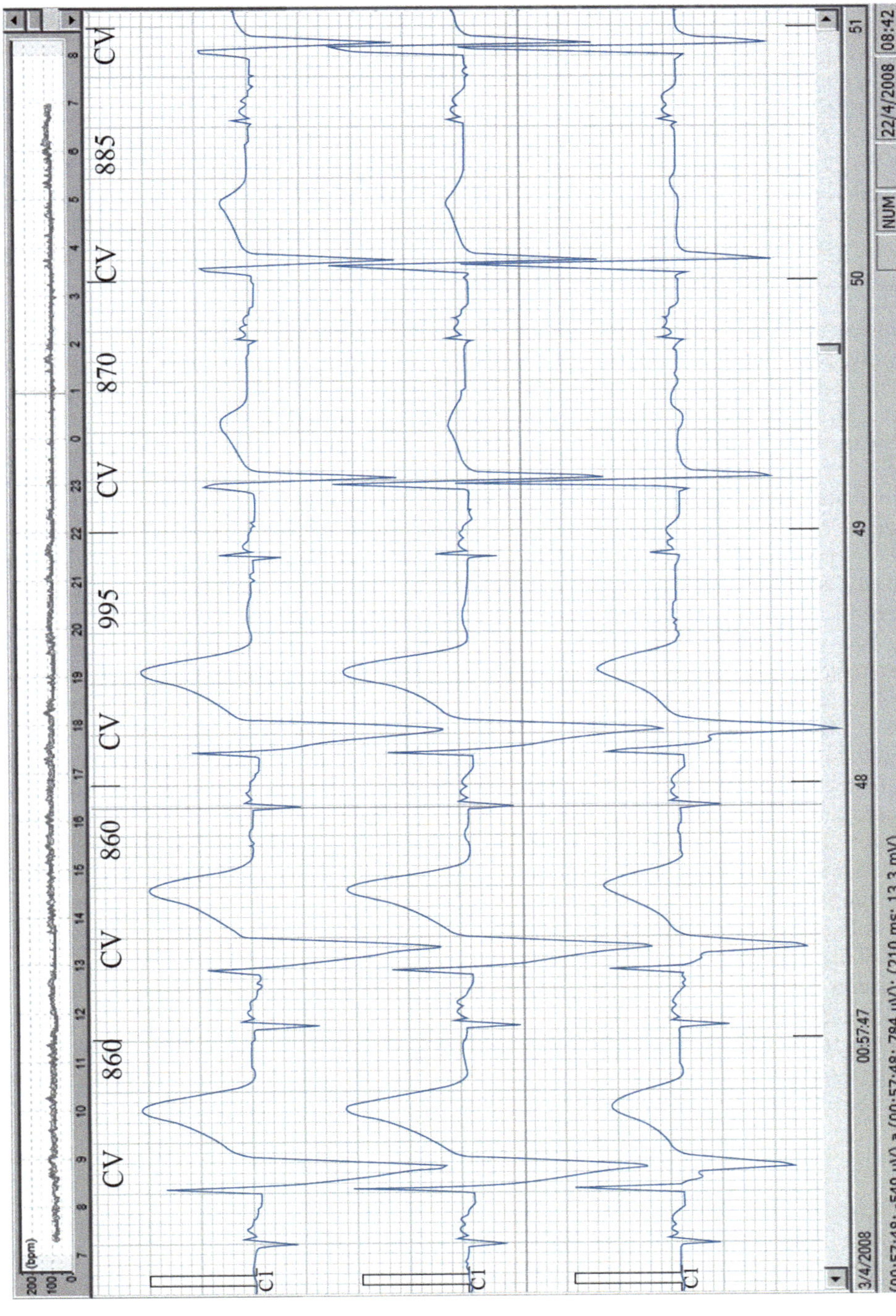

Figura 15.6. Marca-passo dupla câmara com histerese do intervalo AV para busca da condução intrínseca.

- *performance* do *tracking* atrial no modo de estimulação VDD (eletrodo único);
- presença da síndrome do marca-passo;
- indutiblidade de arritmias e eficácia medicamentosa;
- reabilitação cardíaca.

Portadores de marca-passo dupla câmara com função sinusal normal podem ter três tipos de resposta em frequência máxima programada:

- Relação PV de condução 1:1 até a frequência máxima programada.
- Relação PV de condução tipo Wenckebach (eletrônico), quando a frequência atrial é maior que a frequência máxima programada, mas a soma PV + PVARP (TARP) ainda é menor que a frequência máxima programada.
- Relação PV de condução 2:1 quando a soma do intervalo AV + PVARP é igual ou maior que a frequência máxima programada (Figura 15.7).

Para investigação de isquemia miocárdica, é necessária a associação de métodos de imagem, como a cintilografia miocárdica, pois o padrão eletrocardiográfico de despolarização e repolarização do batimento estimulado não permite avaliação confiável do exame para identificação de isquemia miocárdica.[9,10] A avaliação do portador de MP ao esforço, com sensor de resposta de frequência ativado, requer informações importantes quanto ao tipo de sensor e à frequência máxima programada.

Sensores (mecânicos ou biossensores) são dispositivos acoplados ao sistema cabo-eletrodo gerador que possibilitam o aumento da frequência cardíaca de estimulação em resposta a estímulos físicos ou fisiológicos.[9] Atualmente, os sensores mais utilizados ajustam a frequência do estímulo conforme a detecção de movimentos verticais e horizontais, cristal piezoelétrico e acelerômetro, respectivamente (Figura 15.8). Os chamados biossensores, ventilação-minuto que mede impedância torácica e contratilidade miocárdica que mede impedância cardíaca são considerados sensores fisiológicos.[11]

Além desses conhecimentos, é importante lembrar que, dependendo do tipo de sensor, é possível avaliar corretamente o desempenho físico do paciente e da programação do sistema de estimulação do MP ou não, se a escolha do protocolo a ser utilizado e do equipamento não forem adequadas.

Por exemplo, não é aconselhável que o teste de esforço seja realizado em equipamento como a bicicleta quando o sensor de resposta de frequência é um acelerômetro. Protocolos como os de Bruce e Ellestad também não são adequados para avaliar a *performance* física do portador de MP nem sua programação, pois são protocolos escalonados, nos quais os degraus entre um estágio e outro têm saltos grandes e são indicados para avaliar isquemia miocárdica, não a avaliação e a otimização da estimulação cardíaca. Portanto, sugere-se sempre a utilização de equipamento como a esteira e de protocolos de rampa que apresentam características favoráveis ao portador de MP:

- Protocolo de exercício progressivo (esteira).
- Possibilidade de avaliar a FC apropriada para todos os níveis de exercício físico.
- O paciente caminha.
- A velocidade é crescente e uniforme.
- A inclinação também pode ser crescente e uniforme.
- A fadiga aparece mais tardiamente e o paciente consegue realizar um teste com duração de 8 minutos a 12 minutos.

Portanto, quem solicita um teste de esforço a um portador de marca-passo deve obrigatoriamente informar:

- a indicação do teste de esforço;
- o tipo e a programação do MP;
- se o sensor de resposta de frequência está ativado ou não;
- o tipo de sensor;
- a frequência máxima programada;
- a medicação em uso.

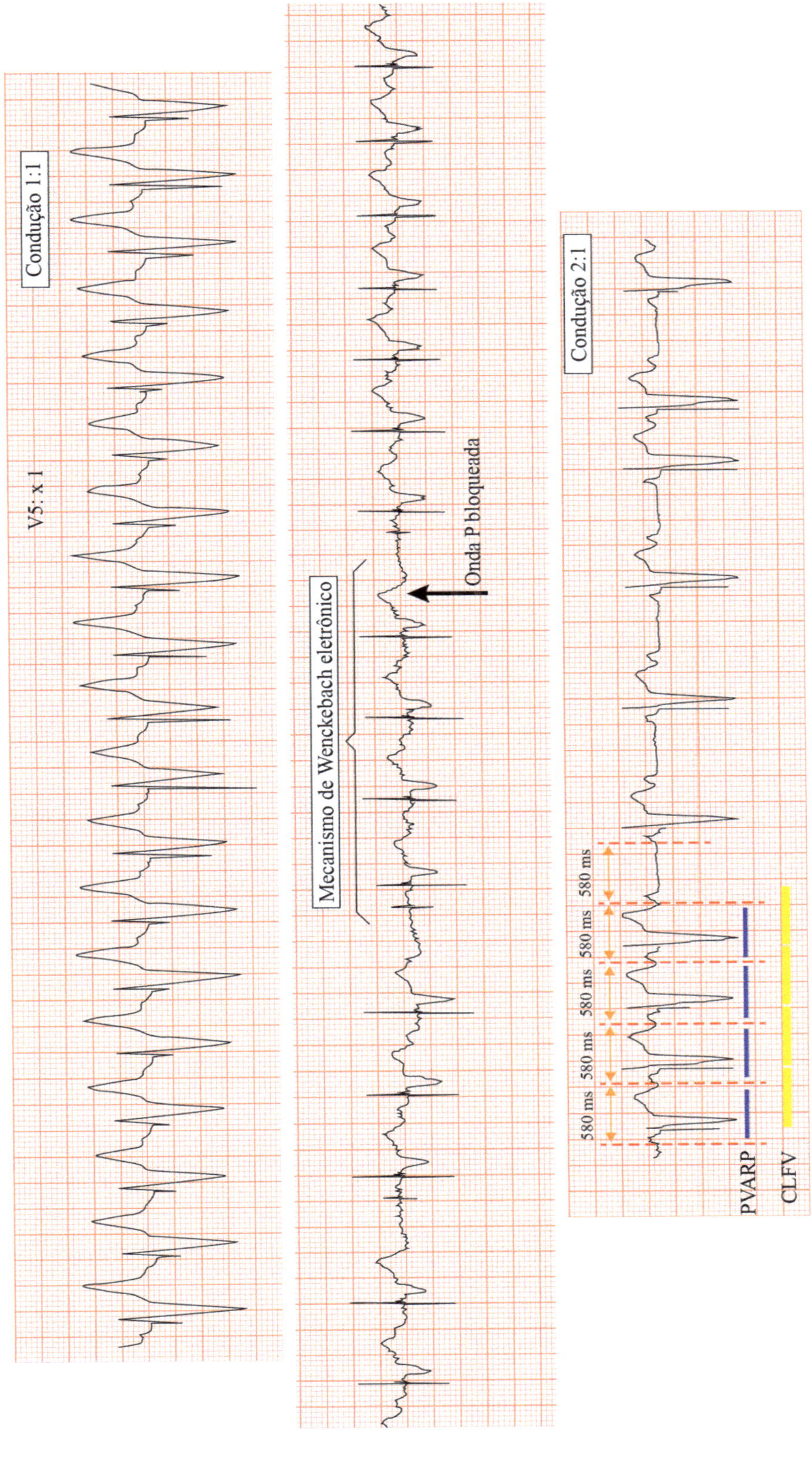

Figura 15.7. Relação de condução PV com a frequência máxima programada, em marca-passo dupla câmara.

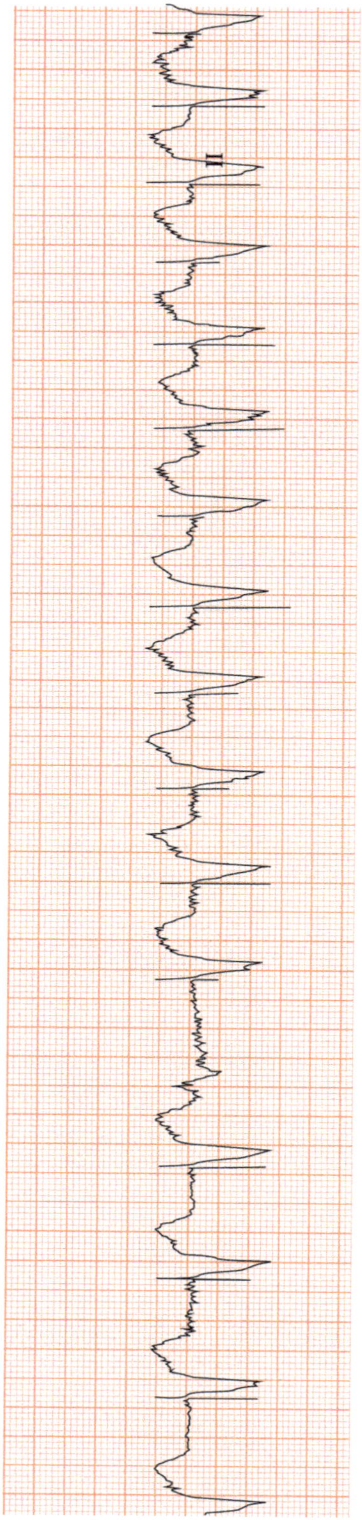

Figura 15.8. Marca-passo câmara única ventricular com variação de frequência pela presença de sensor de resposta de frequência tipo acelerômetro (VVI,R).

Por outro lado, quem vai realizar o teste de esforço em um portador de MP, com as informações acima citadas em mãos, deve definir e informar, no resultado do exame:

- o protocolo utilizado;
- o comportamento da curva de resposta de frequência;
- o comportamento da frequência máxima no pico do exercício;
- a tolerância do paciente frente ao exercício.

Perspectivas futuras

Com o desenvolvimento de novas tecnologias, o futuro da estimulação cardíaca artificial tem crescimento promissor, com a miniaturalização dos sistemas de estimulação e a eliminação dos cabos-eletrodo, bem como a aplicação futura de terapia gênica e molecular na criação de dispositivos mais fisiológicos.

Ainda é preciso avançar na redução das complicações dos dispositivos, que ocorrem em até 10% dos pacientes, dentre as quais podem ser destacados problemas relacionados ao gerador de pulsos e à loja (hematoma, isquemia da pele, infecção de loja), ao acesso venoso e ao implante do cabo-eletrodo (pneumotórax, tamponamento cardíaco, desposicionamento do eletrodo) e às disfunções de captura e sensibilidade do sistema secundárias à ruptura do isolamento, à fratura do fio condutor e aos defeitos do circuito.

Outra tecnologia em desenvolvimento são os MP biológicos constituídos de células embrionárias humanas que poderão substituir os dispositivos eletrônicos implantáveis. A área da estimulação cardíaca acompanha o acelerado progresso técnico-científico, transportando os avanços para a vida cotidiana e promovendo impacto na sobrevida e na qualidade de vida dos pacientes.

Referências

1. Melo CS. Temas de marca-passo. 4. ed. São Paulo: Leitura Médica LTDA; 2011.
2. Bernstein AD, Daubert JC, Fletcher RD, Hayes DL, Lüderitz B, Reynolds DW et al. The revised NASPE/BPEG generic code for antibradycardia, adaptive-rate, and multisite pacing. North American Society of Pacing and Electrophysiology/British Pacing and Electrophysiology Group. Pacing Clin Electrophysiol. 2002;25(2):260-4.
3. Mulpuru S, Madhavan M, McLeod CJ, Cha YM, Friedman PA. Cardiac Pacemakers: Function, Troubleshooting and Management. J Am Coll Cardiol. 2017;69(2):189-210. Lamas GA, Lee KL, Sweeney MO, Silverman R, Leon A, Yee R et al. Ventricular pacing or dual-chamber pacing for sinus-node dysfunction. N Engl J Med. 2002;346(24):1854-62.
4. Martineli Filho M, Nishioka SAD, Siqueira SF. Atlas de marca-passo: a função através do eletrocardiograma. 2. ed. Rio de Janeiro: Atheneu; 2012.
5. Myers J, Prakash M, Froelicher V, Do D, Partington S, Atwood JE. Exercise capacity and mortality among men referred for exercise testing. N Engl J Med. 2002;346(11):793-801.
6. Gupta S, Rohatgi A, Ayers CR, Willis BL, Haskell WL, Khera A et al. Cardiorespiratory fitness and classification of risk of cardiovascular disease mortality. Circulation. 2011;123(13):1377-83.
7. Brandes A, Gonska BD, Distler WK, Diederich KW, Bethge KP. The reliability of computer-assisted long-term ECG analysis of pacemaker malfunction in patients with ventricular demand pacemakers. Z Kardiol. 1994;83(5):351-8.
8. Teixeira RA, Fagundes AA, Baggio Junior JM, Oliveira JC, Medeiros PTJ, Valdigem BP et al. Diretriz Brasileira de Dispositivos Cardíacos Eletrônicos Implantáveis. Arq Bras Cardiol. 2023;120(1):e20220892.
9. Gibbons RJ, Balady GJ, Bricker JT, Chaitman BR, Fletcher GF, Froelicher VF et al. ACC/AHA 2022 guideline update for exercise testing summary article: a report of the American College of Cardiology/American Heart Association Task Force on Practice Guidelines (Committee to Update the 1997 Exercise Testing Guidelines). Circulation. 2002;106(14):1883-92.
10. Greco EM, Guardini S, Ferrario M, Romano S. How to program rate responsive pacemakers. Pacing Clin Electrophysiol. 2000;23(2):165-73.

CAPÍTULO 16

Parada Cardiorrespiratória

■ Sergio Timerman ■ Henrique Trombini Pinesi
■ Natali Schiavo Giannetti

Introdução

A parada cardiorrespiratória (PCR) é uma das principais emergências cardiovasculares. Frequentemente, ela é via final comum de diversas doenças que acometem não somente o sistema cardiovascular, como qualquer outro sistema do organismo.

O reconhecimento precoce, bem como o início imediato das medidas de ressuscitação cardiopulmonar (RCP), conforme determinado pelas diretrizes, é fundamental para que o paciente possa ter o retorno da circulação espontânea.

Epidemiologia

A morte súbita é um dos principais problemas de saúde no mundo. Na Europa e nos Estados Unidos, mais de 700.000 pessoas morrem todos os anos em decorrência de morte súbita cardíaca com insucesso de ressuscitação cardiopulmonar (RCP) fora do hospital. Isso também acontece em outros países do mundo. A morte súbita também representa a terceira causa mais comum de morte, depois do câncer e de outras doenças cardiovasculares, em países industrializados.

A incidência de paradas cardíacas fora do hospital (PCFH) avaliadas pelo serviço de emergência pré-hospitalar (EMS) nos Estados Unidos de 1º de junho de 2014 a 31 de maio de 2015, excluindo causas externas, como afogamento e trauma, foi de 356 461 indivíduos em todas as idades. A taxa de sobrevivência com alta hospitalar foi de 10,8% dos adultos e 10,7% das crianças, com grande variação regional, de 3% a 22%. Outra variável importante foi a condição neurológica na ocasião da alta hospitalar, com 9% dos adultos e 8,25% das crianças com bom estado neurológico na ocasião da alta, sendo observada uma variação regional de 0,8% a 20,1%.

Quanto ao local das paradas cardíacas fora do hospital, a maioria ocorreu no domicílio, representando 68% dos adultos e 83,6% das crianças. Locais públicos preencheram o segundo lugar, com 21,1% dos adultos e 16,1% das crianças, seguidos por clínicas de enfermagem, com 10,8% dos adultos e 0,3% das crianças. Considerando que a maioria das paradas cardíacas ocorreu no domicílio, é importante ressaltar que menos de 30% desses indivíduos receberam RCP por leigos antes da chegada do serviço de emergência, piorando as chances de sobrevida e aumentando o dano neurológico.[2]

Na Europa, a incidência de PCFH foi de aproximadamente 350 mil casos por ano, considerando todas as idades, de acordo com o registro EuReCa One, que foi realizado em 27 países da Europa, com população estimada de 174 milhões, 34% dos 414 milhões de habitantes da Europa. No Brasil, estima-se que aproximadamente 720 pessoas apresentem morte súbita por dia, uma pessoa a cada um minuto e meio.

Os dados de literatura sobre a epidemiologia da PCR no Brasil são escassos. Estima-se que existam cerca de 200 mil casos de PCR por ano no país, sendo metade no ambiente intra-hospitalar e metade no extra-hospitalar. A maioria dos eventos extra-hospitalares são ocasionados por ritmos chocáveis (fibrilação ventricular ou taquicardia ventricular sem pulso), enquanto a maioria dos intra-hospitalares se deve a ritmos não chocáveis (atividade elétrica sem pulso ou assistolia). A maioria das PCR ocorre em adultos, mas crianças também podem ser afetadas, especialmente no ambiente intra-hospitalar.

A principal causa de PCR são as doenças cardiovasculares, especialmente dentre as que acontecem no ambiente extra-hospitalar. Dentre elas, a doença isquêmica do coração é a mais frequente.

As taxas de reversão dependem do ambiente em que o evento ocorre, do treinamento da equipe que está realizando o atendimento e do ritmo da PCR. Quando a parada ocorre em ritmo chocável e a desfibrilação é realizada de forma precoce, em até 3 minutos a 5 minutos, a taxa de sobrevida é de 50% a 70%. Já quando o ritmo não é chocável, esse prognóstico é bem pior e as chances de reversão podem ser menores do que 20%.

Conceito

Define-se PCR como ausência de atividade mecânica cardíaca, o que é evidenciado pela ausência de pulso central (carotídeo ou femoral) em um paciente que se encontra arresponsivo. Essa ausência de atividade mecânica pode estar associada a diversas formas de atividade elétrica, sendo essas utilizadas para agrupar as PCR em dois grupos:

- Ritmos chocáveis: são aqueles cujo tratamento para reversão do ritmo envolve a desfibrilação. Neste grupo, encontram-se a fibrilação ventricular (Figura 16.1) e a taquicardia ventricular sem pulso (Figura 16.2).
- Ritmos não chocáveis: são aqueles em que a desfibrilação não é utilizada durante as manobras de ressuscitação. Nesses casos, não existe um distúrbio de ritmo ocasionando a perda de atividade mecânica: a atividade elétrica pode estar preservada, mas sem atividade mecânica associada – atividade elétrica sem pulso (Figura 16.3) – ou completamente ausente – assistolia (Figura 16.4).

Etiologia

Existem diversas causas possíveis para parada cardíaca. A causa mais frequente são as doenças cardiovasculares, especialmente as síndromes coronarianas agudas. As principais causas de PCR são organizadas de forma didática para facilitar a sua memorização em 5H e 5T (Quadro 16.1).

Quadro 16.1. Principais causas de parada cardiorrespiratória

5H	5T
Hipóxia	Trombose coronariana
Hipovolemia	Tromboembolismo pulmonar
H+ (acidose)	PneumoTórax hipertensivo
Hipocalemia ou Hipercalemia	Tamponamento cardíaco
Hipotermia	Tóxicos

Fisiopatologia

A parada cardiorrespiratória ocorre quando a atividade cardíaca é incapaz de gerar débito cardíaco suficiente para gerar pulso e, consequentemente, perfusão cerebral aos demais tecidos. Essa ausência de circulação eficaz ocasiona lesão cerebral após cerca de 3 minutos, caso a perfusão não seja restabelecida por meio de manobras de RCP eficazes. Além disso, a agilidade do atendimento inicial é fundamental para garantir as chances de retorno da circulação espontânea: a cada minuto que o paciente passa sem receber manobras de ressuscitação, as chances de sobrevida caem 7% a 10%.

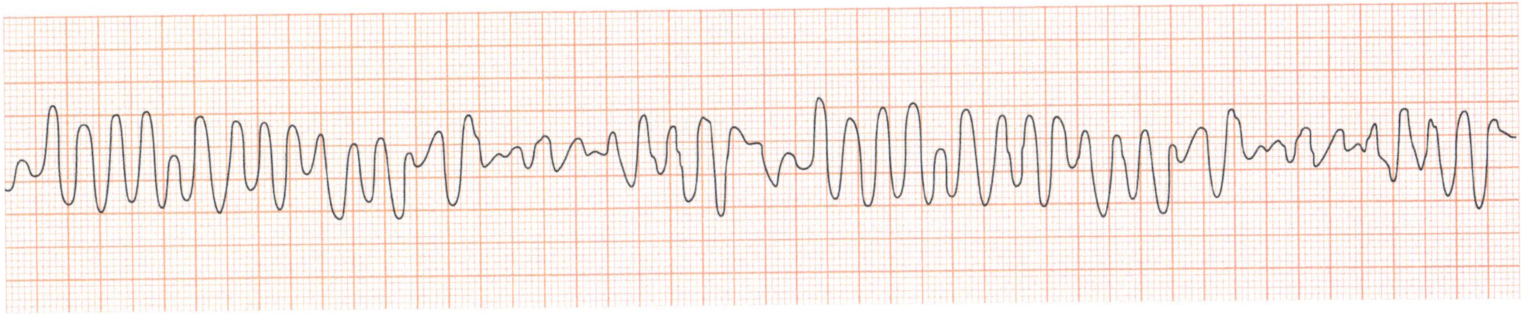

Figura 16.1. Fibrilação ventricular (FV).

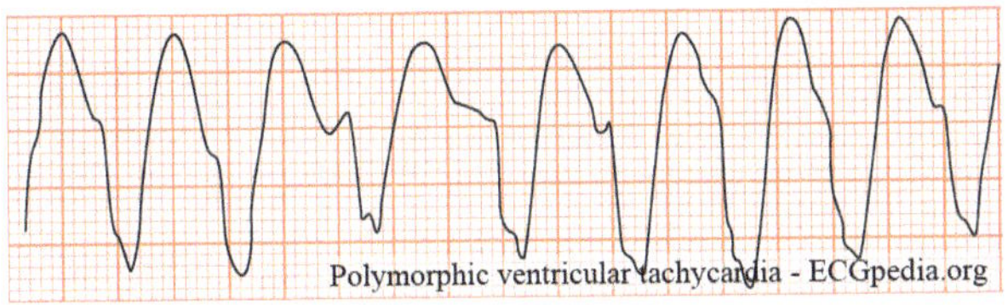

Figura 16.2. Taquicardia ventricular sem pulso (TVSP).

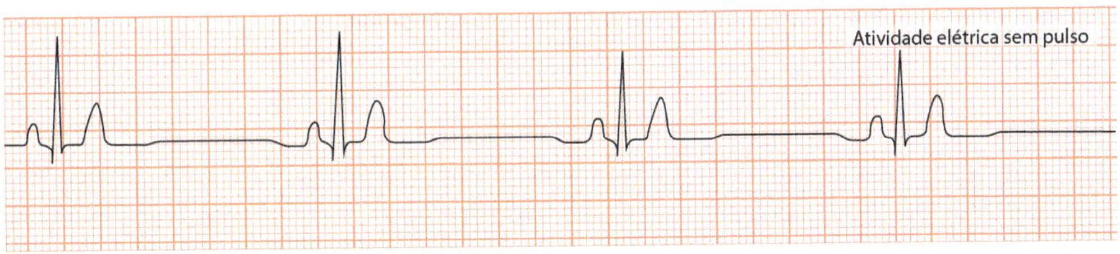

Figura 16.3. Atividade elétrica sem pulso.

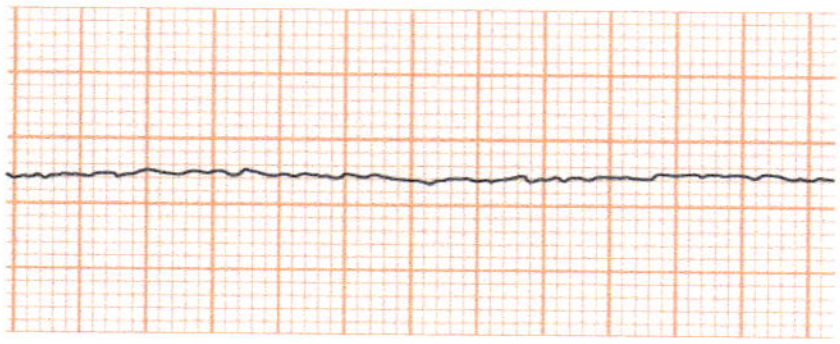

Figura 16.4. Assistolia.

Diagnóstico

A identificação da parada cardiorrespiratória deve ser feita de forma ágil em casos de suspeita diagnóstica, ou seja, naqueles em que o paciente se encontra arresponsivo. Na ausência de responsividade, após chamar por ajuda, o próximo passo é checar o pulso central (carotídeo ou femoral) e a presença de incursões respiratórias. Na ausência de pulso e de respiração eficaz, está feito o diagnóstico de parada cardiorrespiratória e devem ser imediatamente iniciadas medidas de ressuscitação cardiopulmonar. Na presença de pulso, porém sem respirações eficazes, está feito o diagnóstico de parada respiratória e devem ser administradas ventilações de resgate (Figura 16.5).

Tratamento

O tratamento da parada cardiorrespiratória é realizado com as manobras de ressuscitação cardiopulmonar, de acordo com fluxogramas estabelecidos por diversas associações de emergências cardiovasculares em todo o mundo, que se reúnem no International Liaison Committee on Resuscitation (ILCOR).

Após o diagnóstico da PCR, a ressuscitação cardiopulmonar deve ser iniciada com as compressões torácicas, seguidas de ventilações de resgate. A alternância das compressões com as ventilações ocorre na frequência de 30 compressões para cada 2 ventilações. As compressões torácicas de alta qualidade são fator determinante para o bom prognóstico do paciente e suas principais características estão sumarizadas na Figura 16.6. As ventilações devem ser feitas preferencialmente com o dispositivo bolsa-válvula-máscara.

Seguida do início das manobras de RCP, a próxima prioridade no paciente com PCR é a checagem do ritmo cardíaco. Essa primeira verificação do ritmo é prioritária frente a qualquer outra conduta, pois define o ramo do algoritmo de atendimento em que o paciente será alocado. Caso seja identificado um ritmo chocável (FV/TVSP), está indicada a desfibrilação imediata. A desfibrilação precoce dos ritmos chocáveis é outro fator determinante para a boa evolução clínica do paciente, associada à RCP de alta qualidade. Caso seja identificado um ritmo não chocável, a desfibrilação não está indicada e as compressões torácicas devem ser reiniciadas imediatamente. Essa identificação do ritmo deve ser feita no monitor cardíaco da forma mais rápida possível, visando minimizar o tempo de interrupção das compressões. Para isso, é fundamental que o socorrista esteja treinado na interpretação desses ritmos. Deve-se ressaltar que a checagem do ritmo deve ser repetida a cada 2 minutos, seguida da checagem do pulso, caso o ritmo seja passível de pulso.

Quando indicada, a desfibrilação no contexto da parada cardiorrespiratória deve ser realizada com a carga máxima disponível no desfibrilador. Em casos de modelos bifásicos, essa carga frequentemente é de 200 J, enquanto, nos modelos monofásicos, a carga máxima é de 360 J.

Além das compressões torácicas, das ventilações e da desfibrilação nos casos dos ritmos chocáveis, existem medicações que devem ser realizadas na PCR. A epinefrina está indicada tanto nos rimos chocáveis quanto nos não chocáveis, enquanto antiarrítmicos, como a amiodarona e a lidocaína, são indicados nos ritmos chocáveis. A amiodarona e a lidocaína são alternativas igualmente indicadas para as paradas em ritmo chocável e não devem ser utilizadas concomitantemente. A vasopressina não consta mais nos Guidelines de manejo da parada cardiorrespiratória desde a atualização de 2015. A posologia e as indicações dos medicamentos na PCR estão sumarizadas no Quadro 16.2.

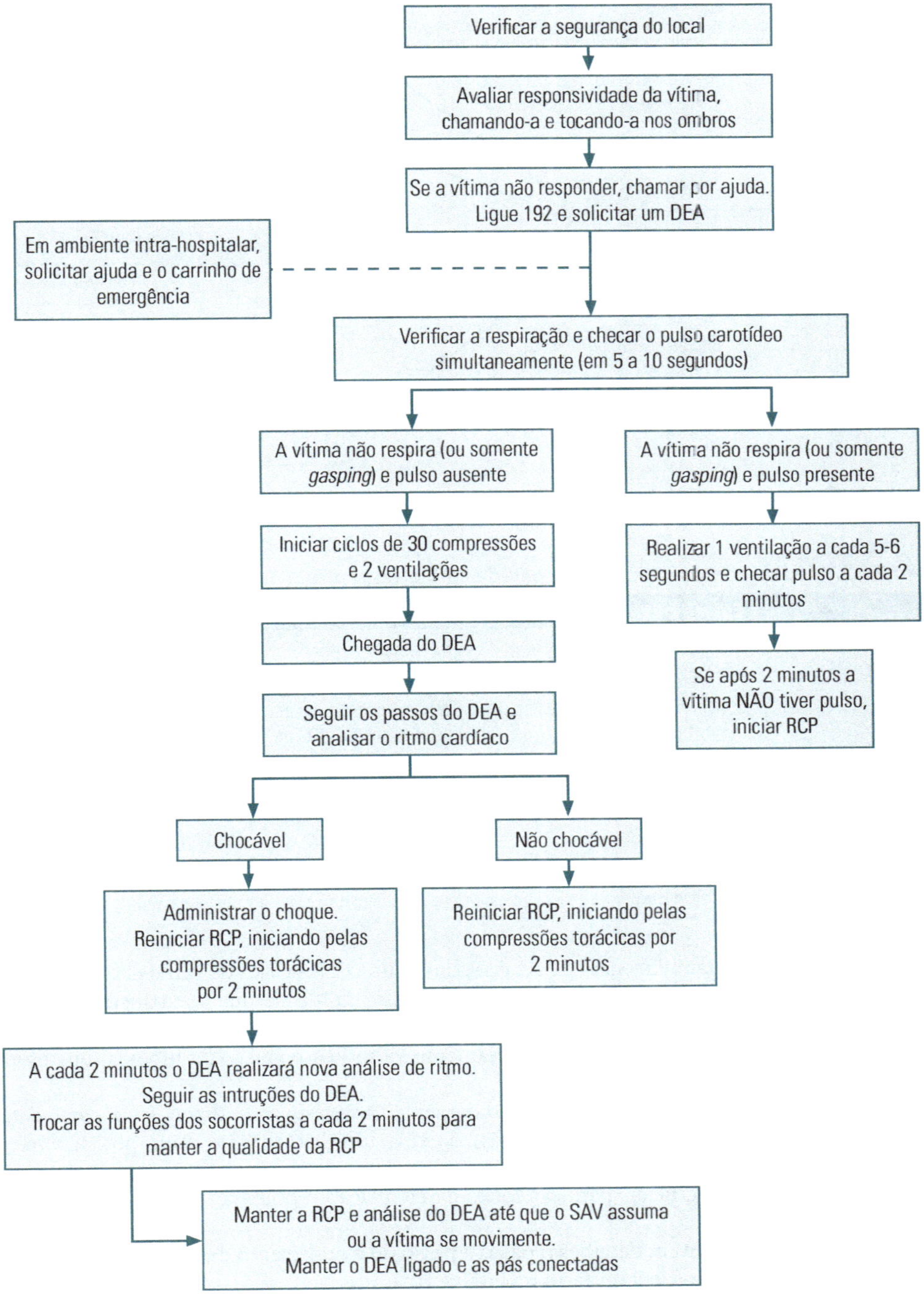

Figura 16.5. Diagnóstico e manejo inicial da parada cardiorrespiratória e da parada respiratória.
DEA: desfibrilador externo automático; RCP: ressuscitação cardiopulmonar; SAV: suporte.

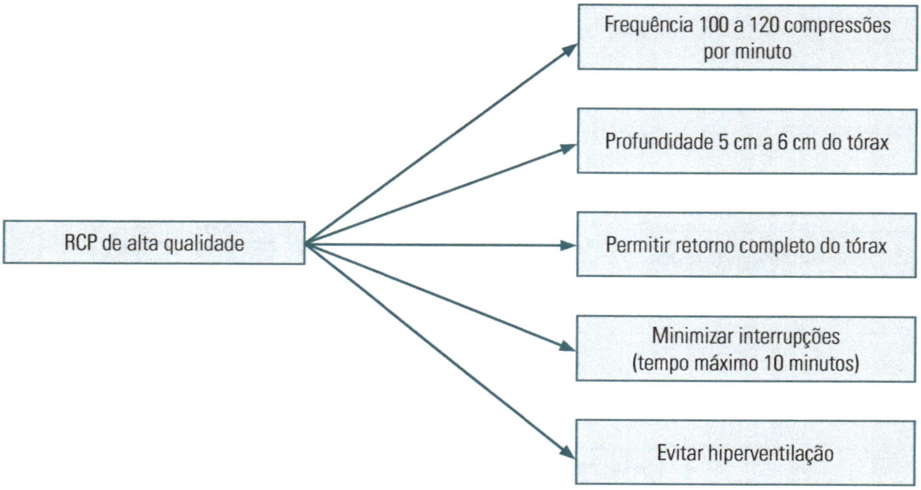

Figura 16.6. Características essenciais para uma ressuscitação cardiopulmonar (RCP) de alta qualidade.

Quadro 16.2. Medicamentos indicados na parada cardiorrespiratória

	Epinefrina	Amiodarona	Lidocaína
Efeito	Vasopressor cronotrópico + Inotrópico	Antiarrítmico	Antiarrítmico
Dose	1 mg	1ª administração: 300 mg 2ª administração: 150 mg	1ª administração: 1 a 1,5 mg/kg 2ª administração: 0,5 0,75 mg/kg
Período de repetição	3-5 minutos	3-5 minutos	3-5 minutos
Limite de dose	Sem limite	2 vezes	2 vezes
Indicação	FV/TVSP refratária à desfibrilação AESP/assistolia	FV/TVSP refratária à desfibrilação e à epinefrina	FV/TVSP refratária à desfibrilação e à epinefrina

O manejo da via aérea também varia de acordo com o ritmo. Nos casos de ritmo chocável, podem-se manter as ventilações com o dispositivo bolsa-válvula-máscara, desde que a expansibilidade torácica esteja adequada e sem resistência. Já nos casos de ritmo não chocável, a obtenção de uma via aérea definitiva é prioridade e deve ser feita obrigatoriamente visando à reversão da hipóxia, que é uma das principais causas de PCR em AESP/assistolia.

Nos casos de PCR em AESP/assistolia, é fundamental a investigação diagnóstica para identificar a causa da evolução para parada. Nesses casos, não existe um distúrbio de ritmo potencialmente reversível com desfibrilação como nos casos de ritmo chocável. Portanto, a identificação e a reversão da causa que levou à PCR são cruciais para o retorno da circulação espontânea. As principais causas são as descritas no Quadro 16.1.

O algoritmo que descreve em detalhes o passo a passo do atendimento da PCR, conforme o suporte avançado de vida para adultos, encontra-se na Figura 16.7.

O retorno da circulação espontânea é caracterizado pela atividade elétrica organizada na checagem de ritmo associada à presença de pulso central. Nesse momento, iniciam-se os cuidados pós-parada, que se constituem na reavaliação clínica completa e sistematizada do paciente visando à rápida identificação e à correção de instabilidades. A Figura 16.8 apresenta o algoritmo que resume e sistematiza os cuidados pós-parada.

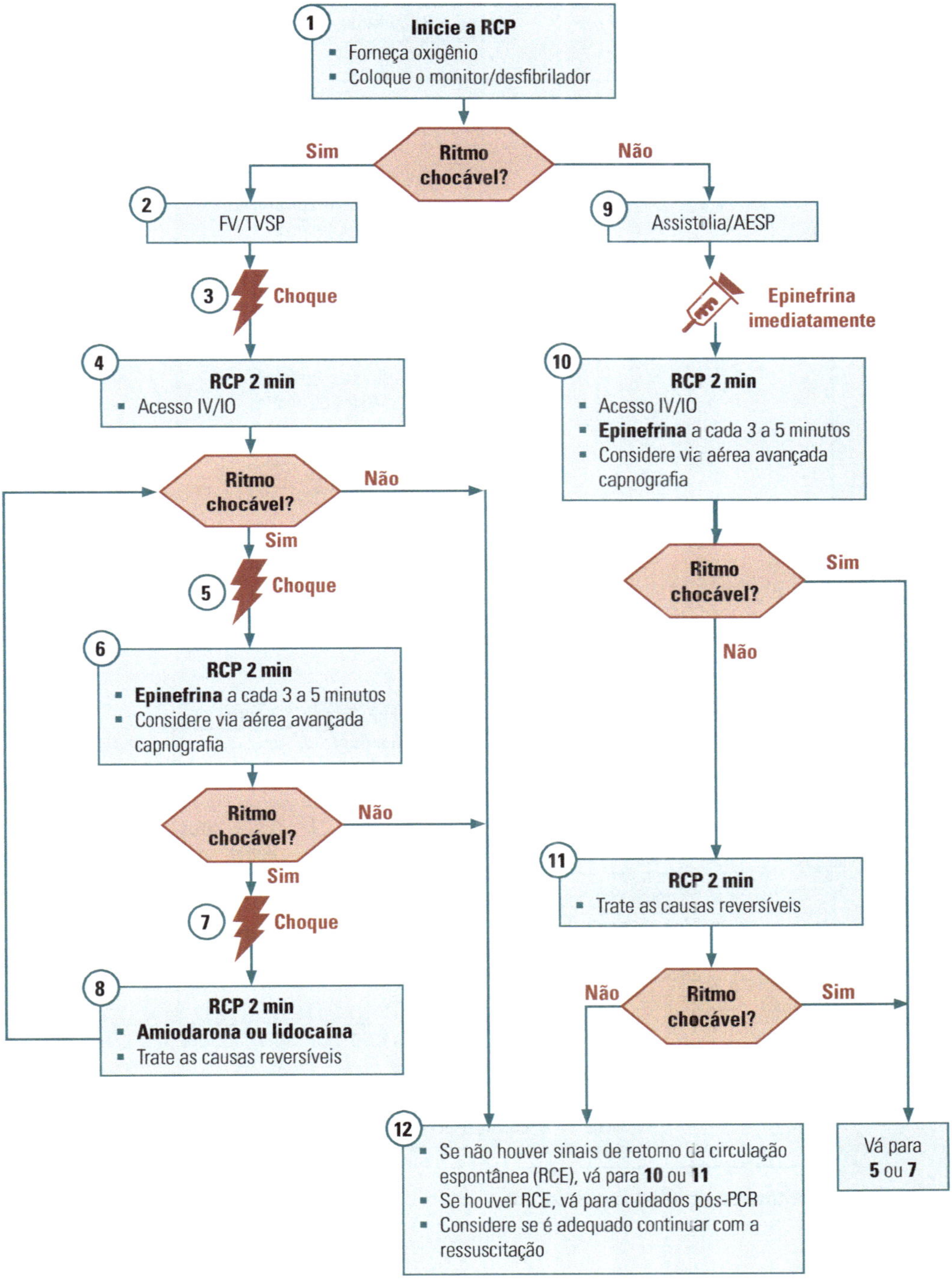

Figura 16.7. Algoritmo de atendimento da parada cardiorrespiratória conforme suporte avançado de vida do adulto.

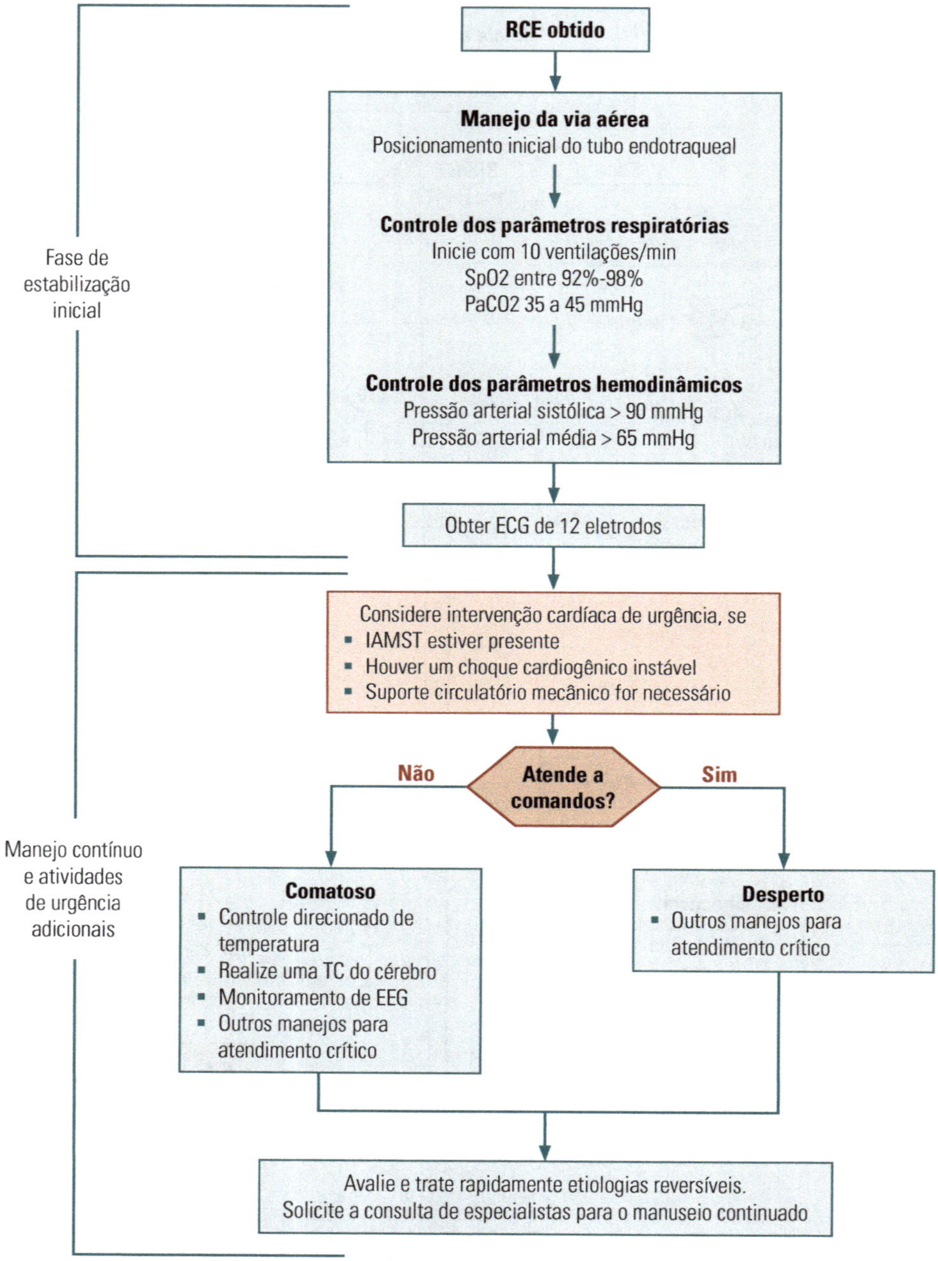

Figura 16.8. Algoritmo dos cuidados pós-parada.

Considerações finais

A parada cardiorrespiratória é a via final comum das emergências cardiovasculares e de diversas outras emergências. O atendimento rápido por uma equipe qualificada é fundamental para garantir boas chances de retorno à circulação espontânea. As condutas e os algoritmos de tratamento da PCR passam pela adequada identificação dos ritmos pelo monitor cardíaco.

Bibliografia

- 2023 International Consensus on Cardiopulmonary Resuscitation and Emergency Cardiovascular Care Science With Treatment Recommendations. Circulation Vol. 148, No. 242023 9 Nov 2023https://doi.org/10.1161/CIR.0000000000001179Circulation. 2023;148:e187-e280.
- American Heart Association. 2015 American Heart Association Guidelines Update for Cardiopulmonary Resuscitation and Emergency Cardiovascular Care. Circulation. 2015;132(Suppl 2):S315-S589.
- Bernoche C, Timerman S, Polastri TF, Giannetti NS, Siqueira AWS, Piscopo A et al. Atualização da Diretriz de Ressuscitação Cardiopulmonar e Cuidados Cardiovasculares de Emergência da Sociedade Brasileira de Cardiologia – 2019. Arq Bras Cardiol. 2019;113(3):449-663.Panchal AR, Bartos JA, Cabañas JG, DonninMW, Drennan IR, Hirsch KG et al. Part 3: Adult Basic and Advanced Life Support: 2020 American Heart Association Guidelines for Cardiopulmonary Resuscitation and Emergency Cardiovascular Care. Circulation. 2020;142(Suppl 2):S366-S468.
- Gonzalez MM, Timerman S, Gianotto-Oliveira R, Polastri TF, Canesin MF, Schimidt A et al. I Diretriz de Ressuscitação Cardiopulmonar e Cuidados Cardiovasculares de Emergência da Sociedade Brasileira de Cardiologia. Arq Bras Cardiol. 2013;101(2 Suppl 3):1-221.
- Mancini ME, Soar J, Bhanji F, Billi JE, Dennett J, Finn J et al. Part 12: Education, implementation, and teams: 2010 International Consensus on Cardiopulmonary Resuscitation and Emergency Cardiovascular Care Science With Treatment Recommendations. Circulation. 2010;122(16 Suppl 2):S539-81.

seção 3

Cardiomiopatias e Insuficiência Cardíaca

CAPÍTULO 17

Introdução às Cardiomiopatias

▪ Fabio Fernandes ▪ Charles Mady

Introdução

As cardiomiopatias são consideradas doenças do músculo cardíaco que ocasionam anormalidades miocárdicas estruturais e funcionais na ausência de doença coronária, hipertensão, doença valvar ou doença congênita.[1,2]

Nos últimos 25 anos, muitos avanços foram realizados na etiologia das cardiomiopatias, influenciando sua definição e sua taxonomia. Para termos ideia de sua importância, cerca de 50% dos pacientes que morrem na infância ou na adolescência e daqueles que são submetidos a transplante cardíaco têm cardiomiopatias.[3]Historicamente, em 1949, Evans relatou-as em familiares com inexplicada cardiomegalia e, em 1957, Brigden foi o primeiro a utilizar o termo "cardiomiopatia" (*the noncoronary cardiomyopathies*) para descrever pacientes com doença miocárdica idiopática que, em muitos casos, tinha forma familiar.[4]

No início, as cardiomiopatias eram classificadas pela fisiopatologia dominante, pelas alterações estruturais e, se possível, por fatores etiológicos e patogênicos.

A classificação com base em alterações da estrutura e da função foi introduzida em 1964, com as cardiomiopatias apresentando-se clinicamente de três maneiras: tipo congestivo, tipo constritivo e tipo obstrutivo.[5,6]

A World Health Organization (WHO) e a International Society and Federation of Cardiology (ISFC), em 1980, definiram a cardiomiopatia como uma doença muscular de causa desconhecida sem a presença de fatores como hipertensão arterial sistêmica, doenças valvares, doenças coronárias ou doenças congênitas, classificando as cardiomiopatias em três grupos: dilatada, hipertrófica e restritiva.[7] Em 1996, em uma nova classificação da World Health Organization (WHO) e da International Society and Federation of Cardiology (ISFC), cardiomiopatias foram definidas como doenças do miocárdio associadas à disfunção, sendo classificadas pela fisiopatologia dominante e por fatores etiológicos e patogênicos.[8] Além disso, a cardiomiopatia arritmogênica do ventrículo direito foi acrescentada às formas dilatada, hipertrófica e restritiva. Além disso, foram incluídas cardiomiopatias não classificadas, que não se enquadram em nenhum grupo, como a fibroelastose e o envolvimento mitocondrial. Nas cardiomiopatias específicas, enquadravam-se as doenças musculares cardíacas, as quais estavam associadas a desordens cardíacas específicas ou sistêmicas, anteriormente chamadas de doenças musculares específicas do coração: cardiomiopatias isquêmica, valvular, hipertensiva, infamatória e periparto, doenças sistêmicas gerais, distrofias musculares e desordens neuromusculares.

Em 1990, a descoberta da mutação do gene da cadeia pesada em pacientes com miocardiopatia hipertrófica abriu campo para o estudo genético nas miocardiopatias.

Posteriormente, foram feitas classificações da Sociedade Americana de Cardiologia, em 2006,[2] e da Sociedade Europeia de Cardiologia, em 2008.[9] Ambas mantiveram as classificações das doenças musculares cardíacas com base nas alterações de morfologia e função, mas introduziram conceitos de genética.[2,9]

A American Heart Association definiu as cardiomiopatias como "um grupo heterogêneo de doenças do miocárdio, com disfunção elétrica e/ou mecânica, que usualmente exibe hipertrofia ventricular inapropriada ou dilatação decorrente de uma variedade de etiologias que frequentemente são genéticas". Ainda segundo a American Heart Association, "as cardiomiopatias são confinadas ao coração ou fazem parte de doenças sistêmicas". Por essa classificação, define-se a falência cardíaca, que pode ser mecânica, tanto sistólica como diastólica, ou elétrica primária. Definem-se, também, as canalopatias iônicas como entidades distintas (síndrome do QT longo e síndrome de Brugada), as quais são consideradas doenças elétricas primárias sem anormalidades histológicas responsáveis pelo substrato arrítmico.[2]

Essa classificação tenta utilizar os novos métodos diagnósticos de biologia molecular, buscando caracterizar as mutações genéticas e, em nível celular, a expressão de proteínas. A classificação americana divide as cardiomiopatias em dois grandes grupos: (a) primárias, nas quais o comprometimento se restringe ao coração, podendo ser subdivididas em genéticas, mistas ou adquiridas; e (b) secundárias, anteriormente denominadas cardiomiopatias específicas, nas quais o envolvimento do miocárdio faz parte de uma desordem sistêmica (Figura 17.1).

Já a classificação europeia (Figura 17.2) define as cardiomiopatias como uma desordem do músculo cardíaco, que se encontra estrutural e funcionalmente anormal, na ausência de causas específicas. Essa classificação manteve a categorização das alterações estruturais e morfológicas das cardiomiopatias como dilatada, hipertrófica, restritiva e arritmogênica de ventrículo direito, considerando as formas familiar (genética) e não familiar (não genética). A forma familiar remete à ocorrência, em mais do que um membro da família, quer do mesmo transtorno, quer de um fenótipo que pode ser causado pela mesma mutação genética. Cardiomiopatias não familiares são clinicamente definidas pela presença de uma cardiomiopatia e pela ausência dessa doença em outros membros da família.

Existe, ainda, uma tentativa de pesquisa de marcadores diagnósticos e de terapia individualizada. Essa definição, à semelhança da que foi realizada pela American Heart Association, exclui o envolvimento miocárdico secundário a doenças coronárias, doenças sistêmicas, hipertensão e doenças valvares ou congênitas. Ela é subdividida em idiopática (sem causa identificável) e adquirida, na qual a disfunção ventricular é uma complicação da doença de base, em vez de uma característica intrínseca à doença.[1,9]

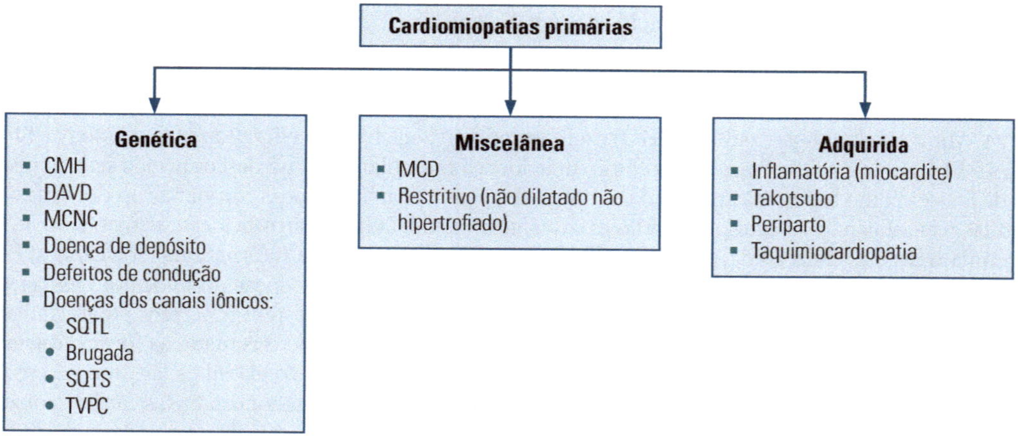

Figura 17.1. Classificação de cardiomiopatias pela American Heart Association.
Fonte: Elaborada pelos autores.

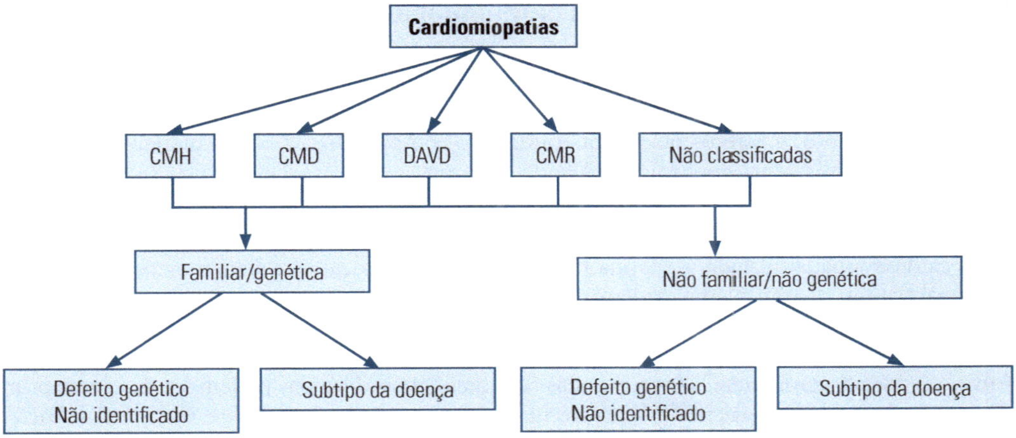

Figura 17.2. Classificação de cardiomiopatias pela European Society of Cardiology.
Fonte: Elaborada pelos autores.

Com a evolução do conhecimento, houve necessidade de uma nova classificação, para descrever as cardiomiopatias pelo fenótipo morfofuncional, com informações relacionadas ao envolvimento dos órgãos extracardíacos, ao padrão clínico (herança) e ao padrão molecular (doença genética e mutação). Essa classificação, denominada MOGE(S) e inspirada no estadiamento dos tumores (TNM), baseia-se em anormalidades estruturais e funcionais (M), extensão do comprimento do órgão envolvido (O), caráter genético ou não da cardiomiopatia (G), natureza do defeito genético molecular ou conhecimento da etiologia (E) e grau de insuficiência cardíaca ou de intolerância a esforços (S).[10] Nessa classificação, a cardiomiopatia é descrita como desordem morfológica ou funcional do miocárdio anormal, na ausência de qualquer outra doença que possa levar ao fenótipo observado. Os fenótipos convencionais dos subtipos de cardiomiopatia (p. ex., dilatada, hipertrófica, restritiva) são a base da classificação, que também descreve se a doença é sistêmica e se o coração é parte da doença. A combinação M e O pode sugerir pistas diagnósticas. Por outro lado, incluir a investigação para a história da família e para o padrão de herança adiciona valiosas informações para a caracterização completa da cardiomiopatia.[10]

O sistema MOGE(S) permite amplo estudo do estado clínico e do caráter genético de uma família com cardiomiopatia. Essa classificação tem potencial de permitir a melhor caracterização dos pacientes com cardiomiopatia e padronizar os registros de cardiomiopatia em estudos epidemiológicos.[11,12]

Além disso, permite, mesmo a indivíduos em fases iniciais da doença, sem alterações fenotípicas, ter o diagnóstico pré-clínico da doença.[10] Outro dado importante será a inclusão de um risco graduado de morte súbita, em conjunto com o cenário de insuficiência cardíaca.

Diretriz Europeia 2023 para tratamento das miocardiopatias

Essa nova diretriz define as miocardiopatias como um distúrbio miocárdico no qual o músculo cardíaco é estrutural e funcionalmente anormal, na ausência de doença arterial coronariana (DAC), hipertensão, doença valvar e doença cardíaca congênita (DCC) suficiente para causar a anormalidade miocárdica observada.

Os traços morfológicos e funcionais utilizados para descrever os fenótipos da miocardiopatias são: hipertrófico, dilatado, miocardiopatia ventricular esquerda não dilatada, miocardiopatias arritmogenica do ventrículo direito e miocardiopatias restritiva. A principal inovação é a inclusão específica de traços de caracterização do tecido miocárdico, incluindo cicatriz ventricular não isquêmica ou substituição gordurosa, que pode ocorrer com e sem dilatação ventricular, anormalidades sementares ou disfunção sistólica ou diastólica global. É importante reconhecer este fenótipo, pois pode ser a única pista para o diagnóstico de uma miocardiopatias e tem significado prognóstico que varia de acordo com a etiologia subjacente.[13]

Principais fenótipos clínicos das cardiomiopatias

O registro alemão Torch de cardiomiopatias, que envolve 36 centros de estudo na Alemanha, publicou os resultados preliminares da prevalência dos fenótipos de cardiomiopatia: em 462 participantes, 56% apresentaram miocardiopatia dilatada, 19% apresentaram miocardite, 16% apresentaram miocardiopatia hipertrófica, 5% apresentaram miocárdio não compactado, 2% apresentaram amiloidose e 2% apresentaram displasia arritmogênica de VD.[14]

Cardiomiopatia dilatada

A cardiomiopatia dilatada é a forma mais comum das doenças que afetam o coração e é uma das principais causas de transplante cardíaco.

A cardiomiopatia dilatada é definida pela presença de dilatação do ventrículo esquerdo ou biventricular e disfunção sistólica na ausência de condições anormais de carga, como hipertensão e doença valvar ou doença coronária. Os fenótipos das cardiomiopatias dilatadas podem ser de causas primárias e secundárias, incluindo agentes infecciosos que podem ocasionar miocardite, como vírus, bactérias e parasitas. Outras causas podem ser uso de substâncias tóxicas como álcool ou de quimioterápicos, exposição a metais, autoimune, feocromocitoma, doenças neuromusculares, metabólicas e nutricionais.[15] Cerca de 20% a 35% das etiologias de cardiomiopatia dilatada têm ocorrência familiar. Muitos genes (cerca de 40) e várias mutações se associam ao fenótipo dilatado.[16]

Em muitos casos, existe uma predisposição genética, na qual ocorre uma interação com fatores ambientais.

A maioria dos casos é autossômica dominante e uma minoria, recessiva ligado ao X. O gene mais comum é o da Lamina A/C, constituindo 8% de todas as cardiomiopatias dilatadas. Já alterações nos genes da distrofina são responsáveis por 7% das cardiomiopatias dilatadas e os pacientes apresentam elevação de CPK sem miopatia. Há alterações, também, nos genes da timina e das laminopatias, as quais representam alterações do sistema de condução em 80% dos pacientes e elevado risco de morte súbita.[10]

Cardiomiopatia hipertrófica (CMH)

É caracterizada por hipertrofia ventricular na ausência de outra doença que pudesse ser responsável pela magnitude da hipertrofia. Clinicamente, a cardiomiopatia hipertrófica é definida pela espessura máxima da parede ventricular ≥ 15 mm. Nos casos considerados limítrofes, com espessura da parede de 13 mm a 14 mm, o diagnóstico pode ser feito na vigência de história familiar de CMH. No caso de crianças, o aumento da espessura da parede do VE é definido como espessura ≥ 2 desvios-padrão acima da média para a idade, o sexo e a superfície corpórea.[17]

Há casos de pacientes que têm genótipos positivos, mas podem ser fenotipicamente negativos, sem hipertrofia manifesta. Esses indivíduos são geralmente referidos como "genótipo positivo/fenótipo negativo" ou se diz que possuem "cardiomiopatia hipertrófica subclínica", podendo apresentar alterações estruturais ou de função e bioquímica, sem apresentar hipertrofia ventricular. Nesses casos, podem ser verificadas alterações no relaxamento ventricular e na energética miocárdica ou anormalidades eletrocardiográficas, evidenciando um estado pró-fibrótico.[18]

O diagnóstico clínico de CMN também pode ser reforçado por outras características típicas, como história familiar da doença, sintomas cardíacos, taquiarritmias ou alterações eletrocardiográficas.[16]

Cardiomiopatia arritmogênica de ventrículo direito

A cardiomiopatia arritmogênica foi descrita inicialmente como displasia arritmogênica de ventrículo direito. Trata-se de uma doença miocárdica poligênica com um padrão de penetrância autossômica dominante que se caracteriza por perda de miócitos ventriculares e reposição de tecido fibroso e adiposo. Nos estágios mais avançados, o ventrículo esquerdo também pode ser comprometido.[19] Estudos moleculares têm demonstrado que mutações genéticas afetam principalmente proteínas de discos intercalados, particularmente os desmossomos.[20]

Entre outras possíveis causas encontram-se a apoptose e a necrose de miócitos, a inflamação e a transdiferenciação de miócitos.

A prevalência da cardiomiopatia arritmogênica de ventrículo direito é de 1:5 000 pacientes. A presença de arritmias ventriculares pode ser a primeira manifestação da doença, inclusive como causa de morte súbita.

Cardiomiopatia restritiva primária

É uma doença primária restritiva rara, que leva a insuficiência cardíaca e é caracterizada por volumes ventriculares normais ou reduzidos e aumento de ambos os átrios. A característica fisiopatológica dominante é de restrição diastólica com função sistólica geralmente preservada em repouso. Existem formas esporádicas e familiares.

As mutações da troponina e da desmina podem ser responsáveis por fenótipos restritivos.[1]

As alterações da troponina podem ter transmissão autossômica dominante e não há alterações do sistema de condução, mas esses pacientes apresentam um elevado risco de morte súbita. As alterações da desmina, por sua vez, podem ter transmissão autossômica dominante (50%), recessiva (25%) e de Novo (25%), com pacientes apresentando bloqueio atrioventricular e miopatia.

Referências

1. Elliot P. The 2006 American Heart Association Classification of cardiomyopathies is not the gold standard. Circ Heart Fail. 2008;1(1):77-80.
2. Maron BJ, Towbin JA, Thiene G, Antzelevitch C, Corrado D, Arnett D et al. Contemporary definitions and classification of the cardiomyopathies: an American Heart Association Scientific Statement from the Council on Clinical Cardiology, Heart Failure and Transplantation Committee, Quality of Care and Outcomes Research and Functional Genomics and Translational Biology Interdisciplinary Working Groups, and Council on Epidemiology and Prevention. Circulation. 2006;113(14):1807-16.
3. McKenna WJ, Maron BJ, Thiene G. Classification, Epidemiology, and Global Burden of Cardiomyopathies. Circ Res. 2017;121(7):722-30.
4. Brigden W. Uncommon myocardial diseases: the non-coronary cardiomyopathies. Lancet. 1957;270(7007):1179-84.
5. Goodwin JF. Cardiac function in primary myocardial disorders I. Br Med J. 1964;1(5 397):1527-33.
6. Goodwin JF. Cardiac function in primary myocardial disorders II. Br Med J. 1964;1(5398):1595-7.
7. Report of the WHO/ISFC Task Force on the definition and classification of cardiomyopathies. Br Heart J. 1980;44(6): 672-3.
8. Richardson P, McKenna W, Bristow M, Maisch B, Mautner B, O'Connell J et al. Report of the 1995 World Health Organization/International Society and Federation of Cardiology Task Force on the Definition and Classification of Cardiomyopathies. Circulation. 1996; 93(5):841-2.
9. Elliott P, Andersson B, Arbustini E, Bilinska Z, Cecchi F, Charron P et al. Classification of the cardiomyopathies: a position statement from the European Society of Cardiology Working Group on Myocardial and Pericardial Diseases. Eur Heart J. 2008; 29(2):270-6.
10. Arbustini E, Narula N, Dec GW, Reddy KS, Greenberg B, Kushwaha S et al. The MOGE(S) classification for a phenotype-genotype nomenclature of cardiomyopathy: endorsed by the World Heart Federation. J Am Coll Cardiol. 2013;62(22):2046-72.
11. Elliott PM. Classification of cardiomyopathies: evolution or revolution? J Am Cool Cardiol. 2013;62(22):2073-4.
12. Mayosi BM. Cardiomyopathies: MOGE(S): a standardized classification of cardiomyopathies? Nat Rev Cardiol. 2014;11(3):134-5.
13. 2023 ESC Guidelines for the management of cardiomyopathies: Developed by the task force on the management of cardiomyopathies of the European Society of Cardiology (ESC) European Heart Journal, Volume 44, Issue 37, 1 October 2023, Pages 3503-626.
14. Seyler C, Meder B, Weis T, Schwaneberg T, Weitmann K, Hoffmann W et al. TranslatiOnal Registry for CardiomyopatHies (TORCH) - rationale and first results. ESC Heart Fail. 2017;4(3):209-15.

15. Pinto YM, Elliott PM, Adler Y, Anastasakis A, Böhm M, Duboc D et al. Proposal for a revised definition of dilated cardiomyopathy, hypokinetic non-dilated cardiomyopathy, and its implications for clinical practice: a position statement of the ESC working group on myocardial and pericardial diseases . Eur Heart J. 2016;37(23):1850-8.
16. Mestroni L, Taylor MRG. Genetics and genetic testing of dilated cardiomyopathy: a new perspective. Discov Med. 2013;15(80):43-9.
17. Gersh BJ, Maron BJ, Bonow RO, Dearani JA, Fifer MA, Link MS et al. 2011 ACCF/AHA guideline for the diagnosis and treatment of hypertrophic cardiomyopathy: executive summary: a report of the American College of Cardiology Foundation/American Heart Association Task Force on Practice Guidelines. Circulation. 2011;124(24):2761-96.
18. Ho CY, Day SM, Colan SD, Russell MW, Towbin JA, Sherrid MV et al. The Burden of Early Phenotypes and the Influence of Wall Thickness in Hypertrophic Cardiomyopathy Mutation Carriers: Findings From the HCMNet Study. JAMA Cardiol. 2017;2(4):419-8.
19. Saguner AM, Duru F, Brunckhorst CB. Arrhythmogenic right ventricular cardiomyopathy: a challenging disease of the intercalated disc. Circulation. 2013;128(12):1381-6.
20. Asimaki A, Tandri H, Huang H, Halushka MK, Gautam S, Basso C et al. A new diagnostic test for arrhythmogenic right ventricular cardiomyopathy. N Engl J Med. 2009;360:1075-84.

CAPÍTULO 18

ECG e Monitorização Ambulatorial do ECG (Holter) nas Cardiomiopatias

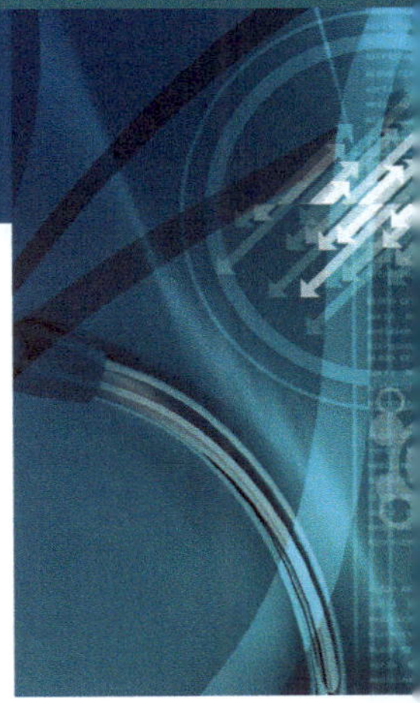

▪ Nemer Luis Pichara ▪ Félix José Alvarez Ramires

Introdução

As cardiomiopatias são consideradas doenças primárias do músculo cardíaco e podem surgir de uma variedade de condições subjacentes, incluindo anomalias genéticas, lesão do miócito e processos infiltrativos do tecido miocárdico ou intersticial.

O eletrocardiograma (ECG) é utilizado como ferramenta diagnóstica de fácil acesso na avaliação de indivíduos sintomáticos e assintomáticos para condições associadas à morte súbita cardíaca (MSC). A MSC continua sendo a principal causa de mortalidade na população jovem em geral (menores que 35 anos) e nos atletas jovens durante o esporte, com a maioria das causas identificadas e atribuídas às cardiomiopatias.

Um desafio na utilização de ECG como rastreio nas avaliações diagnósticas é sua limitada capacidade de determinar, com precisão, alterações sugestivas de uma condição cardiovascular potencialmente letal e, portanto, a necessidade de uma avaliação complementar adicional. Uma análise sistemática do eletrocardiograma desde o início da onda P até o final da onda T pode fornecer pistas valiosas, as quais podem apontar para o diagnóstico e até mesmo para subtipos específicos de cardiomiopatias, com implicações no manejo e no prognóstico.

O objetivo deste capítulo é descrever as principais cardiomiopatias, como cardiomiopatia hipertrófica, cardiomiopatia dilatada, displasia arritmogênica do ventrículo direito e cardiomiopatia restritiva, com ênfase nos achados eletrocardiográficos mais comuns. Outras cardiomiopatias, como a cardiomiopatia periparto, a cardiomiopatia mitocondrial, a taquicardiomiopatia, a cardiomiopatia de Takotsubo e a cardiomiopatia não compactada não serão abordadas neste capítulo.

Cardiomiopatia hipertrófica

A cardiomiopatia hipertrófica (CMH) é uma das principais causas de MSC, principalmente nos jovens. Geralmente, é causada por mutação em um dos genes que codificam a proteína do sarcômero miocárdico, com, pelo menos, mais de 1.000 mutações em genes diferentes já relacionadas. A forma familiar da CMH é uma doença autossômica dominante e se faz presente em 50% dos pacientes com CMH.

A expressão fenotípica da CMH ocorre em 1 a cada 500 adultos da população em geral e é caracterizada por hipertrofia ventricular, preferencialmente do ventrículo esquerdo (VE). Diferentes formas de CMH incluem hipertrofia simétrica ou assimétrica do septo interventricular (com ou sem gradiente da via de saída), hipertrofia concêntrica e hipertrofia apical. A hipertrofia pode ser encontrada em qualquer região do VE, mas é mais frequentemente encontrada no septo (90% dos casos) e pode ser caracterizada por apresentar 15 mm ou mais de espessura septal ou uma relação ≥ 1,5 entre o septo e a parede posterior. Também se pode observar fibrose extensa das paredes afetadas, mais bem vista e graduada pela ressonância magnética cardíaca (RNM). O gradiente de via de saída, quando presente, é formado por uma obstrução dinâmica (forma obstrutiva) em 30% a 50% dos pacientes. O acometimento do ventrículo direito (VD) geralmente é raro e oligossintomático. O padrão hipertrófico também pode estar presente em muitas outras cardiopatias que têm o mesmo fenótipo, mas com diferentes causas e patologias. A CMH pode se apresentar em qualquer idade e a maioria dos pacientes é assintomática ao longo da vida. Sintomas como dispneia (presente em 90% dos pacientes sintomáticos), angina (30%), palpitações e síncope (20%) podem ser observados nos padrões clínicos evolutivos da doença, bem como insuficiência cardíaca. A fibrilação atrial (FA) se correlaciona com idade mais avançada e com aumento do átrio esquerdo. A complicação mais temida da doença é a morte cardíaca súbita, principalmente devido às arritmias ventriculares complexas.

Devido à natureza hereditária da doença, deve-se incentivar o rastreamento em familiares de primeiro grau, mas o teste genético geralmente não é uma prática comum na maioria dos países, por não estar amplamente disponível e não ser contemplado nos sistemas de saúde. O ECG e a ecocardiografia são comumente utilizados para rastrear os parentes quanto à presença da doença.

O tratamento é direcionado ao alívio dos sintomas de obstrução da via de saída do ventrículo esquerdo e de insuficiência cardíaca. A estratificação de risco com marcadores clínicos pode identificar pacientes com alto risco de MSC. Nesses pacientes, a prevenção pode ser indicada, sendo eficaz com um cardioversor desfibrilador implantável (CDI).

O ECG possui amplo espectro de modificações, que variam desde normal a alterações em onda T/segmento ST, ondas Q patológicas e sinais de sobrecarga de ventrículo esquerdo (SVE), que podem aparecer isoladamente ou de forma combinada, mas não há um padrão característico para o diagnóstico de CMH, embora o eletrocardiograma de 12 derivações seja alterado em 75%-95% dos casos. Os achados eletrocardiográficos mais comuns na CMH são devidos à SVE. Pode ser observada, também, a presença de ondas Q com forças septais proeminentes associadas (Figura 18.1). As arritmias cardíacas, como FA, *flutter* atrial, atividade ectópica ventricular complexa e pré-excitação ventricular, podem estar associadas. Além disso, o intervalo PR pode se tornar curto devido à sobrecarga atrial esquerda.

O Holter de 24h deve ser realizado para avaliar a presença e a densidade das ectopias ventriculares. A presença de taquicardia ventricular não sustentada (TVNS) tem implicância prognóstica, denotando casos de maior risco, especialmente se ocorrer com a frequência cardíaca maior que 120 bpm.

O padrão conhecido como "padrão de Strain" se refere às configurações do segmento ST e da onda T que surgem das anormalidades da repolarização ventricular encontradas nas hipertrofias ventriculares tanto esquerda quanto direita. O padrão de Strain é definido quando há a inversão da onda T associada à depressão do segmento ST com convexidade para cima, comumente observado nas derivações precordiais esquerdas (V4 a V6) (Figura 18.2A). Nas derivações precordiais direitas (V1 a V3), a onda T pode ser alta e com elevação do segmento ST com a concavidade inferior (Figura 18.2B).

Como a hipertrofia septal é frequente, as ondas Q podem ser proeminentes e simular padrões de infarto do miocárdio. Já a forma apical, que é mais presente na população japonesa e menos comum em nosso meio, é caracterizada pela presença de ondas T negativas e gigantes (> 10 mm) nas precordiais (principalmente, de V2 a V5).

Entre os vários critérios para SVE, são citados, a seguir, os mais tradicionais, com as respectivas sensibilidade e especificidade (Quadro 18.1).

Quadro 18.1. Variação da sensibilidade e da especificidade dos critérios mais comuns para SVE

Critério	Sensibilidade (%)	Especificidade (%)
Sokolow-Lyon	40-50	92-95
Índice de Cornell	15-40	91-98
R de aVL ≥ 11 mm	11-20	98-100
Critérios de Romhilt-Estes	10-70	89-94

Fonte: Elaborado pelos autores.

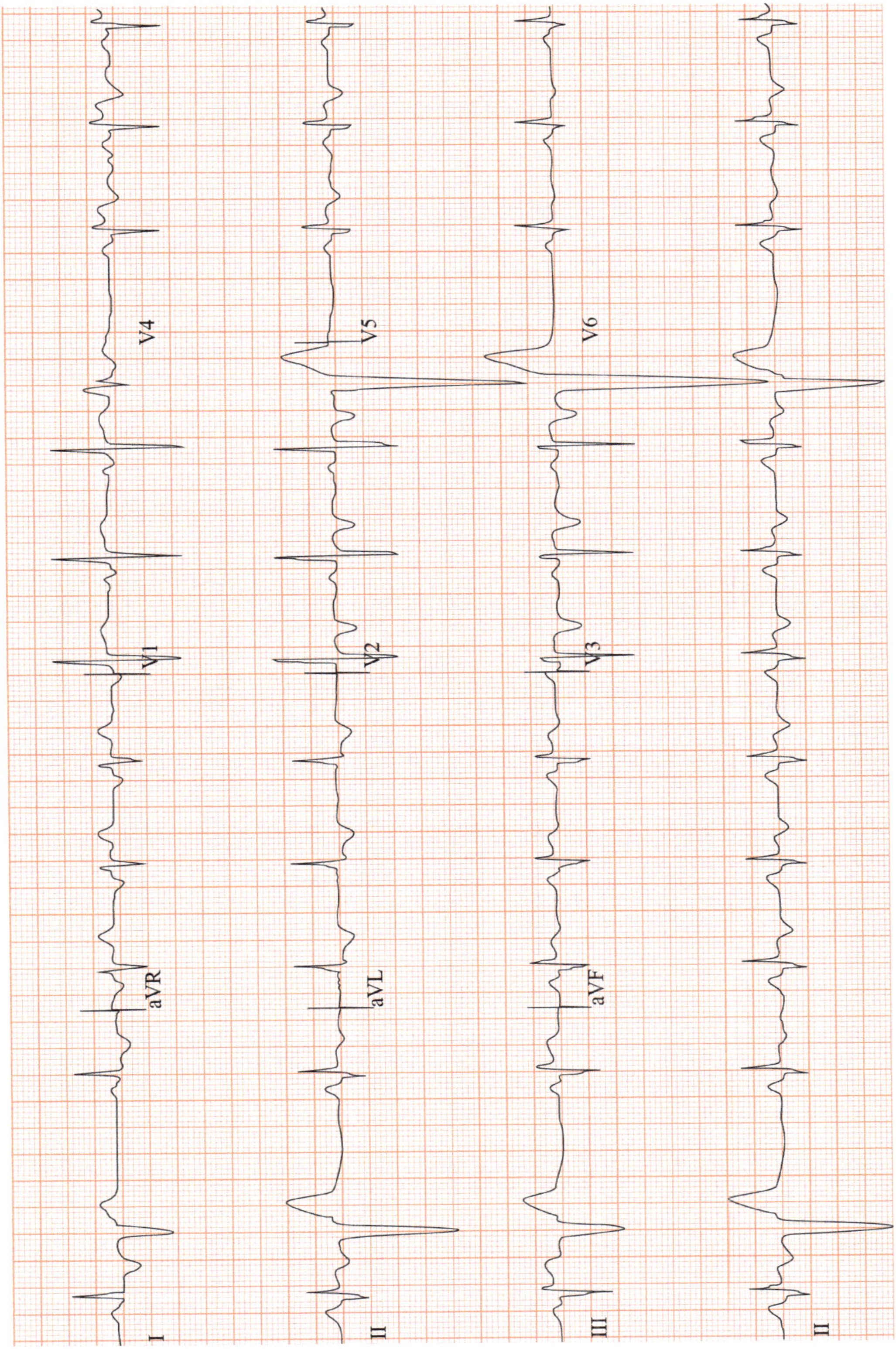

Figura 18.1. Eletrocardiograma de 12 derivações com presença de extrassístole ventricular isolada, onda Q nas derivações anterior e inferior, onda R proeminente nas derivações precordiais de V1 e V2 e alteração difusa da repolarização ventricular, correlacionada com hipertrofia septal importante.

Fonte: Acervo pessoal.

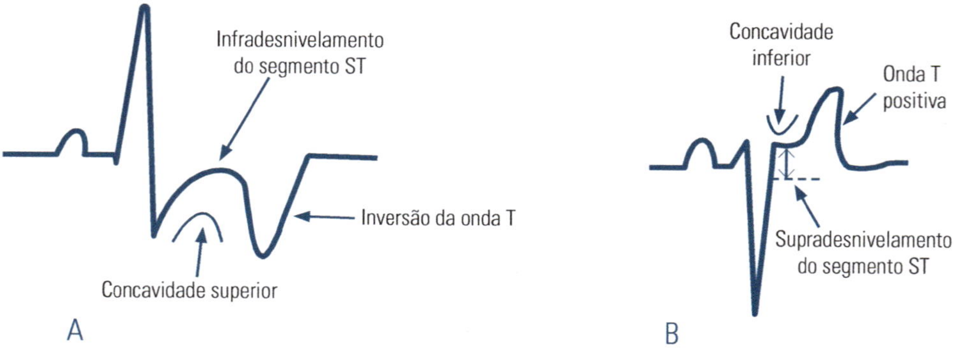

Figura 18.2. Padrão de Strain ventricular esquerdo observado. A: derivações esquerdas (V4 a V6); B: derivações direitas (V1 a V3).

Fonte: Elaborada pelos autores.

- Sokolow-Lyon: é considerado um critério de voltagem mais antigo e está alterado quando a soma da amplitude da onda S na derivação V1 com a onda R da derivação V5 ou V6 for > 35 mm. Deve ser dada atenção especial à população jovem, em que esse corte deve ser de 40 mm. Possui sensibilidade baixa (57%) e especificidade muito alta (86%).
- Índice de Cornell: leva em consideração a voltagem nos planos frontal e horizontal. Está alterado quando a soma da amplitude da onda R na derivação aVL com a amplitude da onda S de V3 for > 28 mm em homens e > 20 mm em mulheres. Resumidamente, R aVL + S V3. Possui sensibilidade média (42%) e especificidade alta (96%).
- R de aVL ≥ 11 mm: É o critério mais simples, menos sensível (13%) e altamente específico (99%).
- Critérios de Romhilt-Estes: utiliza alguns parâmetros e uma pontuação. Semelhante ao índice de Cornell, possui sensibilidade média e especificidade alta. Deve ser preferido se o ECG for feito em pé ou utilizando a técnica Mason-Likar de ECG modificado (utilizado no teste de esforço). É considerado sugestivo de SVE quando se atingem quatro pontos e positivo quando a soma for cinco pontos ou mais no escore que se segue:
  - Critérios de 3 pontos: aumento de amplitude do QRS (voltagem maior que 20 mm no plano frontal e/ou 30 mm no plano horizontal); padrão de Strain na ausência de ação digitálica; e índice de Morris presente (sobrecarga de átrio esquerdo).
  - Critério de 2 pontos: desvio do eixo elétrico do QRS além de –30° ou bloqueio divisional anterossuperior esquerdo (BDAS).
  - Critérios de 1 ponto: aumento do tempo de ativação ventricular (TAV) ou deflexão intrinsecoide além de 40 ms; aumento da duração do QRS (> 90 ms) em V5 e V6 e padrão Strain sob ação do digital.

A despolarização ventricular ocorre do endocárdio para o epicárdio, enquanto a orientação da repolarização é oposta, ou seja, do epicárdio para o endocárdio. Isso se deve à menor duração do potencial de ação dos miócitos epicárdicos. Nos pacientes com SVE, a direção da repolarização pode ser alterada, provavelmente devido à despolarização mais lenta e a subsequentes mudanças na ordem da repolarização, que passa a ocorrer, então, do lado oposto ao fisiológico, ou seja, do endocárdio para o epicárdio, levando à expressão eletrocardiográfica de ondas T invertidas (Figura 18.3). Devido ao aumento da heterogeneidade da repolarização, o segmento ST fica descendente e infradesnivelado (padrão de Strain). A presença dessas anormalidades da repolarização ventricular está associada a um prognóstico mais reservado.

O produto Cornell tem melhor correlação inferida da massa ventricular esquerda e é calculado multiplicando-se a voltagem de Cornell (onda R em aVL + S V3) pela duração do QRS (em ms): um valor >

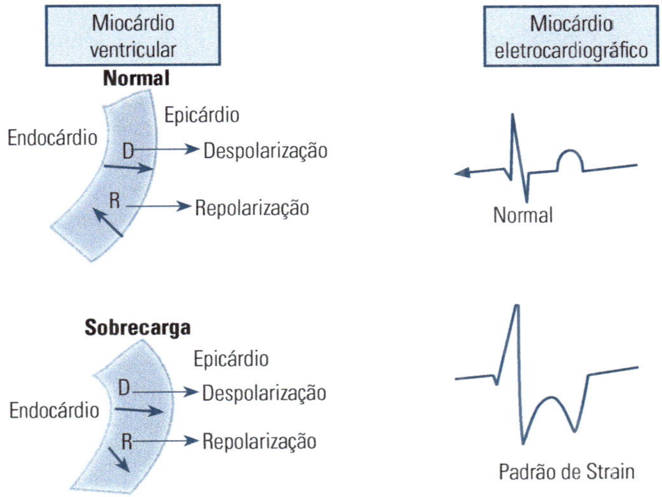

Figura 18.3. Orientação da despolarização (D) e da repolarização (R) ventriculares normais *versus* em caso de sobrecarga ventricular esquerda (SVE).

Fonte: Elaborada pelos autores.

2 440 mm/ms tem sido utilizado como valor de corte para SVE. Provavelmente, o produto Cornell está mais correlacionado à gravidade da sobrecarga ventricular esquerda e pode ser utilizado para avaliações sequenciais e acompanhamento clínico.

Historicamente, o ECG foi o primeiro método utilizado para detectar o aumento da massa cardíaca, sendo o exame mais realizado, de mais fáceis acesso e execução e de mais baixo custo. Apesar da pequena sensibilidade em discriminar a SVE, é mundialmente utilizado como primeira ferramenta na avaliação e pode refletir o risco quando se encontram alterações. Já o ecocardiograma é um exame crucial para a definição da anatomia e da função do coração, oferece uma boa estratificação prognóstica e é recomendado para a avaliação de pacientes com CMH conhecida ou suspeita.

A distinção entre cardiomiopatia hipertrófica e coração do atleta pode representar um dilema na prática clínica e, por vezes, ser difícil e necessitar de consideração das características ecocardiográficas e clínicas, além do ECG com alterações típicas. Isso é devido ao fato de que atletas muito treinados podem manifestar uma variedade de alterações no ECG, incluindo aumento expressivo da voltagem das ondas R ou S, ondas T planas ou profundamente invertidas e ondas Q profundas, que podem simular a cardiomiopatia hipertrófica.

Os pacientes diagnosticados com CMH, em especial os com menos de 60 anos, devem ser avaliados clinicamente de forma anual, incluindo estratificação de risco para MSC com avaliação clínica, análise da história familiar, ECG de 12 derivações, Holter de 24h, ecocardiograma e teste de esforço.

Cardiomiopatia dilatada

A cardiomiopatia dilatada (CMD) é definida pela presença de dilatação do ventrículo esquerdo (VE) ou biventricular associada a disfunção sistólica, na ausência de outras condições anormais, que possam justificar o quadro clínico como hipertensão arterial, doença arterial coronariana, doença valvular, doença de Chagas ou doença congênita. É considerada frequente e acomete, principalmente, pacientes na faixa etária de 20 anos a 50 anos, do sexo masculino e da raça negra. A doença possui grande heterogeneidade genética, com mutações encontradas em pelo menos 50 genes diferentes e uma apresentação clínica polimórfica, sendo mais frequente a transmissão autossômica dominante.

Os sintomas da CMD podem indicar a gravidade da doença e incluem falta de ar, fadiga, dispneia aos esforços, ortopneia, dispneia paroxística noturna e edema. Pode ser idiopática ou relacionada a outras etiologias, como infecções em adultos jovens (sequelas de miocardite), isquemia, hipertensão, exposição a toxinas (p. ex., alcoolismo, metais pesados, doxorrubicina, cocaína, metanfetamina), doença valvular, vírus da imunodeficiência humana (HIV), doença de Chagas, cardiomiopatia periparto, doença vascular do colágeno, doença do armazenamento de glicogênio, hemocromatose, deficiência de tiamina, algumas formas de quimioterapia, amiloidose e distúrbios neuromusculares. Porém, a disfunção miocárdica não pode ser totalmente explicada pelas condições associadas. A mortalidade é alta, chegando a 50% nos cinco primeiros anos.

As anormalidades eletrocardiográficas na CMD raramente estão ausentes e são relatadas em mais de 80% dos casos, mas, como em outras cardiomiopatias, não são específicas. Os átrios são frequentemente dilatados, refletindo pressões elevadas de enchimento e/ou anormalidades valvares associadas. Ocorrem alterações da onda P sugestivas de aumento biatrial ou, mais frequentemente, do átrio esquerdo (AE), uma vez que o aumento do átrio direito (AD) isolado é incomum. O aumento do AE é observado em uma proporção variável de pacientes e é considerado um marcador de doença crônica. A fibrilação atrial (FA) é uma via comum para todas as formas de CMD após a progressão para insuficiência cardíaca. O início precoce com FA em indivíduos jovens, no entanto, pode sugerir etiologias específicas com fundo genético, principalmente se apresentar baixa resposta ventricular.

A condução atrioventricular (AV) pode se apresentar com bloqueios de primeiro grau ou até mesmo mais avançados. O acometimento do sistema de condução, especialmente em pacientes jovens, sugere alterações genéticas específicas, muitas vezes associadas a outras doenças, como doenças neuromusculares, laminopatias ou distúrbios do canal iônico. Distúrbios de condução também são comuns na sarcoidose cardíaca e na doença de Chagas.

A fibrose miocárdica pode levar, em alguns casos, à redução da amplitude do QRS, principalmente nas derivações precordiais (complexos < 10 mm), bem como na infiltração gordurosa na cardiomiopatia arritmogênica. Quando os critérios de voltagem para SVE estão presentes, uma etiologia hipertensiva deve ser aventada.

O BRE é encontrado em aproximadamente um terço dos pacientes com CMD, às vezes precedendo o fenótipo estrutural, podendo ser resultado de um acometimento no feixe de His ou estar associado ao bloqueio divisional anterossuperior esquerdo (BDAS) (Figura 18.4). O BRD é incomum em pacientes com CMD (2%-6%), mas é frequentemente encontrado em pacientes com doença neuromuscular devido a variantes patogênicas no gene da distrofina.

As anormalidades da repolarização são comuns e, geralmente, refletem o comprometimento do VE. A inversão da onda T, especialmente nas derivações laterais, é uma característica reconhecida de certas formas genéticas (p. ex., filamina C ou doença desmosomal). Em contraste com a CMH, em que as ondas T são profundas nas derivações laterais, na CMD, em geral, essas anormalidades são menos profundas e não estão associadas a grandes voltagens.

O QTc geralmente é normal. Um intervalo QT curto foi associado à deficiência primária de carnitina, que pode causar CMD. A dispersão do QT na monitorização prolongada com o sistema Holter tem sido descrita como uma potencial ferramenta na estratificação do risco de MSC em pacientes com CMD, apesar de suas limitações metodológicas.

Ectopias ventriculares podem ser encontrados em até 40% dos pacientes com CMD. As extrassístoles ventriculares podem ser frequentes e promover uma disfunção sistólica do VE, sendo um desafio determinar se elas são a principal etiologia da disfunção sistólica do VE (taquicardiomiopatia) ou um simples achado. Não há consenso sobre a densidade correta que pode ser considerada suficiente para causar disfunção sistólica do VE. No entanto, uma carga alta, maior do que 10% a 24% do total de batimentos cardíacos durante as 24 horas contabilizadas no Holter, já foi associada. A característica e a complexidade das extrassístoles, não apenas sua densidade, são relevantes no diagnóstico diferencial entre as formas de CMD. Além disso, algumas morfologias são comumente identificadas em atletas e consideradas benignas, as quais incluem morfologias infundibulares e fasciculares. Pelo contrário, ou-

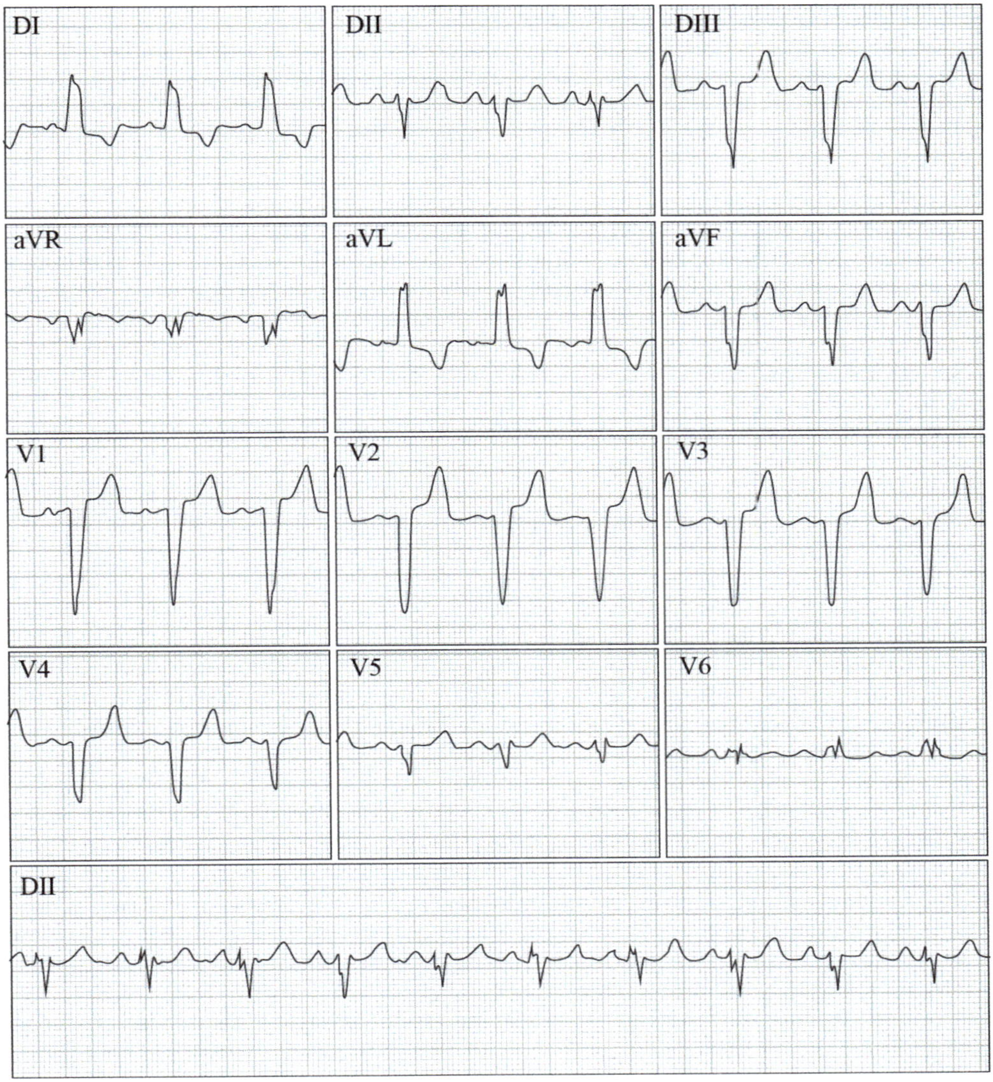

Figura 18.4. Eletrocardiograma de 12 derivações de paciente do sexo masculino, 36 anos, com insuficiência cardíaca, ganho de peso e ortopneia recentes, evidenciando ritmo sinusal, sobrecarga atrial esquerda, bloqueio do ramo esquerdo associado a bloqueio divisional anterossuperior esquerdo e diminuição das forças septais.

Fonte: Acervo pessoal.

tras morfologias das extrassístoles ventriculares, como o padrão de BRE ou eixo intermediário, podem ser um sinal de doença miocárdica subjacente.

Algumas características do ECG podem sugerir subtipos genéticos específicos de CMD, uma vez que certos genes estão associados a anormalidades características, e podem ter valores diagnóstico e prognóstico para os pacientes e para seus familiares.

Displasia arritmogênica do ventrículo direito

A displasia arritmogênica do ventrículo direito (DAVD) é o distúrbio mais comum das cardiomiopatias em adultos jovens do sexo masculino sem antecedentes cardíacos. Apresenta um espectro amplo, que pode consistir desde ectopias ventriculares isoladas até a TV sustentada. Existe uma substituição irregular do miocárdio normal por tecido adiposo e/ou fibroadiposo. A prevalência varia de 1/5.000 na população em geral a 1/2.000 na Europa. Os pacientes sintomáticos geralmente apresentam idade entre 20 anos e 40 anos.

A forma fibrosa da doença é caracterizada pelo afinamento da parede do ventrículo direito e é geneticamente heterogênea, a maioria com transmissão autossômica dominante, com penetrância incompleta, com mutações identificadas nos genes da desmoplaquina, da placoglobina e do receptor de rianodina. A infiltração gordurosa ou fibrosa geralmente envolve mais o ventrículo direito (VD), mas, em 30% a 50% dos casos, também envolve o ventrículo esquerdo (VE). A região mais acometida do VD é a subepicárdica da parede livre, o triângulo da displasia formado pelo trato de saída do VD, o ápice e a região subtricuspídea.

A doença é heterogênea, caracterizada clinicamente por arritmias ventriculares originárias do VD, as quais são mais comuns durante o exercício, mas também podem ocorrer no repouso. Os sintomas mais comuns são: palpitações, síncope, tontura e morte súbita cardíaca, que não raramente pode ser a apresentação inicial da doença. A doença é progressiva e, à medida que o miocárdio é substituído por tecido adiposo e/ou fibroso, o VD torna-se dilatado e disfuncional.

O padrão-ouro para o diagnóstico de DAVD é a evidência de biópsia miocárdica com infiltração gordurosa do VD, mas este achado não está presente em todos os pacientes. O Quadro 18.2 mostra os critérios diagnósticos de DAVD.

Anormalidades no eletrocardiograma são detectadas em mais de 90% dos pacientes com DAVD. O padrão de repolarização juvenil com inversão da onda T nas derivações V1 a V3 é uma variante normal nas crianças e até nos pacientes jovens com menos de 12 anos de idade. Entretanto, é menos comumente encontrado em adultos maiores de 19 anos (observado em 1%-3% de indivíduos saudáveis), mas pode estar presente em 87% dos pacientes com DAVD.

O diagnóstico diferencial desses achados de ECG inclui miocardite, doença de Naxos, sarcoidose, cardiomiopatia dilatada ou taquicardia idiopática do trato de saída do ventrículo direito.

As ondas épsilon são pequenas deflexões de potenciais com baixa amplitude na extremidade terminal do complexo QRS e são mais bem visualizadas em V1-V3 (qualquer potencial terminal nas derivações V1 a V3 que faz com que a duração do QRS exceda em mais que 25 milissegundos deve ser considerado uma onda épsilon – Figura 18.5). A onda épsilon é vista em uma minoria de pacientes e sua ausência, certamente, não impede o diagnóstico.

Outros critérios diagnósticos menores incluem a inversão da onda T nas derivações precordiais anteriores (V1–V3) na ausência de bloqueio de ramo direito, taquicardia ventricular com padrão de bloqueio de ramo esquerdo (sustentada ou não) ou extrassístoles ventriculares frequentes com esse padrão morfológico.

O uso de derivações especiais (de Lewis e Fontaine) ou de registros com a velocidade em 50 mm/s e voltagem de 20 mm/mv pode melhorar a detecção da onda épsilon. No caso da derivação de Lewis, usada também para registrar bem a onda P, o eletrodo do braço direito é colocado no segundo espaço intercostal (EIC) direito, ao passo que o eletrodo do braço esquerdo é colocado no quarto EIC direito e é utilizada a derivação DI para o registro. Já a derivação de Fontaine utiliza o eletrodo do braço direito no manúbrio, o do braço esquerdo no apêndice xifoide e o da perna esquerda na posição de V4, usando as derivações inferiores (DI, DII, DIII) para realizar o registro.

O eletrocardiograma de alta resolução (ECGAR) pode detectar imagens derivadas de uma condução fragmentada do estímulo elétrico, denominada potenciais tardios derivados de áreas com desarranjo das fibras miocárdicas pelo tecido fibroso ou entremeado de gordura. Essa condução lenta gera os potenciais de baixa amplitude e alta frequência. É considerado um método de fácil aplicação clínica, de baixo custo e não invasivo. Geralmente, vários batimentos (200 complexos QRS) são promediados,

Quadro 18.2. Critérios maiores e menores para diagnóstico de DAVD*

Critérios para diagnóstico de DAVD
1. História familiar ▪ Critério maior: • Doença familiar confirmada por necropsia ou cirurgia. ▪ Critério menor: • História familiar de morte súbita prematura (< 35 anos de idade) devido a suspeita de DAVD. • História familiar (diagnóstico clínico baseado em critérios atuais).
2. Anormalidades eletrocardiográficas – despolarização ▪ Critério maior: • Ondas de épsilon ou prolongamento (> 110 ms) do complexo QRS nas derivações precordiais direitas (V1 a V3). ▪ Critério menor: • Potenciais tardios no ECG de alta resolução (ECGAR).
3. Anormalidades eletrocardiográficas – repolarização ▪ Critério menor: • Ondas T invertidas nas derivações precordiais direitas (V2 e V3) em pacientes com idade > 12 anos e na ausência de BRD.
4. Arritmias ▪ Critério menor: • TV do tipo BRE, sustentada ou não, documentada na monitorização por ECG, por Holter ou durante teste ergométrico. • Extrassístoles ventriculares frequentes (> 1.000 no Holter de 24h).
5. Disfunção global ou regional e alterações estruturais (ECO, ressonância, angiografia, medicina nuclear) ▪ Critério maior: • Dilatação grave e redução da fração de ejeção do VD, com ou sem envolvimento discreto do VE. • Aneurismas localizados no VD (áreas acinéticas ou discinéticas). • Dilatação segmentar grave do VD. ▪ Critério menor: • Leve dilatação global do VD ou redução da fração de ejeção com VE normal. • Dilatação segmentar leve do VD. • Hipocinesia regional do VD.
6. Características dos tecidos nas paredes ▪ Critério maior: • Substituição fibrosa do miocárdio da biópsia endomiocárdica.

*Os critérios maiores são pontuados em 2 e os menores, em 1. Escore final de 4 pontos é diagnóstico (dois critérios maior, um maior e dois menores ou quatro menores). Escore de 3 pontos classifica como "provável" e, com 1 ponto ou 2 pontos, não preenche critérios para diagnóstico.

Fonte: Elaborado pelos autores.

filtrados, amplificados e registrados por um período, que pode variar de acordo com o fabricante. Três parâmetros no domínio do tempo são utilizados para o diagnóstico da presença de potenciais tardios ventriculares. Deve ser utilizado um filtro bidirecional e corte passa-alta de 40 Hz: 1) duração do vetor magnitude (valor anormal > 114 ms); 2) raiz quadrática média do QRS do sinal (RMS) nos últimos 40 ms (RMS40) do QRS (valor anormal < 20 mV); e 3) duração dos sinais menores que 40 mV (LAS) no final do QRS (valor anormal > 38ms). A presença de dois parâmetros anormais, em qualquer combinação, indica o diagnóstico de potenciais tardios.

O ritmo mais comum na DAVD é o sinusal e o bloqueio atrioventricular de primeiro grau, bem como o aumento da onda S de V1 a V3, podendo estar associados e geralmente denotando pior prognóstico. A duração do complexo QRS é ligeiramente maior nas precordiais direitas (V1 a V3), mais comumente no limite superior da normalidade (QRS > 0,11 s). A baixa voltagem no plano horizontal

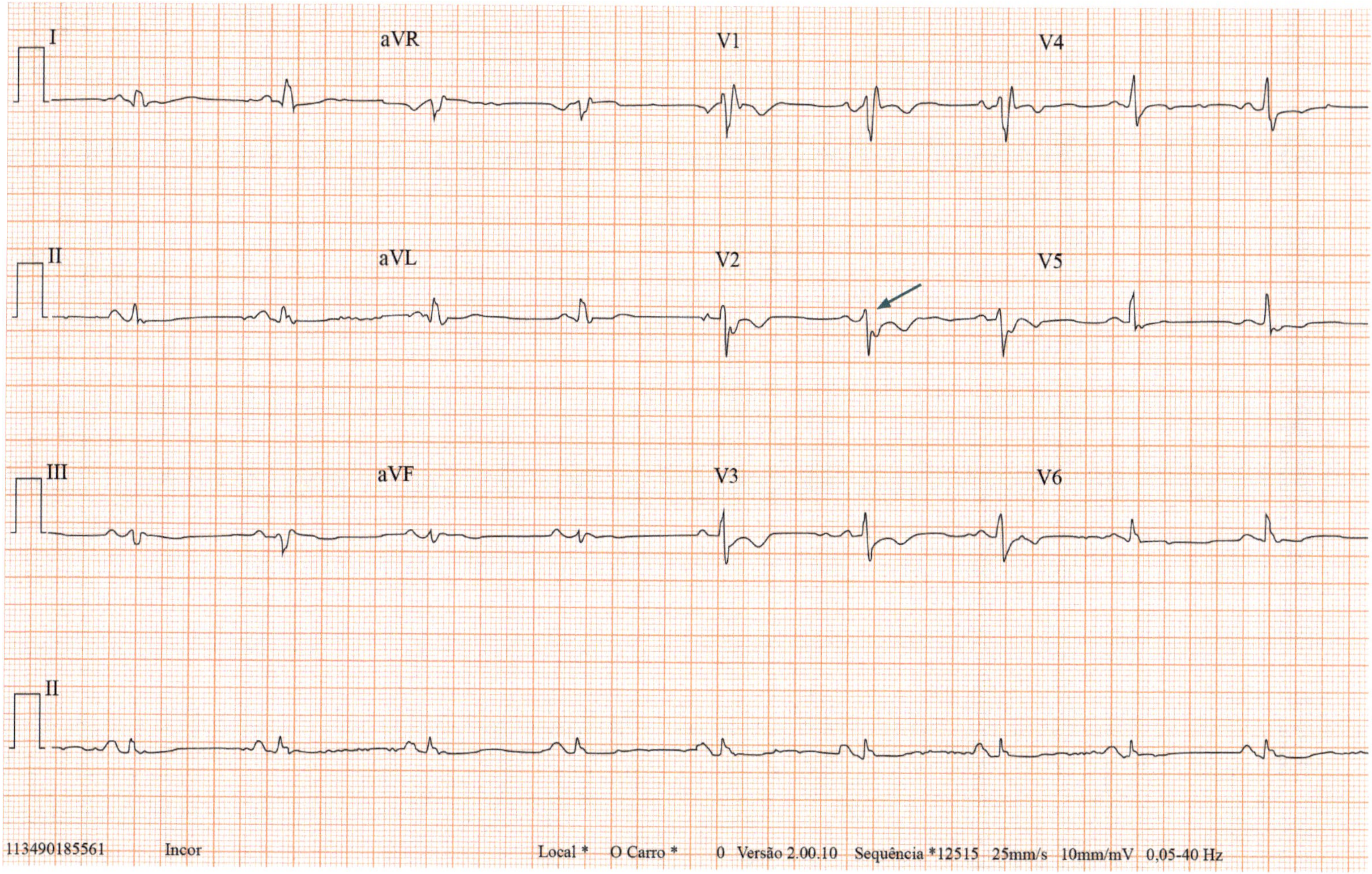

Figura 18.5. Eletrocardiograma de repouso demonstrando achados importantes da DAVD: presença de inversão da onda T nas derivações V1 a V3 e de onda épsilon (seta).

Fonte: Acervo pessoal.

pode denotar um acometimento difuso da doença. A presença de BRD ou distúrbio de condução pelo ramo direito é comum (15% dos casos). Já a onda épsilon pode ocorrer em 30% ou mais pacientes e, finalmente, a alteração da repolarização ventricular em precordiais direitas é comum na maioria dos acometidos (55%). O BRD pode se apresentar com baixa amplitude da onda R em V1 e V2 e com inversão da onda T no plano frontal.

As arritmias ventriculares variam desde ectopias ventriculares isoladas, ectopias ventriculares pareadas, TV e TVNS à FV sustentada, levando à parada cardíaca. Devido à origem no VD, as extrassístoles ventriculares mostram morfologia de bloqueio de ramo esquerdo. Além disso, o eixo QRS fornece uma indicação da origem da TV, ou seja, eixo superior surgindo da parede diafragmática ou do ápice e eixo inferior, da via de saída do VD. A fibrilação atrial é a arritmia supraventricular mais prevalente. O sistema Holter de 24h tem importância no diagnóstico, sendo considerada critério menor a ocorrência de mais que 1.000 extrassístoles ventriculares durante a gravação.

Cardiomiopatia restritiva

A cardiomiopatia restritiva (CMR) é uma doença rara, caracterizada pelo aumento da rigidez das paredes ventriculares, ou seja, redução da complacência ventricular, causando insuficiência cardíaca devido ao comprometimento da função diastólica. Nos estágios iniciais, a função sistólica pode ser normal, mas, quando a doença progride, geralmente há diminuição. Pode existir uma sobreposição com outros tipos de cardiomiopatias, como a CMH, a CMD e a não compactação do ventrículo esquerdo.

A CMR caracteriza-se pela fisiologia ventricular restritiva, associada a volumes diastólicos normais ou reduzidos (de um ou ambos os ventrículos), função sistólica normal ou quase normal, com espessura da parede ventricular normal ou apenas levemente aumentada, além de volumes atriais aumentados. Geralmente, a CMR não é uma entidade única, mas um grupo heterogêneo de distúrbios que podem apresentar um espectro de fenótipos cardíacos.

A classificação se baseia no processo fisiopatológico subjacente: infiltrativo, não infiltrativo, doença de armazenamento e do endomiocárdio. As doenças classificadas como infiltrativas podem ocorrer devido a amiloidose cardíaca, doença de Gaucher, síndrome eosinofílica, sarcoidose, mucopolissacaridose (doença de Hurler e doença de Hunter). As doenças de armazenamento podem ser devido a hemocromatose, doença de Fabry e doença do armazenamento do glicogênio. Finalmente, as endomiocárdicas podem ser devido à endomiocardiofibrose e à síndrome hipereosinofílica. Aproximadamente metade dos casos nos países ocidentais é devida à amiloidose.

A CMR também pode estar associada a distúrbios neuromusculares, tanto congênitos quanto adquiridos. A formas hereditárias podem ser encontradas em todos os subgrupos, com propriedades genéticas autossômicas dominantes ou recessivas. O histórico familiar e a investigação de parentes de primeiro grau podem, portanto, ser importantes.

A disfunção diastólica ventricular limita o débito cardíaco e aumenta as pressões de enchimento, levando à intolerância ao exercício e à dispneia. Na maioria dos pacientes, a pressão venosa é elevada, o que pode levar a edema, ascite e aumento do fígado. Palpitações são frequentemente vistas, com uma ocorrência relativamente alta de fibrilação atrial, que, por sua vez, pode levar a uma rápida deterioração clínica, devido às frequências ventriculares elevadas em curtos períodos de enchimento diastólico. A terceira ou a quarta bulhas cardíacas podem estar presentes no exame físico.

Os átrios são geralmente aumentados, às vezes excedendo o volume ventricular. A função sistólica pode ser normal ou ligeiramente reduzida; a função diastólica é reduzida, com onda E alta, tempo de desaceleração reduzido (< 150 ms) e uma relação E/A > 2 na ecocardiografia com Doppler transmitral.

O ECG e o Holter de 24h podem mostrar anormalidades eletrocardiográficas nessa doença. As alterações eletrocardiográficas mais frequentes são: baixa voltagem do complexo QRS, sobrecargas atriais, alterações difusas e inespecíficas da repolarização ventricular, distúrbios de condução intraventricular (BRE ou BRD). A presença de BAV total (BAVT) e de padrão de pseudoinfarto com ondas Q difusas e patológicas pode estar mais associada à sarcoidose. As arritmias ventriculares e a fibrilação atrial podem estar presentes. O diagnóstico é por exclusão e a biópsia endomiocárdica pode revelar fibrose, infiltração ou armazenamento específico subjacente.

O tratamento, em muitos casos, é frustrante, uma vez que o dano cardíaco é progressivo e irreversível, com algumas exceções (hemocromatose e doença de Fabry). Em geral, não existe medicação específica e o tratamento para a disfunção diastólica é realizado. O uso de betabloqueadores para melhorar o tempo de enchimento ventricular e de diuréticos para o tratamento da congestão sistêmica deve ser considerado. O transplante cardíaco pode ser uma opção final para casos selecionados, mas, devido ao envolvimento sistêmico de muitas doenças subjacentes, é frequentemente contraindicado.

O prognóstico geralmente é ruim e, em muitos casos, a CMR ocorre como parte de uma doença multiorgânica, em que o envolvimento cardíaco pode ocorrer inicialmente ou mais tardiamente. Portanto, dependendo da suspeita clínica ou de outros sintomas e achados não cardíacos, são necessárias investigações adicionais antes que um diagnóstico definitivo possa ser feito.

Amiloidose

A amiloidose é uma doença rara e sistêmica, considerada mal diagnosticada ou subdiagnosticada, na qual há produção de proteína amiloide, que se acumula em vários tecidos e órgãos, algumas vezes levando à disfunção ou à insuficiência do órgão acometido. Vários órgãos podem ser acometidos e os sintomas, bem como a gravidade da doença, dependem dos órgãos vitais que foram afetados e do grau do comprometimento. Os sintomas são inespecíficos, como fadiga, dispneia, perda de peso, edema periférico e sinais de disfunção autonômica. Além dos sintomas citados, a forma de acometimento cardíaco cursa com insuficiência cardíaca e baixa tolerância ao exercício, devido ao baixo débito cardíaco.

O diagnóstico precoce e preciso da amiloidose cardíaca é crucial para a implementação do tratamento precoce. Foram estabelecidos critérios clínicos para o diagnóstico de amiloidose cardíaca e, quando houver suspeita, geralmente é possível obter um diagnóstico definitivo, de maneira não invasiva, por meio de métodos de imagem, como eletrocardiograma, ecocardiografia, cintilografia óssea e ressonância magnética cardiovascular. A combinação de modalidades avançadas de imagem cardíaca fornece informações prognósticas valiosas e seu uso é fundamental para o monitoramento da progressão da doença e da resposta ao tratamento.

O ECG nessa doença tende a diminuir a voltagem à medida que o ventrículo é acometido e está frequentemente associado a um desvio extremo do ângulo QRS para a esquerda ou para a direita. No entanto, menos de 50% dos pacientes apresentam verdadeiros critérios de baixa voltagem (ou seja, amplitude do QRS menor que 5 mm nas derivações frontais e menor que 10 mm nas derivações precordiais). Portanto, a ausência de critério de baixa voltagem não exclui o diagnóstico.

Outra característica principal do ECG associado à amiloidose cardíaca é a presença de um padrão de pseudoinfarto com ondas Q que imitam um infarto do miocárdio tanto ântero-septal inferior quanto lateral. O bloqueio atrioventricular, particularmente o de segundo grau ou terceiro grau, também é comum e, frequentemente, necessita de implante de marca-passo. O bloqueio atrioventricular de primeiro grau também pode estar presente em formas específicas da doença.

Outras características comuns presentes nos ECG de pacientes com amiloidose cardíaca incluem bloqueio anterossuperior esquerdo, anormalidades inespecíficas da onda T e distúrbios do ritmo, particularmente a fibrilação atrial, relatada em até 70% dos pacientes. Arritmias ventriculares também são comuns e a taquicardia ou a fibrilação ventricular no cenário de parada cardíaca não recuperada podem até ser o primeiro sintoma da doença.

Em casos graves, o tratamento específico com antineoplásicos e/ou transplante de medula óssea podem retardar a progressão da doença.

Considerações finais

A cardiomiopatia é a principal causa de morte súbita cardíaca em jovens. O eletrocardiograma (ECG) é utilizado como uma ferramenta de triagem e diagnóstico de primeira linha para detectar condições associadas à morte súbita. Os achados mais frequentes, como inversão da onda T, ondas Q patológicas e depressão do segmento ST, podem estar presentes nesse grupo de cardiopatias.

Em pacientes com cardiomiopatia hipertrófica, existe uma grande variedade de padrões de alterações no ECG, incluindo SVE, anormalidades de repolarização (p. ex., inversão da onda T e depressão do segmento ST com convexidade para cima em V4 a V6), anormalidade de átrio esquerdo e presença de ondas Q na parede inferior ou nas derivações laterais. O ECG não é sempre diagnóstico, mas serve para levantar suspeitas importantes de CMH. É importante reconhecer os padrões de ECG sugestivos de CMH em indivíduos que apresentam sintomas compatíveis ou mesmo em assintomáticos. Uma correta interpretação do ECG em conjunto com históricos pessoal e familiar detalhados pode fornecer pistas úteis para o diagnóstico final dessa cardiomiopatia, a fim de iniciar um acompanhamento clínico com estratificação de risco de morte súbita cardíaca.

Na cardiomiopatia dilatada, não há achados eletrocardiográficos diagnósticos, mas os sugestivos incluem sobrecarga de átrio esquerdo ou biatrial em 30% dos casos e distúrbios da condução intraventricular, como BRE ou bloqueio divisional anterossuperior esquerdo (BDAS) (44% dos casos), além da má progressão da onda R nas derivações precordiais. Outros achados incluem: anormalidades da onda T e baixa voltagem difusa do QRS. Uma combinação de baixa voltagem no plano frontal e nas derivações V1 a V4 com voltagem proeminente em V5 e V6 pode ser considerada típica de CMD. Batimentos ectópicos atriais e ventriculares são comuns em pacientes com CMD.

A DAVD é caracterizada pela substituição fibroadiposa do tecido miocárdico. Clinicamente, afeta principalmente o VD, mas o acometimento do VE pode ocorrer, especialmente nos estágios mais avançados da doença. Os pacientes apresentam taquicardia ventricular induzida por exercício e originária do VD, geralmente entre a segunda e a quarta décadas de vida. É uma das principais causas de morte súbita em jovens e atletas. O diagnóstico clínico é realizado de acordo com um conjunto de pontos, com base no histórico familiar, em anormalidades eletrocardiográficas, como alteração na despolarização e na repolarização ventriculares, além de em arritmias ventriculares com morfologia de bloqueio de ramo esquerdo.

A cardiomiopatia restritiva é uma doença rara, geralmente associada a fadiga, intolerância ao exercício ou dispneia. Em muitos casos, ocorre como parte de um grupo de doenças sistêmicas em que o envolvimento cardíaco pode ocorrer mais cedo ou mais tarde. Portanto, dependendo da suspeita clínica ou de outros sintomas não cardíacos, são necessárias investigações adicionais, antes de se fazer um diagnóstico definitivo. O diagnóstico é de exclusão e, às vezes, a forma idiopática se apresenta com um caráter genético, relacionado a mutações nos genes da troponina I cardíaca. O ECG pode se apresentar com baixa voltagem, padrão de pseudoinfarto, BDAS, arritmias e bloqueios atrioventriculares. Pode haver, ainda, sobreposição de doenças, como cardiomiopatia hipertrófica ou dilatada. O prognóstico, muitas vezes, é ruim – e as opções de tratamento são escassas.

Bibliografia

- Charron P, Dubourg O, Desnos M, Isnard R, Hagege A, Millaire A et al. Diagnostic value of electrocardiography and echocardiography for familial hypertrophic cardiomyopathy in a genotyped adult population. Circulation. 1997;96(1):214-9.
- Dalal D, Nasir K, Bomma C, Prakasa K, Tandri H, Piccini J et al. Arrhythmogenic right ventricular dysplasia: a United States experience. Circulation. 2005;112(25):3823-32.
- Dec WG, Fuster V. Idiopathic dilated cardiomyopathy. N Engl J Med. 1994;331(23):1564-75.
- Fontaine G, Umemura J, Di Donna P, Tsezana R, Cannat JJ, Frank R. Duration of QRS complexes in arrhythmogenic right ventricular dysplasia: a new non-invasive diagnostic marker. Ann Cardiol Angeiol. 1993;42(8): 399-405.

- Hamby RI, Raia F. Electrocardiographic aspects of primary myocardial disease in 60 patients. Am Heart J. 1968;76(3):316-28.
- Harmon KG, Asif IM, Klossner D, Drezner JA. Incidence of sudden cardiac death in National Collegiate Athletic Associantion athletes. Circulation. 2011;123(15):1594-600.
- Levy D, Garrison RJ, Savage DD, Kannel WB, Castelli WP. Prognostic implicatios of echocardographically determined left ventricular mass in the Framingham Heart Study. N Engl J Med. 1990;322(22)1561-6.
- Maron BJ, Mathenge R, Casey SA, Poliac LC, Longe TF. Clinical profile of hypertrophic cardiomyopathy identified de novo in rural communities. J Am Coll Cardiol 1999;33(6):1590-5.
- Maron BJ. Hypertrophic cardiomyopathy: a systematic review. JAMA 2002;287(10):1308-20.
- Maron BJ. The electrocardiogram as a diagnostic tool for hypertrophic cardiomyopathy: revisited. Ann Noninvasive Electrocardiol. 2001;6(4):277-9.
- Mogensen J, Kubo T, Duque M, Uribe W, Shaw A, Murphy R, Gimeno JR et al. Idiopatic restrictive cardiomyopathy is part of the clinical expression of cardiac troponin I mutations. J Clin Invest. 2003;111(2):209-16.
- Muthappan P, Calkins H. Arrhythmogenic right ventricular dysplasia. Prog Cardiovasc Dis 2008;51(1):31-43.
- Peters S, Trümmel M. Diagnosis of arrhythmogenic right ventricular dysplasia-cardiomyopathy: value of standard ECG revisited. Ann Noninvasive Electrocardiol. 2003;8(3):238-45.
- Pinamonti B, Sinagra F, Salvi A, Di Lenarda A, Morgera T, Silvestri F et al. Left ventricular involvement in right ventricular dysplasia. Am Heart J. 1992;123(3):711-24.
- Wigle ED. Cardiomyopathy: The diagnosis of hypertrophic cardiomyopathy. Heart 2001;86(6):709-14.

CAPÍTULO 19

Teste Ergométrico e Teste Cardiopulmonar nas Cardiomiopatias

■ William Azem Chalela ■ Fabiana Padilla Hodas ■ So Pei Yeu

Introdução

Antes de avaliarmos as peculiaridades do teste cardiopulmonar de esforço em pacientes portadores de cardiomiopatias, é preciso estabelecer a definição de cardiomiopatia e a classificação que usaremos.

As cardiomiopatias são definidas por alterações patológicas da musculatura miocárdica, que afetam a estrutura e, consequentemente, a função cardíaca. Elas podem ser classificadas de diversas formas, mas, para o melhor entendimento das variáveis ventilatórias, usaremos a classificação preconizada pela Organização Mundial da Saúde (OMS), em parceria com a World Heart Federation, que se baseia nas diferenças anatomofisiológicas do coração. De acordo com esse documento, as cardiomiopatias são divididas nos seguintes grupos:[1]

- Cardiomiopatia dilatada (CMD).
- Cardiomiopatia hipertrófica (CMH).
- Cardiomiopatia restritiva (CMR).
- Cardiomiopatia arritmogênica do ventrículo direito (CMAVD).
- Cardiomiopatias não classificadas.

As cardiomiopatias dilatadas são caracterizadas pela dilatação da câmara ventricular. Essa dilatação ocorre de forma mais frequente no ventrículo esquerdo, mas também pode ser biventricular. De maneira associada a essa alteração morfológica, verifica-se, também, uma disfunção sistólica de graus variados. As causas dessa cardiomiopatia podem estar relacionadas a uma miocardite viral, de origem chagásica, alcoólica ou idiopática, ou podem, de forma estendida, compreender a fase excêntrica da cardiomiopatia hipertensiva ou isquêmica.

As cardiomiopatias hipertróficas são causadas por mutações genéticas de mais de 500 tipos detectados. São patologias hereditárias, autossômicas dominantes, e se caracterizam morfologicamente pela hipertrofia da musculatura ventricular esquerda (VE). Essa hipertrofia tem espessura maior que ou igual a 15 mm e pode ser simétrica (ou seja, acometer todas as paredes do ventrículo esquerdo) ou assimétrica (sendo comumente de predomínio septal). Como consequência dessa alteração morfológica, observa-se uma diminuição do volume diastólico final do VE e, consequentemente, uma disfunção diastólica inicial, que pode evoluir posteriormente para uma disfunção sistólica. Além disso, essas alterações estruturais propiciam o aparecimento de arritmias ventriculares.

As cardiomiopatias restritivas são as entidades mais raras no âmbito mundial. Podem ser univentriculares ou biventriculares e se caracterizam pela infiltração ou pelo depósito de uma substância estranha ao tecido miocárdico, conferindo-lhe uma dinâmica de enchimento ventricular anormal, devido à perda da capacidade de relaxamento e à complacência do miocárdio afetado e, secundariamente, a uma perda da capacidade de efetiva contração ventricular. Portanto, do ponto de vista fisiológico, as cardiomiopatias restritivas são caracterizadas por uma disfunção predominantemente diastólica e secundariamente sistólica. Podemos destacar, como representantes dessa classe, a doença de Fabry e a hemocromatose (doenças de depósito), a amiloidose e a sarcoidose (doenças infiltrativas) e a endomiocardiofibrose.

A cardiomiopatia arritmogênica do ventrículo direito é uma entidade genética, caracterizada por uma distribuição anormal dos miócitos na parede livre do ventrículo direito (VD), ocasionando arritmias ventriculares complexas e disfunção sistodiastólica ventricular direita.

As cardiomiopatias não classificadas são entidades descobertas há poucas décadas e, portanto, ainda não têm uma classificação bem definida, pois necessitam ser mais bem estudadas. Compreendem a cardiopatia induzida por estresse (ou síndrome de Takotsubo) e o miocárdio não compactado.

Teste ergométrico *vs.* Teste cardiopulmonar de exercício

Há várias décadas o teste ergométrico (TE) e o teste cardiopulmonar de esforço (TCPE) vêm aumentando sua importância – tanto no âmbito médico-científico, quanto na prática clínica. O TE tem por objetivo avaliar a resposta cardiovascular ao exercício, por meio da monitorização eletrocardiográfica (ECG), da frequência cardíaca e da pressão arterial. Dessa forma, o método permite avaliar os sintomas, o comportamento da frequência cardíaca e da pressão arterial, as alterações no ECG (alterações da repolarização ventricular, presença ou ausência de arritmias induzidas por esforço, distúrbios de condução, dentre outros) e a capacidade física.

O TCPE, além de abranger os parâmetros avaliados pelo TE, permite explorar o metabolismo energético do paciente, para que execute o exercício físico com aumento progressivo da carga à qual está sendo submetido, mostrando, de forma eficiente, o funcionamento dos sistemas pulmonar e cardiológico em uma condição de estresse físico controlada.

Nesse capítulo, estudaremos o TE e o TCPE nas cardiomiopatias: suas indicações, suas peculiaridades e sua importância no diagnóstico, na estratificação da gravidade clínica, no prognóstico, no direcionamento da conduta terapêutica e na avaliação da eficiência dessa conduta.

Teste ergométrico

O TE convencional pode ser empregado em pacientes com cardiomiopatias, mas com restrições e adequações. Dentre elas, a mais importante é a não valorização das fórmulas utilizadas para a estimativa do $VO_{2máx}$, pois podem apresentar grandes variações quando comparadas às medidas diretas obtidas pelo TCPE. Deve-se adequar o protocolo ao esforço, de modo que os incrementos da carga-trabalho sejam menores ou iguais a 1 MET (equivalente metabólico), preferencialmente protocolos em rampa.[2]O TE é muito útil nas cardiomiopatias, para avaliar a vulnerabilidade e o comportamento das arritmias cardíacas esforço-induzidas.[3] Outro parâmetro importante obtido por esse exame é a capacidade funcional, que tem mostrado ser um bom preditor de mortalidade.[2] Entretanto, em pacientes com disfunção sistólica ventricular esquerda (VE), nem sempre se observa relação entre o grau de disfunção em repouso com a tolerância ao exercício. Esse fato se deve às modificações na extração periférica de oxigênio, verificada principalmente naqueles que realizam a reabilitação cardiovascular ou que são treinados.

Indicações

O TE, de forma geral, tem importância fundamental nas cardiomiopatias, para definição de sintomatologia, como dispneia e fadiga, dentre outros; verificação da capacidade funcional, por meio da tolerância ao exercício; avaliação do prognóstico; ajuste da abordagem terapêutica; e prescrição de programas de exercício.

O TE está indicado nas seguintes condições:[2]

- insuficiência cardíaca (IC) sem etiologia definida, para investigar se a etiologia se deve à doença arterial coronariana;
- prescrição e adequação de programas de exercícios, nas cardiomiopatias e nas IC compensadas, na ausência de TCPE;
- esclarecimento de sintomas, avaliação da capacidade funcional e prognóstico da IC compensada e da CMH;

- ajustes de programa de exercício e atividade esportiva recreacional na CMH;
- IC compensada e CMH, para avaliação do comportamento da pressão arterial e de intervenções terapêuticas;
- três meses a seis meses após quadro agudo de miocardite, desde que assintomático, para liberação e prescrição de programas de exercícios;
- dois primeiros anos após miocardite, para reavaliação periódica de doença silenciosa e estratificação de risco;
- após transplante cardíaco, para elaboração da prescrição e adequação de programas de exercício na ausência de TCPE.

Em situações clínicas de alto risco para a realização do TE, como a CMH, o exame deve ser realizado exclusivamente em ambiente hospitalar.

Devido à raridade das cardiomiopatias restritivas, há poucos estudos sobre o uso do TE na avaliação dessas doenças. Por isso, o papel específico do TE não está bem estabelecido e deve ser avaliado caso a caso, com base na avaliação clínica e na disponibilidade de outras modalidades de exame. Isso também se aplica à displasia arritmogênica do ventrículo direito, mesmo na estratificação de risco e na liberação para exercícios físicos.

Contraindicação ou não indicação[2]

O TE não deve ser realizado nas seguintes condições:

- IC descompensada;
- miocardite ou pericardite aguda;
- diagnóstico de IC;
- CMH com gradiente em repouso grave;
- seleção de transplante cardíaco, com base no consumo de oxigênio (VO_2) estimado, não por medida direta (TCPE);
- outras situações associadas ao paciente com cardiomiopatia, que são contraindicações para realizar o TE: enfermidades agudas, distúrbios hidroeletrolíticos e metabólicos não corrigidos, diabetes melito descompensado, dentre outras.

Particularidades do teste ergométrico na doença de Chagas

Em todas as formas da doença de Chagas, o TE pode ser indicado. Esse método é útil para avaliar[2] sintomas, resposta cronotrópica, comportamento de pressão arterial, capacidade funcional, presença de arritmias (densidade e complexidade) ou distúrbios de condução atrioventricular, estratificação de risco para morte súbita (escore de Rassi),[4] presença de comorbidades (doença arterial coronariana, hipertensão arterial, dentre outras), prescrição de exercícios e perícia médica.

A resposta cronotrópica deprimida ou a incompetência cronotrópica é devida à disfunção autonômica secundária à doença de Chagas, que geralmente está associada à densidade e à gravidade das arritmias ventriculares.[5,6] Esse comportamento, a IC e as arritmias esforço-induzidas também podem ser observados na forma indeterminada e na forma digestiva.[7,8]

Mesmo em pacientes com doença de Chagas indeterminada e na forma crônica com alterações no ECG e função comprometida, a capacidade funcional pode estar preservada. Quando estiver comprometida, mesmo em estágios iniciais da doença, pode estar relacionado ao declínio da função cardiovascular.[9,10] Em pacientes com doença de Chagas dilatada, o VO_{2pico} pode ser um indicador independente de mortalidade.[11] As arritmias ventriculares, quando presentes no TE, têm valor prognóstico. Quando desencadeadas ao esforço ou tiverem sua densidade aumentada em 10% em relação ao repouso, estão associadas à mortalidade cardiovascular.[12] Em pacientes com disfunção ventricular, a taquicardia ventricular (TV) não sustentada esforço-induzida é preditor de morte súbita cardíaca.[13] Geralmente, a morte súbita é desencadeada por TV, fibrilação ventricular, assistolia ou bloqueio atrioventricular total.

Alterações eletrocardiográficas do segmento ST observadas no TE podem ser secundárias a aneurisma apical do ventrículo esquerdo. Entretanto, a presença de dor precordial associada a alterações isquêmicas do segmento ST em um ECG interpretável tem alto valor preditivo positivo para doença arterial coronariana.[14]

Para a prescrição de exercícios e a avaliação seriada de programas de reabilitação cardiovascular, o TE deve ser realizado na vigência de medicações usuais.[15]

Sugere-se adaptar o protocolo ao TE, de acordo com a classificação funcional, sendo preferido o uso de protocolos atenuados. É recomendável monitorar a saturação de oxigênio para melhor avaliação de possíveis limitações.

Particularidades do teste ergométrico na cardiomiopatia hipertrófica[16]

Desconforto torácico é um sintoma comum em pacientes com CMH. Para aqueles pacientes com fatores de risco coronariano aterosclerótico ou nos quais a dor torácica não responde à terapia médica, a possibilidade de doença arterial coronariana (DAC) epicárdica precisa ser considerada. O valor do teste de esforço na avaliação da isquemia miocárdica é limitado pelas alterações ao ECG em repouso e pelas anormalidades do movimento da parede. Também pode haver suspeita de DAC epicárdica em testes não invasivos. Entretanto, a cintilografia de perfusão miocárdica mostra anormalidades de perfusão em mais de 50% dos pacientes – a maioria, sem DAC epicárdica significativa. A angiografia coronariana, invasiva ou não, é útil nesses pacientes para o diagnóstico de DAC.[16]

Na CMH, os pacientes podem apresentar disfunção autonômica, comprometendo a recuperação da frequência cardíaca e provocando a vasodilatação. Sua prevalência é incerta. Vários estudos mostram resposta anormal da pressão arterial ao TE em, aproximadamente, 25% dos pacientes, estando associada a pior prognóstico.[17-19] A pressão arterial anormal ao exercício é definida como falha em aumentar a pressão arterial sistólica em pelo menos 20 mmHg ou queda da PAS durante o exercício maior que 20 mmHg. Esse comportamento da pressão arterial pode ser atribuído à disfunção autonômica, a anormalidades do enchimento diastólico ou à obstrução da via de saída do ventrículo esquerdo. Pode estar associado a maior risco de morte súbita cardíaca, com maior valor preditivo em pacientes ≤ 40 anos de idade.[16]

O TE em pacientes com CMH tem valor clínico em três situações clínicas:

- Detectar pacientes com o indicador de alto risco de uma resposta de PA anormal.
- Definir a presença de obstrução da via de saída induzida pelo exercício, associado ao ecocardiograma com *doppler* em pacientes sem gradiente em repouso.
- Identificar pacientes com DAC coexistente.

As duas últimas situações necessitam de associação do TE a métodos de imagem.

Considerações finais

Nas cardiomiopatias, o ideal é realizar o exame acompanhado da análise dos gases expirados e da ventilação. Entretanto, o TE convencional geralmente é bem tolerado e seguro quando adequadamente indicado e realizado. Nessa população específica, ele pode ser empregado com restrições e adequações: realizar TE apenas em pacientes clinicamente estáveis; individualizar os protocolos (preferir protocolos em rampa ou protocolos atenuados); aplicar pequenos incrementos de carga (< 1 MET por minuto); estabelecer a duração de 8 a 12 minutos como ideal.

Teste cardiopulmonar nas cardiomiopatias

Há algumas décadas, o teste cardiopulmonar de esforço (TCPE) vem aumentando sua importância tanto no âmbito médico-científico, quanto na prática clínica. Além de abranger os parâmetros avaliados pelo teste ergométrico convencional (avaliação do comportamento da pressão arterial, da frequência cardíaca, das alterações da repolarização ventricular, da presença ou da ausência de arritmias esforço-induzidas, da sintomatologia do paciente e de sua capacidade física), essa modalidade de exame nos permite explorar o metabolismo energético do paciente, para que execute o exercício físico com aumento progressivo da carga à qual está sendo submetido, mostrando, de forma eficiente, o funcionamento dos sistemas pulmonar e cardiológico em uma condição de estresse físico controlada.

O teste cardiopulmonar de esforço tem uma importância especial em duas populações distintas: os atletas (para conhecer sua capacidade cardiopulmonar e sua capacidade muscular máximas, bem como guiar seu treinamento e registrar o avanço do seu desempenho físico) e os cardiopatas ou os pneumopatas.

Neste capítulo, estudaremos o TCPE nas cardiomiopatias: suas indicações, suas peculiaridades e sua importância no diagnóstico, na estratificação da gravidade clínica, no prognóstico, no direcionamento da conduta terapêutica e na avaliação da eficiência dessa conduta.

Indicações

As indicações e as contraindicações para solicitação do TCPE a pacientes portadores de cardiomiopatia são semelhantes às protocoladas para o teste ergométrico, descritas na *III Diretriz da Sociedade Brasileira de Cardiologia sobre Teste Ergométrico*, de 2010,[2] e apresentadas anteriormente neste mesmo capítulo. Porém, vale ressaltar que o teste ergométrico tem suas limitações, sendo a principal delas a determinação precisa do consumo de oxigênio máximo ($VO_{2máx}$), que, no teste ergométrico (TE), é estimado por uma fórmula matemática, cujos resultados podem ser muito discrepantes quando comparados à mensuração direta realizada pelo TCPE. Além disso, existem outras variáveis, extraídas da análise dos gases realizada pelo TCPE, que vêm se mostrando muito úteis para o diagnóstico, a verificação de gravidade e o prognóstico das cardiomiopatias, como veremos a seguir. Do ponto de vista técnico, o TCPE ainda possui maior possiblidade de adequação dos protocolos de exercício, com incrementos iguais a ou menores que 1 MET a cada minuto, e é executado em protocolos de rampa, o que, para os pacientes portadores de cardiomiopatia, se revela de suma importância, devido a suas limitações físicas.[20-23]

Na *III Diretriz da Sociedade Brasileira de Cardiologia sobre Teste Ergométrico*, de 2010, o teste cardiopulmonar de esforço tem recomendação classe I e nível de evidência B para estratificação de risco e indicação de transplante cardíaco; recomendação classe IIa e nível de evidência B para prescrição de exercícios regulares, com o objetivo de ingresso em um programa de reabilitação cardiopulmonar; e recomendação classe IIb, com nível de evidência B, para avaliação da gravidade da cardiomiopatia, identificação de mecanismos fisiopatológicos e esclarecimento dos sintomas, bem como avaliação da resposta às intervenções terapêuticas realizadas.[2]

Teste cardiopulmonar de esforço nas cardiomiopatias

Uma crescente quantidade de estudos na literatura médica destacou o valor das técnicas de troca gasosa ventilatória durante o exercício realizada no teste cardiopulmonar de esforço, assim como suas aplicações no manejo de pacientes portadores de cardiomiopatia. A precisão adicional fornecida ao teste ergométrico convencional por essa tecnologia é útil para a compreensão da fisiologia e dos mecanismos subjacentes à intolerância ao exercício na cardiomiopatia incipiente e durante sua evolução, quantificando a resposta à terapia, avaliando o grau da capacidade física do paciente, auxiliando nas recomendações de exercício, quantificando a resposta ao treinamento físico e determinando seu prognóstico. Esses estudos têm destacado o conceito de que o consumo de oxigênio máximo ($VO_{2máx}$) e os índices de ineficiência ventilatória são particularmente importantes na estratificação do risco desses pacientes, assim como a inclinação da reta de regressão representativa da relação entre a ventilação e a produção de dióxido de carbono (VE/VCO_2 *slope*), a ventilação periódica e, mais recentemente, a inclinação da eficiência de consumo de oxigênio (OUES). Veremos, a seguir, como cada uma dessas variáveis costuma se apresentar nos pacientes portadores de cardiomiopatia.

A literatura é extensamente rica no estudo do TCPE em pacientes portadores de insuficiência cardíaca com fração de ejeção reduzida, ou seja, caracterizados por falência da função sistólica preferencialmente do ventrículo esquerdo. Até poucas décadas atrás, o teste de esforço era proscrito para pacientes portadores de cardiomiopatias hipertróficas e restritivas, assim como para portadores de cardiomiopatia arritmogênica de VD. Atualmente, a comunidade médico-científica vem produzindo estudos mais aprofundados sobre essas entidades, sendo verificado que, com ressalvas para casos de extrema gravidade e alto potencial de morbimortalidade, indivíduos portadores de CMH, CMR e CMAVD podem ser submetidos a testes de esforço, contando com protocolos que visam promover a segurança e a prevenção de eventos de alto risco de morbimortalidade ao serem realizados. Esse avanço possibilitou que essas cardiomiopatias fossem mais bem estudadas, resultando em maior compreensão da fisiopatologia, da estratificação de risco e da gravidade, bem como em melhor conduta terapêutica.

Estudos recentes mostram que as cardiomiopatias dilatadas apresentam alterações das variáveis ventilatórias avaliadas no TCPE muito semelhantes às encontradas nas cardiomiopatias que evoluem com disfunção sistólica progressiva e, consequentemente, insuficiência cardíaca com fração de ejeção reduzida do ventrículo esquerdo (VE). Da mesma maneira, até a presente data, os estudos que avaliam as alterações das variáveis ventilatórias do TCPE nas cardiomiopatias hipertróficas não mostraram diferenças significativas em relação às verificadas no estudo das cardiomiopatias dilatadas. Já os estudos que englobam as cardiomiopatias restritivas ainda são poucos em número e expressão, provavelmente devido à pequena prevalência mundial. Essa limitação é mais expressiva no que diz respeito à CMAVD, à cardiomiopatia induzida por Estresse e ao miocárdio não compactado.

Nos estudos que têm por objetivo analisar o comportamento fisiológico e metabólico encontrado no TCPE das cardiomiopatias de forma geral, os resultados podem ser bem semelhantes aos dos indivíduos normais não treinados ou discretamente alterados, na fase inicial da doença. No entanto, quando as alterações estruturais se exacerbam e culminam em prejuízo progressivo da função cardíaca, notamos diversas alterações da normalidade.

O paciente portador de cardiomiopatia com disfunção cardíaca mostra baixa tolerabilidade ao exercício, verificada pela sintomatologia de fadiga intensa ao ser submetido a uma baixa carga de trabalho; um VO_{2pico} abaixo de 85% do valor preconizado como referência da população em que está inserido, levando em consideração o sexo, a idade, a altura, o peso e a etnia (esse valor será mais baixo conforme a função ventricular desse paciente estiver mais comprometida) e apresenta um platô de VO_2 mais precoce do que o normal, denotando baixa capacidade funcional cardíaca. É possível verificar, também, que a curva da razão entre o VO_2 e o trabalho realizado ($\Delta VO_2/\Delta WR$) está "achatada" ou não atinge um valor $\geq$ 10 mL/min/W, já que a eficiência cardiovascular se encontra diminuída. O primeiro limiar (limiar anaeróbico) pode ocorrer precocemente e o VO_2 correspondente a esse marco metabólico costuma estar abaixo de 40% de seu valor de pico (medida válida somente se o exame for máximo). Se a função sistólica ventricular esquerda estiver comprometida, o pulso de O_2 apresenta-se reduzido e até mesmo platonizado. A última variável a ser analisada é também uma das mais recentes: o tempo que o VO_{2pico} leva até cair pela metade no período de recuperação ($T_{1/2}$). Em circunstâncias normais, o VO_{2pico} demora cerca de 90 s ou menos para cair pela metade de seu valor máximo no período de recuperação, mas, nos pacientes cuja função cardíaca esteja muito comprometida, esse valor se estende além dos 90 s.

A seguir veremos o comportamento dos pontos de vista fisiológico e metabólico encontrado no TCPE de cardiomiopatias distintas e destacaremos alguns estudos realizados com populações específicas, para elucidar melhor essa ferramenta que tem se mostrado tão útil para compreender e verificar a gravidade e o prognóstico dessas enfermidades.

TCPE e endomiocardiofibrose

A endomiocardiofibrose (EMF) é uma cardiomiopatia restritiva de etiologia desconhecida. É uma patologia rara no âmbito mundial, mas apresenta uma prevalência elevada em países tropicais, sendo verificada com frequência maior inclusive no nordeste do Brasil. Caracteriza-se pela presença de espessamento fibrótico do endocárdio e do miocárdio, geralmente na porção da ponta ou na via de entrada de um ou de ambos os ventrículos, resultando em restrição do enchimento ventricular e promovendo, portanto, disfunção diastólica (DD) e redução do débito cardíaco (DC). Os pacientes portadores de EMF têm baixa tolerabilidade ao exercício físico e, frequentemente, queixam-se de fadiga. Segundo Santos *et al.*, esse sintoma é atribuído à redução de seu débito cardíaco e à consequente redução do consumo de oxigênio (VO_2) de pico.[1]

Porém, um estudo conduzido por Mady *et al.* fez uma correlação importante entre o aumento do volume diastólico do átrio esquerdo (VDAE) e o VO_{2pico} nesses pacientes, demonstrando que, quanto maior o VDAE, menor o VO_{2pico}.[24]

Um aspecto importante observado é que mesmo pacientes portadores de EMF que foram submetidos à ressecção endocárdica por apresentarem sintomas de insuficiência cardíaca caracterizados pela classe funcional (CF) III ou IV da New York Heart Association (NYHA) e que, após o procedimento, evoluíram para CF I a III apresentavam um VO_{2pico} reduzido em comparação com indivíduos sedentários saudáveis. Foi então que Haykowsly *et al.* demonstraram que a diferença arteriovenosa de oxigênio ($A\text{-}VO_2$) é um preditor independente de VO_2, reduzido desde o início até o pico do exercício em pacientes com disfunção diastólica.[25]

Outro estudo, conduzido por Sayegh *et al.*,[26] no Setor de Reabilitação Cardiovascular e Fisiologia do Exercício do Incor, em parceria com outros setores da instituição, tinha por objetivo avaliar as limitações centrais e periféricas em pacientes sintomáticos portadores de EMF, utilizando diferentes variáveis do TCPE. Nesse estudo, 26 pacientes portadores de EMF em CF III foram comparados com 15 indivíduos saudáveis (HS). A capacidade funcional foi avaliada pelo TCPE e as funções diastólica e sistólica foram avaliadas pelo ecocardiograma. Após a avaliação dos dados apresentados pelos exames complementares, foi verificado que a fração de ejeção do ventrículo esquerdo foi normal nos dois grupos, mas, no grupo EMF, era consideravelmente menor em comparação com o grupo HS, assim como a frequência cardíaca máxima, a carga máxima de trabalho, o $VO_{2máx}$, o pico de pulso de oxigênio (O_2) e o pico da ventilação pulmonar (VE) eram menores em EMF em comparação com HS. Além disso, pacientes com EMF apresentaram aumento de Δ frequência cardíaca/Δ consumo de oxigênio e Δ consumo de oxigênio/Δ taxa de trabalho em comparação com HS. A conclusão desse estudo foi que a determinação da capacidade aeróbia pela troca gasosa respiratória não invasiva durante o exercício incremental fornece informações adicionais importantes sobre a tolerância ao exercício em pacientes portadores de EMF e que a análise das diferentes variáveis do TCPE é necessária para nos ajudar a entender mais sobre as alterações centrais e periféricas causadas tanto pela disfunção diastólica quanto pelo padrão restritivo, que são condições que ainda merecem ser muito estudadas e compreendidas.

Tabela 19.1. Comparação do teste cardiopulmonar de esforço máximo entre pacientes com endomiocardiofibrose e indivíduos saudáveis

Variáveis	EFM (n = 26)	CS (n = 15)	Valor de p
FC repouso (bpm)	69 (61-75)	77 (73-86)	0,01
FC máxima (bpm)	126 ± 18	164 ± 18	< 0,0001
Carga de trabalho máxima (watts)	55 (45-78)	150 (110-180)	< 0,0001
VO2pico (mL/kg/min)	16,2 ± 3,1	24,5 ± 4,6	< 0,0001
VO2pico (L/min)	1,106 ± 0,274	1,800 ± 0,389	< 0,0001
Pulso de O2pico (mL/beat)	8,8 (7,3-10,0)	10,5 (8,8-13,0)	0,03
VCO2pico (L/min)	1,206 ± 0,280	2,105 ± 0,431	< 0,0001
PetCO2pico (mmHg)	31 ± 5	35 ± 5	0,18
VEpico (L/min)	41 (37-55)	68 (53-83)	< 0,0001
ΔFC/ΔVO2 (bpm/L)	72 ± 25	56 ± 17	0,04
ΔVO2/ΔW (mL/min/W)	12,5 ± 0,3	10,0 ± 0,1	< 0,0001
VE/VCO2 slope	34 (29-36)	29 (26-34)	0,12
RQ	1,12 ± 0,11	1,16 ±0,06	0,18

Variáveis paramétricas apresentadas em "média ± DP" e variáveis não paramétricas, em mediana e intervalo interquartil "(25%-75%)". EMF: endomiocardiofibrose; *n*: número; CS: controle saudável; FC: frequência cardíaca; VO_2: consumo de oxigênio; VCO_2: consumo de dióxido de carbono; $PetCO_2$: pressão parcial de dióxido de carbono ao final da expiração; VE: ventilação pulmonar; O_2: oxigênio; RQ: quociente respiratório.

Fonte: Adaptada de Magrì D, Santolamazza C. Cardiopulmonary Exercise Test in Hypertrophic Cardiomyopathy. Ann Am Thorac Soc. 2017;14(Suppl 1):S102-9.

TCPE e amiloidose cardíaca

A amiloidose cardíaca (AC) é uma cardiomiopatia restritiva caracterizada por infiltração de proteínas amiloides no espaço extracelular do miocárdio, resultando em aumento da rigidez miocárdica e comportamento restritivo da parede das câmaras cardíacas. A manifestação funcional predominante dos pacientes portadores de AC é a intolerância ao exercício, associada à redução do consumo máximo de oxigênio (VO_{2pico}), avaliado pelo processo metabólico durante o teste cardiopulmonar de esforço.[1] A adaptação hemodinâmica ao exercício em pacientes portadores de CMR é caracterizada por baixa reserva contrátil miocárdica e eficiência miocárdica prejudicada. Respiração superficial rápida e hiperventilação, na ausência de limitação ventilatória, também são tipicamente observadas em resposta ao exercício. A ineficiência ventilatória é ainda constatada pelo VE/VCO_2 *slope* elevado, que tem sido atribuído à exacerbação excessiva do sistema nervoso simpático e à elevada relação de espaço morto com o volume corrente (VD/VT) durante o exercício. Novos estudos sugerem que, além de modelos de risco de biomarcadores bem estabelecidos, um VO_{2pico} reduzido é um fator preditivo independente e importante de desfechos adversos, tanto para CA de cadeia leve de imunoglobulina monoclonal (AL) quanto para CA de transtirretina (ATTR). Além de gerar informações prognósticas, o TCPE pode ser utilizado para avaliação do impacto de intervenções terapêuticas em pacientes com AC.[26]

Revisão de literatura e metanálise realizadas por Banydeen *et al.* compararam a análise das variáveis avaliadas no TCPE de pacientes portadores de amiloidose cardíaca em seis estudos diferentes, sendo possível observar VO_{2pico} baixo, VE/VCO_2 *slope* elevado e episódios de ventilação oscilatória (parâmetros que definem uma patologia de alta gravidade e mau prognóstico). A resposta ventilatória ao exercício nesses pacientes é caracterizada por hiperventilação, com respiração rápida e superficial, na ausência de limitação ventilatória, que foi descartada devido a uma reserva ventilatória normal. Uma característica adicional comum em pacientes com AC é a aparente incompetência cronotrópica, definida como aumento insuficiente da frequência cardíaca (tipicamente inferior a 80%-85%) no pico do exercício. Embora o aumento do volume sistólico normal durante o exercício esteja prejudicado na maioria dos pacientes portadores de AC, o aumento do débito cardíaco depende principalmente da elevação da frequência cardíaca. Assim, a diminuição da resposta cronotrópica pode ser considerada um fator crítico limitante da capacidade de exercício desses pacientes.

Aparentemente, essa resposta deprimida da frequência cardíaca não está associada a uma deficiência cronotrópica real, uma vez que o paciente tem seu teste interrompido com baixa carga de trabalho realizado, o que acarretaria um estresse metabólico menor. A incompetência cronotrópica pode ser objetivamente demonstrada pelo cálculo da razão entre a progressão da frequência cardíaca e o incremento de VO_2 durante o exercício. Usando essa abordagem de relação metabólico-cronotrópica, nenhuma evidência de incompetência cronotrópica foi encontrada em pacientes portadores de CA do tipo ATTR.

Na cardiomiopatia restritiva, verificamos, também, a ineficiência ventilatória, sugerida por um aumento do VE/VCO_2 *slope*, o que categoriza o paciente como portador de uma cardiopatia mais grave, com prognóstico mais reservado, quanto maior for seu valor. Vale ressaltar que a alteração dessa razão é observada na CA, mesmo na ausência de disfunção miocárdica grave, sugerindo discreta redução da fração de ejeção do ventrículo esquerdo em pacientes oligossintomáticos ou até mesmo assintomáticos. Os mecanismos que levam ao aumento da inclinação do VE/VCO_2 *slope* em pacientes com AC não foram extensivamente estudados. No entanto, a presença de disfunção autonômica, juntamente com a simpatoexcitação e os padrões ventilatórios anormais, são explicações pertinentes. A disfunção autonômica já é documentada na amiloidose, sendo causada pelo envolvimento de pequenas fibras nervosas não mielinizadas pelo depósito amiloide, o que promove a perda sensorial e afeta principalmente a sensação de dor e temperatura, acabando por causar disfunção autonômica. Isso distingue os pacientes com amiloidose cardíaca e se caracteriza por hiperexcitação simpática e atenuação do tônus parassimpático, manifestando-se pela variabilidade anormal da frequência cardíaca e da pressão arterial, por arritmias ou por bloqueio cardíaco. É plausível, portanto, que a simpatoexcitação aumente a resposta ventilatória dos quimiorreceptores periféricos e centrais, levando, assim, a um aumento da ventilação e, consequentemente, a uma elevação de VE/VCO_2 *slope*.[26]

Pode-se pontuar, ainda, que, em pacientes portadores de AC, a disfunção ventricular direita também está se tornando cada vez mais reconhecida, o que acarreta um aumento da relação espaço moto/volume corrente (VD/VT), já que o fluxo sanguíneo pulmonar prejudicado devido à disfunção do ventrículo direito aumenta a relação VD/VT, pois regiões do pulmão ventilado permanecem subperfundidas em repouso e durante o exercício, assim como se associa ao aumento do VE/VCO_2 *slope* (variável que depende da relação VD/VT).[9]

TCPE e cardiomiopatia hipertrófica

A cardiomiopatia hipertrófica é a doença cardíaca hereditária sabidamente mais frequente no mundo (1:500 na população geral). É uma patologia definida pela presença de hipertrofia ventricular esquerda (HVE), caracterizada por espessuras ≥ 15 mm em adultos, cuja etiologia não se correlaciona primariamente com outras condições de elevação de carga, como ocorre na cardiomiopatia hipertensiva ou no remodelamento miocárdico do atleta. A CMH causa significativas morbidade e mortalidade. Sua história natural inclui o desenvolvimento de arritmias atriais e ventriculares, tais como fibrilação ou *flutter* atrial, insuficiência cardíaca, acidente vascular cerebral e morte súbita cardíaca. A morte súbita cardíaca (MSC) é o evento grave mais frequente, com incidência anual de 1%. Em alguns países desenvolvidos, a CMH é a causa mais importante de MSC entre jovens e atletas, estando associada à magnitude da HVE, à gravidade do gradiente da via de saída do ventrículo esquerdo, à presença de taquicardia ventricular não sustentada (TVNS) e à resposta anormal da pressão arterial.[6]

Devido a sua crescente prevalência e a seu alto potencial de morbimortalidade, a cardiomiopatia hipertrófica tem sido amplamente estudada. Uma das ferramentas utilizadas para esse estudo, que vem trazendo muito sucesso, é o teste cardiopulmonar de esforço, o qual fornece informações muito úteis e precisas para revelar sintomas subclínicos e auxiliar na prescrição de exercícios de forma segura e eficiente. A resposta dos pacientes com CMH ao exercício tem sido amplamente investigada e até mesmo proposta para diferenciar os casos de hipertrofia fisiológica em atletas da CMH verdadeira. Além disso, a classificação da NYHA subestima a gravidade da intolerância ao exercício em pacientes portadores de cardiomiopatia hipertrófica. Sendo assim, o TCPE torna-se necessário para estimar sua função e sua capacidade com maior exatidão.[27] A fisiopatologia da limitação funcional na cardiomiopatia hipertrófica é complexa e conta com diversos fatores, incluindo disfunção diastólica ventricular esquerda, obstrução da via de saída do VE (VSVE), incompetência cronotrópica e, possivelmente, alterações musculares periféricas. Quase 5% dos pacientes com cardiomiopatia hipertrófica desenvolvem disfunção sistólica ventricular esquerda devido ao adelgaçamento e à dilatação da cavidade. Nesse "estágio final da história natural da doença", os mecanismos de intolerância ao exercício são semelhantes aos de pacientes com insuficiência cardíaca sistólica.[11]

A disfunção diastólica do VE é apontada como a principal causa da limitação de exercício em pacientes portadores de CMH. Segundo Lele *et al.*, o principal determinante para o comprometimento da capacidade de exercício verificado nesses pacientes foi um volume sistólico reduzido, atribuído à disfunção diastólica característica dessa patologia. Eles também encontraram uma relação inversa entre a capacidade de exercício e o tempo do pico de enchimento ventricular esquerdo. Esse dado foi confirmado em um estudo maior, realizado por Finocchiaro *et al.*, que descobriram que a captação máxima de oxigênio (VO_{2pico}) é outro fator importante para explicar essa incapacidade.[11] A obstrução da via de saída do ventrículo esquerdo desempenha um papel fundamental na redução da ejeção do volume sistólico, que normalmente se encontra aumentada no exercício, podendo também agravar a regurgitação mitral e o aumento das pressões pulmonares às custas do aumento do tempo de enchimento diastólico. Outro fator relacionado a uma redução da capacidade de exercício em pacientes hipertróficos é a incompetência cronotrópica concomitante. Embora essa hipótese não esteja bem estabelecida, acredita-se que o aumento da disfunção cardíaca frente ao exercício pode ocorrer devido à remodelação eletrofisiológica sinoatrial, à alteração da densidade de receptores beta no miocárdio, ao transporte intracelular do cálcio prejudicado ou a uma combinação de todos esses elementos.

Pacientes com cardiomiopatia hipertrófica frequentemente tornam-se descondicionados, como resultado de a atividade física constante ser diminuída. Isso pode reduzir a diferença arteriovenosa de O_2

durante o exercício. Além disso, alguns pacientes possuem mutações genéticas que resultam em baixa densidade mitocondrial no músculo esquelético, o que também pode contribuir para um comprometimento do consumo periférico de oxigênio.

O pulso de O_2 está intimamente relacionado ao aumento do volume sistólico durante os primeiros 2/3 do teste de esforço e tende a estabilizar posteriormente em indivíduos saudáveis. No entanto, em pacientes hipertróficos, a curva do pulso de O_2 achata-se precocemente e, quanto maior essa precocidade, maior é a gravidade da cardiomiopatia.

Outra variável relacionada ao VO_2 é a razão VO_2/taxa de trabalho (VO_2/WR), um marcador geral de eficiência do trabalho aeróbico, definido como a relação entre o VO_2 e a carga crescente durante um teste de exercício progressivamente incremental. Embora, nesses pacientes, a razão VO_2/WR seja geralmente preservada ou ligeiramente reduzida em relação ao indivíduo saudável (ou seja, em torno de 10 mL/min/W), ela costuma ser mais plana em casos cujo débito cardíaco já sofreu grave redução e nos quais já houve, também, um comprometimento da perfusão da musculatura periférica ou, possivelmente, uma miopatia miogênica concomitante. Finalmente, uma queda abrupta da razão VO_2/WR é um marcador de isquemia miocárdica induzida por exercício, uma característica de importância crucial em pacientes com cardiomiopatia hipertrófica, nos quais as alterações da repolarização ventricular verificadas no ECG podem ser imprecisas.

Os parâmetros da eficiência ventilatória são geralmente preservados em pacientes portadores de cardiomiopatia hipertrófica, mas estão significativamente prejudicados no estágio final da história natural da doença, no qual a disfunção diastólica e a sistólica são muito importantes. Dentre as medidas de eficiência ventilatória verificadas no TCPE, destacam-se o VE/VCO_2 *slope* e a pressão parcial de dióxido de carbono na porção final da expiração ($PetCO_2$), que são marcadores independentes de prognósticos de mortalidade e morbidade cardiovascular. Um estudo experimental de Arena *et al.*, que contou com 83 pacientes com cardiomiopatia hipertrófica, mostrou que um VE/VCO_2 *slope* alto avaliado durante o exercício associado a um $PetCO_2$ baixo no período de recuperação pode identificar pacientes com CMH concomitante com hipertensão pulmonar, o que acarreta pior prognóstico.

Segundo uma metanálise realizada por Ruiz *et al.*,[29] que reuniu 69 artigos de pesquisa, incluindo, ao todo, 11 672, pode-se verificar que a média do $VO_{2máx}$ do grupo CMH foi de 23,5 (21,6-25,3) mL/kg/min, o que caracteriza uma doença com redução na capacidade de exercício de pelo menos 20% do esperado para a população geral de idade semelhante. Apesar de não terem sido observadas diferenças significativas quanto às faixas etárias, à presença ou não de obstrução de VSVE e ao grau de hipertrofia, o $VO_{2máx}$ alcançado demonstrou estar associado a implicações prognósticas importantes: o grupo de pacientes com eventos adversos relatados apresentou –6,20 (–9,95 a –4,46) mL/kg/min em comparação com o grupo sem eventos durante o acompanhamento (43 794 pacientes-ano acompanhados).

Até recentemente, o TCPE era usado principalmente para avaliar se os pacientes cardiopatas eram elegíveis ao transplante cardíaco ou ao suporte mecânico. No entanto, atualmente, as recomendações para a realização do teste cardiopulmonar de exercício estenderam-se para a avaliação da gravidade das cardiomiopatias e do motivo da intolerância ao exercício (independentemente de sintomas), para análise do comportamento fisiológico e metabólico da função sistólica ventricular durante o exercício e para auxílio à identificação de candidatos a procedimentos de redução septal.

Para exemplificar a importância do TCPE no prognóstico das cardiomiopatias hipertróficas, foram selecionados quatro estudos publicados, mostrando que o teste cardiopulmonar de esforço pode melhorar a gestão e a estratificação de risco em pacientes com cardiomiopatia hipertrófica: Magrì *et al.*[27] conduziram um estudo com 1 005 pacientes portadores de cardiomiopatia hipertrófica matriculados entre 1997 e 2012 (5,5 anos de acompanhamento médio, 63 eventos) e identificaram que um VO_{2pico} menor que 50% do máximo previsto foi associado a maior incidência de mortalidade geral, insuficiência cardíaca e eventos equivalentes à morte. Em um estudo de 1 898 pacientes inscritos entre 1998 e 2010 (acompanhamento médio de 5,6 anos e 53 eventos registrados), Coats *et al.*[28] identificaram uma relação independente entre morte por causas por cardíacas e necessidade de transplante cardíaco com VO_{2pico} reduzido (Figuras 19.1 e 19.2) e VE/VCO_2 *slope* elevado. Em outro estudo menor, porém bem caracterizado, de 156 pacientes com cardiomiopatia hipertrófica (2,1 anos de acompanhamento médio e 21 eventos registrados), Finocchiaro *et al.* confirmaram um impacto independente do papel do $VO_{2máx}$ inferior a 80% do previsto e do VE/VCO_2 *slope* superior a 34 como marcos preditores do desfecho primário, que incluiu mortalidade geral, transplante cardíaco e deterioração da função cardíaca, levando a internação ou indicação de redução septal.

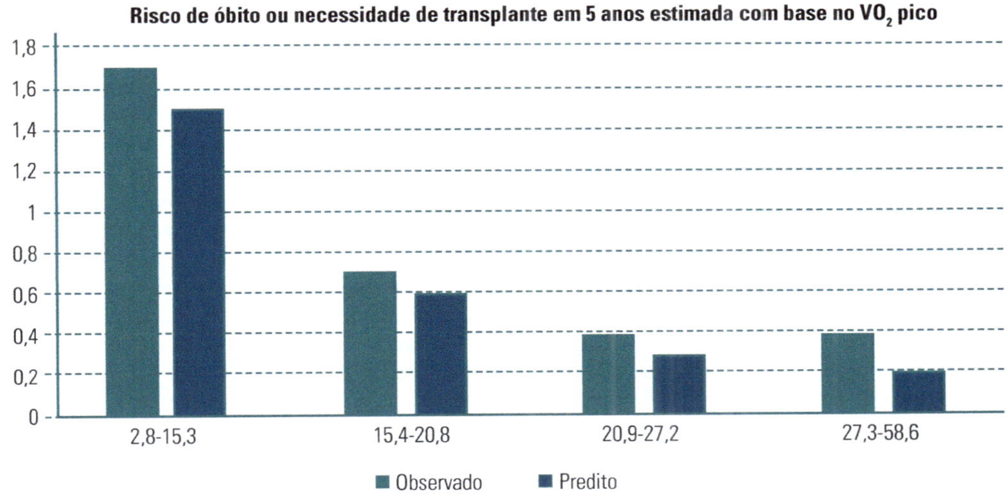

Figura 19.1. Sobrevida observada e estimada com base no pico de VO_2. O eixo horizontal corresponde ao VO_{2pico} relativo ao peso e o eixo vertical corresponde ao risco de óbito ou à necessidade de transplante cardíaco em 5 anos.

Fonte: Adaptada de Coats CH *et al.* Cardiopulmonary Exercise Testing and Prognosis in Hypertrophic Cardiomyopathy. Circ Heart Fail. 2015;8(6):1022-31.

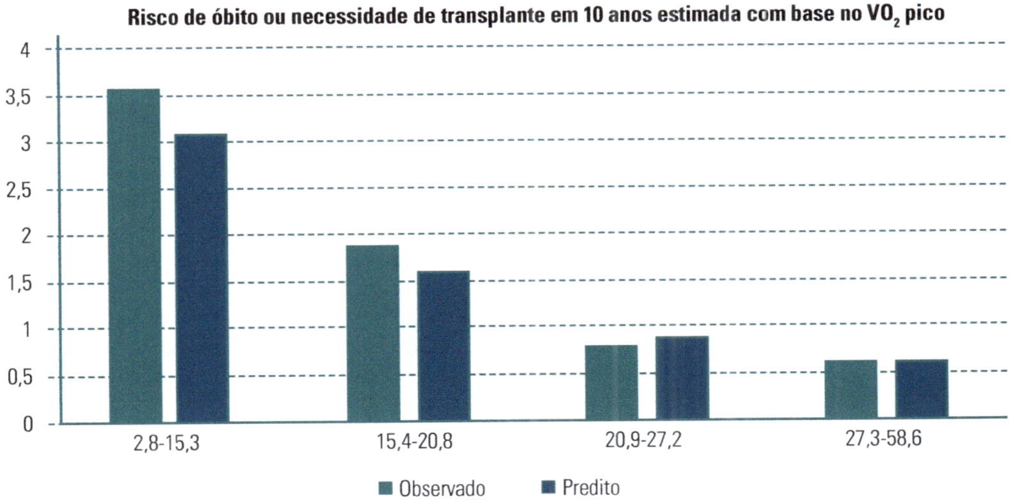

Figura 19.2. Sobrevida observada e estimada com base no pico de VO_2. O eixo horizontal corresponde ao VO_{2pico} relativo ao peso e o eixo vertical corresponde ao risco de óbito ou à necessidade de transplante cardíaco em 10 anos.

Fonte: Adaptada de Coats CH *et al.* Cardiopulmonary Exercise Testing and Prognosis in Hypertrophic Cardiomyopathy. Circ Heart Fail. 2015;8(6):1022-31.

Por último, em um estudo prospectivo, que avaliou 620 pacientes com cardiomiopatia hipertrófica matriculados entre 2007 e 2015 (média de 3,8 anos de acompanhamento e registrados 84 eventos), Magrì *et al.*[27] mostraram um papel independente do VE/VCO_2 *slope* e do diâmetro atrial esquerdo como preditores de morte por insuficiência cardíaca ou hospitalização, transplante cardíaco e progressão para NYHA classe III ou IV.

TCPE e cardiomiopatia arritmogênica de VD

A cardiomiopatia ou displasia arritmogênica do ventrículo direito (CMAVD/DAVD) é definida como uma doença arritmogênica do miocárdio sem associação etiológica com coronariopatia isquêmica, hipertensão arterial ou qualquer outro tipo de doença cardiovascular. Essa patologia está associada a um amplo espectro de mutações genéticas, distúrbios sistêmicos e processos infecciosos ou inflamatórios.[30] Trata-se de uma desordem desmossomal que provoca uma falha na adequação celular das proteínas, resultando em uma substituição lenta e gradativa dos miócitos por tecido fibrogorduroso, principalmente na via de saída e no ápice do ventrículo direito e da região subtricuspídea, podendo acometer, também, o septo interatrial e o ventrículo esquerdo. Essa entidade tem grande potencial de transmissão familiar (> 50% dos pacientes portadores de CMAVD relatam a existência de outros familiares com a doença). É mais comum no sexo masculino e pode manifestar-se clinicamente em qualquer idade, mas seu aparecimento é mais comum ao redor dos 14 anos de idade, quando se iniciam queixas de fadiga, palpitações, síncopes ou quando se apresenta, como primeira manifestação, a morte súbita. Do ponto de vista fisiopatológico, é caracterizada pela presença de alta densidade de arritmia ventricular e insuficiência cardíaca direita progressiva, que, em sua maioria, culmina na indicação de transplante cardíaco.[31]

Estudos científicos utilizando o teste cardiopulmonar de exercício nessa população são recentes e ainda escassos. Scheel III *et al.*[32] publicaram, em 2020, o primeiro estudo que demonstrou a segurança de se realizar o teste cardiopulmonar de esforço em pacientes portadores de cardiomiopatia arritmogênica do ventrículo direito. Para esse estudo, 38 pessoas portadoras de CMAVD do Hospital Johns Hopkins foram submetidas ao TCPE. Além de provarem sua teoria sobre a segurança do exame nessa população (uma vez que não foi registrado nenhum evento adverso no momento do exame nem mesmo a presença de taquiarritmias sustentadas), também puderam avaliar as variáveis ventilatórias e correlacioná-las à gravidade clínica e ao prognóstico dos pacientes analisados: pacientes com VE/VCO_2 *slope* > 34 tendiam a ter dilatação ventricular direita moderada a grave e insuficiência cardíaca clínica, assim como também tiveram pior sobrevida livre de transplante em comparação com pacientes com VE/VCO_2 *slope* ≤ 34. Quando a comparação se deu com base na análise do VO_{2pico}, a sobrevida livre de transplante foi semelhante nos grupos com VO_{2pico} maior ou menor que 14 mL/kg/min (Figura 19.3).

Considerações finais

O teste cardiopulmonar de esforço é um exame seguro e útil para fornecer informações importantes sobre a fisiopatologia das cardiomiopatias, realizar o diagnóstico diferencial da etiologia da intolerância ao exercício relatada por esses pacientes, auxiliar na estratificação de risco de morbimortalidade caso a caso e em seu prognóstico, assim como guiar atividade física, ajudar nas decisões terapêuticas e acompanhar o sucesso do tratamento intervencionista e medicamentoso, tornando-se, portanto, uma ferramenta de extrema relevância para tratar pacientes portadores de cardiomiopatias.

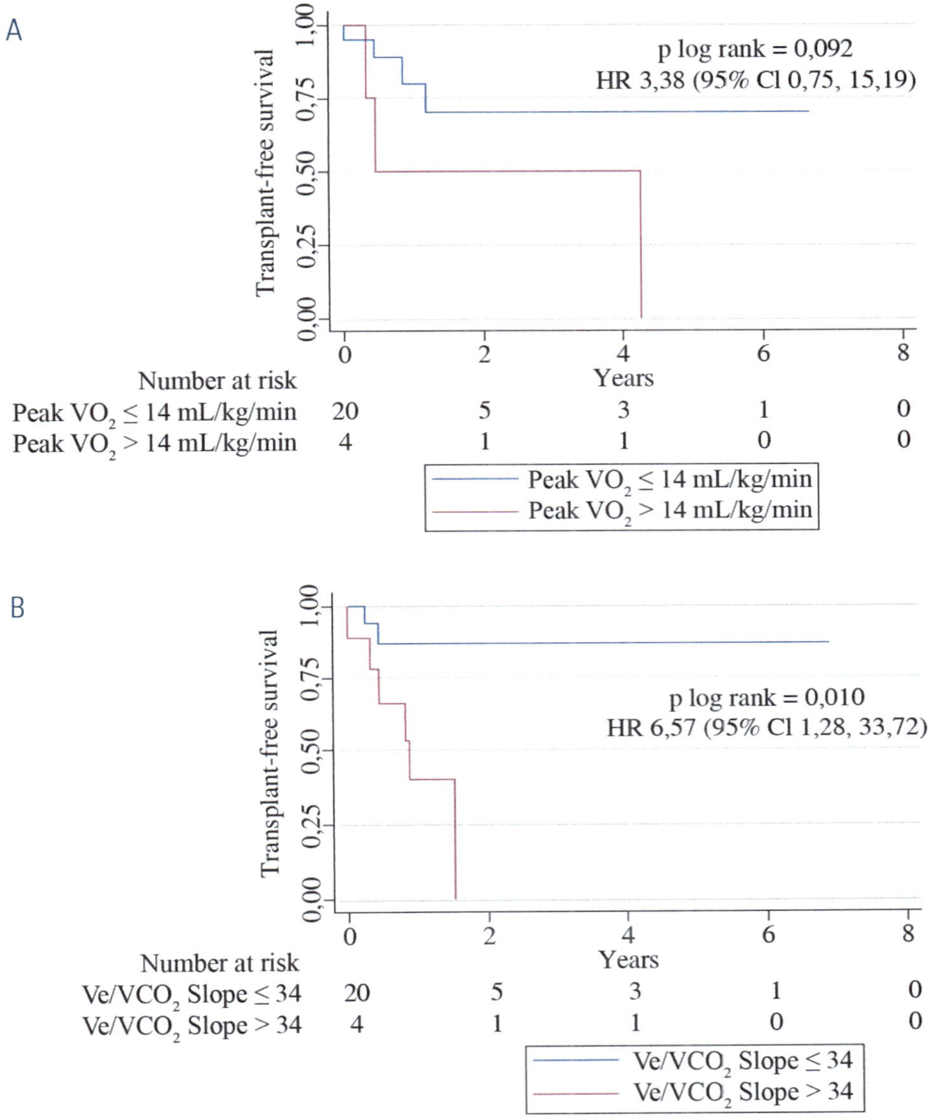

Figura 19.3. Sobrevida livre de transplante cardíaco com base no pico de consumo de oxigênio (VO_2) (A) e na eficiência ventilatória (VE/VCO_2 *slope*) (B). Comparação das curvas de sobrevida para pacientes com cardiomiopatia arritmogênica do ventrículo direito submetidos a teste cardiopulmonar de esforço com base no pico de VO_2 (≤14 *vs.* >14 mL/kg/min) e VE/VCO_2 *slope* (≤ 34 *vs.* > 34). HR indica taxa de risco ou *hazard ratio*.

Fonte: Adaptada de Scheel III PJ *et al.* Safety and Utility of Cardiopulmonary Exercise Testing in Arrhythmogenic Right Ventricular Cardiomyopathy/Dysplasia. J Am Heart Assoc. 2020;9(3):e013695.

Referências

1. Mesquita ET, Mady C, Fragata A. Definição e classificação das cardiomiopatias. In: Moreira MCV, Montenegro ST, de Paola AAV (Ed.). Livro-texto da Sociedade Brasileira de Cardiologia. 2. ed. Barueri: Manole; 2015.
2. Carvalho T, Freitas OGA, Chalela WA et al. Diretriz Brasileira de Ergometria em População Adulta. Arq Bras Cardiol. 2023. In press.
3. Lee V, Perera D, Lambiase P. Prognostic significance of exercise-induced premature ventricular complexes: a systematic review and meta-analysis of observational studies. Heart Asia. 2017;9(1):14-24.
4. Rassi Jr. A, Rassi A, Little WC, Xavier SS, Rassi SG, Rassi AG et al. Development and validation of a risk score for predicting death in Chagas' heart disease. N Engl J Med. 2006;355(8):799-808.
5. Rocha ALL, Rocha MOC, Teixeira BOS, Lombardi F, Abreu CDG, Bittencourt RJ et al. Índice cronotrópico-metabólico na doença de Chagas. Rev Soc Bras Med Trop. 2005;38(5):373-6.
6. Dıaz JO, Mäkikallio TH, Huikuri HV, Lopera G, Mitrani RD, Castellanos A et al. Heart rate dynamics before the spontaneous onset of ventricular tachyarrhythmias in Chagas' heart disease. Am J Cardiol. 2001;87(9):1123-5.
7. Costa HS, Nunes MCP, Souza AC, Lima MMO, Carneiro RB, Sousa GR et al. Exercise-induced ventricular arrhythmias and vagal dysfunction in Chagas disease patients with no apparent cardiac involvement. Rev Soc Bras Med Trop. 2015;48(2):175-80.
8. Barros ML, Ribeiro AL, Nunes MC, Rocha MOC. Associação entre dissinergia miocárdica e arritmia ventricular na forma indeterminada da doença de Chagas. Rev Soc Bras Med Trop. 2011;44(2):213-6.
9. Viotti R, Vigliano C, Lococo B, Bertocchi G, De Cecco F, Alvarez MG et al. Exercise stress testing as a predictor of progression of early chronic Chagas heart disease. Heart. 2006;92(3):403-4.
10. Oliveira FP, Pedrosa RC. Ventilatory response during exercise among chronic Chagas cardiopathy patients. Sao Paulo Med J. 2006;124(5):280-4.
11. Costa HS, Lima MMO, Figueiredo PHS, Martinelli PM, Camargos ER, Chaves AT et al. Prognostic value of serum brain-derived neurotrophic factor levels in patients with Chagas cardiomyopathy. Mem Inst Oswaldo Cruz. 2018;113(10):e180224.
12. Pedrosa RC, Salles JHG, Magnanini MMF, Bezerra DC, Bloch KV. Prognostic Value of Exercise-Induced Ventricular Arrhythmia in Chagas' Heart Disease. Pacing Clin Electrophysiol. 2011;34(11):1492-7.
13. Keegan R, Yeung C, Baranchuk A. Sudden Cardiac Death Risk Stratification and Prevention in Chagas Disease: A Non-systematic Review of the Literature. Arrhythmia Electrophysiol Rev. 2020;9(4):175-81.
14. Simões MV, Ayres EM, Santos JL, Schmidt A, Pintya AO, Maciel BC et al. Detection of myocardial ischemia in chronic Chagas disease patients with atypic precordial pain by exercise and Holter tests. Arq Bras Cardiol. 1993;60(5):315-9.
15. Mendes FSNS, Mediano MFF, Souza FCC, Silva OS, Carneiro FM, Holanda MT et al. Effect of Physical Exercise Training in Patients with Chagas Heart Disease (from the PEACH STUDY). Am J Cardiol. 2020;125(9):1413-20.
16. Ommen SR, Mital S, Burke MA, Day SM, Deswal A, Elliott P et al. 2020 AHA/ACC Guideline for the Diagnosis and Treatment of Patients with Hypertrofic Cardiomyopathy. Circulation. 2020;142:e558-e631.
17. Frenneaux MP, Counihan PJ, Caforio AL, Chikamori R, McKenna WJ. Abnormal blood pressure response during exercise in hypertrophic cardiomyopathy. Circulation. 1990;82(6):1995-2002.
18. Sadoul N, Prasad K, Elliott PM, Bannerjee S, Frenneaux MP, McKenna WJ. Prospective prognostic assessment of blood pressure response during exercise in patients with hypertrophic cardiomyopathy. Circulation. 1997;96(9):2987-91.
19. Olivotto I, Maron BJ, Montereggi A, Mazzuoli F, Cecchi F. Prognostic value of systemic blood pressure response during exercise in a community-based patient population with hypertrophic cardiomyopathy. J Am Coll Cardiol. 1999;33(7):2044-51.
20. Albouaini K, Egred M, Alahmar A, Wright DJ. Cardiopulmonary exercise testing and its application. Heart. 2007;93(10):1285-92.
21. Carvalho T, Milani M, Ferraz AS, Silveira AD, Herdy AH, Hossri CAC et al. Diretriz Brasileira de Reabilitação Cardiovascular – 2020. Arq Bras Cardiol. 2020;114(5):943-87.

22. Braga AMFW, Silva Junior ND, Nunes N, Oliveira PA. Avaliação cardiopulmonar. In: Negrão CE, Barretto ACP, Rondon MUPB (Ed.). Cardiologia do exercício: do atleta ao cardiopata. 4. ed. Barueri: Manole; 2019.
23. Herdy AH, Araújo CGS, Silva MMF, Ritt LE, Ferraz AS, Menenghelo RS. Teste Cardiopulmonar de Exercício ou Ergoespirometria, In: Moreira MCV, Montenegro ST, de Paola AAV (Ed.). Livro-texto da Sociedade Brasileira de Cardiologia. 2. ed. Barueri: Manole; 2015.
24. Mady C, Barretto ACP, Mesquita ET, Silva PRS, Cardoso RHA, Bellotti G et al. Maximal functional capacity in patients with endomyocardial fibrosis. Eur Heart J. 1993;14(2):240-2.
25. Sayegh ALC, Santos MR, Oliveira P, Fernandes F, Rondon E, Souza FR et al. Caracterização das Variáveis do Teste de Esforço Cardiopulmonar em Pacientes com Endomiocardiofibrose após Cirurgia de Ressecção Endocárdica. Arq Bras Cardiol. 2017;109(6):533-40.
26. Banydeen R, Monfort A, Inamo J, Neviere R. Diagnostic and Prognostic Values of Cardiopulmonary Exercise Testing in Cardiac Amyloidosis. Front Cardiovasc Med. 2022;9:898033.
27. Magrì D, Santolamazza C. Cardiopulmonary Exercise Test in Hypertrophic Cardiomyopathy. Ann Am Thorac Soc. 2017;14(Suppl 1):S102-9.
28. Coats CH, Rantell K, Bartnik A, Patel A, Mist B, McKenna WJ et al. Cardiopulmonary Exercise Testing and Prognosis in Hypertrophic Cardiomyopathy. Circ Heart Fail. 2015;8(6):1022-31.
29. Bayonas-Ruiz A, Munñoz-Franco FM, Ferrer V, Pérez-Caballero C, Sabater-Molina M, Tomé-Esteban MT et al. Cardiopulmonary Exercise Test in Patients with Hypertrophic Cardiomyopathy: A Systematic Review and Meta-Analysis. J Clin Med. 2021;10(11):2312.
30. Mady C, Salemi VMC, Buck PC. Displasia Arritmogênica do Ventrículo Direito. In: Moreira MCV, Montenegro ST, de Paola AAV (Ed.). Livro-texto da Sociedade Brasileira de Cardiologia. 2. ed. Barueri: Manole; 2015..
31. Towbin JA, McKenna WJ, Abrams DJ, Ackerman MJ, Calkins H, Darrieux FCC et al. 2019 HRS expert consensus statement on evaluation, risk stratification, and management of arrhythmogenic cardiomyopathy: Executive summary. Heart Rhythm. 2019;16(11):e301-e372.
32. Scheel III PJ, Florido R, Hsu S, Murray B, Tichnell C, James CA et al. Safety and Utility of Cardiopulmonary Exercise Testing in Arrhythmogenic Right Ventricular Cardiomyopathy/Dysplasia. J Am Heart Assoc. 2020;9(3):e013695.

CAPÍTULO 20

Capacidade Funcional na Insuficiência Cardíaca

- Maria Janieire de Nazaré Nunes Alves
- Amanda Gonzales Rodrigues ▪ Lívia Ozzetti Azouri

Introdução

A insuficiência cardíaca com fração de ejeção reduzida (ICFER) é uma síndrome complexa, que envolve múltiplos sistemas e mecanismos compensatórios. Redução crônica do débito cardíaco desencadeia ativação neuro-humoral, caracterizada inicialmente pelo aumento da ativação do sistema nervoso simpático, contribui para a diminuição do fluxo sanguíneo para órgãos e músculos[1] o que resulta em vasoconstrição periférica crônica (Quadro 20.1). Importantes alterações hemodinâmicas e metabólicas, como redução do fluxo sanguíneo muscular[1] disfunção endotelial, distúrbios pró-inflamação, aumento do estresse oxidativo, disfunção do eixo de controle reflexo cardíaco e periférico vascular (diminuição da sensibilidade barorreflexa e metaborreflexa), levam à miopatia esquelética, que se manifesta com intolerância ao esforço e fadiga precoce[2] A distonia progressiva no sistema neuro-humoral, como hiperativação simpática[3] atenuação da atividade parassimpática[4,5] e aumento da atividade do sistema renina-angiotensina-aldosterona[3] são responsáveis pela limitação da capacidade funcional em pacientes com insuficiência cardíaca.

A avaliação da capacidade funcional mede a capacidade individual de executar as atividades de vida diária ou a tolerância a esforços mais extenuantes. Classicamente, a maneira mais comum de avaliar sintomas relacionados à limitação física ou à cardiovascular são os relatos dos pacientes na anamnese clínica. No entanto, esses sintomas podem ter pouca ou nenhuma relação com a real capacidade física dos pacientes com ICFER.[6] Dessa forma, a classificação funcional da New York Heart Association (NYHA) apresenta subjetividade na sensibilidade do paciente ao sintoma, bem como gera diferentes interpretações na avaliação clínica habitual por parte do profissional de saúde.[7] A avaliação do consumo de oxigênio durante a tolerância máxima ao esforço é a medida fisiológica mais importante para definição da capacidade funcional cardiorrespiratória. Essa é uma medida que pode ser avaliada de forma indireta por meio de cálculos baseados no tempo de exercício atingido, na potência (força e/ou

Quadro 20.1. Principais mecanismos fisiopatológicos responsáveis pela fadiga e dispneia na ICFER

Sistema cardiovascular
▪ Redução do débito cardíaco ▪ Aumento das pressões de enchimento
Sistema ventilatório
▪ Diminuição da difusão alvéolo-capilar de oxigênio ▪ Aumento exagerado da ventilação
Sistema músculo-esquelético
▪ Disfunção metoborreflexa; aumento da apotpose → miopatia esquelética

velocidade) alcançada e nas mudanças em variáveis hemodinâmicas, conhecido como duplo produto, que é a medida da frequência cardíaca multiplicada pela verificação da pressão arterial, sistólica e diastólica, a cada momento durante um esforço progressivo, denominado teste ergométrico (TE). No TE, o percentual da frequência cardíaca máxima ($F_{Cmáx}$) a ser atingida e o consumo de oxigênio máximo predito comparado a idade e sexo são superestimados nos pacientes com ICFER. Então, nessa população com ICFER, o teste cardiopulmonar ao esforço máximo (TCP) é o mais preconizado,[8] uma vez que a medida direta minimiza os erros de sua aplicabilidade clínica tanto para a avaliação prognóstica, como para a prescrição de atividade física.

A avaliação da capacidade funcional obtida pelo TE convencional utiliza a medida direta da frequência cardíaca, que é registrada pelo eletrocardiograma (ECG) de repouso e no pico do exercício, a partir de fórmulas e cálculos indiretos ($F_{Cmáx}$ predita = 220 batimentos – idade).[9] A equação de regressão linear para a avaliação preditiva de $V_{O2máx}$ pelo TE é derivada do registro *Fitness Registry and the Importance of Exercise National Database* (FRIEND Registry). Nesse registro, foram comparadas as coortes de validação, bem como as duas equações mais antigas utilizadas pelo American College Sport Medicine (ACSM), a partir das fórmulas idealizadas por Wasserman *et al.* e pela Sociedade Europeia[10,11] Na última atualização dos cálculos preditivos de capacidade funcional de forma indireta, observou-se que idade, sexo e peso corporal foram os únicos preditores significativos do $V_{O2máx}$ e que esses fatores foram responsáveis por grande proporção de variação no $V_{O2máx}$ ($R = 0,79$, $R2 = 0,62$, $p < 0,001$, EP = 7,2 mL/kg/min)[12,13] A seguir, descreve-se a equação resultante para predizer o cálculo do consumo de oxigênio de pico ($V_{O2máx}$) de forma indireta.

Equação tradi

Adicionalmente, pode-se verificar a capacidade funcional de forma indireta por meio da avaliação da distância percorrida em determinado tempo, conhecido como Teste de caminhada de seis minutos (TC_{6min}). Essa avaliação, por sua praticidade de realização, sua fidedignidade de informação e sua reprodutibilidade, é bastante utilizada na prática clínica diária para predizer capacidade funcional e confirmar os relatos subjetivos do paciente com insuficiência cardíaca (IC)[15,16] sem necessidade de grandes tecnologias, à exceção de um cronômetro e da acurácia de verificação do observador para calcular a velocidade ou o número de voltas realizadas pelo paciente em um percurso, com distância predeterminada. Para padrões de normalidade, convencionou-se que a distância média a ser percorrida durante o TC_{6min}, para homens, deve ser de 576 m e, para mulheres, 494 m[17,18] Adicionalmente, medidas podem ser incluídas para analisar a fadiga e a dispneia dos pacientes por meio da Escala de Borg (cansaço subjetivo durante o esforço)[19] bem como a saturação de oxigênio durante a distância percorrida no TC_{6min}. Dessa forma, uma redução de 4% em relação à medida basal pode ser considerada dessaturação de oxigênio e comprometimento e/ou congestão pulmonar[18] Essas medidas orientam tanto a necessidade de ajuste clínico-medicamentoso, quanto a melhora clínica do paciente com IC a partir de uma intervenção médica.

Outra medida é a forma de avaliação direta do consumo de oxigênio máximo ou de pico (V_{O2} pico) por meio da análise de coleta de gases expirados, respiração a respiração, durante o exercício físico progressivo até a exaustão do indivíduo, o qual se denomina teste cardiopulmonar ao esforço (TCPE) ou teste ergoespirométrico (TEE).

Nos portadores de ICFER, a determinação de variáveis como consumo máximo de oxigênio, limiar anaeróbio e pulso de oxigênio tem fatores prognósticos importantes, principalmente para a indicação de transplante cardíaco e para a quantificação objetiva da limitação do indivíduo e de seu *status* clínico.[20]

Valor do teste cardiopulmonar na insuficiência cardíaca

O TCPE ou o TEE permitem a avaliação eletrocardiográfica e hemodinâmica, associada à análise dos gases expirados durante o exercício, possibilitando a avaliação da capacidade funcional de forma precisa (direta), assim como auxilia no diagnóstico e no prognóstico de doenças cardíacas e respiratórias.

Por meio desses testes, também é possível avaliar os mecanismos responsáveis pela fadiga, determinada por alterações cardíacas no sistema ventilatório ou no sistema muscular esquelético.

A utilização do TCPE consiste em uma ferramenta fundamental também na estratificação de risco e no prognóstico de pacientes com ICFER, o que propicia, ao paciente e à sua família, melhor análise de suas perspectivas futuras e, ao médico, uma atenção quanto ao melhor momento para a indicação de terapias de maior custo como ressincronizadores, cardiodesfibriladores, dispositivos de assistência ventricular e transplante cardíaco.

Portanto, o TCPE para pacientes com ICFER tem fundamental importância para a estratificação de risco e para o prognóstico, bem como para a prescrição de exercícios, quando os pacientes são submetidos a programas de reabilitação cardíaca.

Capacidade funcional na ICFER

O TCPE é considerado o padrão-ouro para avaliação da capacidade funcional[21] Esse exame fornece medidas de trocas gasosas respiração a respiração (*breath by breath*) por meio de três variáveis: captação de O_2 (VO_2), produção de CO_2 (VCO_2) e ventilação (VE). Essas medidas são usadas para derivar outras variáveis que refletem respostas adaptativas de outros órgãos.

Variáveis prognósticas na IC

Consumo de oxigênio pico (VO_2 pico)

O consumo de oxigênio pico (VO_2 pico) é a medida mais conhecida e utilizada para determinação da capacidade funcional e, segundo princípio de Fick[22] é determinada pelo débito cardíaco e pela diferença arteriovenosa mista do oxigênio, como demonstrando na Figura 20.1. Consideram-se anormais valores inferiores 85% do predito, apesar de esses valores dependerem de outros fatores, como idade, sexo, IMC, aptidão física.[23]

$$[VO_2 \text{ pico} = FC_{Max} \times VS_{Max} (CaO_2 - CvO_2)_{Max}]$$

Figura 20.1. Fórmula do princípio de Fick para o cálculo da capacidade funcional e do débito cardíaco.

VO_2 pico: consumo de oxigênio de pico; FC: frequência cardíaca; VS: volume sistólico; CaO_2: captação de oxigênio arterial; CvO_2: captação de oxigênio venoso; Max: valor máximo.

Fonte: Adaptada de Åstrand P-O, Rodahl K, Dahl HA, Strømme SB. Textbook of Work Physiology: Physiological Bases of Exercise. 4. ed. Champaign: Human Kinetics; 2003.

O VO_2 pico tem sido usado como um dos principais marcadores prognósticos na IC, podendo ser utilizado para identificar ambulatorialmente pacientes com insuficiência cardíaca que se beneficiariam de transplante cardíaco.[24]

Em um estudo clássico, Webber *et al.*[25] propuseram uma classificação da gravidade da insuficiência cardíaca, com base na classe funcional pela New York Heart Association (NYHA), a partir do VO_2 pico e do limiar anaeróbio atingidos na ergoespirometria. Em seguida, Mancini *et al.*[24] sugeriram que o ponto de corte para se considerar pior prognóstico seria de VO_2 pico $\leq$ 14 mL/kg/min, o qual se baseia na pressão do capilar pulmonar e na pressão arterial pulmonar como critério para indicação de transplante cardíaco em pacientes com disfunção ventricular esquerda. No entanto, os critérios foram reduzidos após o advento do uso de betabloqueadores, particularmente o carvedilol, a partir do qual se passou a considerar um limite inferior a 11 mL/kg/min. Nesse estudo, sugeriu-se que o transplante poderia ser prorrogado com segurança, uma vez que, com o uso de betabloqueadores, pacientes com pico de VO_2 > 14 mL/kg/min evoluíam com média de sobrevida cardiovascular de 94% em 1 ano.

A principal limitação do uso do VO_2 pico como variável prognóstica para a determinação da capacidade funcional é a necessidade de se alcançar o esforço máximo ou a exaustão durante o teste cardiopulmonar ao esforço, no ponto de vista metabólico. Frequentemente, pacientes com IC desenvolvem um grau acentuado de sarcopenia, gerando extrema fadiga periférica. Além disso, fatores como idade, sexo e IMC podem influenciar em sua interpretação. A equação de Wasserman-Hansen propõe que, de acordo com a idade (jovens ou idosos) e com o índice de massa corporal (IMC), se observe uma avaliação percentual do predito individual. Dessa forma, considera-se um agravamento da IC, caso VO_2 pico seja inferior a 47%, por exemplo.[26]

Consumo de oxigênio no limiar anaeróbio

O limiar anaeróbio (LA) ou primeiro limiar (LV1) é a medida que representa o início do metabolismo anaeróbio compensado. É determinada pela quebra da linearidade da relação de aumento entre a ventilação com VO_2 e com a produção de dióxido de carbono (CO_2) gerada nessa fase do exercício físico progressivo. A esse ponto metabólico, atribui-se ocorrer entre 40% a 60% do VO_2 pico. Dessa forma, um retardo no aparecimento dessa transição demonstra otimização da capacidade de utilização do oxigênio de forma adequada e aumento da capacidade física total do indivíduo.[27] Em pacientes com cardiopatia dilatada, esse desalinhamento metabólico pode ocorrer em fase muito precoce, o que dificulta a determinação desse ponto metabólico em torno de 5% a 20% dos casos avaliados. É fato que a impossibilidade de identificar o LA com valores inferiores a 11 mL/kg/min está associada a pior prognostico, mas a verificação de um protocolo de exercício adequado nessa avaliação é de importância fundamental para não se subvalorizar a capacidade física individual do paciente com IC, principalmente em relação à sua limitação de mobilidade e de força muscular periférica.[27]

Slope VE/VCO_2

O *slope* VE/VCO_2 é a análise de regressão linear da relação progressiva entre a ventilação (VE) e o CO_2 durante todo o exame. Assim, o VE/VCO_2 reflete a eficiência ventilatória em eliminar o CO_2 produzido durante a demanda metabólica gerada e a capacidade de compensar o aumento do ácido lático muscular e sanguíneo, por meio da eficiente troca arterial-pulmonar e pela capacidade de compensar a acidose metabólica e respiratória gerada em determinado esforço físico.

Acredita-se que, quanto maior o ângulo de inclinação da reta, maior o trabalho ventilatório para eliminar o CO_2 e, portanto, pior o prognóstico do paciente. Vários estudos e várias metanálises sugerem que seu valor prognóstico é superior ao do VO_2 pico.[28] Apesar de a maioria dos estudos estabelecer como ponto de corte o valor inferior a 34 como pior prognostico, uma nova proposta surgiu, denominada de classe ventilatória (CV), a qual se baseou nos valores do *slope* de VE/CO_2 e no risco de eventos cardiovasculares (Figura 20.1). Nesse estudo, observou-se que o valor de corte de 36 produziu um balanço ideal de sensibilidade e especificidade (74% e 67%, respectivamente) para se considerar a piora prognóstica na ICFER.[28]

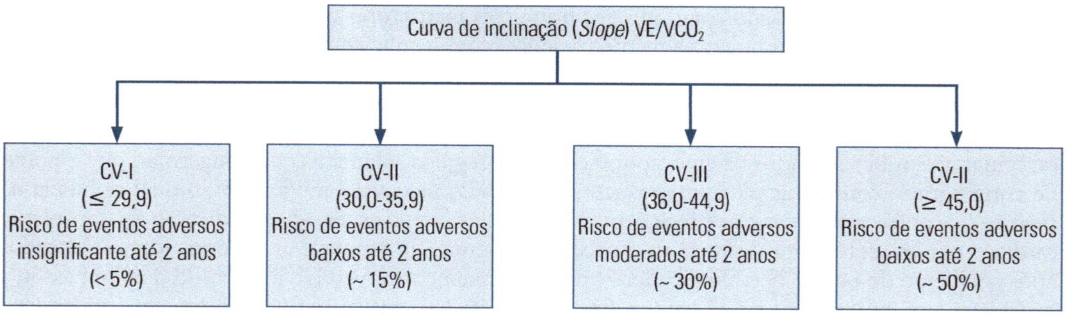

Figura 20.2. Classes ventilatórias (CV), de acordo com o risco de eventos adversos em dois anos de acompanhamento, por meio dos valores VE/VCO_2.

Fonte: Adaptada de Agostoni P, Corrà U, Cattadori G, Veglia F, Battaia E, La Gioia R *et al.* Prognostic value of indeterminable anaerobic threshold in heart failure. Circ Heart Fail. 2013;6(5):977-87.

O *slope* VE/VCO_2 representa a condição reflexa do paciente com IC independentemente do esforço físico realizado, de modo que a interpretação prognóstica não está necessariamente vinculada à realização de um esforço físico máximo ou exaustivo.

Oxygen uptake efficiency slope (OUES)

Consiste na relação da captação de oxigênio à ventilação total durante o exercício. É determinado a partir da relação linear entre VO_2 (eixo y) e logaritmo de VE (eixo x) durante o exercício (Figura 20.3). Valores superiores 1.400 mL/min (1,4 L/min) são considerados normais[29] com variações pequenas entre os diversos estudos. Pode-se utilizar o OUES como medida prognóstica em pacientes com IC em fase avançada ou naqueles em que há incapacidade de realização de TCP em esforço máximo.[30]

$$[VO_2\ (L/min) = m\ (\log_{10} VE) + b)] \quad \text{onde } m = OUES$$

Figura 20.3. *Oxygen uptake efficiency slope*. Relação linear entre VO_2 (eixo *y*) e VE total. VO_2: consumo de oxigênio (L/min); $\log_{10}$: logaritmo de VE; VE: ventilação total; OUES: curva de inclinação de eficiência de captação de oxigênio.

Fonte: Adaptada de Corrà U, Pistono M, Mezzani A, Braghiroli A, Giordano A, Lanfranchi P *et al.* Sleep and exertional periodic breathing in chronic heart failure: prognostic importance and interdependence. Circulation. 2006;113(1):44-50.

Ventilação periódica

Muitos pacientes com IC exibem anormalidades ventilatórias durante o exercício, conhecida como ventilação periódica. Os mecanismos fisiopatológicos que desencadeiam esse fenômeno ventilatório anormal são multifatoriais, mas representam maior gravidade e pior prognóstico em pacientes com IC. Assim, a ventilação periódica pode ser definida como a dessensibilização de receptores reflexos químicos (O_2 e CO_2) e metabólicos (bicarbonato e ácido lático), expressa em oscilações ventilatórias que ocorrem em repouso, permanecem por ≥ 60% do tempo total do esforço físico até a exaustão, com uma amplitude ≥ 15% do valor médio observado no repouso.[31-33] A partir da análise em conjunto de todas essas variáveis, é possível estabelecer uma estratificação de risco em pacientes com ICFER (Figura 20.4).[34]

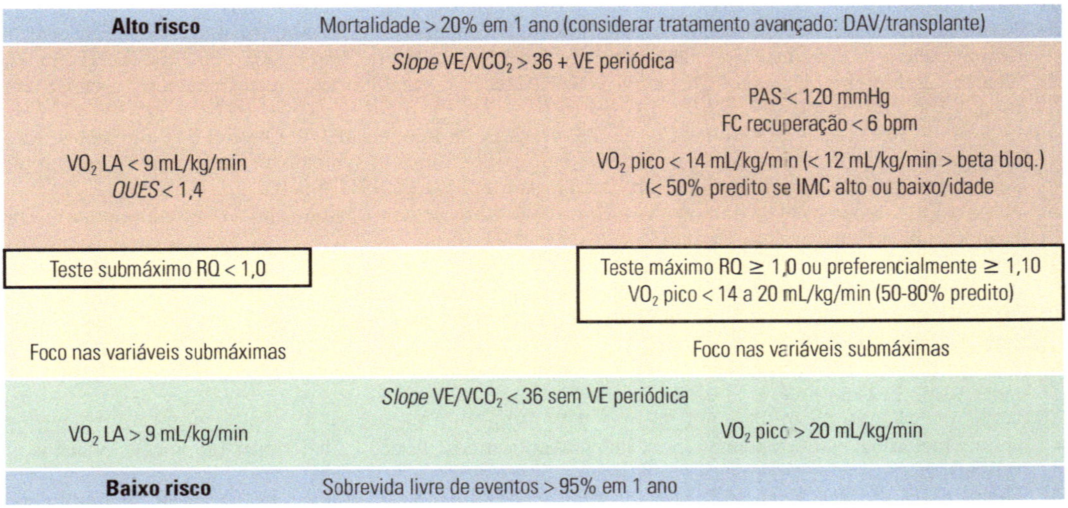

Figura 20.4. Estratificação de risco em pacientes com insuficiência cardíaca, a partir das variáveis metabólicas do teste cardiopulmonar ao exercício físico.

Fonte: Arena R, Myers J, Abella J, Peberdy MA, Pinkstaff S, Bensimhon D *et al.* Prognostic value of timing and duration characteristics of exercise oscillatory ventilation in patients with heart failure. J Heart Lung Transplant. 2008;27(3):341-7.

Protocolos de esforço utilizados

Existem outros protocolos utilizados com o objetivo de atender pacientes com baixa capacidade funcional, como é o caso dos portadores de IC. O protocolo de Bruce modificado é bastante utilizado e visa atender pacientes com baixa capacidade funcional, como naqueles com IC. O protocolo de Naughton ou Naughton modificado é outro que é utilizado para classificar o grau de severidade da doença cardíaca e encaminhar o paciente ao transplante cardíaco no tempo adequado[10] Esse protocolo promove aumentos de carga equivalentes com incremento de 1 MET por estágio, indicado a pacientes com IC compensada. Por outro lado, o protocolo de Rampa adaptado individualmente, especialmente utilizado com maior frequência durante o TCP, permite aumento constante e gradativo do esforço, o que se aproxima com maior fidedignidade do comportamento correto de aumento do consumo de oxigênio frente ao exercício gradativamente crescente.[35]

Considerações finais

A avaliação da capacidade funcional em pacientes com insuficiência cardíaca com fração de ejeção reduzida está fundamentada na necessidade de manejo clínico do paciente, tanto na terapia medicamentosa quanto na indicação de intervenções clínicas, como na reabilitação cardíaca. Além disso, auxilia na indicação adicional de exames complementares, como ecocardiograma e cintilografia de perfusão miocárdica, com estresse físico ou farmacológico, bem como auxilia na indicação de procedimentos hemodinâmicos invasivos, como a cineangiocoronariografia. Visa avaliar, acompanhar e mudar a orientação do tratamento, de acordo com a evolução da doença, a fim de indicar, no tempo correto, intervenções de suporte eletrofisiológico e assistência circulatória a pacientes em fase avançada da cardiopatia.

Bibliografia

1. Alves MJNN, Rondon MUPB, Santos AC, Dias RG, Barretto ACP, Krieger EM et al. Sympathetic nerve activity restrains reflex vasodilatation in heart failure. Clin Auton Res. 2007;17(6):3649.
2. Negrão CE, Middlekauff HR. Adaptations in autonomic function during exercise training in heart failure. Heart Fail Rev. 2008;13(1):51-60.
3. Negrão CE, Rondon MU, Tinucci T, Alves MJ, Roveda F, Braga AM et al. Abnormal neurovascular control during exercise is linked to heart failure severity. Am J Physiol Heart Circ Physiol. 2001;280(3):H1286-92.
4. Negrão CE, Moreira ED, Santos MC, Farah VM, Krieger EM. Vagal function impairment after exercise training. J Applied Physiol. 1992;72(5):1749-53.
5. Groehs RV, Toschi-Dias E, Antunes-Correa LM, Trevizan PF, Rondon MUPB, Oliveira P et al. Exercise training prevents the deterioration in the arterial baroreflex control of sympathetic nerve activity in chronic heart failure patients. Am J Physiol Heart Circ Physiol. 2015;308(9):H1096-102.
6. Nilsson KR, Duscha Jr, BD, Hranitzky PM, Kraus WE. Chronic Heart Failure and Exercise Intolerance: The Hemodynamic Paradox. Curr Cardiol Rev. 2008;4(2):92-100.
7. Russell SD, Saval MA, Robbins JL, Ellestad MH, Gottlieb SS, Handberg EM et al. New York Heart Association functional class predicts exercise parameters in the current era. Am Heart J. 2009;158(4 Suppl):S24-30.
8. Malhotra R, Bakken K, D'Elia E, Lewis GD. Cardiopulmonary Exercise Testing in Heart Failure. JACC Heart Fail. 2016;4(8):607-16.
9. Hansen JE, Sue DY, Wasserman K. Predicted values of clinical exercise testing. Am Rev Respir Dis. 1984;129(2 Pt 2):S49-55.
10. Wasserman K, Hansen JE, Sue DY, Stringer WW, Whipp BJ. Principles of Exercise Testing and Interpretation: Including Pathopysiology and Clinical Applications. 5. ed. Philadelphia: Lippincott Williams & Wilkins; 2011.
11. Fletcher GF, Ades PA, Kligfield P, Arena R, Balady GJ, Bittner VA et al. Exercise standards for testing and training: a scientific statement from the American Heart Association. Circulation. 2013;128(8):873-934.

12. Kaminsky LA, Arena R, Myers J. Reference Standards for Cardiorespiratory Fitness Measured with Cardiopulmonary Exercise Testing: Data From the Fitness Registry and the Importance of Exercise National Database. Mayo Clin Proc. 2015;90(11):1515-23.
13. Myers J, Kaminsky LA, Lima R, Christle JW, Ashley E, Arena RA. A Reference Equation for Normal Standards for VO2Máx: Analysis from the Fitness Registry and the Importance of Exercise National Database (FRIEND Registry). Prog Cardiovasc Dis. 2017;60(1):21-9.
14. Kaminsky LA, Myers J, Arena R. Determining Cardiorespiratory Fitness with Precision: Compendium of Findings from the FRIEND Registry. Prog Cardiovasc Dis. 2019;62(1):76-82.
15. Cahalin LP, Mathier MA, Semigran MJ, Dec GW, DiSalvo TG. The Six-Minute Walk Test Predicts Peak Oxygen Uptake and Survival in Patients with Advanced Heart Failure. Chest. 1996;110(2):325-32.
16. Rostagno C, Gensini GF. Six-minute walk test: a simple and useful test to evaluate functional capacity in patients with heart failure. Intern Emerg Med. 2008;3(3):205-12.
17. Demers C, McKelvie RS, Negassa A, Yusuf S. Reliability, validity, and responsiveness of the six-minute walk test in patients with heart failure. Am Heart J. 2001;142(4):698-703.
18. Guazzi M, Dickstein K, Vicenzi M, Arena R. Six-minute walk test and cardiopulmonary exercise testing in patients with chronic heart failure: a comparative analysis on clinical and prognostic insights. Circ Heart Fail. 2009;2(6):549-55.
19. Fusco A, Knutson C, King C, Mikat RP, Porcari JP, Cortis C et al. Session RPE During Prolonged Exercise Training. Int J Sports Physiol Perform. 2020;15(2):292-4.
20. Myers J, Arena R, Dewey F, Bensimhon D, Abella J, Hsu L et al. A cardiopulmonary exercise testing score for predicting outcomes in patients with heart failure. Am Heart J. 2008;156(6):1177-83.
21. Arena R, Myers J, Guazzi M. The clinical importance of cardiopulmonary exercise testing and aerobic training in patients with heart failure. Rev Bras Fisioter. 2008;12(2):75-87.
22. Åstrand P-O, Rodahl K, Dahl HA, Strømme SB. Textbook of Work Physiology: Physiological Bases of Exercise. 4. ed. Champaign: Human Kinetics; 2003.
23. Wasserman K, Whipp BJ. Exercise physiology in health and disease. Am Rev Resp Dis. 1975;112(2):219-49.
24. Mancini DM, Eisen H, Kussmaul W, Mull R, Edmunds Jr. LH, Wilson JR. Value of peak exercise oxygen consumption for optimal timing of cardiac transplantation in ambulatory patients with heart failure. Circulation. 1991;83(3):778-86.
25. Weber KT, Janicki JS, McElroy PA. Determination of aerobic capacity and the severity of chronic cardiac and circulatory failure. Circulation. 1987;76(6 Pt 2):VI40-5.
26. Arena R, Myers J, Abella J, Pinkstaff S, Brubaker P, Moore B et al. Determining the preferred percent-predicted equation for peak oxygen consumption in patients with heart failure. Circ Heart Fail. 2009;2(2):113-20.
27. Myers J, Goldsmith RL, Keteyian SJ, Brawner CA, Brazil DA, Aldred Het al. The ventilatory anaerobic threshold in heart failure: a multicenter evaluation of reliability. J Card Fail. 2010;16(1):76-83.
28. Agostoni P, Corrà U, Cattadori G, Veglia F, Battaia E, La Gioia R et al. Prognostic value of indeterminable anaerobic threshold in heart failure. Circ Heart Fail. 2013;6(5):977-87.
29. Arena R, Myers J, Abella J, Peberdy MA, Bensimhon D, Chase P et al. Development of a ventilatory classification system in patients with heart failure. Circulation. 2007;115(18):2410-7.
30. Corrà U, Pistono M, Mezzani A, Braghiroli A, Giordano A, Lanfranchi P et al. Sleep and exertional periodic breathing in chronic heart failure: prognostic importance and interdependence. Circulation. 2006;113(1):44-50.
31. Lin Y-S, Huang H-Y, Lin W-H, Wei J, Chen J-C, Kuo L-Y et al. Oxygen Uptake Efficiency Slope Predicts Major Cardiac Events in Patients with End-Stage Heart Failure. Transplant Proc. 2016;48(3):956-8.
32. Alves MJNN, Santos MR, Nobre TS, Martinez DG, Barretto ACP, Brum PC et al. Mechanisms of blunted muscle vasodilation during peripheral chemoreceptor stimulation in heart failure patients. Hypertension. 2012;60(3):669-76.
33. Antunes-Correa LM, Nobre TS, Groehs RV, Alves MJNN, Fernandes T, Couto GK et al. Molecular basis for the improvement in muscle metaboreflex and mechanoreflex control in exercise-trained humans with chronic heart failure. Am J Physiol Heart Circ Physiol. 2014;307(11):H1655-66.
34. Arena R, Myers J, Abella J, Peberdy MA, Pinkstaff S, Bensimhon D et al. Prognostic value of timing and duration characteristics of exercise oscillatory ventilation in patients with heart failure. J Heart Lung Transplant. 2008;27(3):341-7.
35. Negrão CE, Barreto ACP, Rondon MUPB. Cardiologia do Exercício: do atleta ao cardiopata. 4. ed. São Paulo: Manole; 2019.

CAPÍTULO 21

Eletrocardiograma na Covid-19 (SARS-CoV-2)

▪ Leonardo Filipe Benedeti Marinucci ▪ William Azem Chalela

Introdução

A pandemia causada pelo vírus SARS-CoV-2, também chamado de "novo coronavírus", decretada pela Organização Mundial da Saúde no dia 11 de março de 2020, surpreendeu a humanidade e trouxe consigo não apenas uma grave crise sanitária e econômica, mas também uma série de incertezas nos meios médico e científico. Apesar dos avanços no conhecimento das doenças infecciosas obtidos no último século (desde a descoberta do primeiro vírus humano em 1901 por Walter Reed, passando pelo desenvolvimento das primeiras medicações com ação antiviral na década de 1950), a disseminação rápida dessa nova infecção, processo facilitado pela transmissão respiratória e pelo fenômeno da globalização, associada a suas características patogênicas ainda desconhecidas, colocaram à prova a capacidade assistencial dos sistemas de saúde. Dessa maneira, o conhecimento sobre a doença surge junto ao aumento exponencial de casos e a experiência prática vem mostrando que os efeitos deletérios da covid-19 ultrapassam os limites do sistema respiratório. Nesse cenário, no qual o sistema cardiovascular passa a ser alvo não só da ação direta do vírus, mas também da síndrome de disfunção de múltiplos órgãos no paciente crítico e até de efeitos adversos das medicações empregadas no tratamento da infecção, o eletrocardiograma passa a ter papel relevante no manejo desses pacientes.

Espectro de manifestações cardiovasculares da Covid-19

Apesar de sua característica de infecção do trato respiratório, sendo essa a principal via de contaminação e de disseminação do vírus, a responsável pela maior parte da sintomatologia atribuída à covid-19, bem como pelas manifestações clínicas de maior gravidade (a chamada síndrome respiratória aguda grave), o envolvimento do sistema cardiovascular tem se mostrado prevalente nos pacientes infectados e está invariavelmente associado a maior mortalidade nesses casos. Seu espectro de manifestações abrange desde a infecção em pacientes com história de doença cardiovascular prévia, o que lhes confere um risco mais alto de evoluir para formas graves da doença e um risco de morte até cinco vezes maior (conforme observado em uma coorte retrospectiva de 72 314 casos na China, sem ajuste para a idade), até a injúria miocárdica direta como fenômeno primário na infecção.

A agressão aos miócitos, documentada pela elevação de biomarcadores como a troponina e o NT-proBNP, variou de 19,7% a 27,8% dos pacientes, em diferentes casuísticas, sendo mediada principalmente pela miocardite e pela isquemia. Além disso, os pacientes que evoluem para formas graves, apresentando choque circulatório e tempestade inflamatória mediada por citocinas (síndrome da resposta inflamatória sistêmica), estão sujeitos a fenômenos pró-trombóticos e a disfunção endotelial, que podem desencadear síndromes miocárdicas isquêmicas, seja pela instabilização/ruptura de placa aterosclerótica, seja pelas alterações de microcirculação. Essas condições, conjunta ou isoladamente, podem levar à disfunção miocárdica caracterizada pela síndrome de insuficiência cardíaca, somando a falência cardíaca à disfunção de múltiplos órgãos e sistemas, responsável por elevadas taxas de mortalidade em UTI (Figura 21.1).

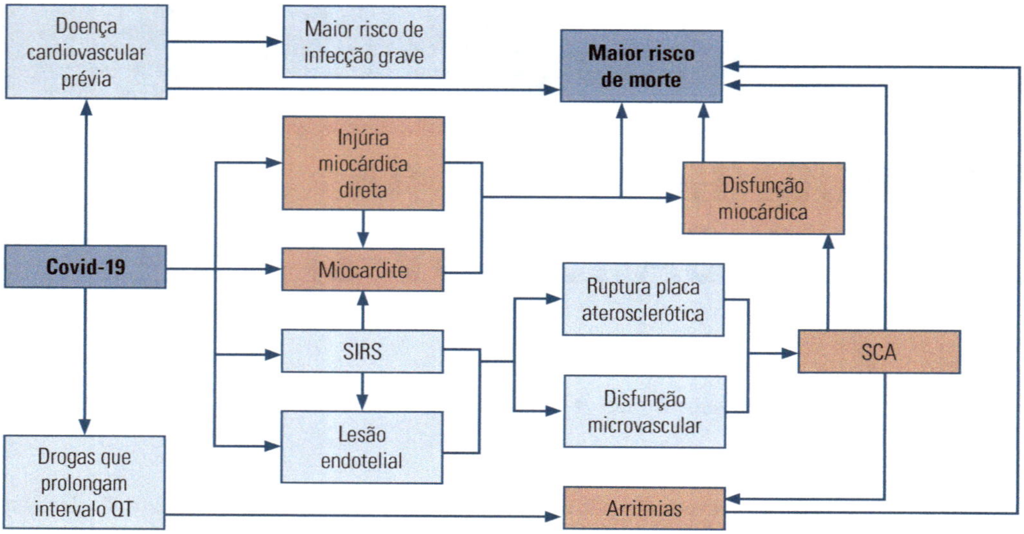

Figura 21.1. Fluxograma mostrando o espectro de manifestações cardiovasculares na covid-19 e as interações entre elas. SCA: síndrome coronariana aguda; SIRS: *systemic inflamatory response syndrome*.

O papel do eletrocardiograma no manejo de pacientes com covid-19

Nesse cenário de manifestações cardiovasculares diversas que interagem entre si, direta ou indiretamente, o eletrocardiograma auxilia no raciocínio clínico, no diagnóstico diferencial e no manejo das complicações, sendo um exame de baixo custo, ampla disponibilidade e interpretação relativamente fácil, mesmo por profissionais não especializados ou inexperientes. A seguir, discutiremos as principais alterações relacionadas à infecção pela covid-19.

Aumento do intervalo QT e risco de Torsades de Pointes

A influência de fármacos sobre a repolarização ventricular manifesta-se pelo prolongamento do intervalo QT e aumenta o risco de Torsades de Pointes, um tipo específico de taquicardia ventricular polimórfica potencialmente fatal (Figura 21.2), em indivíduos predispostos. A lista de medicamentos "torsadogênicos" é extensa, distribuindo-se por diferentes categorias de risco, mas a cloroquina ou a hidroxicloroquina (um antimalárico) e a azitromicina (um antibiótico macrolídeo), especificamente, ganharam maior notoriedade na epidemia do coronavírus, apesar das evidências contrárias a seu uso e de toda polêmica que as cerca, assumindo uma conotação política, particularmente no Brasil.

O prolongamento do intervalo QT associado ao uso dessas medicações no tratamento de outras doenças já havia sido evidenciado em estudos observacionais, como uma coorte brasileira com 317 pacientes com diagnóstico de lúpus eritematoso sistêmico, na qual houve ocorrência de alterações do intervalo QT em 14,2% dos casos, e um estudo coreano que revisou o ECG de 402 607 pacientes e observou que, no grupo com prolongamento do intervalo QT (15,4% do total), o uso de azitromicina era mais prevalente em relação ao grupo com QT normal (0,65% *vs.* 0,27%). Na era do uso desses fármacos para o tratamento da pneumonia associada à infecção pela covid-19, estudos observacionais confirmaram esses achados também nesse novo cenário, como uma coorte americana que incluiu 90 pacientes em uso de hidroxicloroquina, 57 deles em associação com azitromicina, em que se observou que 19% dos pacientes desenvolveram intervalo QT corrigido de 500 ms ou mais no grupo monoterapia e 21% apresentou essa alteração no grupo que recebeu a associação, tendo sido relatado um caso de Torsades de Pointes.

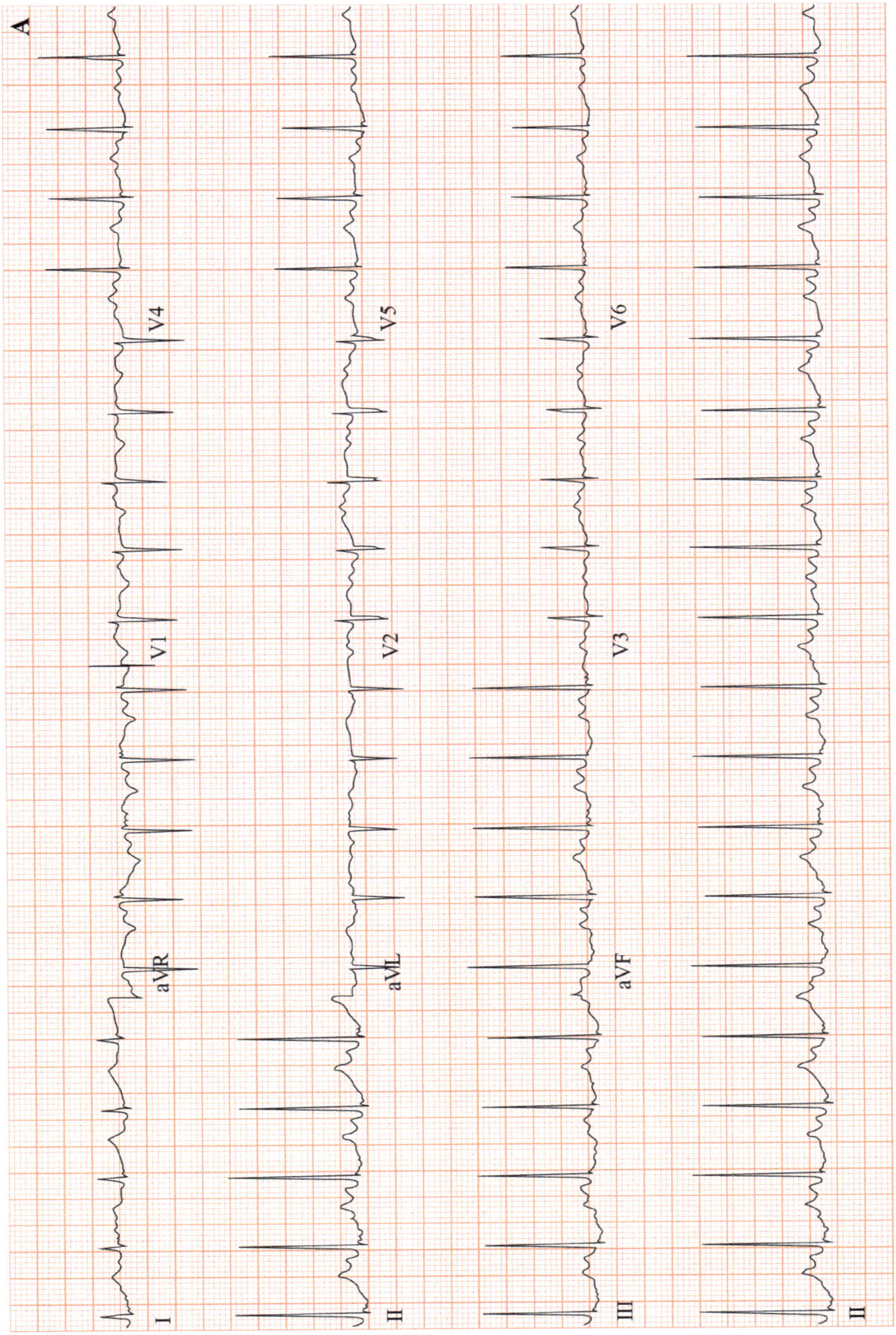
A
I
aVR
V1
V4
II
aVL
V2
V5
III
aVF
V3
V6
II

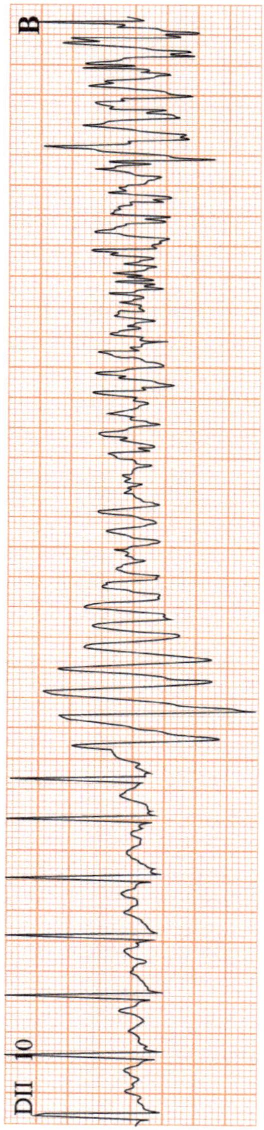

Figura 21.2. Eletrocardiograma evidenciando intervalo QT prolongado (A) e episódio de Torsades de Pointes, com aspecto morfológico sinusoidal em torno da linha isoelétrica característico (B).

Dessa maneira, consensos nacionais e internacionais tem se posicionado contra a prescrição dessas medicações e, nos pacientes que, porventura, venham a fazer uso dessas substâncias, a despeito de todas as recomendações contrárias, o monitoramento eletrocardiográfico torna-se mandatório, com valores de QTc acima de 500 ms identificando os indivíduos com maior risco de complicações arrítmicas.

Síndromes isquêmicas miocárdicas

A avaliação de pacientes que se apresentam com dor torácica nos serviços de emergência ou que a manifestam durante o período de internação hospitalar já é complexa por natureza, mas a infecção por covid-19 pode tornar o diagnóstico diferencial nessas situações ainda mais difícil. Nessas circunstâncias, o eletrocardiograma é ferramenta importante para a identificação da possível origem cardíaca dos sintomas ou de complicações cardíacas relacionadas à infecção viral. Sabe-se que não há características eletrocardiográficas que sejam especificamente associadas à infecção por SARS-CoV-2. Logo, as alterações clássicas observadas nas patologias cardíacas na população geral se reproduzem nesse novo perfil de pacientes e os critérios diagnósticos até então utilizados permanecem os mesmos. Dessa maneira, pacientes com sintomas e alterações eletrocardiográficas sugestivas de síndrome coronariana aguda devem ser tratados como tal, independentemente da infecção por covid-19, mesmo que o evento isquêmico possa ter sido favorecido por ela, tendo em mente os possíveis diagnósticos diferenciais relacionados à infecção, como a injúria miocárdica, o infarto do miocárdico tipo 2, a miocardite e até a síndrome de Takotsubo.

A presença de supradesnivelamento do segmento ST indica oclusão coronariana e é capaz de localizar o território acometido, indicando terapia de reperfusão imediata. Temos observado, entretanto, publicações que descrevem elevado número de casos que não apresentam lesão coronariana obstrutiva culpada à angiografia, como em um estudo retrospectivo realizado na Itália, que incluiu 28 pacientes com covid-19 e infarto do miocárdio com supradesnivelamento do segmento ST, dos quais 39,3% não apresentavam doença coronariana obstrutiva. Merece destaque também o número crescente de relatos de caso de síndrome de Takotsubo no contexto da infecção pelo coronavírus e até de miopericardite manifestando-se com elevação do segmento ST ao ECG (Figura 21.3).

Arritmias

A ocorrência de arritmias no contexto da infecção por covid-19 tem sido um fenômeno frequente, mas sua incidência é variável e parece estar relacionada à gravidade da doença. Um estudo realizado em Wuhan com 138 pacientes observou ocorrência de arritmias em 17% dos casos e em 44% daqueles admitidos em UTI. Em outra coorte com 393 pacientes realizada em Nova York, as arritmias atriais foram muito mais frequentes em pacientes que necessitaram de ventilação mecânica (17,7% *vs.* 1,9%). Assim como outras alterações eletrocardiográficas, as arritmias são inespecíficas e associadas a diversas etiologias: descompensação de doenças cardiovasculares prévias, complicações cardíacas relacionadas à infecção (injúria miocárdica e miocardite), secundárias a desordens sistêmicas (hipoxemia, choque, resposta inflamatória sistêmica e distúrbios hidroeletrolíticos), relacionadas a medicações utilizadas no tratamento e até mesmo canalopatias previamente desconhecidas desmascaradas pela síndrome febril. O manejo das arritmias não difere das situações rotineiras e deve seguir os protocolos específicos. Atenção especial deve ser dada ao uso de medicações antiarrítmicas que possam prolongar o intervalo QT (como amiodarona e sotalol) nos pacientes que estejam recebendo terapia com hidroxicloroquina e azitromicina, bem como ao controle rigoroso da febre em pacientes portadores da síndrome de Brugada, devido ao risco aumentado de arritmias ventriculares nesse cenário (Figura 21.4).

Recomendações para realização de exames eletrocardiográficos

A realização de exames que adotem o estresse cardiovascular por meio do esforço físico (tanto o teste ergométrico convencional e o teste cardiopulmonar do exercício, quanto o associado ao ecocardiograma ou à medicina nuclear) está relacionada à maior eliminação de gotículas e aerossóis por parte do paciente, aumentando o risco de contaminação no ambiente de ergometria. Com base nisso, a Sociedade Europeia de Cardiologia desencoraja a realização dessa modalidade de exame em pacientes

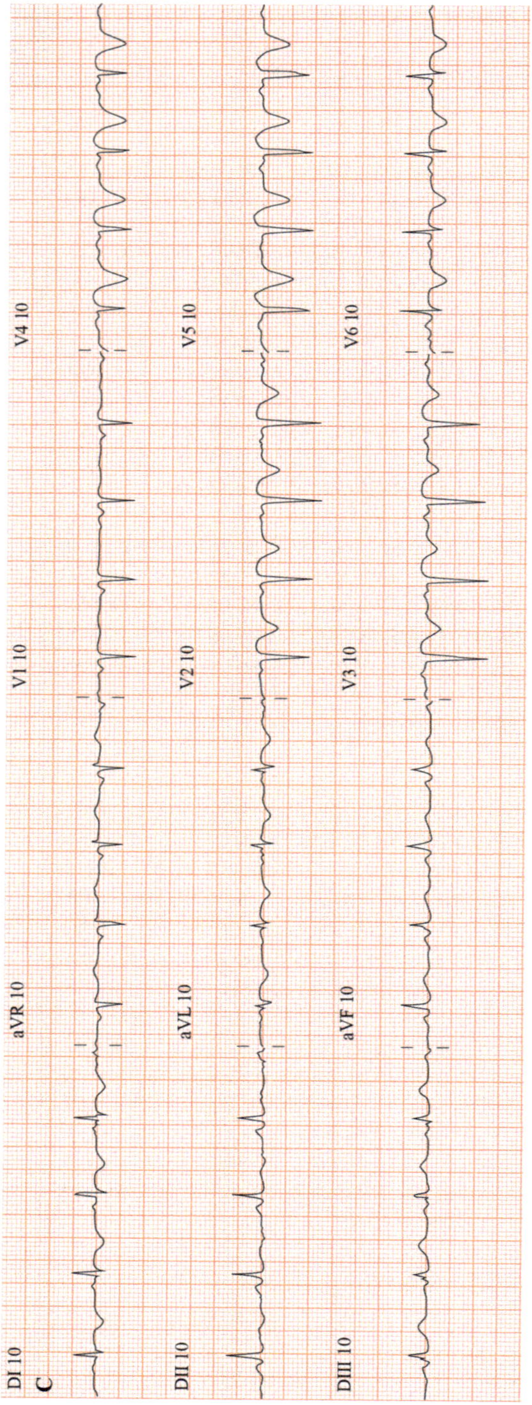
C
DI 10
aVR 10
V1 10
V4 10
DII 10
aVL 10
V2 10
V5 10
DIII 10
aVF 10
V3 10
V6 10

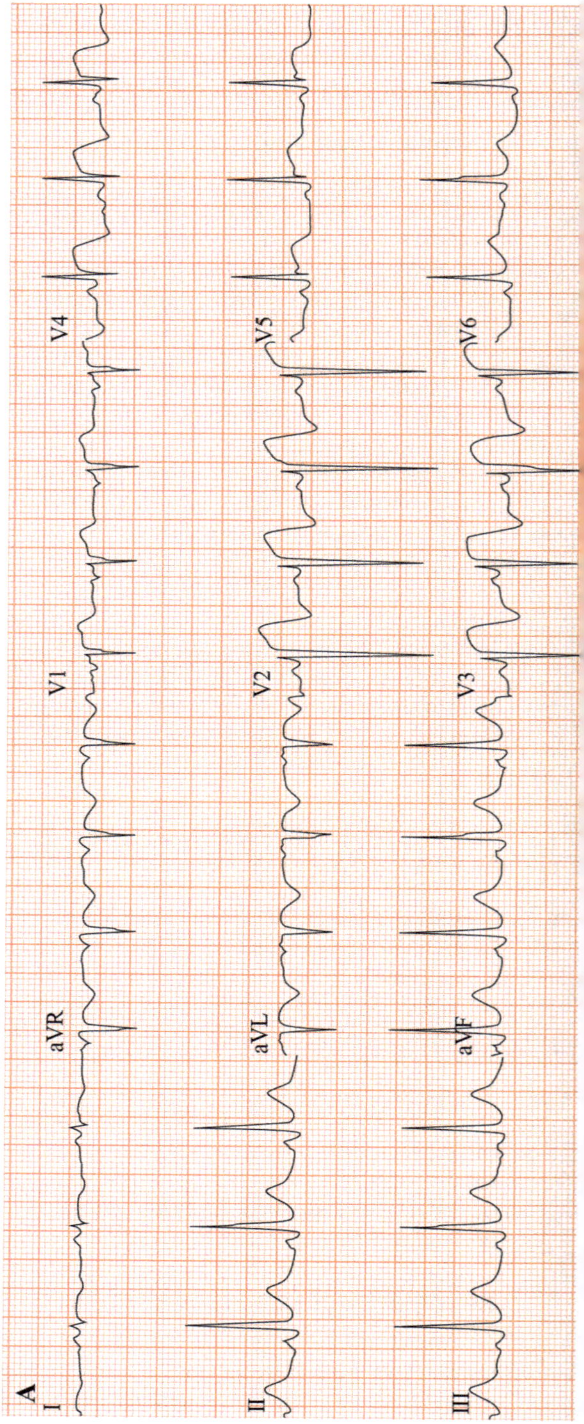
A
I
aVR
V1
V4
II
aVL
V2
V5
III
aVF
V3
V6

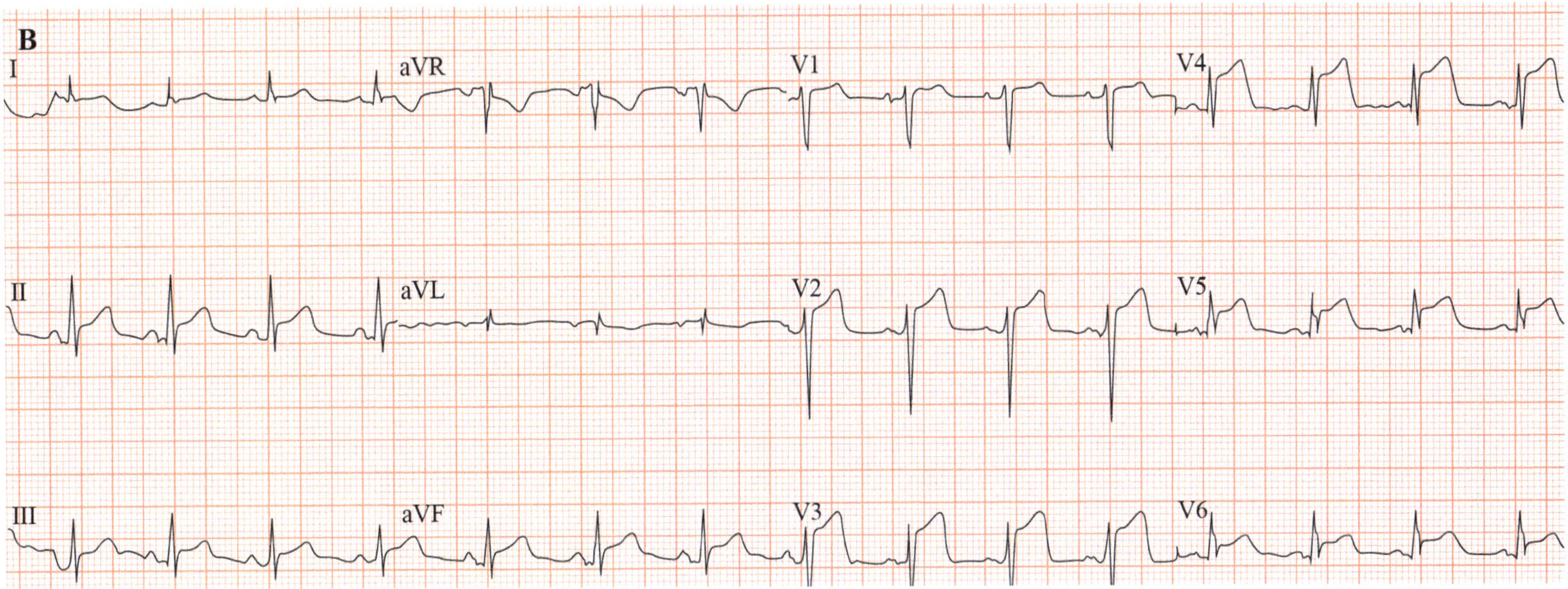

Figura 21.3. Diferentes situações que podem se apresentar com supradesnivelamento do segmento ST ao eletrocardiograma. A: infarto do miocárdio com oclusão de artéria descendente anterior; B: miopericardite sem lesões obstrutivas em artérias coronárias; C: síndrome de Takotsubo.

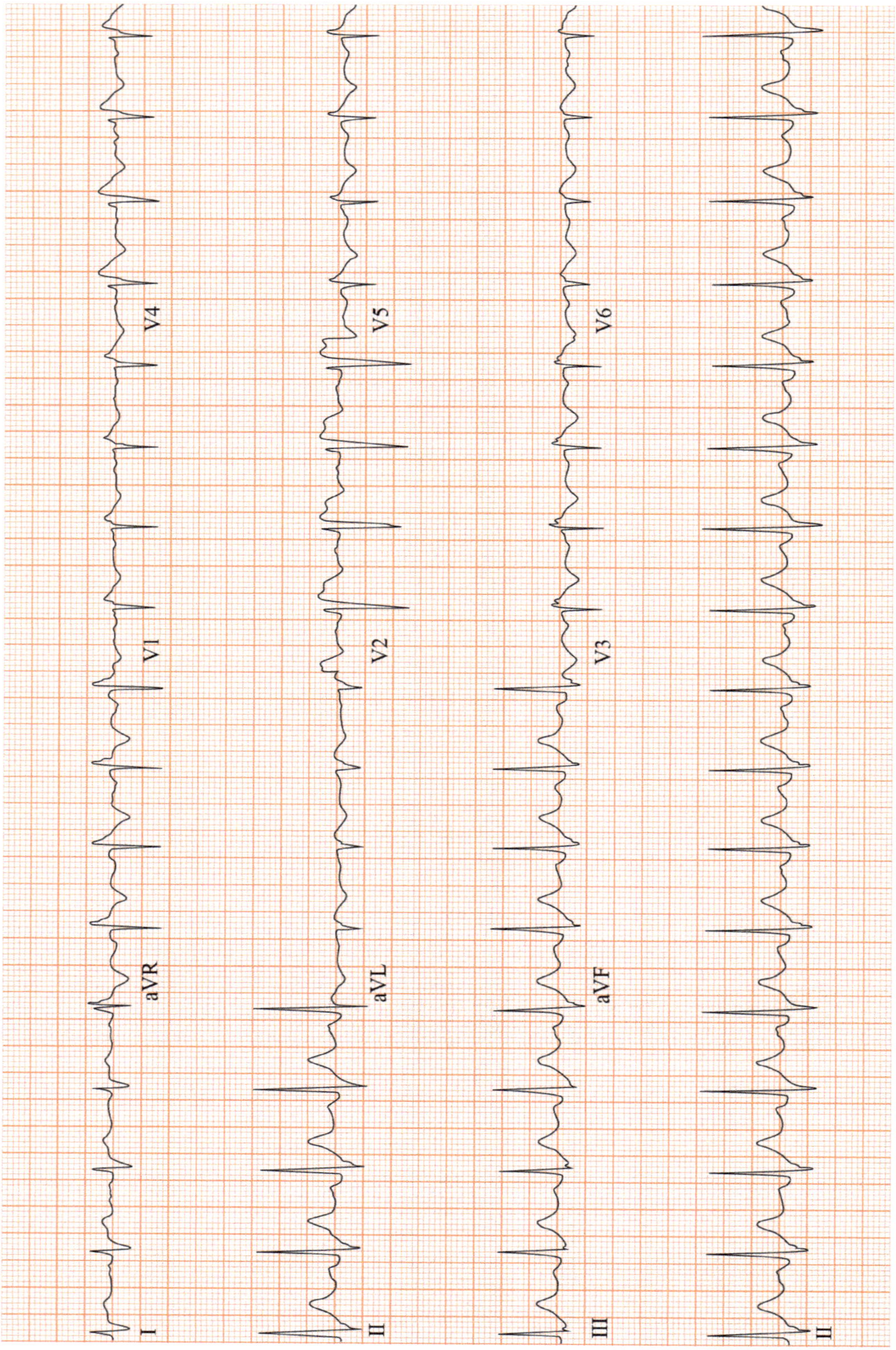

Figura 21.4. Eletrocardiograma realizado com derivações superiores, evidenciando padrão morfológico de Síndrome de Brugada tipo 1, que pode ser desmascarada durante estado febril e ser confundida com síndrome coronariana aguda com supradesnivelamento do segmento ST.

com infecção suspeita ou confirmada pelo coronavírus e até mesmo em qualquer paciente que seja proveniente de uma área epidêmica, devendo-se utilizar método alternativo para diagnóstico de doença arterial coronariana crônica, se possível. O Departamento de Ergometria, Exercício, Cardiologia Nuclear e Reabilitação Cardiovascular da Sociedade Brasileira de Cardiologia reitera essas recomendações, orientando que o paciente recuperado da covid-19 postergue a realização do teste de esforço por, no mínimo, 30 dias após o quadro e estabelecendo um protocolo a ser adotado, com foco no uso de EPI pela equipe, na higienização dos aparelhos, no uso de máscara pelo paciente e no respeito às regras de distanciamento social.

Considerações finais

O espectro de manifestações cardiovasculares da covid-19 envolve desde a injúria miocárdica direta, passando pelo desencadeamento de síndromes coronarianas agudas, até arritmias relacionadas ao tratamento medicamentoso da infecção.

O uso de hidroxicloroquina e/ou azitromicina está proscrito no tratamento da infecção pela covid-19 e se relaciona ao prolongamento do intervalo QTc e ao risco de Torsades de Pointes.

As síndromes isquêmicas miocárdicas na COVID-19 podem ter diversos mecanismos fisiopatológicos. O supradesnivelamento do segmento ST tem sido observado em pacientes com miopericardite e síndrome de Takotsubo, além de infarto do miocárdio.

As arritmias cardíacas são prevalentes nesses pacientes e podem ser crônicas, descompensadas pelo quadro respiratório ou secundárias ao acometimento miocárdico pela doença ou pela gravidade do quadro.

Bibliografia

- Choi Y, Lim HS, Chung D, Choi JG, Yoon D. Risk Evaluation of Azithromycin-Induced QT Prolongation in Real-World Practice. Biomed Res Int. 2018;2018:1574806.
- CredibleMeds. Search for Drugs that Prolong QT and induce Torsades de Pointes [Internet]. CredibleMeds [Acesso em: 30 mai. 2023]. Disponível em: <https://www.crediblemeds.org/drugsearch>.
- Giudicessi JR, Noseworthy PA, Friedman PA, Ackerman MJ. Guidance on patients at risk of drug-induced sudden cardiac death from off-label COVID-19 treatments. Mayo Clinic Proceedings. 2020.
- Goyal P, Choi JJ, Pinheiro LC, Schenck EJ, Chen R, Jabri A et al. Clinical Characteristics of Covid-19 in New York City. N Engl J Med. 2020;382(24):2372-4.
- Guo T, Fan Y, Chen M, Wu X, Zhang L, He T et al. Cardiovascular Implications of Fatal Outcomes of Patients with Coronavirus Disease 2019 (COVID-19). JAMA Cardiol. 2020;5(7):1-8.
- Inciardi R, Lupi L, Zaccone G, Italia L, Raffo M, Tomasoni D et al. Cardiac Involvement in a Patient With Coronavirus Disease 2019 (COVID-19). JAMA Cardiol. 2020;5(7):819-24.
- Mercuro NJ, Yen CF, Shim DJ, Maher TR, McCoy CM, Zimetbaum PJ et al. Risk of QT Interval Prolongation Associated with Use of Hydroxychloroquine with or Without Concomitant Azithromycin Among Hospitalized Patients Testing Positive for Coronavirus Disease 2019 (COVID-19). JAMA Cardiol. 2020;5(9):1036-41.
- Prutkin JM. COVID-19: Arrhythmias and conduction system disease [Internet]. UpToDate, 7 fev. 2023 [Acesso em: 30 mai. 2023]. Disponível em: < https://www.uptodate.com/contents/covid-19-arrhythmias-and-conduction-system-disease#!>.
- Shi S, Qin M, Shen B, Cai Y, Liu T, Yang F et al. Association of Cardiac Injury With Mortality in Hospitalized Patients With COVID-19 in Wuhan, China. JAMA Cardiol. 2020;5(7):802-10.
- Stefanini GG, Montorfano M, Trabattoni D, Andreini D, Ferrante G, Ancona M et al. ST-Elevation Myocardial Infarction in Patients with COVID-19: Clinical and Angiographic Outcomes. Circulation. 2020;141(25):2113-6.

- Teixeira RA, Borba EF, Pedrosa A, Nishioka S, Viana VS, Ramires JA et al. Evidence for cardiac safety and antiarrhythmic potential of chloroquine in systemic lupus erythematosus. Europace. 2014;16(6):887-92.
- The European Society of Cardiology. 2020 ESC Guidance for the Diagnosis and Management of CV Disease during the COVID-19 Pandemic [Internet]. ESC, 21 abr. 2020 [Acesso em: 30 mai. 2023]. Disponível em: <https://www.escardio.org/Education/COVID-19-and-Cardiology>.
- The Novel Coronavirus Pneumonia Emergency Response Epidemiology Team. The Epidemiological Characteristics of an Outbreak of 2019 Novel Coronavirus Diseases (COVID-19) – China, 2020. China CDC Wkly. 2020;2(8):113-22.
- Wang D, Hu B, Hu C, Zhu F, Liu X, Zhang J et al. Clinical Characteristics of 138 Hospitalized Patients With 2019 Novel Coronavirus-Infected Pneumonia in Wuhan, China. JAMA. 2020;323(11):1061-9.
- World Health Organization. WHO Coronavirus (COVID-19) Dashboard [Internet]. WHO, 24 mai. 2023 [Acesso em: 30 mai. 2023]. Disponível em: <https://covid19.who.int/>.

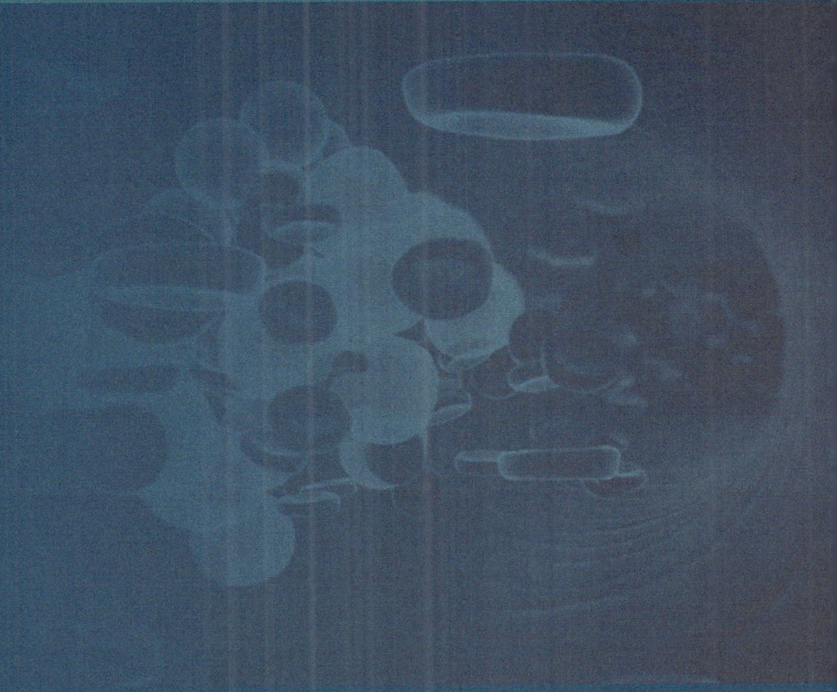

seção 4

Assintomáticos e Atletas

CAPÍTULO 22

ECG e Teste Ergométrico em Assintomáticos

▪ Andréa Marinho Falcão ▪ Rodrigo Imada

Eletrocardiograma em assintomáticos

O eletrocardiograma (ECG) de repouso é um exame complementar amplamente disponível, de baixo custo, não invasivo e muito útil ao diagnóstico das doenças cardíacas, como infarto agudo do miocárdio (IAM) e arritmias. Porém, a solicitação para pacientes assintomáticos com o intuito de avaliação cardiovascular preventiva não é recomendada.

Acrescentar ECG não melhora a estratificação de risco para doenças cardiovasculares, quando comparado ao uso de outras ferramentas baseadas apenas em fatores de risco, principalmente na população de baixo risco. A solicitação inadequada de ECG pode levar a tratamentos desnecessários, os quais, às vezes, incluem procedimentos invasivos.[1]

As anormalidades do segmento ST ou da onda T, a sobrecarga ventricular esquerda, os bloqueios de ramos e o desvio de eixo no ECG de repouso foram associados ao aumento de risco cardiovascular. Embora exista essa associação, ainda não está evidente se ela seria capaz de reclassificar o risco e se isso poderia levar a ações clínicas para melhorar o prognóstico.[2]

Na avaliação pré-operatória, o ECG apresenta especificidade limitada, podendo gerar resultados falso-positivos e até levar ao cancelamento desnecessário de procedimentos cirúrgicos. Alguns estudos relataram que pacientes com anormalidades no ECG apresentaram maiores taxas de eventos perioperatórios, principalmente nos pacientes com alto risco cardiovascular. Nos pacientes de médio e baixo riscos, o ECG demonstrou informações prognósticas limitadas. Dessa forma, a indicação de ECG pré-operatório deve ser criteriosa, conforme história clínica, tipo de cirurgia e doenças prévias.[3]

Algumas doenças cardiovasculares podem permanecer assintomáticas e ter seu diagnóstico inicial realizado apenas com o ECG, como é o caso da pré-excitação ventricular ou das síndromes do QT longo, do QT curto e de Brugada. Como a prevalência dessas entidades é extremamente baixa, a busca ativa com ECG na população em geral não é realizada. Indica-se a realização apenas nos casos sintomáticos ou nos assintomáticos que sejam familiares de pacientes com diagnóstico confirmado.[4]

Teste ergométrico em assintomáticos

Introdução

O teste ergométrico (TE) é um método de avaliação cardíaca funcional e constitui um dos métodos não invasivos mais utilizados, devido a seu baixo custo, a seu baixo risco e à fácil e rápida realização, com uso abrangente na prática clínica da cardiologia. Nos indivíduos assintomáticos, sem doença conhecida, o emprego do TE é controverso e tem sido criticado, não devendo ser utilizado de rotina para diagnóstico, por seu baixo valor (aumenta a taxa de resultados falsos positivos) e pelo baixo valor preditivo para eventos futuros. Também tem limitação quando estão presentes lesões coronárias < 50%, que são responsáveis por infarto ou morte súbita cardíaca. Daí a importância de conhecermos melhor a acurácia do método.

Valor preditivo do TE em assintomáticos

Baseando-se apenas no infradesnível do segmento ST (anormal quando ≥ 1,0 mm horizontal ou descendente), que é o principal marcador de isquemia ao TE, esse padrão confere sensibilidade de 68% e especificidade de 77%, que são consideradas sub-ótimas, quando testado em uma população com probabilidade pré-teste intermediária e em assintomáticos de baixo risco. Distintamente dos conceitos de sensibilidade e especificidade, os quais são próprios do teste (não se sujeitando a variações como a prevalência da doença na população), o valor preditivo depende da prevalência da doença na população testada. Conceitualmente, o valor preditivo positivo (VPP) é a probabilidade de ter doença com resultado do TE positivo, enquanto o valor preditivo negativo (VPN) representa a relação inversa. Portanto, quando a prevalência da doença na população estudada é baixa, observa-se baixo VPP, ou seja, maior número de resultados falso-positivos.[5,6]

Com a introdução na prática da avaliação médica periódica (*check-up*), associada à realização de alguns exames indicados de acordo com sexo, idade e achados da história clínica e do exame físico, o TE ganhou maior aplicabilidade nessa população e tem por objetivos a prevenção primária ou a secundária. O *check-up* não deve se resumir à realização de diagnóstico de doenças, mas constituir uma oportunidade de fazer o indivíduo adotar hábitos de vida saudáveis, com acompanhamento dos fatores de risco (FR) e tratamento de alterações encontradas. Daí a crítica ao *check-up* do emprego indiscriminado de exames.

Evidências da literatura

A seguir, discutiremos alguns estudos, para compreender se vale a pena realizar estratificação de risco para doença coronária (DAC) em população assintomática.

Para avaliar a prevalência e o significado prognóstico da isquemia silenciosa por cintilografia de perfusão miocárdica associada ao TE em assintomáticos, o estudo de Baltimore[7] avaliou 407 indivíduos com idade entre 40 anos e 96 anos, sem sinais clínicos, sintomas ou alterações ao ECG. O estudo mostrou, no seguimento de 4,6 anos, que os indivíduos com TE e perfusão normal tiveram 7% de eventos (angina, infarto ou morte cardíaca) e que aqueles só com TE isquêmico tiveram 8% desses eventos, ou seja, sem diferenças significantes. Porém, quando o TE e a perfusão foram isquêmicos, a incidência de eventos foi de 48% ($p < 0{,}001$) e, nesse subgrupo, o risco relativo de eventos foi quase quatro vezes maior, independentemente de FR. Demonstrou-se, portanto, que isquemia silenciosa aumenta com a idade e identifica um subgrupo de alta incidência de eventos futuros. Apesar de não se recomendar investigação de isquemia silenciosa em população de baixo risco, ela poderá ser útil na população com FR.

Com base nessa observação, em outro estudo prospectivo, Gibbons *et al.*[8] avaliaram se o TE máximo é capaz de predizer mortalidade em homens assintomáticos. Foram incluídos 25 927 homens saudáveis (20 a 80 anos), com desfechos para morte cardiovascular e total. Durante o seguimento de 8,4 anos, verificou-se que o TE isquêmico nos indivíduos sem FR teve risco relativo de morte ajustado para a idade de 21 vezes maior do que os indivíduos com TE normal e sem FR. Quando presente 1, 2 ou ≥ 3 FR, o risco de morte foi 27, 54 e 80 vezes maior, respectivamente. A sobrevida livre de eventos mostrou que, nos indivíduos com FR e TE normal, a sobrevida foi excelente. Aqueles com FR e TE anormal tiveram mais eventos em relação aos isquêmicos sem FR, enquanto, nos indivíduos com TE isquêmico com ou sem FR, a sobrevida diminuiu significativamente após 14 anos de seguimento. Portanto, houve associação entre TE positivo com FR (+) como preditor de morte em relação àqueles sem FR, denotando a importância da interpretação dos resultados do TE segundo o perfil clínico.

Cournot *et al.*[9] avaliaram se o TE seria capaz de melhorar a previsão de eventos em indivíduos assintomáticos. Foram avaliados os resultados do TE e do escore de Framingham em 1 051 indivíduos (18 a 79 anos, homens e mulheres), com seguimento de seis anos para os desfechos morte cardíaca, infarto, angina estável/instável. O estudo mostrou que os indivíduos com escore de Franmingham > 10% e TE isquêmico tiveram risco de eventos de 2,61 (1,14-6,4) quando comparados aos indivíduos com o mesmo escore, mas sem isquemia ao TE.

Em outro estudo, Balady *et al.*[10] avaliaram se o TE se associaria a eventos em 18 anos (morte cardiovascular, IAM, angina) em mais de 3 mil adultos saudáveis, homens e mulheres, da população do Framingham Heart Study. Nos homens, a presença de depressão do ST dobrou o risco de eventos. Naqueles com perfil de alto risco (≥ 20%), a depressão de ST e a incapacidade de atingir a FC submáxima tiveram risco de mais de duas vezes de eventos no seguimento, assim como a capacidade funcional, que mostrou que, a cada 1 MET de incremento da capacidade, o risco de eventos diminuiu em 13%. Já nas mulheres, as diferenças não foram significantes, tendo em vista a menor prevalência de eventos. Portanto, o TE pode acrescentar informações adicionais, particularmente naqueles com perfil clínico de moderado a alto risco.

Bourque *et al.*[11] demonstraram que apenas 0,4% dos pacientes que realizaram ≥ 10 MET de capacidade funcional tiveram baixa incidência de isquemia (4%) e isquemia grave (> 10% de extensão). Naqueles com TE sem alterações do segmento ST (isquemia eletrocardiográfica), 4,7% tiveram isquemia leve (5% a 9%) e nenhum com isquemia grave. Nos pacientes com TE isquêmico, 4,7% deles tiveram isquemia leve e 4,7%, isquemia > 10%. A incidência de isquemia foi maior naqueles com CF < 10 MET. No seguimento, também foi muito baixa a taxa anual de morte cardíaca, IAM não fatal ou revascularização tardia. O valor adicional do SPECT sobre o TE foi questionável nessa população. Em presença de TE com boa capacidade funcional, mesmo quando alterado, a indicação de exame de imagem pode não ter uma correlação adequada de custo-efetividade, não sendo obrigatória sua realização, a depender do contexto clínico.

Em relação ao escore de cálcio coronário (EC), Chang *et al.*[12] compararam o perfil clínico (escore de Framingham) com o EC, o TE e o SPECT na estratificação de risco em assintomáticos ou sintomáticos de baixo risco sem doença conhecida (*n* = 988, 40 anos a 65 anos, homens e mulheres) em sete anos de seguimento. Desfechos: sobrevida livre de eventos (morte cardíaca, IAM e revascularização). A taxa de eventos foi significativamente maior quanto maior o escore de Framingham (nos de baixo risco, 0,97%/ ano; nos de alto risco, 2,6%/ano). Nos pacientes sem isquemia ao TE, a taxa de eventos foi de 1,48%/ ano e, nos com TE positivo, de 3,11%. O EC foi o parâmetro que melhor definiu risco, visto que aqueles com EC ≤ 10 UA apresentaram 0,62% de eventos e que, nos com EC > 400, a taxa anual de eventos foi de 3,73% (p < 0,0001). Considerando os indivíduos com TE negativo e escore de Duke de baixo risco, quando o EC foi < 10, a taxa de eventos foi de 0,56%. No entanto, quando EC > 400, a taxa anual de eventos foi de 3,15% (p < 0,0001). Nota-se que o EC permitiu uma nova reclassificação dos pacientes na avaliação de risco de eventos futuros.

Quando adicionado o EC ao escore de Framingham, houve aumento significativo do poder de previsão de eventos (p < 0,01), diferentemente das variáveis do TE (MET e presença de isquemia), que não mostraram diferenças quando adicionadas ao escore de Framingham. Os autores concluíram que o EC estratificou melhor esses pacientes e as evidências sugerem o EC como primeira opção na estratificação de risco em assintomáticos ou de baixo risco.[13]

Variáveis prognósticas do TE nos assintomáticos

Vários estudos têm demonstrado o valor do TE como ferramenta prognóstica. As principais variáveis prognósticas, além do segmento ST, em indivíduos assintomáticos, são:

- Capacidade funcional: Myers *et al.*[14,15] mostraram que o risco relativo de morte por todas as causas em pacientes com capacidade de exercício < 5 MET foi aproximadamente o dobro daqueles que exercitaram > 8 MET. Observaram ainda que, a cada 1 MET de aumento da capacidade funcional, associa-se um aumento de 12% da sobrevida.
- Resposta cronotrópica: a incompetência cronotrópica confere aumento do risco de morte por todas as causas. O estudo de Lauer *et al.*[16], derivado da população de Framingham, avaliou 1 575 homens sem DAC conhecida e sem betabloqueadores. A incapacidade de atingir 85% da FC prevista foi preditivo de maior mortalidade cardíaca e de eventos não fatais em 8 anos (risco relativo duas vezes maior), independentemente do infradesnível de ST ou FR para DAC.

- Recuperação da FC: a recuperação lenta da FC no primeiro minuto da recuperação (< 12 bpm) associou-se à mortalidade total duas vezes maior quando comparados àqueles com FC recuperação ≥ 12 bpm, independentemente do resultado do TE. Esse estudo avaliou 2 428 pacientes em seis anos. A recuperação da FC foi preditor independente de mortalidade por todas as causas.[17]

Myers *et al.*[18] também demostraram que a incompetência cronotrópica associada à recuperação lenta da FC apresentou risco de morte quatro vezes maior quando comparada àqueles com ambas as respostas normais.

Recomendação das diretrizes

Mesmo diante desses dados, não se justifica realizar o TE em todos os assintomáticos. Não há dados que forneçam evidências sobre custo-efetividade do TE, bem como seu valor clínico para melhorar os desfechos a longo prazo nessa população. Segundo as diretrizes atuais,[5] os objetivos do TE em assintomáticos são: avaliação funcional, motivação da mudança de hábitos de vida, prescrição otimizada do treinamento, complementação de avaliação rotineira e identificação de indivíduos com risco de morte súbita.

Classe I

- História de DAC precoce ou morte súbita.
- Alto risco pelo escore de Framingham.
- História familiar de DAC em pré-operatório de cirurgia não cardíaca de risco intermediário a alto.

Classe II

- Homens acima de 40 anos e mulheres acima de 50 anos candidatos a programas de exercício.
- Avaliação de indivíduos em ocupações especiais (motoristas, pilotos, bombeiros etc.).
- Indivíduos assintomáticos com ≥ 2 FR.

Diabéticos assintomáticos

Como há forte associação entre diabetes e doença cardiovascular, que é a principal causa de morte nos diabéticos (75% nessa população), essa questão tem levantado muita discussão sobre a avaliação não invasiva de aterosclerose ou de isquemia silenciosa nos diabéticos assintomáticos. As diretrizes não recomendam de rotina a investigação para DAC nessa população, embora a Associação Americana de Diabetes (ADA) recomende que o TE pode ser usado como método de investigação inicial.[19] Em geral, o TE não é ideal, pela baixa acurácia e pela menor capacidade física dos diabéticos. Nesse sentido, a indicação da ADA é avaliação inicial em todos os diabéticos assintomáticos pelo EC a partir dos 40 anos (classe IIa-C) e por ECG de repouso e EC nos homens > 38 anos e mulheres > 46 anos (classe IIa-B), segundo recomendações da SBC.[20]

Considerações finais

O ECG de repouso e o TE podem e devem ser utilizados para identificar aqueles indivíduos de alto risco de eventos cardiovasculares, mesmo assintomáticos.

O TE, com sua análise multifatorial, que inclui parâmetros eletrocardiográficos, clínicos, hemodinâmicos, metabólicos e autonômicos, é fundamental para a avaliação diagnóstica e prognóstica de assintomáticos, isoladamente ou em associação com outros dados, como o escore de cálcio coronário.

Por ser um método não invasivo, de baixo custo, baixo risco, fácil e rápida execução e ampla disponibilidade, o TE continua sendo um método essencial à prática clínica da cardiologia, mesmo com a evolução tecnológica proporcionada pelos métodos de imagem cardiovascular.

Referências

1. Jin J. Screening for cardiovascular disease risk with ECG. JAMA. 2018;319(22):2346.
2. Chou R, Arora B, Dana T, Fu R, Walker M, Humphrey L. Screening asymptomatic adults with resting or exercise electrocardiography: A review of the evidence for the U.S. Preventive services task force. Ann Intern Med. 2011;155(6):375-85.
3. Gualandro DM, Yu PC, Caramelli B, Marques AC, Calderaro D, Fornari LS et al. III Diretriz de Avaliação Cardiovascular Perioperatória da Sociedade Brasileira de Cardiologia. Arq Bras Cardiol. 2017;109(3 Suppl 1):1-104.
4. Rodday AM, Triedman JK, Alexander ME, Cohen JT, Ip S, Newburger JW et al. Electrocardiogram screening for disorders that cause sudden cardiac death in asymptomatic children: a meta-analysis. Pediatrics. 2012;129(4):e999-1010.
5. Meneghelo RS, Araújo CGS, Stein R, Mastrocolla LE, Albuquerque PF, Serra SM. III Diretrizes da Sociedade Brasileira de Cardiologia sobre Teste Ergométrico. Arq Bras Cardiol. 2010;95 (5 Suppl 1):1-26.
6. Wolk MJ, Bailey SR, Doherty JU, Douglas PS, Hendel RC, Kramer CM et al. ACCF/AHA/ASE/ASNC/HFSA/HRS/SCAI/SCCT/SCMR/STS 2013 multimodality appropriate use criteria for the detection and risk assessment of stable ischemic heart disease: a report of the American College of Cardiology Foundation Appropriate Use Criteria Task Force, American Heart Association, American Society of Echocardiography, American Society of Nuclear Cardiology, Heart Failure Society of America, Heart Rhythm Society, Society for Cardiovascular Angiography and Interventions, Society of Cardiovascular Computed Tomography, Society for Cardiovascular Magnetic Resonance, and Society of Thoracic Surgeons. J Am Coll Cardiol. 2014;63(4):380-406.
7. Fleg JL, Gerstenblith G, Zonderman AB, Becker L, Weisfeldt M, Costa P et al. Prevalence and prognostic significance of exercise-induced silent myocardial ischemia detected by thallium scintigraphy and electrocardiography in asymptomatic volunteers. Circulation. 1990;81(2):428-36.
8. Gibbons LW, Mitchell TL, Wei M, Blair SN, Cooper KH. Maximal exercise test as a predictor of risk for mortality from coronary heart disease in asymptomatic men. Am J Cardiol 2000;86(1):53-8.
9. Cournot M, Taraszkiewicz D, Galinier M, Chamontim B, Boccalon H, Hanaire-Broutin H et al. Is exercise testing useful to improve the prediction of coronary events in asymptomatic subjects? Eur J Cardiovasc Prev Rehabil. 2006;13(1):37-44.
10. Balady GJ, Larson MG, Vasan RS, Leip EP, O'Donnell CJ, Levy D. Usefulness of exercise testing in the prediction of coronary disease risk among asymptomatic persons as a function of the Framingham risk score. Circulation. 2004;110(14):1920-5.
11. Bourque JM, Holland BH, Watson DD, Beller GA. Achieving an exercise workload of ≥ 10 METS predicts a very low risk of inducible ischemia: Does myocardial perfusion imaging have a role? J Am Coll Cardiol. 2009;54(6):538-45.
12. Chang SM, Nabi F, Xu J, Pratt CM, Mahmarian AC, Frias ME et al. Value of CACS compared with ETT and myocardial perfusion imaging for predicting long-term cardiac outcome in asymptomatic and symptomatic patients at low risk for coronary disease. JACC Cardiovasc Imaging. 2015;8(2):134-44.
13. Budoff MJ, Young R, Burke G, Carr JJ, Detrano RC, Folsom AR et al. Ten-year association of coronary artery calcium with atherosclerotic cardiovascular disease (ASCVD) events: the multi-ethnic study of atherosclerosis (MESA). Eur Heart J. 2018;39(25):2401-8.
14. Myers J, Prakash M, Froelicher V, et al. Exercise capacity and mortality among men referred for exercise testing. N Engl J Med 2002;346:793-801.
15. Gulati M, Pandey DK, Arnsdorf MF, Lauderdale DS, Thisted RA, Wicklund RH et al. Exercise capacity and the risk of death in women: the St. James Women Take Heart Project. Circulation. 2003;108(13):1554-9.
16. Lauer MS, Okin PM, Larson MG, Evans JC, Levy D. Impaired heart rate response to graded exercise: prognostic implications of chronotropic incompetence in the Framingham Heart Study. Circulation. 1996;93(8):1520-6.
17. Cole CR, Blackstone EH, Pashkow FJ, Snader CE, Lauer MS. Heart-rate recovery immediately after exercise as a predictor of mortality. N Engl J Med. 1999;341(18):1351-7.
18. Myers J, Kaykha A, George S, Abella J, Zaheer N, Lear S et al. Fitness versus physical activity patterns in predicting mortality in men. Am J Med. 2004; 117(12):912-8.

19. American Diabetes Association Professional Practice Committee. Cardiovascular Disease and Risk Management: Standards of Medical Care in Diabetes – 2019. Diabetes Care. 2019;42(Suppl 1):S103-23.
20. Faludi AA, Izar MCO, Saraiva JFK, Bianco HT, Chacra APM, Bertoluci MC et al. Diretriz Brasileira baseada em evidências sobre prevenção de doenças cardiovasculares em pacientes com diabetes: Posicionamento da Sociedade Brasileira de Diabetes (SBD), da Sociedade Brasileira de Cardiologia (SBC) e da Sociedade Brasileira de Endocrinologia e Metabologia (SBEM). Arq Bras Cardiol. 2017;109(6 Supl.1):1-31.

CAPÍTULO 23

Avaliação Pré-Participação em Programa de Exercícios

▪ Amanda Gonzales Rodrigues ▪ William Azem Chalela

Introdução

O exercício físico constitui uma importante ferramenta na prevenção de doenças cardiovasculares e, dessa forma, o atleta é tido como representação de saúde. Apesar de sabermos que os exercícios físicos, quando realizados de maneira regular e com moderada intensidade, reduzem o risco cardiovascular, o exercício físico vigoroso pode, mesmo que transitoriamente, aumentar o risco de infarto e morte súbita em indivíduos suscetíveis.[1]

A morte súbita associada ao esporte é geralmente definida como aquela que ocorre durante ou logo após o exercício (com variações até 24 horas descritas na literatura). É um evento raro, mas gera grande repercussão na mídia. Assim, identificar previamente condições que possam resultar em algum risco é uma estratégica importante para proteger o atleta.

Desde o primeiro estudo, uma avaliação *post mortem* de 29 atletas, publicado por Maron em 1980,[2] muito se tem discutido sobre a melhor estratégia para avaliar o atleta, levando em consideração diferentes causas de morte súbita, gênero, idade, etnia e composição corpórea.

O mesmo autor publicou dados de mortes súbitas do Registro Nacional Americano de Morte Súbita em atletas que ocorreram entre a publicação do primeiro estudo em 1980 e 2011, a partir dos quais encontrou um total de 2 406 mortes súbitas em atletas, 842 com diagnósticos de morte por causa cardiovascular, confirmada por autópsia, e uma incidência 6,5 vezes maior em homens atletas em relação às mulheres atletas.

A cardiomiopatia hipertrófica (CMH) aparece como a causa mais comum de morte súbita em jovens atletas nos EUA em diversos estudos, presente em 36% dos casos, sobretudo em homens e negros. Nesse estudo, a anomalia da artéria coronária foi a causa mais comum de morte entre as mulheres (33%) e a displasia arritmogênica do ventrículo direito (DAVD) foi a segunda causa mais comum (13%).[3]

A DAVD continua sendo a causa mais comum de morte súbita em atletas na região de Vêneto, Itália.[4]

Em um estudo recente, Finocchiaro *et al.* Investigaram as causas de 357 casos de morte súbita em atletas, entre 1994 e 2014, com média de idade de 29 anos ± 11 anos, que foram encaminhados ao centro de patologia cardíaca e demonstraram 40% de diferença entre as causas de morte subia entre os especialistas em patologia e patologia cardíaca. A Síndrome da Morte Súbita Arrítmica, definida como a que ocorre em um coração estruturalmente normal à avaliação macroscópica e à avaliação histológica e com resultado negativo para triagem toxicológica, foi a causa mais comum (42%), seguida das miocardiopatias (35%), entre elas a hipertrofia ventricular esquerda idiopática (16%), a displasia arritmogênica do ventrículo direito (13%) e a cardiomiopatia hipertrófica (CMH).[5]

Sabe-se que, apesar de rara, a incidência de morte súbita aumenta consideravelmente com a idade, sendo cerca de cinco vezes a dez vezes maior em atletas com mais de 35 anos em relação aos mais jovens.[6] As mortes súbitas em atletas dessa faixa etária apresentam etiologia diferente das dos atletas mais jovens, sendo a doença arterial coronariana aterosclerótica responsável por mais de 80% das mortes.[7]

Outra causa de morte súbita, muitas vezes negligenciada na investigação, é a doença de Chagas, que atinge milhões de pessoas na América Latina. Cerca de 30% a 40% dos indivíduos infectados desenvolvem a forma cardíaca da doença e o exercício físico, nesses indivíduos, pode induzir à taquicardia ventricular não sustentada em 56% e à taquicardia ventricular sustentada em 7% dos casos. Portanto, a investigação sorológica deve ser realizada independentemente da presença de alterações eletrocardiográficas ou ecocardiográficas.[8]

O objetivo primário da avaliação pré-participação (APP) é identificar condições cardiovasculares, como as citadas acima, que aumentam o risco de morte súbita ou que podem ser tratadas e diferenciá-las das modificações adaptativas do coração de atleta, evitando, assim, desqualificações desnecessárias.

Desde que foi instituída na Itália, em 1982, houve declínio das mortes entre os atletas de 3,6 por 100.000 pessoas/ano para 0,4 por 100.000 pessoas/ano, estabelecendo uma forte relação causa-efeito com a realização de ECG.

Ainda existe controvérsia sobre a maneira mais eficaz e de melhor custo-benefício para a triagem de atletas. Enquanto, na Europa, o ECG de 12 derivações é realizado de rotina, como parte de um programa nacional, nos EUA, a avaliação se limita à história e ao exame físico.

Neste capítulo, abordaremos estratégias para avaliação pré-participação, considerando atletas e praticantes de exercícios físicos, com base nas principais diretrizes internacionais e em sua aplicabilidade na rotina clínica.

Atleta *versus* praticante de exercícios físicos

Um ponto importante quando falamos em APP é diferenciar a avaliação do atleta do praticante de exercício físico. Para isso, é importante entender conceitualmente as diferenças.

- Atleta: indivíduo que pratica exercícios físicos de maneira regular e sistemática, com objetivo de melhora do desempenho e com fins competitivos, seja profissional, seja amador.
- Praticante de exercício físico: indivíduo que pratica exercícios de maneira regular, porém sem fins competitivos.

Muitos atletas, mesmo que amadores, se envolvem em treinamentos com volume e intensidade muito elevados, buscando continuamente a melhora da *performance,* sendo expostos aos mesmos riscos de um atleta profissional.

A avaliação deve considerar a modalidade esportiva, a intensidade, o volume e o tempo durante o qual o atleta foi exposto a esse treinamento, pois modificações próprias do coração do atleta geram alterações eletrocardiográficas e nas cavidades cardíacas que podem ser confundidas com condições patológicas.

Avaliação pré-participação em atletas

Anamnese e exame físico

Uma das principais estratégias na avaliação de um atleta é identificar, por meio de uma minuciosa história, sinais de alerta para doenças cardiovasculares, como dor torácica, dispneia desproporcional, síncope ou pré-síncope e palpitações, mesmo que não diretamente associadas ao esforço.

É importante considerar que muitos sintomas, como letargia, queda do rendimento, distúrbios do sono, lesões osteomusculares, alterações do ciclo menstrual e sintomas respiratórios, podem não estar associados a patologias propriamente ditas, mas ao próprio treinamento. Aproximadamente um terço dos atletas jovens apresentam quadros que denominamos síndrome do excesso de treinamento, uma condição que se associa não somente à queda da *performance*, mas também a problemas físicos e mentais.

A maior parte das mortes súbitas em atletas mais jovens decorre de doenças genéticas e pode ser a primeira manifestação da doença. Assim, a história familiar pode auxiliar na identificação precoce dessas doenças, sem que o atleta, necessariamente, apresente algum sintoma.

O uso de medicamentos ou suplementos pelos atletas deve ser sempre questionado durante a anamnese. Muitos suplementos contêm substâncias que podem aumentar a *performance* do atleta, sendo considerados, portanto, *dopping*.

Ao exame físico, deve-se atentar à presença de sopros cardíacos em algumas doenças valvares ou de obstruções na via de saída do ventrículo esquerdo, como em casos de cardiomiopatia hipertrófica. Devemos considerar que o indivíduo altamente treinado apresenta adaptações do sistema cardiovascular, como aumento do tônus parassimpático, que podem resultar em menor frequência cardíaca de repouso ou em modificações da pressão arterial.

O Quadro 23.1 resume as recomendações da American Heart Association para triagem de jovens atletas, com o intuito de detectar doenças congênitas ou genéticas[9].

Quadro 23.1. Triagem pré-participação: recomendação da AHA para detecção de doença cardíaca congênita e genética em jovens atletas

Antecedentes pessoais
▪ Dor precordial associada ao esforço
▪ Pré-síncope ou síncope inexplicada
▪ Dispneia desproporcional; palpitações
▪ História de sopro cardíaco
▪ Antecedente de hipertensão arterial
▪ Alteração em exames cardíacos prévios
Antecedentes familiares
▪ História de morte súbita ou doença cardiovascular na família, antes dos 50 anos
▪ Antecedente familiar de cardiomiopatia hipertrófica ou dilatada, de síndrome do QT Longo ou de outras canalopatias, de síndrome de Marfan ou de arritmias importantes
Exame físico
▪ Sopro cardíaco
▪ Pulsos femorais (excluir coarctação da aorta)
▪ Estigmas de Marfan
▪ Pressão arterial

Fonte: Adaptado de Maron BJ, Roberts WC, McAllister HA, Rosing DR, Epstein SE. Sudden death in young athletes. Circulation. 1980;62:218-29.

Exames laboratoriais

A avaliação laboratorial tem por objetivo detectar alterações no perfil metabólico que aumentem o risco cardiovascular, como distúrbios do perfil de colesterol, glicemia e triglicérides, bem como avaliar condições que interfiram no desempenho do atleta, como alterações hidroeletrolíticas, anemias, doenças da tireoide, hipovitaminoses e parasitoses. A sorologia para Chagas deve ser solicitada independentemente da presença ou não de alterações eletrocardiográficas ou ecocardiográficas.

Outras análises sanguíneas podem ser solicitadas, levando em consideração sinais e sintomas descritos na anamnese e no exame físico.

Eletrocardiograma

A realização do eletrocardiograma (ECG) de 12 derivações aumenta a sensibilidade na detecção de doenças cardiovasculares potencialmente fatais e é a estratégia mais efetiva na triagem de atletas, devendo ser sempre solicitada na avaliação pré-participação em qualquer faixa etária.

O ECG está alterado em 95% dos casos de cardiomiopatia hipertrófica e 80% dos casos de displasia arritmogênica do ventrículo direito. Outras condições, como síndrome do QT longo, síndrome de Brugada, Wolf-Parkinson-White, apesar de mais raras, podem facilmente ser identificadas por anormalidades no ECG.

A análise do ECG, no entanto, pode ser desafiadora, já que mais de 80% dos atletas treinados apresentam modificações consequentes às adaptações cardiovasculares associadas às diferentes modalidades esportivas, à intensidade do treinamento, às diferentes etnias e a outras variáveis, as quais, mesmo não representando uma doença cardiovascular subjacente, dificultam a interpretação, gerando resultados falso-positivos.[10] A prevalência de anormalidades ao ECG é maior nos homens (12,4%) do que nas mulheres (9,6%).

O desenvolvimento de critérios para a diferenciação das alterações eletrocardiográficas dos atletas, como os "critérios de Seattle", resultou em uma redução de ECG falso-positivos de 17% para 4,2%,[11] minimizando em 78% a necessidade de investigação adicional, a fim de diferenciar as modificações consideradas normais, adaptativas, e as anormais, sugestivas de patologia adjacente (Quadro 23.2). Em outro capítulo, discutiremos mais detalhadamente os padrões eletrocardiográficos encontrados nos atletas.

Quadro 23.2. Classificação das anormalidades no ECG do atleta, de acordo com os critérios de Seattle: achados normais e anormais

Achados normais	Achados anormais
▪ Bradicardia (> 30 bpm)	▪ Bradicardia profunda (< 30 bpm ou pausas ≥ 3 s)
▪ Arritmia sinusal	▪ Alargamento atrial esquerdo
▪ Ritmo atrial ectópico	▪ Ondas Q patológicas (> 3 mm de profundidade)
▪ Ritmo juncional	▪ Desvio do eixo elétrico para a esquerda
▪ Bloqueio AV de primeiro grau (intervalo PR > 200 ms)	▪ Distúrbio da condução intraventricular (>140 ms)
▪ Bloqueio AV de segundo grau Mobitz Tipo I (Wenckebach)	▪ Hipertrofia ventricular direita
▪ Bloqueio incompleto do ramo direito	▪ Pré-excitação ventricular
▪ Critérios de voltagem para HVE	▪ Intervalo QT longo
▪ Repolarização precoce	▪ Intervalo QT curto (QTc ≥ 320 ms)
	▪ Padrão eletrocardiográfico de Brugada
	▪ Taquicardias supraventriculares
	▪ Extrassístoles ventriculares (< 2 EV/10 s)
	▪ Arritmias ventriculares (pares, trigeminadas e TVNS)
	▪ Depressão do segmento ST (> 0,5 mm)
	▪ Inversão de onda T (> 1 mm V2-V6, II e aVF, I e aVL)

AV: atrioventricular; HVE: hipertrofia ventricular esquerda; TVN: taquicardia ventricular não sustentada; EV: extrassístoles ventriculares.

Fonte: Adaptado de Mont L, Pelliccia A, Sharma S, Biffi A, Borjesson M, Terradellas JP *et al.* Pre-participation cardiovascular evaluation for athletic participants to prevent sudden death: Position paper from the EHRA and the EACPR, branches of the ESC. Eur J Prev Cardiol. 2017;24(1):41-69.

Ecocardiograma

O ecocardiograma é uma forma de avaliação por método de imagem que apresenta menor custo em relação aos demais métodos, o que possibilita sua realização em um grupo maior de atletas. Apesar de não ser recomendado na rotina da triagem pré-participação, o ecocardiograma e o eletrocardiograma são os exames mais úteis para a avaliação de atletas com risco de morte súbita com relação a custo-efetividade.[12] Permite identificar doenças valvares, como estenose aórtica e prolapso da valva mitral, doenças da aorta, como síndrome de Marfan, e doenças do miocárdio, como miocardiopatia hipertrófica ou sinais sugestivos de miocardite, condições que aumentam o risco cardiovascular do atleta. No entanto, modificações na espessura da parede e do septo, no diâmetro das cavidades atriais e ventriculares, como parte das adaptações cardiovasculares do atleta, podem resultar em exames falso-positivos, pela falta de experiência do examinador, o que pode gerar desqualificações desnecessárias ou atrasar a avaliação do atleta pela necessidade de complementação por outros métodos.

Desse modo, o ecocardiograma é um método de avaliação intermediário e deve ser realizado quando a história, o exame físico ou o eletrocardiograma sugerirem alguma doença cardiovascular.

Eletrocardiograma de esforço

O eletrocardiograma de esforço ou teste ergométrico costumeiramente é utilizado para avaliação de isquemia e deveria ser reservado a atletas que apresentam sintomas ou alto risco para doença cardiovascular.[13]

No entanto, segundo a Diretriz em Cardiologia do Esporte e do Exercício da Sociedade Brasileira de Cardiologia, o teste pode ser solicitado para atletas de qualquer faixa etária,[14] como parte da estratégia de identificação precoce de doença cardiovascular. No entanto, sua solicitação estará na dependência da avaliação clínica inicial e poderá ser contraindicada ou eventualmente antecedida ou sucedida por outros exames complementares, quando necessário. Nesses casos, a avaliação auxilia para detecção de arritmias induzidas pelo esforço, para análise do comportamento hemodinâmico, para avaliação do desempenho e para prescrição do exercício.

O teste cardiopulmonar de exercício (TCPE), que combina a avaliação eletrocardiográfica e a avaliação hemodinâmica à análise dos gases expirados, vem se tornando uma ferramenta fundamental na avaliação de atletas de alto rendimento, por proporcionar melhor avaliação metabólica e do desempenho, assim como determinar com maior precisão a potência aeróbia e os limiares ventilatórios, importantes para ajuste do treinamento.

Considerando que a doença arterial coronariana é a principal responsável pelas mortes em atletas com idade acima de 35 anos, o ambulatório de Cardiologia do Exercício e do Esporte do Instituto do Coração do Hospital das Clínicas da Faculdade de Medicina da Universidade de São Paulo recomenda a realização de teste de esforço convencional ou, preferencialmente, cardiopulmonar em todos os atletas nessa faixa etária. Para atletas jovens, as recomendações seguem as normas internacionais,[15] como exemplificado na Figura 23.1.

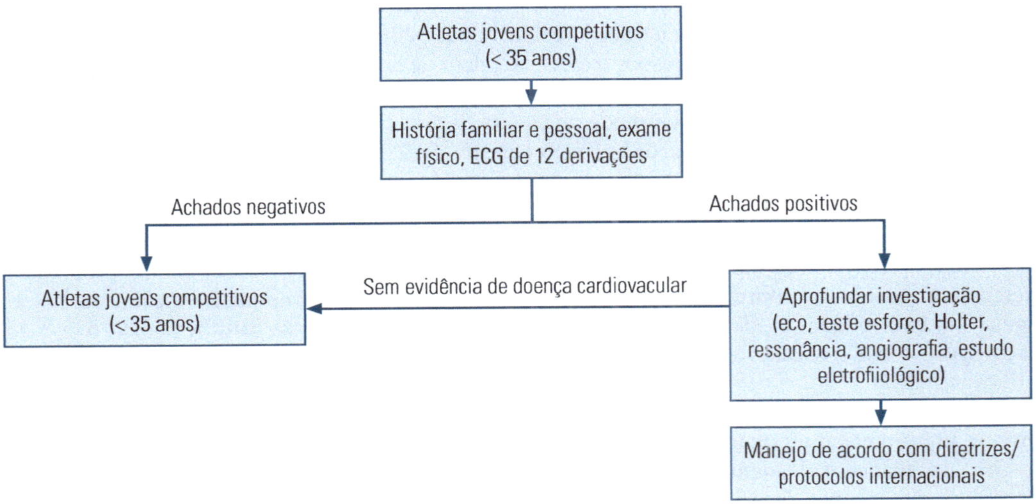

Figura 23.1. Avaliação pré-participação em jovens atletas.

Fonte: Corrado D, Pelliccia A, Bjornstad HH, Vanhees L, Biffi A, Borjesson M *et al.* Cardiovascular pre-participation screening of young competitive athletes for prevention of sudden death: proposal for a common European protocol. Consensus Statement of the Study Group of Sport Cardiology of the Working Group of Cardiac Rehabilitation and Exercise Physiology and the Working Group of Myocardial and Pericardial Diseases of the European Society of Cardiology. Eur Heart J 2005;26(5):516-24

Holter

O Holter de 24 horas é um método com baixa sensibilidade, cujo resultado depende muito da presença e da frequência dos sintomas. Portanto, deve ser solicitado de maneira individualizada. Em geral, é utilizado para avaliação de síncopes inexplicadas, palpitações e bradicardias importantes ou para quantificação da densidade das extrassístoles ventriculares.

Outros métodos: ressonância magnética, tomografia e angiotomografia de coronárias

Adaptações decorrentes do treinamento podem resultar em diferentes graus de hipertrofia ou dilatação das cavidades cardíacas e, por vezes, podem sugerir cardiopatias na avaliação ecocardiográfica. A ressonância magnética permite análises morfológicas mais precisas do que a ecocardiografia e deve ser solicitada para o diagnóstico diferencial.

No entanto, deve-se considerar que métodos de imagem na avaliação do atleta devem ser utilizados para avaliar sintomas ou anormalidades encontradas nos testes primários da triagem pré-participação, não como primeira escolha, principalmente porque envolvem custo e tempo de afastamento maiores.

A tomografia e a angiotomografia de coronárias apresentam alto valor diagnóstico na detecção de doença arterial coronária, mas não existem evidências suficientes que justifiquem sua implementação como avaliação de rotina na APP, mesmo em atletas com mais de 35 anos.[16]

Avaliação pré-participação em praticantes de exercícios físicos

A prática regular de exercícios traz muitos benefícios para o sistema cardiovascular, influenciando, de maneira favorável, nos vários fatores de risco, como no aumento do colesterol HDL, na redução dos triglicerídeos e da pressão arterial, na melhora da tolerância à glicose e no controle do peso. Desse modo, é consenso que deve ser realizada por qualquer indivíduo em qualquer faixa etária.

Para a manutenção da saúde e a redução dos fatores de risco cardiovasculares, é orientada a realização de, pelo menos, 150 minutos por semana de exercícios físicos aeróbios de moderada intensidade (30 minutos, cinco vezes por semana) ou 25 minutos de atividade vigorosa pelo menos três dias por semana, em um total de 75 minutos, ou uma combinação de atividade aeróbica de intensidade moderada e vigorosa (15 minutos, cinco vezes por semana). A avaliação pré-participação em atividade não competitiva para a população geral entre 12 anos a 25 anos não é recomendada pelo American College of Cardiology.[17]

Já a Diretriz em Cardiologia do Esporte e do Exercício da Sociedade Brasileira de Cardiologia e da Sociedade Brasileira de Medicina do Esporte[14] recomenda que todos os indivíduos que forem realizar exercícios físicos em uma intensidade moderada a alta devem obrigatoriamente ser submetidos à avaliação médica pré-participação. De acordo com a Diretriz da Sociedade Brasileira de Cardiologia sobre Teste Ergométrico, a realização de exames, como o teste de esforço, é recomendada a praticantes de exercícios físicos, sendo válida para homens a partir dos 40 anos e para mulheres a partir dos 55 anos de idade, bem como para aqueles com mais de dois fatores de risco para doença arterial coronariana.[14,18]

A maneira de avaliar os indivíduos de meia-idade e os idosos que vão ingressar em um programa de exercícios é complexa e controversa. Como vimos, existe um paradoxo: enquanto o exercício aeróbio regular em intensidades moderadas está associado a uma redução do risco cardiovascular, o exercício físico vigoroso está associado a um aumento do risco de eventos cardíacos em indivíduos com doenças cardiovasculares.

Diante disso, detectar sinais, sintomas ou antecedentes que possam sugerir doença cardiovascular torna-se importante antes de iniciar um programa de exercícios.

Uma das maneiras de identificar o risco para doença cardiovascular é por meio de um questionário autoaplicável. Esse tipo de avaliação pode ser adotado por academias e pode ser usado facilmente para grandes grupos de indivíduos, diminuindo os obstáculos para a prática de exercícios[19] (Quadro 23.3).

A Sociedade Europeia de Reabilitação e Prevenção Cardiovascular sugere que esse tipo de questionário é uma boa estratégia para estratificação de adultos de meia idade ou idosos sedentários que vão ingressar em programa de exercícios em uma intensidade leve, destinando a avaliação médica àqueles que vão realizar exercícios com cargas moderadas e altas[20] (Figura 23.2).

Quadro 23.3. Questionário de prontidão para atividade física (PAR-Q) – Versão revisada

Algum médico já disse que você tem algum problema cardíaco e recomendou realizar atividade física supervisionada por médicos?	Sim	Não
Você sente dores no peito durante os exercícios físicos?	Sim	Não
Você começou a sentir dores no peito no último mês?	Sim	Não
Você já apresentou desmaio ou quedas devido a tonturas?	Sim	Não
Você apresenta algum problema articular ou ósseo que pode piorar com o exercício?	Sim	Não
Faz uso de medicação para pressão arterial ou outro problema cardíaco?	Sim	Não
Existe algum outro motivo ou recomendação médica para não realizar exercícios físicos?	Sim	Não

Fonte: Adaptado de Balady GJ, Chaitman B, Driscoll D, Foster C, Froelicher E, Gordon N *et al.* Recommendations for Cardiovascular Screening, Staffing, and Emergency Policies at Health/Fitness Facilities. Circulation. 1998;97:2283-93.

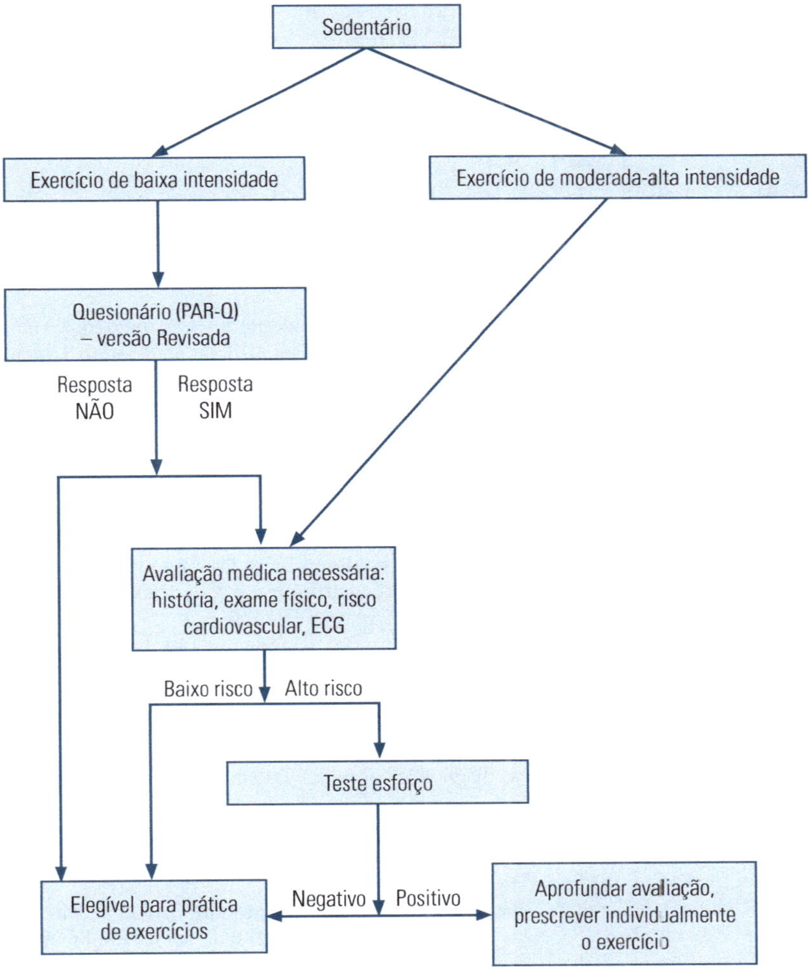

Figura 23.2. Avaliação para indivíduos de meia idade ou idosos praticantes de exercício físico.

Fonte: Corrado D, Basso C, Thiene G. Essay: Sudden death in young athletes. Lancet. 2005;366(Suppl 1):S47-8.

Considerações finais

A utilização do ECG de 12 derivações na APP dos atletas não é universalmente aceita. De acordo com dados italianos, a avaliação dos atletas com base no ECG diminuiu de maneira importante a ocorrência de morte súbita, o que foi atribuído à identificação de doenças cardíacas potencialmente fatais. Mesmo reconhecendo o impacto psicológico que poderia acarretar, a possibilidade de exclusão temporária do atleta, a necessidade de exames adicionais e a impossibilidade de prevenir todas as mortes súbitas cardíacas no esporte, o eletrocardiograma deve fazer parte da APP nesta população.

Referências

1. Tofler GH, Mittleman MA, Muller JE. Physical activity and the triggering of myocardial infarction: the case for regular exercise. Heart. 1996;75(4):323-5.
2. Maron BJ, Roberts WC, McAllister HA, Rosing DR, Epstein SE. Sudden death in young athletes. Circulation. 1980;62:218-29.
3. Maron BJ, Haas TS, Ahluwalia A, Murphy CJ, Garberich RF. Demographics and Epidemiology of Sudden Deaths in Young Competitive Athletes: From the United States National Registry. Am J Med. 2016;129(11):1170-77.
4. Corrado D, Basso C, Schiavon M, Pelliccia A, Thiene G. Pre-participation screening of young competitive athletes for prevention of sudden cardiac death. J Am Coll Cardiol 2008;52(24):1981-9.
5. Finocchiaro G, Papadakis M, Robertus JL, Dhutia H, Steriotis AK, Tome M et al. Etiology of Sudden Death in Sports: Insights From a United Kingdom Regional Registry. J Am Coll Cardiol. 2016;67(18):2108-15.
6. Harmon KG, Asif IM, Maleszewski JJ, Owens DS, Prutkin JM, Salerno JC et al. Incidence, etiology, and comparative frequency of sudden cardiac death in National Collegiate Athletic Association Athletes: a decade in review. Circulation. 2015;132(1):10-9.
7. Maron BJ, Epstein SE, Roberts WC. Causes of sudden death in competitive athletes. J Am Coll Cardiol. 1986;7(1):204-14
8. Veloso HH, Hasslocher-Moreno AM, Mediano MFF. Chagas heart disease in professional athletes from endemic countries: A notorious case calls attention for its identification and stratification. Int J Cardiol. 2016;207:115-6.
9. Maron BJ, Friedman RA, Kligfield P, Levine BD, Viskin S, Chaitman BR et al. Assessment of the 12-lead electrocardiogram as a screening test for detection of cardiovascular disease in healthy general populations of young people (12-25 years of age): a scientific statement from the American Heart Association and the American College of Cardiology. J Am Coll Cardiol 2014;64(14):1479-514.
10. Maron BJ, Pelliccia A. The heart of trained athletes: cardiac remodeling and the risks of sports, including sudden death. Circulation. 2006;114(15)1633-44.
11. Brosnan M, La Gerche A, Kalman J, Lo W, Fallon K, MacIsaac A et al. The Seattle Criteria increase the specificity of preparticipation ECG screening among elite athletes. Br J Sports Med. 2014;48(15):1144-50.
12. Grazioli G, Sanz de la Garza M, Vidal B, Montserrat S, Sarquella-Brugada G, Pi R et al. Prevention of sudden death in adolescent athletes: Incremental diagnostic value and cost-effectiveness of diagnostic tests. Eur J Prev Cardiol. 2017;24(13):1446-54.
13. Mont L, Pelliccia A, Sharma S, Biffi A, Borjesson M, Terradellas JP et al. Pre-participation cardiovascular evaluation for athletic participants to prevent sudden death: Position paper from the EHRA and the EACPR, branches of the ESC. Eur J Prev Cardiol. 2017;24(1):41-69.
14. Nóbrega ACL, Herdy AH, Sellera CAC, Baptista CAS, Araújo CGS, Moreira DAR et al. Diretriz em Cardiologia do Esporte e do Exercício da Sociedade Brasileira de Cardiologia e da Sociedade Brasileira de Medicina do Esporte. Arq Bras Cardiol. 2013;100(1 Suppl 2):1-41.
15. Corrado D, Pelliccia A, Bjornstad HH, Vanhees L, Biffi A, Borjesson M et al. Cardiovascular pre-participation screening of young competitive athletes for prevention of sudden death: proposal for a common European

protocol. Consensus Statement of the Study Group of Sport Cardiology of the Working Group of Cardiac Rehabilitation and Exercise Physiology and the Working Group of Myocardial and Pericardial Diseases of the European Society of Cardiology. Eur Heart J. 2005;26(5):516-24.

16. Braber TL, Reitsma JB, Mosterd A, Willemink MJ, Prakken NHJ, Halle M et al. Cardiac imaging to detect coronary artery disease in athletes aged 35 years and older. A scoping review. Scand J Med Sci Sports. 2017;28(3):1036-47.
17. US Department of Health and Human Services. 2008 physical activity guidelines for Americans. 2008.
18. Meneghelo RS, Araújo CGS, Stein R, Mastrocolla LE, Albuquerque PF, Serra SM et al. III Diretrizes da Sociedade Brasileira de Cardiologia sobre teste ergométrico. Arq Bras Cardiol. 2010;95(5 Suppl 1):1-26.
19. Balady GJ, Chaitman B, Driscoll D, Foster C, Froelicher E, Gordon N et al. Recommendations for Cardiovascular Screening, Staffing, and Emergency Policies at Health/Fitness Facilities. Circulation. 1998;97:2283-93.
20. Corrado D, Basso C, Thiene G. Essay: Sudden death in young athletes. Lancet. 2005;366(Suppl 1):S47-8.

CAPÍTULO 24

ECG em Atletas

▪ Marcel José Andrade da Costa ▪ Sara Rodrigues

Introdução

As doenças cardiovasculares (DCV) representam a maior causa de morte em todo o mundo (30%, cerca de 17,7 milhões por ano), segundo a OMS,[1-3] estando 75% dessas mortes concentradas em países em desenvolvimento. Prevê-se que, até 2030, as mortes por DCV cheguem a 23 milhões por ano. Dentro do contexto da alta prevalência das DCV, como ferramenta de identificação e estratificação, os registros do eletrocardiograma (ECG) podem detectar as alterações cardiológicas mais comuns.[4,5]

Após a realização de ECG ser implementada na rotina de atletas da região de Veneto (no nordeste da Itália), a triagem eletrocardiográfica de jovens atletas tornou-se cada vez mais relevante, impulsionada principalmente pelas taxas reduzidas de mortalidade em atletas competitivos dessa região.[6,7]

Adicionalmente, em 2005, a *European Society of Cardiology* (ESC) recomendou fortemente a outros países da Europa e Estados Unidos que fossem realizadas iniciativas de triagem com ECG, por meio da *Declaração dos Critérios Contemporâneos para Interpretação de ECG em Atletas*.[8] Considerando esse crescimento na realização de ECG em atletas, não se pode descartar o passo seguinte, muito relevante, que é a interpretação correta do ECG em atletas.

A boa interpretação do ECG é importante para a identificação de doenças cardiovasculares subjacentes que, potencialmente, aumentem os riscos de morte súbita cardíaca (MSC) com a prática de exercícios, além da limitação dos resultados falso-positivos que resultam em testes desnecessários, gerando custos e ansiedade no atleta. Esse processo pode ser desafiador para o médico, pois há vários padrões observados em atletas jovens que seriam considerados anormais na população adulta doente, para a qual a maioria dos médicos é treinada.[9]

O ECG mostra ampla gama de modificações em atletas treinados, particularmente aumento de voltagem do complexo QRS, que são sugestivas de hipertrofia ventricular esquerda (VE) e alterações de repolarização.[10-15] Essas mudanças são atribuídas às adaptações cardíacas fisiológicas que ocorrem como consequência do treinamento físico sistemático.[13] Além disso, os padrões de ECG em atletas podem mimetizar padrões observados em pacientes com doenças cardíacas estruturais, como cardiomiopatia hipertrófica (CMH) ou displasia arritmogênica do ventrículo direito (DAVD), relacionadas com MSC durante o esforço físico.[16,17]

O tipo de esporte parece impactar nas possíveis alterações. Atletas de resistência (geralmente, que mantêm intensidades acima de 70% do seu $VO_{2máx}$ por tempo prolongado, como ciclismo e natação) são mais propensos a ter anormalidades no ECG do que atletas de explosão, caracterizados pela intermitência de alta intensidade de esforço (p. ex., futebol, basquete e vôlei).[18]

Diante da alta prevalência de alterações do ECG em atletas de resistência, sabendo que essas alterações podem representar uma adaptação fisiológica conhecida como "coração de atleta", o profissional deve ter conhecimento e ferramentas suficientes para diferenciar as alterações fisiológicas daquelas associadas a doenças cardíacas nessa população. Trata-se não apenas da vida, mas também do aspecto profissional do indivíduo. Por isso a relevância de, além de identificar risco, minimizar os achados falso-positivos.[10]

Sem educação adicional, que considera critérios específicos na análise de ECG de atletas, a capacidade de muitos médicos de interpretar esses exames com precisão é relativamente baixa e pode levar a uma taxa inaceitável de interpretações falso-positivas e avaliações sequenciais desnecessárias.[19,20] Uma das maiores dificuldades é a interpretação das alterações da onda T, achado que está associado a sinais precoces de remodelamento cardíaco fisiológico, assim como presença de doenças cardíacas estruturais subjacentes. Embora os critérios padronizados tenham ajudado os médicos praticantes,[21] a interpretação das alterações da onda T ainda pode ser difícil.[22]

Ao longo do tempo, foram elaboradas várias classificações para interpretações eletrocardiográficas em atletas. Os critérios internacionais atuais superam todos os padrões anteriores, mas ainda há espaço para melhorias à medida que novas evidências surgem, com necessidades de individualizar o perfil demográfico e o aspecto esportivo de cada atleta.[23]

O tipo de anormalidade e sua possível relação com o treinamento impactam na decisão sobre avaliação adicional e participação esportiva.[24] Em 2000, *Pelliccia* publicou grande estudo que comparou padrões de ECG com a morfologia cardíaca (por meio de ecocardiografia) de 1.005 atletas de elite integrantes do Comitê Olímpico Italiano.[10] Os padrões de ECG foram nitidamente anormais em 145 atletas (14%), levemente anormais em 257 (26%) e normais ou com pequenas alterações em 603 (60%), como demonstrado na Tabela 24.1. Anormalidades cardiovasculares estruturais foram identificadas em apenas 53 atletas (5%). Maiores dimensões cardíacas e maior espessura do miocárdio foram associadas a padrões anormais de ECG (Tabela 24.2), mais prevalentes em atletas do sexo masculino (Figura 24.1), de idade mais jovem (20 anos) e praticantes de esportes de maior intensidade (ciclismo, remo e canoagem). Dos 14% dos atletas que apresentaram ECG anormal, apenas 5% tinham anormalidades no ecocardiograma.[10]

Tabela 24.1. Distribuição das anormalidades eletrocardiográficas nos 1.005 atletas treinados[10]

ECG nitidamente anormal (n = 145)		ECG levemente anormal (n = 257)		ECG normal ou com alterações discretas (n = 603)	
Parâmetro	**n (%)**	**Parâmetro**	**n (%)**	**Parâmetro**	**n (%)**
Onda R ou S ≥ 35 mm	92 (63)	Onda R ou S entre 30 mm e 34 mm	141 (55)	Onda R ou S entre 25 mm e 29 mm	170 (28)
Onda T negativa	27 (19)	Onda T apiculada ou retificada	59 (23)	RP	144 (24)
Onda Q ≥ 4 mm	17 (12)	Onda Q entre 2 mm e 3 mm	69 (27)	AFC	122 (20)
DED	11 (8)	SAE	9 (4)	BAV1G	75 (12)
DEE	8 (6)	SAD	2 (0,8)	BS < 60 s	369 (61)
WPW	3 (2)	Baixa progressão de R de V1 a V3	40 (16)		
BRE	2 (1)	Intervalo PR ≤ 0,12 s	9 (4)		
		BRD	2 (0,8)		

DED: desvio do eixo para direita (≥ 110°); DEE: desvio do eixo para esquerda (≤ –30°); WPW: paciente com *síndrome de Wolf-Parkinson-White*; BRE: bloqueio de ramo esquerdo; SAE: sobrecarga atrial esquerda; SAD: sobrecarga ventricular direita; BRD: bloqueio de ramo direito; RP: repolarização precoce; AFC: atraso final de condução; BAV1G: bloqueio atrioventricular do primeiro grau; BS: bradicardia sinusal.

Tabela 24.2. Relação das dimensões cardíacas com o padrão de ECG em 1.005 atletas altamente treinados[10]

	A: Nitidamente anormal	P (A *vs.* B)	B: Levemente anormal	P (B *vs.* C)	C: Normal ou com alterações discretas	P (A *vs.* C)
Número de atletas	145		257		603	
DDFVE, mm	56,0 ± 5.6	NS	55,4 ± 5,7	< 0,001	53,7 ± 5,7	< 0,001
EMPVE, mm	10,1 ± 1.4	< 0,03	9,8 ± 1,3	< 0,001	9,3 ± 1,4	< 0,001
IM, g/m²	115 ± 23	< 0,01	109 ± 24	< 0,001	99 ± 23	< 0,001
AE, mm	37,2 ± 4.6	< 0,06	36,3 ± 47	< 0,005	35,3 ± 4,7	< 0,001
FS, %	34,5 ± 4.0	NS	35,2 ± 4,4	NS	34,9 ± 4,1	NS
Razão E/A	2,3 ± 0.7	NS	2,4 ± 0,7	NS	2,3 ± 0,7	NS
Slope EF	458 ± 135	NS	469 ± 144	NS	473 ± 125	NS

DDFVE: diâmetro diastólico final do ventrículo esquerdo; EMPVE: espessura máxima da parede do ventrículo esquerdo; IM: índice de massa; AE: átrio esquerdo; FS: fração de encurtamento; razão E/A: indica a razão entre os picos diastólicos precoces e tardios da velocidade do fluxo; *slope* EF: queda da velocidade de pico do fluxo transmitral diastólico precoce.

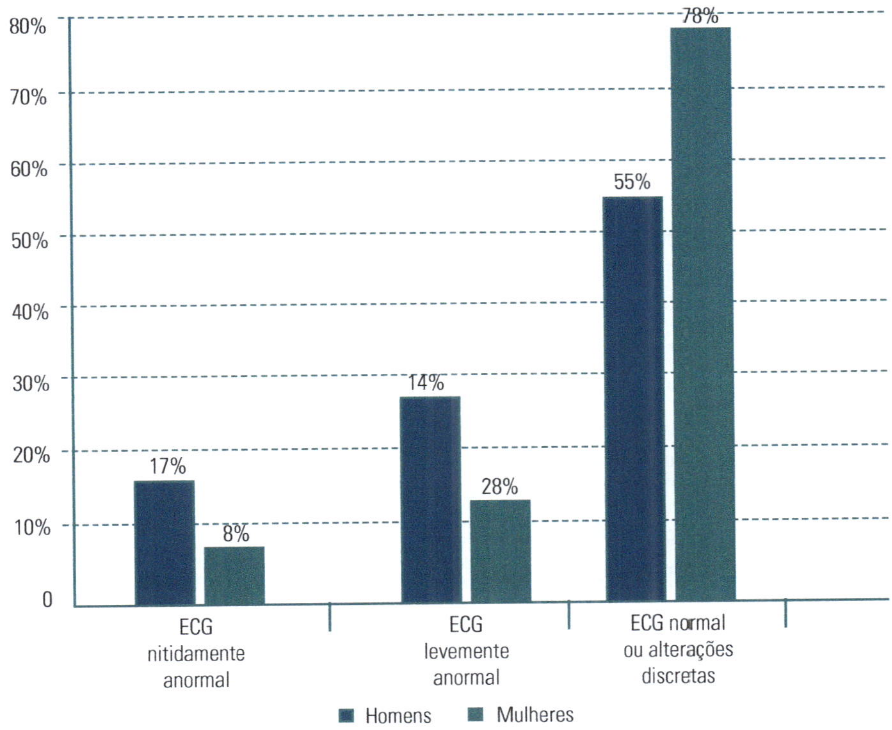

Figura 24.1 Distribuição das três categorias de ECG em relação ao sexo entre 1.005 atletas competitivos. Os valores percentuais, nas barras, indicam a proporção de atletas masculinos e femininos em cada categoria de ECG.[10]

Esses achados sugerem papel causal do exercício na remodelação fisiológica do VE.[25] Notavelmente, a maioria das anormalidades do ECG era composta por aumento de voltagens das ondas R/S, sugestivas de hipertrofia do VE (HVE). Outras alterações importantes, como anormalidades de repolarização e ondas T, principalmente negativas, foram relativamente raras (em torno de 3%) e não estavam relacionadas às dimensões cardíacas. As ondas T negativas devem levantar a suspeita de doenças cardíacas estruturais subjacentes e essas anormalidades no ECG podem ter implicações clínicas ou patológicas.[26]

Em estudo australiano com 1.381 atletas de elite entre 16 anos e 35 anos (1.007 homens e 254 mulheres), as alterações relacionadas ao treinamento foram mais comuns em atletas de resistência (Tabela 24.3) do que em atletas de outras modalidades (90,8% *vs.* 86,0%), assim como a presença de mais de uma dessas alterações foi maior em atletas de resistência (78,9% *vs.* 53,5%). As alterações até então consideradas incomuns e não relacionadas ao treinamento foram observadas em 18,1% dos indivíduos e foram duas vezes mais prevalentes nos atletas de resistência (29,9% *vs.* 15,1%). A sobrecarga ventricular direita (4,4% *vs.* 1,5%) e a inversão da onda T nas derivações precordiais direitas (14,3% *vs.* 4,7%) foram três vezes mais comuns em atletas de resistência. As alterações foram igualmente prevalentes entre atletas de elite masculinos e femininos no referido estudo.[27]

Tabela 24.3. Comparação de características eletrocardiográficas e prevalência geral de alterações eletrocardiográficas relacionadas ao treinamento em atletas de resistência e não resistência[27]

Variável	Atletas		Valor de p
	Resistência (n = 251)	Sem resistência (n = 1.010)	
Bradicardia sinusal	170 (68)	513 (51)	< 0,0001
Arritmia sinusal	51 (20)	229 (23)	0,42
Intervalo PR (ms)	160,8 ± 29,8	158,7 ± 29,6	0,32
Bloqueio atrioventricular de primeiro grau	18 (7,2)	72 (7,1)	0,98
Bloqueio atrioventricular de segundo grau *Mobitz* tipo 1	1 (0,4)	1 (0,1)	0,28
Duração média do complexo QRS (ms)	96,5 ± 11,0	95,5 ± 9,9	0,17
Eixo médio do QRS (graus)	72,5 ± 23,4	69,5 ± 24,8	0,086
AFC	69 (27)	242 (24)	0,25
Bloqueio de ramo direito incompleto	31 (12,4)	89 (8,8)	0,11
Repolarização precoce	181 (72)	371 (37)	< 0,0001
SVE pelo critério de voltagem de *Sokolow-Lyon*	91 (36)	244 (24)	< 0,0001
SVE com escore de *Romhilt-Estes* ≥ 5	58 (23)	103 (10)	< 0,0001
Pelo menos 1 alteração eletrocardiográfica relacionada ao treinamento	228 (91)	868 (86)	0,04
Múltiplas (≥ 2) alterações eletrocardiográficas relacionadas ao treinamento	198 (79)	540 (53)	< 0,0001

AFC: atraso final de condução – padrão rsR' em V1 com duração do QRS < 100 ms; Bloqueio de ramo direito incompleto: padrão rsR' em V1 com duração do QRS > 100 ms, mas < 120 ms); SVE: sobrecarga ventricular esquerda.

Evolução dos padrões de interpretação do ECG nas últimas décadas

A primeira *Declaração dos Critérios Contemporâneos para Interpretação de ECG em Atletas*, publicada pela ESC em 2005, destinava-se a distinguir achados normais em atletas, resultantes de adaptações fisiológicas benignas decorrentes do treinamento intenso e regular ("coração do atleta"), daquelas anormalidades sugestivas de doença cardiovascular potencialmente séria, que requerem avaliação adicional.[28]

Após novas pesquisas e investigações clínicas de grande população,[29,30] a ESC atualizou as recomendações para interpretação do ECG em atletas no ano de 2010, em sua declaração histórica que foi pioneira nos padrões modernos de interpretação de ECG (Quadro 24.1).[31]

Quadro 24.1. Classificação das anormalidades do eletrocardiograma do atleta[31]

Grupo 1: alterações de ECG comuns e relacionadas ao treinamento	Grupo 2: alterações de ECG incomuns e não relacionadas ao treinamento
▪ Bradicardia sinusal ▪ Bloqueio AV de primeiro grau ▪ Atraso final de condução ▪ Repolarização precoce ▪ Critérios isolados de voltagem do QRS para sobrecarga ventricular esquerda	▪ Inversão de onda T ▪ Infradesnível do segmento ST ▪ Ondas Q patológicas ▪ Sobrecarga atrial esquerda ▪ Desvio do eixo esquerdo/bloqueio divisional anterossuperior ▪ Desvio do eixo direito/bloqueio divisional posterinferior ▪ Sobrecarga ventricular direita ▪ Pré-excitação ventricular ▪ Bloqueio de ramo esquerdo ou direito ▪ Intervalo QT longo ou curto ▪ Repolarização precoce tipo *Brugada*

O protocolo cardiovascular inicial incluía história pessoal e história familiar, exame físico e ECG. Testes adicionais seriam solicitados apenas a atletas com histórico familiar positivo de doença cardíaca ou morte súbita prematura, sintomas relevantes, anormalidades no exame físico ou alterações no ECG do Grupo 2. Nos atletas com história pessoal ou história familiar negativa e exame físico normal, o achado de alterações eletrocardiográficas devido à adaptação cardíaca ao esforço físico (Grupo 1) permitia a participação em atividade esportiva competitiva sem investigações adicionais.

No consenso anterior, o ECG poderia ser anormal em até 50% dos atletas, o que gerava críticas a seu uso generalizado como parte da triagem pré-participação. O uso dos padrões modernos de interpretação aumentou substancialmente a especificidade do ECG (em 70%), com o importante requisito de manter a sensibilidade para detecção (ou suspeita) de doenças cardiovasculares com risco de MSC durante a prática esportiva.[31]

De acordo com os critérios e a recomendação propostos, a avaliação diagnóstica adicional seria limitada ao pequeno subconjunto de atletas com alterações eletrocardiográficas incomuns e não relacionadas ao esporte, que podem refletir uma doença cardíaca potencialmente letal.[31]

Seattle 12

Pouco depois, em fevereiro de 2012, um grupo internacional de especialistas reuniu-se em Seattle, Washington, para definir os padrões contemporâneos para a interpretação de ECG em atletas. Esse documento foi desenvolvido em colaboração entre a *American Medical Society for Sports Medicine* (AMSSM), a Seção de Cardiologia Esportiva da *European Association for Cardiovascular Prevention and Rehabilitation* (EACPR), uma filial registrada da ESC, o Centro de Avaliação e Pesquisa Médica da FIFA (F-MARC) e a Sociedade de Eletrofisiologia Pediátrica e Congênita (PACES).[32]

Os critérios de Seattle visaram equilibrar sensibilidade (detecção de doenças) e a especificidade (falso-positivos), para orientar a interpretação de ECG de atletas assintomáticos de 14 anos a 35 anos. Os critérios definem os achados que justificam uma avaliação cardiovascular adicional para distúrbios que predispõem à MSC.[32]

O Quadro 24.2 resume uma lista de achados normais de ECG em atletas que são considerados adaptações fisiológicas ao exercício regular e não requerem avaliação adicional, enquanto o Quadro 24.3 resume uma lista de achados anormais de ECG não relacionados ao treinamento atlético que podem sugerir a presença de um distúrbio cardíaco patológico e devem desencadear avaliações adicionais em atletas.[32]

Quadro 24.2. Achados normais de ECG em atletas[32]

- Bradicardia sinusal (< 30 bpm)
- Arritmia sinusal
- Ritmo ectópico atrial
- Ritmo de escape juncional
- Bloqueio atrioventricular de primeiro grau (intervalo PR > 200 ms)
- Bloqueio atrioventricular de segundo grau Tipo *Mobitz* I (*Wenckebach*)
- Atraso final de condução
- Critérios de voltagem isolados para Sobrecarga ventricular esquerda
- Repolarização precoce
- Supradesnível convexo do segmento ST combinado com inversão da onda T nas derivações V1–V4 em atletas negros/africanos

Essas alterações eletrocardiográficas comuns relacionadas ao treinamento são adaptações fisiológicas ao exercício regular, consideradas variantes normais em atletas, e não requerem avaliação mais aprofundada em atletas assintomáticos.

Quadro 24.3. Achados eletrocardiográficos anormais em atletas[32]

Achados eletrocardiográficos anormais	Definição
Inversão de onda T	>1 mm de profundidade em duas ou mais derivações V2–V6, DII e aVF ou DI e aVL (exceto DIII, aVR e V1)
Infradesnível do segmento ST	≥ 0,5 mm de profundidade em duas ou mais derivações
Ondas Q patológicas	> 3 mm de profundidade ou > 40 ms de duração em duas ou mais derivações (exceto DIII e aVR)
Bloqueio de ramo esquerdo	QRS ≥ 120 ms, predominantemente negativo na derivação V1 (QS ou rS), e onda R monofásica em torre nas derivações DI e V6
Distúrbio de condução intraventricular	QRS ≥ 140 ms
Desvio do eixo para esquerda	–30° a –90°
Sobrecarga atrial esquerda	Duração da onda P > 120 ms nas derivações DI ou DII, com fase negativa ≥ 1 mm de profundidade e ≥ 40 ms de duração na derivação V1
Sobrecarga ventricular direita	RV1 + SV5 > 10,5 mm e desvio do eixo direito > 120°
Pré-excitação ventricular	Intervalo PR < 120 ms com onda delta e QRS largo (> 120 ms)
Intervalo QT aumentado	QTc ≥ 470 ms (homens) QTc ≥ 480 ms (mulheres) QTc ≥ 500 ms (QT longo)
Intervalo QT curto	QTc ≤ 320 ms
Padrão *Brugada*	Elevação do ponto J e segmento ST descendente seguidos por onda T negativa em ≥ 2 derivações em V1-V3
Bradicardia acentuada	< 30 bpm ou pausas sinusais ≥ 3 s
Taquiarritmias atriais	Taquicardia supraventricular, fibrilação atrial, ***flutter*** atrial
Extrassístoles ventriculares	≥ 2 extrassístoles ventriculares em 10 s de registro
Arritmias ventriculares	Pares, tríplex e taquicardia ventricular não sustentada

A prevalência de atletas brancos participantes dos estudos gerou uma limitação na aplicação dos critérios para interpretação do ECG, pois não levaram em consideração o efeito da etnia afro-caribenha. Entre os anos de 2000 e 2012, 1.208 atletas negros (AN) foram avaliados com histórico de saúde, exame clínico e ECG, analisados retrospectivamente, de acordo com as recomendações da ESC, os critérios de Seattle e os critérios refinados (Figura 24.2), que excluem vários padrões específicos de ECG quando presentes isoladamente. Todos os três critérios também foram aplicados a 4.297 atletas brancos (AB) e a 103 jovens atletas com cardiomiopatia hipertrófica.[33]

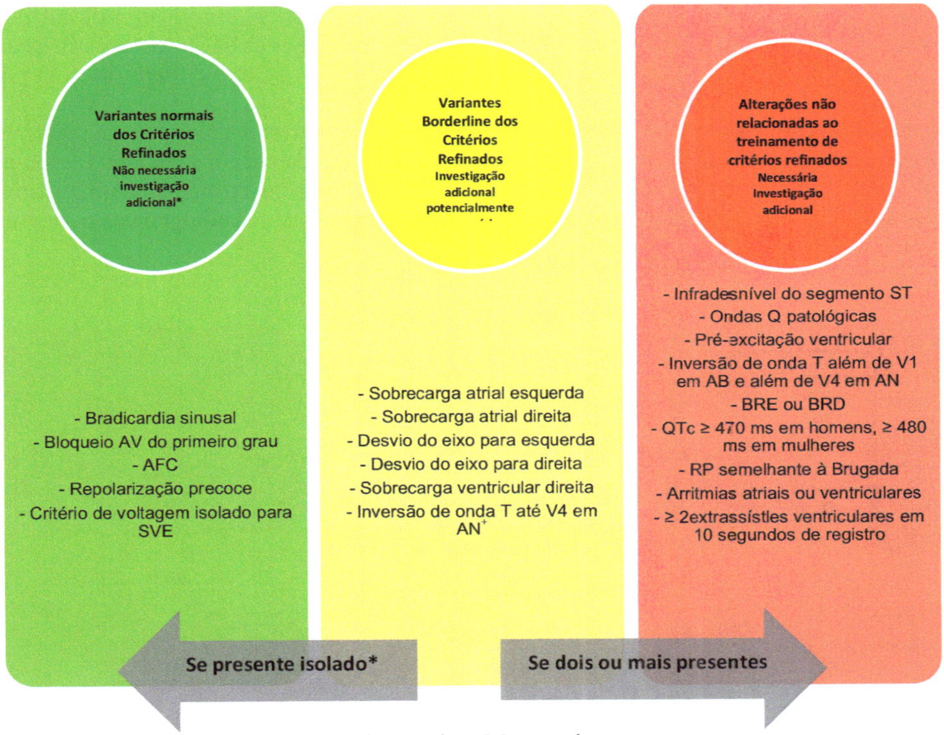

Figura 24.2 Critérios refinados para avaliação de ECG em atletas.

*: em atletas assintomáticos, sem histórico familiar ou achados anormais no exame clínico. +: quando precedido por supradesnível convexo do segmento ST característico; AFC: atraso final de condução; SVE: sobrecarga ventricular esquerda; BRE: bloqueio de ramo esquerdo; BRD: bloqueio de ramo direito; QTc: intervalo QT corrigido; RP: repolarização precoce.

As recomendações da ESC levantaram a suspeita de anormalidade cardíaca em 40,4% dos AN e 16,2% dos AB. Os critérios de Seattle reduziram ECG anormais a 18,4% em AN e 7,1% em AB. Os critérios refinados reduziram ainda mais os ECG anormais, para 11,5% nos AN e 5,3% nos AB. Todos os três critérios identificaram 98,1% dos atletas com cardiomiopatia hipertrófica. Em comparação com as recomendações da ESC, os critérios refinados melhoraram a especificidade de 40,3% para 84,2% em AN e de 73,8% para 94,1% em AB sem comprometer a sensibilidade do ECG na detecção de patologias.[33]

Em fevereiro de 2015, houve nova atualização dos critérios de Seattle, então considerados padrões contemporâneos de interpretação de ECG em atletas. Essa declaração representa um consenso internacional para a interpretação do ECG em atletas e fornece recomendações com base em opiniões de especialistas que relacionam anormalidades específicas do ECG e avaliação secundária para condições associadas à MSC.[34]

Os padrões apresentados foram desenvolvidos considerando a interpretação do ECG de atletas assintomáticos entre 12 anos e 35 anos. Atleta é definido como um indivíduo que se envolve em práticas regulares de exercícios, treinamentos esportivos ou condicionamento físico geral, geralmente premiado por seu desempenho e frequentemente envolvido em competições individuais ou de equipe.[34]

A prevalência de achados específicos de ECG em atletas pode variar com base na idade, no sexo, na etnia, no tipo de esporte e no nível de condicionamento. Alterações fisiológicas relacionadas ao treinamento são mais comuns em atletas que se exercitam intensamente pelo menos 4h a 8h por semana. Assim, deve haver prudência na aplicação dos critérios em indivíduos com níveis mais baixos de exercício regular.[34]

Novidades da atualização levam em conta considerações específicas para jovens atletas adolescentes de 12 anos a 16 anos, bem como para atletas mais velhos (≥ 30 anos), nos quais a prevalência de doença arterial coronariana oculta aumenta acentuadamente. Na presença de sintomas cardíacos e/ou de história familiar de doença cardiovascular ou MSC prematura, os padrões de interpretação podem exigir modificação.[34]

A Figura 24.3 ilustra as recomendações do consenso internacional para a interpretação do ECG em atletas. Idealmente, a avaliação das anormalidades do ECG é realizada em consulta com o especialista com conhecimento e experiência em adaptações cardíacas relacionadas ao treinamento e distúrbios associados à MSC em atletas jovens. A caracterização dos padrões eletrocardiográficos é descrita no Quadro 24.4.[34]

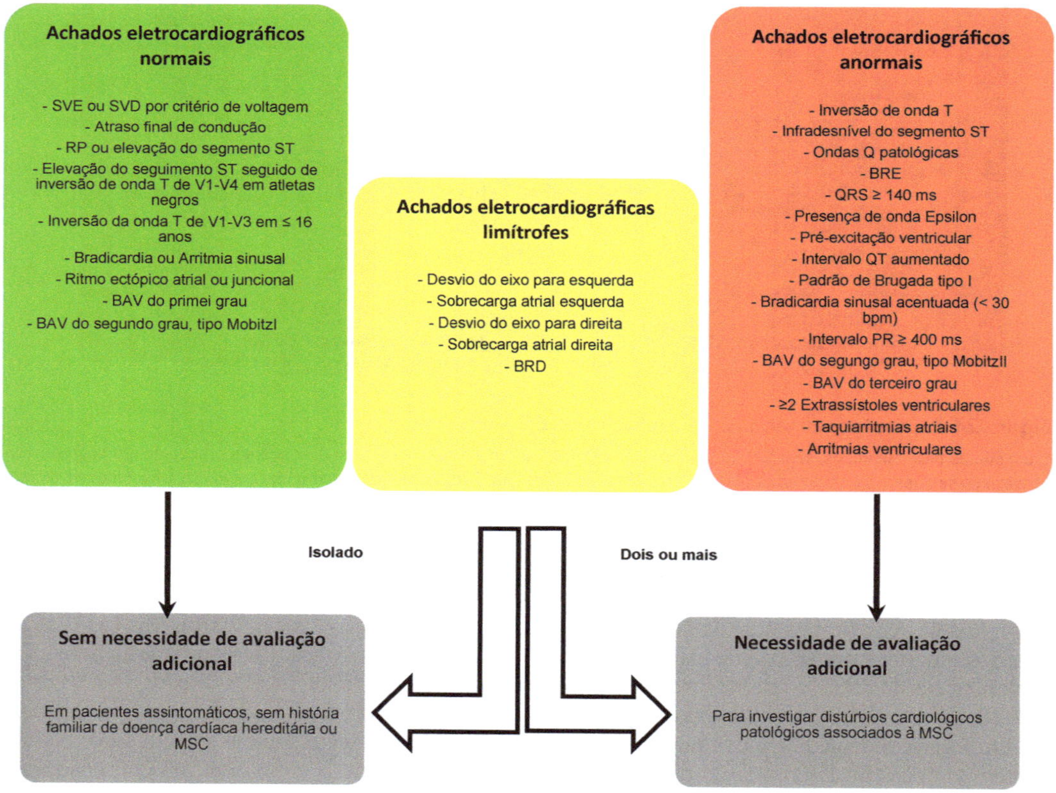

Figura 24.3 Padrões do consenso internacional para interpretação de ECG em atletas.[34]
BAV: bloqueio atrioventricular; BRD: bloqueio de ramo direito; BRE: bloqueio de ramo esquerdo; RP: repolarização precoce; SVD: sobrecarga ventricular direita; SVE: sobrecarga ventricular esquerda.

Quadro 24.4. Definições de critérios de ECG do consenso internacional para interpretação de padrões eletrocardiográficos em atletas[34]

Consenso internacional para interpretação de padrões eletrocardiográficos em atletas: definições de critérios de ECG

Achados anormais de ECG em atletas

Esses achados de ECG não estão relacionados ao treinamento regular ou à adaptação fisiológica esperada ao exercício, podendo sugerir a presença de doença cardiovascular patológica e requerendo investigação diagnóstica adicional

Anormalidades ECG	Definição
Inversão de onda T	≥ 1 mm de profundidade em duas ou mais derivações contíguas, exceto derivações aVR, DIII e V1
▪ Anterior	▪ V2-V4 – Exceções: atletas negros com elevação do ponto J e elevação convexa do segmento ST seguida de inversão de onda T em V2-V4; atletas < 16 anos com inversão de onda T em V1-V3; e ondas T bifásicas apenas em V3
▪ Lateral	▪ DI e AVL, V5 e/ou V6 (necessária apenas uma derivação com inversão de onda T em V5 ou V6)
▪ Inferolateral	▪ DII e aVF, V5-V6, I e AVL
▪ Inferior	▪ DII e aVF
Infradesnível do segmento ST	≥ 0,5 mm de profundidade em duas ou mais derivações contíguas
Ondas Q patológicas	Relação Q/R ≥ 0,25 ou duração ≥ 40 ms em duas ou mais derivações (exceto DIII e aVR)
Bloqueio de ramo esquerdo	QRS ≥ 120 ms, predominantemente negativo na derivação V1 (QS ou rS), e onda R entralhada vertical ou empastada nas derivações DI e V6
Atraso importante da condução intraventricular inespecífico	Qualquer duração de QRS ≥ 140 ms
Onda *épsilon*	Sinal distinto de baixa amplitude (pequena deflexão positiva ou entalhe) entre o final do complexo QRS e o início da onda T nas derivações V1-V3
Pré-excitação ventricular	Intervalo PR < 120 ms com presença de onda delta (empastamento inicial no complexo QRS) e QRS largo (≥ 120 ms)
Intervalo QT prolongado*	QTc ≥ 470 ms (homens) QTc ≥ 480 ms (mulheres) QTc ≥ 500 ms (prolongamento acentuado do QT)
Padrão de *Brugada* tipo 1	Padrão convexo: elevação inicial de ST ≥ 2 mm (elevação rápida), com supradesnível descendente do segmento ST, seguira por uma onda T simétrica negativa nas derivações V1-V3
Bradicardia sinusal acentuada	< 30 batimentos por minuto ou pausas sinusais ≥ 3 s
BAV do primeiro grau acentuado	≥ 400 ms
BAV do segundo grau tipo *Mobitz* II	Ondas P intermitentemente não conduzidas com um intervalo PR fixo
BAV do terceiro grau	Bloqueio atrioventricular total
Taquiarritmias atriais	Taquicardia supraventricular, fibrilação atrial, *flutter* atrial
Extrassístoles ventriculares	≥ extrassístoles ventriculares no traçado de 10 s
Arritmias ventriculares	Pares, tríplex e taquicardia ventricular não sustentada

(Continua)

(Continuação)

Quadro 24.4. Definições de critérios de ECG do consenso internacional para interpretação de padrões eletrocardiográficos em atletas[34]

Achados limítrofes do ECG em atletas Esses achados de ECG, isoladamente, provavelmente não representam doença cardiovascular patológica em atletas, mas a presença de dois ou mais achados limítrofes pode justificar investigação adicional até que mais dados estejam disponíveis.	
Anormalidades ECG	**Definição**
Desvio do eixo para esquerda	–30° a –90°
Sobrecarga atrial esquerda	Duração da onda P > 120 ms nas derivações DI ou DII com fase negativa da ≥ 1 mm de profundidade e ≥ 40 ms na derivação V1
Desvio do eixo para direita	> 120°
Sobrecarga atrial direita	Onda P ≥ 2,5 mm em DII, DIII ou aVF
Bloqueio de ramo direito	Padrão rSR' na derivação V1 e onda S mais lenta que a onda R na derivação V6 com duração do QRS ≥ 120 ms
Achados normais de ECG em atletas Essas alterações eletrocardiográficas relacionadas ao treinamento são adaptações fisiológicas ao exercício regular, consideradas variantes normais em atletas, e não requerem avaliação mais aprofundada em atletas assintomáticos sem histórico familiar significativo.	
Anormalidades ECG	**Definição**
Voltagem aumentada do QRS	Critérios isolados de voltagem do QRS para sobrecarga ventricular esquerda (SV1 + RV5 ou RV6 > 3,5 mV) ou direita (RV1 + SV5 ou SV6 > 1,1 mV)
Atraso final de condução	Padrão rSR' na derivação V1 e padrão qRS na derivação V6 com duração do QRS < 120 ms
Repolarização precoce	Elevação do ponto J, supradesnível do segmento ST, empastamento final do QRS ou ponto J nas derivações inferiores e/ou laterais
Repolarização variante em atletas negros	Elevação do ponto J, com supradesnível convexo ("em abóboda") do segmento ST, seguida de inversão da onda T nas derivações V1-V4 em atletas negros
Padrão de onda T juvenil	Inversão da onda T V1-V3 em atletas com menos de 16 anos
Bradicardia sinusal	≥ 30 bpm
Arritmia sinusal	Variação da frequência cardíaca com a respiração: a frequência aumenta durante a inspiração e diminui durante a expiração
Ritmo ectópico atrial	Ondas P de morfologia diferente da onda P sinusal, como ondas P negativas nas derivações inferiores ("ritmo atrial baixo")
Ritmo de escape juncional	QRS em repouso com frequência mais rápida do que da onda P ou do que frequência sinusal, tipicamente com menos de 100 bpm e com complexo QRS estreito, a menos que o QRS basal seja conduzido com aberrância
BAV do primeiro grau	Intervalo PR 200 ms a 400 ms
BAV do segundo grau do tipo Mobitz I	O intervalo PR aumenta progressivamente até que haja uma onda P bloqueada sem complexo QRS; o primeiro intervalo PR após o bloqueio é mais curto do que o último intervalo PR conduzido

*O intervalo QT corrigido para a frequência cardíaca é idealmente medido usando a fórmula de Bazett com frequências cardíacas entre 60 bpm e 90 bpm; preferencialmente, realizada manualmente, na derivação II ou V5, usando o método *teach-the-tangent* (reta tangente a onda T) para evitar a inclusão de uma onda U. Considere repetir o ECG após atividade aeróbica leve para uma frequência cardíaca < 50 bpm ou após um período de repouso mais longo para uma frequência cardíaca > 100 bpm, se o valor do QTc for limítrofe ou anormal.

As doenças associadas às anormalidades eletrocardiográficas em atletas são descritas no Quadro 24.5, de forma sucinta, visando listar os distúrbios mais preocupantes e não pretendendo ser exaustiva. Sugere-se a investigação complementar a ser ponderada e pontuam-se algumas recomendações importantes para investigação em cada caso.[34]

A cada revisão dos padrões de ECG, melhorou-se a especificidade, mantendo-se a sensibilidade. Em estudo com 1.078 atletas de elite australianos, o número de falso-positivos diminuiu de 17% para 4,2% com os novos critérios de Seattle, sem alteração na sensibilidade.[35] Quando aplicados a 2.017 atletas americanos do Ensino Médio, apenas 2,8% de falso-positivos foram registrados, com 100% de sensibilidade para condições associadas à MSC.[36]

Embora a publicação dos critérios internacionais tenha reduzido significativamente as taxas de falso-positivos para interpretação de ECG em atletas, ainda existem padrões de ECG que são frequentemente mal interpretados pelos médicos, particularmente aqueles sem experiência específica. Vários estudos mostram que médicos com experiência limitada na interpretação de ECG em atletas classificam equivocadamente grande proporção de ECG normais como anormais em atletas,[31,37-39] o que pode gerar custos com exames complementares desnecessários, além de restrição equivocada à prática esportiva e abalo psicossocial.[39] No entanto, quando os médicos são instruídos a usar uma ferramenta padronizada de interpretação de ECG, há um aprimoramento da precisão da avaliação.[31,40]

Quadro 24.5. Avaliação das anormalidades em atletas[34]

Anormalidade do ECG	Doença cardíaca potencial*	Avaliação recomendada**	Considerações
Inversão da onda T lateral ou inferolateral	CMH CMD MNC DAVD (com envolvimento ventricular esquerdo predominante) Miocardite	ECO RM cardíaca TE Holter	▪ A inversão da onda T lateral ou inferolateral é comum na doença miocárdica primária. ▪ A RM cardíaca deve ser realizada para esse fenótipo de ECG e é superior ao ECO para detectar CMH apical, HVE localizada na parede livre lateral, DAVD com envolvimento do ventrículo esquerdo e miocardite. ▪ Se a RM cardíaca não estiver disponível, o ECO deve ser considerado como alternativa para investigação de CMH apical em pacientes com inversão profunda da onda T nas derivações V5-V6. ▪ Considere avaliação familiar e triagem genética, se disponíveis. ▪ Avaliações e testes anuais são recomendados ao longo da carreira em atletas com resultados normais.
Inversão da onda T isolada nas derivações inferiores	CMH CMD MCM Miocardite	ECO	▪ Considere RM cardíaca com base nos achados do ECO ou na suspeita clínica.
Inversão da onda T nas derivações anteriores‡	DAVD CMD	ECO RM cardíaca TE Holter ECG-AR	▪ Os níveis de investigação podem variar com base na suspeita clínica de DAVD e nos resultados dos testes iniciais.
Infradesnível do segmento ST	CMH CMD MCM DAVD Miocardite	ECO	▪ Considere RM cardíaca e testes adicionais com base nos achados do ECO ou na suspeita clínica.

(Continua)

(Continuação)

Quadro 24.5. Avaliação das anormalidades em atletas[34]

Anormalidade do ECG	Doença cardíaca potencial*	Avaliação recomendada**	Considerações
Ondas Q patológicas	CMH CMD MNC Miocardite IM prévio	ECO Avaliação de fatores de risco para DAC ECG de repetição para padrão QS septal (V1-V2)	▪ Considere RM cardíaca (com estudo de perfusão, se disponível) com base nos achados do ECO ou na suspeita clínica. Na ausência de RM cardíaca, considere TE, ECO-ESTRESSE com dobutamina ou CPM para avaliação de doença arterial coronariana em atletas com suspeita de infarto do miocárdio prévio ou múltiplos fatores de risco para doença arterial coronariana.
Bloqueio de ramo esquerdo	CMD CMH MNC Sarcoidose Miocardite	ECO RM cardíaca (com estudo de perfusão sob estresse)[§]	▪ Avaliação cardíaca abrangente para descartar doença miocárdica deve ser considerada.
Atraso importante da condução intraventricular inespecífico	CMD CMH MNC	ECO	▪ Considere testes adicionais com base nos achados do ECO ou na suspeita clínica.
Onda épsilon	DAVD	ECO RM cardíaca TE Holter ECG-AR	▪ Presença de onda épsilon nas derivações V1-V3 é um marcador eletrocardiográfico altamente específico e um critério de diagnóstico importante para DAVD.
Múltiplas extrassístoles ventriculares	CMH CMD MNC DAVD Miocardite Sarcoidose	ECO Holter TE	▪ Se apresentar > 2 000 EV ou TVNS na investigação inicial, será necessário investigar presença de doença miocárdica com outros exames, incluindo RM cardíaca. Considere ECG-AR.
Pré-excitação ventricular	Síndrome *Wolff-Parkinson-White*	TE ECO	▪ A rápida interrupção da onda delta (pré-excitação) no TE denota uma via acessória de baixo risco. O EEF para avaliação de risco deve ser considerado se não puder confirmar o baixo risco da via acessória por testes não invasivos. Considere o EEF para esportes de intensidade moderada a alta.
Intervalo QT prolongado	Síndrome do QT longo	Repetição de ECG em outros dias Revisão de medicamentos que prolongam o intervalo QT Realização de ECG em parentes de primeiro grau, se possível	▪ Considere TE, exames laboratoriais (eletrólitos), triagem familiar e teste genético, quando suspeita clínica for alta. ▪ Considere o encaminhamento para um arritmologista ou um cardiologista esportivo quando QTc ≥ 500 ms.

(Continua)

(Continuação)

Quadro 24.5. Avaliação das anormalidades em atletas[34]

Anormalidade do ECG	Doença cardíaca potencial*	Avaliação recomendada**	Considerações
Padrão de Brugada tipo 1	*Síndrome de Brugada*	Encaminhamento para cardiologista ou arritmologista	▪ Considere ECG com derivações precordiais superiores (V1 e V2 no segundo espaço intercostal) ou bloqueio do canal de sódio se o padrão de Brugada for indeterminado. ▪ Considere teste genético e triagem familiar.
Bradicardia sinusal acentuada (< 30 bpm)	Doença miocárdica ou do sistema de condução	Repetição de ECG após leve atividade aeróbica	▪ Considere testes adicionais com base na suspeita clínica.
BAV do primeiro grau acentuado (≥ 400 ms)	Doença miocárdica ou do sistema de condução	Repetição de ECG após leve atividade aeróbica TE	▪ Considere testes adicionais com base na suspeita clínica.
BAV do segundo grau avançado ou do terceiro grau	Doença miocárdica ou do sistema de condução	ECO Holter TE	▪ Considerar exames laboratoriais e RM cardíaca com base nos achados do ECO.
Taquiarritmias atriais	Doença miocárdica ou do sistema de condução	ECO Holter TE	▪ Considerar RM cardíaca ou EEF com base na suspeita clínica.
Arritmias ventriculares¶	Doença miocárdica ou do sistema de condução	ECO CPM Holter TE	▪ Uma avaliação cardíaca abrangente para descartar doença miocárdica e doença elétrica primária deve ser considerada.
Dois ou mais achados de ECG limítrofes	Doença miocárdica	ECO	▪ Considere testes adicionais com base na suspeita clínica.

CMD: cardiomiopatia dilatada; CMH: cardiomiopatia hipertrófica; CPM: cintilografia de perfusão miocárdica; DAVD: displasia arritmogênica do ventrículo direito; ECG: eletrocardiograma; ECO: ecocardiograma; EEF: estudo eletrofisiológico; MNC: miocárdio não compactado; RM: ressonância magnética; TE: teste de esforço.

*Esta lista de distúrbios para cada anormalidade de ECG representa os principais distúrbios cardíacos preocupantes e não pretende ser exaustiva. †A avaliação inicial das anormalidades do ECG deve ser realizada sob a orientação de um cardiologista. Testes adicionais serão guiados por achados iniciais e suspeita clínica, com base na presença de sintomas ou história familiar de doença cardíaca hereditária ou morte súbita cardíaca. ‡Exclui variante de repolarização de atleta negro e padrão juvenil em adolescentes ≤ 16 anos. §Angiocoronariografia por TC se a perfusão de estresse com RM cardíaca não estiver disponível. ¶Inclui pares, tríplex, ritmo idioventricular acelerado e taquicardia ventricular não sustentada.

Os achados que são comumente interpretados como anormais (Quadro 24.6) incluem: sobrecarga ventricular esquerda, inversão não patológica de onda T, desvio de eixo isolado, distúrbio de condução intraventricular com duração inferior a 140 ms, bloqueio de ramo direito isolado, via acessória mal interpretada, variações de ritmo não patológicas, extrassístoles ventriculares (< 2 por tira), bloqueio AV de primeiro grau.[41,42] Em contraste, achados classificados como normais, mas considerados anormais por especialistas, incluem: inversão de onda T patológica, sobrecarga biatrial, ondas Q patológicas, infradesnível patológico do segmento ST e taquiarritmias atriais.[41,42] Esses estudos destacam a importância da educação médica continuada para aqueles que usam o ECG na avaliação cardiovascular de atletas.

Quadro 24.6. Exemplos de ECG comumente mal classificados

Armadilhas comuns da interpretação do eletrocardiograma em atletas usando os Critérios Internacionais	
Anormalidade de ECG	**Armadilhas comuns**
Inversão de onda T inferior	Considera anormal ECG com presença de inversão da onda T nas derivações DIII e aVF ou DII. De acordo com os Critérios Internacionais, a inversão de onda T na derivação III não é considerada anormal. Assim, para considerar o ECG alterado em atletas, é necessário inversão da onda T nas derivações DII e aVF.
Padrão de repolarização em atleta negro	Considerar anormais ECG com padrão fisiológico de repolarização do atleta negro, que consiste na presença de elevação do ponto J com supradesnível convexo do segmento ST e inversão de onda T restrita às derivações V1-V4. A extensão da alteração até V5 é um achado anormal e não faz parte do padrão de repolarização do atleta negro.
Ondas Q patológicas	Considerar o ECG anormal quando apresenta onda Q profunda e rápida, mas não atende aos critérios mais recentes, incluindo Q/R > 0,25 ou onda Q > 40 ms de duração.
Achados eletrocardiográficos limítrofes	Atletas com um achado de ECG limítrofe (p. ex., desvio do eixo, sobrecarga atrial ou AFC) são considerados anormais quando o Critério Internacional exige dois achados limítrofes.

Considerações finais

Embora os Critérios Internacionais superem todos os padrões anteriores de interpretação de ECG em atletas, há espaço para melhorias, à medida que novas evidências surgem. Idealmente, os critérios de interpretação do ECG seriam individualizados, de acordo com os perfis demográfico e esportivo de cada atleta.[23] Por exemplo, devido à grande miscigenação da população brasileira, pode ser equivocado considerar normal a presença da alteração da repolarização variante de atletas negros, característica particular de atletas africanos,[43] assim como considerar normal a presença de bloqueio de ramo direito isolado em atletas com epidemiologia positiva para doença de Chagas, considerada endêmica em algumas regiões brasileiras.[44]

No entanto, tornar os critérios muito complexos também limita a facilidade de uso e a aplicação à prática diária. Portanto, são necessárias classificações que maximizem a sensibilidade/especificidade em populações únicas, com critérios fáceis de usar, principalmente quando aplicados fora de centros especializados.[23]

Referências

1. Schwartz PJ, Corrado D. Sudden cardiac death in young competitive athletes Eur Heart J. 2012;33:1986-8.
2. Corrado D, Basso C, Schiavon M, Pelliccia A, Thiene G. Pre-participation screening of young competitive athletes for prevention of sudden cardiac death. J Am Coll Cardiol. 2008;52(24):1981-9.
3. Thiene G, Carturan E, Corrado D, Basso C. Prevention of sudden cardiac death in the young and in athletes: dream or reality? Cardiovasc Pathol. 2010;19(4):207-17.
4. Maron BJ. Sudden death in young athletes. N Engl J Med. 2003;349(11):1064-75.
5. Corrado D, Basso C, Schiavon M, Thiene G. Screening for hypertrophic cardiomyopathy in young athletes. N Engl J Med. 1998;339(6):364-9.
6. Corrado D, Basso C, Pavei A, Michieli P, Schiavon M, Thiene G. Trends in sudden cardiovascular death in young competitive athletes after implementation of a preparticipation screening program. JAMA. 2006;296(13):1593-601.
7. Chaitman BR. An electrocardiogram should not be included in routine preparticipation screening of young athletes. Circulation. 2007;116(22):2610-5.
8. Corrado D, Pelliccia A, Bjørnstad HH, Vanhees L, Biffi A, Borjesson M et al. Cardiovascular pre-participation screening of young competitive athletes for prevention of sudden death: proposal for a common European protocol. Consensus Statement of the Study Group of Sport Cardiology of the Working Group of Cardiac Rehabilitation and Exercise Physiology and the Working Group of Myocardial and Pericardial Diseases of the European Society of Cardiology. Eur Heart J. 2005;26(5):516-24.
9. Torabi AJ, Nahhas O, Dunn R, Martinez MW, Tucker A, Lincoln A et al. Athlete ECG T-wave abnormality interpretation patterns by non-experts American Heart Journal Plus: Cardiology Research and Practice. 2022;17:100153.
10. Pelliccia A, Maron BJ, Culasso F, Di Paolo FM, Spataro A, Biffi A et al. Clinical Significance of Abnormal Electrocardiographic Patterns in Trained Athletes. Circulation. 2000;102(3):278-284.
11. Roeske WR, O'Rourke RA, Klein A, Leopold G, Karliner JS. Noninvasive evaluation of ventricular hypertrophy in professional athletes. Circulation. 1976;53:286-292.
12. Oakley DG, Oakley CM. Significance of abnormal electrocardiograms in highly trained athletes. Am J Cardiol. 1982;50(5):985-989.
13. Huston TP, Puffer JC, Rodney WM. The athletic heart syndrome. N Engl J Med. 1985;313(1):24-32.
14. Douglas PS, O'Toole ML, Hiller WDB, et al. Electrocardiographic diagnosis of exercise-induced left ventricular hypertrophy. Am Heart J. 1988;116(3):784-90.
15. Björnstad H, Smith G, Storstein L, Meen HD, Hals O. Electrocardiographic and Echocardiographic Findings in Top Athletes, Athletic Students and Sedentary Controls. Cardiology. 1993;82(1):66-74.
16. Maron BJ, Shirani J, Poliac LC, Mathenge R, Roberts WC, Mueller FO. Sudden Death in Young Competitive Athletes. JAMA. 1996;276(3):199-204.
17. Thiene G, Nava A, Corrado D, Rossi L, Pennelli N. Right Ventricular Cardiomyopathy and Sudden Death in Young People. N Engl J Med. 1988;318:129-33.
18. Brosnan M, La Gerche A, Kalman J, Lo W, Fallon K, MacIsaac A et al. Comparison of frequency of significant electrocardiographic abnormalities in endurance versus nonendurance athletes. Am J Cardiol. 2014;113(9):1567-73.
19. Hill AC, Miyake CY, Grady S, Dubin AM. Accuracy of interpretation of preparticipation screening electrocardiograms. J Pediatr. 2011;159(5):783-8.
20. Drezner JA, Asif IM, Owens DS, Prutkin JM, Salerno JC, Fean R et al. Accuracy of ECG interpretation in competitive athletes: the impact of using standised ECG criteria. Br J Sports Med. 2012;46(5):335-40.
21. D'Ascenzi F, Anselmi F, Adami PE, Pelliccia A. Interpretation of T-wave inversion in physiological and pathological conditions: current state and future perspectives, Clin Cardiol. 2020;43(8):827-33.
22. Petek BJ, Drezner JA, Churchill TW. The International Criteria for Electrocardiogram Interpretation in Athletes: Common Pitfalls and Future Directions. Cardiol Clin. 2023;41(1):35-49.
23. Maron BJ, Levine BD, Washington RL, Baggish AL, Kovacs RJ, Maron MS. Eligibility and Disqualification Recommendations for Competitive Athletes with Cardiovascular Abnormalities: Task Force 2: Preparticipation Screening for Cardiovascular Disease in Competitive Athletes: A Scientific Statement from the American Heart Association and American College of Cardiology. J Am Coll Cardiol. 2015;66(21):2356-61.

24. Serra-Grima R, Estorch M, Carrió I, Subirana M, Bernà L, Prat T. Marked ventricular repolarization abnormalities in highly trained athletes' electrocardiograms: clinical and prognostic implications. J Am Coll Cardiol. 2000;36(4):1310-6.
25. Corrado D, Basso C, Thiene G. Sudden death in young athletes. Lancet. 2005;366(Suppl 1):S47-8.
26. Corrado D, Pelliccia A, Heidbuchel H, Sharma S, Link M, Basso C et al. Recommendations for interpretation of 12-lead electrocardiogram in the athlete. Eur Heart J. 2010;31(2):243-59.
27. Drezner JA, Ackerman MJ, Anderson J, Ashley E, Asplund CA, Baggish AL et al. Electrocardiographic interpretation in athletes: the 'Seattle Criteria'. Br J Sports Med. 2013;47(3):122-4.
28. Sheikh N, Papadakis M, Ghani S, Zaidi A, Gati S, Adami PE et al. Comparison of Electrocardiographic Criteria for the Detection of Cardiac Abnormalities in Elite Black and White Athletes. Circulation. 2014;129(16):1637-49.
29. Drezner JA, Sharma S, Baggish A, Papadakis M, Wilson MG, Prutkin JM et al. International criteria for electrocardiographic interpretation in athletes: Consensus statement. Br J Sports Med. 2017;51(9):704-31.
30. Brosnan M, La Gerche A, Kalman J, Fallon K, MacIsaac A, Prior D. The Seattle Criteria increase the specificity of preparticipation ECG screening among elite athletes. Br J Sports Med. 2014;48(15):1144-50.
31. Price DE, McWilliams A, Asif IM, Martin A, Elliott SD, Dulin M et al. Electrocardiography-inclusive screening strategies for detection of cardiovascular abnormalities in high school athletes. Heart Rhythm. 2014;11(3):442-9.
32. Brosnan M, La Gerche A, Kumar S, Lo W, Kalman J, Prior D. Modest agreement in ECG interpretation limits the application of ECG screening in young athletes. Heart Rhythm. 2015;12(1):130-6.
33. Hill AC, Miyake CY, Grady S, Dubin AM. Accuracy of interpretation of preparticipation screening electrocardiograms. J Pediatr. 2011;159(5):783-8.
34. Dhutia H, Malhotra A, Yeo TJ, Ster IC, Gabus V, Steriotis A et al. Inter-Rater Reliability and Downstream Financial Implications of Electrocardiography Screening in Young Athletes. Circ Cardiovasc Qual Outcomes. 2017;10(8):e003306.
35. Schneiter S, Trachsel LD, Perrin T, Albrecht S, Pirrello T, Gojanovic B et al. Inter-observer agreement in athletes ECG interpretation using the recent international recommendations for ECG interpretation in athletes among observers with different levels of expertise. PLoS One. 2018;13(11):e0206072.
36. Petek BJ, Drezner JA, Prutkin JM, Owens DS, Tran T, Harmon KG. Electrocardiogram interpretation in college athletes: local institution versus sports cardiology center interpretation. J Electrocardiol. 2020;62:49-56.
37. Weiss M, Rao P, Johnson D, Billups T, Taking C, LaNoue M et al. Physician adherence to 'Seattle' and 'International' ECG criteria in adolescent athletes: An analysis of compliance by specialty, experience, and practice environment. J Electrocardiol. 2020;60:98-101.
38. Brito LC. O crime da miscigenação: a mistura de raças no Brasil escravista e a ameaça à pureza racial nos Estados Unidos pós-abolição. Rev Bras Hist. 2016;36(72):107-30.
39. Martins-Melo FR, Ramos AN Jr., Alencar CH, Heukelbach J. Prevalence of Chagas disease in Brazil: A systematic review and meta-analysis. Acta Trop. 2014;130:167-74.
40. Schneiter S, Trachsel LD, Perrin T, et al. Interobserver agreement in athletes ECG interpretation using the recent international recommendations for ECG interpretation in athletes among observers with different levels of expertise. PLOS ONE 2018;13(11):e0206072.
41. Petek BJ, Drezner JA, Prutkin JM, et al. Electrocardiogram interpretation in college athletes: local institution versus sports cardiology center interpretation. J Electrocardiol 2020;62:49–56.
42. Weiss M, Rao P, Johnson D, et al. Physician adherence to 'Seattle' and 'International' ECG criteria in adolescent athletes: an analysis of compliance by specialty, experience, and practice environment. J Electrocardiol 2020; 60:98–101.
43. Brito LC. O crime da miscigenação: a mistura de raças no Brasil escravista e a ameaça à pureza racial nos Estados Unidos pós-abolição. Revista Brasileira de História. São Paulo, v. 36, nº 72, 2016.
44. Martins-Meloa FR, et al. Prevalence of Chagas disease in Brazil: A systematic review and meta-analysis. Acta Tropica 130 (2014) 167–174.

CAPÍTULO 25

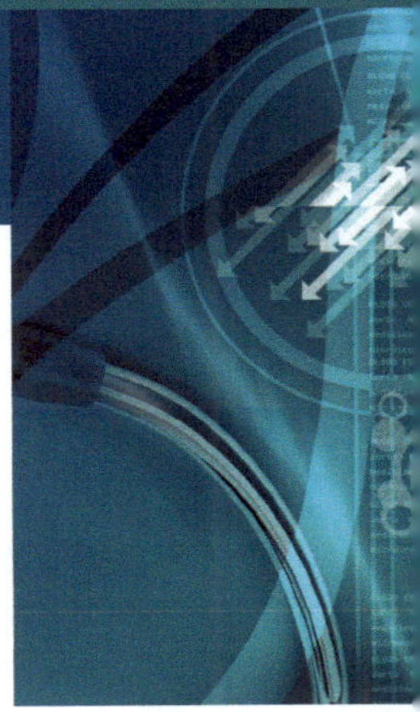

Capacidade Funcional em Atletas

▪ So Pei Yeu ▪ William Azem Chalela

Capacidade funcional

O conceito de capacidade funcional apresenta muitos sinônimos, como capacidade aeróbica, condição aeróbica, capacidade de exercício, condicionamento físico, condicionamento cardiorrespiratório, entre outros, mas o mais utilizado em publicações atuais é aptidão cardiorrespiratória (ACR), em inglês *cardiorespiratory fitness* (CRF).[1] A ACR é o componente aeróbico da aptidão física do indivíduo relacionado à capacidade dos sistemas cardiovascular e respiratório de fornecer oxigênio para o sistema muscular sustentar uma atividade física. Por isso, sua métrica é o consumo de oxigênio (VO_2),[2] possível de ser medida diretamente pelo teste cardiopulmonar de exercício ou estimada indiretamente pelo teste ergométrico.[3]

A classificação da ACR de Cooper e a classificação da AHA ainda são utilizadas na prática para classificar o nível de ACR. A população estudada por Cooper foi acima de 13 anos e a estudada pela AHA foi composta por indivíduos entre 20 anos e 69 anos. Ambos incluíram indivíduos saudáveis, independentemente do nível de atividade física.[4] A American College of Sports Medicine (ACSM)[1] recomenda os valores de predição do VO_2 do registro FRIEND,[5] descrito por Myers, e é a referência que adotamos atualmente em nossos laudos de TCPE.

Teste cardiopulmonar de exercício (TCPE)

O TCPE é o método padrão-ouro para a medida do VO_2 e é indicado pela atual Diretriz Brasileira de Cardiologia do Esporte e do Exercício,[6] conforme mostra o Quadro 25.1, principalmente em atletas, pela possibilidade de realizar um teste de esforço progressivo e máximo do ponto de vista metabólico, levando o atleta à exaustão cardiopulmonar com protocolos mais adaptados à sua realidade que os tradicionais protocolos, como o Bruce e o Ellestad.

Os protocolos de TCPE utilizados para avaliação de atletas no Instituto do Coração (InCor)[7] são do tipo rampa fixo, com base em incrementos de velocidade e inclinação a cada um minuto (min), denominados "Velocidade 1", "Velocidade 2" e "Velocidade 3", conforme caracterizadas no Quadro 25.2, diferentemente de outros protocolos utilizados, que se baseiam, predominante ou exclusivamente, em incrementos de velocidade. Além da esteira ergométrica, existe a possibilidade realizar o TCPE em cicloergômetros para uma avalição mais acurada da capacidade funcional do atleta, a depender de sua modalidade esportiva, como ciclismo e remo.

Assim que determinamos o VO_2 do atleta, seu valor é comparado ao da população saudável e, normalmente, alcança valores acima de 120% do predito esperado para a população saudável. No entanto, além do VO_2, o TCPE analisa outras variáveis para complementar a avaliação funcional do atleta, como:[9]

- Cinética de recuperação do VO_2 dos atletas é mais rápida que a da população sedentária, ou seja, o tempo necessário para diminuir pela metade o VO_2 pico ($T_{1/2}$) é menor que 90 segundos, o que é mais eficiente do ponto de vista cardiovascular.

Quadro 25.1. Indicação do TCPE baseada em evidências

Indicação do TCPE	Grau de recomendação (GR)	Nível de evidência (NE)
Atletas profissionais	GR: I	NE: B
Esportistas	GR: IIa	NE: C

Fonte: Adaptado de Ghorayeb N, Stein R, Daher DJ, Silveira AD, Oliveira Filho JA, Ritt LEF *et al.* Atualização da Diretriz Brasileira em Cardiologia do Esporte e do Exercício da Sociedade Brasileira de Cardiologia e da Sociedade Brasileira de Medicina do Exercício e do Esporte. Arq Bras Cardiol. 2019;112(3):326-68.

Quadro 25.2. Protocolos de TCPE mais utilizados em atletas e esportistas no InCor

Velocidade 1			Velocidade 2		
Tempo (min)	Velocidade (mph)	Inclinação (%)	Tempo (min)	Velocidade (mph)	Inclinação (%)
Exercício			Exercício		
1	2,0	0	1	2,0	0
1	4,4	0	1	4,4	0
1	4,6	2	1	4,6	2
1	4,8	0	1	4,8	0
1	5,2	3	1	5,6	1
1	6,0	4	1	6,6	2
1	6,8	5	1	7,4	3
1	7,4	7	1	8,2	4
1	7,8	9	1	9,0	5
1	8,2	11	1	9,6	6
1	8,5	13	1	10,0	7
1	8,6	15	1	10,2	8
1	8,6	17	1	10,5	9
1	9,0	17	1	10,6	11
1	9,0	19	1	10,6	13
1	9,0	21	1	10,6	15
1	9,0	23	1	10,6	17

Fonte: Negrão CE, Barretto ACP, Rondon MUPB. Cardiologia do Exercício: do atleta ao cardiopata. 4. ed. Barueri: Manole; 2019. | Nunes N. Avaliação Cardiopulmonar e Treinamento Físico. 1. ed. São Paulo: Atheneu; 2018.

- Primeiro limiar ventilatório (LV_1) ou limiar anaeróbio (LA) é mais tardio, ou seja, o VO_2 do LV_1 na população saudável sem treinamento físico varia entre 40% a 60% do VO_2 máximo, enquanto, nos atletas de resistência, pode chegar até 90% do VO_2 máximo.
- Nadir do equivalente ventilatório de oxigênio VE/VO_2 diminui progressivamente conforme as adaptações resultantes do treinamento físico regular. Portanto, maior capacidade oxidativa muscular em produzir adenosina trifosfato (ATP) pela glicólise oxidativa nas mitocôndrias.
- Inclinação ou *slope* $\Delta VO_2/\Delta$Carga representa o consumo de oxigênio necessário para uma carga específica (Watts). Seu valor de normalidade é em torno de 10 mL/min/W. Portanto, ao comparar dois indivíduos atletas, o *slope* menor significa uma economia de exercício maior, ou seja, gasta menos energia para determinada carga e, portanto, é mais eficiente do ponto de vista metabólico. Na Figura 25.2, vê-se um exemplo de TCPE realizada em cicloergômetro por um ciclista.

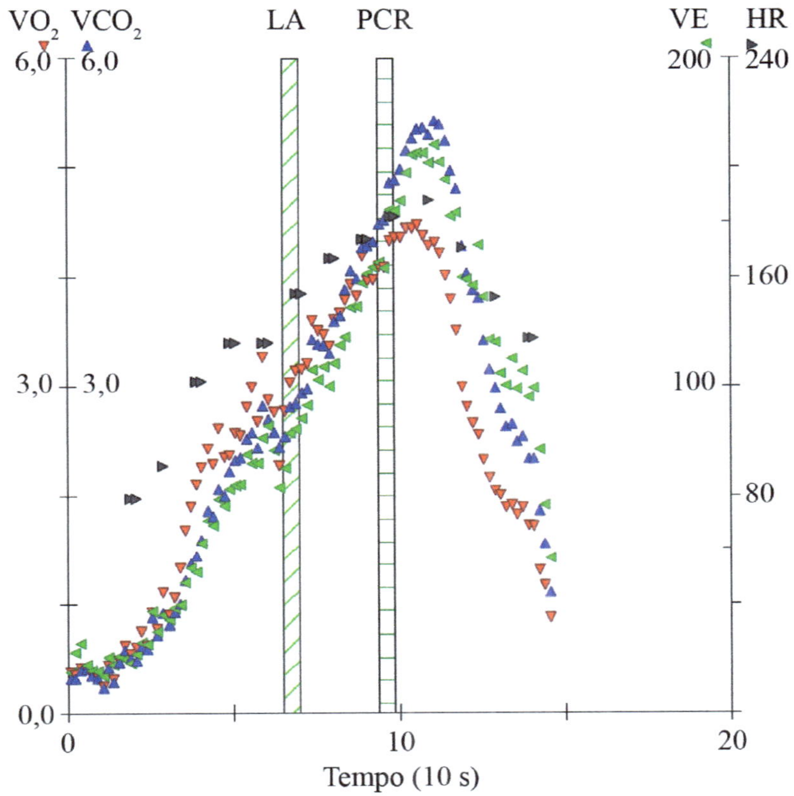

Figura 25.1. TCPE de um atleta de sexo masculino, 49 anos, triatleta, VO_2 = 51,4 mL/kg/min (138% do predito), quociente respiratório (RQ) = 1,21, limiar anaeróbico (LA) = 67% do VO_2 pico – Protocolo "Velocidade 1".

VO_2 (L/min): consumo de oxigênio; VCO_2 (L/min): produção de CO_2; VE (L/min): ventilação-minuto; HR (bpm): frequência cardíaca; LA: limiar anaeróbio; PCR: ponto de compensação respiratória; LA: (10 s): média de 10 s.

Fonte: Acervo da Unidade de Reabilitação Cardiovascular e Fisiologia do Exercício do InCor.

Os cardiologistas também devem se atentar a alguns parâmetros específicos do TCPE, que, apesar de estarem fora da normalidade para a população em geral, são variações da normalidade para os atletas:[10]

- Os protocolos podem não reproduzir o tipo de exercício que os atletas executam em sua rotina e podem ser limitados por desconforto na panturrilha devido à inclinação desproporcional ao treinamento físico, em vez da exaustão cardiopulmonar desejada em um teste de esforço máximo como TCPE.
- É comum ter um pulso de oxigênio (PuO_2) elevado com platô perto do pico de esforço, não representando algo patológico, o que pode ser visto em até 20% dos jogadores de futebol de elite.
- Os atletas alcançam níveis bem elevados de VO_2 e, por isso, podem esgotar ou até negativar sua reserva ventilatória (RV) a menos de 20%, sem representar uma limitação da mecânica ventilatória, e o cálculo da ventilação voluntária máxima (VVM) pode ficar subestimado quando calculado pelo volume expiratório forçado no primeiro segundo (VEF_1).
- Após o segundo limiar ventilatório (LV_2), a ventilação dos atletas aumenta muito e, portanto, é encontrado na maioria dos casos um *slope* VE/VCO_2 elevado, se considerar todo o exame para o

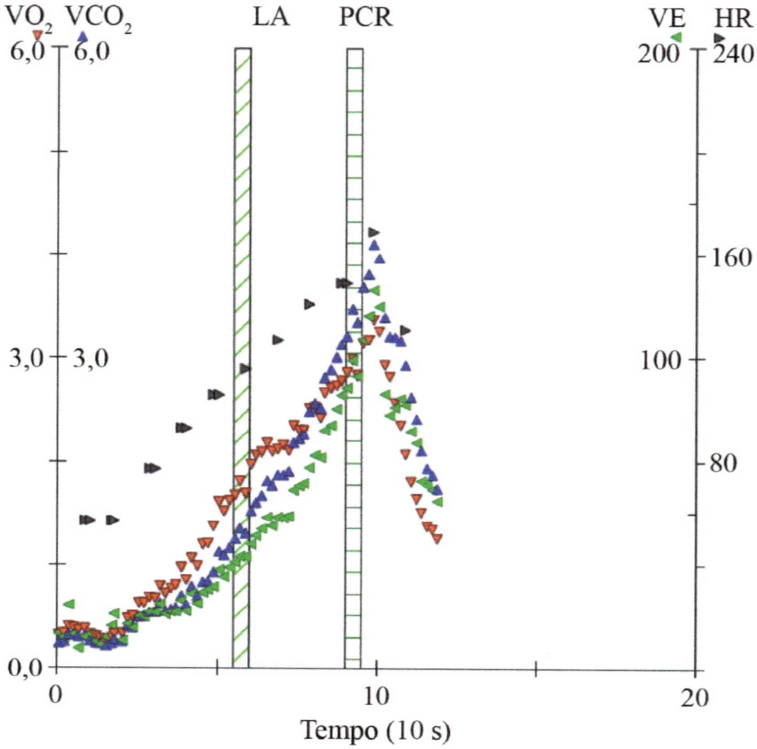

Figura 25.2. TCPE de um esportista de sexo masculino, 48 anos, ciclista, VO_2 = 45,5 mL/kg/min (134% do predito), quociente respiratório (RQ) = 1,19, limiar anaeróbico (LA) = 54% do VO_2 pico, *slope* $\Delta VO_2/\Delta$Carga = 10,2 mL/min/W – Protocolo "Rampa 35 Watts".

VO_2 (L/min): consumo de oxigênio; VCO_2 (L/min): produção de CO_2; VE (L/min): ventilação-minuto; HR (bpm): frequência cardíaca; LA: limiar anaeróbio; PCR: ponto de compensação respiratória; LA: (10 s): média de 10 s.

Fonte: Acervo da Unidade de Reabilitação Cardiovascular e Fisiologia do Exercício do InCor.

cálculo, como é realizado em pacientes com insuficiência cardíaca. Portanto, o mais recomendado é calcular o *slope* VE/VCO_2 até o LV_2 ou usar o menor valor de VE/VCO_2 (nadir do VE/VCO_2).

- A hipoxemia arterial induzida pelo esforço é caracterizada por uma saturação periférica de oxigênio (SpO_2) menor que 95% no pico de esforço ou uma queda significativa maior que 4%. Entretanto, pode ser encontrada em atletas de elite que apresentam elevada ACR na faixa de 150% a 200% do predito para idade e gênero. Na prática, não é visto com frequência e suspeita-se sobre a fidelidade dos oxímetros de pulso tradicionais. Por isso, necessita-se verificar a qualidade das curvas de onda de pulso de oximetria e perfusão antes de relatar valores anormais em atletas.

Teste ergométrico (TErg)

O TErg, apesar de medir indiretamente a ACR pela carga máxima de trabalho atingida pelo atleta, ainda é o método mais utilizado na prática clínica, pelo bom custo-benefício e pela elevada disponibilidade em clínicas e hospitais. É recomendado pelas diretrizes brasileiras[6], descritas no Quadro 25.3, para a avaliação de atletas e esportistas que realizam atividade física de alta intensidade, antes de iniciarem a temporada de competições e o programa de treinamento físico, respectivamente.

Quadro 25.3. Indicação do TErg baseada em evidências para início de atividade física de alta intensidade, de atividade esportiva ou de atividade competitiva

Indicação do TErg	Grau de recomendação (GR)	Nível de evidência (NE)
Atletas profissionais	GR: I	NE: C
Esportistas	GR: IIa	NE: A

Fonte: Adaptado de Ghorayeb N, Stein R, Daher DJ, Silveira AD, Oliveira Filho JA, Ritt LEF *et al.* Atualização da Diretriz Brasileira em Cardiologia do Esporte e do Exercício da Sociedade Brasileira de Cardiologia e da Sociedade Brasileira de Medicina do Exercício e do Esporte. Arq Bras Cardiol. 2019;112(3):326-68.

Quando comparado ao TCPE para mensuração da ACR, o TErg tem um erro aproximado de 20%,[6,11] superestimando o VO_2 com base em fórmulas desenvolvidas para protocolos de esteira. Um exemplo é a fórmula geral de corrida da ACSM,[11] designada para corrida de, pelo menos, 5,0 mph (8,0 km/h). Entretanto, alguns indivíduos, por sua estatura e por sua biomecânica, correm em velocidades menores, como 4,0 mph (6,4 km/h), mas, mesmo assim, compatíveis para o cálculo do VO_2 ou para as fórmulas específicas dos protocolos tradicionais descritas no Quadro 25.4.

Quadro 25.4. Fórmulas para cálculo do VO_2 – ACSM e Ellestad Modificado

Fórmula geral de corrida da ACSM

$$VO_2\,(mL/kg/min) = [velocidade\,(m/min) \times 0{,}2] + [velocidade\,(m/min) \times grau\ inclinação\,(fração) \times 0{,}9] + 3{,}5$$

Conversão de **milhas/h** (mph) para **m/min** – multiplicar mph por 26,8; conversão de % em **fração** – dividir % por 100.

Fórmula do Protocolo Ellestad modificado

$$VO_2\,(mL/kg/min) = 4{,}46 + [3{,}933 + T\,(min)]$$

Fonte: American College Of Sports Medicine. ACSM'S Metabolic Calculations Handbook. Philadelphia: Lippincott Williams & Wilkins; 2007. | Uchida A, Murad Neto A, Chalela WA. Ergometria: Teoria e Prática. 1. ed. Barueri: Manole; 2013.

O protocolo de TErg mais utilizado na prática em atletas é o Protocolo de Ellestad (original)[14] ou o Protocolo Memorial Hospital (Ellestad modificado)[15] elaborado para pacientes com elevada ACR. Nos Quadros 25.5 e 25.6, são descritas as principais diferenças entre o TCPE e o TErg, quando utilizados na avaliação dos atletas.[6,14]

Quadro 25.5. Protocolos de TErg

Ellestad (Original)			Memorial Hospital (Ellestad modificado)		
Tempo (min)	Velocidade (mph)	Inclinação (%)	Tempo (min)	Velocidade (mph)	Inclinação (%)
Exercício			Exercício		
3	1,7	10	3	1,7	10
2	3,0	10	2	3,0	10
2	4,0	10	2	4,0	10
3	5,0	10	2	5,0	10
			2	5,0	15
2	6,0	15	2	6,0	15
2	7,0	15	2	7,0	15
2	8,0	15	2	8,0	15

Fonte: Adaptado de Ghorayeb N. Cardioesporte: cardiologia do exercício e do esporte – prevenção cardiovascular, diagnóstico e condutas práticas. São Paulo: Atheneu; 2021. | Meneghelo RS, Araújo CGS, Stein R, Mastrocolla LE, Albuquerque PF, Serra SM *et al.* III Diretrizes da Sociedade Brasileira de Cardiologia sobre Teste Ergométrico. Arq Bras Cardiol. 2010;95(5):1-26.

Quadro 25.6. Diferenças entre TCPE e TErg em atletas

Variável	TCPE	TErg
Aptidão cardiorrespiratória	Medida	Estimada
Limiar anaeróbico	Determinado	Indeterminado
Protocolo	Mais específico	Menos específico
Esforço máximo	Determinado	Indeterminado
Etiologia da limitação	Determinada	Indeterminada

Fonte: Adaptado de Ghorayeb N, Stein R, Daher DJ, Silveira AD, Oliveira Filho JA, Ritt LEF *et al.* Atualização da Diretriz Brasileira em Cardiologia do Esporte e do Exercício da Sociedade Brasileira de Cardiologia e da Sociedade Brasileira de Medicina do Exercício e do Esporte. Arq Bras Cardiol. 2019;112(3):326-68.

Outros métodos indiretos na estimativa do VO_2

Testes de campo

Existem outras maneiras de estimar o VO_2 sem a necessidade do TErg. Os profissionais de Educação Física utilizam testes de campo para avaliar a ACR. Nesses testes, os atletas percorrem o trajeto por uma distância (1,5 km a 3,0 km) ou um tempo (12 minutos a 15 minutos) preestabelecidos. Suas principais vantagens são a correlação moderadamente elevada com baixo custo, utilizando uma atividade física natural, como caminhada ou corrida, e podendo testar simultaneamente vários indivíduos. Entretanto, as desvantagens são a importância da motivação nesse teste e a impossibilidade de avaliar as respostas cardiovasculares, por não ser um teste progressivo e realizado sem a monitorização hemodinâmica e eletrocardiográfica. Os testes mais populares para os adultos são o teste de 2,4 km (1,5 milha) e o teste de Cooper de 12 minutos, que, respectivamente, avaliam o menor tempo para percorrer 2,4 km e a maior distância percorrida em 12 minutos. Com esses dados, aplicam-se as fórmulas descritas no Quadro 25.7 para estimar o VO_2.[16]

Quadro 25.7. Fórmulas mais utilizadas nos testes de campo

Teste de 2,4 km (1,5 milha)
VO_2 (mL/kg/min) = 3,5 + [483/tempo (min)]
Teste de Cooper de 12 minutos
VO_2 (mL/kg/min) = [distância (metros) – 504,9]/44,73

Fonte: Powers SK, Howley ET. Fisiologia do Exercício: teoria e aplicação ao condicionamento e ao desempenho. 9. ed. Barueri: Manole; 2017.

Relógios inteligentes

Cada vez mais comuns em nosso cotidiano são os relógios e as pulseiras inteligentes, que permitem monitorar a frequência cardíaca (FC) por um sensor óptico ou pela tradicional cinta torácica e, graças à tecnologia do Global Positioning System (GPS), é possível determinar a velocidade e a distância percorrida em tempo real.[17] Algumas versões mais atuais desses relógios, direcionados ao público de corrida, possibilitam a estimativa do $VO_{2Máx}$, fundamentada na fisiologia do exercício que mostra a relação linear da frequência cardíaca e da velocidade de corrida com o $VO_{2Máx}$.[17,18] As empresas que desenvolveram esse algoritmo nesses dispositivos validaram-no com estudos científicos, comparando-os ao TCPE, e encontraram um erro absoluto baixo, de 5% no estudo do Firstbeat[19] e de 10% no estudo do Fitbit.[20] Portanto, é uma nova ferramenta para estimar o VO_2 e acompanhar a evolução de sua ACR com seu treinamento físico de forma mais contínua, sem necessitar de tantos testes de esforço. As principais dicas para melhorar a acurácia da estimativa do VO_2 pelos relógios com essa tecnologia estão listadas no Quadro 25.7.

Quadro 25.8. Dicas para maior acurácia no cálculo do VO_2 pelos relógios

- Dados pessoais corretos (idade e gênero)
- Dados antropométricos atualizados (peso e altura)
- FC máxima real medida no TCPE ou no TErg, em vez de calculada
- Preferir o monitoramento da FC pela cinta torácica, se disponível
- Manter relógio firme e pele seca para usar o sensor óptico da FC
- Certificar que o GPS esteja ativo e em bom funcionamento
- Quanto mais corridas contínuas por 10 a 15 min, mais acurado o VO_2

Fonte: Firstbeat Technologies Ltd. Automated Fitness Level ($VO_{2Máx}$) Estimation with Heart Rate and Speed Data [Internet]. 2014 [Acesso em: 22 mar. 2023] Disponível em: <https://assets.firstbeat.com/firstbeat/uploads/2017/06/white_paper_VO2max_30.6.2017.pdf>.

Considerações finais

Em resumo, os testes de esforço são mais acurados que os testes de campo e os algoritmos de relógios inteligentes na avaliação da capacidade funcional. A preferência é pelo TCPE, pela medida do VO_2 e pelas diversas variáveis inerentes ao método, mas, pela menor acessibilidade ao exame, o TErg, mesmo estimando o VO_2, ainda é muito útil em nossa prática clínica para essa finalidade. Os tradicionais testes de campo e, atualmente, os relógios inteligentes podem ser muito úteis no acompanhamento da ACR de maneira mais rápida e fácil, com baixo custo e boa correlação, baseada na fisiologia e em evidência científica.

Referências

1. American College of Sports Medicine. ACSM's guidelines for exercise testing and prescription. 11th ed. Philadelphia: Wolters Kluwer; 2021.
2. Araújo DSMS, Araújo CGS. Aptidão física, saúde e qualidade de vida relacionada à saúde em adultos. Rev Bras Med Esporte. 2000;6(5):194-203.
3. Ross R, Blair SN, Arena R, Church TS, Després J-P, Franklin BA et al. Importance of Assessing Cardiorespiratory Fitness in Clinical Practice: A Case for Fitness as a Clinical Vital Sign: A Scientific Statement from the American Heart Association. Circulation. 2016;134(24):e653-99.
4. Almeida AEM, Santander IRMF, Campos MIM, Arévalo JRG, Nascimento JA. Nascimento JA, Ritt LEF et al. Classification System for Cardiorespiratory Fitness Based on a Sample of the Brazilian Population. Int J Cardiovasc Sci. 2019;32(4):343-54.
5. Myers J, Kaminsky LA, Lima R, Christle JW, Ashley E, Arena R. A Reference Equation for Normal Standards for VO2Máx: Analysis from the Fitness Registry and the Importance of Exercise National Database (FRIEND Registry). Prog Cardiovas Dis. 2017;60(1):21-9.
6. Ghorayeb N, Stein R, Daher DJ, Silveira AD, Oliveira Filho JA, Ritt LEF et al. Atualização da Diretriz Brasileira em Cardiologia do Esporte e do Exercício da Sociedade Brasileira de Cardiologia e da Sociedade Brasileira de Medicina do Exercício e do Esporte. Arq Bras Cardiol. 2019;112(3):326-68.
7. Negrão CE, Barretto ACP, Rondon MUPB. Cardiologia do Exercício: do atleta ao cardiopata. 4. ed. Barueri: Manole; 2019.

8. Nunes N. Avaliação Cardiopulmonar e Treinamento Físico. 1. ed. São Paulo: Atheneu; 2018.
9. Mazaheri R, Schmied C, Niederseer D, Guazzi M. Cardiopulmonary Exercise Test Parameters in Athletic Population: A Review. J Clin Med. 2021;10(21):5073.
10. Husaini M, Emery MS. Cardiopulmonary Exercise Testing Interpretation in Athletes: What the Cardiologist Should Know. Cardiol Clin. 2023;41(1):71-80.
11. Sarma S, Levine BD. Beyond the Bruce Protocol. Cardiol Clin. 2016;34(4):603-8.
12. American College Of Sports Medicine. ACSM'S Metabolic Calculations Handbook. Philadelphia: Lippincott Williams & Wilkins; 2007.
13. Uchida A, Murad Neto A, Chalela WA. Ergometria: Teoria e Prática. 1. ed. Barueri: Manole; 2013.
14. Ghorayeb N. Cardioesporte: cardiologia do exercício e do esporte – prevenção cardiovascular, diagnóstico e condutas práticas. São Paulo: Atheneu; 2021.
15. Meneghelo RS, Araújo CGS, Stein R, Mastrocolla LE, Albuquerque PF, Serra SM et al. III Diretrizes da Sociedade Brasileira de Cardiologia sobre Teste Ergométrico. Arq Bras Cardiol. 2010;95(5):1-26.
16. Powers SK, Howley ET. Fisiologia do Exercício: teoria e aplicação ao condicionamento e ao desempenho. 9. ed. Barueri: Manole; 2017.
17. Düking P, Van Hooren B, Sperlich B. Assessment of Peak Oxygen Uptake with a Smartwatch and its Usefulness for Training of Runners. Int J Sports Med. 2022;43(7):642-7.
18. Cook AJ, Ng B, Gargiulo GD, Hindmarsh D, Pitney M, Lehmann T et al. Instantaneous VO2 from a wearable device. Med Eng Phys. 2018;52:41-8.
19. Firstbeat Technologies Ltd. Automated Fitness Level (VO2Máx) Estimation with Heart Rate and Speed Data [Internet]. 2014 [Acesso em: 22 mar. 2023] Disponível em: <https://assets.firstbeat.com/firstbeat/uploads/2017/06/white_paper_VO2max_30.6.2017.pdf>.
20. Klepin K, Wing D, Higgins M, Nichols J, Godino JG. Validity of Cardiorespiratory Fitness Measured with Fitbit Compared to VO2Máx. Med Sci Sports Exerc. 2019;51(11):2251-6.

seção 5

Hipertensão Arterial Sistêmica e Valvopatias

CAPÍTULO 26

Eletrocardiograma na Hipertensão Arterial Sistêmica

- Beatriz Moreira Ayub Ferreira Soares
- William Azem Chalela

Introdução

No mundo, atualmente, existe cerca de 1 bilhão de pessoas com hipertensão arterial sistêmica (HAS). O estudo de Framingham mostrou que 90% dos indivíduos acima de 55 anos vão desenvolver hipertensão ao longo da vida. A HAS representa um problema de saúde importante, pois é um dos maiores fatores de risco para doença arterial coronariana, insuficiência cardíaca, acidente vascular cerebral, insuficiência renal e insuficiência arterial periférica. Apesar disso, dois terços desses pacientes desconhecem a condição de portadores de HAS ou não são tratados adequadamente. Como a HAS, em suas fases iniciais, é assintomática e o diagnóstico, muitas vezes, só é realizado após o aparecimento de complicações, o diagnóstico precoce deve ser um escopo da medicina preventiva.

Cerca de 90% dos indivíduos com HAS são diagnosticados como hipertensão essencial, que não apresenta causa definida e é multifatorial, com fatores genéticos/epigenéticos, ambientais e sociais. Os outros 10% são portadores de HAS associada a causas definidas, como doença renal crônica, doença renovascular, síndrome de apneia obstrutiva do sono, coarctação da aorta, hiperaldosteronismo primário, síndrome de Cushing e feocromocitoma.

A HAS apresenta níveis pressóricos em que os benefícios do tratamento (não medicamentoso e/ou medicamentoso) superam seus riscos. É caracterizada por elevação persistente da pressão arterial (PA), ou seja, PA sistólica (PAS) maior que ou igual a 140 mmHg e/ou PA diastólica (PAD) maior que ou igual a 90 mmHg, desde que medida com a técnica correta, em, pelo menos, duas ocasiões diferentes, na ausência de medicação anti-hipertensiva. Indivíduos com PAS ≥ 140 mmHg e PAD < 90 mmHg são definidos como portadores de hipertensão arterial sistólica isolada, enquanto a presença de níveis de PAS < 140 mmHg e PAD ≥ 90 mmHg caracteriza a HA diastólica isolada. Tanto a HA sistólica isolada quanto a HA diastólica isolada apresentam maior prevalência de HAS do avental branco.[1]

Na avaliação de um paciente com suspeita de HAS, devemos, inicialmente, confirmar o diagnóstico, identificar causas secundárias e avaliar riscos cardiovasculares e lesões de órgãos alvos. A pressão arterial deve ser medida nos dois braços. Nos indivíduos obesos, o uso de um manguito com tamanho e forma ideais ao braço do paciente é de importância primordial.

Fisiopatologia da hipertensão arterial sistêmica

A pressão arterial é o produto do débito cardíaco e da resistência periférica total. O débito cardíaco, por sua vez, é o produto do volume sistólico e da frequência cardíaca. O volume sistólico é determinado pela contratilidade cardíaca, pelo retorno venoso (pré-carga) e pela resistência que o ventrículo esquerdo precisa sobrepor para ejetar o sangue na aorta (pós-carga).[2]

Existem quatro sistemas que estão diretamente envolvidos na regulação da pressão arterial: o coração, que fornece a pressão de bombeamento; o tônus vascular, que determina a resistência periférica; o rim, que controla o volume intravascular; e o sistema hormonal, que modula a função dos outros três sistemas.

O sistema cardiovascular é dotado de mecanismos de *feedback* que monitoram continuamente a PA. Eles sentem quando a PA está excessivamente alta ou baixa e respondem rapidamente a essas mudanças. Um desses mecanismos é o reflexo dos barorreceptores, que estão localizados na parede do arco aórtico e dos seios carotídeos: se a PA está excessivamente alta, eles são estimulados e transmitem impulsos para o sistema nervoso central e um *feedback* negativo é mandado pelo sistema nervoso autônomo, para que a PA caia para níveis mais baixos, com diminuição da resistência arterial periférica (vasodilatação) e redução do débito cardíaco (diminuição da frequência cardíaca e da contratilidade). O reflexo do barorreceptor modula a PA a cada momento, mas não está envolvido na regulação de longa duração e não impede o desenvolvimento de HAS.

Sinais e sintomas da HAS

A maioria dos pacientes com HAS é assintomática, com o diagnóstico sendo feito apenas durante a medida da PA em uma consulta médica de rotina. Os sintomas clássicos da HAS são cefaleia, epistaxe, tontura, sudorese, visão turva e rubor facial. Muitos dos sintomas e dos achados de exame físico vão depender das lesões de órgão-alvo secundárias à HAS de longa duração: insuficiência cardíaca, isquemia miocárdica e infarto, acidente vascular cerebral e retinopatia.

No coração, a HAS leva a um aumento da pós-carga, que ocasiona um aumento da tensão da parede do ventrículo esquerdo. Como mecanismo compensatório, o coração se hipertrofia, o que é chamado de hipertrofia concêntrica sem dilatação. Ao exame físico, podemos observar um aumento do impulso cardíaco no tórax, sendo possível auscultarmos B4.

A hipertrofia ventricular esquerda é um dos mais fortes preditores de morbidade cardíaca em pacientes hipertensos, sendo um poderoso fator de risco independente para insuficiência cardíaca, arritmias, morte súbita, acidente vascular cerebral e fibrilação atrial.[3]

Eletrocardiograma

A realização do eletrocardiograma no paciente hipertenso tem por principal objetivo avaliar a presença e a extensão das alterações estruturais e funcionais do coração como órgão-alvo na HAS. A sobrecarga do átrio esquerdo (Figura 26.1 e Quadro 26.1) é a alteração mais precocemente encontrada no eletrocardiograma do paciente hipertenso. Além da sobrecarga de átrio esquerdo, frequentemente encontram-se outras alterações decorrentes da hipertensão, como sobrecarga de ventrículo esquerdo (Figura 26.1 e Quadro 26.2), variados graus de alterações da repolarização ventricular, presença de *strain* e arritmias supraventriculares ou ventriculares.

Quadro 26.1. Critérios eletrocardiográficos de sobrecarga atrial esquerda

▪ Onda P de duração aumentada ≥ 120 ms no adulto e 90 ms na criança
▪ Onda P entalhada e bífida em DII, com intervalo entre os ápices maior que 40 ms ("P Mitrale")
▪ SÂP desviado para esquerda: entre –30° e –45°
▪ Aumento na profundidade e na duração do componente negativo final da onda P em V1 (índice de Morris)
▪ Índice de Macruz maior que 1,7

Obs.: O índice de Macruz é calculado pela razão entre a duração da onda P e a duração do segmento PR (IM = P/PR). O índice de Morris em V1 é definido pela duração do componente negativo superior a 0,04 s.

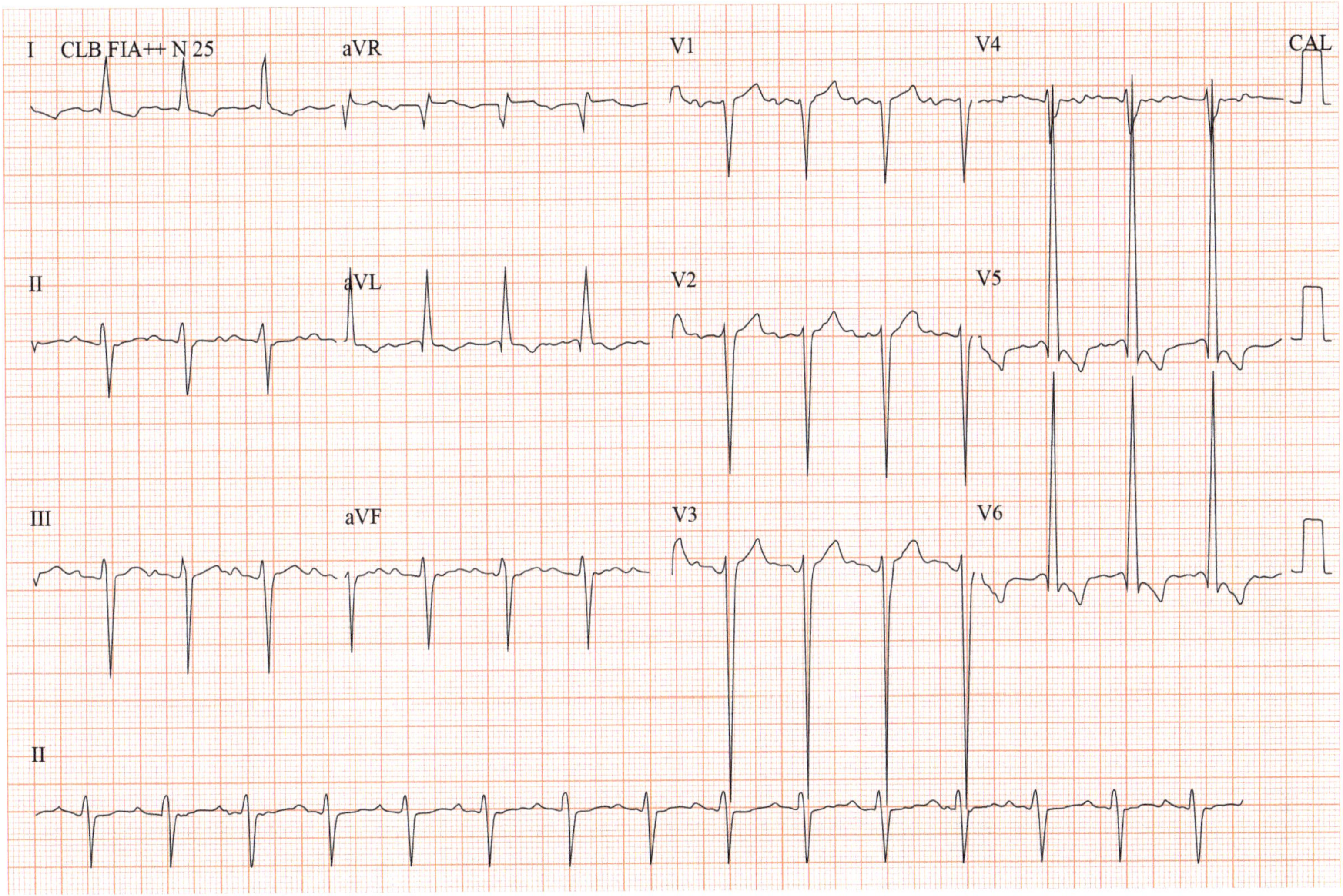

Figura 26.1. Sobrecarga ventricular esquerda. Critério de Sokolow-Lyon: S (V1) + R (V5 ou V6) ≥ 35 mm. Critério de Cornell: Onda S de V3 + onda R de aVL ≥ 28 mm nos homens. Sobrecarga atrial esquerda. Aumento na profundidade e na duração do componente negativo final da onda P em V1 (índice de Morris).

Quadro 26.2. Critérios eletrocardiográficos de SVE

Critérios	Caracterização	
Cornell-voltagem	R (AVL) + s (V3) ≥ 28 mm sexo masculino ≥ 20 mm sexo feminino	
Sokolow-Lyon	S (V1) + R (V5 e V6) ≥ 35 mm	
Escore Romhilt-Estes	R ou S no plano frontal ≥ 20 mm S em V1/V2 ou R em V5/V6 ≥ 30 mm	3 pontos
	Padrão strain (com uso de digital)	3 pontos 1 ponto
	SAE (Morris em V1)	3 pontos
	SÂQRS para esquerda	2 pontos
	Duração do QRS ≥ 90ms	1 ponto
	Tempo de ativação ventricular ≥ 50 ms em V5 e V6	1 ponto
Interpretação escore de Romhilt-Estes	4 pontos: possível SVE 5 pontos: SVE	

Teste ergométrico

O comportamento da PA durante o teste ergométrico (TE) é considerado um marcador de risco para hipertensão arterial futura, acidente vascular cerebral e morte súbita cardiovascular.

O TE está indicado na HAS para:

- investigação de doença arterial coronariana (DAC) em hipertensos sintomáticos com ECG normal;
- ajuste da terapêutica anti-hipertensiva;
- hipertensos com DAC para estratificação de risco, ajuste terapêutico e liberação para exercícios físicos;
- pacientes com síndrome metabólica e diabéticos, para avaliar o comportamento da PA;
- avaliação da aptidão cardiorrespiratória, estratificação de risco e liberação de hipertensos para a prática esportiva;
- avaliação do comportamento da PA em indivíduos com suspeita de HAS;
- idosos hipertensos, para programar atividades físicas;
- hipertensos tratados com suspeita de hipotensão arterial esforço-induzida.

O papel do TE na avaliação do comportamento da PA em indivíduos com história familiar de HAS ainda não está muito bem estabelecido. Durante a realização de atividade física, o sistema cardiovascular sofre modificações, com o intuito de conseguir aumentar o fluxo sanguíneo para a musculatura esquelética e manter um fluxo sanguíneo cerebral e coronário adequados. O tônus adrenérgico é aumentado e o tônus parassimpático é reduzido com o início da atividade física, o que leva a um aumento do débito cardíaco, secundário a um aumento da frequência cardíaca e do volume sistólico, e a uma redução da resistência vascular periférica. A PAS aumenta de forma progressiva e a PAD permanece estável ou tem uma pequena variação.

O comportamento fisiológico da pressão arterial esperado durante o teste ergométrico é um aumento de pelo menos 30 mmHg da PAS durante o exercício, com a PAD permanecendo estável ou tendo uma variação de até 10 mmHg. Após o término da fase de esforço, a PAS deve cair e a PAD deve permanecer estável.

A medida da pressão arterial nos protocolos escalonados deve ser realizada a cada estágio e a cada minuto na recuperação. Nos protocolos de rampa, é feita uma aferição a cada dois minutos no exercício e a cada minuto na recuperação. São considerados hipertensos os pacientes que apresentarem, em repouso, valores de PA iguais a 140/90 mmHg.

Para realizar uma análise adequada da PA, ela deve ser medida em repouso e em, pelo menos, dois estágios distintos do protocolo realizado. Recomenda-se não realizar o exame caso o paciente apresente no início do teste ergométrico a PAS ≥ 180 mmHg e a PAD ≥ 110 mmHg.[4] A interrupção do teste ergométrico deve ocorrer quando forem atingidos os seguintes valores de pressão arterial: PAS > 250 mmHg e PAD ≥ 120 mmHg, em normotensos, e PAD ≥ 140 mmHg em hipertensos.[4]

A presença de sobrecarga ventricular esquerda no eletrocardiograma de repouso dos pacientes com HAS compromete o valor preditivo positivo do teste ergométrico para diagnóstico de doença arterial coronariana, devido ao maior aparecimento de infradesnivelamento do segmento ST mesmo na ausência de obstrução coronariana. Portanto, a associação de um método de imagem é indicada para investigação de isquemia miocárdica.[5]

Incompetência Inotrópica

O comportamento deprimido da PAS ocorre quando ela apresenta um incremento menor que 35 mmHg durante o esforço (Figura 26.2), o comportamento em platô é visto quando existe uma ausência de elevação da PAS, em três estágios consecutivos do teste ergométrico (Figura 26.3), e a hipotensão arterial intraesforço se apresenta como uma queda da PAS superior a 15 mmHg durante a fase de esforço (Figura 26.4).[4] Esses comportamentos estão normalmente associados a um déficit inotrópico em pacientes que apresentam reserva miocárdica comprometida.

Em pacientes com suspeita ou diagnóstico de cardiopatia isquêmica, o comportamento deprimido da pressão arterial está relacionado à disfunção contrátil do miocárdio e à presença de hipotensão arterial intraesforço, apresentando grande associação com doença coronária multiarterial.[6] No *Seattle Heart Watch Angiography Registry*, pacientes com hipotensão arterial no esforço estavam associados a sintomas mais severos, doença coronária grave e disfunção ventricular[7] (Figuras 26.4, 26.5 e 26.6).

Cerca de um terço dos pacientes com cardiomiopatia hipertrófica tem uma resposta anormal da pressão arterial no teste ergométrico, a qual é definida como uma incapacidade de subir a PAS em, pelo menos, 20 mmHg em relação aos valores de repouso ou uma queda da PAS de 20 mmHg durante o esforço em relação aos valores basais. Esse comportamento em indivíduos menores que 40 anos é considerado um fator de risco para morte súbita cardíaca.[8,9]

O comportamento da pressão arterial no teste ergométrico também tem um papel importante no prognóstico em pacientes com estenose aórtica severa assintomática. A orientação da Diretriz Europeia de 2022 sobre o manejo de pacientes com valvopatia considera a queda da pressão arterial durante o esforço uma indicação IIA para troca cirúrgica da válvula aórtica.[10]

Recuperação lenta da pressão arterial

A recuperação lenta da PAS após a interrupção do esforço é definida pela relação da PAS no terceiro minuto da recuperação (R3) com a PAS do pico (P) > 0,95 (R3/P > 0,95) ou R3 com PAS no primeiro minuto da recuperação (R1) > 1,0 (R3/R1 > 1) e PAS do segundo minuto da recuperação R2 com P > 0,95(R2/P>0,95). A relação do R3 com R1 pode, muitas vezes, ser a mais fidedigna, devido a erros de medição no pico do esforço (Figura 26.7).

Amon *et al.*[11] realizaram o primeiro estudo relacionando recuperação lenta da PA e doença coronariana. Eles demonstraram que a recuperação lenta da PAS após o exercício era mais acurada que a depressão do segmento ST para diagnóstico de doença coronariana. A explicação para esse comportamento seria o desenvolvimento de isquemia miocárdica durante o esforço físico e consequente disfunção ventricular nos indivíduos com doença coronariana. Com a suspensão do esforço, observamos melhora do débito cardíaco e aumento da pressão arterial ou, pelo menos, uma diminuição mais lenta na recuperação.

A recuperação lenta de pressão arterial também mostrou maior probabilidade de doença coronária severa angiograficamente documentada, independentemente do aumento da PAS ao esforço.[12]

Fase nome	Etapa nome	Tempo na fase	Veloc. (mph)	Inclin. (%)	Esforço (METS)	FC (bpm)	PA (mmHg)	PFP (mmHg*bprn)	EV (/min)	Nível ST (V5) (mm)	Comentário
Repouso	Em pé	00:31	0,00	0,00	1,0	64	109/82	6.976	0	–0,95	
		00:37	0,00	0,00	1,0	63			0	–1,05	
		03:29	0,00	0,00	1,0	61			0	–0,85	
Esforço	Etapa 1	00:00	0,00	0,00	1,0	61			0	–0,90	
		00:29	1,70	10,00	1,8	67			1	–0,90	
		00:59	1,70	10,00	2,7	71			0	–1,20	
		01:29	1,70	10,00	3,6	78			0	–1,05	
		01:59	1,70	10,00	4,5	82			0	–1,45	
		02:29	1,70	10,00	4,6	85			0	–1,40	
		02:42	1,70	10,00	4,6	85	107/62	9.095	0	–1,50	
		02:59	1,70	10,00	4,6	85			0	–1,55	
		03:00	1,70	10,00	4,6	85			0	–1,55	
	Etapa 2	03:29	2,50	12,00	5,1	88			0	–1,50	
		03:59	2,50	12,00	5,7	93			0	–1,75	
		04:29	2,50	12,00	6,3	94			0	–1,95	
		04:59	2,50	12,00	6,9	96			0	–1,85	
		05:27	2,50	12,00	7,0	97	101/70	9.797	0	–2,20	
		05:29	2,50	12,00	7,0	97			0	–2,10	
		05:59	2,50	12,00	7,0	97			0	–2,05	
		06:00	2,50	12,00	7,0	97			0	–2,05	
		06:29	3,40	14,00	7,7	100			0	–2,15	
		06:59	3,40	14,00	8,5	103	102/65	10.506	0	–,235	
		07:08	2,90	14,00	8,0	104			0	–2,50	
		07:29	0,00	14,00	2,6	102			0	–2,55	
		07:33	0,00	14,00	2,4	101			0	–2,55	
		00:12	0,00	3,10	2,3	98	89/43	8.722	0	–2,55	
		00:26	0,00	2,50	2,1	96			0	–2,40	
		00:42	0,00	2,50	2,50	95	95/45	9.025	0	–2,10	
		00:56	0,00	2,50	2,50	92			0	–1,90	
		01:21	0,00	2,50	2,50	86	88/46	7.568	0	–1,50	
		01:56	0,00	2,50	1,1	83			0	–1,25	
		02:26	0,00	2,50	1,0	85			1	–1,25	
		02:49	0,00	2,50	1,0	81	101/63	8.181	1	–1,55	
		02:56	0,00	2,50	1,0	81			1	–1,65	
		03:26	0,00	2,50	1,0	77			0	–1,70	
		03:55	0,00	2,50	1,0	76	101/65	7.676	0	–1,60	
		03:56	0,00	2,50	1,0	76			0	–1,60	
		04:26	0,00	2,50	1,0	77			0	–1,70	
		04:56	0,00	2,50	1,0	78			0	–1,60	
		04:57	0,00	2,50	1,0	77	101/68	7.777	0	–1,60	
		05:26	0,00	2,50	1,0	76			0	–1,65	
		05:54	0,00	2,50	1,0	78	107/75	8.346	0	–1,60	
		05:56	0,00	2,50	1,0	78			0	–1,65	
		06:26	0,00	2,50	1,0	77			0	–1,60	
		06:48	0,00	2,50	1,0	78	101/77		0	–1,65	
		06:56	0,00	2,50	1,0	78			0	–1,60	
		07:26	0,00	2,50	1,0	75			1	–1,40	
		07:37	0,00	2,50	1,0	77	110/84	8.470	1	–1,35	
		07:56	0,00	2,50	1,0	75			1	–1,30	
		08:26	0,00	2,50	1,0	69			0	–1,15	
		08:56	0,00	2,50	1,0	67			0	–1,10	
		08:57	0,00	2,50	1,0	67	100/79	6.700	0	–1,10	
		09:02	0,00	2,50	1,0	68			0	–1,10	

Figura 26.2. Curva de pressão arterial deprimida, com incremento da PAS menor que 35 mmHg.

Estágio	Tempo (mm.ss)	PAS (mmHg)	PAD (mmHg)	FC (bpm)	DP (bpm mmHg)
Deitado	00:00	120	80	52	6.240
Em pé	00:00	120	70	58	6.960
1,7 mph 10,0%	03:00	130	85	74	9.620
2,5 mph 12,0%	06:00	140	90	103	14.420
3,4 mph 14,0%	09:00	140	90	124	17.360
4,2 mph 16,0%	09:25	140	90	135	18.900
Recuperação	01:00	140	85	81	11.340
Recuperação	02:00	130	75	74	9.620
Recuperação	03:01	130	80	72	9.360
Recuperação	04:00	120	80	70	8.400
Recuperação	06:00	110	80	70	7.700

Figura 26.3. Curva de pressão arterial em platô, com ausência de elevação da PAS em três estágios consecutivos.

Aumento paradoxal da pressão arterial

O aumento paradoxal da pressão arterial ocorre quando há aumento de 10 mmHg ou mais na PAS, nos primeiros três minutos da recuperação, em relação a PAS do pico. Está muito correlacionado com a curva deprimida da PAS, na qual o déficit inotrópico secundário à isquemia miocárdica não permitiu que a PAS atingisse o nível que seria esperado para determinado paciente e, na recuperação, devido à diminuição da isquemia miocárdica e à melhora da função ventricular, a PAS atinge níveis maiores do que no pico do esforço (Figura 26.8).

Comportamento hiper-reativo da pressão arterial

A resposta hipertensiva/ exagerada da PAS ao esforço segundo a diretriz brasileira de de ergometria em população adulta é definida como um valor máximo ≥ 210mmhgpara homens e 190mmhg para mulheres independente do protocolo e/ou ergômetro, enquanto a resposta da PAD é considerada anormal quando ocorrer elevação ≥ 15mmhg e/ou atingir um valor >90mmhg partindo-se de PAD normal ao repouso.[4]

Em estudo realizado com 141 jovens atletas, com idade média de 26 anos, normotensos, que realizaram teste de esforço e foram seguidos por 6,5 anos, a resposta hiper-reativa da PAS, definida como PAS de pico de 220 mmHg em homens e 200 mmHg em mulheres, aumentou em 3,6 vezes o risco de desenvolver HAS futura quando comparado à resposta normal.[13]

Weiss *et al*. avaliaram cerca de 6 500 indivíduos saudáveis, que participaram do *Lipid Research Clinics Prevalence Study*, com pressão arterial em repouso menor que 140/90 mmHg, e que realizaram teste ergométrico submáximo no protocolo de Bruce. Foi feito um acompanhamento por 20 anos e tanto os indivíduos normotensos com PA em repouso < 120/80 mmHg como os indivíduos chamados pré-hipertensos com PA em repouso de 120-139/80-89 mmHg que atingiram uma pressão arterial maior que ou igual a 180/90 mmHg no segundo estágio de Bruce tiveram um risco 2,4 vezes maior para morte cardiovascular[14] (Figura 26.9).

O *Framinghan Offspring Study*, em que foram analisados os comportamentos da PAS e da PAD no teste ergométrico de 1 026 homens e 1.284 mulheres com idade média de 42 anos, mostrou que uma resposta exagera da PAD no segundo estágio de Bruce mostrou um risco de 2 a 4 vezes maior de apresentar HAS em oito anos.[15]

Fase nome	Etapa nome	Tempo na fase	Veloc. (mph)	Inclin. (%)	Esforço (METS)	FC (bpm)	PA (mmHg)	PFP (mmHg*bprn)	EV (/min)	Nível ST (II mm)
Repouso	Em pé	01:22	0,00	0,00	1,0	76	137/82	10.412	0	0,15
		02:13	0,00	0,00	1,0	77			0	0,40
Esforço	Etapa 0	00:00	0,00	0,00	1,0	78			0	0,30
		00:29	1,70	0,00	1,3	90			0	2,00
		00:59	1,70	0,00	1,6	86			0	1,35
		01:29	1,70	0,00	1,9	100			0	–0,30
		01:59	1,70	0,00	2,2	100			0	–0,60
		02:05	1,70	0,00	2,3	100	155/83	15.500	0	–0,85
		02:29	1,70	0,00	2,3	100			0	–1,05
		02:59	1,70	0,00	2,3	99			0	–1,40
		03:00	1,70	0,00	2,3	99			0	–1,35
	Etapa 1/2	03:29	1,70	5,00	2,5	109			0	–1,65
		03:59	1,70	5,00	2,8	108			1	–2,00
		04:29	1,70	5,00	3,1	111			1	–2,10
		04:59	1,70	5,00	3,3	106			0	–2,45
		04:59	1,70	5,00	3,3	106	145/83	15.370	0	–2,50
		05:29	1,70	5,00	3,4	107			0	–2,50
		05:59	1,70	5,00	3,4	101			0	–2,60
		06:00	1,70	5,00	3,4	101			0	–2,80
	Etapa 1	06:29	1,70	10,00	3,6	100			0	–2,65
		06:59	1,70	10,00	3,9	109			0	–2,85
		07:29	1,70	10,00	4,2	106			1	–2,95
		07:59	1,70	10,00	4,5	112			1	–2,90
		08:03	1,70	10,00	4,6	111	125/77	13.875	1	–3,05
Esforço	Etapa 1	08:29	1,70	10,00	4,6	106			0	–3,20
		08:59	1,70	10,00	4,6	107			0	–3,25
		09:00	1,70	10,00	4,6	107			0	–3,40
	Etapa 2	09:29	2,50	12,00	5,1	117			0	–3,45
		09;52	2,50	12,00	5,6	121	118/64	14.278	0	–3,40
		09:59	2,50	12,00	5,7	122			0	–3,60
		10:23	2,50	12,00	6,2	125	91/67	11.375	0	–3,90
		10:29	2,00	12,00	5,4	125			0	–3,30
		10:37	0,00	12,00	1,8	118			0	–3,30
Recuper.		00:12	0,00	2,50	1,8	116	101/49	11.716	0	–2,80
		00:22	0,00	2,50	1,7	109			0	–2,80
		00:52	0,00	2,50	1,5	93			0	–2,50
		01:00	0,00	2,50	1,4	91	161/80	14.651	0	–1,80
		01:22	0,00	2,50	1,3	88			0	–1,80
		01:52	0,00	2,50	1,1	86			0	–1,60
		02:00	0,00	2,50	1,0	83	175/82	14.525	0	–185
		02:22	0,00	2,50	1,0	82			0	–195
		02:52	0,00	2,50	1,0	80			0	–2,00
		03:08	0,00	2,50	1,0	83	172/85	14.276	0	–2,10
		03:22	0,00	2,50	1,0	80			0	–2,35
		03:52	0,00	2,50	1,0	84			1	–2,35
		04:06	0,00	2,50	1,0	91	171/89	15.561	1	–2,20
		04:22	0,00	2,50	1,0 1,0	87			1	–2,15
		04:52	0,00	2,50	1,0	85			0	–2,15
		05:03	0,00	2,50	1,0	85	165/89	14.025	0	–2,20
		05:22	0,00	2,50	1,0	86			0	–2,10
		05:52	0,00	2,50	1,0	85			0	–2,10
		06:04	0,00	2,50	1,0	83	146/93	12.118	0	–1,90
		06:22	0,00	2,50	1,0	84			0	–1,90
		06:52	0,00	2,50	1,0	85			0	–1,70
		06:57	0,00	2,50	1,0	85	139/91	11.815	0	–1,75
		07:22	0,00	2,50	1,0	88			0	–1,50
		07:52	0,00	2,50	1,0	85			0	–1,45
		07:56	0,00	2,50	1,0	85	137/93	11.645	0	–1,45
		08:22	0,00	2,50	1,0	90			0	–1,20
		08:23	0,00	2,50	1,0	90			0	–1,25

Figura 26.4. Curva de pressão arterial mostra hipotensão arterial intraesforço, com uma queda da PAS superior a 15 mmHg durante a fase de esforço.

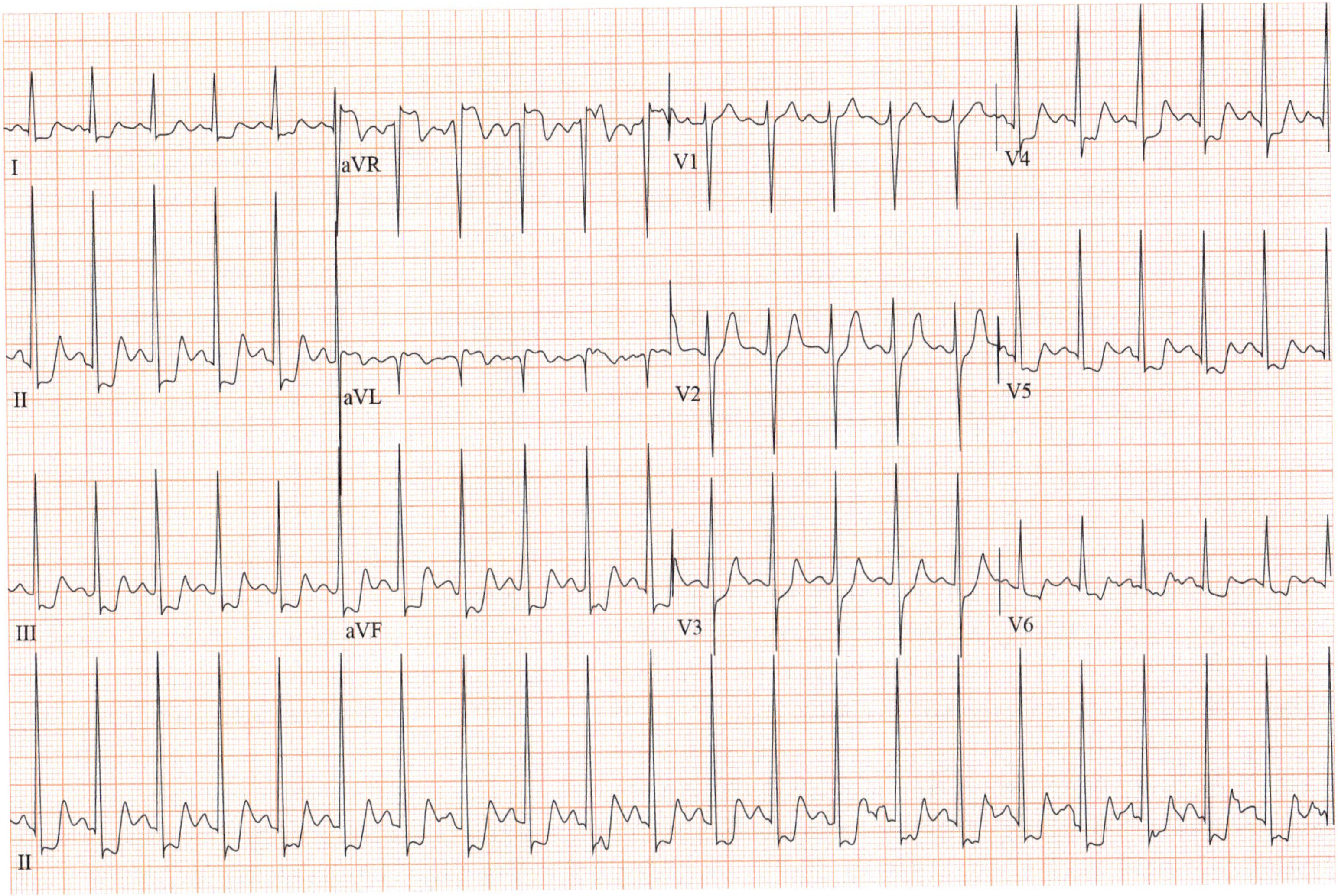

Figura 26.5. Traçado eletrocardiográfico do pico do esforço do mesmo paciente da Figura 26.4, com hipotensão arterial intraesforço, mostrando infradesnivelamento do segmento ST de 2,5 mm em DII, DIII, aVF, V4, V5 e V6 com morfologia horizontal (teste positivo para isquemia miocárdica).

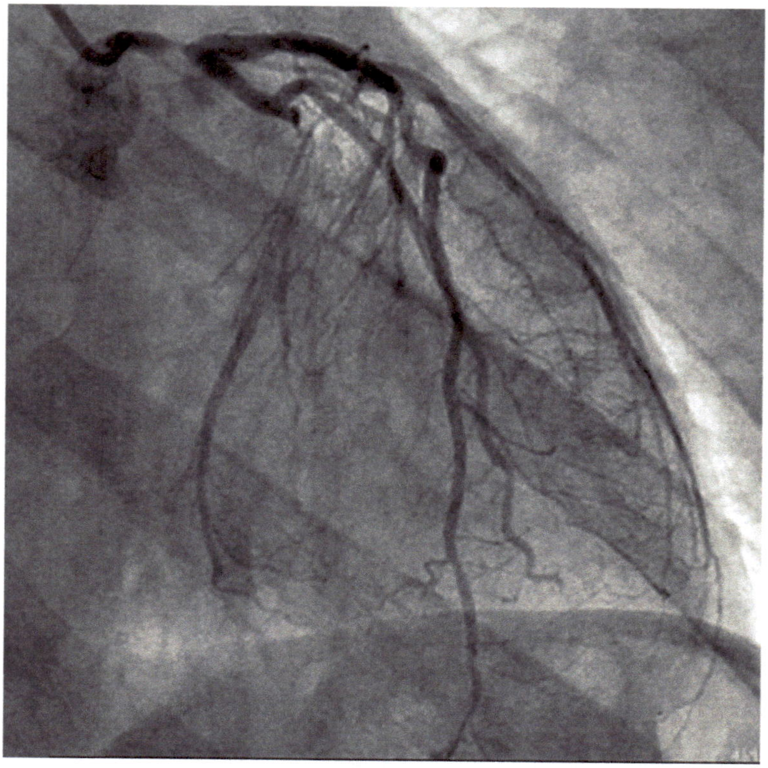

Figura 26.6. Cineangiocoronariografia da coronária esquerda de paciente com hipotensão arterial intraesforço e alterações eletrocardiográficas de isquemia miocárdica, mostrando leão de tronco de coronária esquerda de 90%.

Estágio	Tempo (mm.ss)	PAS (mmHg)	PAD (mmHg)	FC (bpm)	DP (bpm mmHg)
Em pé	00:00	130	70	80	10.400
1,7 mph 10,0%	03:00	135	70	101	13.635
3,0 mph 10,0%	05:00	160	65	148	23.680
Recuperação	01:00	165	65	134	22.110
Recuperação	02:00	170	65	101	17.170
Recuperação	03:03	175	65	96	16.800
Recuperação	04:00	160	70	92	14.720
Recuperação	05:04	155	70	88	13.640
Recuperação	06:00	140	65	88	12.320

Figura 26.7. Curva de pressão arterial mostra uma recuperação lenta da PAS após a interrupção do esforço. A relação R3/P = 1,09 e a relação R3/R1 = 1,06.

Estágio	Tempo (mm.ss)	PAS (mmHg)	PAD (mmHg)	FC (bpm)	DP (bpm mmHg)
Deitado	00:00	120	80	52	6.240
Em pé	00:00	120	70	58	6.960
1,7 mph 10,0%	03:00	130	85	74	9.620
2,5 mph 12,0%	06:00	140	90	103	14.420
3,4 mph 14,0%	09:00	180	75	124	22.320
4,2 mph 16,0%	09:25	190	90	135	25.650
Recuperação	01:00	190	85	81	15.390
Recuperação	02:00	200	75	74	14.800
Recuperação	03:01	200	80	72	14.400
Recuperação	04:00	180	80	70	12.600
Recuperação	06:00	140	80	70	9.800

Figura 26.8. Curva de pressão arterial mostra aumento paradoxal da pressão arterial – há aumento na PAS de 10 mmHg ou mais nos primeiros três minutos da recuperação em relação à PAS de pico.

Estágio	Tempo (mm.ss)	PAS (mmHg)	PAD (mmHg)	FC (bpm)	DP (bpm mmHg)
Deitado	00:00	120	80	52	6.240
Em pé	00:00	120	70	58	6.960
1,7 mph 10,0%	03:00	150	85	74	11.100
2,5 mph 12,0%	06:00	185	90	103	19.055
3,4 mph 14,0%	09:00	210	90	124	26.040
4,2 mph 16,0%	09:25	220	90	135	30.360
Recuperação	01:00	210	85	81	17.010
Recuperação	02:00	170	75	74	12.580
Recuperação	03:01	150	80	72	10.800
Recuperação	04:00	140	80	70	9.800
Recuperação	06:00	130	80	70	9.100

Figura 26.9. Curva de pressão arterial mostra comportamento hiper-reativo da PAS e da PAD. A PA iniciou em repouso com 120/80 mmHg e, no segundo estágio de Bruce, atingiu 185/90 mmHg.

HAS e risco de acidente vascular cerebral

Em um estudo realizado na Finlândia, com 1 026 pacientes do sexo masculino, idade média de 52,5 anos, com a PAS média em repouso de 129 mmHg, aqueles que apresentaram um aumento da PAS maior que 20 mmHg por minuto no teste ergométrico tiveram taxa de acidente vascular cerebral de qualquer natureza 2,0 vezes maior e taxa de acidente vascular isquêmico de 2,3 vezes maior em dez anos, comparados com aqueles pacientes que tiveram um incremento da PAS menor que 16 mmHg por minuto. A relação da PAS no segundo minuto da recuperação (R2) e a do pico (P), quando maior que 0,95 (PAS R2/P > 0,95), mostrou uma taxa de risco 4 a 5 vezes maior para acidente vascular cerebral em dez anos.[16]

Hipotensão arterial na fase de recuperação

A hipotensão arterial na fase de recuperação é definida como uma queda de 20 mmHg ou mais da PAS em relação a valores de repouso ou a presença de valores menores que 90 mmHg. Isso ocorre devido a uma resposta vagal mais intensa na fase pós-esforço. Essa resposta vasodepressora normalmente se resolve com decúbito dorsal horizontal e, se necessário, manobra de Trendelenburg.

Considerações finais

O teste ergométrico não é o método ideal para o diagnóstico de HAS, mas agrega informações importantes para avaliação tanto de pacientes com HAS quanto daqueles sem hipertensão. O comportamento da PA durante a realização do esforço físico tem papel importante na identificação de indivíduos com risco maior de HAS futura, morte cardiovascular e acidente vascular cerebral. Portanto, nesses casos, um tratamento dos fatores de risco mais rígido deve ser realizado. Auxilia na avaliação prognóstica de indivíduos com doença arterial coronária, estenose aórtica e miocardiopatia hipertrófica. Nos indivíduos com HAS diagnosticada, ajuda na avaliação da terapêutica adequada e na prescrição de atividades físicas.

Referências

1. Barroso WKS, Rodrigues CIS, Bortolotto LA, Mota-Gomes MA, Brandão AA, Feitosa ADM et al. Diretrizes Brasileiras de Hipertensão arterial – 2020. Arq Bras Cardiol. 2021;116(3):516-658.
2. Drago J, Williams GH, Lily LS. Hypertension. In: Lily LS. Pathophysiology of heart disease. 6. ed. Philadelphia: Wolters Kluwer; 2016. p. 310-33.
3. Moreno MU, Eiros R, Gavira JJ, Gallego C, González A, Ravassa S et al. The Hypertensive Myocardium: from Microscopic Lesions to Clinical Complications and Outcomes. Med Clin North AM. 2017;101(1):43-52.
4. Carvalho T, Freitas OGA, Chalela WA, Hossri CAC, Milani M, Buglia S et al. Diretriz Brasileira de Ergometria em População Adulta – 2024. Arq Bras Cardiol. 2024; 121(3):e20240110.
5. Mancia G, De Backer G, Dominiczak A, Cifkova R, Fagard R, Germano G et al. 2007 ESH-ESC Practice Guidelines for the Management of Arterial Hypertension: ESH-ESC Task Force on the Management of Arterial Hypertension. J Hypertens. 2007;25(9):1751-62.
6. Morris SN, Phillips JF, Jordan JW, McHenry PL. Incidence and significance of decreases in systolic blood pressure during graded treadmill exercise testing. Am J Cardiol. 1978;41(2):221-6
7. Hammermeister KE, DeRouen TA, Dodge HT, Zia M. Prognostic and predictive value of exertional hypotension in suspected coronary heart disease. Am J Cardiol. 1983 May 1;51(8):1261-6.
8. Sadoul N, Prasad K, Elliott PM, Bannerjee S, Frenneaux MP, McKenna WJ. Prospective Prognostic Assessment of Blood Pressure Response During Exercise in Patients with Hypertrophic Cardiomyopathy. Circulation. 1997;96(9):2987-91.
9. Elliot PM, Anastasakis A, Borger MA, Borggrefe M, Cecchi F, Charron P et al. 2014 ESC Guidelines on diagnosis and management of hypertrophic cardiomyopathy: the Task Force for the Diagnosis and Management of Hypertrophic Cardiomyopathy of the European Society of Cardiology. Eur Heart J. 2014;35(39):2733-79.
10. Vahanian A, Beyersdorf F, Praz F, Milojevic M, Baldus S, Bauersachs J et al. 2021 ESC/EACTS Guidelines for the management of valvular heart disease. Eur Heart J. 2022;43(7):561-632.
11. Amon KW, Richards KL, Crawford MH. Usefulness of the postexercise response of systolic blood pressure in the diagnosis of coronary artery disease. Circulation 1984;70:951-6.
12. McHam SA, Marwick TH, Pashkow FJ, Lauer MS. Delayed Systolic Blood Pressure Recovery after Graded Exercise: an independent correlate of angiographic coronary disease. J Am Coll Cardiol. 1999;34(3):754-9.
13. Caselli S, Serdoz A, Mango F, Lemme E, Seguì AV, Milan A et al. High blood pressure response to exercise predicts future development of hypertension in young athletes. Eur Heart J. 2019;40(1):62-8.
14. Weiss SA, Blumenthal RS, Sharrett AR, Redberg RF, Mora S. Exercise Blood Pressure and Future Cardiovascular Death in Asymptomatic Individuals. Circulation. 2010;121(19):2109-16.

15. Singh JP, Larson MG, Manolio TA, O'Donnell CJ, Lauer M, Evans JC et al. Blood Pressure Response During Treadmill Testing as a Risk Factor for New-Onset Hypertension: The Framingham Heart Study. Circulation. 1999,99(14):1831-6.
16. Kurl S, Laukkanen JA, Rauramaa R, Lakka TA, Sivenius J, Salonen JT. Systolic Blood Pressure Response to Exercise Stress Test and Risk of Stroke. Stroke. 2001;32(9):2036-41.

CAPÍTULO 27

Medida da Pressão Arterial Fora do Consultório

■ Heno Ferreira Lopes ■ Fernanda M. Consolim-Colombo

Introdução

A hipertensão arterial (HA) é o maior fator de risco modificável para o desenvolvimento de doenças cardiovasculares. Assim, a precisão na mensuração da pressão arterial (PA) é essencial para o diagnóstico, a estratificação de risco e o adequado tratamento da HA.

Há milhares de anos, o imperador chinês Huang-Ti já havia observado a associação entre a rigidez do pulso, detectada pela palpação da artéria radial ("pulso duro"), a maior ingestão de sal na dieta e o acidente vascular cerebral.[1] Outra observação de grande importância, que também precedeu a avaliação da PA como nos moldes atuais, foi a do médico e pesquisador Frederick A. Mohamed,[2] no final do século XIX. Utilizando um esfigmograma (registro do pulso), ele conseguia reconhecer os pacientes com valores muito aumentados da pressão do pulso (HA). Após as observações de Mohamed, houve grande avanço em relação à medida da PA por meio da técnica de oclusão-liberação do fluxo sanguíneo do braço. Após prévias tentativas, o esfigmomanômetro desenvolvido por Riva-Rocci foi o primeiro equipamento a ser aprovado para a aferição da PA sistólica.[3] Por volta de 1905, a associação da técnica de Riva-Rocci com a ausculta dos sons descritos por Korotkov permitiu o registro da PA tanto sistólica quanto diastólica.[4] Desde então, esse método vem sendo usado na prática clínica, sendo considerada ainda o padrão-ouro de aferição da pressão arterial.

A partir do momento em que o método auscultatório foi padronizado e realizado de forma consistente nos consultórios médicos e nos hospitais, a medida da PA trouxe uma nova fase da história da medicina, especialmente para as doenças cardiovasculares.

Historicamente, todo o conhecimento científico relacionado ao diagnóstico, à classificação e ao prognóstico de pacientes hipertensos, bem como aos dados obtidos por meio dos estudos de avaliação de intervenções (medicamentosas ou não), foi baseado nos valores de PA obtidos no consultório médico (PA casual). Entretanto, nas últimas décadas, outras formas de registro de valores de PA foram introduzidas.

A primeira medida da PA realizada fora do consultório foi na década de 1930, por um paciente acompanhado na Mayo Clinic, dos EUA.[5] Por iniciativa própria, após ter sido orientado por seu médico sobre como fazer as medidas, o paciente fez o acompanhamento de sua PA em domicílio durante o período de três anos. Somente na década de 1962, por empreendimento do Dr. Hinman, da Universidade de Califórnia, foi idealizado um método para medida da PA de forma semiautomática, com medidas repetidas, fora do consultório.[6] O método, denominado monitorização ambulatorial da pressão arterial (MAPA), passou por vários testes e só veio a ser usado na prática clínica na década de 1982.[7]

Com o aparecimento de diferentes aparelhos semiautomáticos para medida da PA fora do consultório, foram surgindo protocolos para a medida domiciliar e foram criados diferentes *softwares*, permitindo fazer melhor avaliação dos valores obtidos com menor chance de erro. Essa metodologia é conhecida como medida residencial da pressão arterial (MRPA) e começou a ser usada em estudos clínicos na década de 1980.[8]

Outra forma de aferição da PA fora do consultório é a chamada automedida da pressão arterial (AMPA). Nesse método, o paciente afere e anota os valores de PA sem um protocolo específico (horários de aferição e equipamentos não estabelecidos). A partir daí, estabeleceram-se diretrizes para o uso racional desses métodos na prática clínica.[9,10,11] Desse modo, hoje, além da medida da PA no consultório, dispomos das informações obtidas pela MAPA, pela MRPA e pela AMPA. Cada um desses métodos agrega informações complementares sobre o comportamento pressórico dos pacientes em diferentes momentos e circunstâncias. Na verdade, vários estudos recentes vêm demonstrando que a tradicional avaliação casual da PA no consultório médico não é, na maioria dos casos, a melhor ferramenta para o diagnóstico ou mesmo para o seguimento dos pacientes durante o tratamento da HA[16]. Em especial, estudos prospectivos comprovaram a superioridade das medidas residenciais sobre a PA de consultório na predição de risco CV, incluindo desfechos cardíacos e renais. A seguir, abordaremos os principais métodos de aferição da PA fora do consultório.

Métodos de medida da pressão arterial

A variabilidade da PA momento a momento é grande.[12] No decorrer do tempo, a medida da PA fora do consultório passou a ser mais uma forma de aferir os valores da pressão arterial e classificar esses valores como normotensão ou hipertensão, de acordo com diferentes diretrizes no mundo.

Automedida da pressão arterial (AMPA)

A AMPA, como já foi informado antes, vem sendo praticada desde 1930.[5] Diferentemente da MRPA, a AMPA não segue protocolos específicos. O fato de não seguir nenhum protocolo pode resultar em valores de medida da PA não representativos da real pressão arterial do indivíduo em seu domicílio. Um fato que ocorre com certa frequência é um paciente hipertenso medir a PA quando tem sintomas como cefaleia. Outros aspectos que interferem, com resultados não confiáveis da medida da PA, são o uso de aparelhos não validados, como aparelhos de pulso, não recomendados em diretrizes, e o fato de o paciente não seguir recomendações básicas no momento da medida da PA.

Entre as recomendações, podem-se destacar itens semelhantes aos indicados para a obtenção da PA no consultório:[13]

- Relatar os medicamentos anti-hipertensivos em uso.
- Não fumar ou consumir café antes da medida da pressão arterial.
- Manter as pernas niveladas com o chão, não cruzadas.
- Manter-se sentado e com as costas apoiadas.
- Realizar medidas em ambiente calmo.
- Manter o manguito na altura do coração.
- Colocar o manguito a uma distância de 2 cm a 3 cm da prega cubital anterior.
- Não falar durante a medição.
- Ficar em repouso por, pelo menos, cinco minutos antes da medida da pressão.[13]

Além dessas recomendações, é importante a realização de mais de uma medida da PA com intervalo de, pelo menos, um minuto. Quando o paciente segue essas recomendações as medidas domiciliares podem ser muito mais confiáveis. A AMPA, se realizada de forma correta e usando aparelhos validados, pode ser uma forma de baixo custo de melhorar o controle pressórico de pacientes hipertensos e reduzir os gastos públicos aplicados ao tratamento das complicações resultantes da HA.

Medida residencial da pressão arterial (MRPA)

Nos últimos anos, a MRPA tem sido largamente usada no diagnóstico e no acompanhamento de pacientes hipertensos. O diferencial da MRPA em relação à AMPA é o uso de protocolos previamente estabelecidos para a medida da PA, bem como o uso de aparelhos validados e com possibilidade de gravação das medidas na memória. Três protocolos de validação têm sido largamente usados: 1) o da American National Standards Institute/Association for the Advancement of Medical Instrumentation/International Standards Organization; 2) o da British Hypertension Society; 3) e o da European Society of Hypertension International Protocol.[14]

Para obter medidas residenciais da PA de forma segura e confiável, devem-se seguir algumas recomendações:

- O paciente deve receber treinamento sob supervisão médica, deve fazer seleção do equipamento, deve ter conhecimento sobre a variação individual da PA e deve saber interpretar os resultados.
- O paciente deve usar aparelhos validados e, preferencialmente, automáticos, deve usar monitores que possam armazenar valores de medidas na memória, deve usar manguito adequado ao braço, deve verificar se a diferença de pressão entre os braços é insignificante e, for significante, deve medir a pressão no braço com pressão mais alta.
- O paciente deve permanecer parado, deve evitar fumar, tomar bebida cafeinada ou fazer exercícios pelo menos 30 minutos antes das medidas e deve ficar, pelo menos, cinco minutos em repouso antes das medidas.
- O paciente deve sentar-se com tórax reto e apoiado na cadeira, deve manter as pernas apoiadas no chão e descruzadas, deve posicionar a parte de baixo do manguito acima da fossa cubital.
- O paciente deve realizar, pelo menos, duas medidas com intervalo de um minuto entre uma e outra, deve realizá-las pela manhã, antes de tomar a medicação, e à noite, antes do jantar, deve realizá-las por, pelo menos, duas semanas depois do ajuste da medicação e uma semana antes da visita ao médico.
- O paciente deve levar os monitores com memória interna em todas as consultas na clínica.
- Deve ser feita a média da medida da pressão em, pelo menos, duas ocasiões, para tomada de decisão clínica.[15]

A diferença em relação à medida da PA no consultório e as medidas residenciais pode atingir cifras importantes. Para pessoas normotensas, essa diferença pode não ocorrer ou ser mínima. Porém, quanto mais elevados são os níveis pressóricos, há uma tendência para maior diferença entre os valores aferidos em consultório e em domicílio. Diversos estudos indicam que o valor de 160 mmHg × 100 mmHg na PA no consultório corresponde a um valor aproximado de 145 mmHg × 90 mmHg no domicílio, 145 mmHg × 90 mmHg na vigília (MAPA), 140 mmHg × 85 mmHg durante o sono (MAPA) e 145 mmHg × 90 mmHg nas 24 horas (MAPA).[15]

Uma vantagem da MRPA em relação a AMPA é o fato de, na MRPA, o paciente precisar seguir um protocolo preestabelecido para a medida da PA. Pelo protocolo, a medida da PA pela MRPA deve ser realizada pela manhã, antes da próxima tomada da medicação, e no início da noite, antes do jantar. A MRPA vem sendo cada vez mais aplicada na prática clínica, por ter boa relação com desfechos cardiovasculares. Em revisão sistemática envolvendo a MRPA e a MAPA, após ajuste para a pressão arterial na MRPA, a pressão arterial sistólica e a pressão arterial diastólica na MAPA estavam associadas a maior risco cardiovascular e, após ajuste para a pressão na MAPA, a pressão arterial diastólica na MRPA estava associada a maior risco cardiovascular.[16]

Em um grande estudo realizado no Japão, com mais de 4 anos de acompanhamento, a PA sistólica domiciliar realizada pela manhã foi melhor preditora do risco de acidente vascular cerebral e foi superior à avaliação simultânea da PA sistólica matutina e vespertina.[17] Em estudo prospectivo envolvendo pacientes com hipertensão resistente à MRPA, a média de medidas matinais foi superior à medida de consultório como preditor de risco para desfechos cardiovasculares e mortalidade, mas equivalente à MAPA na estratificação do risco cardiovascular.[18] Nesse estudo, valores pressóricos pela manhã menores que 130 mmHg × 80 mmHg parecem oferecer maior proteção cardiovascular e maior proteção em relação à mortalidade. No estudo de Cardoso e Gil[19] envolvendo pacientes hipertensos resistentes, a PA não controlada na medida domiciliar foi superior para predizer desfechos cardiovasculares, comparada às medidas de consultório e da MAPA, exceto em relação à pressão noturna da MAPA.

Em suma, a medida residencial da PA tem sido cada vez mais difundida no mundo todo. Os valores de PA, sobretudo aqueles aferidos pela manhã, têm mostrado boa associação com o risco cardiovascular. Uma PA < 130 mmHg × 80 mmHg pela manhã parece ser o ideal para maior proteção cardiovascular e de mortalidade.

Monitorização ambulatorial da pressão arterial (MAPA)

A MAPA, assim como outros métodos de medida da PA, tem por princípio a oscilometria. O método foi idealizado pelo professor Hinman na Universidade da Califórnia na década de 1960.[6] O método foi desenvolvido inicialmente para medidas da PA no período de vigília, com o auxílio do paciente, ou seja, funcionando de forma semiautomática.[20] Somente na década de 1980 foi realizado o primeiro estudo com um aparelho automático, para avaliar o comportamento da PA nas 24 horas, durante exercícios, atividades habituais e sono.[212] A partir daí, o método vem sendo usado em vários estudos envolvendo pacientes normotensos e hipertensos com diferentes níveis de HA, com e sem comorbidades. Deve-se destacar o fato de que a medida da PA de forma automática nas 24 horas passou a oferecer importantes informações para a prática clínica, das quais antes não dispúnhamos. Entre essas informações, podem-se destacar os novos fenótipos em relação ao comportamento da PA: normotensão verdadeira, hipertensão verdadeira, hipertensão do avental branco e hipertensão mascarada.[22] Além disso, cada um dos diferentes componentes da MAPA (p. ex., média de 24h, vigília, sono) passou a ser investigado e se comprovou sua maior ou menor relação com desfechos cardiovasculares.

Aplicação das informações da MAPA na prática clínica

Como exposto, a introdução da MAPA desvendou novos fenótipos da HA e trouxe consigo a necessidade de investigá-los, especialmente com relação a seu impacto nos desfechos cardiovasculares. Em uma metanálise publicada em 2007,[23] os autores destacaram que a hipertensão do avental branco não afeta o prognóstico dos pacientes em relação aos pacientes normotensos, mas o risco cardiovascular é aumentado nos portadores de hipertensão mascarada e sustentada. O impacto dos diferentes componentes originados da MAPA (média da pressão nas 24 horas, na vigília e no sono, descenso noturno da pressão arterial, pressão de pulso, variabilidade da PA, elevação matinal da pressão arterial e carga pressórica) nos desfechos cardiovasculares será abordado a seguir.

Média da pressão nas 24 horas, na vigília e no sono e risco cardiovascular

O estudo Dublin[24] foi um dos primeiros estudos, em uma grande população, a mostrar a superioridade da MAPA sobre a PA do consultório na avaliação de desfechos cardiovasculares. Esse estudo, que envolveu mais de 2 mil pacientes portadores de HA considerados de alto risco, também mostrou que a PA noturna é um dos componentes da MAPA que melhor avalia o valor prognóstico dos pacientes com HA.[25] Nesse estudo, especialmente a PA sistólica durante o sono foi o maior preditor de desfechos cardiovasculares. Em um estudo japonês[26] envolvendo grande população de pacientes com, pelo menos, um fator de risco, na maioria hipertensão, foi avaliada a associação de componentes da pressão nas 24 horas com desfechos cardiovasculares, inclusive insuficiência cardíaca. Nesse estudo, a média da PA sistólica noturna e a elevação noturna da pressão (pressão durante o sono maior que na vigília) estão associadas com maior taxa de eventos cardiovasculares e, em particular, com insuficiência cardíaca.

Descenso noturno da pressão arterial e risco cardiovascular

O descenso noturno esperado na MAPA é de 10% a 20% na PA sistólica e na diastólica. Hoje, são avaliados quatro fenótipos em relação ao comportamento da PA durante o sono: descenso normal, redução entre 10% a 20%; ausência de descenso, redução < 10%; descenso extremo, se há redução > que 20%; e descenso reverso, se ocorre aumento da PA durante o sono. A ausência de descenso noturno (< 10%) e o descenso reverso (aumento durante o sono) estão relacionados a maiores taxas de desfechos cardiovasculares intermediários (lesão de órgãos-alvo) e desfechos duros (mortalidade e desfechos clínicos graves).

Em revisão publicada em 1991, os autores chamaram a atenção para a associação entre a ausência de queda noturna da pressão arterial (< 10%) e a presença de hipertrofia de ventrículo esquerdo em mulheres.27 Em outra revisão, Verdecchia e Porcellati[28] chamaram a atenção para a associação entre a ausência do descenso noturno da PA, a hipertrofia de ventrículo esquerdo e a maior prevalência de lesões cerebrovasculares em pacientes hipertensos.

Um grande estudo foi realizado por Verdecchia *et al.*[29] para avaliar a associação entre ausência de descenso noturno e desfechos cardiovasculares. Na década de 1990, eles demonstraram que a ausência de descenso noturno está associada a maior mortalidade cardiovascular em mulheres com hipertensão. A ausência de queda noturna pode estar presente em até 35% dos pacientes hipertensos.[27] Atividade física, função autonômica e sensibilidade ao sal podem ser possíveis explicações para a alteração no comportamento circadiano da pressão arterial.[30] A ausência de descenso noturno da PA está associada a maior risco cardiovascular até mesmo em pacientes normotensos.[31] Na análise dos diferentes fenótipos quanto à queda noturna da pressão (descenso normal, descenso extremo, ausência de descenso e descenso reverso), o descenso reverso esteve associado a maior prevalência de acidente vascular cerebral.[32]

Pressão de pulso (PP) na MAPA e risco cardiovascular

A pressão de pulso (diferença entre pressão sistólica e pressão diastólica) é calculada automaticamente na MAPA. O maior valor da PP reflete o impacto de diversos fatores, como idade, glicose, índice de massa corpórea, frequência cardíaca, história familiar de hipertensão e níveis de colesterol.[33]

Em estudo envolvendo mais de 2000 pacientes hipertensos, com segmento de 3,8 anos, a mortalidade cardiovascular foi progressiva de acordo com o tercil da PP na MAPA (menor ou igual 45 mmHg, entre 46 mmHg a 53 mmHg e maior que 53 mmHg).[34] A PP na MAPA mostrou-se um bom marcador do risco cardiovascular global em pacientes normotensos com doença arterial estabelecida.[35] Nesse estudo, a PP derivada da MAPA teve boa relação com a doença arterial coronária, a espessura íntima média da carótida e a massa de ventrículo esquerdo, independentemente da idade e de outros parâmetros da MAPA. A PP na MAPA foi preditor do desenvolvimento de disfunção diastólica em um período de segmento de 20 anos.[36] Nos últimos anos, os diferentes componentes da MAPA, incluindo a PP, têm sido úteis na avaliação mais detalhada de pacientes hipertensos e normotensos.

Variabilidade de PA na MAPA e risco cardiovascular

A variabilidade da PA a curto prazo é estimada na MAPA a partir do desvio-padrão e do coeficiente de variação (desvio-padrão dividido pela média). A maior variabilidade da PA na MAPA teve relação direta com a gravidade da hipertensão e a taxa de progressão nas lesões de órgãos-alvo em pacientes hipertensos participantes do estudo SAMPLE.[37] Nessa revisão, os autores mostraram que, quanto mais grave é a HA, maior é a variabilidade da pressão nas 24 horas. Em estudo avaliando idosos hipertensos, os autores encontraram uma forte associação do desvio-padrão da pressão arterial sistólica nas 24 horas e no período de vigília com o início de eventos cardiovasculares.[38]

Elevação matinal da pressão na MAPA e risco cardiovascular

Os eventos cardiovasculares, como infarto do miocárdio, acidente vascular cerebral e morte súbita, tendem a ocorrer nas primeiras horas da manhã. Isso ocorre provavelmente pela ativação do sistema nervoso simpático. Fatores ambientais, como estresse, tabagismo, consumo de sal ou de álcool e temperatura baixa, e fatores de risco, como idade, diabetes, dislipidemia, hipertensão e apneia do sono, podem estar relacionados à fisiopatologia da elevação matinal da PA.[39]

Existe mais de uma forma de se avaliar a elevação matutina da pressão arterial. Um método muito usado é a subtração da média entre a menor medida da pressão durante o sono, a medida que a precede e a que a sucede da média da pressão nas duas primeiras horas após ter acordado. Outra forma de calcular a elevação matinal da pressão arterial na MAPA é subtrair a média da pressão nas duas horas antes de acordar da média das duas horas após ter acordado. Em revisão publicada em 2010, envolvendo grande número de estudos da literatura, Kario[40] chamou a atenção para a relação entre a elevação matinal da pressão arterial e o maior risco cardiovascular, independentemente da média da pressão arterial nas 24 horas. Em revisão publicada em 2015,[41] foi encontrada a associação entre a maior elevação da pressão matinal na MAPA e a incidência de acidente vascular cerebral. Apesar de grande número de estudos na literatura avaliando a importância da elevação matinal da pressão arterial nos desfechos cardiovasculares, ainda falta definir melhor qual é o melhor método de análise da elevação matinal e qual é o valor de corte da variação de elevação de pressão matinal que melhor se correlaciona com desfechos cardiovasculares.

Carga pressórica na MAPA e risco cardiovascular

Carga pressórica é definida como o percentual de valores de PA sistólica × PA diastólica maior ou igual 135 mmHg × 85 mmHg no período de vigília e maior ou igual 120 mmHg × 70 mmHg no período de sono. De acordo com dados do International Database of Ambulatory blood pressure in relation to Cardiovascular Outcome (IDACO),[42] o maior banco de dados relacionado a dados da MAPA no mundo, a carga pressórica não está relacionada a valor preditivo adicional em pacientes com amplo espectro de níveis de pressão arterial, ou seja, pacientes com pressão normal, com pressão normal alta e com valores de pressão elevados. Isso ocorre independentemente de o paciente ser tratado para hipertensão ou não, de modo que a carga pressórica e a área sob a curva dos valores de pressão arterial, diferentemente do que se pensava no passado, parece não ter relação com desfechos cardiovasculares, como ocorre com outros componentes da MAPA.

Considerações finais

A medida da pressão arterial fora de consultório, além de fornecer valores de pressão mais compatíveis com a realidade do paciente (retirada do componente de ansiedade na consulta médica), agregou outros fenótipos antes não conhecidos na prática clínica. Entre esses fenótipos, podem-se destacar a hipertensão do avental branco, o efeito do avental branco, a hipertensão mascarada, a ausência de descenso noturno na pressão arterial, o descenso exacerbado da pressão arterial durante o sono, o descenso reverso da pressão arterial (aumento da pressão durante o sono). Outro componente hoje valorizado na medida da pressão fora do consultório (na MAPA) é a elevação matinal da pressão arterial. Deve-se salientar que todos esses achados em relação à medida da pressão arterial fora do consultório têm relação com desfechos cardiovasculares, de modo que a medida da pressão arterial fora do consultório nos fornece muito mais informação em relação ao comportamento da pressão, permitindo, assim, melhor abordagem no sentido da prevenção cardiovascular do paciente hipertenso.

Referências

1. O'Brien E, Fitzgerald D. The history of blood pressure measurement J Hum Hypertens. 1994;8(2):73-84.
2. Mahomed FA, O'Rourke MF. Personal and Historical Perspective. Hypertension. 1992;19:212-7.
3. Riva-Roci, S. Un nuovo sfigmomanometro. Gazz Medi Torino. 1896;50(51):1001-7.
4. Krilov DO. On measuring the blood pressure by the sound method of Dr N.S. Korotkov. Bull Imperial Mil Med Acad. 1906;13:221.
5. Brown GE. Daily and monthly rhythm in the blood pressure of a man with hypertension: a three-year study. Ann Intern Med. 1930;3:1177-89.
6. Hinman AT, Engel BT, Bickford AF. Portable blood pressure recorder: Accuracy and preliminary use in evaluating intradaily variations in pressure. Am Heart J. 1962;63(5):663-8.
7. Pickering TG, Harshfield GA, Kleinert HD, Blank S, Laragh JH. Blood Pressure During Normal Daily Activities, Sleep, and Exercise: Comparison of Values in Normal and Hypertensive Subjects. JAMA. 1982;247(7):992-6.
8. Kleinert HD, Harshfield GA, Pickering TG, Devereux RB, Sullivan PA, Marion RM et al. What is the value of home blood pressure measurement in patients with mild hypertension? Hypertension. 1984;6(4):574-8.
9. Alessi A, Brandão AA, Pierin A, Feitosa AM, Machado CA, Forjaz CLM et al. IV Diretriz para uso da Monitorização Ambulatorial da Pressão Arterial – II Diretriz para uso da Monitorização Residencial da Pressão Arterial. IV MAPA/II MRPA. Arq Bras Cardiol 2005;85(Suppl 2):1-18.

10. Parati G, Stergiou GS, Asmar R, Bilo G, de Leeuw P, Imai Y et al. European Society of Hypertension Practice Guidelines for home blood pressure monitoring. J Hum Hypertens. 2010;24(12):779-85.
11. Imai Y, Kario K, Shimada K, Kawano Y, Hasebe N, Matsuura H et al. The Japanese Society of Hypertension Guidelines for Self-monitoring of Blood Pressure at Home. Hypertens Res. 2012;35(8):777-95.
12. Floras JS. Blood pressure variability: a novel and important risk factor. Can J Cardiol. 2013;29(5):557-63.
13. Wagner S, Toftegaard TS, Bertelsen OW. Challenges in Blood Pressure Self-Measurement. Int J Telemed Appl. 2012;2012:437350.
14. Shimbo D, Artinian NT, Basile JN, Krakoff LR, Margolis KL, Rakotz MK et al. Self-Measured Blood Pressure Monitoring at Home: A Joint Policy Statement From the American Heart Association and American Medical Association. Circulation. 2020;142(4):e42-63.
15. Whelton PK, Carey RM, Aronow WS, Casey Jr. DE, Collins KJ, Himmelfarb C et al. 2017 ACC/AHA/AAPA/ABC/ACPM/AGS/APhA/ASH/ASPC/NMA/PCNA Guideline for the Prevention, Detection, Evaluation, and Management of High Blood Pressure in Adults: a report of the American College of Cardiology/American Heart Association Task Force on Clinical Practice Guidelines. Hypertension. 2018;71(6):e13-115.
16. Shimbo D, Abdalla M, Falzon L, Townsend RR, Muntner P. Studies comparing ambulatory blood pressure and home blood pressure on cardiovascular disease and mortality outcomes: a systematic review. J Am Soc Hypertens. 2016;10(3):224-34.
17. Asayama K, Ohkubo T, Kikuya M, Metoki H, Hoshi H, Hashimoto J et al. Prediction of stroke by self-measurement of blood pressure at home versus casual screening blood pressure measurement in relation to the Joint National Committee 7 classification: the Ohasama study. Stroke. 2004;35(10):2356-61.
18. Hoshide S, Yano Y, Haimoto H, Yamagiwa K, Uchiba K, Nagasaka S et al. Morning and Evening Home Blood Pressure and Risks of Incident Stroke and Coronary Artery Disease in the Japanese General Practice Population: The Japan Morning Surge-Home Blood Pressure Study. Hypertension. 2016;68(1):54-61.
19. Cardoso CRL, Salles GF. Prognostic Impact of Home Blood Pressures for Adverse Cardiovascular Outcomes and Mortality in Patients with Resistant Hypertension: A Prospective Cohort Study. Hypertension. 2021;78(5):1617-27.
20. Kain HK, Hinman AT, Sokolow M. Arterial blood pressure measurements with a portable recorder in hypertensive patients. I. Variability and correlation with "casual" pressures. Circulation. 1964;30:882-92.
21. Pickering TG, Harshfield GA, Kleinert HD, Blanck S, Laragh JH. Blood Pressure during normal daily activities, sleep, and exercise: Comparison of values in normal and hypertensive subjects. JAMA 1982;247(7):992-6.
22. Viera AJ, Shimbo D. Ambulatory blood pressure phenotypes and the risk for hypertension. Curr Hypertens Rep. 2014;16(10):481
23. Fagard RH, Cornelissen VA. Incidence of cardiovascular events in white-coat, masked and sustained hypertension versus true normotension: a meta-analysis. J Hypertens. 2007: 25(11):2193-8.
24. Dolan E, Stanton A, Thijs L, Hinedi K, Atkins N, McClory S et al. Superiority of Ambulatory Over Clinic Blood Pressure Measurement in Predicting Mortality: The Dublin Outcome Study. Hypertension. 2005;46(1):156-61.
25. de la Sierra A, Banegas JR, Segura J, Gorostidi M, Ruilope LM. Ambulatory blood pressure monitoring and development of cardiovascular events in high-risk patients included in the Spanish ABPM registry: the CARDIORISC Event study. J Hypertens. 2012;30(4):713-9.
26. Kario K, Hoshide S, Mizuno H, Kabutoya T, Nishizawa M, Yoshida T et al. Nighttime Blood Pressure Phenotype and Cardiovascular Prognosis Practitioner-Based Nationwide JAMP Study. Circulation. 2020;142(19):1810-20.
27. Verdecchia P, Schillaci G, Porcellati C. Dippers versus non-dippers. J Hypertens Suppl. 1991;9(8):S42-4.
28. Verdecchia P, Porcellati C. The day-night changes in ambulatory blood pressure: another risk indicator in hypertension? G Ital Cardiol. 1992;22(7):879-86.
29. Verdecchia P, Porcellati C, Schillaci G, Borgioni C, Ciucci A, Battistelli M et al. Ambulatory Blood Pressure: An Independent Predictor of Prognosis in Essential Hypertension. Hypertension. 1994;24:793-801.
30. Agarwal R. Regulation of Circadian Blood Pressure: From Mice to Astronauts. Curr Opin Nephrol Hypertens. 2010;19(1):51-8.
31. Hermida RC, Ayala DE, Mojón A, Fernández JR. Blunted Sleep-Time Relative Blood Pressure Decline Increases Cardiovascular Risk Independent of Blood Pressure Level: The "Normotensive Non-dipper" Paradox. Chronobiol Int. 2013;30(1-2):87-98.
32. Gavriilaki M, Anyfanti P, Nikolaidou B, Lazaridis A, Gavriilaki E, Douma S et al. Nighttime dipping status and risk of cardiovascular events in patients with untreated hypertension: A systematic review and meta-analysis. J Clin Hypertens. 2020;22(11):1951-9.

33. Mokhtari A, Bellinetto-Ford L, Melander O, Nilsson PM. Determinants of increasing pulse pressure during 23 years' follow-up as a marker of arterial stiffness and vascular ageing. Blood Press. 2008;17(5-6):291-7.
34. Verdecchia P, Schillaci G, Borgioni C, Ciucci A, Pede S, Porcellati C. Ambulatory Pulse Pressure: A Potent Predictor of Total Cardiovascular Risk in Hypertension. Hypertension. 1998;32(6):983-8.
35. Zakopoulos NA, Lekakis JP, Papamichael CM, Toumanidis ST, Kanakakis JE, Kostandonis D et al. Pulse Pressure in Normotensives: A Marker of Cardiovascular Disease. Am J Hypertens. 2001;14(3):195-9.
36. Pääkkö TJW, Renko RJ, Perkiömäki JS, Kesäniemi YA, Ylitalo AS, Lumme JA et al. Ambulatory Pulse Pressure Predicts the Development of Left Ventricular Diastolic Dysfunction in Over 20 Years of Follow-up. Am J Hypertens. 2017;30(10):985-92.
37. Mancia G, Parati G. The role of blood pressure variability in end-organ damage. J Hypertens Suppl. 2003;21(6):S17-23.
38. Eto M, Toba K, Akishita M, Kozaki K, Watanake T, Kim S et al. Impact of Blood Pressure Variability on Cardiovascular Events in Elderly Patients with Hypertension. Hypertens Res 2005;28(1):1–7.
39. Bilo G, Grillo A, Guida V, Parati G. Morning blood pressure surge: pathophysiology, clinical relevance and therapeutic aspects. Integr Blood Press Control. 2018;11:47-56.
40. Kario K. Morning Surge in Blood Pressure and Cardiovascular Risk Evidence and Perspectives. Hypertension. 2010;56(5):765-73.
41. Sheppard JP, Hodgkinson J, Riley R, Martin U, Bayliss S, McManus RJ. Prognostic Significance of the Morning Blood Pressure Surge in Clinical Practice: A Systematic Review. Am J Hypertens. 2015;28(1):30-41.
42. Li Y, Thijs L, Boggia J, Asayama K, Hansen TW, Kikuya M et al. Blood pressure load does not add to ambulatory blood pressure level for cardiovascular risk stratification. Hypertension. 2014;63(5):925-33.

CAPÍTULO 28

Alterações Eletrocardiográficas nas Valvopatias

- Beatriz Moreira Ayub Ferreira Soares
- Flavio Tarasoutchi

Introdução

A avaliação de pacientes com suspeita de doença valvar cardíaca contempla a necessidade de anamnese e exame físico cuidadosos à beira do leito. A partir do conhecimento da valva acometida, do tipo de acometimento (insuficiência ou estenose) e da fisiopatologia específica de cada doença valvar, teremos padrões típicos de alterações eletrocardiográficas.

Estenose mitral

A principal causa da estenose mitral (EM) nos países em desenvolvimento é a febre reumática, responsável por 90% dos casos. Aproximadamente 25% de todos os pacientes com febre reumática têm EM e aproximadamente 40% têm EM e insuficiência mitral (IM) combinados. As mulheres são responsáveis por até dois terços de todos os pacientes com estenose mitral.

O intervalo entre o início do episódio de febre reumática e a evidência clínica de obstrução varia de poucos anos a até mais de 20 anos. Evidências apontam que a infecção recorrente é um fator importante para a progressão da doença. Regiões como Europa e América do Norte apresentam um caso a cada 100.000 indivíduos, os quais apresentam severa obstrução apenas na sexta década, enquanto, em regiões como a África, onde a prevalência da doença é de 35 casos a cada 100.000, a obstrução severa é vista nos adolescentes.

A severidade da obstrução na valva mitral está diretamente relacionada ao grau de abertura da válvula na diástole ou à área do orifício valvar. Nos adultos normais, a área é de 4,0 cm² a 6,0 cm². Quando esse orifício está reduzido a 2,0 cm², temos uma EM leve; quando está abaixo de 1,0 cm², representa uma EM severa e apresenta um gradiente atrioventricular de aproximadamente 20 mmHg e, portanto, se a pressão diastólica final do ventrículo esquerdo (VE) estiver normal, teremos uma pressão média de átrio esquerdo > 25 mmHg.[1]

O aumento da pressão do átrio esquerdo (AE) aumenta a pressão nas veias pulmonares e nos capilares, resultando em dispneia ao esforço. A primeira descompensacão normalmente é precipitada por aumento da frequência cardíaca durante exercício, gravidez, hipertireoidismo, anemia, infecção e fibrilação atrial. O aumento da frequência cardíaca diminui o tempo de enchimento ventricular pelo orifício mitral, levando ao aumento da pressão do átrio esquerdo e à redução do débito cardíaco. A fibrilação atrial pode causar edema agudo de pulmão como primeira descompensação de uma EM, estando presente 10% dos pacientes com EM severa e mais jovens que 30 anos e em 50% dos pacientes com mais de 50 anos.

O aumento da pressão no AE resulta em hipertensão da artéria pulmonar e evolução a uma sobrecarga de câmaras direitas. Os sintomas mais comuns são dispneia, cansaço e diminuição da tolerância ao esforço, mas, como a EM é uma doença de evolução lenta, muitos pacientes se mantêm assintomáticos ou se autolimitam a uma vida mais sedentária. Com a evolução da doença, podem aparecer sintomas de congestão sistêmica, como ascite, hepatomegalia e edema de membros inferiores. A hemoptise é um sintoma raro e a dor torácica está presente em 15% dos pacientes. A presença de fibrilação atrial ou evento embólico pode ser a primeira manifestação da EM.

No exame físico geral, podem-se observar pulso irregular, decorrente da fibrilação atrial, ou sinais de insuficiência cardíaca esquerda ou direita. Na ausculta cardíaca, observa-se uma hiperfonese de primeira bulha e, quando a pressão da artéria pulmonar aumenta, podemos observar hiperfonese de segunda bulha. O estalido de abertura da válvula mitral é causado pela tensão súbita dos folhetos da válvula após elas terem se aberto totalmente e é seguido por um sopro diastólico em ruflar na área mitral.

O eletrocardiograma de repouso (ECG) é pouco sensível para detecção de EM leve, mas as alterações ocorrem quando ela se torna moderada a severa. As alterações observadas estão diretamente relacionadas à progressão da doença: no início, observamos uma sobrecarga de átrio esquerdo (SAE) (onda P mitral), presente em 90% dos pacientes com EM significante e ritmo sinusal. Os sinais eletrocardiográficos de SAE estão mais correlacionados à sobrecarga de volume que de pressão e, frequentemente, regridem após valvotomia. A sobrecarga biatrial está presente nos casos graves e normalmente é associada à sobrecarga ventricular direita (SVD).[2]

A prevalência da fibrilação atrial nos pacientes com EM está relacionada à sua severidade e à idade dos pacientes, estando presente em 17% dos pacientes entre 21 anos e 30 anos, 45% entre 31 anos e 40 anos, 60% entre 41 anos e 50 anos e 80% nos pacientes com mais de 50 anos. Em pacientes com EM e fibrilação atrial, a sobrevida em cinco anos é de 64%, comparado à sobrevida de 85% dos que não têm. A fibrilação atrial geralmente é do tipo grosseiro (*coarse fibrillation*) e claramente se observam as ondas f de voltagem superior a 1,0 mm na derivação V1, não como uma linha de base reta, como costuma acontecer nas miocardiopatias. Sua presença aumenta em três a quatro vezes o risco de tromboembolismo sistêmico.

Com a progressão da doença, observamos hipertrofia de ventrículo direito (VD), que se correlaciona com pressão sistólica de VD: quando atinge 70 mmHg a 100 mmHg, 50% dos indivíduos apresentam sinais eletrocardiográficos de sobrecarga de ventrículo direito, mas, quando a pressão é maior que 100 mmHg, ela é vista na grande maioria dos pacientes.

Insuficiência mitral

A IM pode ser causada por anormalidades em diferentes locais da estrutura valvar, como folhetos, ânulo mitral, cordas tendíneas e músculos papilares. As principais causas da insuficiência mitral primária são degeneração mixomatosa (prolapso da válvula mitral e ruptura da cordoalha), febre reumática, endocardite infecciosa, trauma e alterações congênitas. As secundárias são cardiomiopatia dilatada e doença isquêmica.

As anormalidades do folheto valvar podem ocorrer em muitas situações. A degeneração mixomatosa é a principal causa de IM no mundo desenvolvido, ocorrendo em um grande espectro, que depende do grau de espessamento do folheto e da redundância *vs.* a fraqueza da cordoalha tendínea. A endocardite infecciosa pode causar IM pela perfuração dos folhetos valvares e as vegetações podem impedir a coaptação dos folhetos pela retração da válvula no processo de cicatrização. No mundo em desenvolvimento, a febre reumática continua sendo a principal causa de IM. Em contraste com a EM de origem reumática, a IM de maior expressão anatômica ocorre mais em homens que mulheres

O ânulo mitral mede aproximadamente 10 cm de circunferência. IM secundária à dilatação do ânulo mitral pode ocorrer em qualquer forma de doença cardíaca caracterizada por dilatação do ventrículo esquerdo ou do átrio esquerdo, especialmente miocardiopatia dilatada e fibrilação atrial de longa duração. Calcificação idiopática do anel mitral normalmente traz poucas consequências, mas pode causar IM, quando severa.

As alterações da cordoalha tendínea são importantes causas da IM. O alongamento ou a ruptura da cordoalha são bem características da síndrome do prolapso mitral. O envolvimento do músculo papilar pode ocorrer transitoriamente durante uma isquemia miocárdica e pode levar à ruptura, quando a isquemia for prolongada e evoluir para IM aguda, ou à cicatrização e à IM crônica.

Conforme o modo de apresentação, a IM pode ser aguda, devido a uma lesão súbita do aparato valvar, como ruptura de um músculo papilar infartado, ou crônica, como degeneração mixomatosa.

No coração normal, a contração do VE direciona o sangue exclusivamente pela válvula aórtica para dentro da aorta e a válvula mitral fechada impede a regurgitação do sangue para o AE. Na IM, uma porção do volume sistólico reflui para dentro do AE e, portanto, o débito cardíaco para a aorta é diminuído. Na IM aguda, o AE está de tamanho normal e pouco complacente. Portanto, ocorre um aumento súbito na pressão do AE e ocorre edema pulmonar. Na IM crônica, o AE fica mais dilatado e complacente. Portanto, ocorrem menor elevação na pressão do AE e menos sintomas de congestão pulmonar. Como consequência, há diminuição do débito cardíaco. A dilatação do VE com hipertrofia excêntrica ocorre devido a uma sobrecarga de volume.

A complacência do AE é um importante determinante da evolução clínica e hemodinâmica dos pacientes com IM severa. A elevação súbita da pressão média do AE leva a congestão pulmonar. Com o tempo, o AE dilata e hipertrofia para manter a função contrátil. Quando a IM se torna crônica, a dilatação vai predominar e o paciente pode ficar assintomático por muitos anos. A dilatação do AE aumenta o risco de fibrilação atrial.

A hipertrofia ventricular excêntrica que acompanha o elevado volume diastólico final da IM crônica é secundária à hipertrofia excêntrica com replicação dos sarcômeros em série. Na maioria dos pacientes, a IM crônica fica compensada por anos, mas, após prolongada sobrecarga de volume, leva à descompensação cardíaca.

Os pacientes com IM aguda normalmente se apresentam com sintomas de edema agudo de pulmão e hipotensão. Os pacientes com IM crônica se mantêm assintomáticos por muitos anos. Quando a etiologia é a febre reumática, o intervalo entre o primeiro ataque de febre reumática e os sintomas pode durar duas décadas.

A presença de fraqueza e fadiga secundárias ao baixo débito são sintomas mais comuns a IM crônica devido a diminuição do débito cardíaco, mas pode apresentar também dispneia ao esforço, ortopneia e dispneia paroxística noturna. A insuficiência cardíaca direita pode ocorrer após desenvolvimento de hipertensão pulmonar com hepatomegalia, edema de membros inferiores e ascite.

No exame físico, observamos primeira bulha hipofonética e segunda bulha hiperfonética, bem como presença de sopro em regurgitação em área mitral que irradia para axila. O padrão holossistólico reflete o gradiente contínuo entre o ventrículo esquerdo e o átrio esquerdo. A presença de terceira bulha pode ocorrer na IM crônica devido ao aumento do volume que retorna para o ventrículo esquerdo no início da diástole.

No ECG, a IM crônica apresenta sobrecarga de câmeras esquerdas e pode ter sinais de sobrecarga de câmaras direitas nos casos que evoluem com hipertensão pulmonar. A presença de fibrilação atrial é menos prevalente que na EM. Na IM aguda, é comum o ECG apresentar sinais de infarto agudo do miocárdio inferior ou ínfero-lateral.

Prolapso da válvula mitral

A prevalência de prolapso da válvula mitral (PVM) na população geral varia de 1% a 2,5% e ocorre mais comumente nas mulheres. Ela pode ser herdada como uma doença autossômica dominante primária, com variável penetrância, ou ser acompanhada de certas doenças do tecido conectivo.

PVM é frequentemente assintomática, mas pode afetar indivíduos que apresentam dor torácica e palpitações associadas a arritmias. No exame físico, observamos a presença de um clique mesossistólico e um sopro sistólico tardio no ápice cardíaco.

O ECG no portador de PVM é habitualmente normal. A prevalência estimada de arritmias no portador de PVM é muito variável: extrassístoles atriais (35% a 90%), taquicardia atrial (3% a 32%), extrassístoles ventriculares (58% a 89%) e arritmia ventricular complexa (43% a 56%).

Um grupo específico de portadores de PVM possui riso aumentado de morte súbita e o mecanismo exato relacionado ao evento não está bem esclarecido. O PVM foi a única alteração estrutural detectada em 8% a 16% dos casos de taquicardia ventricular refratária.

Estenose aórtica

A estenose aórtica (EA) é a obstrução da via de saída do VE pela alteração estrutural valvar. Está presente em 4,5% da população acima de 75 anos e é a doença valvar aórtica adquirida mais frequente.

As três maiores causas de EA em adultos são: 1) a calcificação e a degeneração de uma válvula aórtica tricúspide, 2) a calcificação de uma válvula aórtica bicúspide congênita e 3) a doença reumática da válvula aórtica, comumente associada a valvopatia mitral.[3]

Na EA, o fluxo de sangue pela válvula aórtica está obstruído e, quanto menor o diâmetro da válvula, maior elevação da pressão sistólica será necessária para superar o obstáculo da saída do sangue do VE para a aorta.

A obstrução pela EA se desenvolve gradualmente e permite ao VE compensar com uma hipertrofia concêntrica para superar a sobrecarga de pressão. Com o tempo, evolui com diminuição da complacência do VE, aumento da pressão diastólica final do VE e hipertrofia do AE para conseguir um enchimento adequado do VE hipertrofiado. Essa hipertrofia do AE é muito importante, porque, na EA, a contração atrial é responsável por 25% do volume sistólico e a perda da contração atrial pode causar grave deterioração clínica.

As três principais manifestações clínicas da EA são:

- Angina: desequilíbrio entre a oferta e o consumo de oxigênio. O consumo está aumentado pelo aumento de massa muscular e pelo aumento do estresse da parede, secundário ao aumento da pressão sistólica ventricular. A oferta, por sua vez, está diminuída, devido a um aumento da pressão diastólica do VE, que reduz a pressão de perfusão coronariana entre a aorta e o miocárdio.
- Síncope ao esforço: o VE não consegue aumentar o débito cardíaco durante o esforço devido à obstrução fixa do orifício da válvula aórtica, mas ocorre uma vasodilatação no leito muscular. Essa combinação leva a hipoperfusão cerebral e perda da consciência.
- Insuficiência cardíaca: a progressão da estenose aórtica pode levar a disfunção contrátil do VE ou aumento do volume e da pressão diastólica do VE. Com isso, ocorre aumento da pressão no AE e no sistema venoso pulmonar, levando a congestão alveolar e sintomas de insuficiência cardíaca.

A válvula aórtica normal tem uma área de 3,0 cm^2 a 4,0 cm^2 e um gradiente de pressão médio entre o VE e AO menor que 5 mmHg. Quando a área valvar for menor que 1,0 cm^2 ou o gradiente VE-AO for maior que 40 mmHg, o paciente tem uma EA severa.

A angina, a síncope e a insuficiência cardíaca normalmente só aparecem depois de muitos anos assintomáticos, devido à progressão lenta da EA, mas têm grande significado no prognóstico. Após o aparecimento de angina, a média de sobrevida é de cinco anos. Para síncope, a média de sobrevida é de três anos e, para insuficiência cardíaca, dois anos após o início dos sintomas.[4]

No exame físico, observamos hipofonese de segunda bulha, sopro mesossistólico em crescente e decrescente no foco aórtico, pulso *tardus and parvus*, presença de B4 devido à contração atrial em um VE hipertrofiado.

O ECG é anormal em 85% dos casos de EA grave, mas sua ausência não exclui sua presença. A correlação entre a voltagem e a gravidade é melhor nas EA congênitas. A alteração mais comum é a presença de SVE, que se manifesta com SVE do tipo sistólica, geralmente associada à SAE. A presença de bloqueio de ramo esquerdo ou bloqueio atrioventricular está associada a EA grave. O padrão sistólico do SVE na EA representa um critério de baixa sensibilidade, havendo casos de EA com SVE tipo diastólica.

Insuficiência aórtica

A insuficiência aórtica (IA) pode ocorrer por alterações nos folhetos da válvula aórtica, como na válvula aórtica bicúspide, na endocardite infecciosa (perfuração ou erosão do folheto) e na febre reumática (espessamento e encurtamento das cúspides valvulares). O comprometimento primário da raiz da aorta com dilatação do anel valvular ocorre quando o anel dilata suficientemente para causar separação dos folhetos, impedindo sua coaptação na diástole, como na dilatação do arco aórtico na degeneração senil, no aneurisma de aorta e na dissecção aórtica.

Na IA, ocorre regurgitação do sangue da aorta no VE durante a diástole. Portanto, o VE precisa bombear o sangue regurgitante mais o normal vindo do AE a cada contração. Os fatores para gravidade da IA são semelhantes aos da IM e dependem do tamanho do orifício, do gradiente de pressão na válvula aórtica durante a diástole e da duração da diástole.

Na IA aguda, o VE tem tamanho normal e relativamente pouca complacência. Portanto, o volume regurgitante faz com que ocorra um aumento súbito na pressão diastólica do VE, que é transmitido para o AE e para o sistema pulmonar, levando à congestão pulmonar. Na IA crônica, ocorre uma adaptação do VE e do AE e, portanto, o aumento do volume da regurgitação é acomodado com pequeno aumento da pressão diastólica do VE, com menor congestão pulmonar.

Essa adaptação do VE ocorre porque a sobrecarga de volume é compensada com dilatação, hipertrofia excêntrica com replicação dos sarcômeros em série e, em menor grau, com aumento da espessura. Com o tempo, essa dilatação do VE aumenta sua complacência e permite acomodar maior quantidade de volume regurgitante sem que ocorra um aumento da pressão diastólica, não levando, portanto, a aumento da pressão no AE e no leito pulmonar.

Esses mecanismos adaptativos permitem ao paciente permanecer assintomático por muitos anos, mas, com o tempo, ocorre uma remodelação do VE, levando a uma disfunção sistólica, com diminuição do débito cardíaco e aumento da pressão de AE e do leito pulmonar. Com isso, o paciente começa a apresentar sintomas de insuficiência cardíaca.

A combinação do volume sistólico aumentado do VE e, portanto, uma pressão arterial sistólica alta, à redução da pressão diastólica aórtica leva a um pulso de pressão alargado, que constitui a diferença entre pressão arterial sistólica e PA diastólica.

A diminuição da pressão diastólica da aorta pode diminuir a pressão de perfusão coronária. Por outro lado, a hipertrofia do VE aumenta o estresse da parede e o consumo do VE. Esse desequilíbrio entre a oferta e o consumo pode levar a sintomas de angina.

Os sintomas mais comuns são dispneia aos esforços, fadiga, diminuição da tolerância ao exercício e sensação desconfortável de batimento cardíaco intenso. Os sinais mais característicos são pulso em martelo-d'água, impulso hiperdinâmico do VE no tórax e, à ausculta, sopro diastólico aspirativo decrescente com primeira bulha hipofonética.

Na IA crônica grave, pode haver SAE e SVE, além de distúrbios de condução pelo ramo esquerdo. Na IA, o VE preserva a morfologia elipsoidal por muito tempo, o que determina um padrão de SVE diastólico. Com a evolução da IA, o padrão de SVE sistólico (com Strain) pode ser documentado.

Estenose tricúspide

A estenose tricúspide (ET) é rara e, normalmente, secundária a febre reumática. O estalido de abertura e o sopro da ET são semelhantes a EM, mas é mais bem auscultado na borda esternal e aumenta com a inspiração devido ao fluxo de sangue para o ventrículo direito. Ao exame físico, podemos ver veias jugulares distendidas, hepatomegalia, ascite e edema de membros inferiores devido à congestão venosa.

No eletrocardiograma, uma sobrecarga atrial direita (SAD) é o achado habitual.

Insuficiência tricúspide

A insuficiência tricúspide (IT) é mais normalmente de origem funcional que estrutural. Ocorre como consequência de uma sobrecarga de volume ou pressão no ventrículo direito, com sua consequente dilatação. Entre os pacientes que apresentam EM de origem reumática, 20% têm IT significante (80% de origem funcional, devido à hipertensão pulmonar com alargamento do ventrículo direito, e 20% têm IT por acometimento reumático).

Entre causas primárias de IT, além da febre reumática, destacam-se a endocardite infecciosa, a degeneração mixomatosa, as doenças congênitas (anomalia de Ebstein) e as doenças secundárias a drogas (metisergida). Os portadores de marca-passo ou desfibriladores com eletrodos posicionados no ventrículo direito também podem apresentar IT secundária, mas, em sua maioria, sem repercussão hemodinâmica.

O sinal mais comum da IT é o sopro sistólico, que é auscultado na borda esternal inferior e, frequentemente, é suave, mas fica mais alto na inspiração, com segunda bulha hiperfonética pela hipertensão pulmonar. No eletrocardiograma, o mais comum é a presença de sobrecarga de câmaras direitas. Dependendo da causa, é possível observar algum padrão mais característico. Quando ocorre acometimento reumático mitro-aórtico-tricuspídeo, podemos observar sobrecarga biatrial e de ventrículo esquerdo. Na anomalia de Ebstein, observamos uma onda P denominada Himalaia, na qual observamos uma sobrecarga de átrio direito de grande magnitude, superando o tamanho do complexo QRS.

Estenose pulmonar

A estenose pulmonar (EP) é rara e, normalmente, de origem congênita. Um sopro sistólico crescente-decrescente é auscultado com maior intensidade no segundo e no terceiro espaços intercostais, próximo ao esterno, e pode irradiar para o pescoço.

A EP é considerada severa se o gradiente de pressão pela válvula pulmonar for maior que 80 mmHg, moderada se estiver entre 40 mmHg e 80mmHg e leve se menor que 40 mmHg. Só pacientes com EP moderada a severa têm sintomas. O eletrocardiograma nos casos leves é normal. Sinais de sobrecarga ventricular direita (SVD) são comuns quando gradiente é maior que 100 mmHg, mas um ECG normal não exclui a presença de SVD severa.

Insuficiência pulmonar

A insuficiência pulmonar (IP) normalmente ocorre secundariamente a uma hipertensão pulmonar severa, que resulta em alargamento do anel valvar e da artéria pulmonar, dilatação idiopática da artéria pulmonar ou síndrome de Marfan. Na ausculta, observamos sopro diastólico decrescente de alta frequência na borda esternal esquerda, normalmente indistinguível da IA.

No eletrocardiograma, observamos um padrão de sobrecarga de câmaras direitas.

Eletrocardiograma

As alterações eletrocardiográficas mais comuns nas valvopatias são as sobrecargas das câmaras cardíacas, que ocorrem por sobrecarga de volume ou sobrecarga de pressão. Podem ocorrer sobrecargas de átrio direito (AD), átrio esquerdo (AE) e biatriais, bem como do ventrículo direito (VD), do ventrículo esquerdo (VE) ou biventriculares. Na Figura 28.1, observamos os achados das sobrecargas atriais.

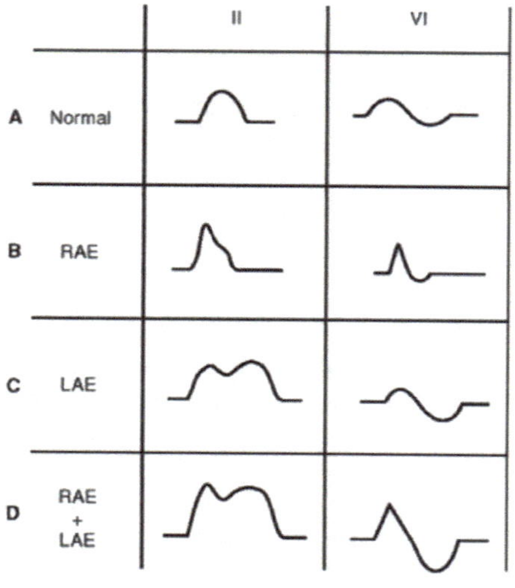

Figura 28.1. Combinação de achados das sobrecargas atriais. A onda P representa uma soma do componente do átrio direito (AD) e do átrio esquerdo (AE). A despolarização do AD ocorre um pouco antes que a do AE devido à proximidade do átrio direito com o nó sinusal. Na sobrecarga de AD, a porção inicial da onda P é proeminente e observamos aumento da amplitude da onda P. Na sobrecarga de AE, a porção terminal é proeminente e observamos aumento da duração. Na sobrecarga biatrial, temos aumento das porções inicial e final.

Fonte: Elaborada pelos autores.

Sobrecarga atrial direita

A SAD ocorre quando existe aumento do AD, com consequente aumento da voltagem da onda P.[5] Os critérios eletrocardiográficos para SAD podem ser vistos no Quadro 28.1 e um exemplo de SAD pode ser visto na Figura 28.2.

Quadro 28.1. Critérios eletrocardiográficos para sobrecarga atrial direita

- Voltagem da onda P igual ou superior a 2,5 mm nas derivações inferiores ("P Pulmonale")
- Padrão *plus-minus* nas precordiais direitas com componente *plus* ≥ 1,5 mm
- Desvio do SÂP para direita (+ 80°)
- Índice de Macruz* menor que 1

* O Índice de Macruz é calculado pela razão entre a duração da onda P e a duração do segmento PR (IM = P/PRi).

Fonte: Elaborado pelos autores.

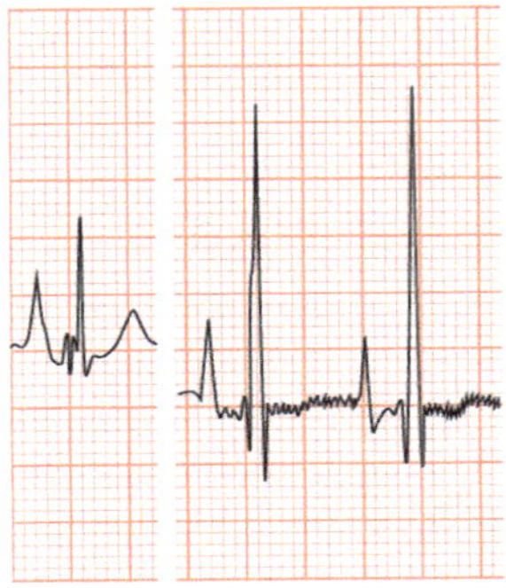

Figura 28.2. Sobrecarga de átrio direito. Em DII, é possível notar aumento da amplitude da onda P superior a 2,5 mm, com aspecto apiculado. Em V1, a onda P apresenta um padrão *plus-minus*, com fase positiva mais proeminente e amplitude superior a 1,5 mm.

Fonte: Acervo pessoal.

Sobrecarga atrial esquerda

A SAE ocorre quando há aumento do átrio esquerdo, com consequente aumento da duração da onda P. A dilatação do AE pode levar ao surgimento da fibrilação atrial. Grande aumento do AE pode gerar ondas P apiculadas em DII, DIII e aVF, simulando uma SAD denominada pseudo-P *pulmonale*. Os critérios eletrocardiográficos para SAE podem ser vistos no quadro 28.2 e um exemplo de SAE pode ser visto na Figura 28.3.

Sobrecarga biatrial (SBA)

A SBA ocorre quando há aumento de ambos os átrios, com consequente aumento combinado da voltagem e da amplitude da onda P. Os critérios eletrocardiográficos para SBA estão listados no quadro 28.3 e um exemplo de SBA pode ser visto na Figura 28.4.

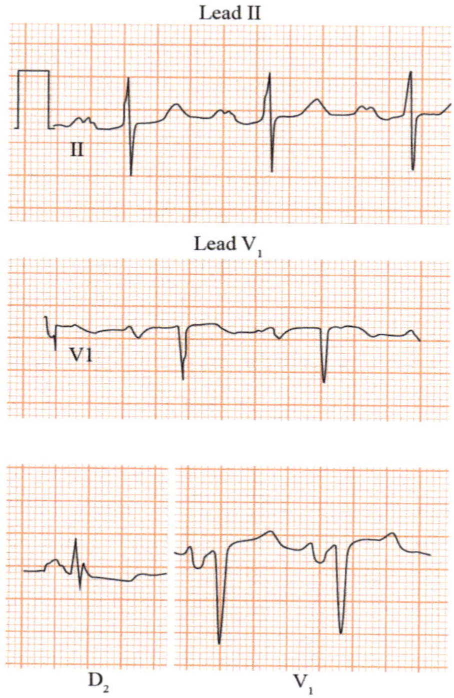

Figura 28.3. Sobrecarga de átrio esquerdo. A onda P torna-se entralhada e bífida, com duração aumentada em DII. Na derivação V1, nota-se um padrão *plus-minus*, com aumento da duração e da profundidade do componente negativo. O índice de Morris em V1 é definido pela duração do componente negativo superior a 0,04 s.

Fonte: Acervo pessoal.

Quadro 28.3. Critérios eletrocardiográficos para sobrecarga biatrial

- Onda P bifásica em V1, com padrão *plus-minus*, fase positiva > 1,5 mm e fase negativa com profundidade > 1,0 mm e duração > 40 ms
- Onda P de voltagem > 2,5 mm e duração > 120 ms em DII
- Ondas P com o componente inicial de voltagem > 1,5 mm em V1 e V2 associado a P bimodal e de duração aumentada com entalhes em DII
- Ondas P de duração maior que 120 ms e bimodal com SÂP desviado para direita

Fonte: Elaborado pelos autores.

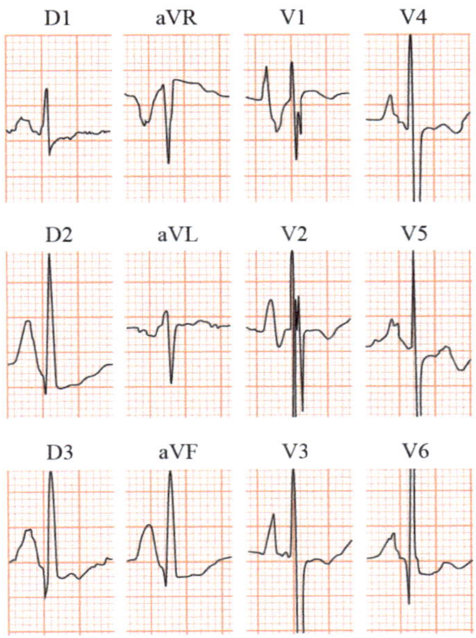

Figura 28.4. Sobrecarga biatrial. Nota-se onda P bifásica em V1, com padrão *plus-minus*, fase positiva superior a 1,5 mm e fase negativa com profundidade superior a 1,0 mm e duração superior a 40 ms.

Fonte: Acervo pessoal.

Sobrecarga ventricular esquerda

A SVE ocorre quando há aumento da massa do ventrículo esquerdo, com ou sem dilatação da cavidade. O peso do ventrículo esquerdo é de 120 g a 240 g no homem e 20% menor na mulher, 100 g a 200 g.

O eletrocardiograma apresenta alta especificidade, mas baixa sensibilidade para o diagnóstico de SVE.[6] Os principais critérios eletrocardiográficos para SVE estão listados no Quadro 28.4 e as Figuras 28.5 a 28.8 mostram exemplos de SVE.[7-9]

Denominamos SVE diastólica quando o VE recebe na diástole um volume de sangue maior que o normal e ocorre uma hipertrofia excêntrica; e SVE sistólica quando o VE tem dificuldade de esvaziar seu conteúdo na sístole e ocorre uma hipertrofia concêntrica. Os padrões de SVE sistólico e diastólico possuem correlação com a geometria ventricular. Na SVE sistólica, nota-se um ventrículo esquerdo que perdeu a forma elipsoidal normal, com tendência a ser cilíndrico. Na SVE diastólica, a forma elipsoidal está preservada. A Figura 28.9 mostra as diferenças eletrocardiográficas entre as duas.

Sobrecarga ventricular direita

A SVD pode ter padrões variados, devido à posição do coração, ao grau e à modalidade de sobrecarga e à região específica do ventrículo direito. Os critérios de SVD são específicos, mas pouco sensíveis, e existem algumas condições, como infarto do miocárdio dorsal ou distúrbios de condução, que podem dificultar o diagnóstico.

Existem sinais clássicos de SVD, como o padrão Strain do ventrículo direito (depressão de segmento ST com inversão de onda T de V1-V3). Uma onda R pura com magnitude superior a 20 mm em V1 indica uma pressão sistólica de ventrículo direito superior a 100 mmHg. A associação de desvio de SÂQRS para direita e para frente é fortemente indicativa de SVD. A documentação de SAD é considerada um sinal indireto de SVD.

Quadro 28.4. Critérios eletrocardiográficos para SVE

Critérios	Caracterização	
Cornell-voltagem	R (AVL) + s (V3) ≥ 28 mm sexo masculino > 20 mm sexo feminino	
Sokolow-Lyon	S (V1) +R (V5 e V6) ≥ 35 mm	
Escore Romhilt - Estes	R ou S no plano frontal > 20 mm S em V1/V2 ou R em V5/V6 ≥ 30 mm	3 pontos
	Padrão Strain (com uso de digital)	3 pontos 1 ponto
	SAE (Morris em V1)	3 pontos
	SÂQRS para esquerda	2 pontos
	Duração do QRS ≥ 90 ms	1 ponto
	Tempo de ativação ventricular ≥ 50 ms em V5 e V6	1 ponto
Interpretação escore de Romhilt -Estes	4 pontos: possível SVE 5 pontos: SVE	

Fonte: Elaborado pelos autores.

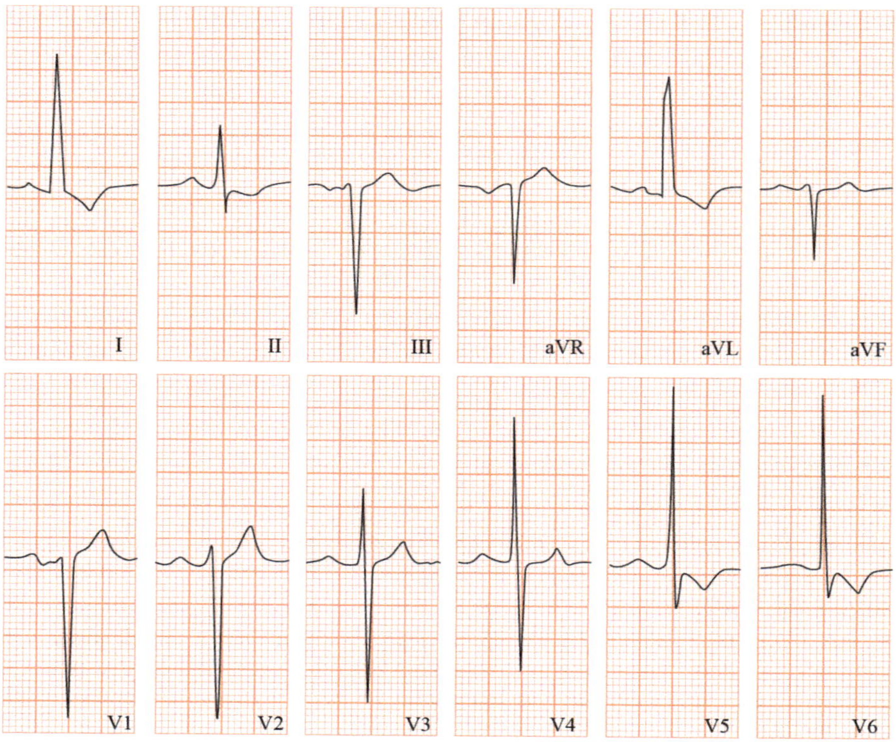

Figura 28.5. Sobrecarga ventricular esquerda. Critério de Sokolow-Lyon: S (V1) + R (V5 ou V6) ≥ 35 mm. Critério de Cornell: onda S de V3 + onda R de aVL ≥ 28 mm nos homens.

Fonte: Acervo pessoal.

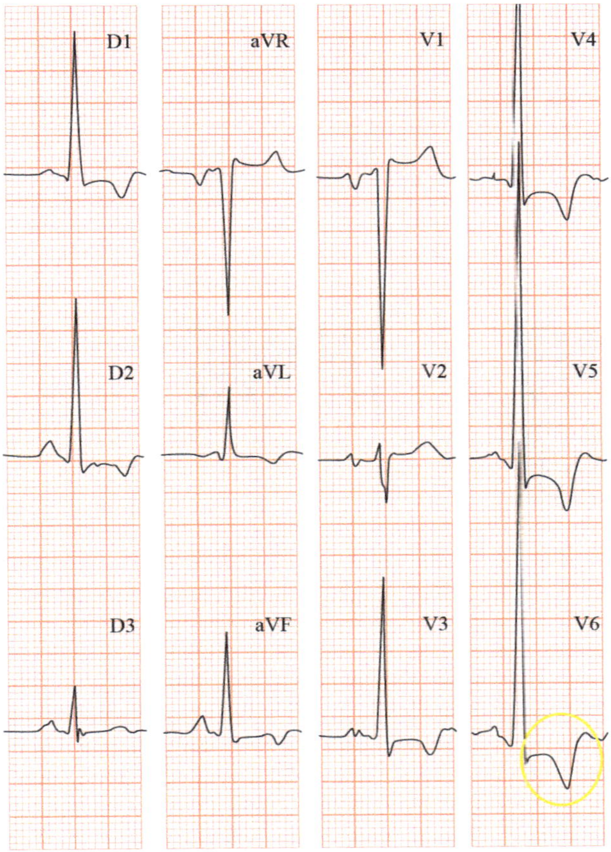

Figura 28.6. Sobrecarga ventricular esquerda. Critério de Romhitt-Estes: R ou S no plano frontal > 20 mm ou S em V1/V2 ou R em V5/V6 > 30 mm. Padrão Strain em V6 (depressão do segmento ST e inversão da onda T). SAE (Morris) em V1.

Fonte: Acervo pessoal.

Os principais critérios eletrocardiográficos para SVD estão listados no Quadro 28.5 e a Figura 28.10 mostra um exemplo de SVD.[10]

Quadro 28.5. Critérios eletrocardiográficos para SVE

▪ SÂQRS desviado para direita ≥ 110°
▪ Onda R em V1 > 7 mm
▪ Complexo qR em V1
▪ Razão r/s em v1 > 1
▪ R (V1) + S (V5 ou V6) > 10,5 mm
▪ Onda S em V1 ≤ 2 mm

Fonte: Elaborado pelos autores.

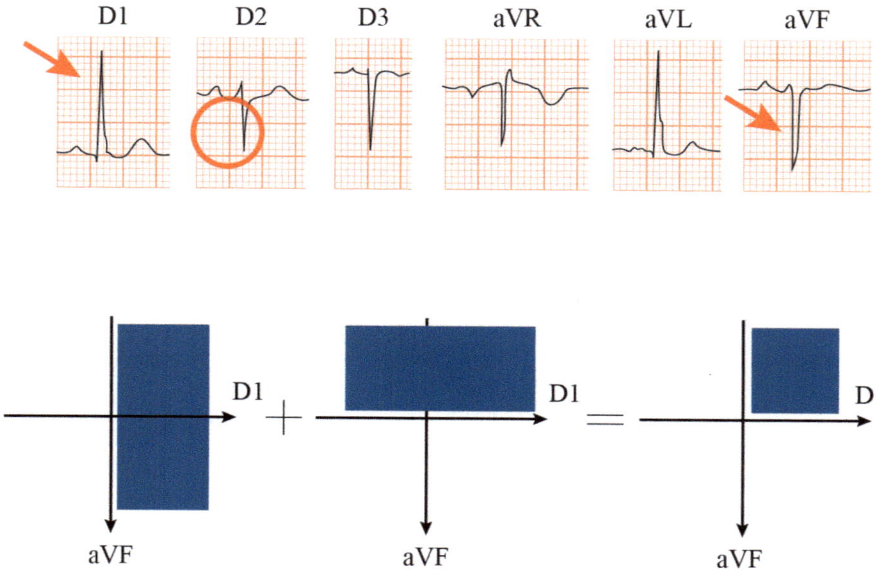

Figura 28.7. Sobrecarga ventricular esquerda. Critério de Romhitt-Estes: desvio do SÂQRS para esquerda.
Fonte: Acervo pessoal.

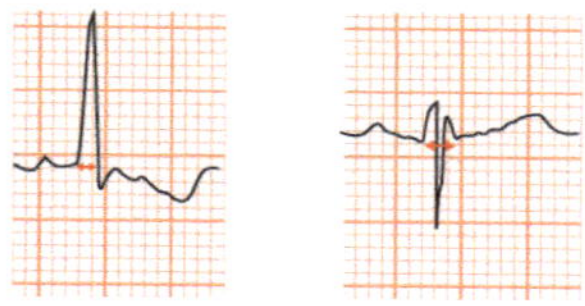

Figura 28.8. Sobrecarga ventricular esquerda. Critério de Romhitt-Estes: à esquerda, tempo de ativação ventricular > 50 ms; à direita, duração QRS > 90 ms.
Fonte: Acervo pessoal.

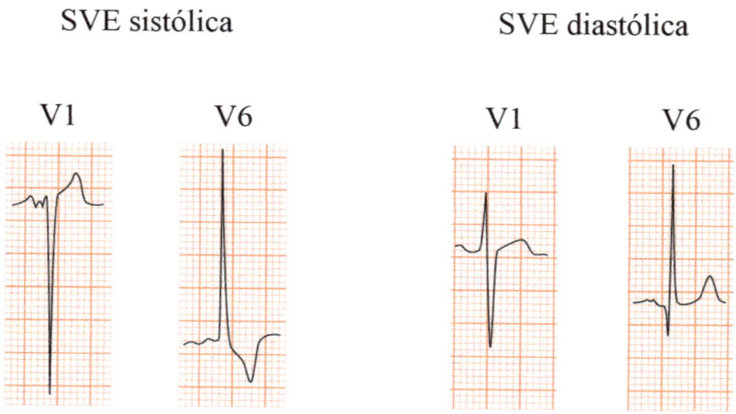

Figura 28.9. Sobrecarga ventricular esquerda. Padrão sistólico: complexo QRS com padrão rS em V1 e R puro com depressão do segmento ST e inversão da onda T em V6. Padrão diastólico: complexo QRS com padrão RS em V1 e QR em V6, com ST isoelétrico e onda T positiva em V6.
Fonte: Acervo pessoal.

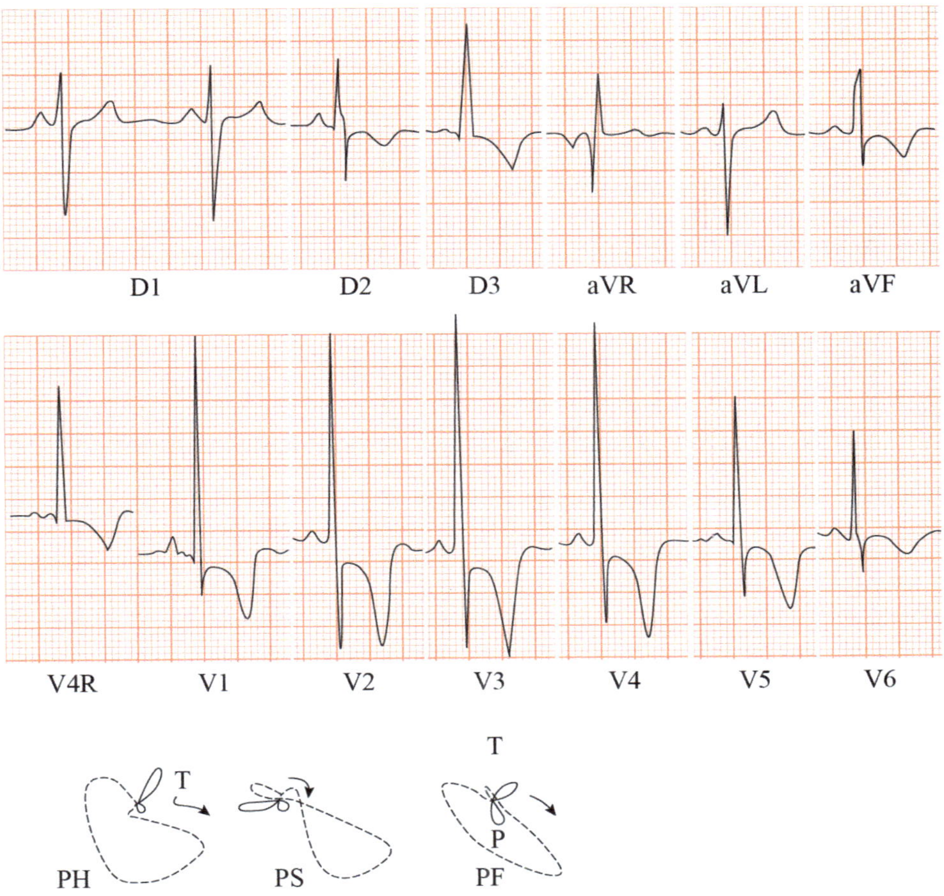

Figura 28.10. Sobrecarga ventricular direita. O SÂQRS desvia-se para a direita (QRS negativo em D1) e para a frente (QRS positivo em V1). Onda R em V1 > 7 mm, razão R/S em V1 > 1 mm e R (V1) + S (V6) > 10,5 mm.

Fonte: Acervo pessoal.

Sobrecarga biventricular

Os critérios para definição de sobrecarga dos ventrículos direito e esquerdo estão listados no Quadro 28.6 e um exemplo de sobrecarga biventricular está demostrado na Figura 28.11.

Quadro 28.6. Critérios eletrocardiográficos para sobrecarga biventricular

Presença de critérios de SVE e SVD nas precordiais
ECG de SVD associado a um dos seguintes critérios: 1) Onda R de V5 e V6 com voltagem aumentada. 2) Onda S profunda em V1 e V2. 3) Onda Q profunda em V5 e V6 e nas derivações inferiores. 4) QRS isodifásico e amplo (RS) nas precordiais intermediárias (sinal de Katz-Wachtel).
ECG típico de SVE associado a um ou mais dos seguintes critérios: 1) SÂQRS localizado à direita > 90°. 2) Onda R de aVR > 5mm e relação Q/R > 1. 3) Morfologia de bloqueio incompleto de ramo direito com onda R' > 10 mm ou BRD com onda R' > 15 mm. 4) Onda S profunda em V5 e V6. 5) Ondas S em V1 com onda S em V2: QRS pequeno em V1 e grande em V2.

Fonte: Elaborado pelos autores.

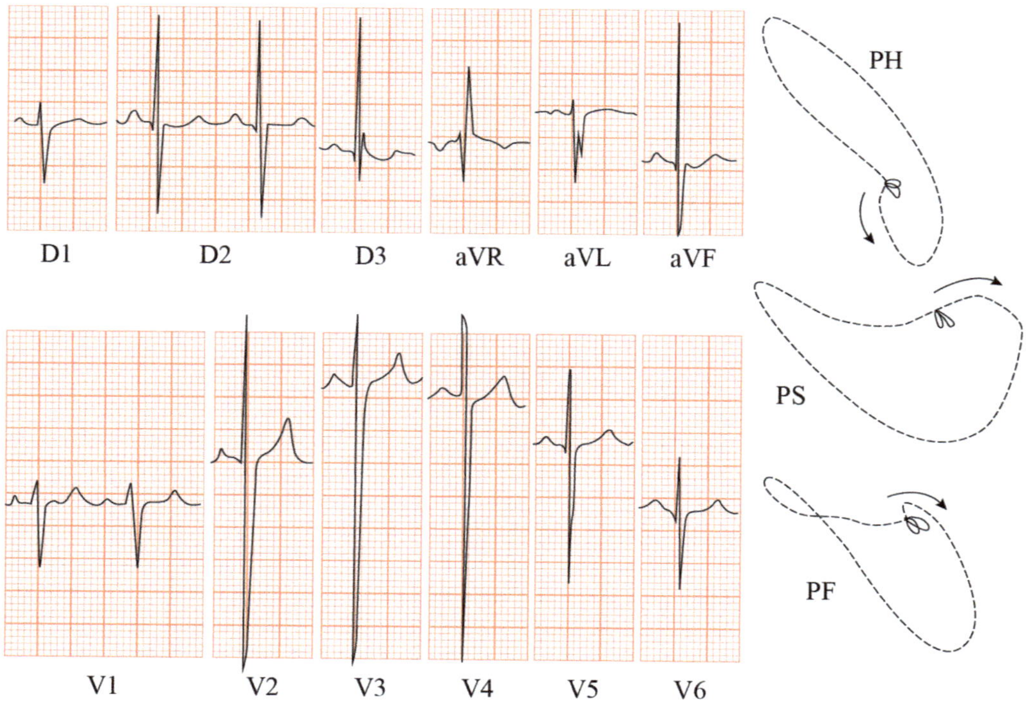

Figura 28.11. Sobrecarga biventricular. QRS isodifásico e amplo (RS) nas precordiais intermediárias (sinal de Katz-Wachtel).

Fonte: Acervo pessoal.

Considerações finais

As valvopatias são um conjunto de doenças que acometem as valvas cardíacas. A febre reumática é responsável por 70% dos casos no Brasil. O diagnóstico correto, o acompanhamento cuidadoso e o conhecimento da história natural da doença são importantes para indicação do tratamento adequado – seja clínico, seja cirúrgico, seja percutâneo. O exame físico e a anamnese são recursos valiosos para avaliação funcional e indicação de intervenção. O ECG é um exame de baixo custo e de fácil obtenção, sendo muito útil na avaliação inicial do paciente com doença valvar. As alterações eletrocardiográficas específicas para cada patologia estão diretamente relacionadas à sua fisiopatologia, bem como à severidade e à duração do acometimento valvar.

Referências

1. Nishimura RA, Otto CM, Bonow RO, Carabello BA, Erwin JP 3rd, Fleisher LA et al. 2017 AHA/ACC Focused Update of the 2014 AHA/ACC Guideline for the Management of Patients with Valvular Heart Disease: A Report of the American College of Cardiology/American Heart Association Task Force on Clinical Practice Guidelines. J Am Coll Cardiol. 2017;70(2):252-89.
2. Baumgartner H, Falk V, Bax JJ, De Bonis M, Hamm C, Holm PJ et al. 2017 ESC/EACTS guidelines for the management of valvular heart disease. Eur Heart J. 2017;38(36):2739-91.
3. Tarasoutchi F, Montera MW, Ramos AIO, Sampaio RO, Rosa VEE, Accorsi TAD et al. Atualização das Diretrizes Brasileiras de Valvopatias: Abordagem das Lesões Anatomicamente Importantes. Arq Bras Cardiol. 2017;109(6 Suppl 2):1-34.
4. Ryznar E, O'Gara PT, Lily LS. Valvular Heart Disease. In: Lily LS. Pathophysiology of Heart Disease. 6. ed. Philadelhpia: Wolters Kluwer; 2016. p. 192-219.
5. Tsao CW, Josephson ME, Hauser TH, O'Halloran TD, Agarwal A, Manning WJ et al. Accuracy of electrocardiographic criteria for atrial enlargement: validation with cardiovascular magnetic resonance. J Cardiovasc Magn Reson. 2008;10(1):7.
6. Bacharova L, Estes EH, Bang LE, Hill JA, Macfarlane PW, Rowlandson I et al. Second statement of the Working Group on Electrocardiographic Diagnosis of Left Ventricular Hypertrophy. J Electrocardiol. 2011;44(5):568-70.
7. Bacharova L, Chen H, Estes EH, Mateasik A, Bluemke DA, Lima JAC et al. Determinants of discrepancies in detection and comparison of the prognostic significance of left ventricular hypertrophy by electrocardiogram and cardiac magnetic resonance imaging. Am J Cardiol. 2015;115(4):515-22.
8. Estes EH, Zhang Z-M, Li Y, Tereschenko LG, Soliman EZ. The Romhilt-Estes left ventricular hypertrophy score and its components predict all-cause mortality in the general population. Am Heart J. 2015;170(1):104-9.
9. Hancock EW, Deal BJ, Mirvis DM, Okin P, Kligfield P, Gettes LS et al. AHA/ACCF/HRS Recommendations for the standardization and interpretation of the electrocardiogram – Part V: electrocardiogram changes associated with cardiac chamber hypertrophy: a scientific statement from the American Heart Association Electrocardiography and Arrhythmias Committee, Council on Clinical Cardiology, the American College of Cardiology Foundation and the Heart Rhythm Society. J Am Coll Cardiol. 2009;53(11):992-1002.
10. Whitman IR, Patel VV, Soliman EZ, Bluemke DA, Praestgaard A, Jain A et al. Validity of the surface electrocardiogram criteria for right ventricular hypertrophy – the MESA-RV Study (Multi-Ethnic Study of Atherosclerosis-Right Ventricle). J Am Coll Cardiol. 2014;63(7):672-81.

CAPÍTULO 29

Teste Ergométrico e Cardiopulmonar de Exercício nas Valvopatias

- Andréa Marinho Falcão
- Patrícia Alves Oliveira

Introdução

Em pacientes com doenças valvares, o entendimento das funções do sistema cardiovascular durante o esforço pode nos auxiliar no manejo clínico. E esse é talvez o maior valor para indicação do teste ergométrico (TE) nesse cenário.

Apesar da ecocardiografia transtorácica em repouso ser o método de escolha para avaliação não invasiva da doença valvar, devido às recomendações para intervenção cirúrgica serem em grande parte, dependentes da repercussão anatômica, o componente dinâmico das valvopatias durante o esforço pode alterar as condições avaliadas em repouso.

O TE colabora para a avaliação do comportamento hemodinâmico nos pacientes que apresentam discordância entre os sintomas e os achados ecocardiográficos, visto que o aumento das pressões intracavitárias e pulmonares se acentuam durante o esforço. Além disso o TE pode auxiliar na determinação da capacidade funcional, que nos auxilia até para orientação de atividades físicas, incluindo a participação em esportes.

A segurança do TE nesse grupo de pacientes tem sido demonstrada em diversos estudos, com baixas taxas de complicações[1-6]. Nenhuma complicação maior tem sido descrita, desde que respeitadas as contra indicações e os critérios de interrupção do esforço.

Aplicações do TE e Teste Ergoespirométrico (TCP) nas valvopatias

Nas valvopatias, a principal dúvida em relação ao tratamento é o momento ideal para a indicação cirúrgica, o que em grande parte das vezes é baseada nos sintomas e nas alterações anatômicas.

Em pacientes muito sintomáticos e com limitação importante das atividades de vida diária, a indicação já está mais bem definida[3-5]. Entretanto, nos casos nos quais os sintomas são atípicos ou ausentes (e podem ser sub ou supervalorizados), considerando atividades de vida diária com baixo gasto energético, em especial pacientes > 70 anos[7,8] e o estilo de vida sedentário, o TE pode trazer informações adicionais à respeito da capacidade funcional, com quantificação objetiva dos sintomas, principalmente quando associados à análise metabólica dos gases através TCP[9].

Os testes devem ser realizados sob supervisão médica, em ambiente hospitalar e na vigência de medicação habitual, e deve ser limitado quando alcançar pelo menos 85% da FC prevista para idade[10], ou preferencialmente determinado pelo cansaço físico subjetivo.

Nos pacientes com valvopatia, alterações do segmento ST devem ser consideradas com cuidado, visto que as alterações pré-existentes do ECG ,como as alterações sugestivas de sobrecarga de câmaras cardíacas reduzem significativamente a sensibilidade para resposta isquêmica ao esforço.

Já o TCP é um exame complementar ao TE, ou seja, além dos parâmetros hemodinâmicos e eletrocardiográficos, acrescenta-se a análise metabólica por meio da análise dos parâmetros ventilatórios que nos auxiliam no diagnostico diferencial da dispneia e objetivamente consegue quantificá-la e, portanto uma classificação mais fidedigna dos sintomas induzidos por esforço.

Os parâmetros que devem ser alcançados para que o TCP avalie a capacidade funcional máxima, além do cansaço subjetivo referido pelo paciente, estão descritos na Tabela 29.1.

Tabela 29.1. Parâmetros metabólicos para teste cardiopulmonar máximo

▪ Cansaço subjetivo (escala de Borg > 8/10)
▪ RQ > 1,10
▪ Ter atingido os limiares ventilatórios (LA e PCR)

RQ: coeficiente respiratório (VCO_2/VO_2); LA: limiar anaeróbio (momento em que ocorre um aumento desproporcional do CO_2 em relação ao O_2 devido o início do aumento sustentado do lactato sanguíneo); PCR: ponto de compensação respiratória (momento que ocorre um aumento excessivo da ventilação, na tentativa de eliminar o excesso de CO_2 e H^+).

Protocolos de esforço

Os protocolos para o TE, ou seja, a carga de trabalho a ser realizada deve ser ajustada para cada paciente, considerando-se a capacidade funcional estimada em anamnese pré-teste, o que nem sempre é uma escolha fácil por conta da subjetividade dessa avaliação. O TE pode ser realizados em diferentes ergômetros, como esteira ou bicicleta.

O protocolo mais utilizado em TE na esteira é o de *Bruce modificado*, que apresenta aumentos progressivos da velocidade e inclinação, mas que se inicia com cargas mais leves e com menor inclinação (*"warmup"* ou aquecimento). As modificações do protocolo de Bruce objetivam atender a pacientes com baixa capacidade física e idosos[11]. O protocolo de *Naughton modificado* também tem sido utilizado[6].

Quando o esforço é realizado na bicicleta ergométrica, os protocolos também apresentam aumento gradual e progressivo da carga de trabalho, com incremento linear da potência (em Watts), dependente da capacidade funcional estimada[11]. Protocolos que se iniciam com 25 W e com aumento gradativo de 25 W a cada 2-3 min. tem sido descritos em vários estudos[6].

Para o TCP, os protocolos mais adequados são os *protocolos de rampa* (aqueles que apresentam incremento de carga minuto a minuto e que são individualizados, de acordo com avaliação pré-teste), com a utilização de cicloergômetro (incrementos de 10-20 W/min., após 1 minuto de aquecimento com 20 W) ou em esteira ergométrica, calculando-se atingir o VO_2 de pico em 8-12 minutos de teste.

Os principais critérios para interrupção do esforço estão descritos na Tabela 29.2.

Tabela 29.2. Critérios de Interrupção do TE

▪ Sintomas: dor torácica típica, dispneia, tontura
▪ FC "alvo" atingida
▪ Hipotensão arterial (queda da PAS > 20 mmHg)
▪ Arritmias ventriculares complexas
▪ Cansaço intenso

FC alvo: 85% da frequência cardíaca máxima predita para idade.

O TE é considerado anormal quando há o aparecimento de sintomas, isoladamente ou associados a outros achados provocados pelo exercício, mesmo quando a história clínica é equívoca[2] (Tabela 29.3). Já as alterações do segmento ST isoladamente não são suficientes para tal. Com bastante cautela é possível diferenciar as limitações normais do exercício de sintomas anormais devido sedentarismo. A angina induzida pelo esforço, a dispneia desproporcional ao exercício, tonturas ou síncope, são sintomas associados à gravidade da valvopatia, especialmente na estenose aórtica (EAo)[6,11]. As contra-indicações nessa população estão descritas na Tabela 29.4.

Tabela 29.3. O TE é considerado anormal na presença de pelo menos um dos critérios[6]

▪ Angina
▪ Dispneia limitante
▪ Síncope ou pré-síncope
▪ Infradesnivelamento do segmento ST > 2,0 mm horizontal ou descendente
▪ Redução (> 20 mmHg) ou aumento (< 20 mmHg) da PAS
▪ Arritmias ventriculares complexas

PAS: pressão arterial sistólica.

Tabela 29.4. Contra indicações do TE nas valvopatias[6]

▪ Estenose aórtica importante sintomática
▪ Estenose mitral importante sintomática
▪ Hipertensão arterial ou arritmias não controladas
▪ Limitação osteomuscular com incapacidade de realizar esforço físico
▪ Doenças sistêmicas

Indicações e graus de recomendação

Mais recentemente, a avaliação hemodinâmica das valvopatias com o TE, além de recomendada pelas diretrizes da *European Society of Cardiology/European Association for Cardio-Thoracic Surgery (ESC/EACTS)* e do *ACC/AHA*, foi também incluída nas diretrizes brasileiras, com grau de recomendação *IIa* para avaliação da *EAo assintomática*.[3-5]

Estenose aórtica

A EAo é a principal causa de doença valvar em países desenvolvidos, de etiologia degenerativa e aterosclerótica, relacionada ao envelhecimento da população. Caracteristicamente, pacientes com EAo apresentam um longo período assintomático, no qual o risco de morte súbita é baixo, mesmo com EAo grave. No entanto, esse risco aumenta dramaticamente quando os sintomas aparecem, justificando a recomendação para troca valvar aórtica[12]. Em alguns casos, é difícil o reconhecimento dos sintomas, especialmente em idosos, e podem ser subvalorizados, seja por redução voluntária da capacidade funcional ou por limitação osteomuscular/funcional prévias. Nestes casos, os TE seriados podem ser úteis para identificação de sintomas durante o seguimento clínico. Por esta razão, o exame passou a ser recomendado pelas principais diretrizes[3-5].

O TE é recomendado para os pacientes ativos com EAo grave assintomáticos para desmascarar sintomas como também para estratificação de risco. Nestes pacientes, os sintomas relacionados ao esforço podem ser reproduzidos ou desencadeados durante o TE como: dispneia, angina, síncope ou arritmias.

É descrito que entre 10% e 67% dos pacientes com EAo assintomáticos apresentam algum achado *anormal* ao TE:

- angina ou dispneia: 3-48%;
- infradesnível de ST: 2-42%;
- comportamento anormal da PAS: 6-35%; e
- arritmias: 1,5-5%.

Esses achados demonstram que pelo menos a metade dos pacientes com EAo "assintomáticos" tem capacidade funcional diminuída, com impacto no prognóstico. Considera-se baixa capacidade funcional um TE limitado por sintomas com carga < 5 MET[6] (Tabelas 29.3 e 29.5).

- Obs. 1: a redução da capacidade funcional na EAo não é linear e depende tanto da disfunção ventricular, gradientes e pressões, como do nível de atividade física prévia. Portanto em testes seriados, principalmente os TCPs, a análise direta do consumo de oxigênio (VO_2), pode auxiliar na avaliação da redução da capacidade funcional, ou seja, na avaliação de progressão da doença.
- Obs. 2: Devemos ter cautela para considerarmos as alterações do segmento ST, visto que estas alterações podem estar presentes nos pacientes com sobrecarga ventricular esquerda ou arritmias, não sendo específico para o diagnóstico de DAC.

O TE *anormal* (Tabela 29.3) está associado ao pior prognóstico, com aumento do risco de morte súbita e menor sobrevida livre de sintomas. Amato *et al.* demonstraram que para qualquer achado do TE *anormal* (Tabela 29.3), o risco de morte ou desenvolvimento de sintomas foi quase oito vezes maior do que nos pacientes com TE normal no seguimento de 12 meses[2].

Em uma meta-análise que incluiu sete estudos[1], demonstrou-se também a importância do TE para avaliação prognóstica. Nenhum paciente com TE normal apresentou morte súbita no seguimento (média de um ano). O aparecimento dos sintomas ocorreu em 21% dos pacientes com TE normal no seguimento, apesar de em 66% daqueles com TE *anormal*. O TE *anormal* teve boa acurácia para eventos adversos, com sensibilidade, especificidade, valor preditivo positivo e negativo de 75%, 71%, 66% e 79%, respectivamente. Dentre os estudos que avaliaram morte súbita como desfecho, esses valores foram de 100%, 51%, 5% e 100%, respectivamente quando o TE é *anormal*. A especificidade do TE pode ser menor em pacientes > 70 anos do que em pacientes mais jovens (57% × 79%), sem mudanças na sensibilidade[6].

Os dados demonstram claramente que muitos pacientes com EAo não são verdadeiramente "assintomáticos" e reforçam as importantes informações prognósticas fornecidas pelo TE, apesar de pouco indicado na prática clínica (Figura 29.1). Os pacientes com TE *anormal* terão benefício prognóstico com a troca valvar[3-5] (Tabela 29.5).

A avaliação da capacidade funcional por meio do TCP pode ser mais acurada. Alterações no pulso de O_2 e queda do VO_2 intra esforço são parâmetros importantes para diagnóstico e prognóstico.

Mais recentemente, Le *et al.*[13] avaliaram TCP em 101 pacientes com EAo grave assintomáticos ou com sintomas equívocos, com média de idade de 75 anos, divididos em dois grupos de acordo com o TERGO: G1, sem evidência de limitação cardiovascular e capacidade funcional adequada (> 83% do VO_2 pico previsto para idade e sexo e > 95% do pulso V_{O2} previsto), e G2, (subnormal - < 83% VO_2 pico). Desfechos (morte súbita cardíaca, hospitalização por insuficiência cardíaca ou troca valvar cirúrgica) ocorreram em 37% e 38,7%, respectivamente no G1 e G2, respectivamente em dois anos de seguimento (p = ns). No entanto, mortalidade isoladamente foi significativamente menor no G1, sugerindo estreita relação entre VO_2 pico e sobrevida. O o estudo concluiu que os achados do TCP refletiram um real comprometimento hemodinâmico e manter em tratamento clínico pode ser uma boa estratégia, com bom prognóstico no seguimento. A avaliação de risco da EAo grave baseada na estratégia guiada pelo TCP tem demonstrado valor preditivo adequado para eventos no seguimento (50 a 63%), e pode ser melhor do que o TE isoladamente.

Tabela 29.5. Recomendações baseados nos achados no TE para indicação cirúrgica, diagnóstico e seguimento em pacientes com EAo grave assintomáticos[6]

Variável	AHA/ACC	ESC/EACTS
Troca cirúrgica valvar		
TE com sintomas claramente relacionados a EAo	I-B	I-C
↓ da tolerância ao esforço	IIa-B	IIa-C
↓ da PAS ao esforço	IIa-B	IIa-C
↑ do gradiente médio de pressão ao esforço > 20mmHg e com baixo risco cirúrgico	(-)	IIb-C
Avaliação diagnóstica		
Teste Ergométrico	IIa-B	(-)
Ecocardiograma de estresse	(-)	(-)
Seguimento		
Sem recomendação	(-)	(-)

Fonte: Adaptada de Redfors B, *et al.* Circulation 2017;135:1956-76.

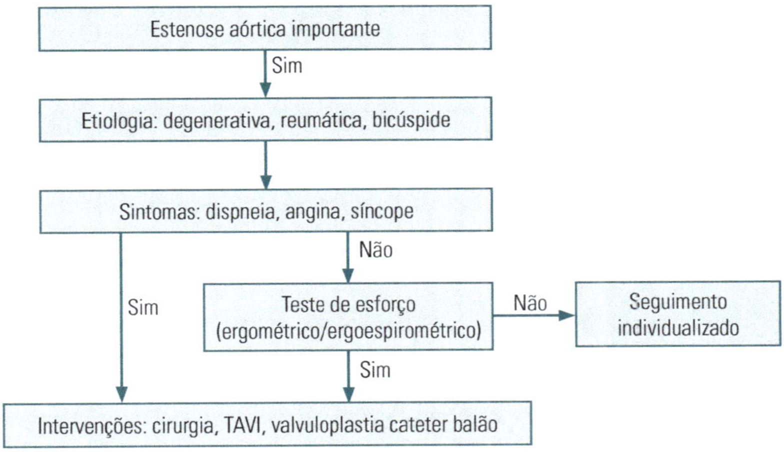

Figura 29.1. Critérios de indicação de TE e TERGO para avaliação e estratificação de risco na estenose aórtica.

Vale lembrar que um VO_2 pico de 90% do previsto para idade pode ser considerado *anormal* se a avaliação prévia era de 120%, mesmo que o paciente esteja assintomático. Entretanto a relação entre a redução progressiva do VO_2 com o prognóstico ainda não foram estudadas.. O estudo também demonstrou que o incremento no valor de VO_2 pico após a troca valvar sugere que a doença é realmente um fator de redução da capacidade funcional e dos sintomas de cansaço e intolerância aos esforços[13].

Assim, o TCP se apresenta como mais uma ferramenta diagnóstica e prognóstica para avaliação das valvopatias.

Estenose aórtica com baixo fluxo e baixo gradiente

A EAo com baixo fluxo e baixo gradiente é encontrada em aproximadamente 5-10% dos pacientes com estenose aórtica grave e disfunção ventricular esquerda (área valvar ≤ 1,0 cm^2, baixo gradiente VE-Ao, FEVE < 40% e sinais de baixo fluxo transvalvar). Na EAo assintomática o TE apresenta maior evidência para sua indicação e é a primeira escolha em relação à ecocardiografia sob estresse farmacológico (dobutamina), pois pode detectar alterações hemodinâmicas induzidas pelo esforço que justifiquem os sintomas. Exceção é em pacientes com EAo de baixo fluxo e baixo gradiente, com FEVE reduzida[14]. Estes pacientes representam um desafio diagnóstico, devido às dificuldades de se diferenciar de outras cardiomiopatias. Esses pacientes com área valvar fixa apresentam à ecocardiografia com dobutamina, diminuição da pré e pós-carga e da FEVE, o que representa a "verdadeira" EAo grave.

A presença de sintomas induzidos durante a administração de dobutamina em pacientes com EAo grave estão associados ao início espontâneo de sintomas futuros. Eventos adversos durante o exame não são infrequentes (> 20%) (Figura 29.2).

Insuficiência aórtica

Pacientes com insuficiência aórtica (IAo) permanecem assintomáticos por muito tempo na sua evolução, embora o aparecimento de sintomas seja o ponto chave para eventos adversos ou indicação cirúrgica. Nos pacientes com IAo grave assintomáticos, o TE auxilia principalmente na confirmação dos sintomas e a avaliação da capacidade funcional ao esforço, permitindo uma melhor classificação funcional clínica.

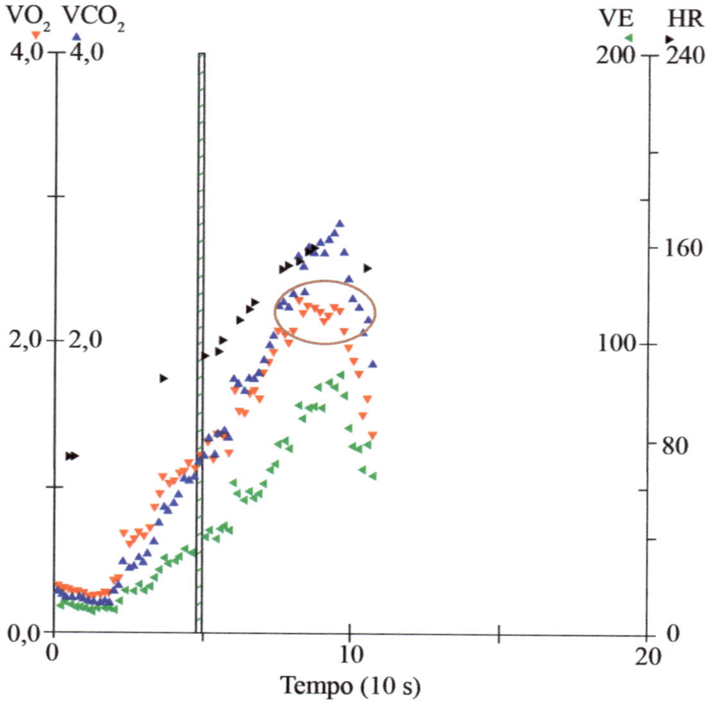

Figura 29.2. Exemplo de TERGO em paciente com EAo importante com baixo gradiente. Observa-se queda do VO_2 no pico do esforço.

VO_2: consume de oxigênio; VCO_2: produção de gás carbônico; VE: ventilação; HR: frequência cardíaca.

O seguimento clínico da IAo requer além da avaliação dos sintomas, da anatomia valvar, da gravidade da regurgitação, tamanho e função do VE, sendo a ecocardiografia o método de escolha para essa finalidade. Os dados encontrados na literatura sobre o TE na IAo estão associados à ecocardiografia de esforço. Os achados de aumento dos volumes sistólico e diastólico finais e queda da fração de ejeção ao esforço estão associados a lesões graves e pior prognóstico, mesmo em pacientes sem sintomas[4,5,15].

Estenose mitral

O TE pode ser realizado na estenose mitral (EMi) assintomática ou com sintomas duvidosos em relação à gravidade da estenose. Os pacientes verdadeiramente assintomáticos, ou seja, aqueles avaliados ao TE e sem sintomas relacionados à valvopatia, não são candidatos à cirurgia[3].

Na prática clínica, a avaliação da EMi pode se utilizar do TE associado à avaliação ecocardiográfica. As diretrizes[3] recomendam a ecocardiografia de estresse em pacientes que apresentam discrepância entre os sintomas e a gravidade da estenose mitral, com o intuito de se avaliar mudanças no gradiente transvalvar e desenvolvimento de hipertensão pulmonar ao esforço[3,5]. Achados de baixa capacidade funcional e baixa tolerância ao esforço, comportamento anormal da PA e da FC, aumento do gradiente transvalvar e da pressão pulmonar ao esforço estão associados à gravidade da estenose, e ajudam a definir o manejo clínico e reforçar indicação de correção cirúrgica[15].

Insuficiência mitral

É a segunda causa mais frequente para indicação cirúrgica na Europa. A insuficiência mitral (IMi) primária ou orgânica é um processo dinâmico, portanto o esforço pode identificar pacientes com sintomas não reconhecidos ou desmistificar os sintomas desproporcionais à gravidade da regurgitação em repouso.

Como os parâmetros de prognóstico e de indicação cirúrgica na IMi estão relacionados, além dos sintomas (*classe I*), ao diâmetro ventricular e presença de hipertensão pulmonar, a ecocardiografia de esforço é mais utilizada. É muito útil na determinação das alterações hemodinâmicas e de gravidade da IMi ao esforço, além de ser importante para avaliar os sintomas, que muitas vezes podem refletir lesão valvar leve, e assim ajudar na classificação funcional[4,5]. A ausculta de sopro que se torna holossistólico ao esforço acompanhada de aumento de pressão pulmonar, também refletem gravidade da lesão[15].

Estudo de Magne *et al.* em pacientes com IMi moderada a grave assintomática, demonstrou que o desenvolvimento de hipertensão pulmonar ao ecocardiograma de esforço (> 56 mmHg) foi um achado frequente nessa população (46%) e foi preditor independente de sobrevida livre de sintomas em dois anos de seguimento. Além disso, a capacidade funcional dos pacientes foi encontrada significativamente reduzida[3,16].

Na IMi secundária isquêmica, achados de dispneia, aumento importante da regurgitação e da pressão pulmonar ao esforço, também reforçam as evidências para cirurgia, que pode ser combinada com procedimento de revascularização, por via percutânea, etc.[3]

Considerações finais

Poucos dados do TE e TCP nas valvopatias estão disponíveis na literatura, embora sejam métodos muito úteis nos pacientes assintomáticos para determinação da capacidade funcional e avaliação de sintomas. O emprego desses métodos nas doenças da valva tricúspide, em geral de acometimento secundário (estenose e insuficiência), não tem sido descrito na literatura. Diante dos dados apresentados no universo das doenças valvares e as principais evidências do uso dos métodos de esforço (TE e TCP), os achados relacionados ao pior prognóstico nessa população estão descritos na Tabela 29.6.

Tabela 29.6. Parâmetros associados à pior prognóstico ao TE e TERGO nas valvopatias[17]

▪ Capacidade física < 5 MET (de preferência ao TERGO);
▪ VO_2 de pico e relação VE/VCO_2 anormais;
▪ Incompetência cronotrópica ou recuperação da FC anormal;
▪ Incapacidade de aumento da PAS ao esforço;
▪ Arritmias complexas ou distúrbios de condução ao esforço.

METS: equivalente metabólico.

Referências

1. Rafique AM, Biner S, Ray I, et al. Meta-analysis of prognostic value of stress testing in patients with asymptomatic severe aortic stenosis. Am J Cardiol 2009;104: 972-7.
2. Amato MCM, Moffa PJ, Werner KE, Ramires JAF. Treatment decision in asymptomatic aortic valve stenosis: role of exercise testing. Heart 2001;86:381-6.
3. Baumgartner H, Falk V, Bax JJ, De Bonis M, Hamm C, Holm PJ, Iung B, Lancellotti P, Lansac E, Rodriguez Muñoz D, Rosenhek R, Sjögren J, Tornos Mas P, Vahanian A, Walther T, Wendler O, Windecker S, Zamorano JL; ESC Scientific Document Group. ESC/EACTS Guidelines for the management of valvular heart disease. Eur Heart J 2017;38(36):2739-91.
4. Tarasoutchi F, Montera MW, Ramos AIO, Sampaio RO, Rosa VEE, Accorsi TAD, Lopes ASSA, Fernandes JRC, Pires LJT, Spina GS, Vieira MLC, Lavitola PL, et al. Atualização das Diretrizes Brasileiras de Valvopatias: Abordagem das lesões anatomicamente importantes. Arq Bras Cardiol 2017;109(6 suppl 2):1-34.
5. Nishimura RA, Otto CM, Bonow RO, Carabello BA, Erwin JP 3rd, Fleisher LA, Jneid H, Mack MJ, McLeod CJ, O'Gara PT, Rigolin VH, Sundt TM 3rd, Thompson A. 2017 AHA/ACC Focused Update of the 2014 AHA/ ACC Guideline forthe Management of Patients With Valvular Heart Disease: A Report of the American College of Cardiology/American HeartAssociation Task Force on Clinical Practice Guidelines. J Am Coll Cardiol 2017 Jul 11;70(2):252-89.
6. Redfors B, Pibarot P, Gillam LD, et al. Stress testing in asymptomatic aortic stenosis. Circulation 2017;135:1956-76.
7. Das P, Rimington H, Chambers J. Exercise testing to stratify risk in aortic stenosis. Eur Heart J 2005;26: 1309-13.
8. Bonow RO. Exercise hemodynamics and risk assessment in asymptomatic aortic stenosis. Circulation 2012;126:803-5.
9. Wasserman K. Diagnosing cardiovascular and lung pathophysiology from exercise gas exchange. Chest 1997;112:1091-101.
10. Pellikka PA, Nagueh SF, Elhendy AA, et al. American Society of Echocardiography recommendations for performance, interpretation, and application of stress echocardiography. J Am Soc Echocardiogr 2007;20: 1021-41.
11. Henri C, Piérard LA, Lancellotti P, Mongeon FP, Pibarot P, Basmadjian AJ, Pellikka PA, Nagueh SF, Elhendy AA, et al . Exercise testing and stress imaging in valvular heart disease. Can J Cardiol 2014 Sep;30(9):1012-26.
12. Monin JL, Lancellotti P, Monchi M, et al. Risk score for predicting outcome in patients with asymptomatic aortic stenosis. Circulation 2009;120:69-75.
13. Le VD, Jensen GV, Kjoller-Hansen L. Prognostic Usefulness of cardiopulmonary exercise testing for managing patients with severe aortic stenosis. Am J Cardiol 2017;120:844-9.
14. Picano E, Pibarot P, Lancellotti P, Monin JL, Bonow RO. The emerging role of exercise testing and stress echocardiography in valvular heart disease. J Am Coll Cardiol 2009;54:2251-60.
15. Zipes DP, Libby P, Bonow RO, et al. Valvular Heart Disease. In: Braunwald's Heart Disease. 11th edition, 2018.
16. Magne J, Lancellotti P, Pierard LA. Exercise pulmonary hypertension in asymptomatic degenerative mitral regurgitation. Circulation 2010; 122:33-41.
17. Marcadet DM. Nouvelles recommandations concernant la pratique des tests d'effort en cardiologie. Presse Med 2019;48: 1387-92.

seção 6

Cardiopediatria

CAPÍTULO 30

Como se Expressa a Doença Cardíaca na Criança

■ Adailson Siqueira ■ Sâmia Barbar ■ Estela Azeka ■ Nana Miura

Introdução

As cardiopatias na população pediátrica podem ser congênitas ou adquiridas. A criança pode apresentar-se desde assintomática a um quadro clínico exuberante, com necessidade de intervenção terapêutica imediata, em decorrência da gravidade da doença. As cardiopatias podem ser detectadas no período pré-natal, no recém-nascido, na infância, na idade escolar, na adolescência e no adulto. Classicamente, são divididas em cardiopatias congênitas acianogênicas e cianogênicas.

Epidemiologia

A prevalência do defeito cardíaco congênito é de, aproximadamente, 6 a 10 a cada 1.000 nascidos vivos. Em recém-nascidos pré-termo (idade gestacional menor que 37 semanas), a frequência é duas a três vezes maior do que a observada em recém-nascidos a termo (12 a cada 1.000 nascidos vivos).[1-3]

Estudo realizado em população inglesa refere que, de 690 215 nascidos vivos, entre 1985 e 2004, a prevalência de malformações cardíacas foi de 6,4 por 1.000 nascidos vivos. As cardiopatias com potencial risco de vida foram identificadas em 15% dos lactentes com cardiopatia congênita.[4] Nesses lactentes, o diagnóstico ocorreu no período pré-natal em 8% dos casos e antes da alta hospitalar em aproximadamente 60% dos casos. Entretanto, em cerca de 25% desses pacientes, o diagnóstico ocorreu após alta hospitalar e, em 5%, após terem evoluído ao óbito.

Estudo epidemiológico realizado em Atlanta[5] refere que defeitos cromossômicos podem estar presentes em 7% dos recém-nascidos e que anormalidades extracardíacas podem estar associadas a cardiopatias em 22%. Os autores referem que as cardiopatias no período neonatal mais frequentemente observadas foram comunicação interventricular, comunicação interatrial e persistência do canal arterial. As causas mais frequentes de óbito em lactentes foram síndrome de hipoplasia de coração esquerdo e coarctação da aorta crítica. A tetralogia de Fallot foi a cardiopatia mais frequente entre as cardiopatias cianogênicas.

No Brasil, Guitti[6] demonstrou prevalência de cardiopatia congênita de aproximadamente 5,5:1.000 nascidos vivos. Nesse importante estudo, apesar de só 18% dos pacientes apresentarem idade inferior a um mês de vida quando os dados foram analisados, foram observados 44,2% de malformações que poderiam ter sido diagnosticadas no berçário nas primeiras semanas de vida. Dados semelhantes foram reportados por Miyague *et al.*,[7] com maior frequência de cardiopatia congênita no neonato e no lactente.

Propedêutica cardiológica e métodos diagnósticos

Atualmente, grandes esforços têm sido empreendidos para melhorar a triagem e a detecção da cardiopatia ainda no período pré-natal. O ecocardiograma fetal tem sido o método diagnóstico de escolha, por ser não invasivo. No entanto, o diagnóstico depende do examinador, da idade gestacional materna, da posição fetal e do tipo de cardiopatia. Um diagnóstico pré-natal adequado permite planejamento do local e do momento ideais para o parto, assim como dos cuidados neonatais imediatos.

Em relação à história clínica perinatal, é importante identificar condições maternas pregressas, como diabetes, obesidade, doença do tecido conectivo, infecções (citomegalovírus, herpes, rubéola, vírus coxsachie), assim como o uso de drogas (hidantoína, litio e álcool). De igual relevância é a história familiar, uma vez que a presença de cardiopatia congênita em parentes de primeiro grau pode levar ao risco de cardiopatia congênita até três vezes maior no feto.[8] Após o nascimento, é necessário detalhar as condições de nascimento, o peso e o APGAR. Na evolução da criança, presença de infecções respiratórias de repetição, dificuldade de ganho de peso, limitações para atividades e cianose ao esforço precisam ser investigadas.

No exame cardiovascular, deve-se avaliar:[9]

- Inspecção: presença de impulsões, localização do *ictus cordis* (se está para a direita, no caso de dextrocardia).
- Palpação: no precórdio, avaliar as impulsões e a presença de frêmito.
- Ausculta cardíaca: as bulhas cardíacas devem ser avaliadas em relação ao desdobramento da B2, audível em 80% dos recém-nascidos.

Na ausculta das bulhas cardíacas, a primeira bulha cardíaca (B1) ocorre com fechamento das valvas mitral e tricúspide no início da sístole ventricular. A segunda bulha cardíaca (B2) tem dois componentes, que coincidem com fechamento da valva aórtica (A2) e pulmonar (P2) – na criança normal, geralmente há desdobramento fisiológico durante a inspiração, devido ao aumento do enchimento do ventrículo direito, prolongando o tempo de ejeção e atrasando o fechamento pulmonar.

A análise cuidadosa da B2 é importante, pois proporciona subsídios para o diagnóstico diferencial das cardiopatias congênitas. A B2 desdobrada fixa e ampla é marco auscultatório da comunicação interatrial (CIA), em os componentes A2 e P2 são amplamente separados, devido ao atraso no fechamento pulmonar, permanecendo inalterados durante o ciclo respiratório, pelo fato de a capacidade ou a impedância do leito vascular pulmonar ser elevada e/ou por haver sobrecarga de volume do ventrículo direito. A B2 hiperfonética, isto é, com sonoridade aumentada, ocorre por dilatação do tronco pulmonar e, quanto maior o grau de hipertensão pulmonar, mias a B2 será hiperfonética. A B2 única pode estar relacionada à inaudibilidade de algum dos componentes, como em pacientes com valva semilunar única (p. ex., na atresia pulmonar, na atresia aórtica ou na estenose aórtica grave). Ausculta de B2 única está presente em pacientes com atresia pulmonar, tronco arterial comum e transposição das grandes artérias. Os estalidos podem ser auscultados e, se sistólicos precoces, favorece o diagnóstico de estenose da valva semilunar ou tronco arterial comum.

A terceira bulha cardíaca (B3) apresenta ruído precoce na diástole, melhor audível no ápice do coração, podendo ser normal em crianças e atletas. Ritmo de galope indica insuficiência cardíaca congestiva com dilatação, disfunção ventricular ou cardiopatia congênita e grande desvio de sangue da esquerda para direita.

A quarta bulha (B4), devido à contração atrial ou à perda de distensibilidade ou complacência ventricular, pode ser auscultada nos casos de cardiomiopatia restritivas.

- Sopro cardíaco: no exame clínico do recém-nascido, depende da experiência do examinador, do momento da ausculta e das condições em que está sendo avaliado. A presença do sopro cardíaco está frequentemente associada a cardiopatia congênita. No entanto, é importante ressaltar que o sopro pode ser fisiológico, isto é, o recém-nascido é normal quanto à estrutura cardíaca, também denominado "sopro inocente", que se caracteriza por sopro de baixa intensidade, audível em borda esternal esquerda baixa, B2 normal, ausência de estalidos, pulsos normais e ausência de outras anormalidades. Por outro lado, é importante saber que o recém-nascido pode não apresentar sopro cardíaco e possuir cardiopatia congênita grave. Os fatores que podem contribuir para a ausência de sopro são: velocidade no local do defeito não é de magnitude que gere sopro cardíaco audível, disfunção ventricular e presença de resistência pulmonar elevada.

Complementando o exame físico, a pressão arterial deve ser mensurada de rotina. O ideal é realizar a mensuração nos quatro membros, para diagnosticar hipertensão arterial sistêmica ou para afastar coarctação de aorta, além da palpação de pulsos.

De forma geral, recomenda-se que a investigação da cardiopatia na criança seja realizada através de história clínica detalhada, exame físico minucioso complementado com exames subsidiários, como radiografia de tórax, eletrocardiograma e ecocardiograma com *doppler* colorido. O cateterismo cardíaco é indicado em situações específicas. Atualmente, métodos diagnósticos como angiotomografia, ressonância magnética, ventriculografia radioisótopica e cintilografia com gálio-67 podem complementar a investigação diagnóstica. No entanto, a criança pode necessitar de sedação para realizar se submeter a esses métodos.[9]

As principais manifestações, de acordo com a faixa etária de apresentação da cardiopatia, são exibidas nas Figuras 30.1 e 30.2.

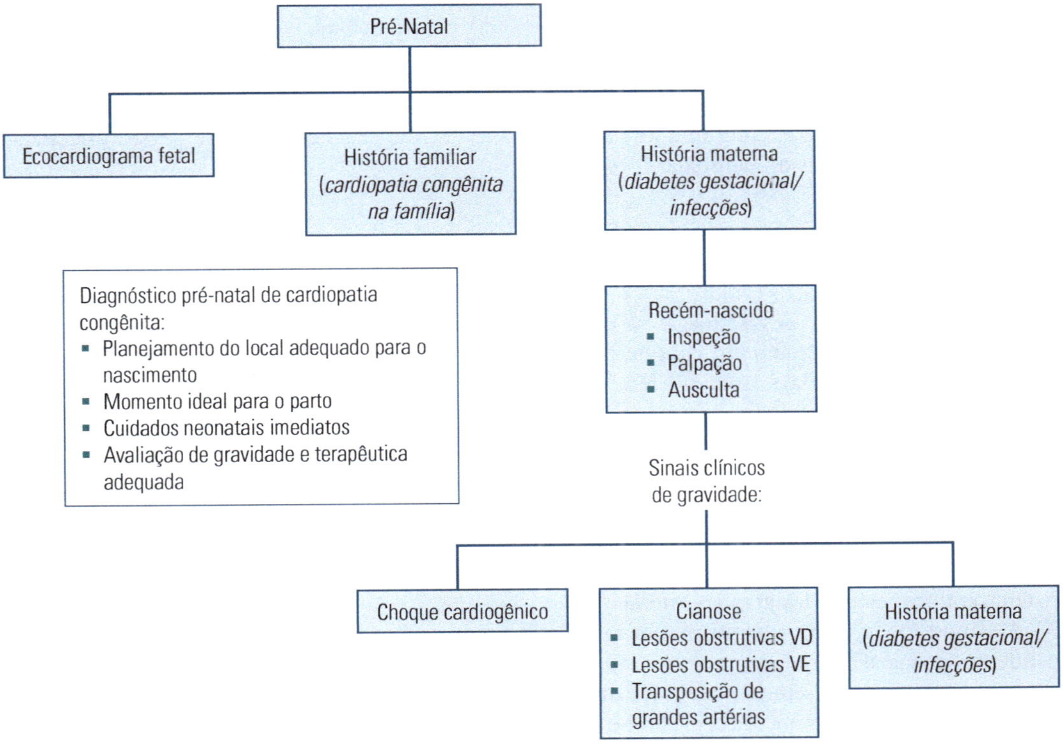

Figura 30.1. Cuidados maternos e neonatais.
Fonte: Elaborada pelos autores.

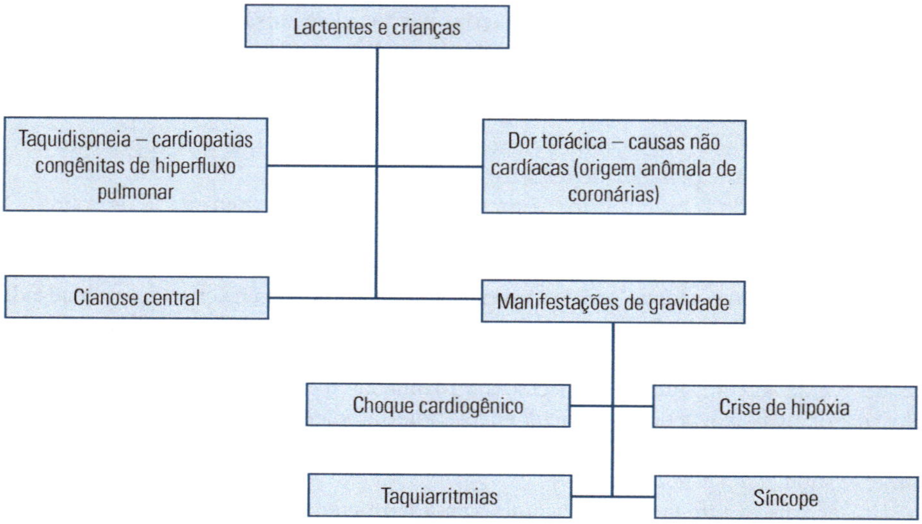

Figura 30.2. Lactentes e crianças: manifestações clínicas.
Fonte: Elaborada pelos autores.

Recém-nascidos

Em recém-nascidos, cardiopatias potencialmente letais, por vezes com circulação dependente do canal arterial, necessitam de urgência na internação e na terapêutica adequada. A manifestação clínica da cardiopatia pode variar conforme a idade da criança, sendo mais comuns, no período neonatal, choque, cianose e congestão pulmonar.

Choque

Recém-nascidos que apresentam lesões obstrutivas que dependem do canal arterial para o fluxo sistêmico adequado podem evoluir para o choque quando esse canal se fecha, nos primeiros dias de vida. O exemplo clássico dessa situação são pacientes portadores de síndrome de hipoplasia de coração esquerdo, que se apresentam em choque e não respondem às medidas terapêuticas habituais, como reposição volêmica. O diagnóstico diferencial de choque cardiogênico deve ser realizado com quadros infecciosos (sepse neonatal).

Cianose

As cardiopatias congênitas podem se manifestar pela cianose com dependência do canal arterial: lesões obstrutivas do ventrículo direito, como estenose pulmonar grave ou atresia pulmonar; lesões críticas obstrutivas do ventrículo esquerdo, em que o fluxo pelo canal arterial pode suprir a circulação sistêmica; transposição das grandes artérias.

A cianose pode ocorrer, também, em recém-nascidos com cardiopatia congênita que não são dependentes do canal arterial, como tronco arterial comum e drenagem anômala de veias pulmonares. No entanto, insaturações discretas podem ser difíceis de detecção ao exame clínico. É importante lembrar que, se o paciente estiver anêmico, a cianose pode não ser facilmente visível ao exame físico. A detecção da cianose pode ser realizada através da oximetria de pulso, na maioria dos recém-nascidos, após 24h de vida. No entanto, deve-se ter o cuidado com variabilidades em relação ao momento de avaliação, ao local adequado da mensuração e ao próprio recém-nascido em relação à curva de saturação periférica, bem como ao valor da saturação de oxigênio a ser considerado como valor de corte.

O diagnóstico diferencial inclui distúrbios pulmonares por defeitos anatômicos congênitos dos pulmões, alterações de ventilação-perfusão, obstrução de vias aéreas, pneumotórax e hipoventilação, alterações da hemoglobina (p. ex., metemoglobinemia), alterações da perfusão periférica (p. ex., quadros de sepse, hipoglicemia e desidratação associadas ou não a cardiopatia congênita), desvio do sangue da direita para a esquerda pelo canal arterial nos recém-nascidos que possuem hipertensão pulmonar por persistência do padrão fetal.

Congestão pulmonar grave

Esse quadro clínico pode ocorrer em cardiopatias de hiperfluxo, que pode ser intracardíaco ou extracardíaco, quando há aumento súbito e grande do fluxo pulmonar em decorrência de queda da resistência vascular pulmonar ou em associação a ela. São exemplos o tronco arterial comum e a janela aorto-pulmonar, bem como o canal arterial, especialmente em prematuros (Figura 30.3).

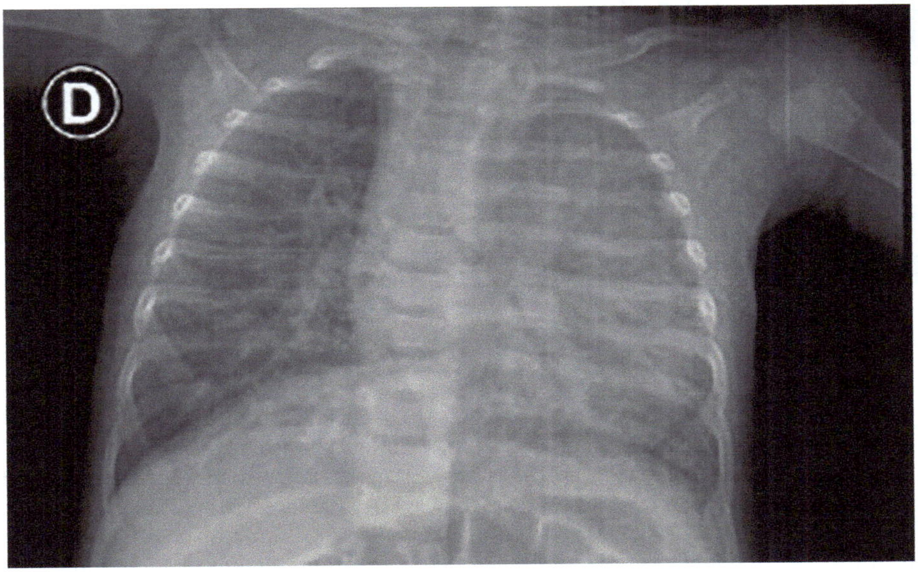

Figura 30.3. Paciente de 6 meses, com comunicação interventricular.
Fonte: Acervo pessoal.

Lactentes e crianças

O motivo mais comum para solicitação de avaliação do cardiologista pediátrico é a presença de sopro cardíaco. Outros sinais e sintomas mais frequentes em lactentes e crianças são:

- Taquidispneia, infecções pulmonares recidivantes e sudorese ao mamar associada a desenvolvimento pôndero-estatural inadequado são sintomas associados a cardiopatias congênitas com hiperfluxo pulmonar, como comunicação interventricular (CIV), defeito do septo atrioventricular (DSAVT), persistência do canal arterial (PCA) e comunicação interatrial (CIA) (Figura 30.4).
- Dor torácica é uma queixa frequente em crianças, mas, na maioria dos casos, a causa é não cardíaca. No entanto, a presença de outras alterações no aparelho cardiovascular ou de dor associada a sinais de baixo débito deve orientar uma investigação complementar, pela possibilidade de lesões obstrutivas à esquerda, de origem anômala de coronária ou de taquiarritmias.

- Cianose central, devido à queda no conteúdo de oxigênio arterial, pode orientar para o diagnóstico de cardiopatias congênitas, como a tetralogia de Fallot, que pode se manifestar no segundo a terceiro mês de vida. Outras doenças com obstrução de fluxo pulmonar, associada a fluxos intracardíacos (CIA, CIV) ou extracardíacos (PCA), podem também se manifestar como cianose.

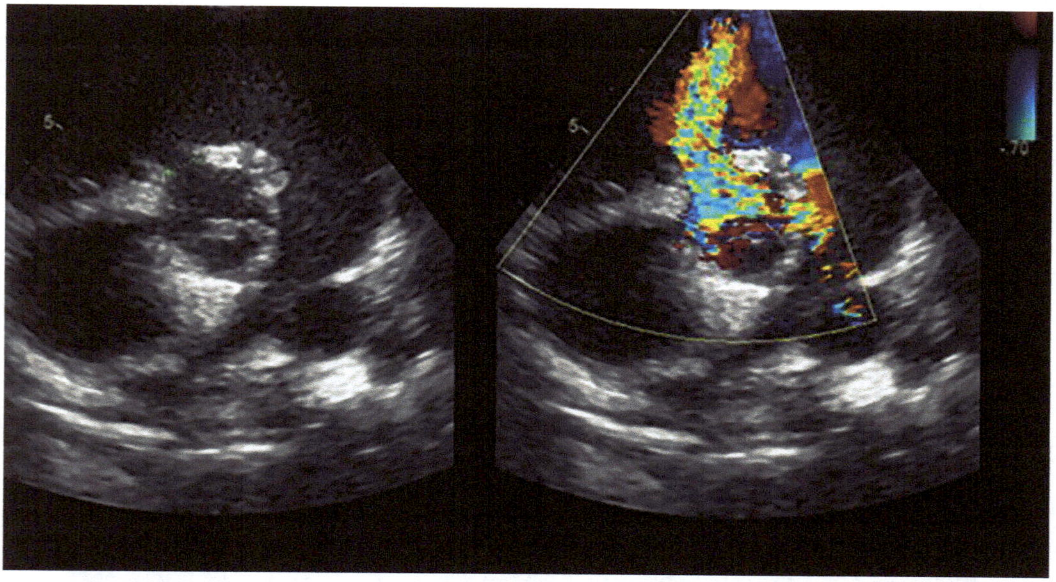

Figura 30.4. Ecocardiograma (janela de eixo curto) com comunicação interventricular.
Fonte: Acervo pessoal.

Por outro lado, apesar de ocorrerem com menos frequência, as manifestações da cardiopatia em lactentes e crianças que necessitam de tratamento imediato na sala de emergência são:

- Choque cardiogênico: as manifestações clínicas das crianças em baixo débito cardíaco incluem cansaço, batimentos de asa de nariz, taquidispneia, extremidades frias, perfusão e pulsos diminuídos, palidez e hepatomegalia. Diversas etiologias podem justificar a insuficiência cardíaca, desde doenças congênitas, como a origem anômala de coronária esquerda, a doenças adquiridas, como miocardites virais.
- Crise de hipóxia: é um evento súbito e dramático, que decorre da obstrução crítica ao fluxo sanguíneo pulmonar. Evolui de forma rápida e dramática para crises convulsivas, síncope e óbito se não for manejada de forma adequada. Diversos fatores podem desencadear uma crise, como febre, esforço ao mamar e choro. A tetralogia de Fallot (Figura 30.5) é o exemplo clássico, mas atresia pulmonar e outras patologias de fluxo pulmonar dependente do canal arterial podem apresentar essa complicação.
- Taquiarritmias: as taquicardias geralmente têm etiologia supraventricular e podem ou não ser acompanhadas de sintomas e sinais de baixo débito. Em crianças, é importante avaliar distúrbios hidroeletrolíticos, que são causas frequentes de arritmias, mas a imaturidade do sistema de condução também justifica algumas taquiarritmias, principalmente associadas a vias anômalas atrioventriculares, com resolução espontânea ao longo prazo. Na presença de sinais de instabilidade hemodinâmica ou frequências cardíacas maiores que 180 batimentos por minuto (bpm) em crianças ou 220 bpm em lactentes, a avaliação de urgência se torna mandatória. É importante atentar-se à possibilidade de taquicardiomiopatia nos casos com frequências menores, sem manifestação clínica exuberante.

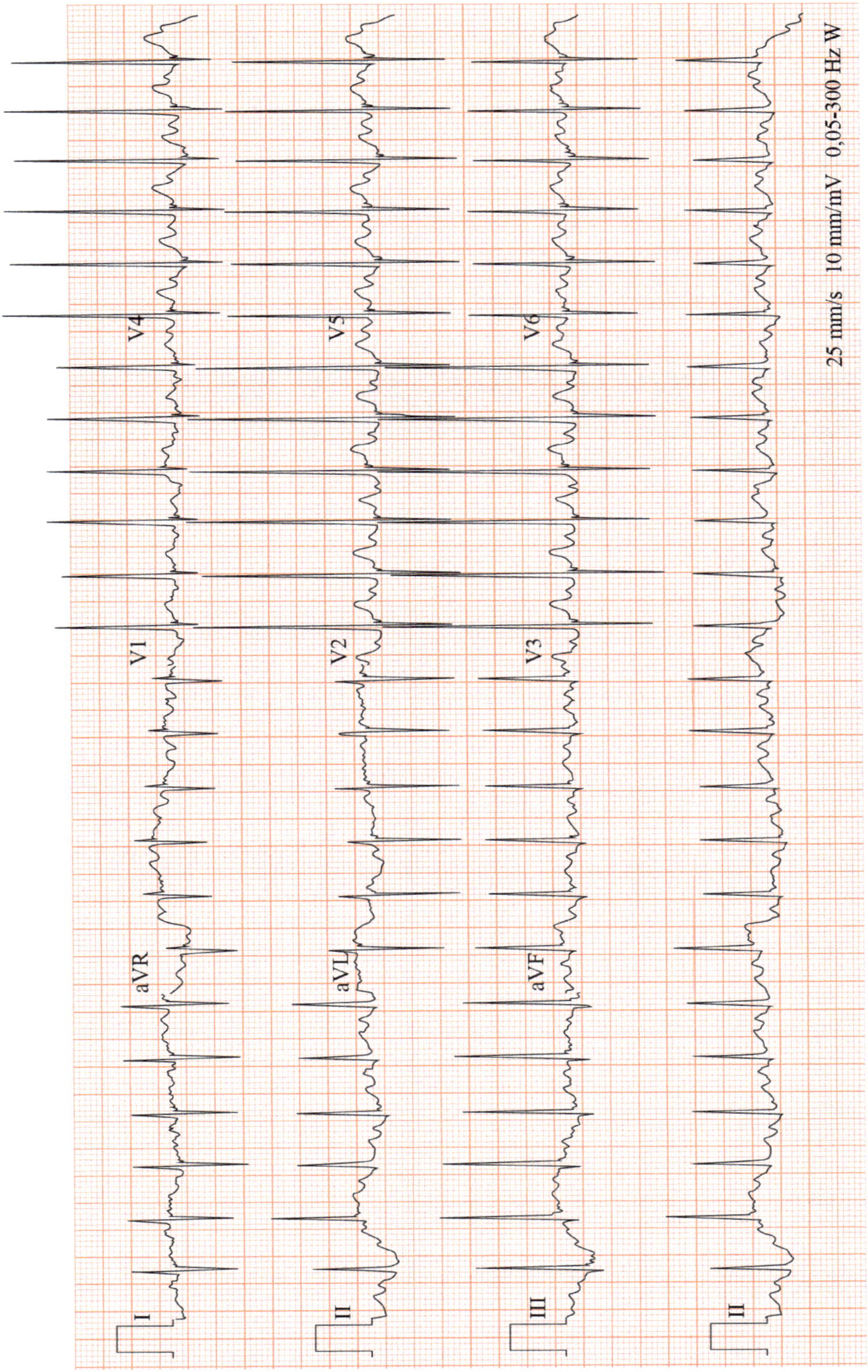

Figura 30.5. Eletrocardiograma de paciente com tetralogia de Fallot.

Fonte: Acervo pessoal.

- Síncope: muitas são as causas de síncope, sendo a maioria benigna, como neurocardiogênica ou vasovagal. Arritmias cardíacas, como síndrome de pré-excitação (Wolff-Parkinson-White), bloqueio atrioventricular total, síndrome do QT longo e anomalias estruturais, como estenose aórtica valvar. Miocardiopatias podem causar diminuição do fluxo arterial cerebral e resultar em síncope.

Considerações finais

Como recomendação e conclusão, o diagnóstico precoce da cardiopatia constitui ferramenta fundamental, para que a conduta terapêutica seja iniciada o mais rapidamente possível, pois, em determinadas cardiopatias, torna-se fator que afetará o prognóstico evolutivo da criança.

Referências

1. Ferencz C, Rubin JD, McCarter RJ, Brenner JI, Neill CA, Perry LW et al. Congenital heart disease: prevalence at livebirth – The Baltimore-Washington Infant Study. Am J Epidemiol. 1985;121(1):31-6.
2. Tanner K, Sabrine N, Wren C. Cardiovascular malformations among preterm infants. Pediatrics. 2005;116(6):e833-8.
3. Reller MD, Strickland MJ, Riehle-Colarusso T, Mahle WT, Correa A. Prevalence of congenital heart defects in metropolitan Atlanta, 1998-2005. J Pediatr. 2008;153(6):807-13.
4. Pickert CB, Moss MM, Fiser DH. Differentiation of systemic infection and congenital obstructive left heart disease in the very young infant. Pediatr Emerg Care. 1998;14(4):263-7.
5. Chang RK, Gurvitz M, Rodriguez S. Missed diagnosis of critical congenital heart disease. Arch Pediatr Adolesc Med. 2008;162(10):969-74.
6. Guitti JCS. Aspectos epidemiológicos das cardiopatias congênitas em Londrina, Paraná. Arq Bras Cardiol. 2000;74(5):395-9.
7. Miyague NI, Cardoso SM, Meyer F, Ultramari FT, Araújo EH, Rozkowisk I et al. Estudo epidemiológico de cardiopatias congênitas na infância e na adolescência: análise de 4 538 casos. Arq Bras Cardiol. 2003;80(3):269-73.
8. Oyen N, Poulsen G, Boyd HA, Wohlfart J, Jensen PKA, Melbye M. Recurrence of congenital heart defects in families. Circulation. 2009;120(4):295-301.
9. Kalil Filho R, Fuster V. Medicina Cardiovascular: reduzindo o impacto das doenças. 1. ed. São Paulo: Atheneu; 2016.

CAPÍTULO 31

Eletrocardiograma na Criança e no Adolescente

▪ Mirella Esmanhotto Facin

Introdução

O eletrocardiograma convencional de 12 derivações (ECG) é um exame complementar de grande valor na avaliação de crianças e adolescentes. Não invasivo, rápido, pouco ameaçador, de fácil execução e com baixo custo, esse método diagnóstico apresenta amplo leque de indicações clínicas, dentre elas intoxicação exógena, distúrbios hidroeletrolíticos, dor torácica, palpitações, síncope, convulsão e histórico de parada cardiorrespiratória.[1-3] A interpretação dos traçados obtidos, entretanto, ainda representa um desafio à prática clínica.

Como os mecanismos de formação e condução do estímulo elétrico cardíaco se mantêm relativamente constantes ao longo da vida, os princípios gerais de eletrocardiografia utilizados para adultos aplicam-se também à população pediátrica.[4,5] Contudo, sucessivas alterações anatômicas e fisiológicas relacionadas ao crescimento implicam características eletrocardiográficas idade-específicas, cuja inobservância pode induzir ao erro diagnóstico.[3-5] A avaliação do eletrocardiograma na criança fundamenta-se nos aspectos cardiovasculares e sistêmicos de cada fase do desenvolvimento, desde a vida intrauterina até a idade adulta.

A maioria das mudanças adaptativas acontecem durante o primeiro ano de vida e refletem a transição do padrão de circulação fetal para o neonatal, com a passagem progressiva do predomínio fisiológico do ventrículo direito para o ventrículo esquerdo.[5] Entretanto, modificações gradativas na estatura e no peso corporal, no tamanho do coração e na disposição das câmaras cardíacas dentro do tórax, bem como o amadurecimento do sistema nervoso autônomo, ocorrem durante toda a fase de infância e adolescência.[5,6] Sendo assim, o eletrocardiograma normal muda rapidamente nas primeiras semanas após o nascimento e somente a partir dos três anos de vida a criança passa a apresentar padrões eletrocardiográficos mais similares aos de um adulto.[5-7]

Aquisição e análise do traçado eletrocardiográfico: aspectos técnicos

O eletrocardiograma em crianças e adolescentes inclui as doze derivações clássicas dos planos frontal e horizontal.[5] Derivações complementares podem ser utilizadas, de acordo com a suspeita diagnóstica, a exemplo de V3R e V4R para sobrecarga do ventrículo direito[8] e das derivações superiores para os fenômenos que atingem a via de saída do ventrículo direito.[9] As modificações no ganho (de N para N/2 ou 2N) ou na velocidade do papel (de 25 para 50 mm/s) têm serventia para melhor visualização ou detalhamento de alguns fenômenos elétricos ao ECG.[5] É comum a ocorrência de artefatos que, em sua maioria, relacionam-se a movimentos da criança, voluntários ou não, deformidades na parede torácica e posição inadequada dos eletrodos.[4] Apesar dos avanços tecnológicos, a análise computadorizada automática dos traçados tem acurácia questionável em crianças e não é recomendada rotineiramente para pacientes dessa faixa etária.[5,8]

Roteiro de interpretação

A análise dos traçados deve ser sistemática, com especial consideração à idade do paciente. Dados de história clínica, como indicação, doenças ou cirurgias prévias, uso de medicamentos e valores da concentração sérica dos eletrólitos, auxiliam na interpretação do ECG. Os principais itens a serem avaliados são: frequência cardíaca (FC), onda P (ritmo, amplitude e duração), intervalo PR, complexo QRS (eixo, morfologia, presença de ondas Q patológicas, amplitude, duração), segmento ST, onda T e intervalos QT e QT corrigido.[1,5] A consulta a tabelas de referência geralmente se faz necessária, dada a grande variação dos parâmetros eletrocardiográficos normais nas diferentes faixas etárias (Tabela 31.1 e Quadro 31.1).[5,10]

Tabela 31.1. Valores normais de alguns dos parâmetros eletrocardiográficos a serem avaliados em crianças e adolescentes de diferentes grupos etários

	0-1 dia	1-3 dias	3-7 dias	7-30 dias	1-3 meses	3-6 meses	6-12 meses	1-3 anos	3-5 anos	5-8 anos	8-12 anos	12-16 anos
FC (bpm)	94-155	91 – 158	90-166	106-182	120-179	105-185	108-169	89-152	73-137	65-133	62-160	60-120
P (mV)	0,05-0,28	0,03-0,28	0,07-0,29	0,07-0,30	0,07-0,26	0,04-0,27	0,06-0,25	0,07-0,25	0,03-0,25	0,04-0,25	0,03-0,25	0,03-0,25
PR D2 (s)	0,08-0,20	0,08-0,14	0,07-0,15	0,07-0,14	0,07-0,13	0,07-0,15	0,07-0,16	0,08-0,15	0,08-0,16	0,09-0,16	0,09-0,17	0,09-0,18
SÂQRS	59-189	64-197	76-191	70-160	30-115	7-105	6-98	7-102	6-104	10-139	6-116	9-128
QRS (s)	0,02-0,10	0,02-0,07	0,02-0,07	0,02-0,08	0,02-0,08	0,02-0,08	0,03-0,08	0,03-0,08	0,03-0,07	0,03-0,08	0,04-0,09	0,04-0,09
R V1 (mV)	0,50-2,60	0,50-2,70	0,30-2,50	0,30-1,20	0,30-1,90	0,30-2,00	0,20-2,00	0,20-1,80	0,10-1,80	0,10-1,40	0,10-1,20	0,10-1,00
R V6 (mV)	0,00-1,20	0,00-1,20	0,10-1,20	0,30- –1,60	0,50-2,10	0,60-2,20	0,60-2,30	0,60-2,30	0,80-2,50	0,80-2,60	0,90-2,50	0,70-2,30
S V1 (mV)	0,10-2,30	0,10-2,00	0,10-1,70	0,00-1,10	0,00-1,30	0,00-1,70	1,10-1,80	0,10-2,10	0,20-2,20	0,30-2,30	0,30-2,50	0,30-2,20
S V6 (mV)	0,00-1,00	0,00-0,90	0,00-1,00	0,00-1,00	0,00-0,70	0,00-1,00	0,00-0,80	0,00-0,70	0,00-0,60	0,00-0,40	0,00-0,40	0,00-0,40

Fonte: Adaptada de Davignon A, Rautaharju P, Boisselle E, Soumis F, Mégélas M, Choguette A. Normal ECG Standards for Infants and Children. Pediatr Cardiol. 1980;1:133-52.

Quadro 31.1. Características normais e peculiares do eletrocardiograma na criança e no adolescente

- PR mais curto que o do adulto e complexos QRS mais estreitos
- Desvio do SÂQRS para a direita é normal no primeiro ano de vida
- Ondas Q amplas de curta duração nas derivações inferiores e laterais
- Análise da repolarização ventricular: mais importante que a da amplitude do QRS para o diagnóstico das sobrecargas ventriculares
- Repolarização precoce: achado comum, principalmente em adolescentes e atletas
- T negativa de V1 a V4 (dos sete dias até os 12 anos de idade)
- Onda T bífida ou entalhada nas precordiais direitas
- Onda U proeminente
- Alterações comuns e fisiológicas do ritmo:
  - Arritmia sinusal
  - Ritmo atrial baixo ou juncional competindo com o ritmo sinusal
  - Bloqueio atrioventricular de primeiro grau e de segundo grau tipo I
  - Extrassístoles atriais e ventriculares eventuais

Fonte: Adaptado de Samesima N, God E, Kruse JCL, Leal MG, Pinho C, França FA et al. Diretriz da Sociedade Brasileira de Cardiologia sobre a Análise e Emissão de Laudos Eletrocardiográficos – 2022. Arq Bras Cardiol. 2022;119(4):638-80.

Frequência cardíaca

No feto e no recém-nascido, a densidade e o diâmetro dos cardiomiócitos, bem como a razão entre as proteínas miofibrilares que geram e que consomem energia, diferem significativamente dos encontrados no coração adulto.[1] O acoplamento entre excitação e contração não está totalmente desenvolvido e o sistema nervoso autônomo ainda é imaturo.[1] A menor quantidade relativa de massa contrátil implica diminuição do inotropismo e da complacência ventricular, de modo que o débito cardíaco, em corações muito jovens, depende basicamente de variações na FC.[11] O valor normal da frequência cardíaca de uma criança em repouso é bem maior do que o de um adulto. A FC normal de um recém-nascido varia entre 150 bpm e 230 bpm, conforme a atividade do bebê.[1] A FC média aumenta após o primeiro dia de vida, com auge entre o primeiro e o segundo mês, e retorna a valores próximos aos do nascimento por volta do sexto mês. Entre seis e doze meses de vida, a FC permanece estável e, a partir de então, cai lenta e progressivamente, até que a criança chegue aos 12 anos, idade em que os valores médios de FC são semelhantes aos observados em adultos.[5,6]

A onda P e a atividade elétrica atrial

As características da onda P permanecem relativamente constantes ao longo da vida. O eixo elétrico normal da P (SÂP) situa-se entre 0° e +90°. A determinação do SÂP é importante para a determinação do ritmo cardíaco e do *situs* víscero-atrial.[12] A duração normal da P sinusal é ≤ 0,12 s e sua amplitude, em geral, não ultrapassa 2,5 mm (ver Tabela 31.1).

Ritmo

O ritmo normal mais frequente é o sinusal, em que a onda P com as características descritas acima precede cada QRS. A arritmia sinusal – variação fásica do intervalo P-P e da FC – geralmente se relaciona à respiração, sendo comum e benigna[6] (Figura 31.1). Aumentos da FC sinusal acima do percentil 98 para a idade caracterizam a taquicardia sinusal, cujas causas mais frequentes na infância são atividade física, febre (aumento da FC em 10 bpm para cada grau Celsius de aumento na temperatura), desidratação e anemia. A bradicardia sinusal – ritmo sinusal com FC abaixo do 2º percentil para a idade – pode estar relacionada a hipotermia, hipotireoidismo, hipertensão intracraniana, insuficiência respiratória e infecções. Em neonatos, bradicardia sinusal transitória também pode ocorrer pela passagem transplacentária de anticorpos anti-Ro/SSA, principalmente nos filhos de mães com lúpus eritematoso sistêmico, ou como manifestação de canalopatias cardíacas, como a síndrome do QT longo e a síndrome de Brugada. Alguns episódios de pausas sinusais são comuns, principalmente em crianças mais novas, geralmente com duração menor que 2,0 s.[3] O ritmo ectópico atrial, caracterizado por onda P não sinusal precedendo cada QRS e FC entre os percentis 2 e 98 para a idade, pode ocorrer em até um terço das crianças e normalmente sucede uma lentificação gradual da frequência sinusal. Distúrbios do ritmo cardíaco não são incomuns em crianças e, por guardarem fisiopatologia e diagnóstico similares aos das arritmias em pacientes adultos, serão abordados em outros capítulos deste livro.

Situs víscero-atrial

O reconhecimento do *situs* baseia-se na orientação da onda P: se positiva em DI e V6, o *situs* é *solitus*; se negativa, *inversus*.[12] Quando há isomerismo atrial direito, podem estar presentes dois nodos sinusais, dispostos em espelho e competitivos entre si. No isomerismo atrial esquerdo, o nodo sinusal geralmente está ausente e outra região dos átrios assume o ritmo cardíaco.[12]

Sobrecargas atriais

A sobrecarga atrial direita caracteriza-se pelo aumento da amplitude da onda P, mais bem visualizado em DII. O aumento da duração total da onda P (conforme o percentil para a idade) em DII e de sua deflexão final em V1 (≥ 40 ms em duração e 0,1 mV em amplitude) define a sobrecarga atrial esquerda.[5,6]

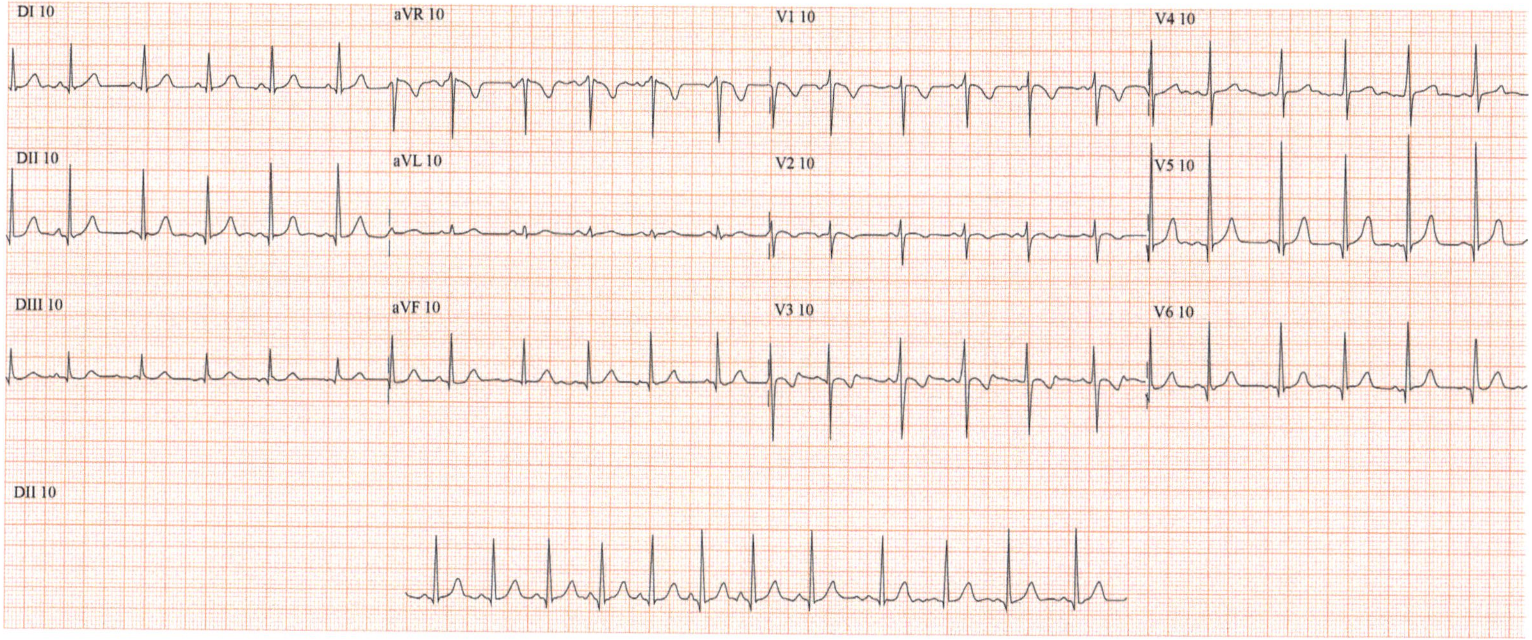

Figura 31.1. Traçado eletrocardiográfico de menina assintomático, 5 anos de idade. Nota-se variação gradual e cíclica do intervalo P-P, característica da arritmia sinusal fásica ou respiratória, mais bem visualizada no traçado longo de DII.

Intervalo PR e a condução atrioventricular

O intervalo PR tende a aumentar com a idade e varia com o tônus autonômico, sendo inversamente proporcional à FC (ver Tabela 31.1).

Intervalo PR curto e pré-excitação ventricular:

O intervalo PR pode ser curto nos casos de ritmo atrial baixo ou juncional, em doenças de acúmulo como a de Fabry e a de Pompe e quando ocorre condução por um feixe anômalo atrioventricular.[6,12] A pré-excitação ventricular é caracterizada pelo encurtamento do intervalo PR associado à onda delta.[12] Dependendo da localização da via acessória e da velocidade de condução no nodo atrioventricular, as alterações eletrocardiográficas da pré-excitação podem ser intermitentes e, quando contínuas, podem ser sutis e detectadas apenas em algumas derivações, geralmente nas precordiais médias. A presença de sintomas arrítmicos em pacientes com pré-excitação ventricular define a síndrome de Wolff-Parkinson--White (WPW) (Figura 31.2A). A forma mais comum de taquicardia paroxística supraventricular em pacientes com WPW é a taquicardia atrioventricular ortodrômica[6] (Figura 31.2B).

Aumento do intervalo PR e bloqueios atrioventriculares

Os bloqueios atrioventriculares de primeiro grau e de segundo grau tipo 1 são frequentes em crianças e adolescentes – relacionam-se à vagotonia, são mais comuns durante o sono e são considerados achados benignos.[3] Os bloqueios atrioventriculares de segundo grau tipo II ou avançado e o de terceiro grau ou total (BAVT) são, em sua maioria, patológicos, podendo se associar a malformações cardíacas complexas ou ocorrer de maneira isolada, quando se associam à passagem transplacentária de anticorpos anti-Ro/SSA e anti-La/SSB[6] (Figura 31.3).

O QRS e a atividade elétrica ventricular

As características do complexo QRS a serem analisadas são o eixo elétrico, a morfologia, a amplitude e a duração.

Eixo elétrico e morfologia do QRS

O eletrocardiograma do recém-nascido reflete o padrão da circulação fetal logo antes do nascimento e as alterações decorrentes da transição para a circulação neonatal. No feto, as circulações pulmonar e sistêmica ocorrem em paralelo. Até a 32ª semana de gestação, o ventrículo esquerdo é a câmara dominante. A partir daí até o nascimento, em virtude da alta pressão pulmonar contra a qual bombeia, prevalece o ventrículo direito.[6,13] Durante o parto, já na primeira inspiração do bebê, os pulmões se expandem. A oxigenação dos alvéolos resulta em queda acentuada da resistência vascular pulmonar e aumento da pressão de enchimento do átrio esquerdo, levando à oclusão do forâmen oval. O clampeamento do cordão umbilical e o fechamento progressivo do canal arterial elevam a resistência vascular sistêmica.[11,13] Nesse modelo em série, característico da circulação neonatal, a pós-carga do VD diminui e a do VE aumenta, de modo que, ao final do primeiro mês de vida, o ventrículo esquerdo volta a predominar anatomicamente sobre o direito.[5,11,13]Nos primeiros dias de vida de bebês nascidos a termo, o eixo elétrico do QRS (SÂQRS) orienta-se para baixo e para a direita no plano frontal, evidenciando o predomínio fisiológico do VD sobre o VE (Figura 31.4). Essa relação é menos evidente em recém-nascidos prematuros e pode até se inverter em prematuros extremos e muito prematuros (< 28 semanas e 32 semanas de gestação, respectivamente), cujo ECG manifesta a prevalência do VE logo ao nascimento, com SÂQRS para baixo e para a esquerda[5,13] (Figura 31.5). As alterações do SÂQRS durante o crescimento levam a mudanças na morfologia do QRS, tanto nas derivações frontais, como nas precordiais[1,5,13] (Figuras 31.6 e 31.7).

- A onda R de V1 cresce durante o primeiro mês de vida e, depois, diminui lentamente por vários anos. Nessa derivação, a onda R deve medir < 18 mm em crianças com menos de 1 ano e < 10 mm após.

A

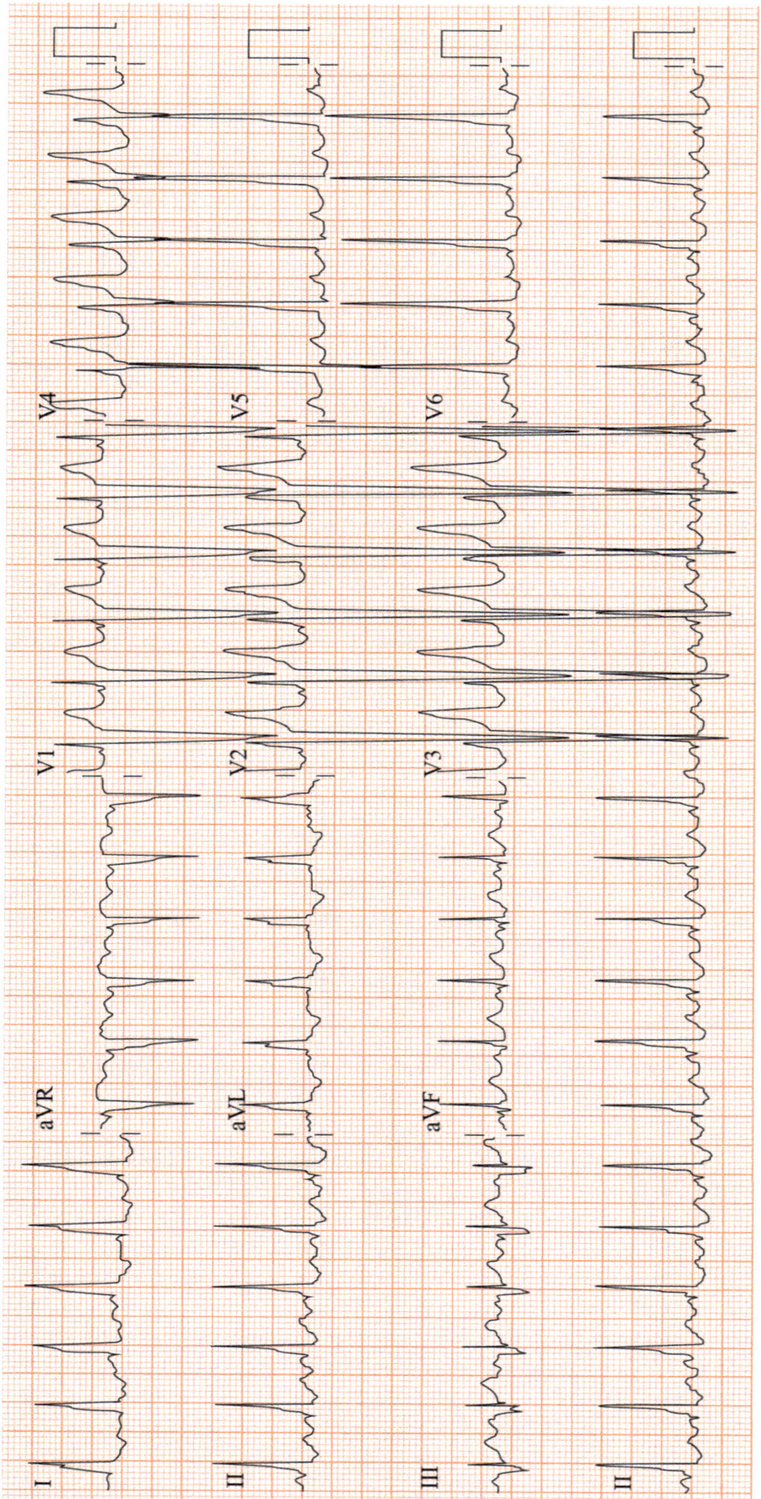

Figura 31.2A. Paciente do sexo masculino, com 3 anos de idade e crises de palpitações taquicárdicas eventuais. A: eletrocardiograma de repouso evidenciando pré-excitação ventricular aparente – PR curto, onda delta, QRS largo e alteração da repolarização ventricular.

B

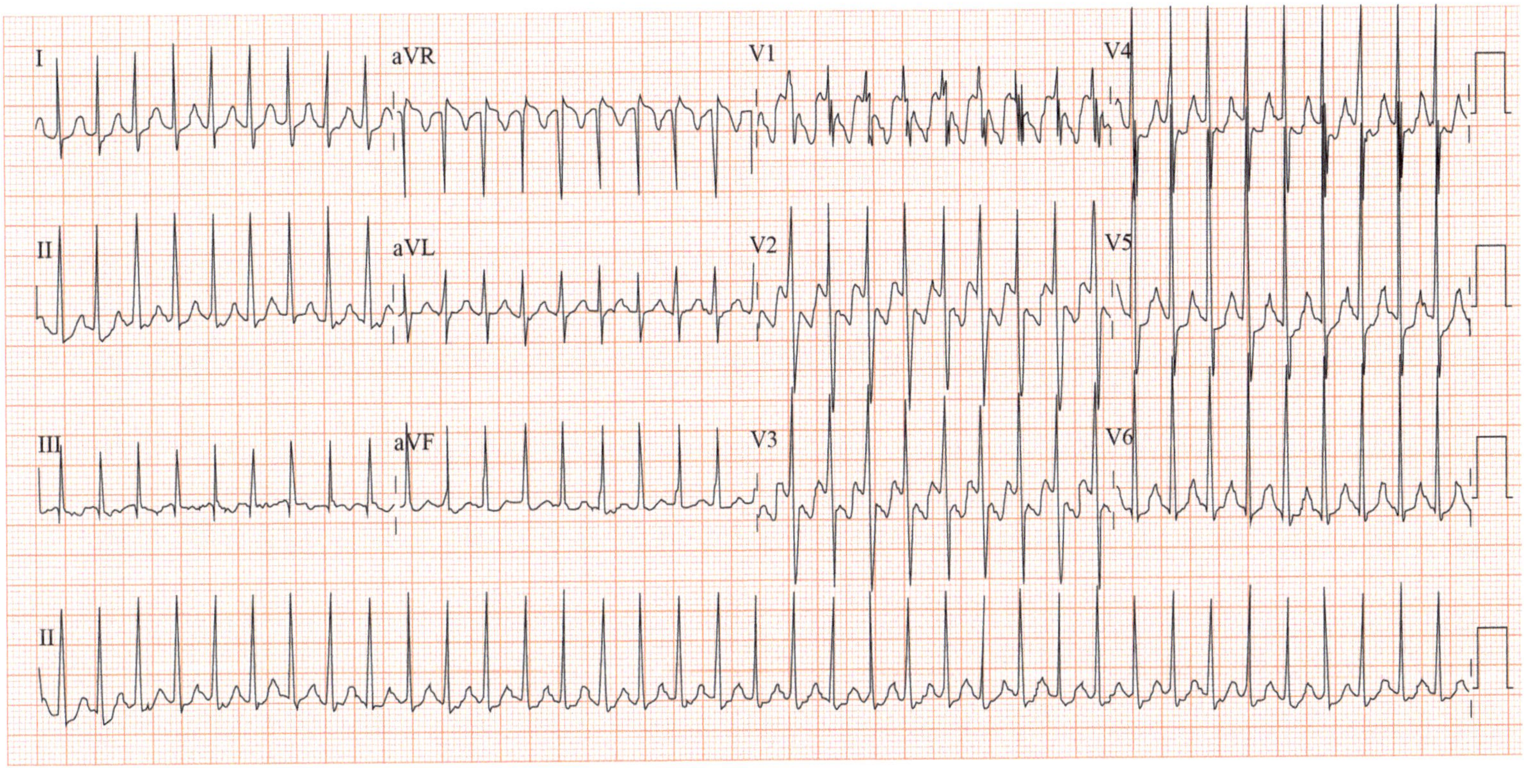

Figura 31.2B. Paciente do sexo masculino, com 3 anos de idade e crises de palpitações taquicárdicas eventuais. B: eletrocardiograma da crise mostrando taquicardia supraventricular por reentrada atrioventricular ortodrômica – QRS estreito, alternância de voltagem do QRS e pseudo-infradesnivelamento do ST nas derivações em que a P retrógrada é negativa.

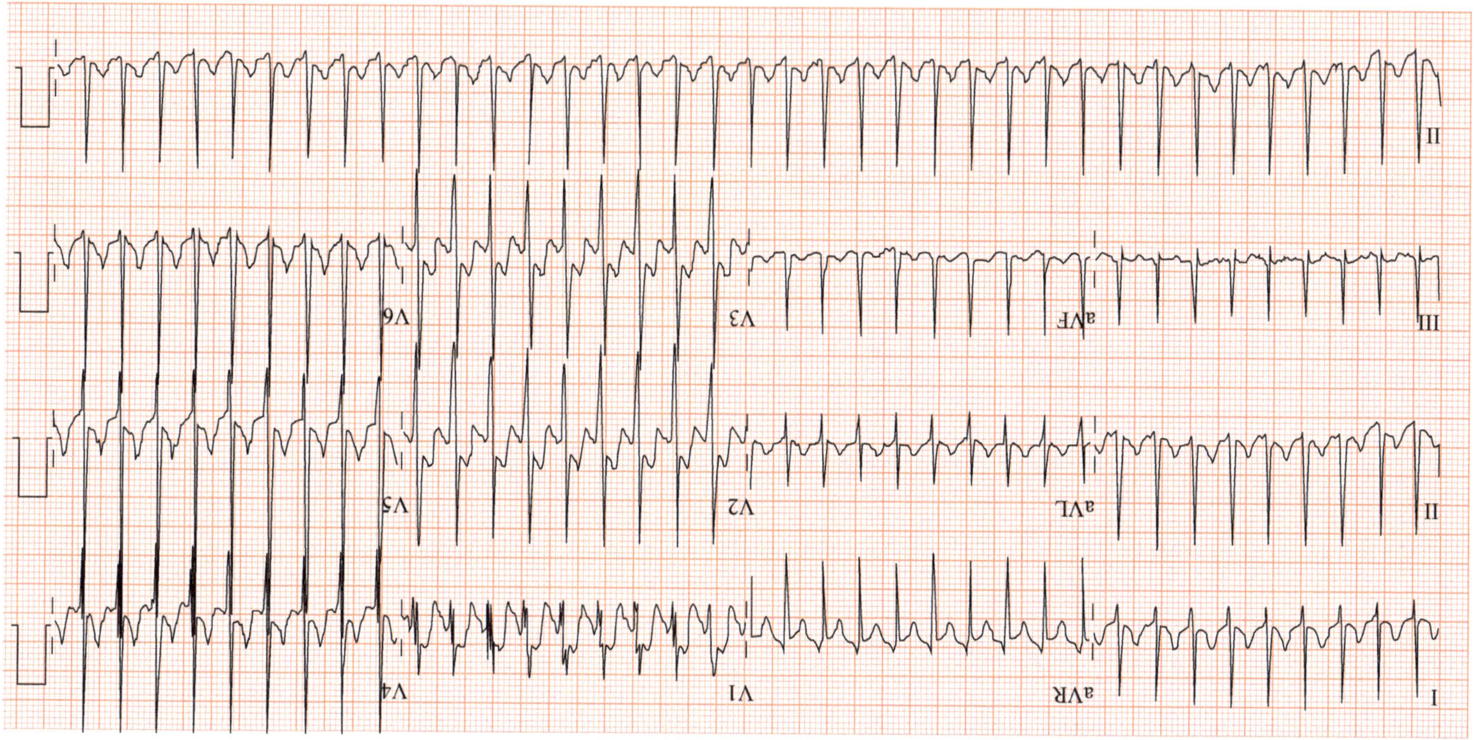

Figura 31.3. Recém-nascido pré-termo (34 semanas de gestação), sexo feminino, com 14 dias de vida – filha de paciente com lúpus eritematoso sistêmico. O eletrocardiograma, típico de um BAVT congênito, mostra dissociação atrioventricular, com frequência atrial de 125 bpm e escape ventricular de 94 bpm.

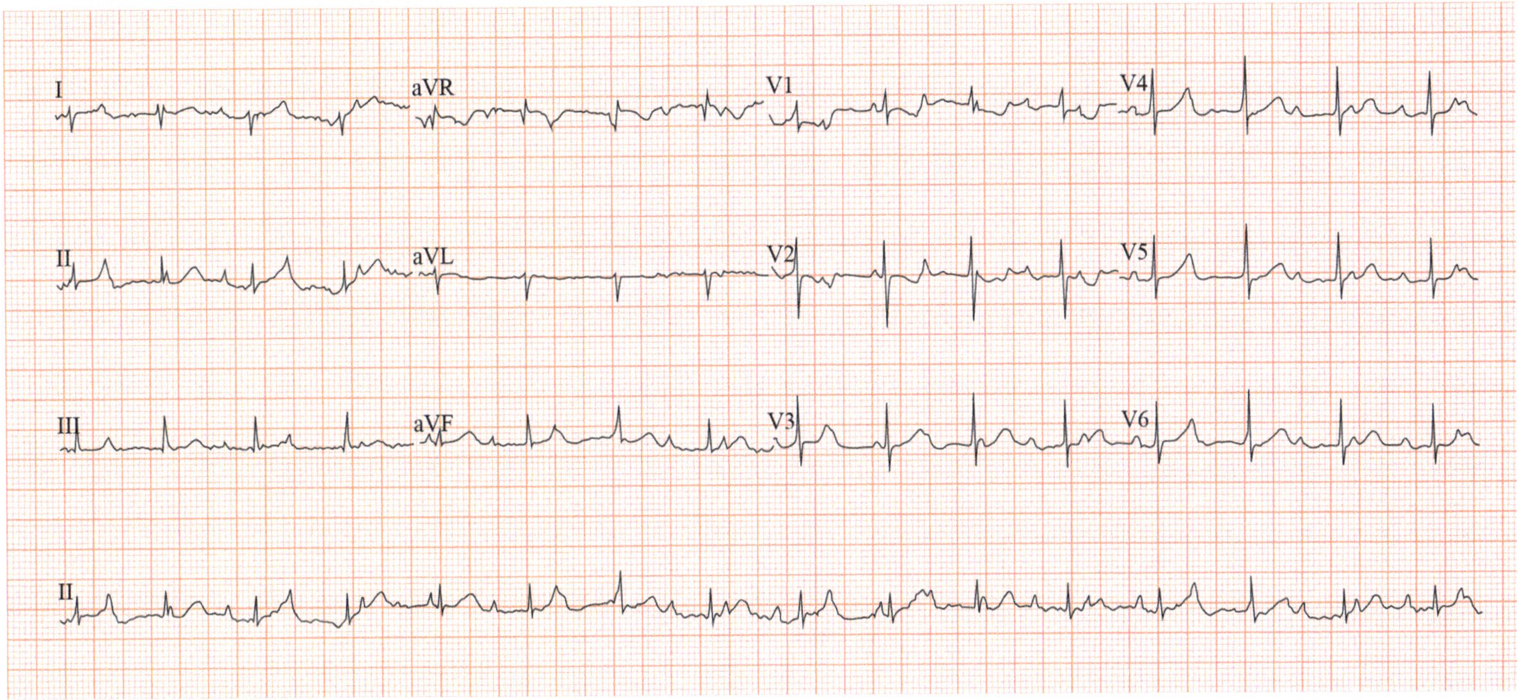

Figura 31.4. Recém-nascida a termo com traçado eletrocardiográfico normal, registrado ao segundo dia de vida. Observa-se o predomínio fisiológico do ventrículo direito – SÂQRS do plano frontal para baixo e para a direita, com R grande em V1-2 e R pequena em V6. A onda T ainda está positiva em V1, achado normal até o sétimo dia de vida.

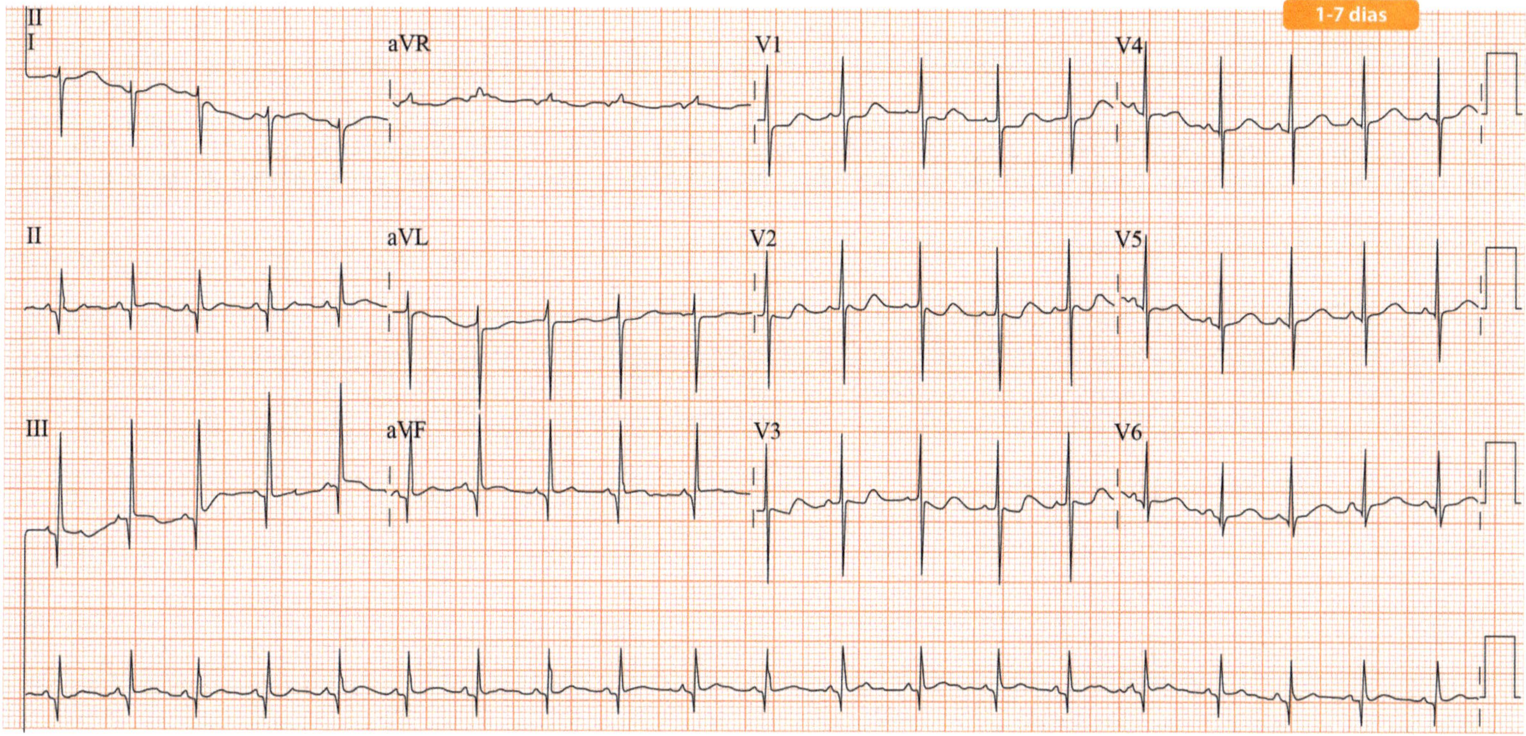

Figura 31.5. Recém-nascido do sexo masculino, prematuro (idade gestacional de 30 semanas), com traçado registrado ao primeiro dia de vida. O SÂQRS, no plano frontal, direciona-se para a esquerda e para baixo. Observam-se ondas R maiores em V6 que em V1.

QRS: Eixo e morfologia no plano frontal

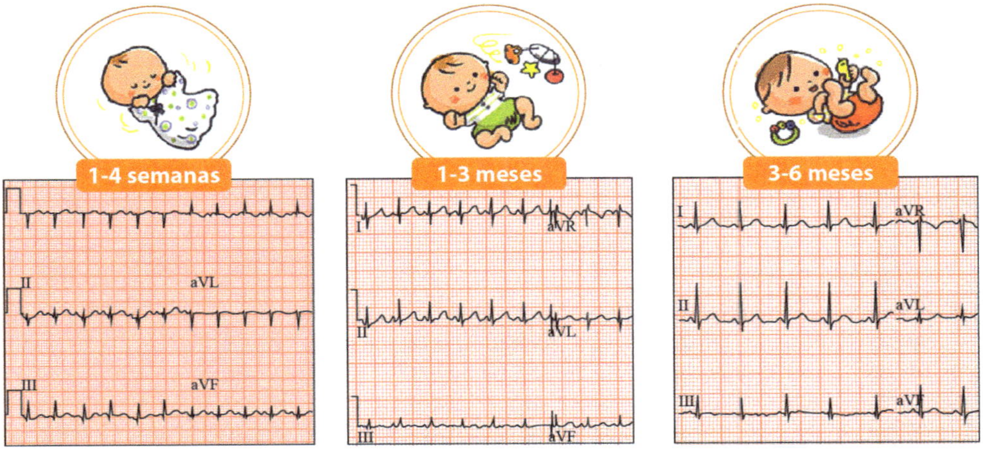

Figura 31.6. Progressão normal do eixo e da morfologia do complexo QRS no bebê.

QRS: Eixo e morfologia no plano horizontal

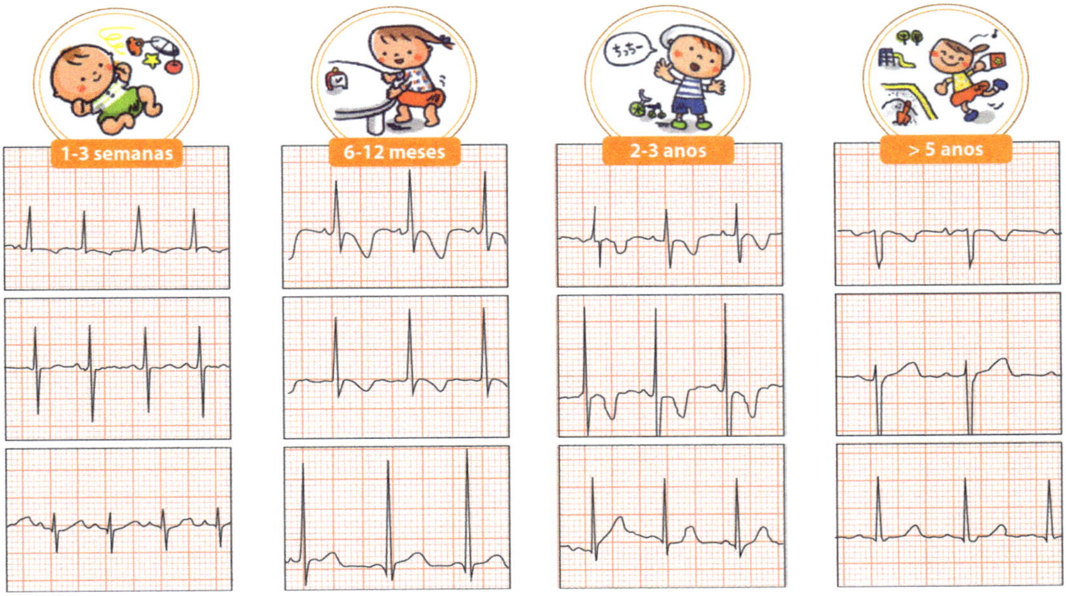

Figura 31.7. Progressão normal do eixo e da morfologia do complexo QRS no plano horizontal.

- Do primeiro mês ao sexto mês, a R de V1 é maior que a R de V6. As amplitudes de R em V1 e V6 tornam-se praticamente iguais entre o sexto mês e o décimo segundo mês. A partir de então, a R de V6 passa a ser maior que a de V1.
- Ondas Q são normais na criança, mas não devem ultrapassar 0,03 s. Podem ser bastante pronunciadas nas derivações inferiores e precordiais laterais esquerdas, representando a ativação septal. Estão ausentes em DI e aVL.
- Desvios do SÂQRS podem ocorrer em patologias específicas (eixo para a esquerda na atresia tricúspide e para a direita na síndrome de Noonan), de forma idiopática ou como parte das alterações encontradas nas sobrecargas ventriculares (i.e., eixo do QRS para a direita na sobrecarga do VD e para a esquerda na sobrecarga do VE).[1,5]

Sobrecargas ventriculares

- Sobrecarga do ventrículo direito (Figura 31.8): pode ser suspeitada quando a onda T é positiva em V1 (exceto na primeira semana de vida). Pode levar ao aumento da amplitude da R em V1 e da S em V6. Em geral, associa-se ao desvio do SÂQRS para a direita no plano frontal.
- Sobrecarga do ventrículo esquerdo (Figura 31.9): anormalidades da repolarização ventricular nas derivações laterais e laterais altas são os sinais que mais ajudam no diagnóstico de SVE em crianças. Em geral, associam-se à maior amplitude de R em V6 e S em V1.[1,6]
- Sobrecarga biventricular (Figura 31.10): QRS amplos e isodifásicos nas derivações precordiais médias (V2-V5). A soma de R+S ≥ 60 mm em V4 é um sinal bastante específico para o diagnóstico de sobrecarga biventricular.[1,12]

Bloqueios de ramo e fasciculares

- Em virtude da pequena massa cardíaca ao nascer, a duração do QRS é pequena em neonatos (geralmente < 0,08 s), aumentando com o decorrer dos anos. O diagnóstico dos distúrbios de condução intraventriculares em crianças segue os mesmos critérios morfológicos utilizados para adultos. Observar a duração máxima do QRS específica para cada idade é fundamental para o reconhecimento dos bloqueios de ramo completos na criança[1,5] (ver Tabela 31.1).

Repolarização ventricular

Fazem parte da análise eletrocardiográfica da repolarização ventricular o segmento ST, a onda T, a onda U e o intervalo QT.[1,6]

Segmento ST

Período compreendido entre o final da despolarização (complexo QRS) e o início da repolarização ventricular (onda T). O desnivelamento do segmento ST deve ser sempre medido com relação à linha isoelétrica – segmento PQ, na maioria dos casos, e segmento TP para neonatos e bebês.[6] No plano frontal, desnivelamentos do ST para cima ou para baixo são comuns no primeiro mês de vida, mas não maiores que 2 mm. Nas precordiais direitas, são normais supradesnivelamentos do segmento ST ≤ 3 mm, principalmente após o primeiro ano de vida.[7] Desnivelamentos mais pronunciados do ST podem se relacionar a miocardiopatias, pericardites, tumores cardíacos, sobrecargas ventriculares, pré-excitação ventricular, anomalia coronariana, fármacos, repolarização precoce, síndrome de Brugada, entre outros.[12]

Onda T

Ao nascimento, devido à menor elasticidade miocárdica e à adaptação fisiológica do VD às novas características hemodinâmicas, as ondas T, geralmente, são positivas nas derivações precordiais direitas. A partir do segundo ou do terceiro dia de vida, a onda T passa a se orientar para trás e para a esquerda. Passados sete dias do parto, a onda T torna-se negativa em V1 em todas as crianças normais[5,13] (Figura 31.11). Dos sete dias aos sete anos de idade, ondas T positivas em V1 sugerem sobrecarga do

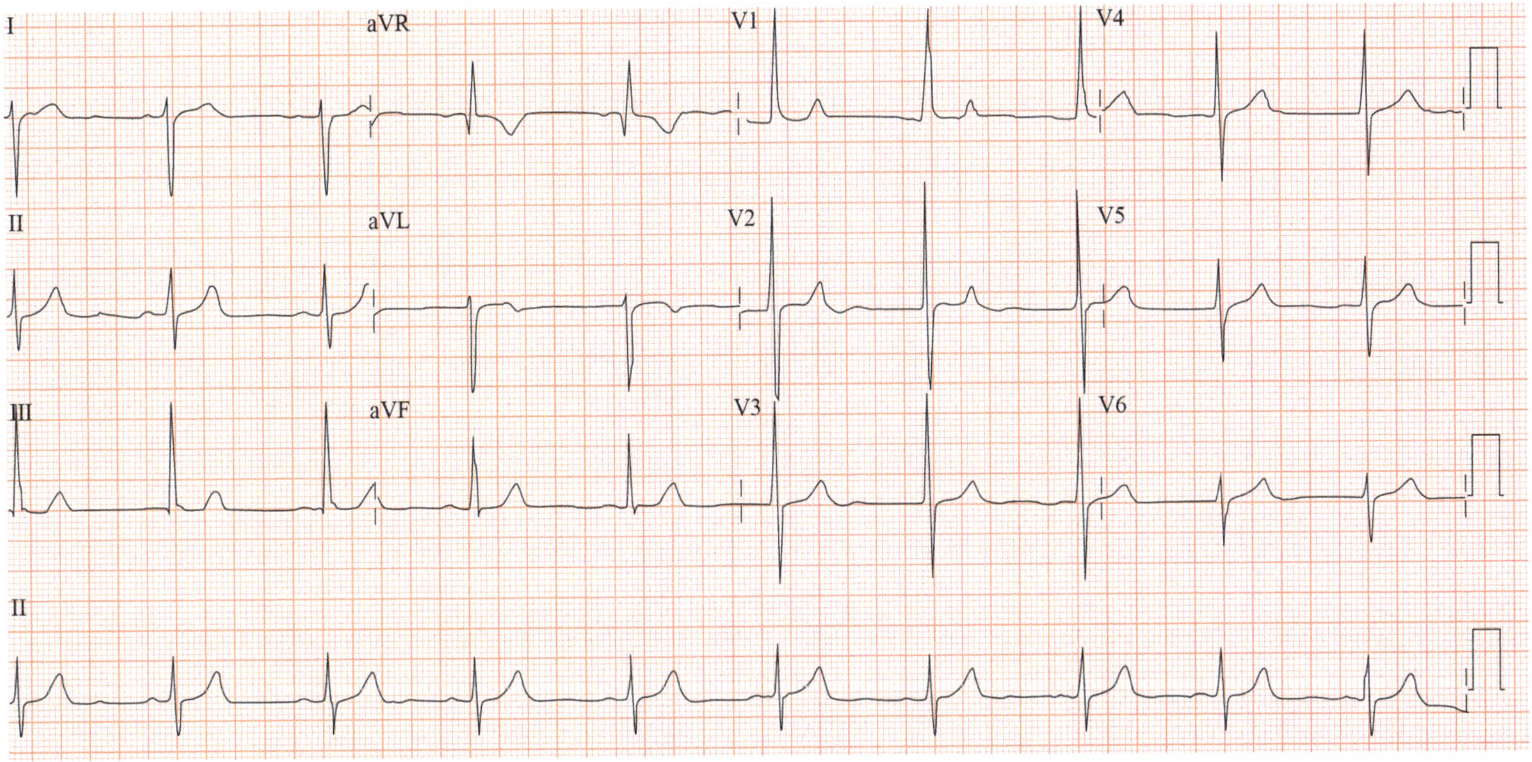

Figura 31.8. Paciente do sexo masculino, 14 anos, com transposição das grandes artérias e queixa de edema de membros inferiores, dor abdominal e astenia. O traçado mostra sinais de sobrecarga do ventrículo direito – SÂQRS para a direita no plano frontal, onda R ampla em V1 e onda S proeminente em V6.

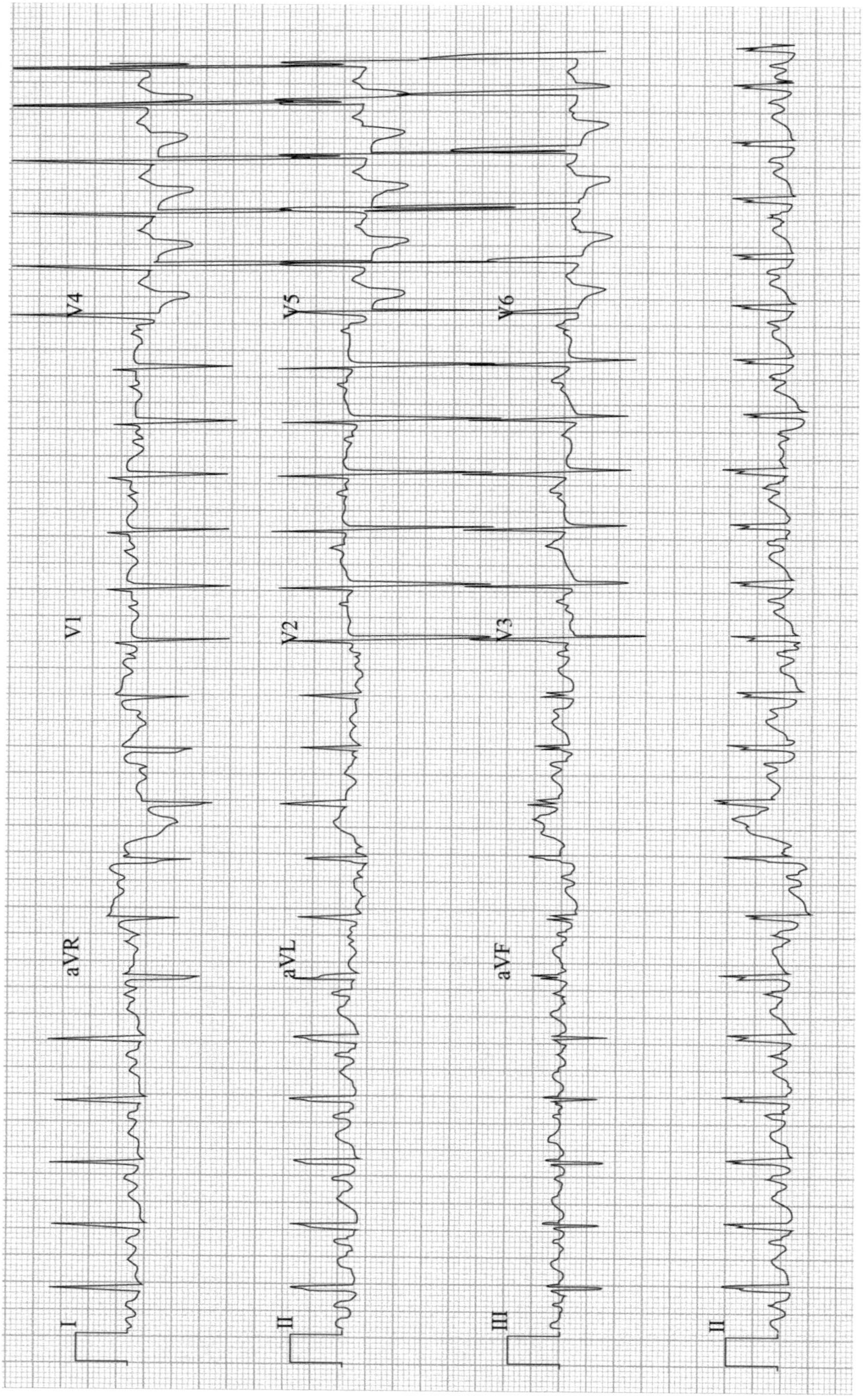

Figura 31.9. Bebê do sexo feminino, 3 meses, com queixa de cansaço às mamadas, início após infecção das vias aéreas superiores. Observa-se sobrecarga do ventrículo esquerdo – SÂQRS para baixo e para a esquerda, S amplas em V1 e V2, R proeminente em V6 e alteração da repolarização do tipo strain (infradesnivelamento do ST e inversão da onda T) de V4 a V6.

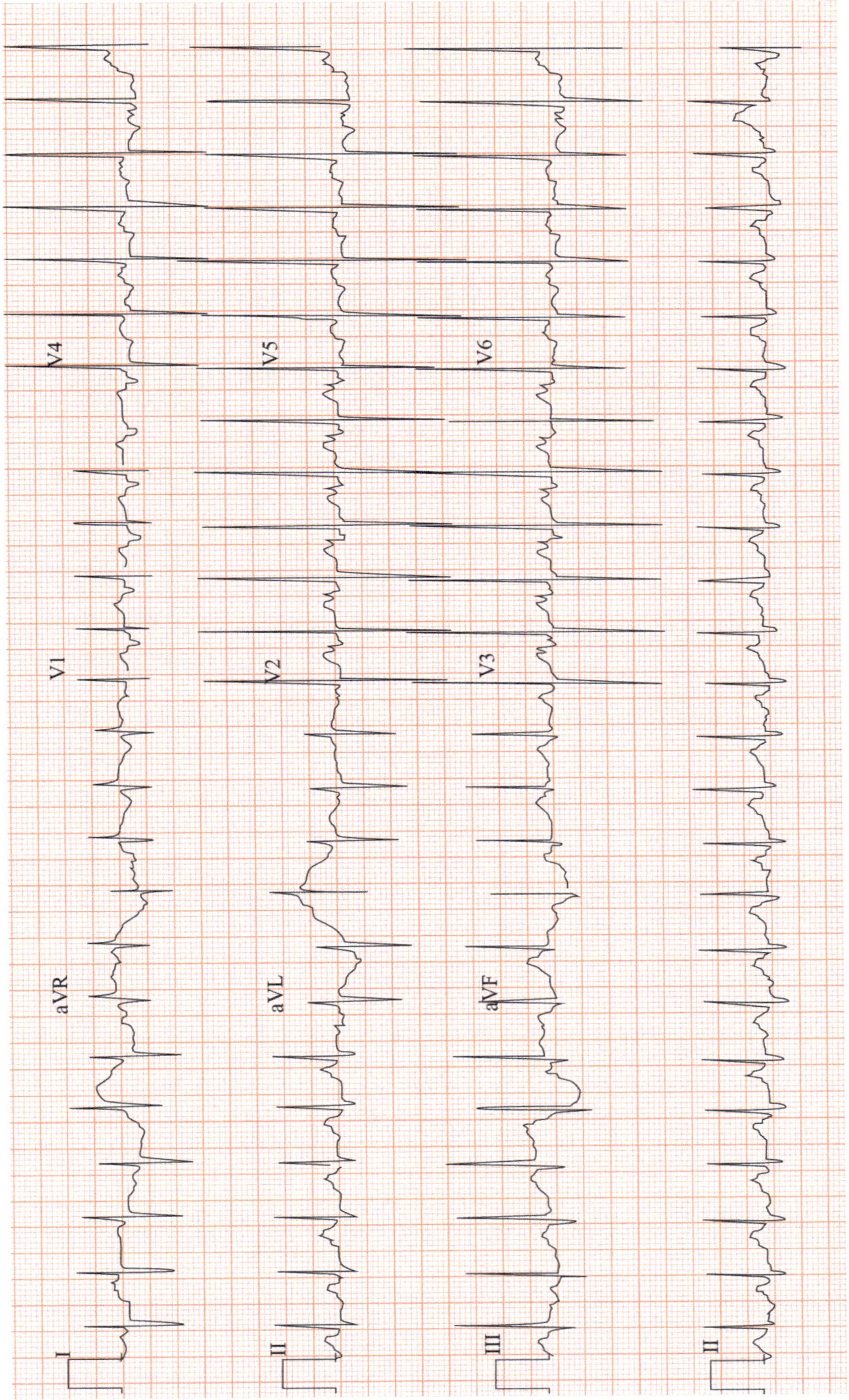

Figura 31.10. Bebê do sexo masculino, 4 meses, com sudorese às mamadas. Traçado eletrocardiográfico sugestivo de sobrecarga biventricular, com complexos QRS amplos e difásicos nas derivações precordiais médias (sinal de Katz-Wachtel) e alteração da repolarização – ondas T positivas em V1 (denotando sobrecarga do ventrículo direito) e negativas em V5-V6 (sugerindo sobrecarga do ventrículo esquerdo).

ventrículo direito.[12] A negatividade da onda T pode se estender de V1 a V4 até os 12 anos da criança (padrão juvenil). Depois dessa idade, a T torna-se positiva de V2 a V6. Caso contrário, deve-se excluir o diagnóstico de cardiopatia arritmogênica do ventrículo direito antes de se considerar o ECG como variante do normal.[1,5] Mudanças na onda T podem ocorrer também em casos de pericardite, miocardite, miocardiopatia, isquemia miocárdica e distúrbios hidroeletrolíticos. A T negativa na região anterolateral, associada ao infradesnivelamento do segmento ST, pode revelar sobrecarga ventricular. T negativas, amplas e simétricas ocorrem com alguma frequência nas derivações precordiais em pacientes com cardiomiopatia hipertrófica. Lesões cerebrais agudas graves, como a hemorragia intracraniana, podem levar ao aparecimento de ondas T negativas e de longa duração ("T cerebral").[1]

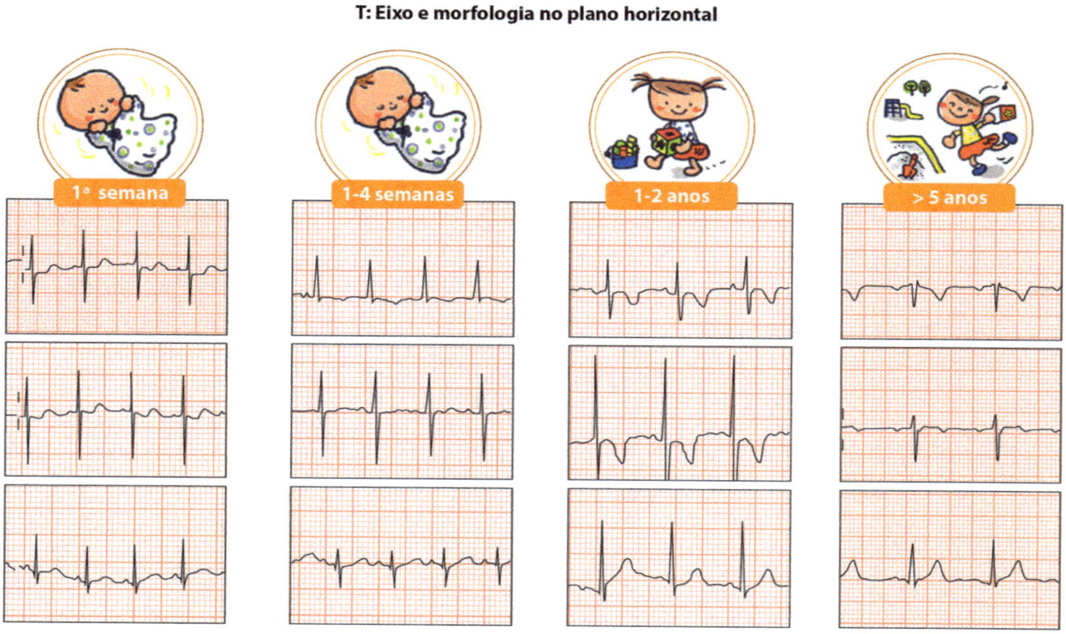

Figura 31.11. Progressão normal do eixo e da morfologia da onda T no plano horizontal ao longo do crescimento e do desenvolvimento.

Onda U

Embora nem sempre esteja presente, a onda U pode ser proeminente em crianças e, possivelmente, representa a repolarização do sistema His-Purkinje. Inscreve-se após a T, antes da P do ciclo seguinte. A polaridade da onda U é a mesma da T, mas a amplitude é menor (5%-25% da T).[1,5] Pode estar aumentada nos quadros de hipocalemia, diante do uso de antiarrítmicos e na síndrome do QT Longo.

Intervalo QT

O intervalo QT é a medida do início do QRS até o final da onda T (ponto em que a tangente, desenhada na porção descendente da T, toca a linha de base) (Figura 31.12). Por variar diretamente com o ciclo cardíaco (intervalo R-R), o intervalo QT deve ser sempre ajustado à FC (QTc: intervalo QT corrigido). Dentre as diversas fórmulas disponíveis para esse fim, a mais utilizada é a de Bazett:[14]

$$\text{QTc (em segundos)} = \text{QT medido}/\sqrt{\text{R-R}}$$

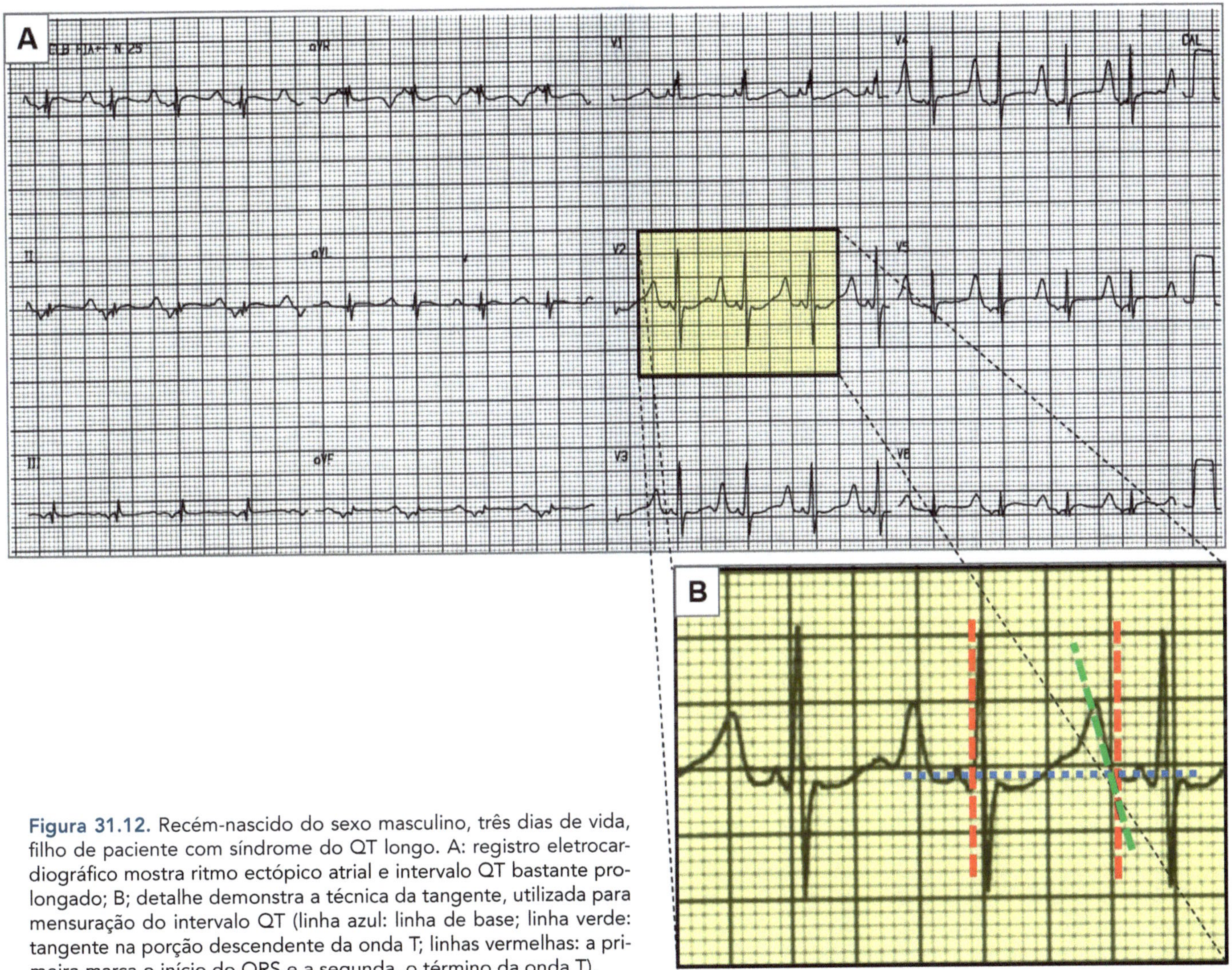

Figura 31.12. Recém-nascido do sexo masculino, três dias de vida, filho de paciente com síndrome do QT longo. A: registro eletrocardiográfico mostra ritmo ectópico atrial e intervalo QT bastante prolongado; B; detalhe demonstra a técnica da tangente, utilizada para mensuração do intervalo QT (linha azul: linha de base; linha verde: tangente na porção descendente da onda T; linhas vermelhas: a primeira marca o início do QRS e a segunda, o término da onda T).

A acurácia da fórmula de Bazett diminui em frequências < 50 bpm e > 100 bpm, levando à hipercorreção em FC mais altas e à hipocorreção nas FC mais baixas. Em crianças, algumas peculiaridades devem ser consideradas:[1,5,6]

- O QTc normal em crianças é de até 440 ms (percentil 97,5).
- O QTc médio de recém-nascidos aos 4 dias é 400 ± 20 ms. Em crianças normais, ocorre um prolongamento fisiológico do QTc nos dois primeiros meses (média de 410 ms), com declínio progressivo a partir de então, até o sexto mês, quando o QTc retorna aos valores registrados na primeira semana de vida.
- Como, em geral, a FC da criança é mais alta, a onda P pode se sobrepor à T, dificultando a mensuração do QT.
- Se bem separada da T, a onda U não deve ser computada na medida do QT. Nos casos de fusão entre as ondas T e U ou quando a U é bastante ampla (amplitude ≥ 50% da T), deve-se considerar a onda U no intervalo QT e utilizar a técnica da tangente para mensurá-lo.
- Nos casos de arritmia sinusal pronunciada ou irregularidade no ritmo cardíaco, o QTc corresponde à média dos intervalos QT corrigidos de, pelo menos, dez ciclos cardíacos.

Considerações finais

O eletrocardiograma de repouso é um método prático, indicado para o esclarecimento de diversas situações clínicas em crianças e adolescentes. O conhecimento das diferentes etapas do crescimento e do desenvolvimento, desde a fase fetal até a vida adulta, é fundamental para a análise correta dos traçados. O uso de tabelas de normalidade e a sistematização dos laudos são de grande valia para evitar equívocos diagnósticos.

Referências

1. Gruppi C, Facin M, Pereira R, Barbosa S, Duarte J. Avaliação não invasiva e invasiva na população pediátrica: ECG, TE, Holter, Loop e EEF. In: Magalhães LP, Saad EB, Melo SL Como orientar o cardiologista e o pediatra sobre arritmias cardíacas em crianças e em pacientes com cardiopatia congênita. v. 9. São Paulo: Atheneu; 2015. p. 55-74.
2. Horton LA, Mosee S, Brenner J. Use of the electrocardiogram in a pediatric emergency department. Arch Pediatr Adolesc Med. 1994;148(2):184-8.
3. Dickinson DF. The normal ECG in childhood and adolescence. Heart. 2005;91(12):1626-30.
4. O'Connor M, McDaniel N, Brady WJ. The pediatric electrocardiogram. Part I: Age-related interpretation. Am J Emerg Med. 2008;26(2):221-8.
5. Samesima N, God E, Kruse JCL, Leal MG, Pinho C, França FA et al. Diretriz da Sociedade Brasileira de Cardiologia sobre a Análise e Emissão de Laudos Eletrocardiográficos – 2022. Arq Bras Cardiol. 2022;119(4):638-80.
6. Schwartz PJ, Garson A Jr, Paul T, Stramba-Badiale M, Vetter VL, Wren C et al. Guidelines for the interpretation of the neonatal electrocardiogram. A task force of the European Society of Cardiology. Eur Heart J. 2002;23(17):1329-44.
7. Tipple M. Interpretation of electrocardiograms in infants and children. Images Paediatr Cardiol. 1999;1(1):3-13.
8. Kligfield P, Gettes LS, Bailey JJ, Childers R, Deal BJ, Hancock EW et al. Recommendations for the Standardization and Interpretation of the Electrocardiogram: Part I: The Electrocardiogram and Its Technology: A Scientific Statement From the American Heart Association Electrocardiography and Arrhythmias Committee, Council on Clinical Cardiology; the American College of Cardiology Foundation; and the Heart Rhythm Society Endorsed by the International Society for Computerized Electrocardiology. J Am Coll Cardiol. 2007;49(10):1109-27.
9. Takagi M, Toda I, Takeuchi K, Yoshikawa J. Utility of right precordial leads at higher intercostal space positions to diagnose Brugada syndrome. Pacing Clin Electrophysiol. 2002;25(2):241-2.

10. Davignon A, Rautaharju P, Boisselle E, Soumis F, Mégélas M, Choguette A. Normal ECG Standards for Infants and Children. Pediatr Cardiol. 1980;1:133-52.
11. Webb G, Smallhorn J, Therrien J, Redington A. Cardiopatia congênita. In: Zipes DP, Libby P, Bonow RO, Mann DL, Tomaselli GF. Braunwald Tratado de Doenças Cardiovasculares. 8. ed. Rio de Janeiro: Elsevier; 2010. p. 1563-6.
12. Bronzetti G, Mariucci ME, Bonvicini M, Picchio FM. L'ECG in età pediátrica: cosa deve sapere Il cardiologo dell'adulto. G Ital Cardiol. 2011;12(6):408-18.
13. Tobias N. O eletrocardiograma normal da criança. In: Moffa PJ, Sanches PCR. Tranchesi Eletrocardiograma normal e patológico. 7. ed. São Paulo: Editora Roca; 2001. p. 141-50.
14. Bazett HC. An analysis of the time-relations of electrocardiograms. Heart. 1920;7:353-70.

CAPÍTULO 32

Teste Ergométrico e Cardiopulmonar em Crianças

32.1 Teste de Esforço em Crianças

■ Nemer Luis Pichara ■ So Pei Yeu ■ Patrícia Alves de Oliveira

Introdução

O teste de esforço (TE) tem se tornado um procedimento útil no cuidado de crianças com doença cardiovascular.[1] Ele pode ser visto como parte integrante do diagnóstico de crianças e adolescentes cardiopatas, mesmo que nem sempre seja utilizado como exame de rotina nessa faixa etária em nosso meio.[2]

O TE é realizado pela cardiologia pediátrica desde a década de 1930, inicialmente utilizando a bicicleta como ergômetro na avaliação das respostas fisiológicas ao exercício em crianças normais. Com a crescente utilização desse método nessa população específica, informações objetivas passaram a ser vistas, como identificação da capacidade e da resposta ao exercício, avaliação da eficácia de intervenções médicas e cirúrgicas, recomendação de atividade física, respostas à terapêutica para ajudar na tomada de decisões no manejo clínico, avaliação de eventos adversos relacionados ao exercício, motivação ao envolvimento em mais atividades físicas, além de inspiração da confiança na criança e na família.[3,4]

Na maior parte dos serviços, é possível realizar o TE em crianças a partir dos 3 anos de idade, mas podem ser necessárias adaptações do ergômetro, além de ajudantes da equipe técnica treinados para auxiliar em sua execução. Em casos muito graves, a presença do cardiopediatra pode auxiliar o ergometrista em eventuais manejos específicos, como no tratamento das emergências pediátricas relacionadas ao exercício. A estatura é a variável considerada parâmetro fundamental na limitação do agendamento, bem mais do que a própria idade. Isso se deve à necessidade de uma estatura mínima para se apoiar com segurança na esteira ou, no caso do cicloergômetro, para se adequar ao tamanho do selim e dos pedais. Em média, ao se considerarem três marcas tradicionais de ergômetros, as esteiras rolantes têm aproximadamente 1,12 m entre o tapete e a barra frontal, mas isso pode variar de acordo com o modelo do fabricante.

O teste de esforço em populações mais jovens apresenta uma série de desafios técnicos. Fatores do desenvolvimento neuropsicomotor podem influenciar na condução do teste, bem como na interpretação dos dados. Pacientes mais jovens podem ser menos cooperativos do que pacientes mais velhos, tornando difícil diferenciar as limitações da capacidade de exercício e as decorrentes da falta de cooperação. Entretanto, com uma equipe treinada e um senso aguçado para essa população, podem-se obter resultados semelhantes aos dos adultos. No Laboratório de Ergometria do Instituto do Coração, tem-se destinado equipe especializada em crianças e se têm obtido resultados promissores no êxito da execução do método em vários tipos de cardiopatia, idade e estatura.

A realização do TE pode ser desvantajosa em crianças, devido à menor massa muscular envolvida, com maior probabilidade de fadiga dos músculos das pernas. Em geral, a população infantil, por não estar acostumada ao ciclismo, assim como os adultos, tende a apresentar, com maior frequência, fadiga muscular prematura no teste com o cicloergômetro, o que pode impedi-la de atingir o esforço máximo.

Alguns protocolos de exercícios, tanto os de rampa quanto os escalonados, têm sido utilizados na pediatria. Esse assunto será abordado mais adiante, na seção de ergoespirometria em crianças.

A maioria dos laboratórios utiliza protocolos graduais contínuos, mas a escolha do protocolo depende da idade, do tamanho corporal da criança, dos objetivos planejados para o exame em si e dos equipamentos disponíveis. Para o teste de exercício em esteira, a maioria dos laboratórios utiliza o protocolo de Bruce.[3,4] As desvantagens desse protocolo são os grandes incrementos na carga de trabalho entre estágios. Alternativas com cargas de trabalho crescentes mais lentas podem ser mais adequadas: um exemplo é o protocolo Balke, no qual a velocidade da esteira é mantida constante e o aumento da carga de trabalho é feito apenas com incremento na inclinação.

Outros protocolos também são usados para medir a ergonomia do ciclismo.[7] Quando um medidor de potência de frenagem eletrônico está disponível, pode ser preferível um protocolo de rampa contínuo. Os incrementos de carga de trabalho podem ser de 5 a 20 W/min, dependendo da altura, do peso ou da área de superfície corporal,[8] ou podem ser normalizados para 0,25 W/kg/min.[9]

As respostas hemodinâmicas devem ser analisadas com muito cuidado na criança, aliadas a um raciocínio clínico individualizado. Nos cardiopatas, devem ser interpretadas com mais cautela, porque muitos têm incompetência cronotrópica.[10]

Muitas vezes, essa análise fica dificultada quando há algum limitador para se atingir uma boa capacidade funcional na execução do exame ou quando falta estímulo ao paciente para se atingir a exaustão.

Em geral, deve-se tentar atingir uma duração da fase ativa do esforço em crianças de 6 minutos a 12 minutos, procurando-se evitar a fadiga muscular prematura e a falta de atenção ou de consciência corporal no exame. A recuperação da frequência cardíaca após o esforço pode ser muito mais rápida em crianças pequenas.[11]

Do ponto de vista técnico, o mais importante é escolher o material de teste adequado, tendo em conta as variáveis físicas da criança (altura e peso). Por vezes, existe a necessidade de adequação inclusive do tamanho dos eletrodos, que devem ser adaptados proporcionalmente ao tamanho do tórax. Cuidado especial deverá ser tomado com a largura do manguito, que deve ser proporcional à largura do braço da criança. Se uma criança, por exemplo, não consegue alcançar os pedais de uma bicicleta ergométrica ou correr em uma esteira, isso requer ajustes (altura do selim, velocidade da esteira) para que o desempenho dinâmico não seja prejudicado. A atividade natural das crianças e seu espírito competitivo (que vale a pena explorar durante o exame) muitas vezes podem tornar o exame agradável e divertido também para a equipe médica. Mais que nos adultos, a criança, para a realização de um bom exame, necessita estar à vontade perante a equipe, o que é geralmente atingido com um diálogo compatível com a idade e a realidade de cada paciente.

Em geral, a maior parte das crianças com cardiopatia apresenta anormalidades estruturais, enquanto os adultos geralmente apresentam doença coronariana obstrutiva. Os princípios gerais para execução do TE em crianças são semelhantes aos praticados nos adultos, apesar das diferenças na interpretação dos resultados. A definição de que um TE foi máximo, por exemplo, pode ser uma tarefa difícil nessa população.

A doença cardíaca pode afetar adversamente as adaptações hemodinâmicas ao exercício. A falta de um ventrículo, as miocardiopatias, a disfunção ventricular, a doença valvular, os *shunts*, as obstruções, a vasculatura pulmonar anormal ou os distúrbios pulmonares e musculoesqueléticos associados podem prejudicar a resposta cardiopulmonar ao exercício.

A dinâmica da frequência cardíaca durante o exercício costuma ser anormal na cardiopatia congênita operada, o que também pode ser influenciada pela própria cirurgia, diferentemente do observado nas terapias menos invasivas.[12] Nos casos de denervação cardíaca no coração univentricular, no *switch* atrial e após o transplante cardíaco, têm-se alterações importantes nas respostas hemodinâmicas, o que, obviamente, deve ser levado em consideração na análise.[10,13]

Nas seguintes condições, é recomendada uma avaliação mais atenta de pacientes candidatos ao exercício, antes da prescrição individualizada:[14] comunicação interventricular (CIV) ou atrial (CIA) fechada, com hipertensão pulmonar persistente, disfunção miocárdica, taquiarritmias sintomáticas ou bloqueio cardíaco significativo; estenose aórtica moderada; coarctação de aorta leve não tratada ou coarctação de aorta reparada, mesmo com bons resultados; operação de troca atrial[15] ou arterial para transposição das grandes artérias (TGA);[16] transposição congênita das grandes artérias corrigida; tetralogia de Fallot (T4F) abordada[15] e outras cardiopatias congênitas cianóticas operadas, incluindo Fontan e conexões cavopulmonares totais;[10] anomalia de Ebstein; e anomalias congênitas das artérias coronárias.

A atividade física regular está associada a muitos benefícios para a saúde na população em geral. Sempre que possível, também deve ser priorizada em pacientes pediátricos cardiopatas. O sedentarismo leva à diminuição da capacidade de trabalho físico e coloca as crianças em risco de desenvolver precocemente doenças cardiovasculares e outras doenças associadas. A superproteção dos familiares é comum nessa população e pode ser nitidamente observada na sala de ergometria. Nesse sentido, o ergometrista deve estar atento e emocionalmente apto a identificar e rapidamente intervir, incentivando e apoiando tanto os familiares quanto os pacientes, encorajando-os.

A aptidão física em pacientes que passaram por uma correção bem-sucedida não está relacionada apenas à função cardíaca, mas também à força, à coordenação, à flexibilidade, à resistência muscular e à motivação. O teste de esforço, nesse sentido, pode inspirar confiança nas crianças e nos pais com seus resultados. Em pacientes jovens destreinados, o fornecimento de um programa de reabilitação pós-operatório lhes permitirá melhorar seu nível de atividade física, de modo a que os benefícios sejam mantidos por um tempo maior.

Muitos avanços na área da reabilitação cardiovascular têm sido vistos atualmente. Embora os pacientes com doenças cardíacas graves sejam aconselhados a evitar esportes competitivos de alta intensidade, muitos se beneficiarão da participação em atividades físicas em um ambiente recreativo e menos competitivo.

A formulação de recomendações clinicamente úteis, relacionadas à atividade física, pode ser enriquecida com os achados do TE, com base em variáveis hemodinâmicas e eletrocardiográficas. Nessa abordagem, o teste de esforço e o teste cardiopulmonar podem ajudar a fornecer uma recomendação individualizada após a interpretação do pico de VO_2, da frequência cardíaca máxima, da escala de Borg, da resposta da pressão arterial ao exercício, da saturação transcutânea, da detecção de distúrbios do ritmo e da condução durante o exercício, entre outros.[4]

Teste de esforço na arritmia

Uma das razões mais comuns para realização do teste de esforço em cardiologia pediátrica é a necessidade de elucidar os sintomas relacionados ao esforço que ocorreram durante o exercício ou imediatamente após sua execução. O TE também permite identificar arritmias e avaliá-las nas crianças. As arritmias induzidas pelo exercício, principalmente no pós-operatório de cardiopatias congênitas, podem ser avaliadas durante as fases de esforço e recuperação.

Em geral, as arritmias ventriculares no teste de esforço têm gerado bastante discussão. Porém, é inconteste o fato de que as arritmias complexas ou em alta densidade (acima de sete por minuto), no esforço ou, principalmente, na recuperação, representam pior prognóstico.[17,18] As arritmias constituem, em algumas crianças, um risco sério. Contudo, na maioria das vezes, elas são inibidas pelo exercício e, nesses casos, "podem ser completamente ignoradas" (Figura 32.1.1).[19]

Kupersmith *et al.*,[20] após estudo das arritmias ventriculares em crianças, chegaram às seguintes conclusões:

- As arritmias ventriculares, durante o exercício, são reprodutíveis nas crianças em testes subsequentes, diferentemente do que se observa nos adultos.
- O exercício pode revelar arritmias sérias, não aparentes em outras formas de teste.

A

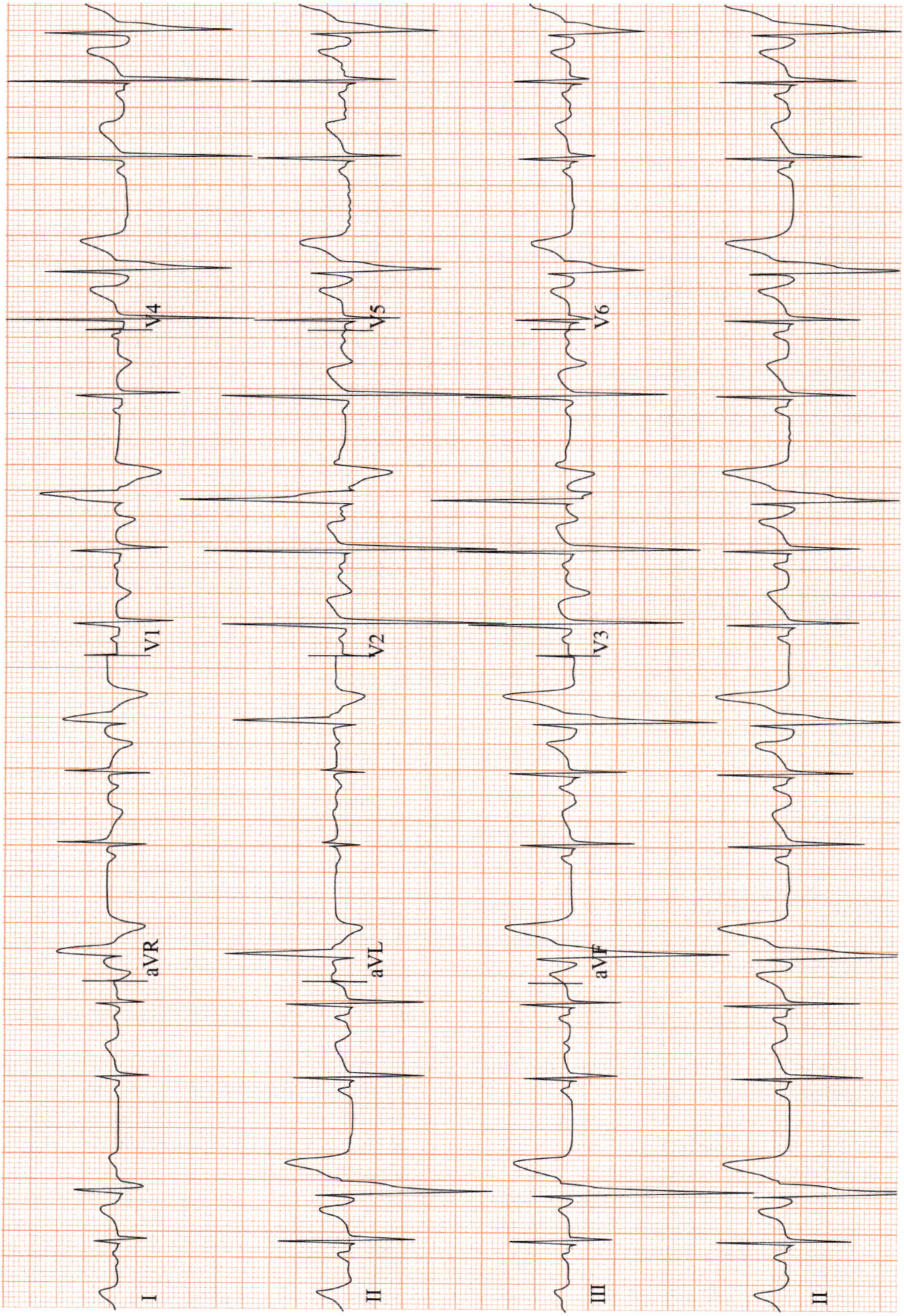

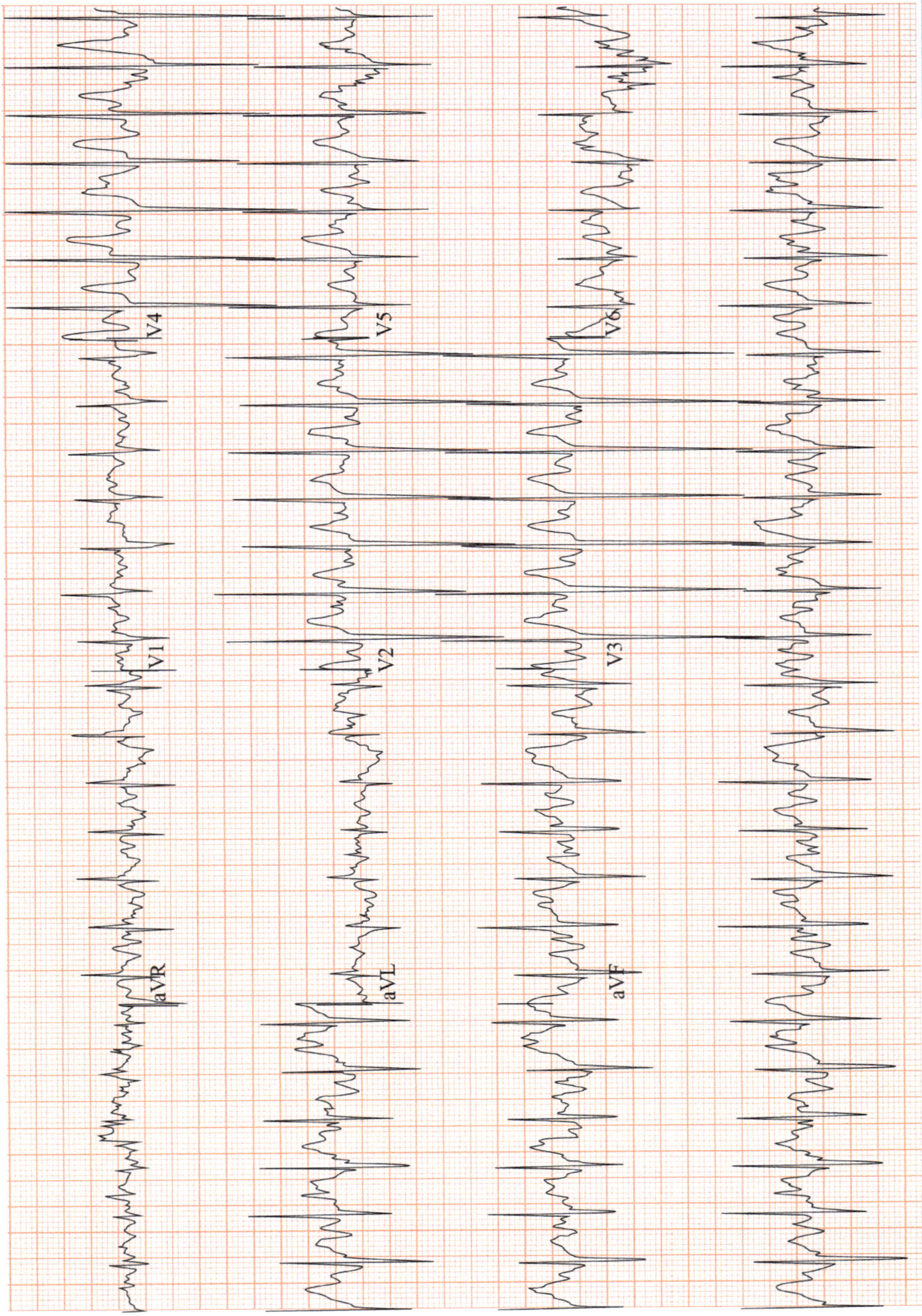

B

C

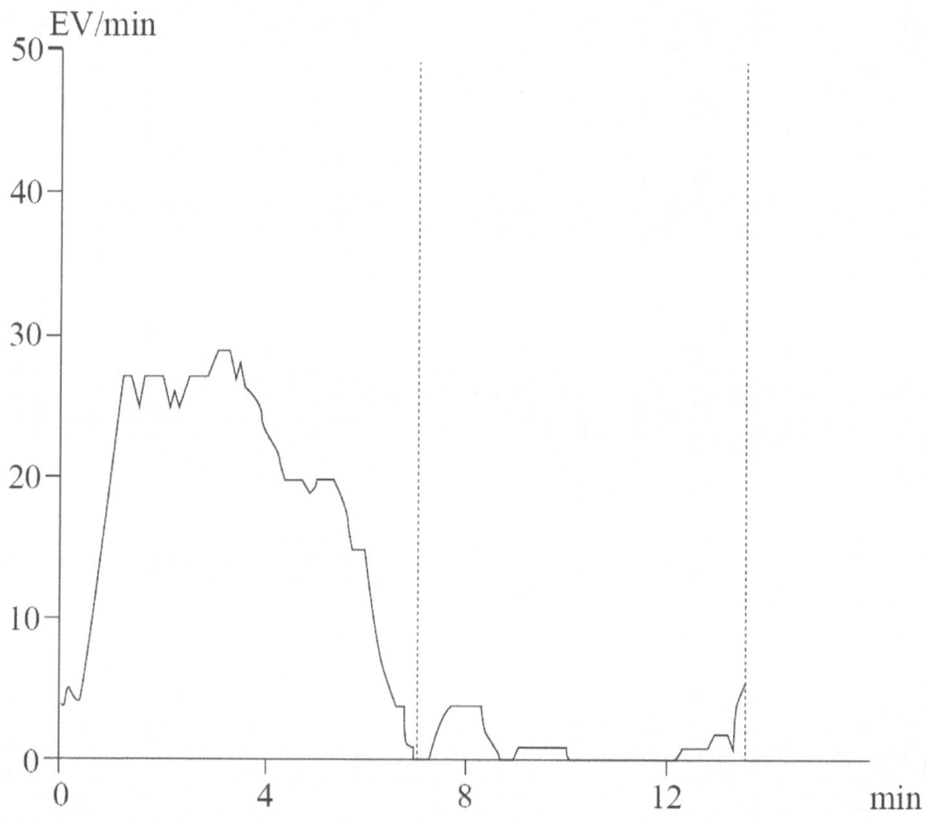

Figura 32.1.1. ECG de repouso de uma criança de 6 anos submetida ao teste de esforço (TE) para avaliação de arritmias. A: ectopias ventriculares frequentes e monomórficas; B: alta densidade de ectopias durante o esforço, porém com supressão total no exercício máximo (quarto estágio do protocolo Bruce); C: gráfico da densidade das arritmias durante o TE demonstrando muito alta densidade das ectopias ventriculares no esforço (30 extrassístoles ventriculares/min), com queda brusca no pico do esforço e com baixa densidade na fase de recuperação.

- O TE ajuda na indicação do nível preciso de exercício e da dose adequada dos medicamentos antiarrítmicos, que podem ser necessários para a segurança dessas crianças.

A estratificação de risco nas crianças portadoras de pré-excitação ventricular não será abordada neste capítulo.

Síndrome do QT longo congênito (SQTL)

Apesar de o prolongamento do intervalo QT ser marcante nessa síndrome, cerca de até um quarto dos pacientes pode apresentar um intervalo QTc normal.[21]

Nos pacientes com SQTL tipo 1, o teste de esforço pode revelar incompetência cronotrópica com um comportamento paradoxal do intervalo QTc (aumento em vez de diminuição no esforço, além de continuar aumentando na fase de recuperação). Na SQTL tipo 2, a resposta cronotrópica ao exercício geralmente é normal, assim como o encurtamento do intervalo QT no esforço. Na SQTL tipo 3, o encurtamento do intervalo QT pode até ser ligeiramente maior do que o normal.

Como toda doença rara, os escores de probabilidade diagnóstica desenvolvidos podem auxiliar no diagnóstico. O quarto minuto da fase de recuperação no TE pode ser útil, nesse sentido, para ajudar no diagnóstico da SQTL, quando o valor do QTc ultrapassar 480 ms, pontuando em 1 no escore de Schuartz.[22]

Bem menos comum de ocorrer, a macroalternância da onda T pode ser definida como alternância de batimento a batimento na morfologia da onda T, em polaridade ou amplitude, que pode estar presente em repouso por breves momentos, mas aparece com mais frequência durante estresse emocional ou físico. Essa alteração pode preceder uma arritmia ventricular grave como a Torsades de Pointes. É um raro marcador de grande instabilidade elétrica por heterogeneidade de repolarização e identifica pacientes com alto risco de arritmias malignas (Figura 32.1.2).

O QTc deve ser medido três minutos após a recuperação e, quando se verifica um aumento ≥ 30 ms em relação ao repouso, é geralmente considerado significativo.

A dispersão do intervalo QT é calculada pela diferença entre os intervalos QT máximos e mínimos no ECG de 12 derivações. Está aumentada em pacientes com SQTL e tem sido descrita como um marcador arrítmico. Entretanto, os valores-padrão não estão claramente definidos.

Curiosamente, uma vez que a mensuração do intervalo QT durante o exercício pode ser uma tarefa não muito fácil e precisa, já foi idealizado, no passado, o uso de testes de provocativos farmacológicos, para ser feita a aferição com menos interferências.

Ao testar a eficácia do betabloqueador em pacientes com SQTL, o objetivo da avaliação é determinar se há atenuação da resposta da frequência cardíaca e supressão da arritmia no exercício máximo, além de monitorar os valores do intervalo QTc.

A presença de densidade alta de ectopias ventriculares em pacientes portadores de SQTL deve aumentar a suspeita da associação com síndromes mais raras, como a síndrome de Jervell e Lange-Nielsen, caracterizada pela presença de intervalo QT longo, perda da audição e arritmias ventriculares complexas, como taquicardia e fibrilação ventricular, podendo estar associada a síncopes e morte súbita. A taquicardia ventricular polimórfica catecolaminérgica, que será abordada adiante, também deve ser lembrada nessa situação como diagnóstico diferencial.

Síndrome de Brugada

A síndrome de Brugada é diagnosticada em indivíduos sem doença cardíaca estrutural que apresentam uma elevação do segmento ST típica, em barbatana de tubarão, com 2 mm ou mais, de forma espontânea ou induzida por drogas (bloqueadores do canal de sódio) em pelo menos uma derivação precordial direita, sem outra causa aparente (descartadas as fenocópias).[23] É importante ressaltar que, na população pediátrica, não é incomum o desmascaramento do padrão típico de Brugada durante um episódio febril.

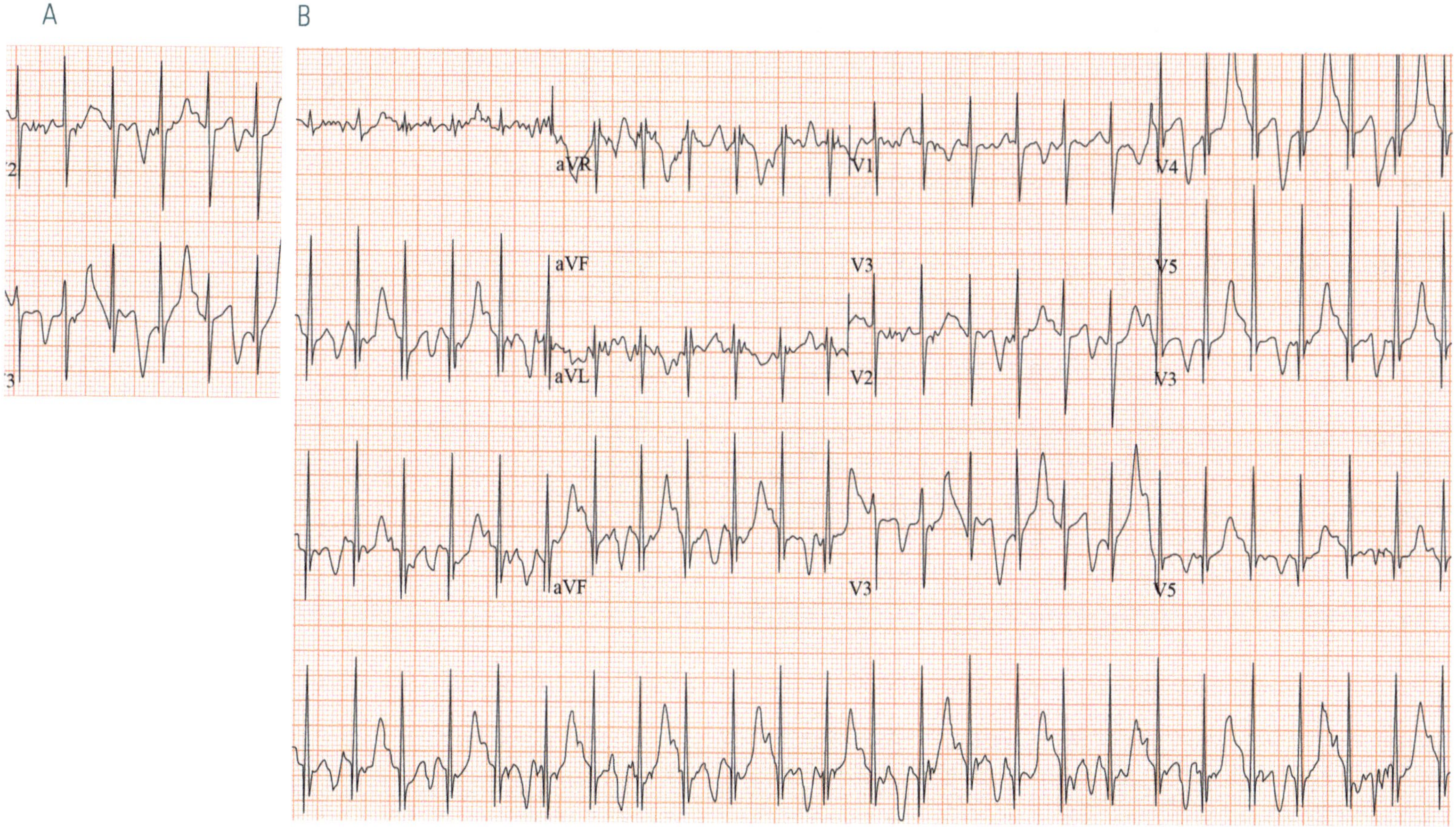

Figura 32.1.2. A: aumento das derivações V2 e V3, demonstrando polaridade e amplitude alternantes da morfologia da onda T (macroalternância); B: eletrocardiograma do esforço máximo no terceiro estágio do protocolo Bruce, com a presença de macroalternância da onda T – achado incomum em uma paciente do sexo feminino de 8 anos, com histórico de síncopes e posterior diagnóstico de síndrome do QT longo.

Alguns achados já são observados no TE como uma tendência à atenuação da elevação do segmento ST no esforço, seguida de exacerbação durante a fase de recuperação. No entanto, em pacientes, geralmente aqueles com uma mutação SCN5A presente), a elevação do segmento ST pode se tornar mais evidente também durante o exercício.[24]

Em nossa experiência no Laboratório de Ergometria do Instituto do Coração do Hospital das Clínicas da Faculdade de Medicina da Universidade de São Paulo, um protocolo específico tem sido conduzido, desde 2016, na tentativa de aumentar a sensibilidade diagnóstica dessa doença em crianças e adultos, além de ajudar na estratificação do risco. É realizado o TE com uso das derivações precordiais direitas altas (DPDA) em pacientes suspeitos ou naqueles com diagnóstico já confirmado. Os resultados parciais têm revelado que o TE com DPDA é seguro nos portadores dessa síndrome, podendo ser uma importante ferramenta na avaliação de indivíduos assintomáticos com suspeita, além de parentes ou sobreviventes de morte súbita abortada com o intuito de diagnóstico da síndrome de Brugada.

Nesse sentido, um estudo foi conduzido para avaliar a eficácia do teste de esforço com o uso das DPDA e foi observado que a fase de recuperação passiva na posição supina ajudou a desmascarar o padrão de ECG tipo 1 de Brugada, oferecendo uma potencial melhoria no diagnóstico dessa condição. A utilização das DPDA durante o TE demonstrou, neste estudo, um aumento na detecção do padrão de Brugada em 32%, apresentando-se como uma ferramenta diagnóstica acessível e de baixo custo. e promissora.[25]

Taquicardia ventricular polimórfica catecolaminérgica

O teste de esforço é uma ferramenta importante para ajudar a estabelecer o diagnóstico de taquicardia ventricular polimórfica catecolaminérgica (TVPC). Essa arritmia é diagnosticada mais frequentemente em pacientes jovens, na presença de um coração estruturalmente normal, com ECG normal em repouso e taquicardia ventricular (TV) bidirecional induzida por exercício. Existe um aumento progressivo da carga de trabalho, proporcional à densidade e à complexidade dos batimentos ventriculares polimórficos prematuros e à taquicardia ventricular, que tendem a ficar cada vez mais complexos. Cronologicamente, quando os pacientes iniciam o exercício, surgem batimentos ventriculares prematuros monomórficos, quando a frequência sinusal excede uma frequência limiar individual (geralmente, 100 bpm a 130 bpm), podendo ser seguidos, à medida que a frequência cardíaca aumenta, por batimentos ventriculares prematuros polimórficos ou bidirecionais (Figura 32.1.3). Quando o teste é interrompido, as arritmias desaparecem gradativamente, dos segundos iniciais até o primeiro minuto da fase de recuperação (Figura 32.1.4).[27]

O caráter bidirecional, que não é patognomônico de TVPC (e pode estar associado ao uso de digital em doses altas ou a cardiopatias terminais), pode ser definido quando o QRS se apresenta com duas morfologias alternantes: positiva e negativa, batimento a batimento, com mudança de 180° entre elas.

O TE deve ser repetido periodicamente, para encontrar a dosagem adequada do medicamento betabloqueador e para garantir que o grau de taquicardia sinusal que precede o aparecimento de arritmias seja conhecido, de modo que se possa evitar ultrapassar esse limite, ao máximo, na vida diária. Com a recente realidade dos equipamentos de monitorização eletrocardiográfica vestíveis já validados, pode se tornar menos dificultoso se essa modernidade interessante for mais bem explorada nesse sentido. Além disso, a presença de pares de batimentos ventriculares sucessivos ou mais durante o teste de esforço parece estar significativamente associada a eventos arrítmicos futuros, sugerindo intensificação do tratamento (betabloqueador com preferência aos de ação central, bem como nadolol e flecainida, que não estão disponíveis em nosso meio, denervação simpática cardíaca esquerda, com resultados interessantes, e avaliação do implante de cardiodesfibrilador) nesses pacientes.[28]

A ergometria é considerada o teste mais importante, sendo recomendada para o diagnóstico dessa doença. Contudo, não é sempre reprodutível e pode ser negativa em indivíduos afetados. Portanto, um TE negativo não exclui a doença e a presença de arritmias ventriculares típicas ao esforço o confirma, mas, no contexto do rastreio familiar, basta uma extrassístole ventricular para considerar o teste anormal.[29]

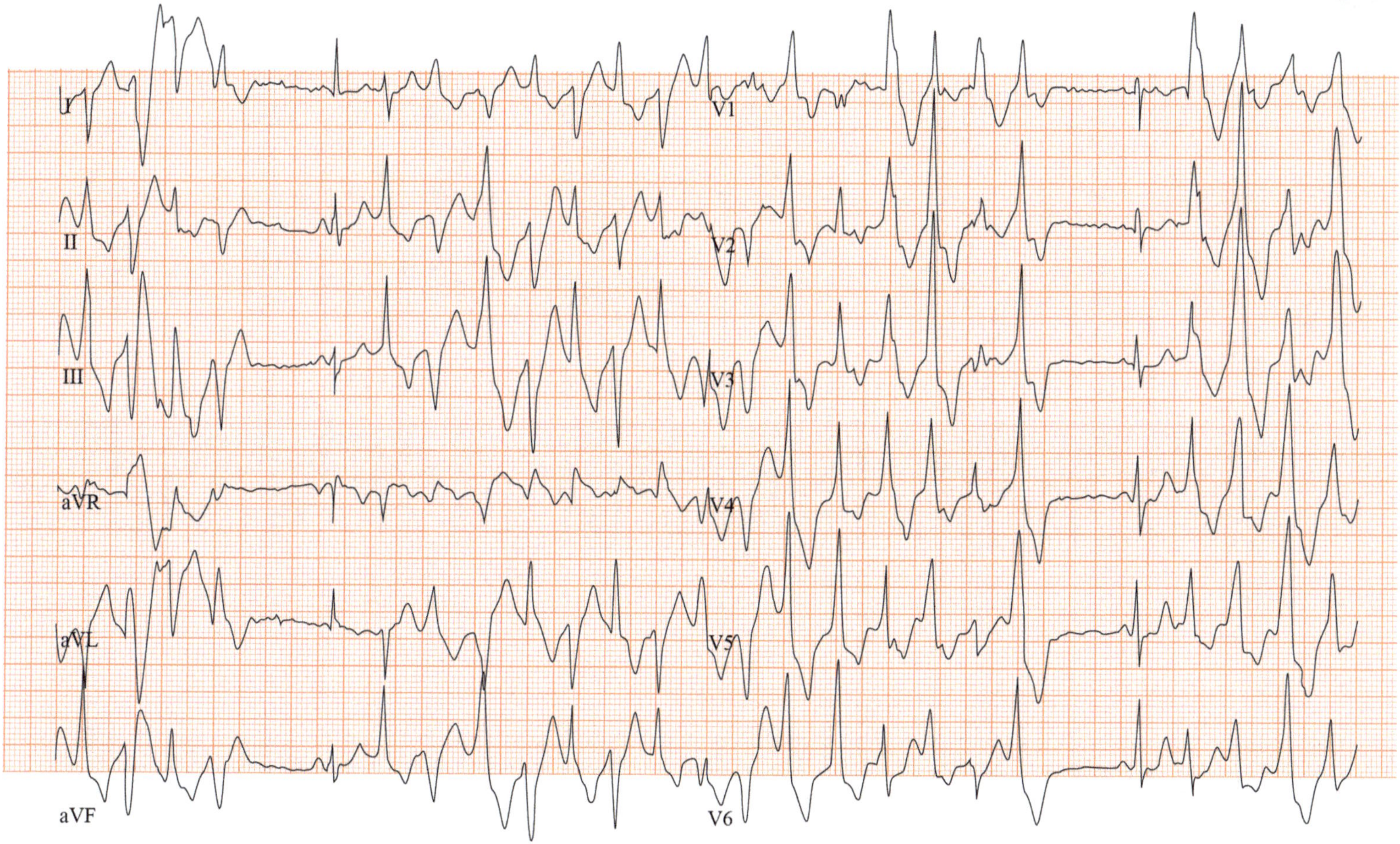

Figura 32.1.3. Registro de eletrocardiograma do teste de esforço no exercício máximo de uma paciente com diagnóstico de TVPC. O ECG em repouso mostrou bradicardia sinusal sem ectopia ventricular. Durante o esforço, na frequência cardíaca (FC) de 100/min apareceu a primeira ectopia ventricular e durante o exercício máximo (FC de 120 bpm), apresentou o traçado acima demonstrando taquicardia ventricular não sustentada (TVNS) bidirecional com até 15 batimentos.

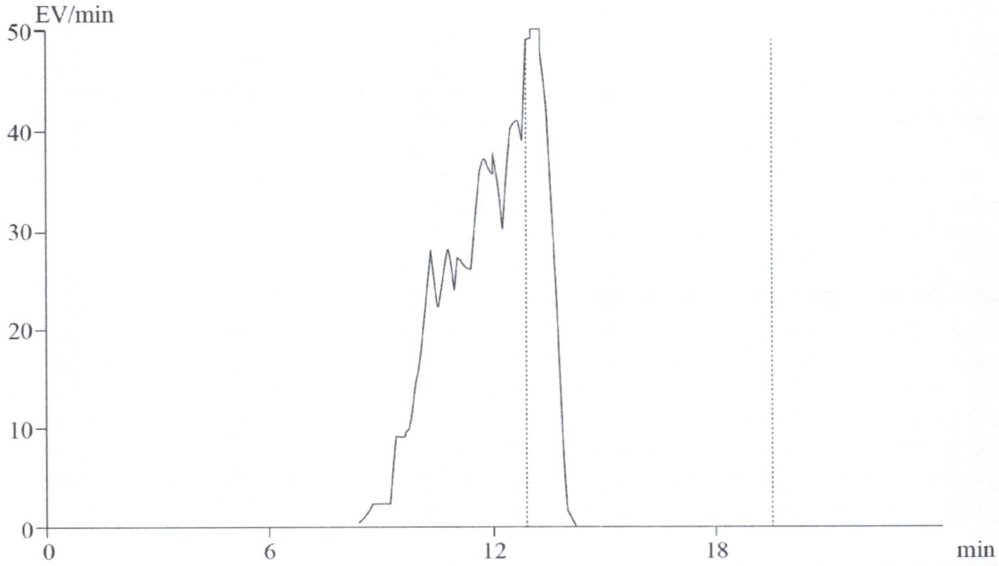

Figura 32.1.4. Gráfico das ectopias ventriculares no teste de esforço demonstrando muito alta densidade das arritmias no pico do esforço, com aumento progressivo coincidindo com o aumento da carga de trabalho realizada. Foi observado, em até 1 minuto, uma queda brusca da densidade das ectopias na fase de recuperação imediata com seu completo desaparecimento.

Displasia arritmogênica do ventrículo direito

A displasia arritmogênica do ventrículo direito pode provocar arritmias desencadeadas pelo exercício. A arritmia típica é uma TV monomórfica com um padrão de bloqueio de ramo esquerdo (BRE) que pode, eventualmente, gerar instabilidade hemodinâmica.

A utilidade do teste de esforço nessa doença pode ser questionável e, muitas vezes, está relacionada à estratificação do risco e à avaliação do controle terapêutico. Em geral, a reprodutibilidade das arritmias durante o TE não é grande e pode ser errática.

Distúrbios de condução

O TE é uma importante ferramenta na avaliação das bradicardias, verificando o funcionamento do nódulo sinusal, a resposta cronotrópica e a condução atrioventricular. Em crianças, a avaliação da tolerância ao exercício em portadores de bloqueio atrioventricular total (BAVT) fornece informações preciosas, que ajudam no acompanhamento e na indicação de implante de marcapasso. Em pacientes portadores de marcapasso cardíaco artificial, o teste de esforço pode ser interessante para a avaliação do funcionamento, a detecção de possíveis disfunções e a resposta da frequência de estimulação durante o exercício, inclusive em portadores de desfibriladores cardíacos implantáveis.

O BAVT está entre os tipos de distúrbios do ritmo mais prevalentes em recém-nascidos e tem predomínio do sexo feminino. É difícil avaliar a resposta cronotrópica nesses pacientes, que, muitas vezes, está normal (a frequência entre as ondas P da atividade elétrica atrial), o que não deve ser confundido com a resposta dromotrópica (a que avalia a condução atrioventricular). Então, o que realmente está anormal é a condução dromotrópica, uma vez que não existe condução atrioventricular no BAVT. Geralmente, a resposta cronotrópica pode ser normal ou muito próxima da normalidade. Tradicionalmente, nos pacientes com BAVT, quando a frequência cardíaca ventricular ultrapassa a FC basal em 50% ou quando, no pico do esforço, é atingido o valor absoluto de 100 bpm ou mais, considera-se uma resposta do escape ventricular nesse contexto.

Os portadores de BAVT congênito representam um bom exemplo de adaptação do aparelho cardiovascular. O aumento do DC durante o exercício é feito fundamentalmente por aumento do volume sistólico. Em alguns casos, a frequência ventricular pode aumentar significativamente e, com os mecanismos de compensação, a tolerância ao exercício pode ser praticamente normal.

Atividade ectópica ventricular pode ser observada durante exercícios intensos em portadores de BAV congênito e é justamente o que se deve avaliar: a presença, a densidade e o grau de complexidade das arritmias ventriculares. No caso de arritmias ventriculares mais complexas ou isoladas com alta densidade no esforço, além da presença de sintomas de baixo débito, incompetência cronotrópica e alargamento do QRS ou do intervalo QTc podem indicar pacientes com maior risco.

Teste de esforço nas miocardiopatias

A gravidade das miocardiopatias dilatadas pode ser avaliada pelo TE, que tem utilidade clínica na estratificação de risco de eventos adversos para crianças com miocardiopatias diversas. Outro exemplo desse grupo de doenças é a miocardiopatia hipertrófica, a qual, na maioria das crianças, apresenta anormalidades tanto no ECG como no teste de esforço. Dentre as variáveis importantes de serem avaliadas, citam-se: a presença de sintomas durante o esforço, a tolerância ao exercício, o comportamento da resposta pressórica, as alterações eletrocardiográficas e a presença de arritmias. Anormalidades nesses parâmetros conferirão um prognóstico mais reservado ao caso clínico.

Teste de esforço na avaliação de dor torácica

A doença cardíaca isquêmica é extremamente incomum em uma população jovem. Contudo, a dor torácica é uma queixa frequente entre pacientes pediátricos. A dosagem de troponina cardíaca costuma fazer parte da avaliação inicial no pronto-socorro (PS) em casos agudos. Os níveis séricos de troponina cardíaca C (TnC) não parecem aumentar significativamente em crianças saudáveis após exercícios aeróbicos de curta duração e alta intensidade.[30] Portanto, a TnC pode ser uma opção para casos agudos no OS, enquanto o teste de esforço pode ser uma ferramenta adicional na avaliação de pacientes pediátricos nesse contexto de dor torácica na sala de emergência. Nos casos de utilização do TE, mesmo após certo grau de atividade física, a unidade de dor torácica deve obedecer às premissas solicitadas para garantia de segurança, como marcadores de necrose miocárdica negativos e completa estabilidade – clínica, hemodinâmica e elétrica.

Indicações do texto de esforço na população pediátrica e em adolescentes, segundo os guidelines da acc/aha para realização do TE[31]

Classe I

1. Avaliação da capacidade de exercício em crianças ou adolescentes com cardiopatia congênita operados e crianças com doença valvular ou miocárdica adquirida.
2. Avaliação da criança com descrição rara de dor torácica anginosa.
3. Avaliação da resposta do sistema de estimulação artificial ao esforço.
4. Avaliação dos sintomas relacionados ao exercício em jovens atletas.

Classe IIa

1. Avaliação da adequação da resposta a tratamento clínico, cirúrgico ou de ablação por radiofrequência em crianças com taquiarritmia detectada durante o teste de esforço.
2. Avaliação da gravidade das lesões valvares congênitas ou adquiridas, especialmente na estenose da válvula aórtica, como adjuvante.

3. Avaliação do ritmo durante o exercício em pacientes com arritmia induzida pelo exercício conhecida ou suspeitada.

Classe IIb

1. Componente da avaliação de crianças ou adolescentes com histórico familiar de morte súbita em jovens inexplicável e relacionada ao exercício.
2. Acompanhamento de anormalidades cardíacas, com possível envolvimento coronário tardio, como doença de Kawasaki ou lúpus eritematoso sistêmico.
3. Avaliação da resposta da frequência ventricular e do desenvolvimento de arritmia ventricular em crianças e adolescentes com bloqueio atrioventricular total (BAVT) congênito.
4. Quantificação da resposta da frequência cardíaca ao exercício em crianças e adolescentes tratados com terapia betabloqueadora, para estimar a adequação terapêutica.
5. Mensuração da resposta de encurtamento ou prolongamento do intervalo QTc ao exercício, como adjuvante no diagnóstico de síndromes hereditárias de prolongamento do intervalo QT.
6. Avaliação da resposta da pressão arterial e/ou do gradiente tornozelo-braquial após correção da coarctação da aorta.
7. Avaliação do grau de dessaturação com exercício em pacientes com defeitos cardíacos congênitos cianóticos que estejam relativamente bem, equilibrados ou sob cuidados paliativos.

Classe III

1. Triagem antes de participação de crianças e adolescentes saudáveis em atividades atléticas.
2. Uso rotineiro para avaliação de dor torácica usual e não anginosa, comum em crianças e adolescentes.
3. Avaliação de extrassístoles atrial e ventricular em crianças e adolescentes saudáveis.

Contraindicação do teste de esforço em crianças

1. Enfermidade cardíaca inflamatória aguda em atividade (pericardite, miocardite ou febre reumática).
2. Insuficiência cardíaca descompensada.
3. Infarto agudo do miocárdio recente.
4. Doenças pulmonares agudas descompensadas (asma, pneumonia etc.).
5. Hipertensão arterial sistêmica descompensada.
6. Doença renal aguda (glomerulonefrite difusa aguda).
7. Hepatite aguda (até três meses desde o início).
8. Intoxicação medicamentosa.

Considerações especiais, nas quais deverão ser analisados os riscos e os benefícios em crianças ou adolescentes

1. Estenose aórtica severa.
2. Estenose pulmonar severa.
3. Arritmias ventriculares severas, especialmente se associadas a miocardiopatias.
4. Doença coronariana, como coronária esquerda anômala, hipercolesterolemia familiar, doença de Kawasaki (fase aguda).
5. Doença pulmonar severa.
6. Doenças metabólicas.
7. Doenças hemorrágicas.
8. Hipotensão ortostática.

Considerações finais

Neste início de capítulo, foi abordada a importância do teste de esforço na cardiologia pediátrica para avaliação da capacidade física e do estado funcional, bem como para identificação de arritmias induzidas pelo exercício. Destacam-se os desafios de sua realização em crianças, incluindo a necessidade de médico e equipe familiarizados e experientes, além de equipamentos que sejam adaptados e da escolha de um protocolo compatível com a idade e o tamanho da criança. Além disso, enfatizou-se a importância da individualização para interpretação dos resultados e prescrição de exercícios.

A aquisição e a interpretação do teste de esforço em crianças com doença cardíaca apresentam alguns desafios, mas desempenham papel importante na continuidade dos cuidados com a população pediátrica. A seguir, de forma resumida, destacam-se as principais particularidades do teste de esforço na pediatria.

- As principais indicações do TE nesta população são para avaliar a capacidade de exercício e identificar arritmias induzidas pelo esforço.
- Existem particularidades na interpretação do ECG e nas variáveis hemodinâmicas, havendo diferenças em relação à interpretação do teste de esforço de adultos.
- A isquemia miocárdica é muito rara em jovens, mas a dor torácica é uma queixa comum nessa população.
- A equipe, preferencialmente, deve ser treinada e especializada.
- A aquisição do TE nessa população é um desafio e sua interpretação deve ser individualizada.

Referências

1. Paridon SM, Alpert BS, Boas SR, Cabrera ME, Caldarera LL, Daniels SR et al. Clinical stress testing in the pediatric age group: a statement from the American Heart Association Council on Cardiovascular Disease in the Young, Committee on Atherosclerosis, Hypertension, and Obesity in Youth. Circulation. 2006;113(15):1905-20.
2. Silva OB, Saraiva LCR. Indicações do teste ergométrico em crianças e adolescentes. Rev Bras Med Esporte. 2004;10(5):416-9.
3. Arvidsson D, Slinde F, Hulthén L, Sunnegardh J. Physical activity, sports participation and aerobic fitness in children who have undergone surgery for congenital heart defects. Acta Paediatr. 2009;98(9):1475-82.
4. Budts W, Börjesson M, Chessa M, van Buuren F, Trindade PT, Corrado D et al. Physical activity in adolescents and adults with congenital heart defects: individualized exercise prescription. Eur Heart J. 2013;34(47):3669-74.
5. Ahmad F, Kavey RE, Kveselis DA, Gaum WE, Smith FC. Responses of non-obese white children to treadmill exercise. J Pediatr. 2001;139(2):284-90.
6. Cumming GR, Everatt D, Hastman L. Bruce treadmill test in children: normal values in a clinic population. Am J Cardiol. 1978;41(1):69-75.
7. James FW, Kaplan S, Glueck CJ, Tsay JY, Knight MJ, Sarwar CJ. Responses of normal children and young adults to controlled bicycle exercise. Circulation. 1980;61(5):902-12.
8. Connuck DM. The role of exercise stress testing in pediatric patients with heart disease. Prog Pediatr Cardiol. 2005;20(1):45-52.
9. Tanner CS, Heise CT, Barber G. Correlation of the physiologic parameters of a continuous ramp versus an incremental James exercise protocol in normal children. Am J Cardiol. 1991;67(4):309-12.
10. McManus A, Leung M. Maximising the clinical use of exercise gaseous exchange testing in children with repaired cyanotic congenital heart defects: the development of an appropriate test strategy. Sports Med. 2000;29(4):229-44.
11. Ten Harkel ADJ, Takken T, Van Osch-Gevers M, Helbing WA. Normal values for cardiopulmonary exercise testing in children. Eur J Cardiovasc Prev Rehabil. 2011;18(1):48-54.
12. Matecki S, Prioux J, Amsallem F, Mercier J, Prefaut C, Ramonatxo M. Maximal oxygen uptake in healthy children: factors of variation and available standards. Rev Mal Respir. 2001;18(5):499-506.
13. Norozi K, Wessel A, Alpers V, Arnhold JO, Binder L, Geyer S et al. Chronotropic incompetence in adolescents and adults with congenital heart disease after cardiac surgery. J Card Fail. 2007;13(4):263-8.

14. Graham TP Jr, Driscoll DJ, Gersony WM, Newburger JW, Rocchini A, Towbin JA. Task Force 2: congenital heart disease. J Am Coll Cardiol. 2005;45(8):1326-33.
15. Reybrouck T, Mertens L, Brusselle S, Weymans M, Eyskens B, Defoor J et al. Oxygen uptake versus exercise intensity: a new concept in assessing cardiovascular exercise function in patients with congenital heart disease. Heart. 2000;84(1):46-52.
16. Massin M, Hövels-Gürich H, Däbritz S, Messmer B, von Bernuth G. Results of the Bruce treadmill test in children after arterial switch operation for simple transposition of the great arteries. Am J Cardiol. 1998;81(1):56-60.
17. Jouven X, Zureik M, Desnos M, Courbon D, Ducimetière P. Long-term outcome in asymptomatic men with exercise-induced premature ventricular depolarizations. N Engl J Med. 2000;343(12):826-33.
18. Lee V, Perera D, Lambiase. Prognostic significance of exercise-induced premature ventricular complexes: a systematic review and meta-analysis of observational studies. Heart Asia. 2017;9(1):14-24.
19. Ellestad MH. Ellestad's Stress Testing: Principles and Practice. 2. ed. Philadelphia: F A Davis Company; 1980.
20. Kupersmith J. Maxime exercise testing in evaluation of arrhythmia in children. Circulation. 1976;54(Suppl 11).
21. Priori SG, Schwartz PJ, Napolitano C, Bloise R, Ronchetti E, Grillo M et al. Risk stratification in the long-QT syndrome. N Engl J Med. 2003;348(19):1866-74.
22. Schwartz PJ, Crotti L, Insolia R. Long-QT Syndrome: from genetics to management. Circ Arrhythm Electrophysiol. 2012;5(4):868-77.
23. Priori SG, Wilde AA, Horie M, Cho Y, Behr ER, Berul C et al. HRS/EHRA/APHRS expert consensus statement on the diagnosis and management of patients with inherited primary arrhythmia syndromes: document endorsed by HRS, EHRA, and APHRS in May 2013 and by ACCF, AHA, PACES, and AEPC in June 2013. Heart Rhythm. 2013;10(12):1932-63.
24. Amin AS, de Groot EAA, Ruijter JM, Wilde AAM, Tan HL. Exercise-induced ECG changes in Brugada syndrome. Circ Arrhythm Electrophysiol. 2009;2(5):531-9.
25. Pichara Nemer, L., Sacilotto, L., Scanavacca, M. I., Cardoso, A. F., Soares, B. M. A. F., Falcochio, P. P. N. F., Falcão, A. M. G., Olivetti, N., Darrieux, F. C. C., & Chalela, W. A. Evaluation of a new treadmill exercise protocol to unmask type 1 Brugada electrocardiographic pattern: can we improve diagnostic yield? Europace, 25(1), 1–9, 2023.
26. Makimoto H, Nakagawa E, Takaki H, Yamada Y, Okamura H, Noda T et al. Augmented ST-segment elevation during recovery from exercise predicts cardiac events in patients with Brugada syndrome. J Am Coll Cardiol. 2010;56(19):1576-84.
27. Leenhardt A, Lucet V, Denjoy I, Grau F, Ngoc DD, Coumel P. Catecholaminergic polymorphic ventricular tachycardia in children. A 7-year follow-up of 21 patients. Circulation. 1995;91(5):1512-9.
28. Hayashi M, Denjoy I, Extramiana F, Maltret A, Buisson NR, Lupoglazoff JM et al. Incidence and risk factors of arrhythmic events in catecholaminergic polymorphic ventricular tachycardia. Circulation. 2009;119(18):2426-34.
29. Hernandez PMR, Perez FW. Rev Esp Cardiol. 2015;68(6):544–7.
30. Pompa AG, Arora G, Harris TH. Effect of treadmill exercise stress testing on troponin levels in children and adolescentes. Cardiol Young. 2023;33(3):380-2.
31. Gibbons RJ, Balady GJ, Beasley LW, Bricker JT, Duvernoy WF, Froelicher VF, Mark DB et al. ACC/AHA Guidelines for Exercise Testing: executive summary. A report of the American College of Cardiology/American Heart Association Task Force on Practice Guidelines (Committee on Exercise Testing). Circulation. 1997;96(1):345-54.

32.2 Teste Cardiopulmonar em Crianças

■ Patrícia Alves de Oliveira ■ So Pei Yeu

Introdução

O teste ergoespirométrico ou cardiopulmonar (TCP) é um método não invasivo amplamente utilizado para avaliar condições cardiovasculares e respiratórias crônicas, tanto em adultos quanto em crianças. Trata-se de uma avaliação metabólica associada ao teste ergométrico (esforço).

Apesar de as populações pediátricas apresentarem baixo risco cardiovascular para doença coronariana, os testes de esforço nessa população sempre se basearam em protocolos de pacientes adultos. Entretanto, alguns grupos iniciaram, na década de 1930, alguns "poucos estudos" para avaliação das diferenças fisiológicas que separam os adultos e as crianças, revelando as mudanças progressivas no metabolismo e as respostas fisiológicas com a progressão da idade.

Apesar de essas pesquisas terem sido desenvolvidas para avaliação das respostas fisiológicas durante o exercício em crianças, também serviram como base para avaliação clínica de pacientes com limitações cardiorrespiratórias por doenças diversas, especialmente em crianças com cardiopatias congênitas (CC).[1]

Diferentes respostas e parâmetros metabólicos auxiliam no diagnóstico e na avaliação prognóstica de diferentes doenças, sendo alguns considerados importantes fatores de risco para morbimortalidade principalmente em adultos e crianças com insuficiência cardíaca e hipertensão arterial pulmonar.

Em crianças e adolescentes, o crescimento somático, os níveis hormonais, a puberdade, o sexo e a aptidão física têm impacto na resposta fisiológica ao exercício. A relação entre os parâmetros metabólicos e a doença pode ser confundida se as medições do TCP não forem ajustadas para o tamanho corporal e a fase de maturação.

Os mecanismos fisiológicos e as respostas fisiológicas cardíacas e pulmonares durante um esforço físico progressivo não diferem muito do que se encontra em adultos. Entretanto, é necessário atenção especial a análises quantitativas, protocolos, valores de predição, critérios de interrupção e graus de motivação.

A maioria das crianças pode ser facilmente motivada a esforços progressivos, na dependência de uma equipe preparada e treinada para maior empatia com a população jovem. Mesmo assim, ainda encontramos barreiras para atingir testes máximos ou de exaustão, haja vista a dificuldade na adequação dos protocolos de incremento de carga, de acordo com as diferentes idades e com os diferentes biotipos.

Na maioria das vezes, a limitação do teste se deve a uma limitação periférica (muscular). Entretanto, atingir testes máximos dos pontos de vista metabólico e cardiorrespiratório pode ter importância particular, dependendo do quadro clínico e da indicação clínica do exame. Além disso, os valores máximos obtidos permitem comparações mais fidedignas em relação a testes sequenciais individuais e aos padrões de normalidade para a população estudada.

Para essa avaliação, há critérios bem estabelecidos quanto aos padrões fisiológicos para determinação de teste máximo, os quais diferem entre crianças (principalmente entre pré-púberes e adultos), como frequência cardíaca (FC), equivalente ventilatório (RQ), sinais subjetivos de exaustão (percepção subjetiva de esforço ou escala de Borg), platô de consumo de oxigênio e esgotamento da reserva ventilatória.

Esses critérios são essencias na avaliação da suspeita clínica, visto que, muitas vezes, as crianças não querem continuar o esforço ou o teste e o justificam com um cansaço extremo. No teste de esforço, há grande dependência dos sintomas e da FC para a interrupção do teste, mas, com as informações das respostas fisiológicas associadas ao teste de esforço, é possível a identificação real do nível do cansaço, às vezes assíncrona com a informação subjetiva fornecida pelo paciente.

Em alguns casos, mesmo sem dados metabólicos considerados máximos, é possível a avaliação da capacidade funcional e do nível de condicionamento físico por meio de análises submáximas, que, no teste cardiopulmonar, são análises das variáveis metabólicas no primeiro limiar ventilatório (limiar anaeróbio), ponto em que ocorre um início da variação inicial da ventilação, excedendo o consumo de oxigênio por tamponamento do lactato, o que ocorre, geralmente, entre 40% a 60% do esforço máximo, estando diretamente relacionado ao desempenho aeróbio.

Além disso, o comportamento de outras variáveis, como FC, taxa de trabalho, ventilação submáxima e eficiência ventilatória, pode fornecer informações relevantes a respeito das funções cardíaca e ventilatória.[2]

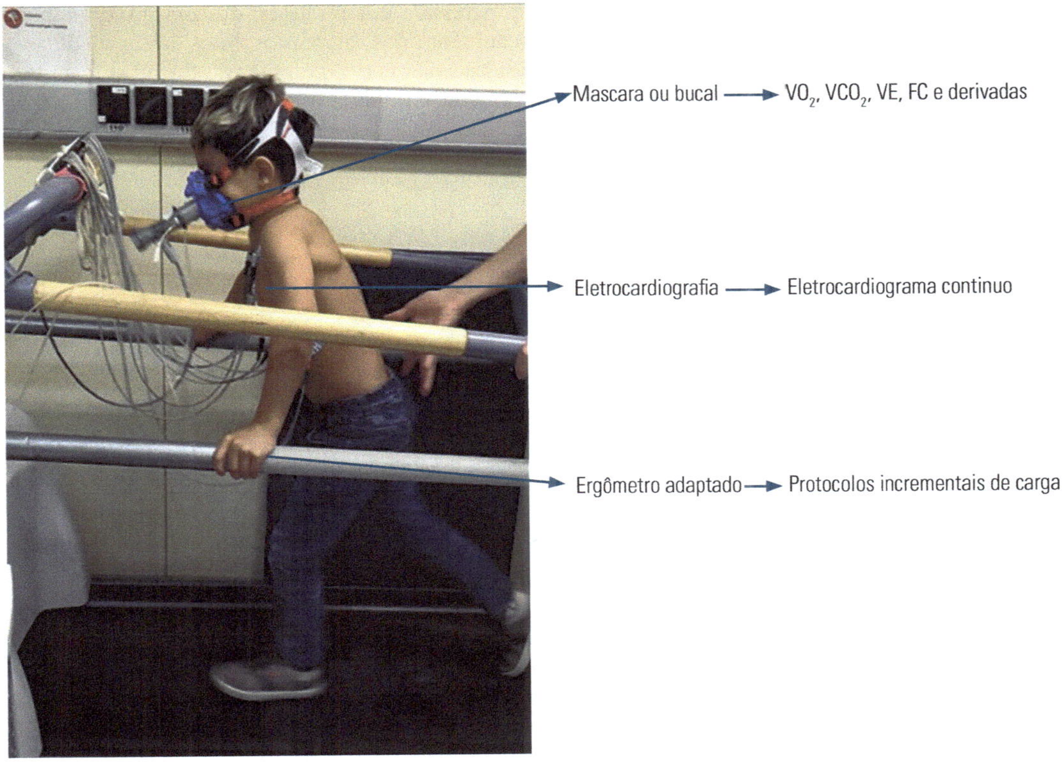

Figura 32.2.1. Set do teste cardiopulmonar em crianças.[3]

Capacidade funcional

Conceitualmente, o parâmetro mais importante do teste cardiopulmonar é a avaliação do consumo de oxigênio (VO_2), que depende da interação entre os sistemas cardiovascular, pulmonar e periférico, refletindo a quantidade de oxigênio consumido por unidade de tempo e a medida de gasto de energia durante o esfoço. Nos adultos, utilizamos mais comumente o conceito de equivalantes metabólicos, ou MET, mas ele deve ser utilizado com cautela na população pediátrica.

O conceito de equivalentes metabólicos (MET) é um meio de expressar a necessidade de oxigênio de uma atividade física em relação a um suposto valor de repouso, ou seja, equivale aos múltiplos do metabolismo de repouso.

Nesses termos, nosso metabolismo de repouso é 1 MET, que equivale a 3,5 mL/kg/min, e cada carga de trabalho realizada requer certa quantidade de energia, ou seja, determinado equilvalente metabólico.[2]Na população pediátrica, entretanto, esse conceito não é constante e depende do período de desenvolvimento e da maturação física, além de os valores absolutos de repouso, independentes do peso, aumentarem com o aumento da massa corporal, principalmente muscular, podendo-se encontrar valores bem baixos. Quando o VO_2 é ajustado para massa corporal ou superfície corporal, pode ficar superestimado pelos baixos pesos corporais, tendo alguns estudos relatado que o VO_2 em crianças de 8 a 12 anos foi quase 50% maior do que em indivíduos de 16 a 18 anos e 70% maior do que o esperado em adultos.[4]Quando o gasto energético é expresso em calorias por metro quadrado, ou seja, pela área de superfície corpórea, a taxa de metabolismo basal reduz até 20% entre as idades.

Outras variáveis importantes detectadas durante o TCP são medidas de volume, como consumo de oxigênio, ventilação-minuto, débito cardíaco e pulso de O_2. Portanto, são dependentes do tamanho corporal. Assim, durante a infância, o crescimento progressivo dos pulmões, do coração, do volume de sangue e da massa muscular são refletidos em um aumento nos valores absolutos dessas medidas.[5]

Apesar da influência significativa do peso nas medidas e nas aferições, temos de considerar, ainda, a composição corporal, visto que a gordura corporal, presente e importante nessa população, é considerada denominador para ajuste do VO_2, mas é considerada fisiologicamente inerte durante o exercício, ou seja, não influencia o real VO_2.

Segurança

Para garantir a segurança dos pacientes submetidos ao teste de esforço em exercício, devemos nos atentar para:

- a familiarização com o ergômetro, sendo necessário, em alguns casos, realizar um "pré-treino", a fim de evitar lesões físicas decorrentes de desequilibrios e traumas;
- o reconhecimento de condições físicas e clínicas que possam dificultar ou comprometer a execução de determinado protocolo;
- a disponibilidade de equipamento de emergência e de equipe treinada para atendimentos nessa população.

Em nosso laboratório de TCP no Instituto do Coração do HCFMUSP, de aproximadamente 800 testes realizados, de 2014 a 2022, não houve registro de nenhuma intercorrência grave como morte, parada cardíaca ou arritmia ventricular complexa.

Protocolos

Ainda não há um consenso sobre o melhor protocolo em esteira para as crianças, mas o mais usado na prática ainda é o protocolo Bruce, visto que alguns trabalhos mostraram que o protocolo escalonado e o de rampa, quando aplicados nas crianças, não apresentam diferença significativa nos valores de VO_{2pico}, RQ, FC máxima e limiares ventilatórios.[5]Segundo Myers, os protocolos que mais se adaptam às crianças são aqueles que possibilitam atingir o platô de VO_2, ou seja, atingir pelo menos um dos marcadores de teste máximo.

O ciclo-ergômetro de membros inferiores (bicicleta) também é muito utilizado para avaliação das crianças, mas devem ser adaptados para a altura da criança o selim, o apoio frontal e a altura da pedaleira. Nesse caso, o protocolo mais indicado é o de Godfrey, que visa a uma relação linear entre a carga de trabalho realizada, a FC e o VO_2.[6,7]Em relação à esteira ergométrica, a avaliação na bicicleta permite melhor qualidade eletrocardiográfica, maior acurácia da pressão arterial e menor risco de quedas, mas apresenta a desvantagem de a maioria dos testes serem interrompidos por limitação muscular (quadríceps) e VO_{2pico} medido de 10% a 20% menor que em esteira ergométrica, por utilização de menos grupos musculares (o que também ocorre nos adultos).

Em nosso laboratório de TCP do InCor-HCFMUSP, utilizamos para testes em esteiras com crianças protocolos de rampa individualizados, com incremento gradativo da velocidade até a velocidade de "limiar mecânico", ou seja, o limite após o qual há incoordenação motora e intolerância de progressão com posterior incremento de inclinação.[1]

Determinar um teste máximo na população pediátrica ainda é um desafio e, até o momento, não há um critério que, isoladamente, determine um esforço máximo (Quadro 32.2.1 e Tabela 32.2.1).

Quadro 32.2.1. Critérios de interrupção de teste em crianças

- Quando houve obtenção de informação diagnóstica relevante e quando a continuação da prova não fornece novos dados importantes
- Cansaço físico intenso
- Dificuldade mecânica de acompanhar a carga do ergômetro (bicicleta ou esteira)
- Diminuição da frequência cardíaca com o aumento do esforço
- Sintomas sugestivos de baixo débito cardíaco, como tontura e pré-síncope
- Redução progressiva da pressão arterial com o aumento do esforço
- Redução da SpO2 para < 90% ou redução de 10% a partir da SpO2 basal em um doente sintomático
- Infradesnivelamento do segmento ST em rampa descendente ou horizontal ≥ 3 mm
- Aumento da ectopia ventricular com o aumento da carga, incluindo extrassistolia ventricular com > 3 complexos

Tabela 32.2.1. Critérios de teste máximo em esteira (crianças)

%FC	PSE 1-10	PSE 6-20	RQ	Platô VO2
> 90%	> 9	> 17	0,9-1,05	PRESENTE

PSE: percepção subjetiva de esforço; RQ: coeficiente ventilatório; FC: frequência cardíaca.

Fonte: Adaptada de Rowland TW. Cardiopulmonary exercise testing in children and adolescents. Champaign: Human Kinetics; 2018.

A utilização da FC_{pico} (FC_{pico} ≥ 95% da máxima predita) não é o critério mais adequado, visto que a fórmula existente (220 – idade) não é acurada nessa faixa etária. O coeficiente respiratório (RQ) tem seus valores de repouso entre 0,70 e 0,85 e aumenta com o esforço progressivo. Nos adultos, é considerado um dos parâmetros de teste máximo o RQ > 1,10. Entretanto, para as crianças, em função da imaturidade enzimática e da dificuldade de conversão do lactato, principalmente nos pré-puberes, utilizam-se, frequentemente, valores próximos de 1,00 (0,90 a 1,05), enquanto, na bicicleta, costuma ser > 1,00 (1,06).[8] Já o platô de VO_2 é mais aceito como "padrão-ouro" de teste máximo, mas sem um consenso para qual é a melhor definição e sendo encontrado em apenas 50% dos testes:

- Aumento de VO_2 ≤ 2,1 mL/kg/min com o aumento de carga, por, pelo menos, 90 segundos.
- Aumento de VO_2 < 5% ou < 150 mL no último minuto.
- Aumento de VO_2 < 2 desvios-padrão em relação à média em estágios submáximos.

A percepção subjetiva de esforço (PSE) também é usada como parâmetro para progressão ou interrupção do teste, mas, para crianças, consideramos teste máximo o valor > 17 na escala de PSE (6-20) e > 9 na escala PSE (0-10).[9] Como resultado dessas dificuldades em determinar o teste máximo em crianças, alguns sinais objetivos podem auxiliar as condutas, como ataxia na esteira, palidez cutânea em região de ombros e pescoço, sudorese profusa e/ou dilatação pupilar.

Também não existe consenso em relação à idade mínima das crianças para a realização do TCP, mas muitos serviços como o nosso adotam a idade entre 8 a 10 anos, visto que há necessidade de que a criança consiga compreender e realizar os comandos exigidos para se realizar o TCP. Outro fator limitante para a execução é a altura das crianças, em função da adaptação ao ergômetro, o que já tem sido minimizado com as atuais adaptações dos sistemas.

Valores de normalidade

Existem alguns estudos em crianças saudáveis para valores de predição de normalidade, tanto em esteira como em cicloergômetro, mas o mais recomendado é uma referência de normalidade de VO_2 de cada serviço, de acordo com as características genotípicas e fenotípicas da população e da região. Entretanto, existem valores "médios" (Tabela 32.2.2) que podem ser utilizados como uma generalidade.[8]

Tabela 32.2.2. Valores médios de consumo de oxigênio (VO_2) em crianças

	Idade	VO_2 em esteira (mL/kg/min)	VO_2 em cicloergômetro (mL/kg/min)
Crianças pré-púberes	< 13 anos	45-55	40-50
Meninos	> 13 anos	40-50	35-45
Meninas	> 13 anos	35-45	

Em relação aos valores de predição, devemos nos atentar ao fato de que, até a puberdade, pela imaturidade e pelo pouco desenvolvimento musculoesquelético, não há diferenças entre os valores de normalidade para perfil metabólico de meninos e meninas. Entretanto, após a puberdade, meninos aumentam o VO_2 com a idade, enquanto as meninas diminuem esses valores pela modificação da composição corporal. Para outras variáveis submáximas, como o primeiro limiar ventilatório ou limiar anaeróbico (LA), foram encontrados valores entre 71% a 75% do VO_2 pico em crianças pré-púbere e entre 45% a 61% nas pós-púberes.

Considerações finais

O teste de exercício cardiopulmonar é uma importante ferramenta complementar ao teste ergométrico na investigação fisiológica e na avaliação de intolerância ao exercício e dispneia. O consumo de oxigênio (VO_2), padrão-ouro para avaliação objetiva da capacidade funcional, pode ser definido pela equação de Fick:

$$\text{Débito cardíaco} \times \text{diferença arteriovenosa de oxigênio}$$

Essas variáveis refletem a importânica do VO_2 para o diagnóstico e o prognóstico das diferentes doenças que podem interferir na tolerância ao esforço, tanto em adultos quanto em crianças.

Referências

1. Takken T, Bongers BC, van Brussel M, Haapala EA, Hulzebos EHJ. Cardiopulmonary Exercise Testing in Pediatrics. Ann Am Thorac Soc. 2017;14(Suppl 1):S123-8.
2. Wasserman K, Hansen JE, Sue DY, Stringer WW, Whipp BJ. Principles of exercise testing and interpretation: including pathophysiology and clinical applications. 5. ed. Philadelphia: Lippincott Williams & Wilkins; 2012.
3. Paridon SM, Alpert BS, Boas SR, Cabrera ME, Caldarera LL, Daniels SR et al. Clinical Stress Testing in the Pediatric Age Group: A Statement From the American Heart Association Council on Cardiovascular Disease in the Young, Committee on Atherosclerosis, Hypertension, and Obesity in Youth. Circulation. 2006;113(15):1905-20.
4. Harrell JS, McMurray RG, Baggett CD, Pennell ML, Pearce PF, Bangdiwala SI. Energy Costs of Physical Activities in Children and Adolescents. Med Sci Sports Exerc. 2005;37(2):329-36.

5. Cooper DM, Weiler-Ravell D, Whipp BJ, Wasserman K. Aerobic parameters of exercise as a function of body size during growth in children. J Appl Physiol. 1984;56(3):628-34.
6. Myers J, Bellin D. Ramp Exercise Protocols for Clinical and Cardiopulmonary Exercise Testing. Sports Med. 2000;30(1):23-9.
7. Rowland TW. Does peak VO2 reflect VO2max in children?: evidence from supramaximal testing. Med Sci Sports Exerc. 1993;25(6):689-93.
8. Rowland TW. Cardiopulmonary exercise testing in children and adolescents. Champaign: Human Kinetics; 2018.
9. Van Brussel M, Bongers BC, Hulzebos EHJ, Burghard M, Takken T. A Systematic Approach to Interpreting the Cardiopulmonary Exercise Test in Pediatrics. Pediatr Exerc Sci. 2019;31(2):194-203.

CAPÍTULO 33

Monitorização Ambulatorial do ECG (Holter) e Teste de Inclinação (*Tilt Test*) em Cardiopediatria

- Paola Pretti Nunes Ferreira Falcochio
- Bianca Santoro
- Martina Battistini Pinheiro

Introdução

De acordo com a Sociedade Brasileira de Pediatria, a população pediátrica é subdividida em quatro grupos, de acordo com a faixa etária: lactentes (0 ano a 2 anos, incluindo os neonatos, com 0 dia a 28 dias), pré-escolares (2 anos a 4 anos), escolares (5 anos a 10 anos) e adolescentes (11 anos a 19 anos). À medida que crescem, as crianças desenvolvem variações anatômicas e funcionais que influenciam o sistema de condução e o comportamento do ritmo cardíaco. Crianças estão sujeitas a alterações do ritmo cardíaco desde o período intrauterino até a adolescência, podendo ou não apresentar sintomas decorrentes delas.

A incidência das arritmias na população pediátrica é variável e sofre influência de uma série de fatores, como presença de cardiopatia congênita, abordagem cirúrgica da cardiopatia de base, fase evolutiva pós-operatória (PO) (recente ou tardia) e faixa etária, principalmente no que diz respeito ao tipo de arritmia.[1]

Holter

É um método de monitorização eletrocardiográfica prolongada, com duração variando de 24h a 48h, no qual um gravador registra e armazena o eletrocardiograma obtido por meio de eletrodos aderidos ao tórax do paciente.

Lactentes, escolares e pré-escolares apresentam maior tônus simpático, maior frequência cardíaca (FC) basal e menor variabilidade da frequência cardíaca (VFC), ao passo que adolescentes são mais vagotônicos, têm menores frequências cardíacas e maior VFC. Essas características levam a diferenças estatísticas no total de batimentos (complexos QRS), na FC média, máxima e mínima nas 24h e nos cálculos de VFC conforme a faixa etária.[6] O Quadro 33.1 ilustra como podem se apresentar o número total de batimentos e a variação da FC normal na população pediátrica.

No coração estruturalmente normal, os tipos de arritmias observados variam conforme a faixa etária. Crianças pequenas apresentam mais frequentemente arritmias decorrentes de vias acessórias e focos atriais ectópicos, enquanto as taquicardias por reentrada nodal ganham maior importância na adolescência.[1,4]

Quadro 33.1. Resumo estatístico, comparando exames de Holter de lactente de 4 meses (A) e de adolescente de 11 anos (B)

Resumo estatístico – Paciente A		
Totais:		**Frequência cardíaca**
Duração (h):	23h24	Mínima: 72 bpm às 1h39m23s
Número total de QRS:	165 548	Média: 120 bpm
Ectópicos ventriculares:	0 (0%)	Máxima: 167 bpm às 18h08m20s
Ectópicos supraventriculares:	0 (0%)	FC ≥ 120 bpm durante 15h28m44s
Artefatos (%):	< 1	FC ≤ 50 bpm não evidenciada
Resumo estatístico – Paciente B		
Totais:		**Frequência cardíaca**
Duração (h):	23h59	Mínima: 48 bpm às 6h03m48s
Número total de QRS:	96 209	Média: 73 bpm
Ectópicos ventriculares:	0 (0%)	Máxima: 129 bpm às 10h46m03s
Ectópicos supraventriculares:	0 (0%)	FC ≥ 120 bpm durante 00h03m40s
Artefatos (%):	9	FC ≤ 50 bpm durante 00h03m13s

Fonte: Elaborado pelos autores.

Na presença de cardiopatia estrutural, as arritmias cardíacas têm relação com a doença de base, com intervenções cirúrgicas e eventuais sobrecargas hemodinâmicas que, em conjunto, favorecem o desenvolvimento de circuitos de reentrada.[1]

No que tange à origem das arritmias na infância, observa-se maior incidência de arritmias atriais nos mais jovens, enquanto as arritmias ventriculares se tornam mais frequentes com o avançar da idade. Essa tendência é bem conhecida nos portadores de tetralogia de Fallot (T4F) corrigida, cardiopatia congênita cianogênica mais comum e com alta sobrevida a longo prazo, em que a ocorrência de taquicardia ventricular (TV) se torna frequente na idade adulta.[1]

O grau de complexidade da cardiopatia de base e o número de intervenções cirúrgicas realizadas são fatores determinantes para o desenvolvimento de arritmias pós-operatórias.[1] Nesse contexto, merece destaque a taquicardia juncional ectópica (JET), que é a taquiarritmia mais frequente após a correção cirúrgica das cardiopatias congênitas, principalmente após abordagens de defeitos do septo interventricular, quando regiões próximas ao nó atrioventricular e ao feixe de His são manipuladas, como nas correções de comunicação interventricular (CIV), do defeito do septo atrioventricular (DSAV) e da T4F.[7]

No período pós-operatório precoce, o surgimento de arritmias se deve a alterações elétricas secundárias ao defeito congênito e à cirurgia cardíaca ou ao resultado de anormalidades hemodinâmicas. Taquicardias supraventriculares (TSV), JET, bloqueio atrioventricular total (BAVT), TV e fibrilação atrial (FA) são as arritmias mais frequentemente observadas.[8]

Na evolução pós-operatória tardia, meses ou anos após os procedimentos, é mais comum que ocorram arritmias atriais, secundárias a alterações na arquitetura atrial, à formação de circuito envolvendo áreas de cicatriz cirúrgica e à presença de materiais protéticos. Elas são principalmente relacionadas aos procedimentos de Fontan, Mustard e Senning ou ao reparo da T4F.[1]

Indicações

O Holter, por realizar monitorização prolongada do ritmo cardíaco, detecta alterações eletrocardiográficas de curta duração ou transitórias e esclarece a relação entre sintomas ou atividades realizadas pelo paciente e surgimento de arritmias cardíacas.[9] A capacidade diagnóstica do método é melhor para sintomas e alterações eletrocardiográficas frequentes – diariamente ou várias vezes ao dia.

Como crianças e adolescentes toleram bem FC altas, inclusive quando desencadeadas por taquiarritmias, a monitorização com Holter ganha importância, já que os sintomas não são necessariamente frequentes nessa população. Nos pacientes assintomáticos, alterações detectadas no exame clínico, como irregularidade do ritmo cardíaco, taquicardia ou bradicardia, são frequentemente esclarecidas pelo Holter.[9]

Crianças podem ser encaminhadas para realização de Holter por diferentes motivos, sendo mais frequentes:

- Palpitação e síncope: Holter tem função de descartar ou confirmar a relação entre alterações do ritmo cardíaco e a ocorrência desses sintomas.
- Dor torácica: apesar de raramente ter origem cardíaca nas crianças, pode angustiar os cuidadores e, nesse contexto, o Holter tem por objetivo descartar a relação entre as arritmias cardíacas e o sintoma.
- Bloqueio atrioventricular total congênito: alguns marcadores de pior evolução são identificados pelo Holter, como a diferença entre a frequência atrial e a frequência ventricular, a ocorrência de pausas ou arritmias ventriculares complexas ou a frequência cardíaca mínima. Esses dados auxiliam na identificação de pacientes que se beneficiarão de implante de marca-passo (MP) definitivo.[9]
- Portadores de marca-passo definitivo: o Holter auxilia na otimização da programação e em ajustes do sistema de estimulação artificial.
- Doenças geneticamente determinadas: apesar de raras, podem provocar arritmias ventriculares malignas, levando à morte crianças com coração aparentemente normal. O Holter é usado para diagnóstico e seguimento de síndrome do QT longo, síndrome do QT curto, síndrome de Brugada, taquicardia ventricular polimórfica catecolaminérgica, miocardiopatia hipertrófica, displasia arritmogênica do ventrículo direito e síndrome de Wolff-Parkinson-White.
- Controle e seguimento de crianças em tratamento com drogas antiarrítmicas.
- Sintomas ou alterações inespecíficas: astenia, palidez, crises de perda de fôlego, crises de ausência, convulsão, perda de tônus, perda da consciência e síncope, que podem estar relacionadas a hipoperfusão cerebral decorrente de bradiarritmias ou taquiarritmias cardíacas.
- Distrofias neuromusculares: podem evoluir com cardiomiopatia, alterações do sistema de condução cardíaco (bloqueios) e arritmias, devendo o Holter fazer parte da avaliação e do seguimento desses pacientes.
- Seguimento pós-operatório: o Holter deve ser realizado periodicamente, mesmo em pacientes assintomáticos.
- Risco de desenvolvimento de doença do nó sinusal: no PO de cirurgia de Senning, anomalia de Ebstein, PO de cirurgia de Fontan com túnel intracardíaco ou com conexão atriopulmonar.
- Situações de risco elevado de bloqueio atrioventricular: PO de defeito do septo atrioventricular e transposição corrigida de grandes artérias, por exemplo.
- Risco de arritmia ventricular: PO de tetralogia de Fallot, especialmente quando submetido à ventriculotomia, e PO de cirurgia de Jatene.
- Alto risco de morte súbita: Ebstein, transposição de grandes artérias, T4F, cirurgia de Jatene e pacientes com síndrome de Eisenmenger.[10]
- Arritmias ventriculares: quando diagnosticadas na infância, com frequência regridem espontaneamente com o início da puberdade.[11]

Método e características da população infantil

Os detalhes da execução do Holter são abordados em outro capítulo deste livro. No entanto, crianças apresentam algumas particularidades, que devem ser destacadas.

O tamanho reduzido do tórax de neonatos e lactentes demanda o uso de eletrodos menores, para que tenham seu posicionamento respeitado. A limpeza da pele para colocação dos eletrodos deve ser feita com produtos e materiais menos abrasivos e a fixação deve ser realizada com adesivos antialérgicos, devido à pele fina e sensível das crianças. Os fios que conectam os eletrodos ao gravador devem ser cuidadosamente guardados, uma vez que movimentos dos braços e do tórax podem tracioná-los e até destacá-los. Finalmente, o preenchimento adequado do diário de sintomas e de atividades das crianças menores deve ser feito pelos cuidadores e é parte fundamental do exame de Holter.

Como as características do eletrocardiograma mudam com o crescimento da criança e o amadurecimento de seu sistema de condução, a interpretação dos traçados deve sempre considerar a faixa etária do paciente. A Diretriz Brasileira para Emissão de Laudos de Eletrocardiograma traz a tabela elaborada por Davignon como referência para os intervalos de normalidade nas diferentes faixas etárias.[12]

O ritmo dito "normal" para o coração é aquele determinado pelo nó sinusal, mas é comum que se observe irregularidade do tipo arritmia sinusal respiratória, assim como alternâncias desse com focos de ritmo ectópico atrial na população pediátrica (Figuras 33.1 e 33.2).

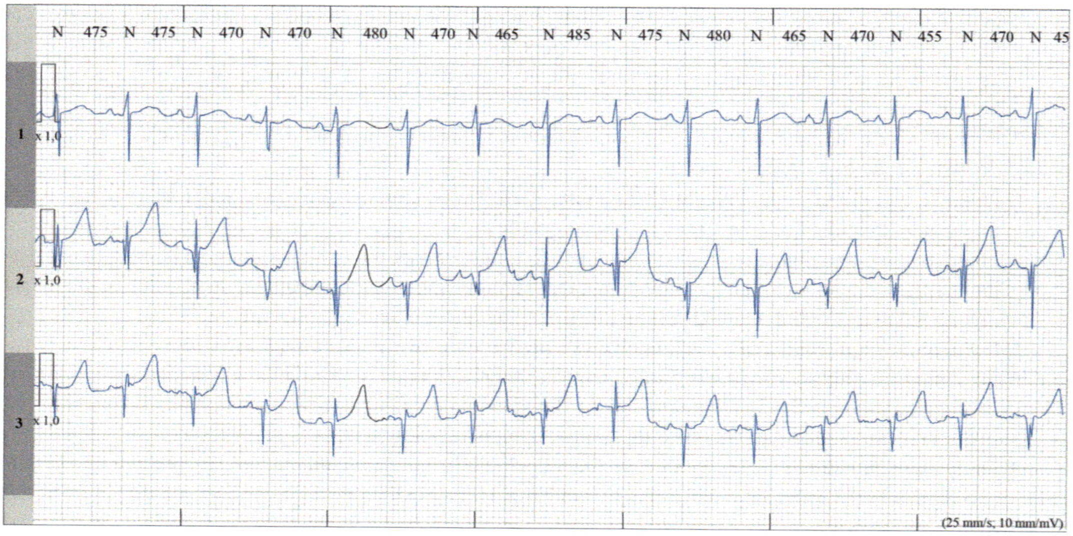

Figura 33.1. Traçado de Holter de lactente de 1 ano.
Fonte: Acervo pessoal.

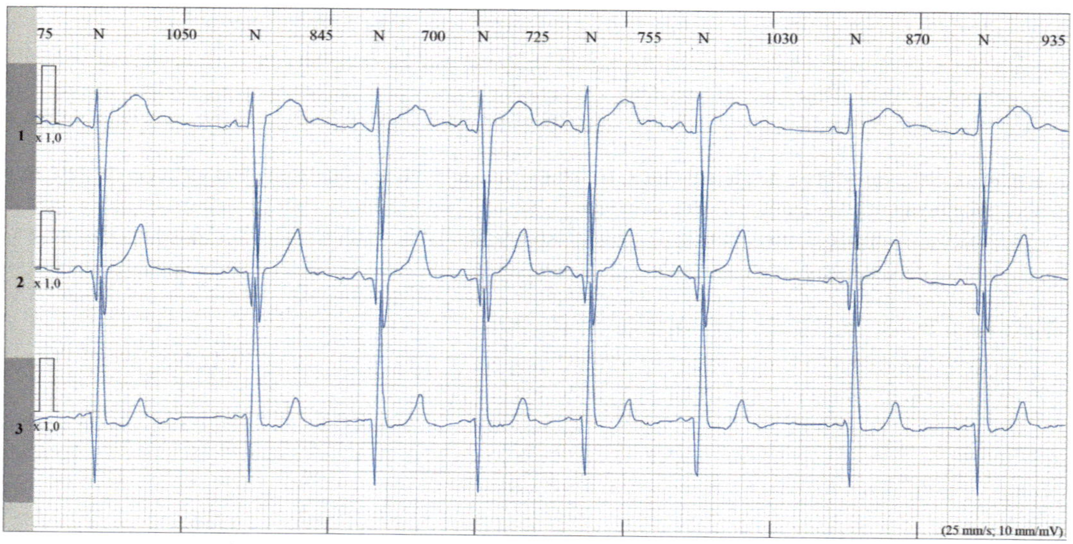

Figura 33.2. Traçado de escolar de 10 anos evidenciando arritmia sinusal.
Fonte: Acervo pessoal.

A relação entre a atividade elétrica atrial (onda P) e a atividade elétrica ventricular (complexo QRS) deve ser avaliada quanto à ocorrência de dissociação atrioventricular, que pode ser observada no bloqueio atrioventricular e nos ritmos juncionais. No bloqueio atrioventricular total (BAVT), além da dissociação atrioventricular e da regularidade dos intervalos R-R, a frequência atrial sempre é maior que a frequência ventricular (Figura 33.3). Nos ritmos juncionais, a diferença de FC entre as duas câmaras não é obrigatória e os intervalos R-R podem ser irregulares, devido à possibilidade de batimentos de captura sinusal.

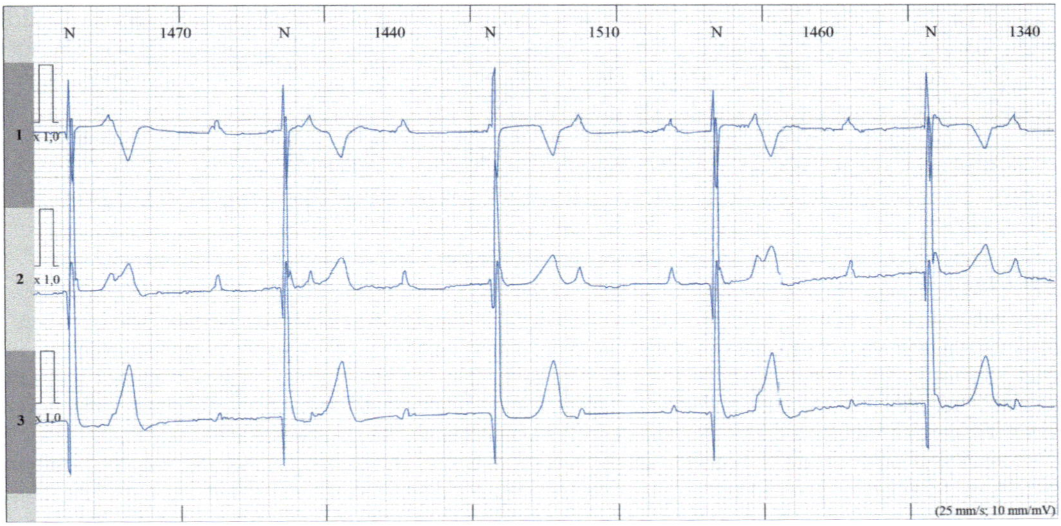

Figura 33.3. Traçado de Holter em criança com BAVT congênito: dissociação atrioventricular e regularidade dos intervalos R-R, com frequência atrial maior do que a frequência ventricular.

Fonte: Acervo pessoal.

A variabilidade da frequência cardíaca (VFC) no domínio do tempo e da frequência é um dado avaliado pelo Holter para verificar a influência autonômica sobre o ritmo cardíaco e deve ser interpretada com cautela na população pediátrica, pois esses índices variam grandemente com o crescimento da criança.[13]

Ectopias atriais devem ser avaliadas criteriosamente, pois adolescentes, pré-escolares e escolares têm ritmo sinusal irregular, com grande variação entre os intervalos R-R, e, por isso, podem ter a incidência de ectopias atriais superestimada, ao passo que lactentes e neonatos são taquicárdicos e têm, por isso, ectopias atriais relativamente menos precoces, que, se não forem buscadas de forma adequada, poderão ser subestimadas pelo Holter.

Os complexos QRS das crianças pequenas costumam ser estreitos, mesmo os de origem ventricular, dificultando a distinção entre ectopias atriais conduzidas com aberrância e ectopias ventriculares. A presença de onda P precoce com morfologia distinta da sinusal antes de um complexo QRS aumenta a probabilidade de que o batimento seja, de fato, supraventricular.

O tacograma é uma ferramenta extremamente valiosa nos sistemas de análise de Holter e esclarece a ocorrência das taquiarritmias supraventriculares nas crianças. Episódios de taquicardia sinusal se apresentam como aceleração e desaceleração graduais do ritmo, ao passo que as taquicardias supraventriculares provocam mudanças súbitas na frequência cardíaca, tanto no início quanto no término dos episódios.

Por realizar monitorização prolongada do ECG, o Holter registra o início e o término das taquicardias, permitindo melhor entendimento do mecanismo desencadeador desses eventos. Essa informação deve ser buscada, pois pode influenciar diretamente o tratamento e o seguimento clínico da criança. As taquicardias atriais podem ter condução atrioventricular variável (com mais de uma onda P para cada complexo QRS) e, frequentemente, terminam em complexos QRS, ao passo que taquicardias que terminam com onda P admitem o diagnóstico de circuito reentrante utilizando o nó AV.

A taquicardia juncional ectópica é uma arritmia frequente nas fases iniciais do pós-operatório de cardiopatias congênitas. Eletrocardiograficamente, observam-se taquicardia de QRS estreito, frequência ventricular maior do que a frequência atrial e ondas P dissociadas dos complexos QRS.[7]

A avaliação da repolarização ventricular deve dar atenção à morfologia da onda T, à duração do intervalo QT e à intermitência da onda U (Figura 33.4). Entalhes na onda T são comuns nas crianças e podem ser confundidos com ectopias atriais bloqueadas ou com bloqueio atrioventricular (Figuras 33.5 e 33.6). A duração do intervalo QT deve ser calculada e corrigida para a frequência cardíaca, sendo as fórmulas propostas por Bazett e Fredericia as mais utilizadas – essa última preferível quando a FC for mais alta.[14] As Figuras 33.7 e 33.8 trazem exemplos de registros de Holter de duas crianças portadoras de síndrome do QT Longo com morfologia de onda T distintas.

O padrão de repolarização precoce, que, em adultos, pode estar relacionado a maior risco de eventos arrítmicos e morte súbita, ainda tem significado clínico desconhecido nas crianças, com alguns autores sugerindo que se trate de achado benigno, especialmente em adolescentes atletas que desenvolvam alterações estruturais e elétricas induzidas pelo treinamento físico.[15,16]

Tilt test

Também chamado de teste de inclinação ortostática, é um método diagnóstico subsidiário que identifica a suscetibilidade à síncope vasovagal, além de avaliar a presença de síndromes disautonômicas. A síncope é uma perda abrupta e transitória da consciência, associada à incapacidade de manter o tônus postural, que deve apresentar recuperação rápida e espontânea. Não deve ser confundida com outras causas de perda transitória da consciência, como convulsões, trauma ou pseudosíncope.[2,3]

A principal etiologia de síncope em crianças e adolescentes é a chamada síncope vasovagal, síncope reflexa ou neurocardiogênica,[4] que tem como principal mecanismo a hipoperfusão cerebral. Nas síncopes vasovagais, essa hipoperfusão é ocasionada por queda da pressão arterial, associada ou não a bradicardia.[2,3] Cerca de 10% dos casos de síncope em crianças e adultos jovens é de origem cardíaca, incluindo causas obstrutivas (estenose aórtica e cardiomiopatia hipertrófica), disfunção miocárdica

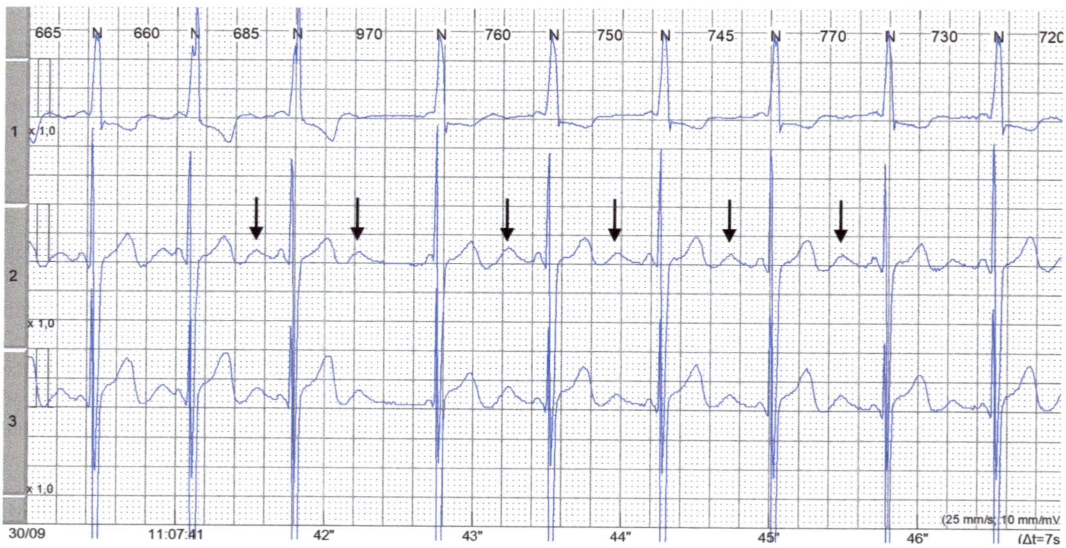

Figura 33.4. Holter de paciente pré-escolar de 3 anos apresentando onda U proeminente.

Fonte: Acervo pessoal.

primária (cardiomiopatias, distrofias neuromusculares com bradiarritmias, miocardites com taquicardia ventricular) e arritmias, com ou sem cardiopatia estrutural.[5]

Entre 15% e 20% das crianças e dos adolescentes terão, pelo menos, um episódio de síncope, sendo mais comum em meninas, geralmente em episódio isolado, e frequentemente relacionada a algum fator desencadeante, como doença aguda, dor, estresse emocional ou medo. Adiante detalharemos dois métodos diagnósticos úteis na investigação dos quadros de arritmia e síncope, trazendo as peculiaridades de sua execução para pacientes pediátricos.

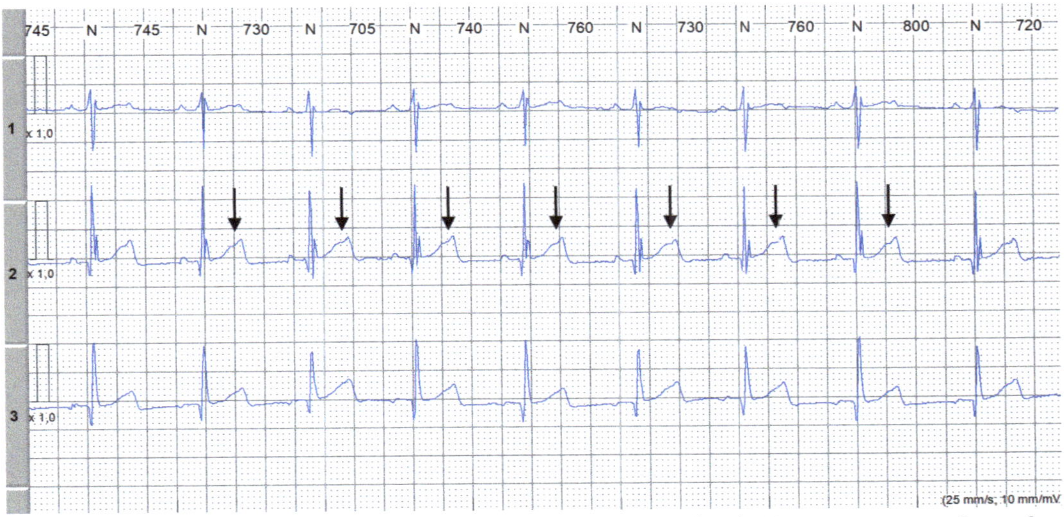

Figura 33.5. Traçado de Holter de criança de 4 anos com onda T infantil. Observe que o entalhe na fase ascendente das ondas T deve ser diferenciado de extrassístole atrial bloqueada ou bloqueio atrioventricular do segundo grau.

Fonte: Acervo pessoal.

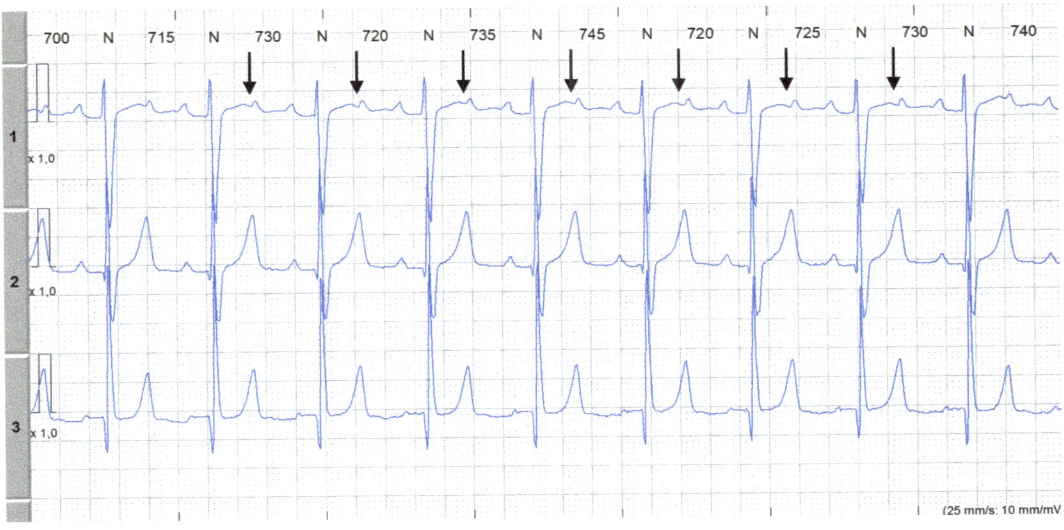

Figura 33.6. Traçado de Holter de criança de 10 anos com padrão de onda T infantil.

Fonte: Acervo pessoal.

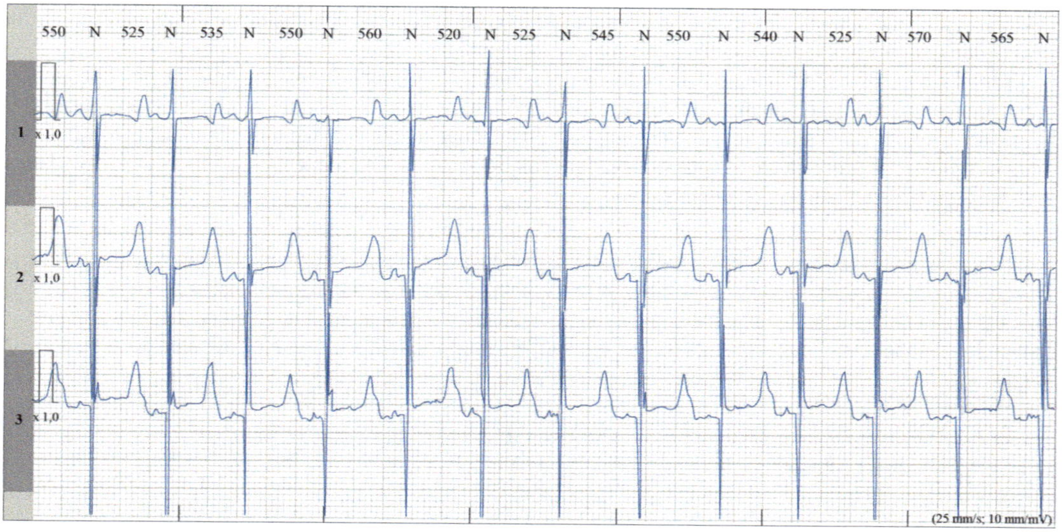

Figura 33.7. Traçado de Holter de lactente de 1 ano com SQTL.

Fonte: Acervo pessoal.

O estresse postural desencadeado pela inclinação passiva do paciente, do decúbito dorsal horizontal (DDH) para a posição ortostática, provoca um sequestro de parte do volume sanguíneo no compartimento inferior do organismo, levando à diminuição do retorno venoso ao coração e, consequentemente, do débito cardíaco. Um aumento da atividade simpática é, então, deflagrado pelos barorreceptores arteriais e cardiopulmonares, buscando restaurar o fluxo sanguíneo cerebral. Em condições normais, o incremento nas catecolaminas circulantes provoca aumento da contratilidade miocárdica, da frequência cardíaca e da resistência vascular periférica, compensando o desvio do fluxo sanguíneo para o compartimento infradiafragmático.

Pacientes suscetíveis à síncope vasovagal apresentam, em sua maioria, um comprometimento da vasorreatividade microcirculatória. Assim sendo, o retorno venoso e o débito cardíaco não são completamente restabelecidos e a hipovolemia central não é adequadamente compensada. O aumento da contratilidade miocárdica e da frequência cardíaca em uma cavidade ventricular relativamente vazia estimula os mecanorreceptores miocárdicos (fibras C), com consequente deflagração do reflexo vasovagal (reflexo de Bezold-Jarish).[17]

É importante lembrar que o *tilt test* não deve ser utilizado para avaliação de resposta terapêutica e que, quanto mais próximo do evento sincopal o teste for realizado, maior será a probabilidade diagnóstica. Além disso, *tilt test* negativo não exclui síncope reflexa.[2,3]

Indicações

O *tilt test* está indicado nas seguintes situações:[2,3]

- Na suspeita de síncope vasovagal, síndrome postural ortostática taquicardizante (SPOT) ou disautonomia (rara em crianças e adolescentes).
- Para orientar o paciente sobre sintomas prodrômicos e manobras para evitar a síncope.
- Na diferenciação de síncope convulsiva e epilepsia.
- No diagnóstico de síncope psicogênica.

Contraindicações

As situações que contraindicam o *tilt test* são raras em crianças e adolescentes, estando listadas a seguir:[2,3]

- Estenose aórtica grave.

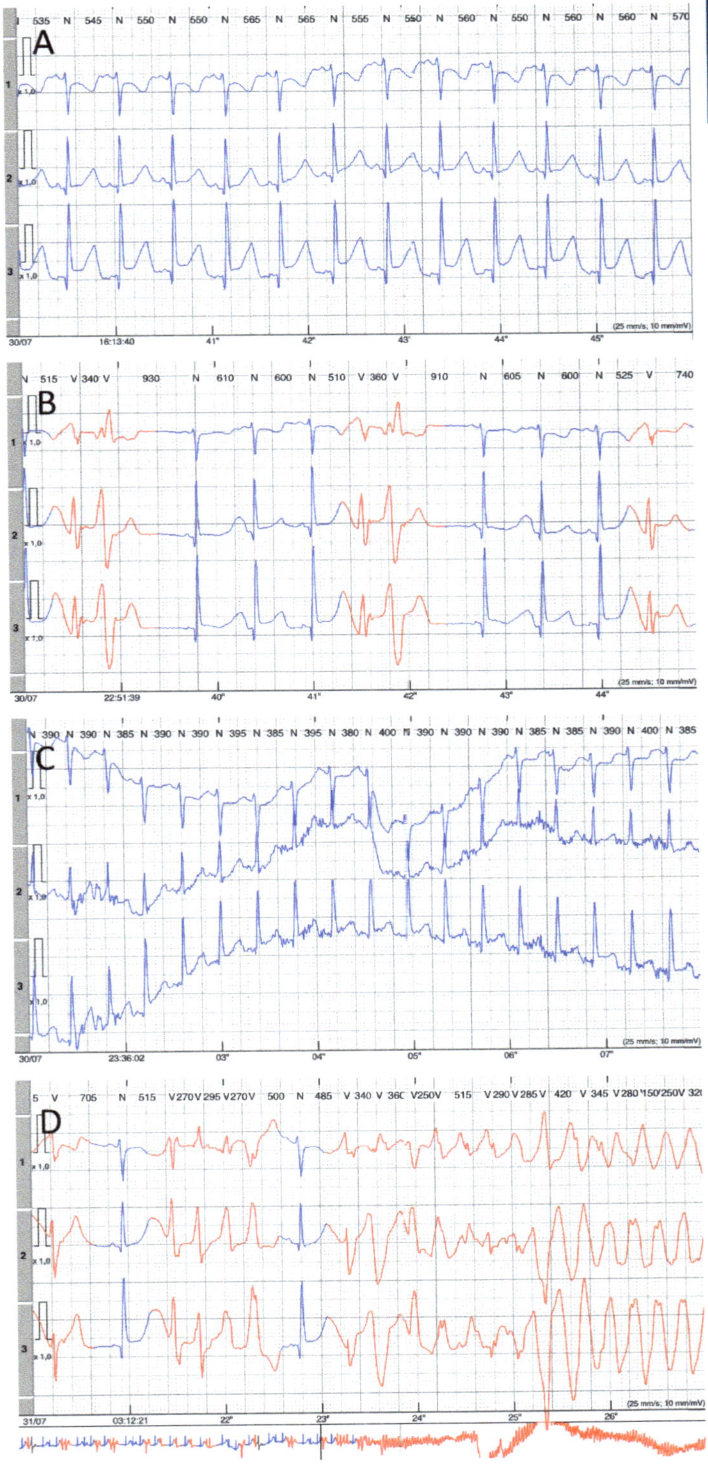

Figura 33.8. Traçado de Holter de criança de 4 anos com SQTL. A: ondas T com base ampla, determinando intervalo QTc prolongado; B: macroalternância das ondas T; C: registro da FC máxima com ondas T alcançando o complexo QRS que se segue; D: início de episódio de taquicardia ventricular polimórfica, tipo *torsades de pointes*.

Fonte: Acervo pessoal.

- Cardiomiopatia hipertrófica obstrutiva com gradiente importante na via de saída do ventrículo esquerdo.
- Estenose mitral grave.
- Doença arterial coronária obstrutiva ou malformações que levem a compressão das artérias coronárias.
- Doença cerebrovascular obstrutiva.
- Gestação.

Método e características da população infantil

O exame pode ser realizado a partir dos 6 anos e,[4] excepcionalmente, poderá ser realizado em crianças menores que sejam colaborativas. O paciente deve estar em jejum de, no mínimo, 6 horas para alimentos sólidos e 4 horas para líquidos, mas deve estar bem hidratado e acompanhado de um responsável legal.[18]

Por se tratar de um método para avaliação do sistema nervoso autônomo, que é vulnerável a variações circadianas ou sazonais e a estímulos do meio ambiente, o teste de inclinação deve ser realizado, preferencialmente, em ambiente tranquilo, com iluminação reduzida e temperatura agradável.[18,19]

Normalmente, não se recomenda a permanência de familiares no laboratório, mas crianças pequenas podem se sentir mais tranquilas com a presença de um dos pais. Crianças maiores e adolescentes devem permanecer sozinhos. A criança ou o adolescente deve ser informado sobre os procedimentos do teste, assim como o responsável.

O paciente é posicionado sobre a mesa de exame, que tem apoio para os pés e faixas de segurança. A seguir, inicia-se monitorização contínua do eletrocardiograma e da pressão arterial (PA). A medida da PA pode ser feita utilizando equipamentos de medida intermitente minuto a minuto ou de medida não invasiva batimento a batimento.

Na primeira etapa do exame, é realizado um período de repouso em DDH a zero grau por cinco a dez minutos, seguido de inclinação da maca até atingir 60° a 70°. Como, nas crianças, o tempo médio para positivação do teste varia entre 10 minutos e 15 minutos, recomenda-se que a exposição ortostática dure 20 minutos;[18] porém, com crianças mais colaborativas, é possível prolongar a ortostase por mais 10 minutos ou 20 minutos, caso o examinador julgue necessário. Para os adolescentes, recomenda-se seguir o protocolo desenvolvido para adultos, ou seja, com exposição ortostática por até 40 minutos.

A sensibilização farmacológica durante o *tilt test* mostrou-se segura e eficaz em crianças, seja utilizando isoproterenol, seja utilizando dinitrato de isossorbida. Atualmente, o dinitrato de isossorbida é a medicação de escolha, em decorrência da comodidade de administração por via sublingual, que dispensa a realização de punção venosa.[20] Crianças com peso corporal superior a 40 kg podem receber sensibilização farmacológica após 20 minutos de ortostase.[20,21,22]

Em caso de exame positivo, o paciente deve ser colocado na posição de Trendelenburg até recuperação da pressão arterial, da frequência cardíaca e dos sintomas. Além disso, deve se alimentar antes de deixar o local do exame e não deve realizar atividade física no dia do *tilt test*.

Resultados

O critério de positividade do teste de inclinação ortostática é a reprodução dos sintomas clínicos associada ao colapso hemodinâmico.[2,3,4,23]

A seguir, listamos as diferentes respostas vagais provocadas pelo exame:

- Resposta Mista: queda da pressão arterial (PA) sistólica > 30 mmHg, associada a queda da frequência cardíaca (FC), como ilustra a Figura 33.9.
- Cardioinibitória (tipo II): Tipo 2A – queda abrupta da FC para menos de 40 bpm por mais de 10 segundos *ou* assistolia por menos de 3 segundos, com queda da PA inferior a 30 mmHg. Tipo 2B – assistolia por mais de 3 segundos e com queda da PA inferior a 30 mmHg (Figura 33.10).
- Vasodepressora: queda da pressão arterial sistólica superior a 30 mmHg, sem alterações significativas da frequência cardíaca (Figura 33.11).

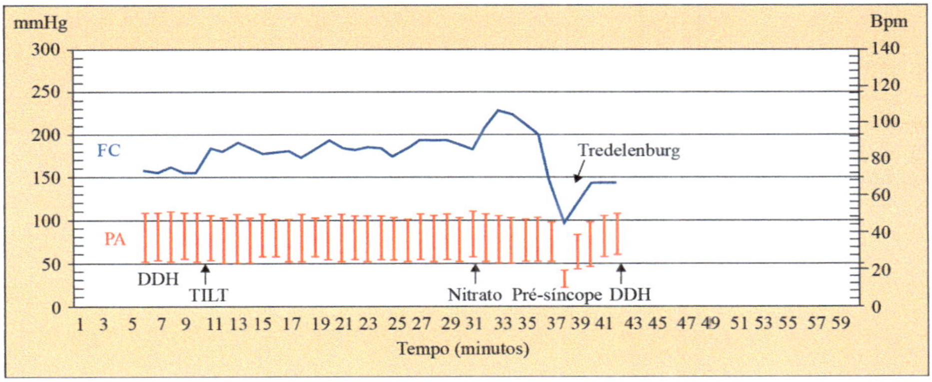

Figura 33.9. Exemplo de gráfico de *tilt test* com resposta mista. Note que ocorre, simultaneamente, queda da FC e da PA.

Fonte: Elaborada pelos autores.

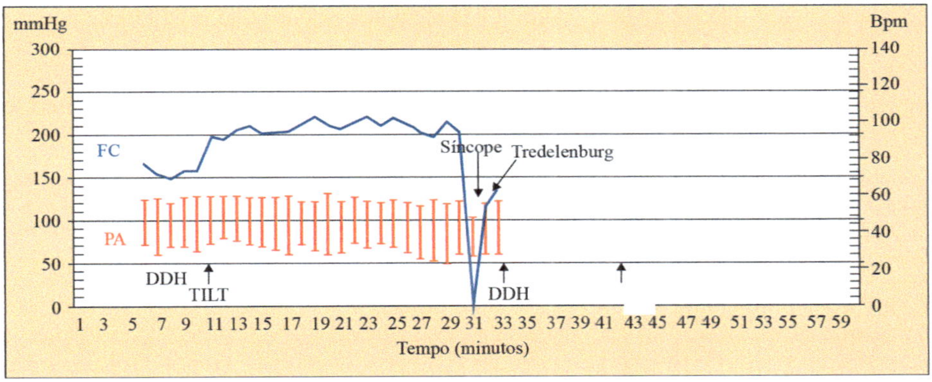

Figura 33.10. Exemplo de gráfico de *tilt test* com resposta cardioinibitória tipo 2A. Note a assistolia, com queda pouco significativa da PA.

Fonte: Elaborada pelos autores.

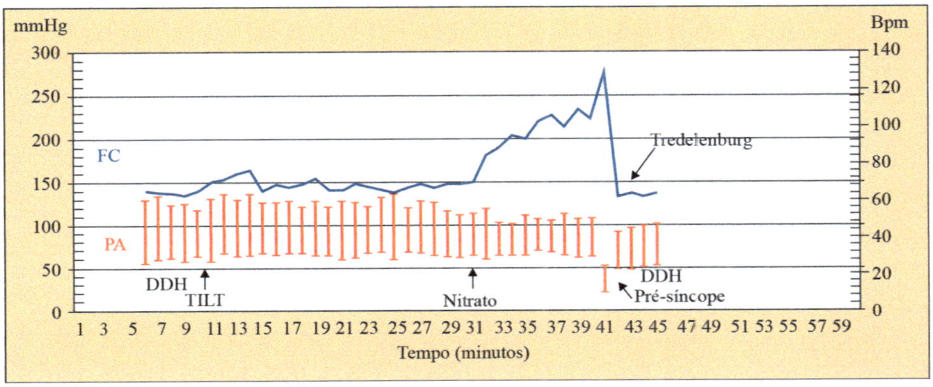

Figura 33.11. Exemplo de gráfico de *tilt test* com resposta vasodepressora. Note a FC elevada no momento da queda da PA.

Fonte: Elaborada pelos autores.

Apesar de mais raros, outros tipos de resposta ao estresse ortostático podem ser observados. Eles estão relacionados à disfunção do sistema nervoso autonômico e são listados a seguir.

- Síndrome postural ortostática taquicardizante: incremento de, no mínimo, 40 bpm na FC basal imediatamente ao assumir a postura ortostática. A FC deve se manter ou ultrapassar 120 bpm nos primeiros 10 minutos de inclinação, com relato de sintomas de intolerância ortostática acompanhados de PA limítrofe ou normal, mas sem atingir níveis críticos para desencadear franco hipofluxo cerebral (Figura 33.12).[23]

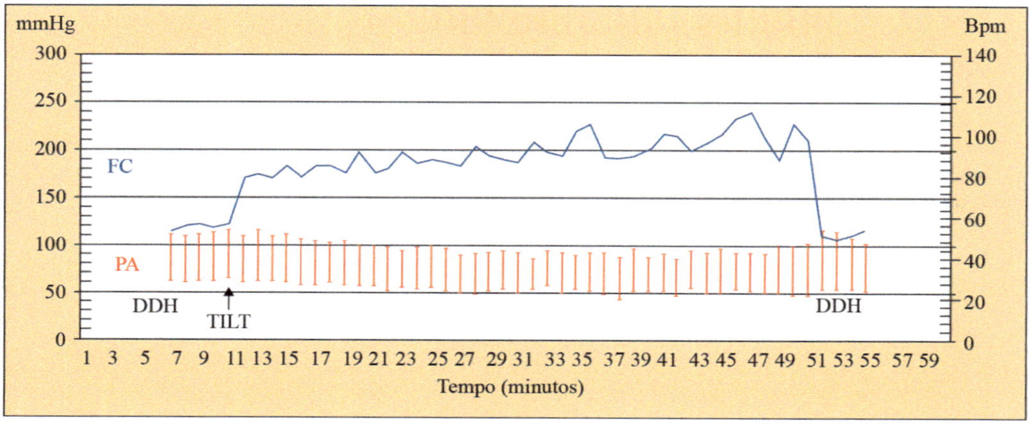

Figura 33.12. Exemplo de gráfico de *tilt test* com SPOT. Note o aumento abrupto da FC na exposição ortostática e a manutenção da taquicardia durante todo o período de ortostase.

Fonte: Elaborada pelos autores.

- Resposta disautonômica: hipotensão postural mantida durante todo o período de exposição ortostática, com queda gradual e progressiva da PA à medida que se mantém a inclinação, algumas vezes acompanhada de discreto aumento da FC. O paciente, nesse caso, pode apresentar hipertensão supina e hipotensão ortostática, caracterizando insuficiência autonômica (Figura 33.13).

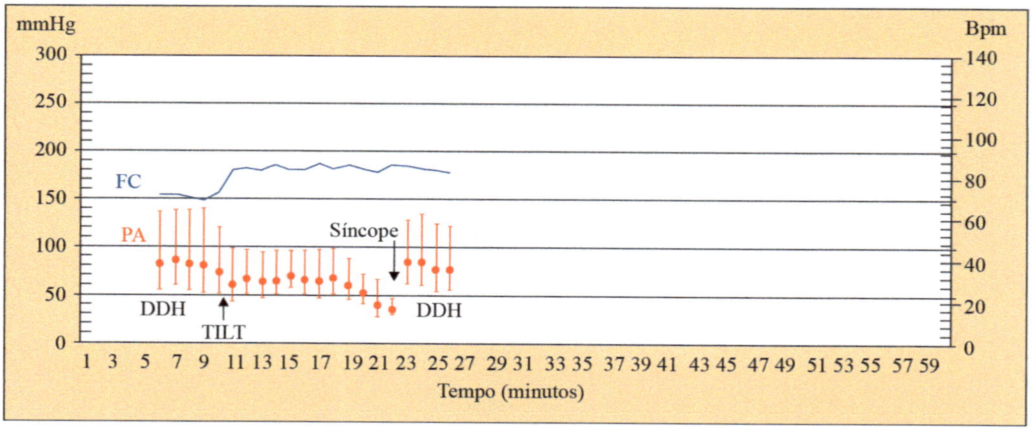

Figura 33.13. Exemplo de gráfico de *tilt test* com disautonomia. Note a hipertensão supina e a queda progressiva da PA em ortostase.

Fonte: Elaborada pelos autores.

Todos os seres humanos são suscetíveis à síncope vasovagal, dependendo da intensidade do estímulo nocivo a que são submetidos. Portanto, a interpretação dos resultados obtidos no teste de inclinação ortostática deve sempre considerar se houve reprodução dos sintomas clínicos e reconhecimento deles pelo paciente.

Os protocolos utilizados no *tilt test* devem obedecer rigorosamente às recomendações dos consensos de especialistas e às diretrizes de conduta internacionais, a fim de garantir uma boa especificidade diagnóstica, evitar resultados falso-positivos e, consequentemente, diagnósticos equivocados.

Considerações finais

A avaliação das crianças deve levar em conta sua fase do desenvolvimento, para que seja escolhido o melhor método diagnóstico na investigação dos diferentes sintomas, seja pela necessidade de uso de materiais específicos, seja pela necessidade de realização de protocolos diferenciados.

O Holter pode ser realizado em bebês e crianças de qualquer idade, mas será necessário material específico para o tamanho deles, assim como participação ativa do cuidador, que deverá garantir a permanência do gravador e dos eletrodos, além de preencher o diário de sintomas e atividades do exame. Ao médico que analisar os traçados cabe individualizar parâmetros dos sistemas de análise automática, assim como ter cautela na leitura dos traçados eletrocardiográficos.

A realização do *tilt test* é viável nas crianças em idade escolar. No entanto, o uso de sensibilização farmacológica fica a critério do médico que realiza o exame, levando em consideração a hipótese diagnóstica e o peso do paciente.

Referências

1. Brugada J, Blom N, Sarquella-Brugada G, Blomstrom-Lundqvist C, Deanfield J, Janousek J et al. Pharmacological and non-pharmacological therapy for arrhythmias in the pediatric population: EHRA and AEPC-Arrhythmia Working Group joint consensus statement. Europace. 2013;15(9):1337-82.
2. Brignole M, Moya A, de Lange FJ, Deharo J-C, Elliott PM, Fanciulli A et al. 2018 ESC Guidelines for the diagnosis and management of syncope. Eur Heart J. 2018;39(21):1883-948.
3. Shen W-K, Sheldon RS, Benditt DG, Cohen MI, Forman DE, Goldberger ZD et al. 2017 ACC/AHA/HRS Guideline for the Evaluation and Management of Patients with Syncope: A Report of the American College of Cardiology/American Heart Association Task Force on Clinical Practice Guidelines and the Heart Rhythm Society. Heart Rhythm. 2017;14(8):e155-217.
4. Magalhães LP, Guimarães ICB, Melo SL, Mateo EIP, Andalaft RB, Xavier LFR et al. Diretriz de Arritmias Cardíacas em Crianças e Cardiopatias Congênitas SOBRAC e DCC. Arq Bras Cardiol. 2016;107(1 Suppl 3):1-58.
5. Kanjwal K, Calkins H. Syncope in Children and Adolescents. Cardiol Clin. 2015;33(3):397-409.
6. Chow LT, Chow SS, Anderson RH, Gosling JA. Autonomic innervation of the human cardiac conduction system: changes from infancy to senility – an immunohistochemical and histochemical analysis. Anat Rec. 2001;264(2):169-82.
7. Dodge-Khatami A, Miller OI, Anderson RH, Goldman AP, Gil-Jaurena JM, Elliott MJ et al. Surgical substrates of postoperative junctional ectopic tachycardia in congenital heart defects. J Thorac Cardiovasc Surg. 2002;123(4):624-30.
8. Yildirim SV, Tokel K, Saygili B, Varan B. The incidence and risk factors of arrhythmias in the early period after cardiac surgery in pediatric patients. Turk J Pediatr. 2008;50(6):549-53.
9. Hegazy RA, Lotfy WN. The value of Holter monitoring in the assessment of Pediatric patients. Indian Pacing Electrophysiol J. 2007;7(4):204-14.
10. Baumgartner H, De Backer J, Babu-Narayan SV, Budts W, Chessa M, Diller G-P et al. 2020 ESC Guidelines for the management of adult congenital heart disease. Eur Heart J. 2021;42(6):563-645.
11. Cohen MI. Frequent premature ventricular beats in healthy children: when to ignore and when to treat? Curr Opin Cardiol. 2019;34(1):65-72.

12. Pastore CA, Pinho JA, Pinho C, Samesima N, Pereira-Filho HG, Kruse JCL et al. III Diretrizes da Sociedade Brasileira de Cardiologia sobre Análise e Emissão de Laudos Eletrocardiográficos. Arq Bras Cardiol. 2016;106(4 Suppl 1):1-23.
13. Silvetti MS, Drago F, Ragonese P. Heart rate variability in healthy children and adolescents is partially related to age and gender. Int J Cardiol. 2001;81(2-3):169-74.
14. Davey P. How to correct the QT interval for the effects of heart rate in clinical studies. J Pharmacol Toxicol Methods. 2002;48(1):3-9.
15. Miragoli M, Goldoni M, Demola P, Paterlini A, Li Calzi M, Gioia MI et al. Left ventricular geometry correlates with early repolarization pattern in adolescent athletes. Scand J Med Sci Sports. 2019;29(11):1727-35.
16. Ahmed H, Czosek RJ, Spar DS, Knilans TK, Anderson JB. Early Repolarization in Normal Adolescents is Common. Pediatr Cardiol. 2017;38(4):864-72.
17. Quan KJ, Carlson MD, Thames MD. Mechanisms of Heart Rate and Arterial Blood Pressure Control: Implications for the Pathophysiology of Neurocardiogenic Syncope. Pacing Clin Electrophysiol. 1997;20(3 Pt 2):764-74.
18. Benditt DG, Ferguson DW, Grubb BP, Kapoor WN, Kugler J, Lerman BB et al. Tilt table testing for assessing syncope. J Am Coll Cardiol. 1996;28(1):263-75.
19. Wu TC, Hachul D, Scanavacca M, Sosa E. Valor diagnóstico do teste de inclinação em crianças e adolescentes. Arq Bras Cardiol. 2001;77:501-4.
20. Karacan M, Olgun H, Ceviz N. Head-up tilt table testing with sublingual isosorbide dinitrate in the diagnosis of vasovagal syncope in children. Eurasian J Med. 2008;40(3):115-8.
21. Jiménez-Cohl P, Vega S, Cáceres R, Gómez C, Rojas N. Prueba de basculación (Tilt Table Testing): Comparación de dos protocolos – isoproterenol versus nitroglicerina. Rev Méd Chile. 2015;143(1):69-76.
22. Dindar A, Cetin B, Ertugrul T, Cantez T. Sublingual Isosorbide Dinitrate-Stimulated Tilt Test for Diagnosis of Vasovagal Syncope in Children and Adolescents. Pediatr Cardiol. 2003;24(3):270-3.
23. Sheldon RS, Grubb BP 2nd, Olshansky B, Shen W-K, Calkins H, Brignole M et al. 2015 Heart Rhythm Society Expert Consensus Statement on the Diagnosis and Treatment of Postural Tachycardia Syndrome, Inappropriate Sinus Tachycardia, and Vasovagal Syncope. Heart Rhythm. 2015;12(6):e41-63.

Índice Remissivo

Obs.: números em *iálico* indicam figuras; números em negrito indicam tabelas e quadros.

A

B

C

D

F

G

H

I

Q

R

S

U

V

W